U0203605

Pain
临床疼痛学
Clinical Pain Management
疼痛诊断治疗图解

宋文阁　傅志俭　夏令杰　主编

河南科学技术出版社
·郑州·

图书在版编目（CIP）数据

临床疼痛学：疼痛诊断治疗图解 / 宋文阁，傅志俭，夏令杰主编. —郑州：河南科学技术出版社，2023.4（2024.9重印）

ISBN 978-7-5725-0988-9

Ⅰ. ①临… Ⅱ. ①宋… ②傅… ③夏… Ⅲ. ①疼痛—诊疗 Ⅳ. ①R441.1

中国版本图书馆CIP数据核字（2022）第165116号

出版发行：河南科学技术出版社

地址：郑州市郑东新区祥盛街27号　　邮编：450016

电话：（0371）65788858　　65788110

网址：www.hnstp.cn

策划编辑：李喜婷

责任编辑：胡　静

责任校对：崔春娟

封面设计：张　伟

责任印制：朱　飞

印　　刷：河南瑞之光印刷股份有限公司

经　　销：全国新华书店

开　　本：889 mm × 1194 mm　1/16　　印张：28　　字数：666千字

版　　次：2023年4月第1版　　2024年9月第2次印刷

定　　价：298.00元

编写人员名单

主　编　宋文阁　傅志俭　夏令杰

副主编　孙　涛　赵学军　赵序利　王胜涛　许玉军
王珺楠　杨聪娴

编　委　（按姓氏拼音排序）

陈付强　陈　阳　傅志俭　李海芹　李　顺
李祥俊　李　芸　林小雯　刘传圣　刘卫校
马　玲　邱　凤　茹　彬　宋文阁　孙　涛
谭　锐　王敬萱　王　静　王珺楠　王胜涛
魏广福　吴彬彬　夏令杰　肖建斌　谢珺田
许玉军　阎　芳　杨聪娴　应炜阳　余恩念
占恭豪　张子璞　赵松云　赵序利　赵学军
朱丽萍　左　玲　宋冬梅　岳峰梅

前　言

20年前编写的《疼痛诊断治疗图解》得到了众多疼痛临床医生的欢迎和喜爱。“按图索骥”的初学者更是尝到了屡试不爽的甜头，原版书早已成为抢手的“稀缺珍品”。然而，医学科学的快速发展和疼痛诊疗技术的更新完善使其必须进行“升级换代”，才能满足现代疼痛临床的需求。

再版的想法10年前即已酝酿，但种种原因一再搁置。值此宋文阁教授80岁华诞之际，经与师弟——河南省人民医院夏令杰教授商议，共同编撰《临床疼痛学·疼痛诊断治疗图解》《临床疼痛学·常见慢性疼痛病症》姊妹篇，作为恩师宋文阁教授的生日献礼！应了那句老话：十年磨一剑！

《疼痛诊断治疗图解》分诊断和治疗两部分。随着疼痛诊疗的深入和临床经验的积累，我们愈发认识到正确诊断的重要性。体格检查的基本功和不断丰富的影像学知识是临床医生必须掌握的技能，也是疼痛科医生“入门”的基本条件和治疗效果的保障。微创介入是疼痛科诊疗的核心技术，而穿刺注射技术是所有疼痛微创技术的基础，除此之外，本书还分章介绍了近20年引进发展的各种微创技术。例如，物理性技术，包括射频技术、等离子消融、激光减压、脊髓（神经）电刺激等；化学性技术，包括胶原酶溶盘、臭氧消融等；机械性技术，包括椎间盘旋切、针刀松解、球囊压迫等；复合性技术，包括脊柱内镜下的各种操作、椎体成形、鞘内药物输注技术等。作者们将丰富的临床经验和体会毫不保留地奉献给读者，并拍摄部分视频，读者可扫描二维码观看。我们期望本书出版后能成为疼痛科医生的知心朋友和有力助手，也希望对有兴趣于疼痛诊疗的相关学科医生有所帮助。

与20年前的《疼痛诊断治疗图解》相比，本书有两个特点：一是丰富了诊疗技术，包括影像学诊断内容，以及物理性、化学性、机械性等10余种微创治疗技术，几乎涵盖了目前疼痛临床应用的所有方法；二是几乎所有的治疗技术均增加了影像介入手段，C臂、B超及CT等介入方法使疼痛治疗更加精准和安全，也使读者的学习理解更直观。

最后，感谢河南科学技术出版社的支持与指导！感谢各位编者的辛勤付出！特别感谢编辑秘书王敬萱博士在统稿中付出了大量的时间和心血！由于我们的知识和编写水平所限，书中可能有疏漏不妥之处，甚至错误，恳请广大读者批评指正。

傅志俭

2020年7月29日

目　录

第一篇　疼痛的诊断

第二篇 疼痛的治疗

第一篇
疼痛的诊断

诊断是治疗的前提和基础。只有诊断明确，治疗才能有效。欲取得正确的诊断，必须熟练掌握和正确运用各种诊断方法，如病史采集、体格检查及各种辅助检查。为形象地展现各种检查方法，除用线条图示意外，作者还拍摄了体格检查的相关照片及视频，使读者一目了然。鉴于本书的特点，对便于以图解形式所能表达的体格检查和影像学诊断做重点介绍。

第一章
体格检查

体格检查（physical examination，PE）简称体检，是通过医生的视诊、触诊、叩诊、听诊等直接获取诊断的客观资料的重要方法，因不需特殊的设备，所以也是最为简便、经济的方法，是每个临床医生必须熟练掌握的基本功。通过认真仔细的体检，结合症状，可对相当一部分疾病做出诊断，或为一些疑难病症的进一步检查提供参考甚至指导意见。

体检的程序可根据医生习惯和患者情况按系统或部位进行。疼痛临床多采用后者，先进行全身和一般情况检查，再按头面、颈肩、上肢、胸腹、腰背、下肢顺序检查，将有关的神经检查置于全身和各部位的检查之中。有时为了减少患者体位变动引起的疼痛或节省体检时间，而按体位顺序进行，如先立位、后俯卧位、再仰卧位等。

第一节　头面部检查

头面部检查不仅可为头面部疼痛提供诊断依据，也可发现其他部位的疼痛、运动障碍或感觉异常等的原发病变。头面部检查包括头颅、颜面、五官、脑神经等检查，应特别注意寻找压痛点或扳机点及眼底的检查。例如，通过扳机点可发现并定位三叉神经痛；通过眼底检查可发现颅内病变；通过对咽部的检查可发现全身痛的病灶；通过对头面部神经的检查可发现枕大神经、面神经等的病变。通过头面部检查亦可发现其他科（如眼、耳鼻喉、口腔科）引起疼痛的病变，指导患者到相应科室就诊。

一、头面部视诊

（一）头部视诊

头部视诊主要观察头发、头皮及头颅的情况。检查头发要注意颜色、疏密度。检查头皮要分开头发观察头皮颜色、头皮屑，有无头癣、疖痈、外伤、血肿及瘢痕等。视诊头颅时应注意头颅大小、外形变化和有无异常活动。

（二）口咽部视诊

（1）口腔包括口腔前庭及固有口腔。口腔检查范围包括属于口腔的器官（唇、牙、牙龈、腭、舌、3对唾液腺等）及颞下颌关节和下颌骨的检查。口咽部结构如图1-1-1所示。

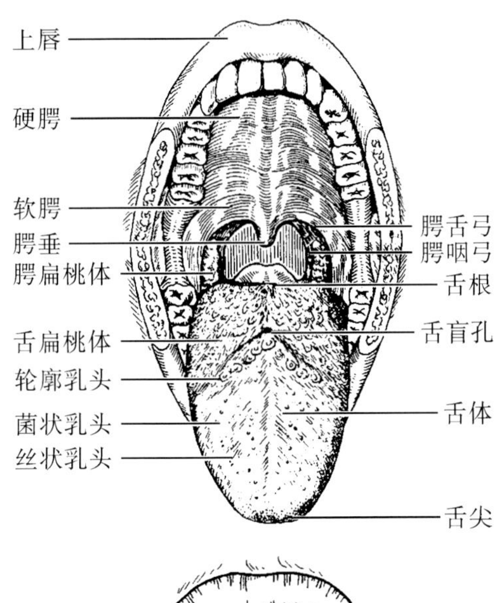

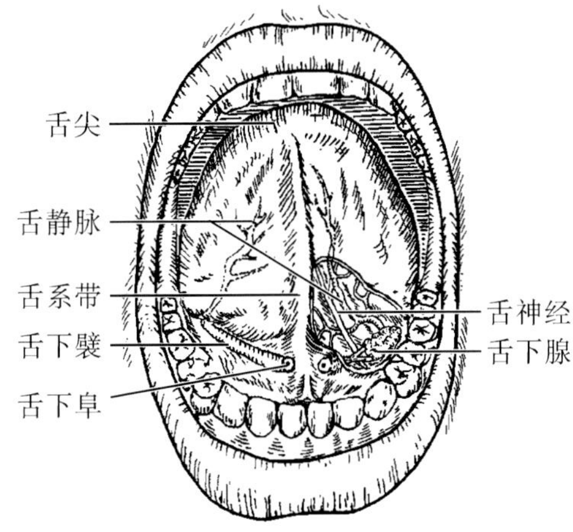

图1-1-1　口咽部结构

（2）咽腔分鼻部、口部、喉部三段，临床常自口腔经咽门观察咽峡、咽后壁黏膜颜色和外形的变化及腭扁桃体情况。

（3）压舌板的使用方法（图1-1-2）：检查者与患者正面对坐，嘱患者张口，将压舌板压在舌前2/3与后1/3交界处，以见到腭扁桃体为度，用弯的压舌板不易挡住视线。在软腭松弛状态下，观察腭舌弓、腭咽弓、腭扁桃体、硬腭、软腭等。再嘱患者发“啊”音，观察软腭、咽壁、腭舌弓、腭咽弓的活动情况。

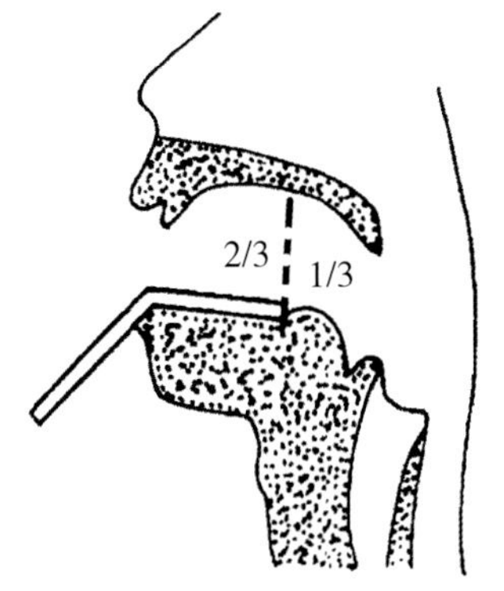

图1-1-2　压舌板的使用方法

（4）腭扁桃体肿大分度（图1-1-3）：临床上腭扁桃体肿大分三度。

Ⅰ度（轻度肿大）：腭扁桃体不超过腭咽弓游离缘。

Ⅱ度（中度肿大）：腭扁桃体超过腭咽弓游

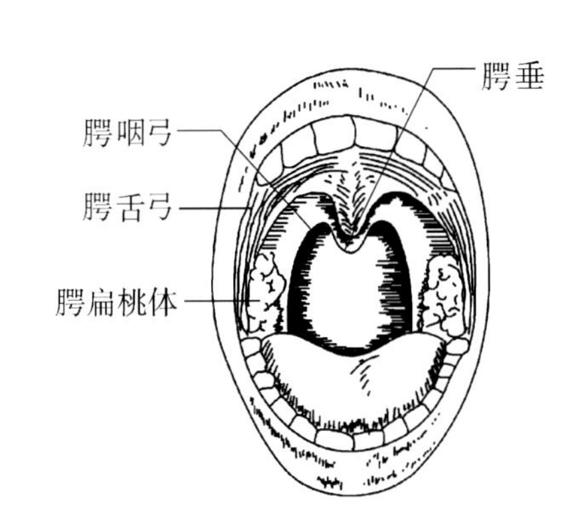

A. Ⅰ度肿大

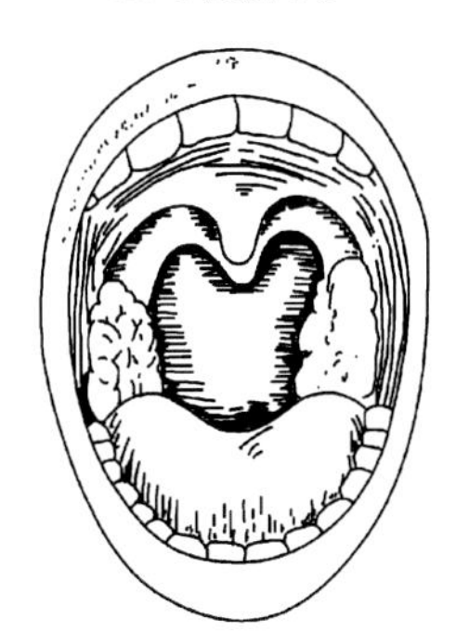

B. Ⅱ度肿大

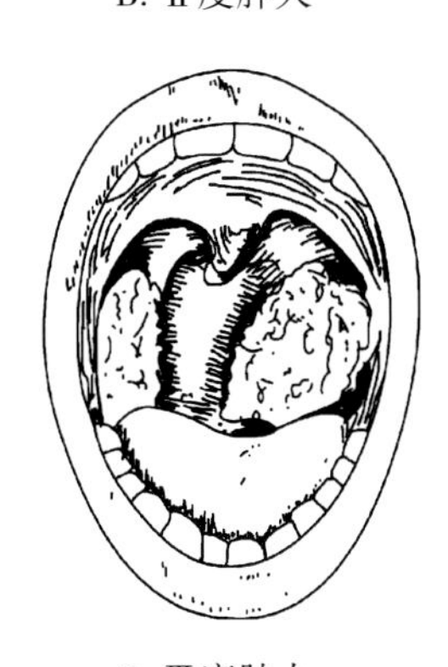

C. Ⅲ度肿大

图1-1-3　腭扁桃体肿大分度

离缘，但不超过正中线。

Ⅲ度（显著肿大）：腭扁桃体已接近腭垂或超过正中线。

（三）鼻部视诊

1. 鼻的外观（图 1-1-4） 观察外鼻及邻近部位的形态（有无畸形等）、颜色（有无红肿、皮损）、活动（面神经麻痹时鼻翼塌陷及鼻唇沟变浅）等。

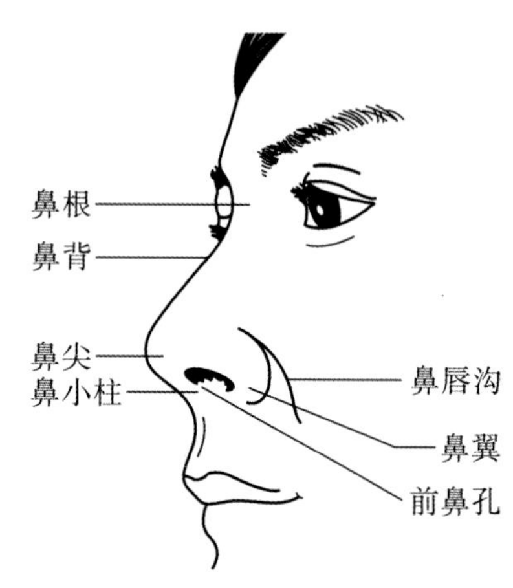

图 1-1-4 鼻的外观（外鼻）

2. 前鼻镜检查法（图 1-1-5） 可以运用前鼻镜检查法对鼻前庭和鼻腔进行检查。如图所示，先将前鼻镜两叶合拢，与鼻腔底平行伸入鼻前庭，勿超过鼻阈，然后将前鼻镜的两叶轻轻上下张开，抬起鼻翼，扩大前鼻孔。观察鼻前庭皮肤有无红肿、糜烂、皲裂、结痂及鼻毛脱落情况，还应注意鼻前庭有无赘生物、乳头状瘤等。

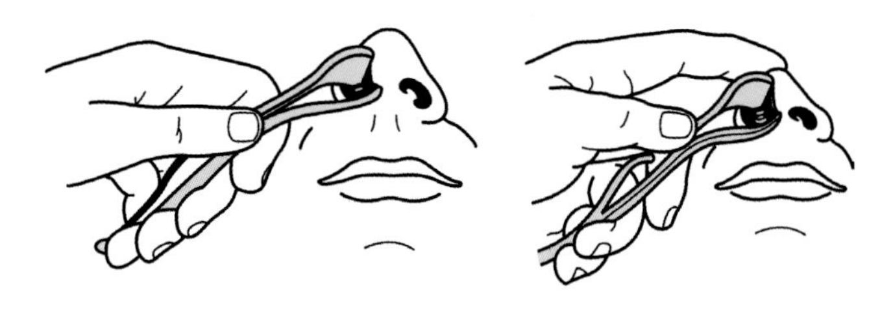

图 1-1-5 前鼻镜检查法

运用此法检查鼻腔时，应按照图 1-1-6 三种头位顺序检查。第一头位（图 1-1-6A）：患者头面部呈垂直位或头部稍低，观察鼻腔底、下鼻甲、下鼻道、鼻中隔前下部分及总鼻道的下段。第二头位（图 1-1-6B）：患者头稍后仰，与鼻底成 30°，检查鼻中隔的中段及中鼻甲、中鼻道和嗅沟的一部分。第三头位（图 1-1-6C）：头部继续后仰 30°，检查鼻中隔的上部、中鼻甲前端、鼻堤、嗅沟和中鼻道的前下部。

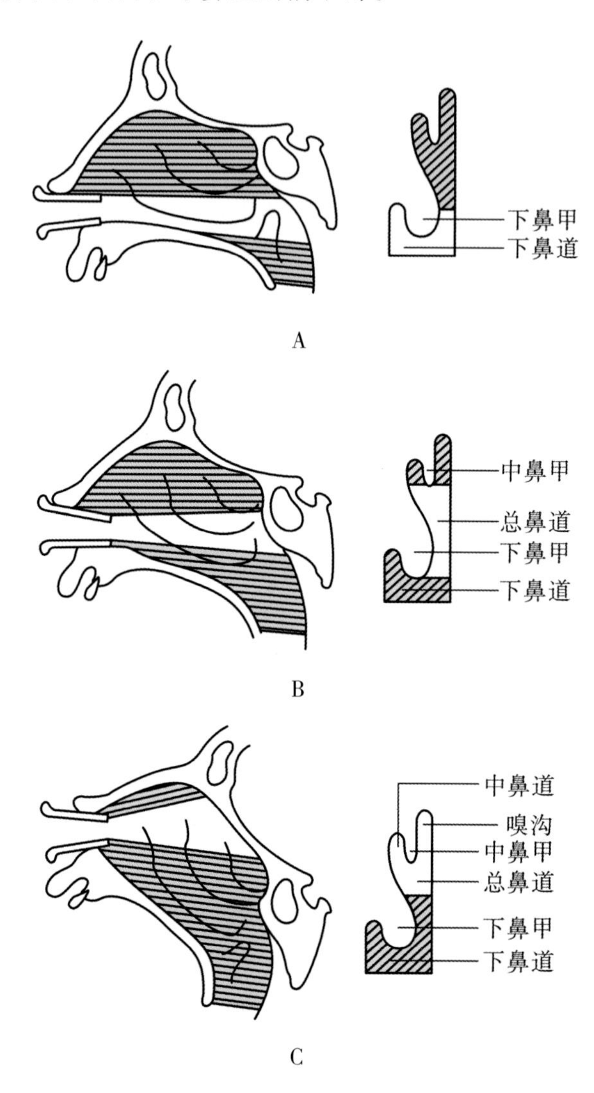

图 1-1-6 前鼻镜检查的三种头位

（四）眼部视诊

眼部视诊主要观察眼的外部结构。例如，观察眼睑是否有睑内翻（见于沙眼等）、上睑下垂（双侧下垂见于先天性上睑下垂、重症肌无力等，单侧下垂见于蛛网膜下隙出血、白喉、脑炎、外伤等引起的动眼神经麻痹）、眼睑闭合、眼睑水肿；泪囊有无分泌物；结膜是否苍白（见于贫血）、充血（见于结膜炎、角膜炎）、发黄（见于黄疸），结膜下是否有出血点等。

眼的外部结构如图 1–1–7 所示。

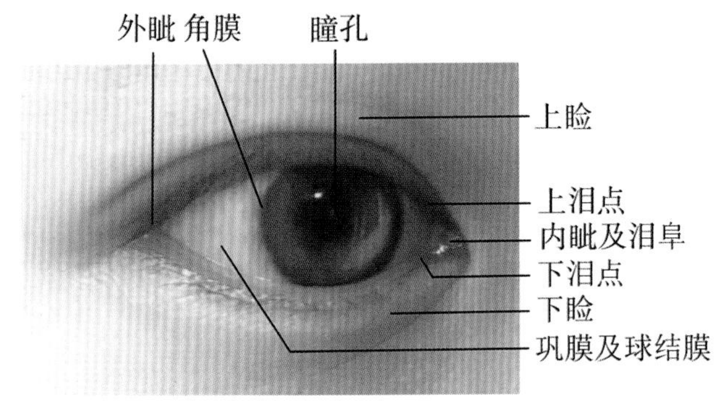

图 1–1–7 眼的外部结构

（五）耳部视诊

耳是听觉和平衡器官，分为外耳、中耳和内耳三部分。检查外耳须注意耳郭的形状、大小、位置及对称性，是否有发育畸形、外伤瘢痕、红肿等；外耳道皮肤是否正常，有无溢液。检查中耳须注意鼓膜是否穿孔。

耳的外观如图 1–1–8 所示。

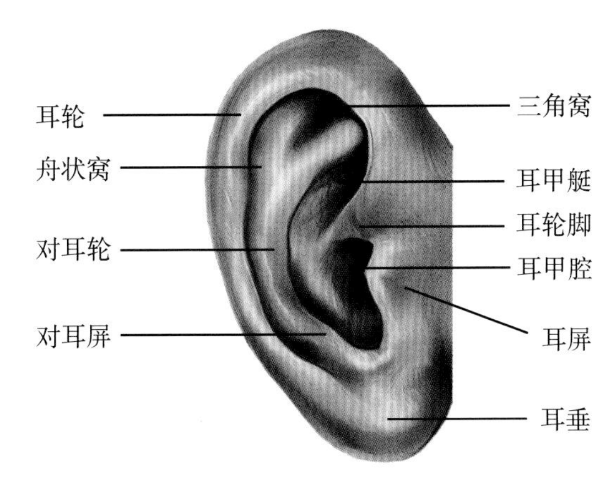

图 1–1–8 耳的外观

二、头面部触诊

（一）头部触诊

触诊时双手仔细触摸头颅的每一个部位，了解其外形，注意有无压痛和异常隆起。枕部有枕下神经、枕大神经、枕小神经（图 1–1–9）和第三枕神经，这些神经属于枕神经。临床最常见的枕部神经疼痛是枕大神经痛和枕小神经痛。

1. 枕大神经触诊 因枕大神经最粗、分布范围大，所以临床常见枕大神经痛，触诊时应重点检查。枕大神经体表定位于枕外隆凸至乳突尖连线的中、内 1/3 交点处，按压此处引起顶部放射痛考虑枕大神经炎。

2. 枕小神经触诊 枕小神经是 C_2、C_3 神经前支，从胸锁乳突肌后缘穿出，并沿后缘向上在该肌乳突起点的后缘穿出，分布于枕外侧部乳突及耳部背面上部 1/3 皮肤。按压此处引起颞部放射痛考虑枕小神经炎。

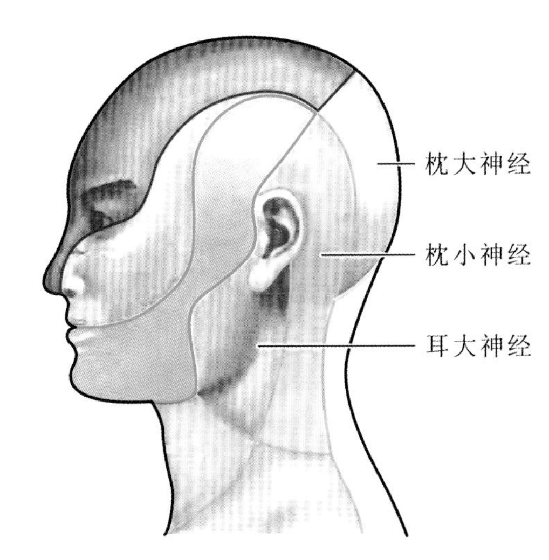

图 1–1–9 枕大神经、枕小神经分布

（二）鼻旁窦触诊

1. 鼻旁窦的名称、位置及开口部位 鼻旁窦又称副鼻窦，包括额窦、筛窦、蝶窦及上颌窦 4 对，左右对称排列，分为前组鼻旁窦（额窦、前筛窦、上颌窦）与后组鼻旁窦（蝶窦、后筛窦）两部分。其中前组鼻旁窦均开口于中鼻道，后组鼻旁窦中蝶窦开口于蝶筛隐窝，后筛窦开口于上鼻道。鼻旁窦的体表投影如图 1–1–10 所示。

2. 鼻旁窦的触诊方法（图 1–1–10）

（1）额窦：手指按压眼眶顶面，向上对着额窦内侧端加压。

（2）筛窦：手指按在眼内侧角与眉毛内侧端之间的部位加压。

（3）蝶窦：手指按在眼内侧角稍下、鼻骨

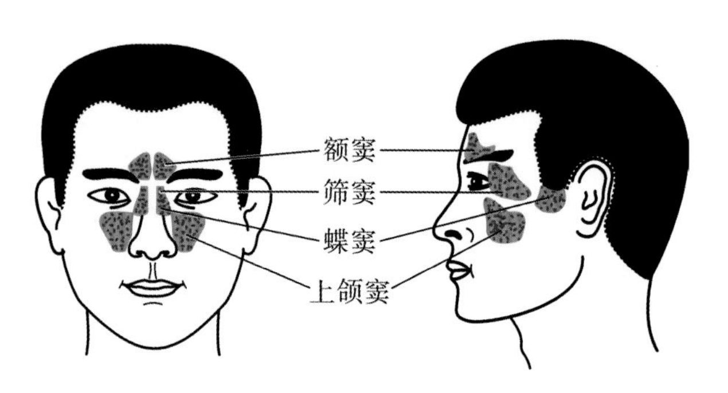

图 1-1-10 鼻旁窦的体表投影

的外侧缘处加压。

（4）上颌窦：手指用力压在眶下缘之下、面颊部皮肤，即上颌窦前壁处，同时加压在口腔内尖牙的上后方。

临床上，额窦压痛比筛窦与上颌窦压痛更具有诊断价值。

（三）眼部触诊

眼压检查采用指压眼压测量法(图 1-1-11)。检查时，让患者向下看（不能闭眼），检查者用双手示指放在上睑的眉弓和睑板上缘之间，其他手指放在额部和颊部，然后双手示指交替轻压眼球的赤道部，便可借助指尖感觉眼球波动的抗力，判断其软硬度。

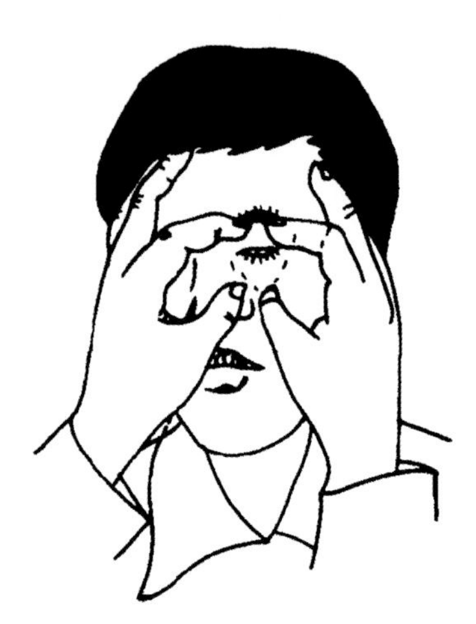

图 1-1-11 指压眼压测量法

（四）耳部触诊

1. 耳郭环形转动试验（图 1-1-12） 检查者握住患者整个耳郭转动，如有外耳道疖肿，则引起剧痛；如为乳突炎，则无疼痛。

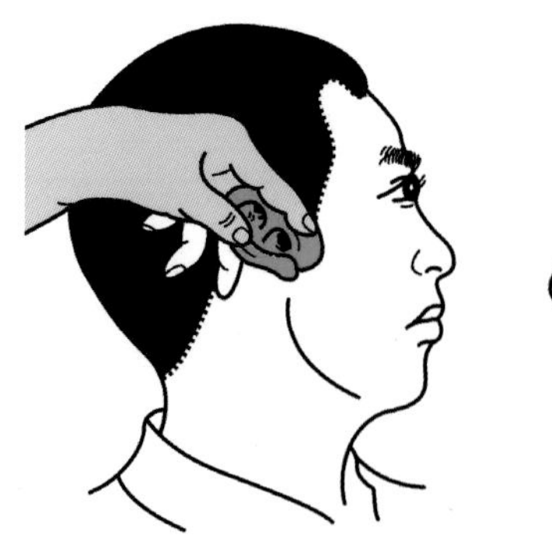
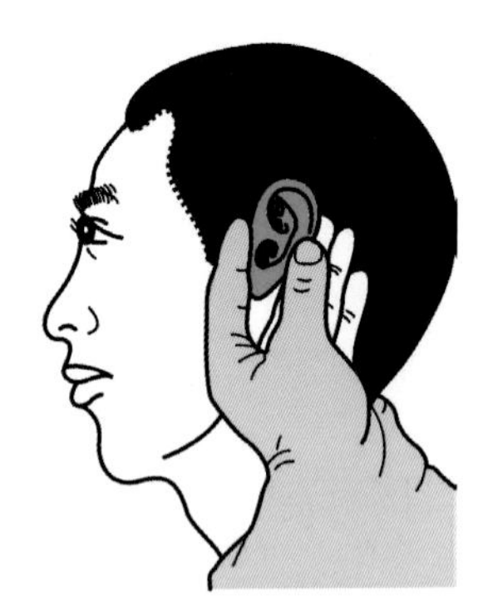

图 1-1-12 耳郭环形转动试验

2. 耳部压痛点（图 1-1-13） 耳部压痛点试验在以下三处进行。

（1）咽鼓管部：用手指压在左（右）侧乳突尖端与下颌角之间的凹陷，然后按住鼻孔鼓颊憋气，正常情况下能听到右（左）侧鼓膜较左（右）侧先有冲击声音，此因左（右）侧咽鼓管已被压住之故。在咽鼓管上方，以示指用力按压，引起剧痛，表示中耳有病变。

（2）乳突部：以示指用力按压乳突，急性乳突炎不一定有疼痛，但中耳炎合并乳突炎时则压痛明显，耳后淋巴结炎最明显的压痛点在乳突中部。

（3）鼓房部：在外耳道上方的三角区即鼓房的表面。检查方法有二：一般应用的方法是先将耳郭向前拉开，在三角区的后部按压；另一方法是用手指压在耳郭的三角窝内，手指直接压在外耳道上方的三角区。后者加压于鼓房，此处压痛是急性乳突炎最可靠的体征。

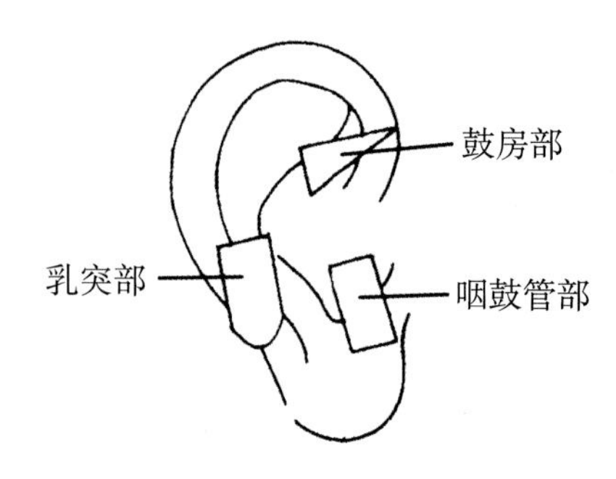

图 1-1-13 耳部压痛点

（五）颞下颌关节触诊

颞下颌关节（图 1-1-14）是人体中活动频

繁、功能重要、结构精细复杂的关节之一，主要功能是参与咀嚼、语言、吞咽和表情等。疼痛科常见的颞下颌关节紊乱综合征系指颞下颌关节在进行功能运动过程中出现弹响或杂音、疼痛和下颌关节运动障碍三大症状的症候群。

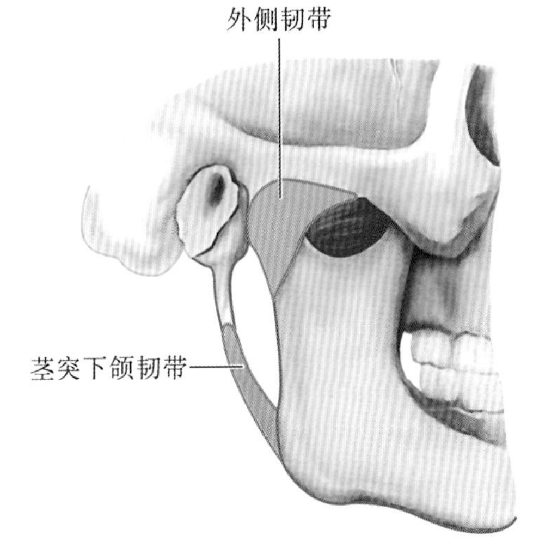

A. 外侧面

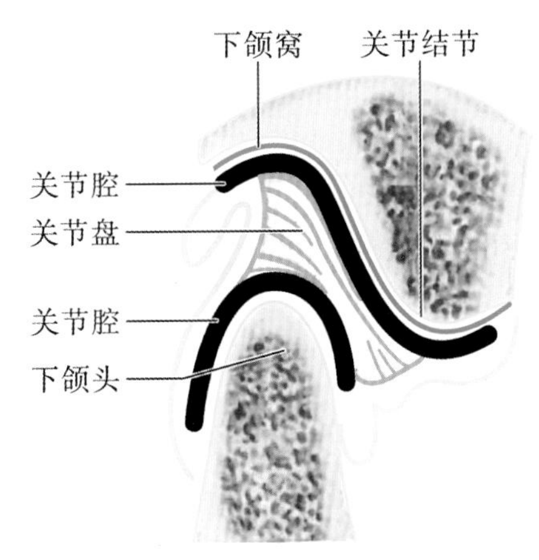

B. 矢状切面

图 1-1-14　颞下颌关节

1. 外耳道触诊法（图 1-1-15）　检查者用示指或小指伸入患者外耳道内，指端掌面对耳屏，或用手指掌面压紧耳屏前方，嘱患者做张口闭口动作，即可感到下颌头的运动情况，张口时下颌头移向前下方，原处呈一凹陷，闭口时恢复原状，正常情况两侧运动同时进行，程序相等。如一侧下颌关节脱位，则患侧触不到下颌头而呈一凹陷，且无运动感。

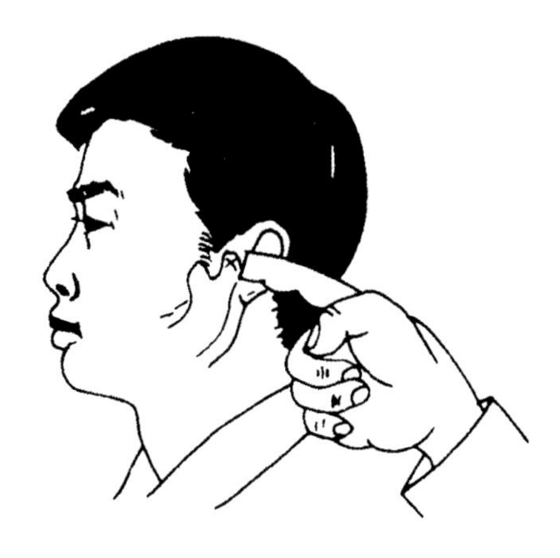

图 1-1-15　外耳道触诊法

2. 下颌支的双合诊（图 1-1-16）　以左侧为例，检查者用左手示指伸入患者口腔内，置于上颌骨之下牙弓与颊部之间，右手在咬肌表面进行双合诊，正常可触及下颌支与冠突，此法适用于冠突骨折检查。

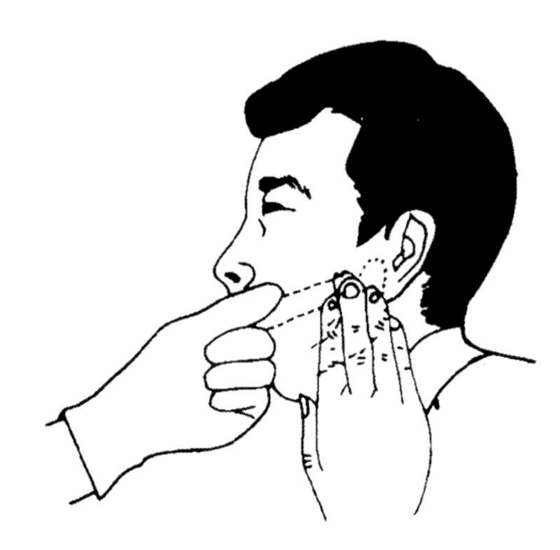

图 1-1-16　下颌支的双合诊

三、脑神经检查

脑神经（图 1-1-17）为与脑相连的周围神经，共 12 对。在临床工作中，脑神经检查对神经系统疾病定位诊断有重要意义。对脑神经进行检查时，应确定是否有异常、异常的范围及其关联情况。现对诊断疼痛性疾病有重要意义的脑神经检查进行描述。

（一）嗅神经

首先注意鼻腔是否通畅，排除局部病变。然

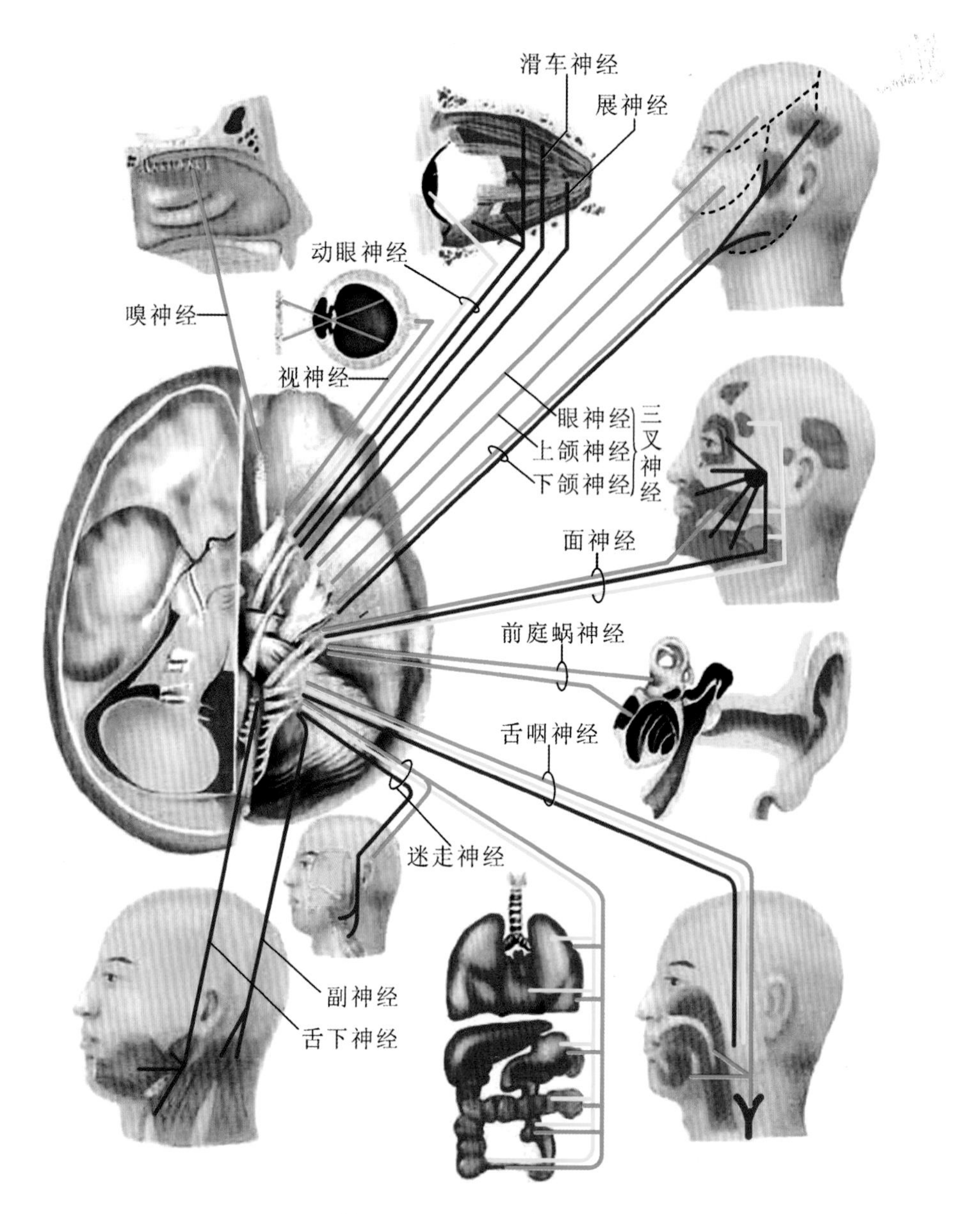

图 1-1-17 脑神经概况

后用手压瘪一侧鼻孔，用香皂、牙膏和乙醇先后放于鼻孔前，了解患者能否察觉并分辨气味；完毕后再查另一侧。

（二）视神经

检查视力、视野及眼底变化。

视野的变化包括：①一侧全盲：凡视交叉以前的视神经、视神经盘损害均可造成同侧视力丧失，如视神经炎、颅前窝骨折、眶内肿瘤等。②双侧偏盲：为视交叉中部损害的特点，常见于脑垂体肿瘤等。③同侧偏盲：为一侧视束病变所致，常见于内囊脑血管病变。

眼底的病变有助于高血压病、动脉粥样硬化、慢性肾小球肾炎糖尿病等疾病的诊断和鉴别诊断。

（三）动眼神经、滑车神经和展神经

动眼神经、滑车神经和展神经分别为第Ⅲ、第Ⅳ和第Ⅵ对脑神经，共同支配眼球运动，合成眼球运动神经，可同时检查。检查时注意睑裂外观、眼球运动、瞳孔及对光反射、调节反射等。如发现眼球运动向内、向上及向下活动受限，以及上睑下垂、调节反射消失，均提示动眼神经麻痹（图 1-1-18）；如眼球向下及向外运动减弱，

提示滑车神经有损害；眼球向外转动障碍则为展神经受损；瞳孔反射异常可由动眼神经或视神经受损所致。另外，眼球运动神经的麻痹可出现相应眼外肌的功能障碍导致麻痹性斜视，单侧眼球运动神经的麻痹可导致复视。

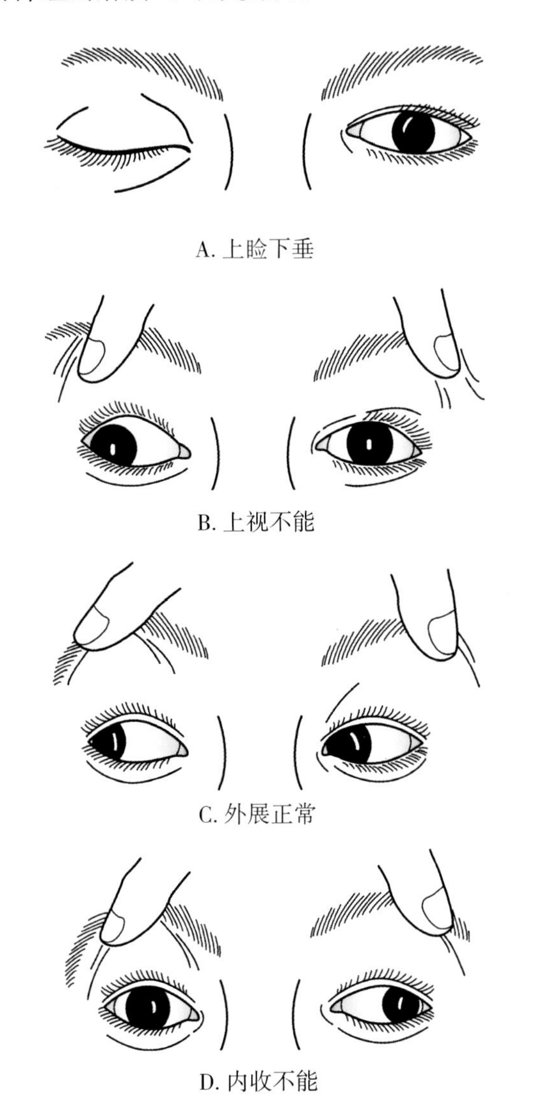

图 1-1-18　右眼完全性动眼神经麻痹

（四）三叉神经

三叉神经系第Ⅴ对脑神经，是混合性神经。三叉神经有刺激性病变时，可出现其分支的放射痛，在受损眼支的眶上孔、上颌支的上颌孔和下颌支的颏孔处可有压痛，并可由此诱发相应神经支分布区疼痛。最常见的三叉神经痛由其分布区的某些病变所致，如牙根周围脓肿或龋齿、鼻窦炎或颞下颌关节病变。带状疱疹病毒感染累及眼支时，可为持续性烧灼样疼痛，疱疹后可有前额部轻度感觉减退。颅底病变也可累及三叉神经而引起疼痛和感觉障碍。

三叉神经触诊主要检查以下几个方面。

1. 面部感觉　嘱患者闭眼，以针刺检查痛觉、棉絮检查触觉和盛有冷或热水的试管检查温度觉。两侧及内外对比，观察患者的感觉反应，同时确定感觉障碍区域。注意区分周围性与核性感觉障碍，前者为患侧患支（眼支、上颌支、下颌支）分布区（图 1-1-19）各种感觉缺失，后者呈葱皮样感觉障碍。

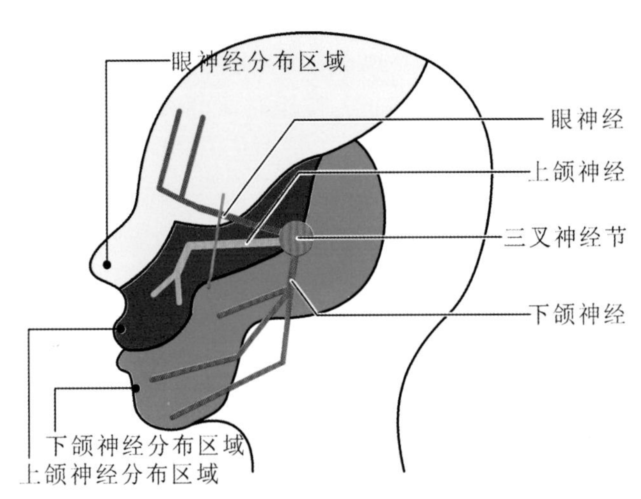

图 1-1-19　三叉神经感觉分布

2. 角膜反射　嘱患者睁眼向内侧注视，以捻细成束的棉絮从患者视野外接近并轻触外侧角膜，避免触及睫毛，正常反应为被刺激侧迅速闭眼和对侧也出现眼睑闭合反应，分别为直接角膜反射和间接角膜反射。直接和间接角膜反射均消失见于三叉神经病变（传入障碍）；直接反射消失，间接反射存在，见于患侧面神经麻痹（传出障碍）。

3. 运动功能　检查者双手触按患者颞肌、咀嚼肌，嘱患者做咀嚼动作，对比双侧肌力强弱；再嘱患者做张口动作或露齿，以上下切牙中缝为标准，观察张口时下颌有无偏斜。当一侧三叉神经运动纤维受损时，患侧咀嚼肌肌力减弱或出现萎缩，张口时由于翼外肌瘫痪，下颌偏向患侧（图 1-1-20）。

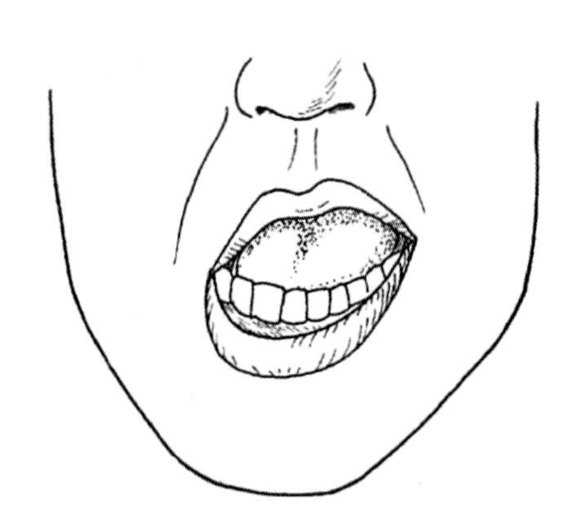
图 1-1-20 右侧三叉神经受损致张口时下颌偏向右侧

4. 触发点（诱发点） 在三叉神经有刺激性病变时，可在三个分支的出面骨孔即眶上孔（眼支）、眶下孔（上颌支）和颏孔（下颌支）处有压痛点（图 1-1-21），按压时常可诱发疼痛，称为触发点（诱发点）。

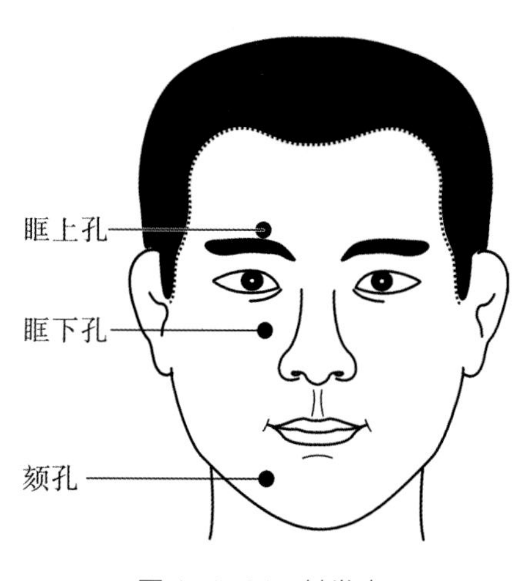

图 1-1-21 触发点

5. 扳机点 三叉神经痛的扳机点，是指在三叉神经分布区域内某个固定的局限的小块皮肤或黏膜，该点特别敏感，对其稍加碰触，立即引起疼痛发作。三叉神经痛多数先从扳机点开始，然后迅速扩散到整个三叉神经分布区。扳机点常常位于牙龈、唇部、牙齿、鼻翼、口角和颊部黏膜等处（图 1-1-22），应重点注意。

（五）面神经

面神经主要支配面部表情肌，具有舌前 2/3 味觉功能。观察睑裂、鼻唇沟及口角两侧是否对称，嘱患者皱眉、闭眼、鼓腮、吹口哨等，观察两侧运动功能。判断有无面神经麻痹并鉴别中枢型和周围型面瘫。

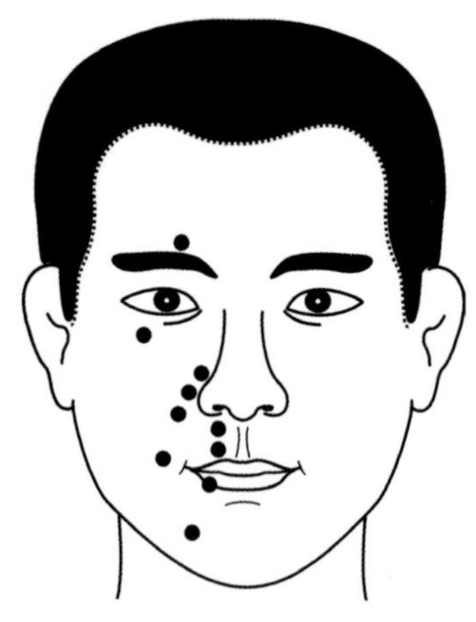
图 1-1-22 常见扳机点

（六）前庭蜗神经

应用音叉检查骨传导和气传导，检查耳蜗神经功能；做旋转试验和冷热试验检查前庭神经功能。

（七）舌咽神经（图 1-1-23）、迷走神经

检查腭垂是否居中、两侧软腭的高度是否对称、声音有无嘶哑、吞咽有无呛咳、咽反射是否敏感。

舌咽神经痛是在咽喉部、舌根和腭扁桃体

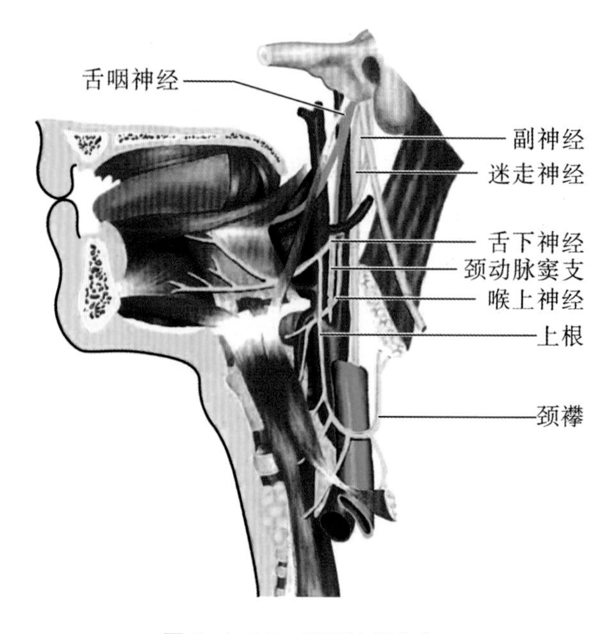

图 1-1-23 舌咽神经分布

等部位发作性、剧烈的电击样疼痛，疼痛还可以向耳或下颌角及上颈部侧面放射，吞咽、说话等可以诱发疼痛，在咽部、舌根、腭扁桃体部位可有触发点。

（八）副神经

观察患者的胸锁乳突肌、斜方肌有无萎缩，注意有无斜颈及垂肩。然后让患者耸肩、转头，并测试其对抗阻力。

第二节　颈部检查

颈部疾病常影响到头部，甚至引起头部畸形如斜颈，亦常伴有肩部不适，双上肢或一侧上肢疼痛、感觉减退、无力、肌肉萎缩等症状，如颈椎病。检查颈部疾病时须注意头、肩及上肢的检查。检查时嘱患者显露颈、肩、背部，端坐，头放正，下颌内收，双目平视，双肩下垂。

一、颈部姿态

1. 颈椎前方半脱位姿态（图 1–2–1）　颈椎前方半脱位患者，头略前倾，下位颈椎棘突略显突出。

2. 颈椎侧方半脱位姿态（图 1–2–2）　颈椎侧方半脱位患者头向前方倾斜，下颏指向对侧肩部。

3. 寰枢关节前脱位姿态（图 1–2–3）　因重力作用，患者头部前倾，颈部僵直，任何方向活动均受限。

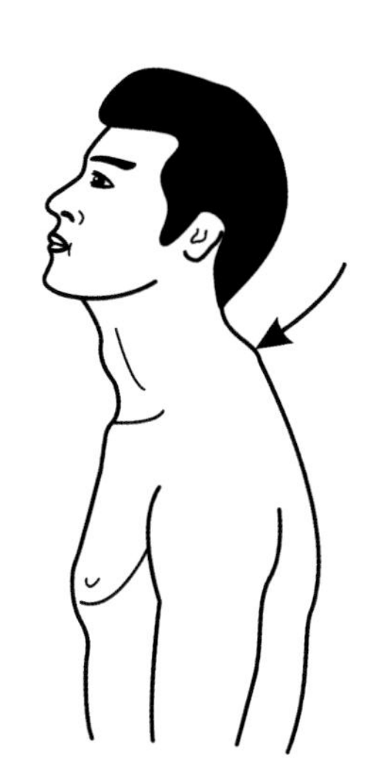

图 1–2–1　颈椎前方半脱位姿态

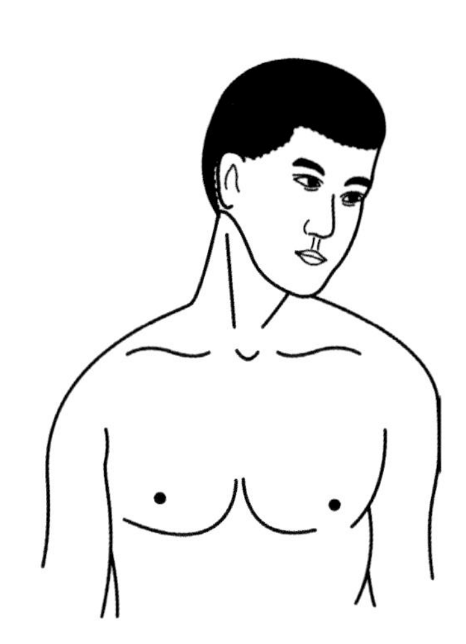

图 1–2–2　颈椎侧方半脱位姿态

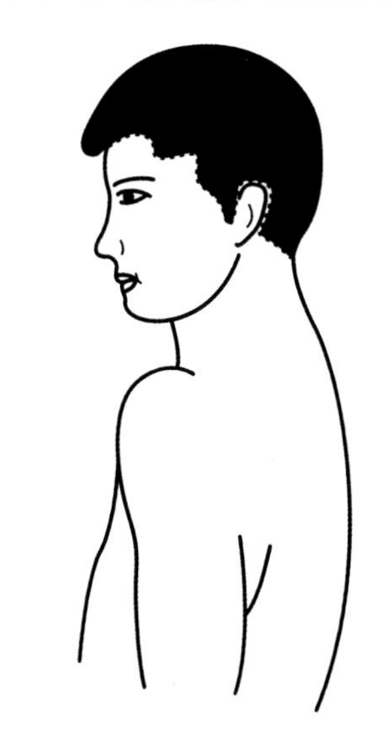

图 1–2–3　寰枢关节前脱位姿态

4. 寰枢关节侧脱位姿态（图 1–2–4）　寰枢关节一侧脱位时，头多旋向健侧，并向患侧倾斜，类似后天性斜颈畸形。

5. 颈椎结核姿态（图 1–2–5）　患者常用手抱着头固定保护，以免在行动中加剧颈椎病变部位疼痛，称为拉斯特（Rust）征。

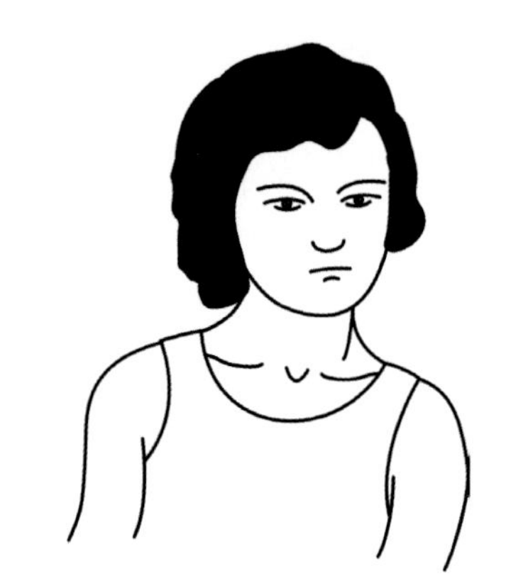
图 1-2-4 寰枢关节侧脱位姿态

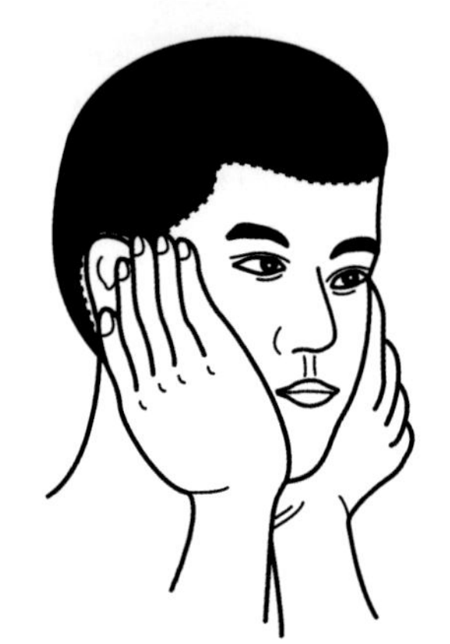
图 1-2-5 颈椎结核姿态

二、项背部检查

1. 项背部触诊法（图 1-2-6） 患者取坐位，头略前屈，医生站于患者后方，左手扶于患者前额以提供支持，右手检查。首先触摸颈周肌肉，一般患侧肌群肌张力增大；再用三指触诊法检查棘突有无偏歪；然后自枕外隆凸向下或自第 7 胸椎棘突向上依次用拇指以同等力度按压各棘突、棘突间隙，注意有无明显压痛及手下条索、硬结和沙砾感及棘突偏歪；再依次按压各棘突旁 1.5~2 cm 小关节处，检查是否有压痛、放射痛或上肢串麻感；最后，触摸颈上部、颈前区及颈外侧区淋巴结，注意淋巴结有无肿大、压痛，以及质地、活动度等。

2. 项背部常见压痛点（图 1-2-7） 颈、胸椎棘间压痛性硬结或条索状物见于项韧带、棘上韧带钙化；颈椎棘旁或项肌压痛见于扭伤、落枕；下部颈椎旁与肩胛内上角压痛且向上肢放射见于颈椎病、颈椎间盘突出症；胸锁乳突肌、斜方肌、冈上肌、冈下肌在劳损、挫伤、肌腱炎时，有固定性压痛；中胸段棘间压痛见于棘间韧带、后纵韧带损伤及椎体病变。第 7、8 胸椎棘突压痛可见于慢性肝炎。

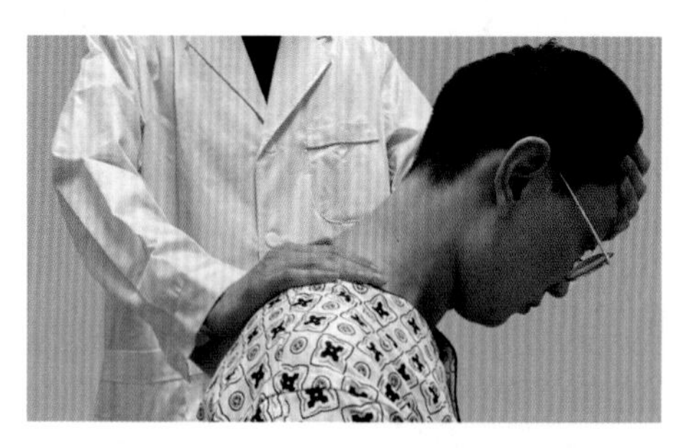

图 1-2-6 项背部触诊法

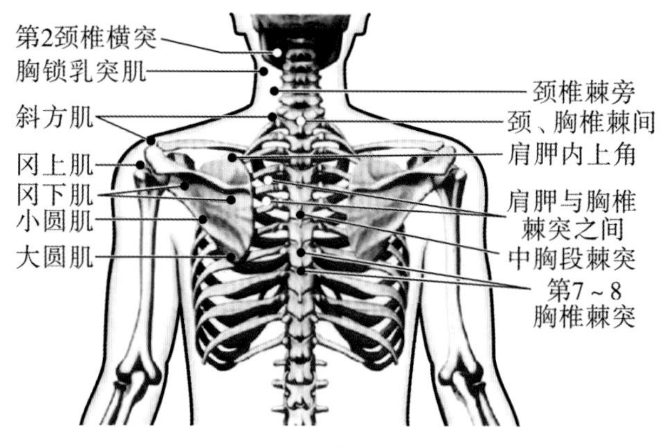

图 1-2-7 项背部常见压痛点

三、颈部活动及肌力检查

1. 颈部活动范围（图 1-2-8）检查 正常情况下，前屈与后伸各为 35°~45°，左、右侧屈各为 45°，左、右旋转各为 60°~80°。

2. 颈前屈肌力检查（图 1-2-9） 患者取坐位或仰卧位，检查者以手放于患者前额给予适当阻力，嘱患者抗阻力屈颈，尽量使下颏贴到胸前，以检查颈屈肌群力量。参与肌肉有前斜角肌、中斜角肌、后斜角肌（C_3~C_4 前支支配）及颈长肌（C_3~C_8 前支支配）、头长肌（C_1~C_4 前支支配）。

3. 颈后伸肌力检查（图 1-2-10） 患者取坐位或俯卧位，检查者以手置于患者枕部给予适当阻力，让患者后伸颈部，以检查颈伸肌群力量。参与肌肉有头夹肌、颈夹肌（C_1~C_8 后支支配），胸锁乳突肌（副神经、颈丛肌支 C_2~C_3 支配）、骶棘肌（C_3~L_1 后支支配）。

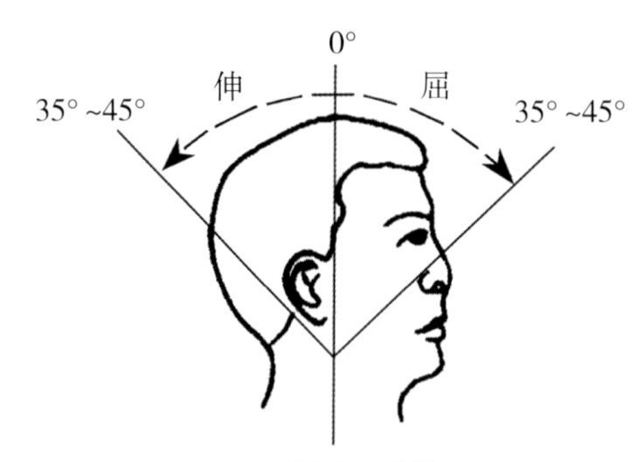

A. 前屈、后伸

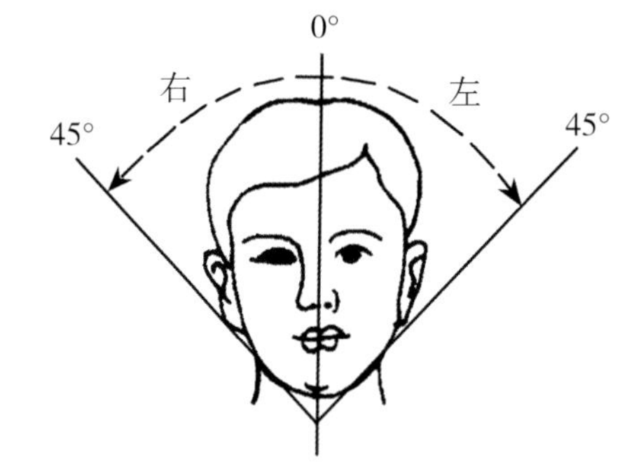

B. 侧屈（侧弯）

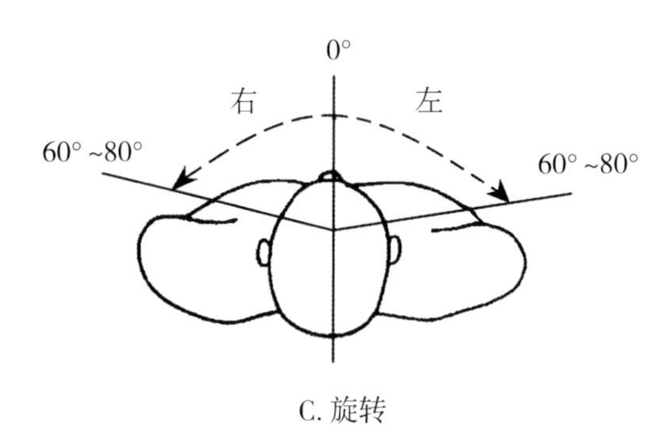

C. 旋转

图 1-2-8　颈部正常活动范围

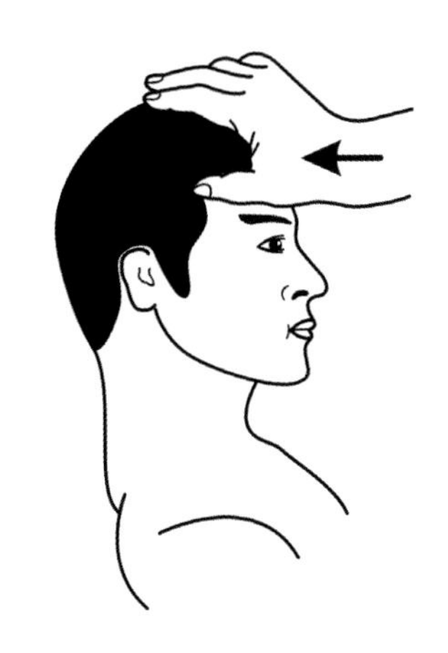

图 1-2-9　颈前屈肌力检查

4. 颈旋转肌力检查（图 1-2-11）　患者取坐位，检查者一手放于患者肩部，另一手指掌侧置于患者对侧下颌面部给予适当阻力，嘱患者头部

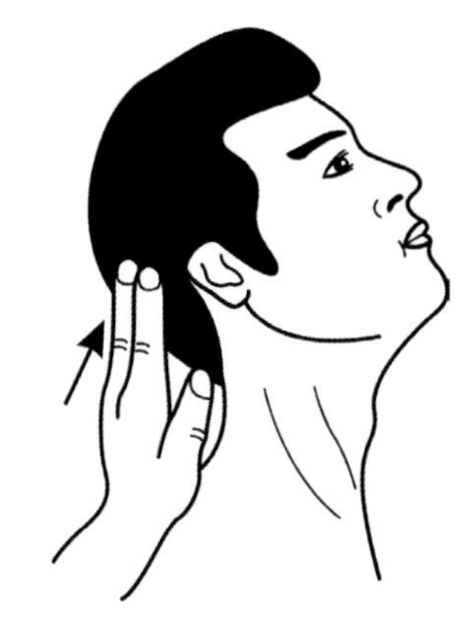

图 1-2-10　颈后伸肌力检查

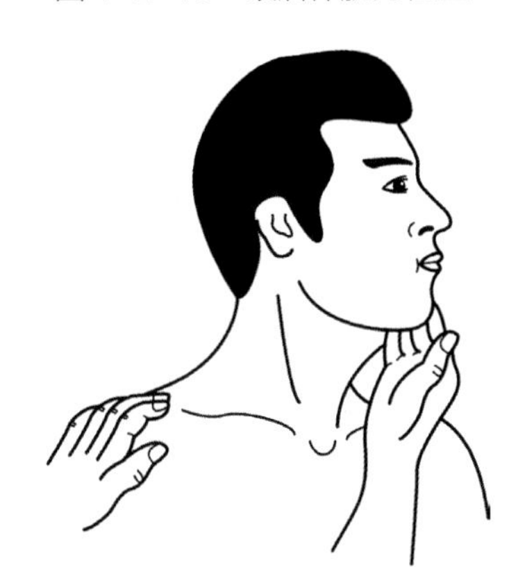

图 1-2-11　颈旋转肌力检查

抗阻力旋转，以检查颈旋转肌群力量。参与肌肉有头夹肌、颈夹肌（C_1~C_8 后支支配）、胸锁乳突肌（副神经、颈丛肌支 C_2~C_3 支配）。

5. 颈侧屈肌力检查（图 1-2-12）　患者取坐位，检查者以手置于患者头侧给予适当阻力，嘱患者抗阻力颈部侧屈，以检查颈侧屈肌群力量。参与肌肉有颈长肌（C_3~C_8 前支支配）、头前直肌（C_1~C_6 前支支配）、头侧直肌（C_1、C_2 前支

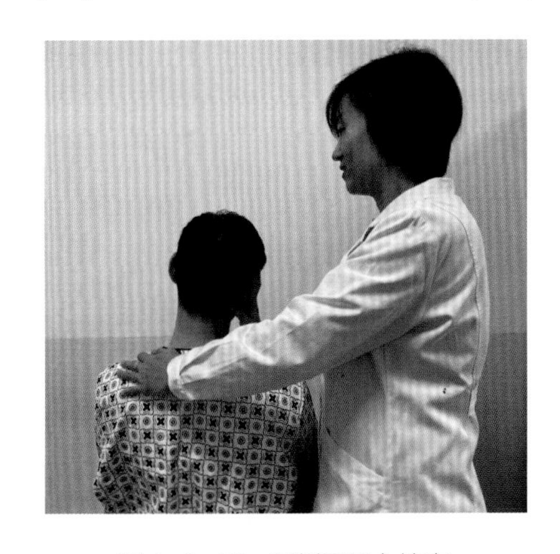

图 1-2-12　颈侧屈肌力检查

支配）及前斜角肌、中斜角肌、后斜角肌（C_5、C_6 前支支配）。

四、特殊试验

1. 引颈试验（图 1-2-13） 患者端坐，头部取中立位，检查者用双手分托下颌部和枕部，或检查者胸部紧贴患者枕部，双手托患者下颌，用力向上牵引颈部，使椎间孔增大，若患者患肢麻、疼痛减轻或耳鸣、眩晕症状减轻，则为阳性，预示做颈部牵引效果好。

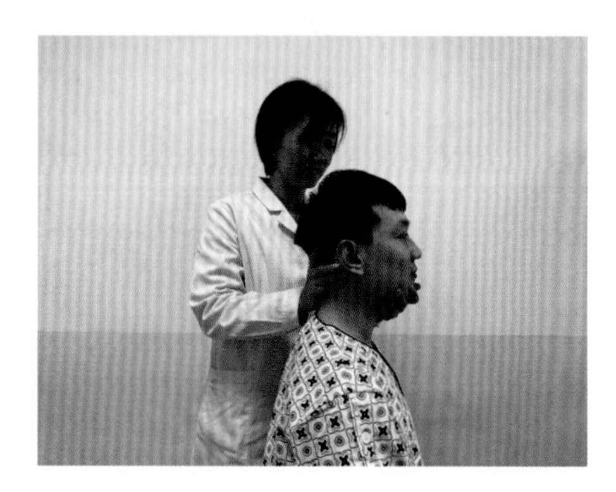

图 1-2-13 引颈试验

2. 臂丛神经牵拉试验（Eaten 试验）（图 1-2-14） 患者颈部前屈，检查者一手放于患者头部患侧，另一手握住患肢的腕部，呈反方向牵拉，患肢出现疼痛、麻木为阳性。

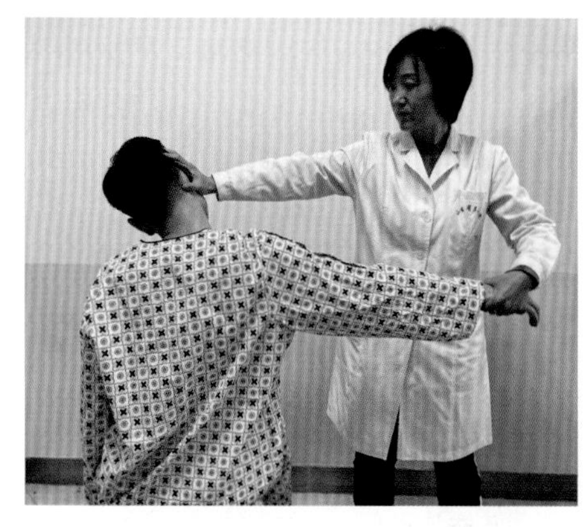

图 1-2-14 臂丛神经牵拉试验（Eaten 试验）

3. 臂丛神经牵拉加强试验（Eaten 加强试验）（图 1-2-15） 在做臂丛神经牵拉试验时，在牵拉的同时迫使患肢做内旋动作，称为臂丛神经牵拉加强试验。

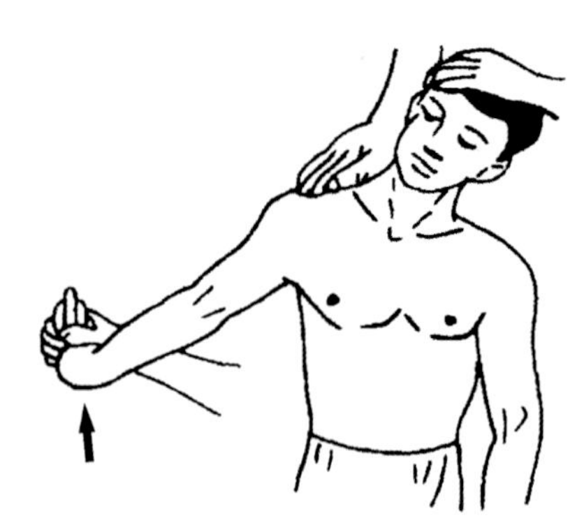

图 1-2-15 臂丛神经牵拉加强试验（Eaten 加强试验）

4. 叩顶试验（图 1-2-16） 患者端坐，检查者以一手平置于患者头部，掌心接触头顶，另一手握拳叩击放置于头顶部的手背。患者感到颈部不适、疼痛或向上肢（一侧或两侧）串痛、酸痛，则试验为阳性。

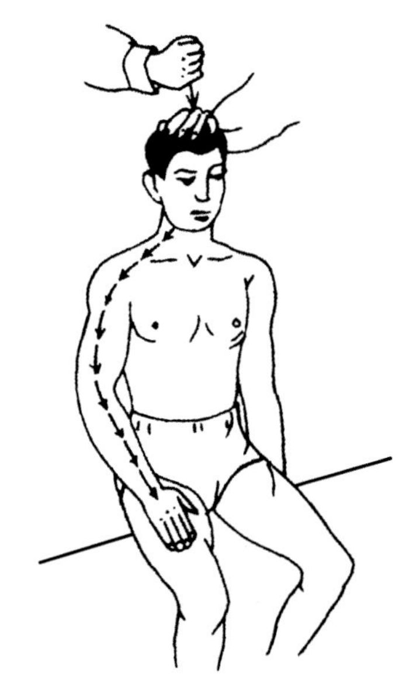

图 1-2-16 叩顶试验

5. 椎间孔挤压试验（Spurling 试验）（图 1-2-17） 患者取坐位，头微向患侧侧弯，检查者立于患者后方，用手按住患者顶部向下施加压力，患肢发生放射性疼痛为阳性。因侧弯使椎间孔变小，挤压头部使椎间孔更窄，椎间盘突出暂时加重，故神经根挤压症状更明显。

6. 伸颈压顶试验（Jackson 试验）（图 1-2-18） 患者头部处于中立位和后伸位时，检查者于头顶部依纵轴方向施加压力，患肢出现放射性疼痛症状加重为阳性。

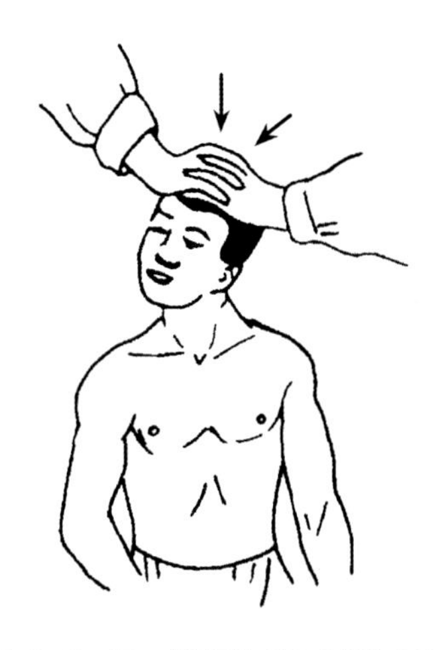

图 1-2-17　椎间孔挤压试验（Spurling 试验）

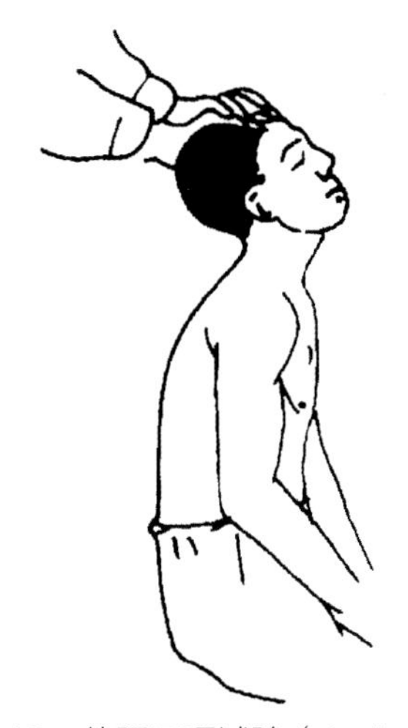

图 1-2-18　伸颈压顶试验（Jackson 试验）

7. 斜角肌试验（Adson 试验）（图 1-2-19）　斜角肌试验又称深呼吸试验。患者端坐，两手置于膝部。先比较两侧桡动脉搏动力量，再让患者尽力抬头深吸气，并将头转向患侧，同时下压肩部，再比较两侧桡动脉搏动或血压，患侧桡动脉搏动减弱或血压降低为阳性，说明锁骨下动脉受到挤压；同时往往疼痛加重，见于前斜角肌综合征。若在下颌转动前即有脉搏改变，考虑有颈肋的可能。

8. 压肩试验（Eden 试验）（图 1-2-20）　检查者用力压迫患侧肩部，若引起或加剧该侧上肢的疼痛或麻木，为阳性，表示臂丛神经受压。压肩试验主要用于检查肋锁综合征。

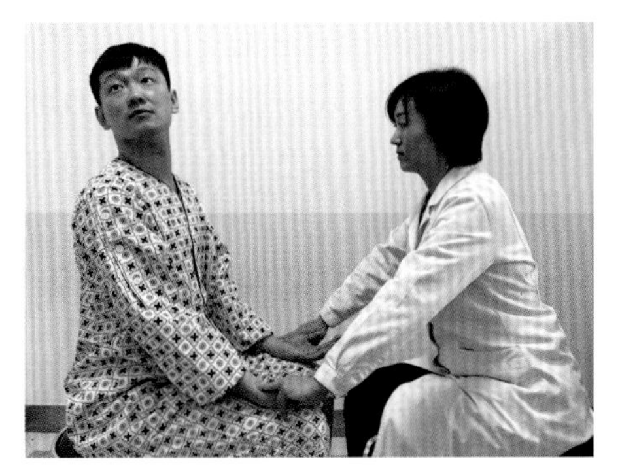

图 1-2-19　斜角肌试验（Adson 试验）

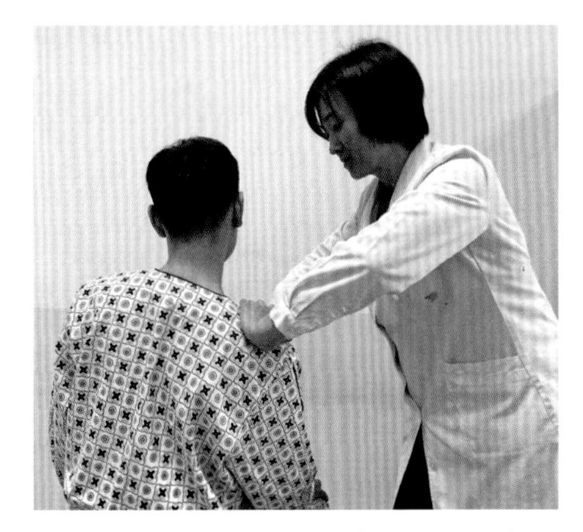

图 1-2-20　压肩试验（Eden 试验）

9. 超外展试验（Wright 试验）（图 1-2-21）　患者取站立位或坐位，将患肢被动地从侧方外展高举过肩、过头，若桡动脉搏动减弱或消失，为阳性。超外展试验用于检查锁骨下动脉是否被喙突及胸小肌压迫，若为阳性，则提示超外展综合征。

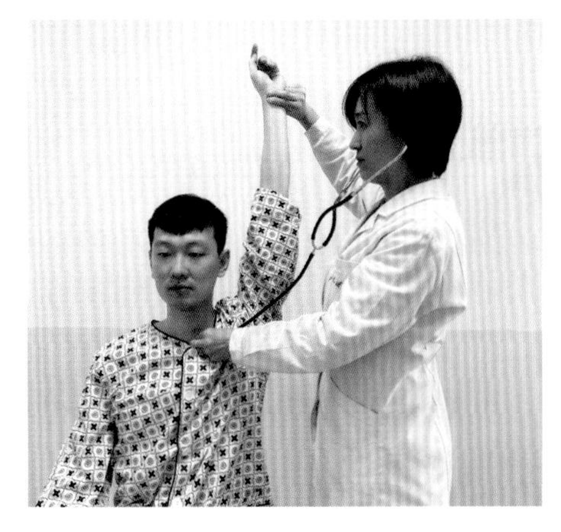

图 1-2-21　超外展试验（Wright 试验）

超外展试验解剖示意见图 1-2-22，由图中可以看出锁骨下动脉、喙突及胸小肌之间的关系。

10. 挺胸试验（图 1-2-23） 患者立正站立，挺胸，两臂后伸，若桡动脉搏动减弱或消失，臂和手有麻木或疼痛感，为阳性。用于检查肋锁综合征，即锁骨下动脉及臂丛神经在第 1 肋骨和锁骨间隙受压迫。

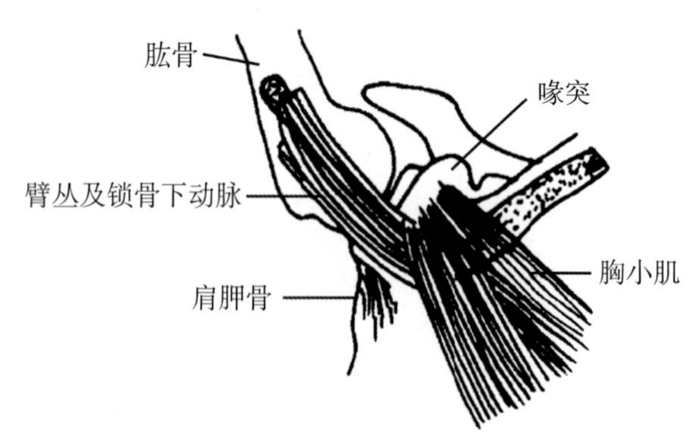

图 1-2-22 超外展试验解剖示意

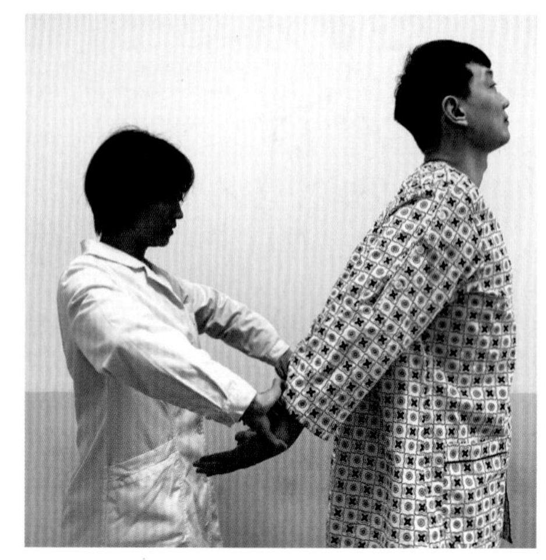
图 1-2-23 挺胸试验

第三节 肩部检查

肩部检查要求患者显露上半身，端坐，双手平放在两膝上，检查者从前、后、侧方仔细观察，并经常与对侧相同部位做对比，注意两侧三角肌的发育及锁骨上、下窝的深浅是否对称，两肩胛骨的高低是否一致，肩胛骨内缘与脊柱距离是否相等，冈上肌、冈下肌有无萎缩等。注意压痛点与对称侧疼痛程度比较及对称两侧肌力、腱反射变化。

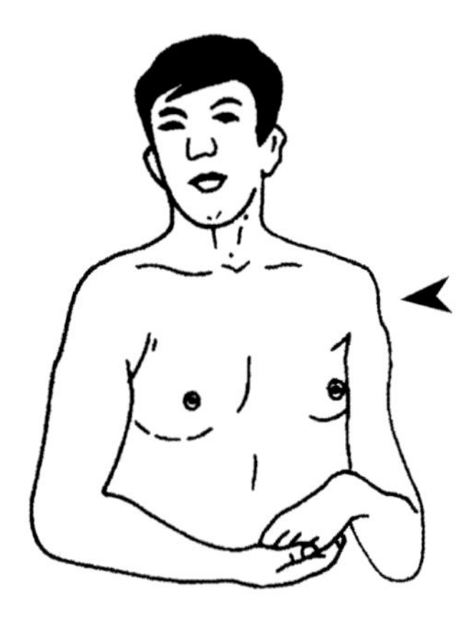
图 1-3-1 方肩

一、肩部外形

1. 方肩（图 1-3-1） 方肩见于肩关节脱位，因肩峰明显突出，失去正常肩部圆形膨隆，外观呈方形，患者常肘关节屈曲，前臂旋前，用健侧手掌扶持患手。腋神经麻痹引起三角肌萎缩或失用性肌萎缩时亦呈方肩。

2. 锁骨外段骨折的肩形（图 1-3-2） 锁骨外侧段骨折时，因上肢的重力作用，肩部向下移位，使肩部向前内侧下垂。锁骨因重叠移位，患侧肩部距颈中线较健侧缩短，头部低向患侧。但

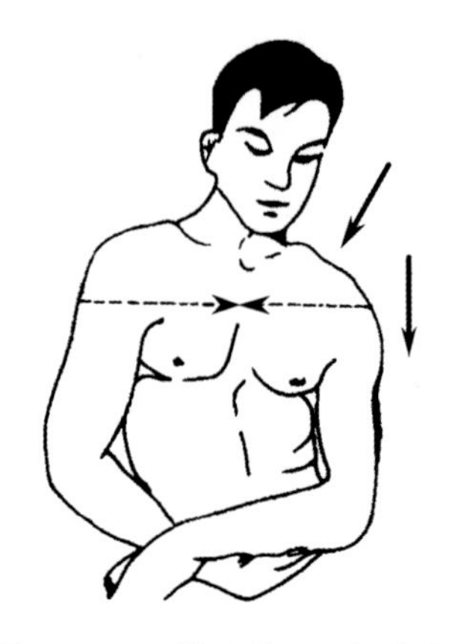
图 1-3-2 锁骨外段骨折的肩形

青枝骨折时，此体征不明显。

3. 左前锯肌瘫痪的翼状肩胛（图 1–3–3） 前锯肌瘫痪患者向前平举上肢时肩胛骨部翘起离开胸壁，状如鸟翼。

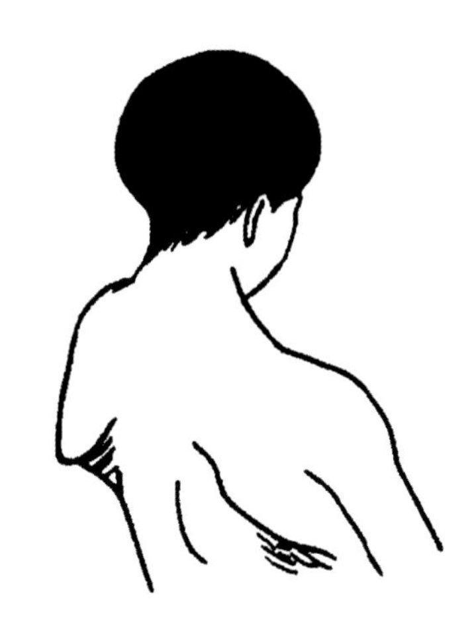

图 1–3–3 左前锯肌瘫痪的翼状肩胛

4. 进行性肌萎缩的翼状肩胛（图 1–3–4） 进行性肌萎缩时，因前锯肌和斜方肌无力而不能固定肩胛骨内缘，使肩胛骨游离呈翼状竖立于背部，双臂前推时最为明显。

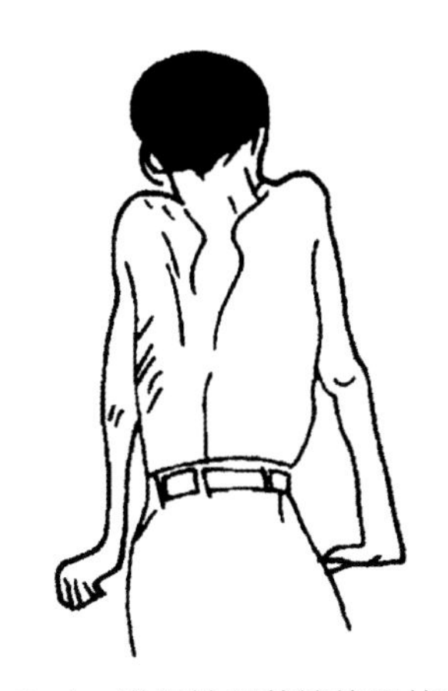

图 1–3–4 进行性肌萎缩的翼状肩胛

5. 斜方肌与前锯肌同时瘫痪的肩形（图 1–3–5） 患侧肩部下垂，不能耸肩，肩关节不能上举，只能外展，冀状肩胛仅肩胛骨上部较明显。

6. 冈上肌撕裂的肩形（图 1–3–6） 冈上肌断裂，患侧上肢不能维持于外展位，当外展时，越用力患肩耸得越高。

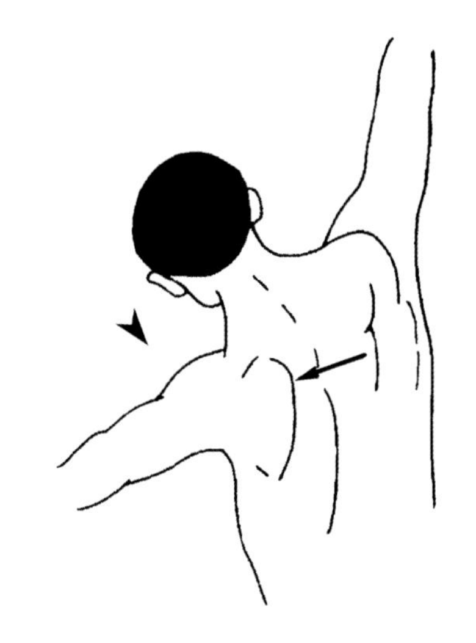

图 1–3–5 斜方肌与前锯肌同时瘫痪的肩形

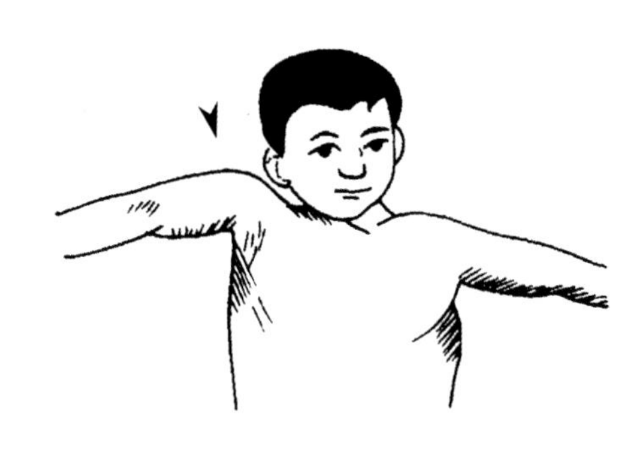

图 1–3–6 冈上肌撕裂的肩形（右侧）

二、肩部压痛点

肩部后方压痛点见图 1–2–7 项背部常见压痛点。其他肩部压痛点介绍如下。

（一）肩前方压痛点（图 1–3–7）

1. 喙突 在锁骨下窝，是胸小肌、喙肱肌、肱二头肌短头腱及喙肱、喙肩、喙锁韧带的起点，这些组织病变如肩周炎时，在喙突及喙肱间有明显压痛。

2. 肱骨小结节 位于肱骨头前内侧，是肩胛下肌、喙肱韧带的止点，其下方小结节嵴是背阔肌及大圆肌止点。损伤、肩周炎等病变，肱骨小结节及其嵴可有压痛。

3. 肱骨大结节 位于肱骨头前外侧，其顶点是冈上肌止点，其外下方是冈下肌及小圆肌止点，其下方大结节嵴是胸大肌止点，这些肌肉病变可在止点处有压痛。

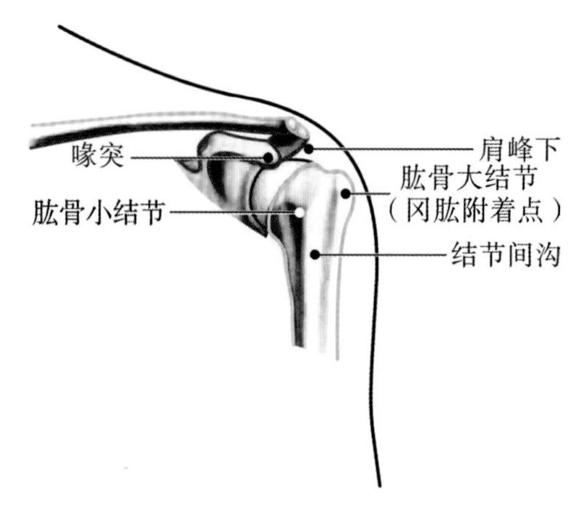

图 1-3-7 肩前方压痛点

4. 结节间沟 为肱骨大、小结节间的骨沟，其内有肱二头肌长头腱及其滑膜鞘通过，该腱鞘发炎时，此处压痛明显。

5. 肩峰下 肩胛冈外端为肩峰，肩峰下滑囊发炎时，有明显压痛。

（二）侧方压痛点（图 1-3-8）

冈上肌、冈下肌、小圆肌分别起自冈上窝、冈下窝、冈下窝下部，都止于肱骨大结节。肩胛下肌起自肩胛骨前，止于肱骨小结节。肩周炎、颈椎病等可引起这些肌肉劳损、痉挛而出现相应行经处压痛。

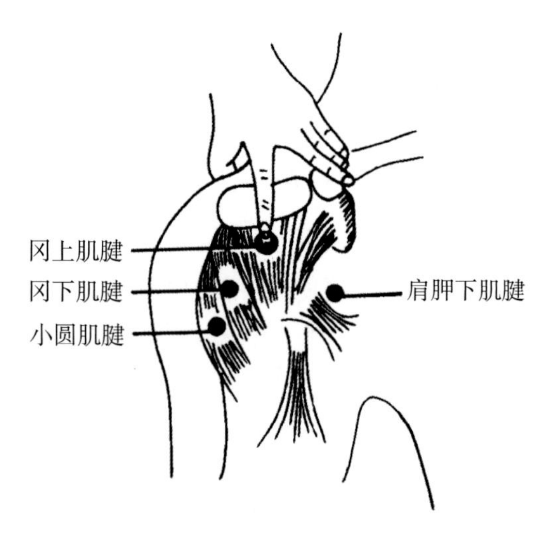

图 1-3-8 侧方压痛点

三、肩三角触诊

肩三角（图 1-3-9）为喙突、肱骨大结节及肩峰三点构成的等边三角形，肱骨外科颈骨折时，三点关系不变。肩关节脱位、喙突或肩峰骨折时，三点关系破坏，左、右对比不一致。

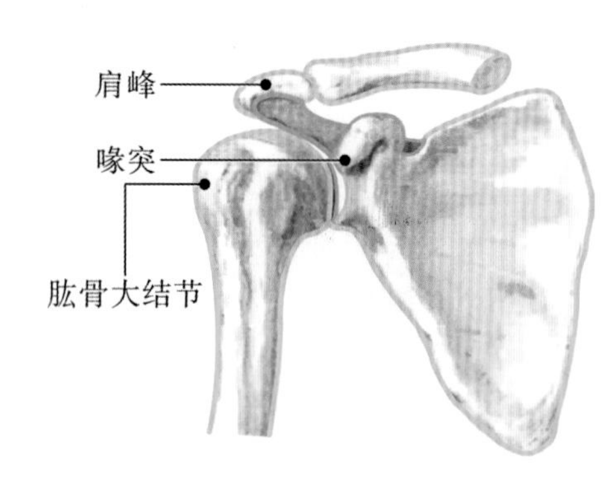

图 1-3-9 肩三角

四、肩关节检查

检查肩关节活动范围时，须固定肩胛骨，检查者用一手拇指与其余四指分开分别固定肩胛骨内、外缘，另一手做肩关节活动检查（图 1-3-10）。

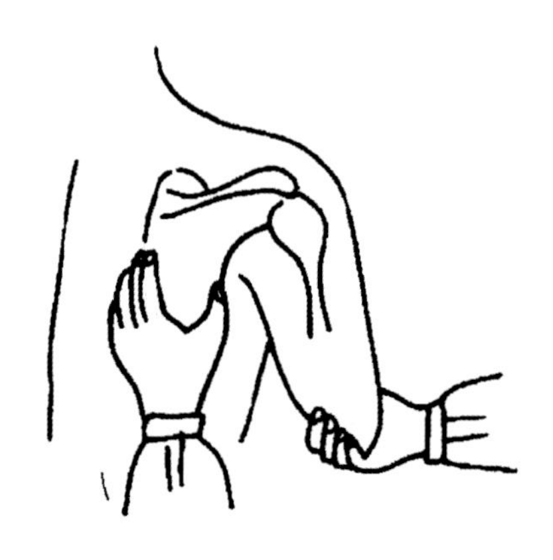

图 1-3-10 固定肩胛骨手法

五、肩胛胸壁关节检查

患者放松肩部肌肉，检查者一手顶推患者肩胛骨外侧缘，另一手由其内缘在皮外插到肩胛、胸壁间隙，触诊检查有无突起、压痛及肩胛骨之活动（图 1-3-11）。如手指不能插入，且有压痛、活动受限，说明肩胛骨与胸壁之间隙有粘连病变。

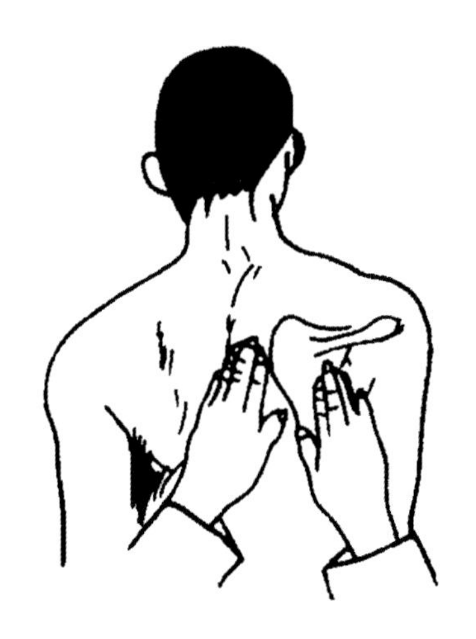

图 1-3-11　肩胛胸壁关节检查手法

六、肩关节的活动功能检查

肩关节的正常活动范围见图 1-3-12。

1. 前屈上举与后伸　后伸 35°，前屈 70°～90°，前臂上举 150°～170°（图 1-3-12A）。

2. 外展与内收　外展 80°～90°，内收 20°～40°，外展上举 180°（图 1-3-12B）。

3. 内旋与外旋　内旋 45°～70°，外旋 45°～60°（图 1-3-12C）

4. 水平位屈伸　前屈 135°，后伸 40°～50°（图 1-3-12D）。

5. 上举　前屈上举 150°～170°，外旋位外展上举 180°（图 1-3-12E）。

6. 外展位旋转　内旋 70°，外旋 70°（图 1-3-12F）。

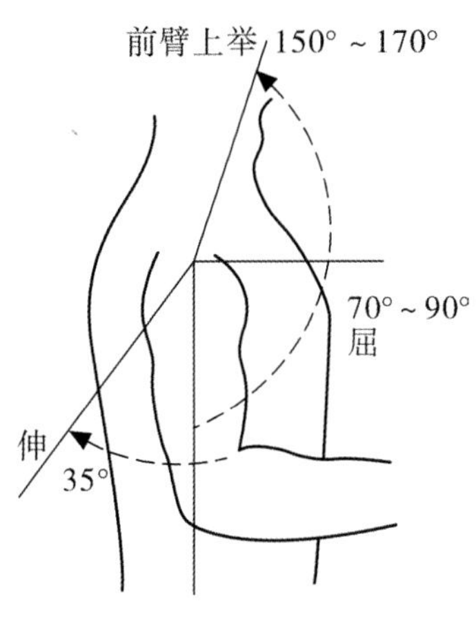

A. 前屈上举与后伸

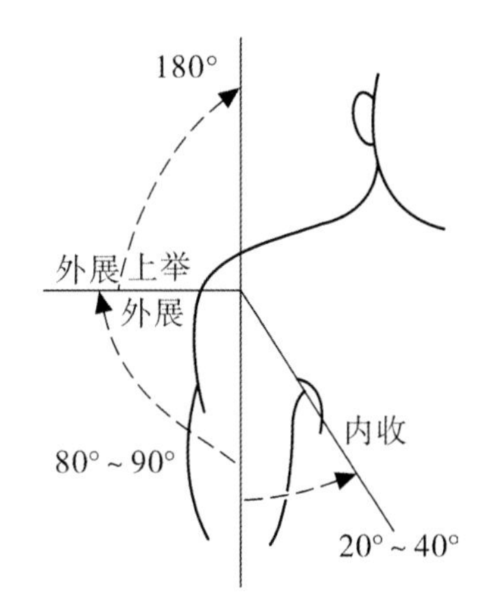

B. 外展与内收

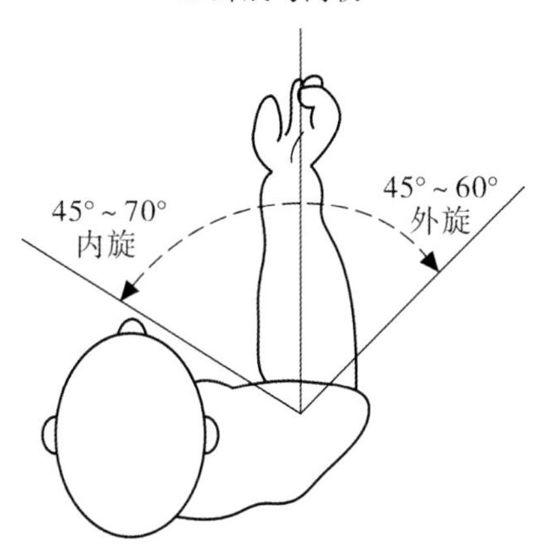

C. 旋转

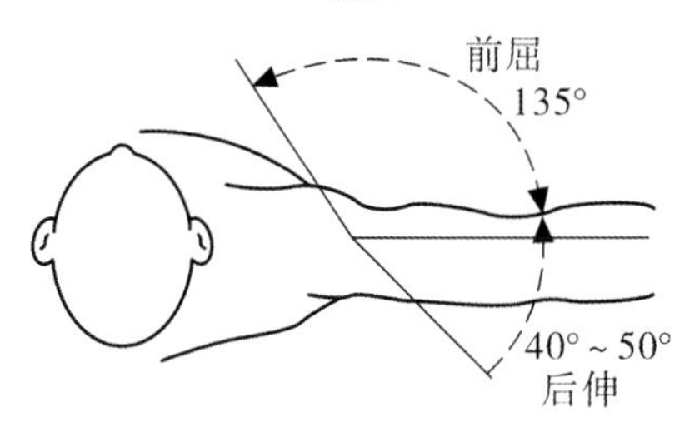

D. 水平位屈伸

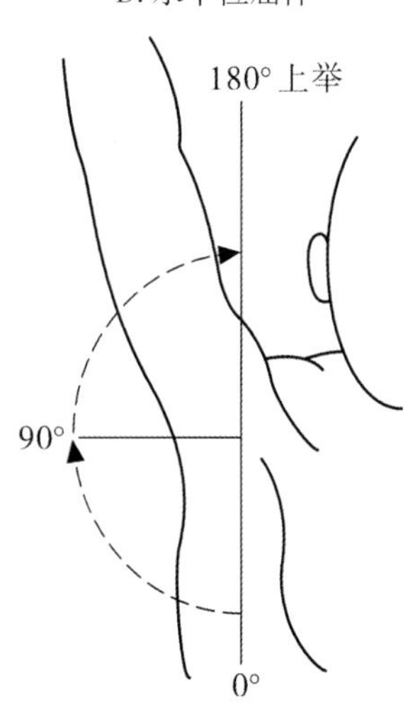

E. 外旋位外展上举

图 1-3-12　肩关节的正常活动范围

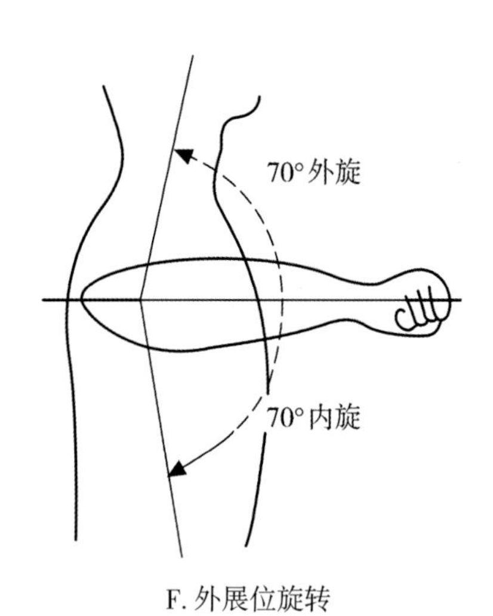

F. 外展位旋转

图 1-3-12 肩关节的正常活动范围（续）

七、肩部肌力检查

（一）斜方肌肌力检查（图 1-3-13）

1. 上部纤维 嘱患者抗阻力耸起两肩，检查者可以看到和摸到上部纤维，判断是否收缩，同时注视肩胛骨运动（图 1-3-13A）。

2. 中部纤维 嘱患者抗阻力向后合拢肩胛骨，检查者触摸中部纤维，判断是否收缩，同时注意肩胛骨运动（图 1-3-13B）。

3. 下部纤维 嘱患者抗阻力后举上臂，检查者触摸下部纤维，判断是否收缩，并注意肩胛骨运动。

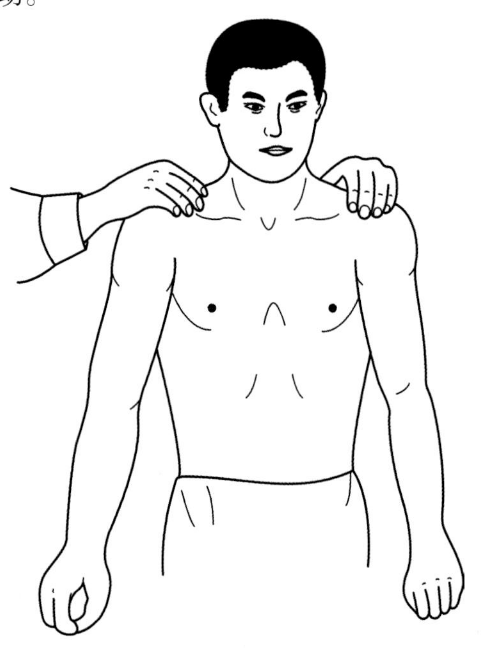

A. 上部纤维检查

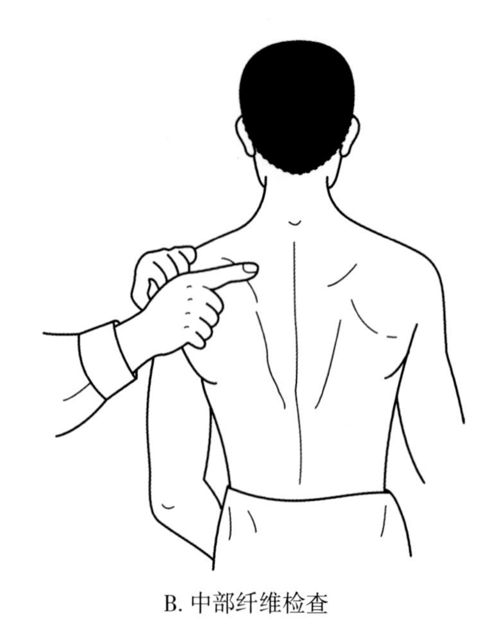

B. 中部纤维检查

图 1-3-13 斜方肌肌力检查

（二）菱形肌肌力检查（图 1-3-14）

患者两手叉腰，做肩胛向后合拢动作，检查者能触及该肌收缩及肩胛骨内缘上提。

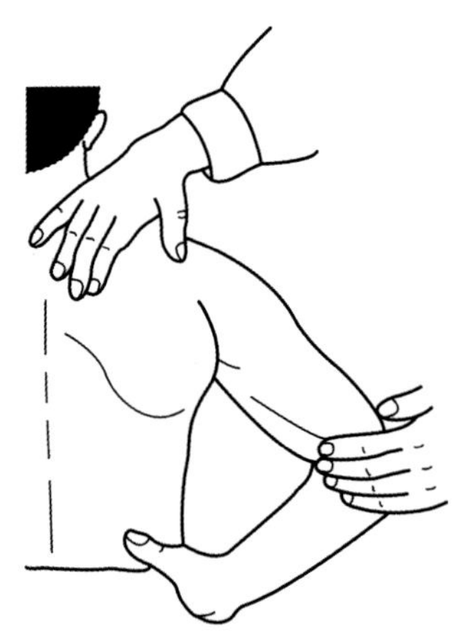

图 1-3-14 菱形肌肌力检查

（三）前锯肌肌力检查（图 1-3-15）

嘱患者用双手推墙壁或一不动物体，正常前锯肌的功能是稳住肩胛骨，使之贴近胸壁。

（四）胸大肌肌力检查（图 1-3-16）

1. 锁骨部分 嘱患者举起上臂超过肩部，同时抗阻力内收，检查者可看见和触及胸大肌收缩（图 1-3-16A）。

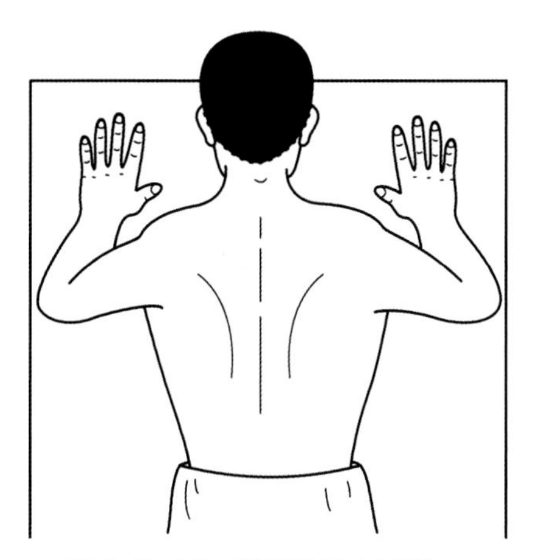

图 1-3-15　前锯肌肌力检查

2. 胸骨肋骨部分　嘱患者略上举上臂，同时抗阻力内收，检查者可看见和触及胸大肌收缩（图 1-3-16B）。

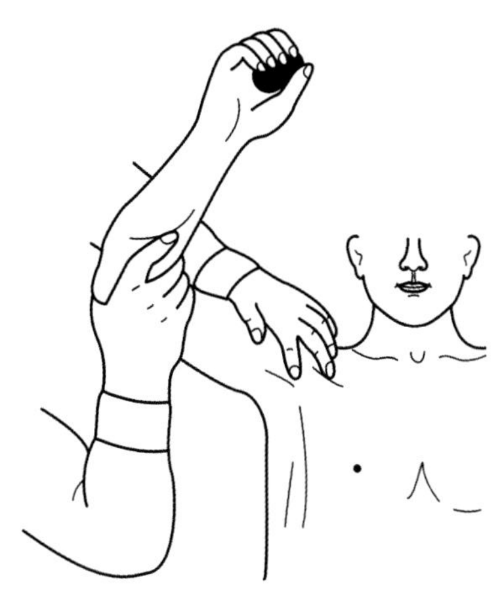

A. 锁骨部分

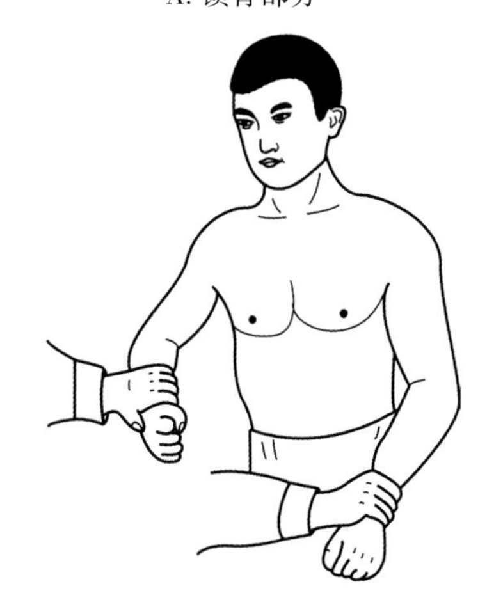

B. 胸骨肋骨部分

图 1-3-16　胸大肌肌力检查

（五）冈上肌肌力检查（图 1-3-17）

嘱患者抗阻力外展上臂，检查者可在冈上窝触及冈上肌收缩。

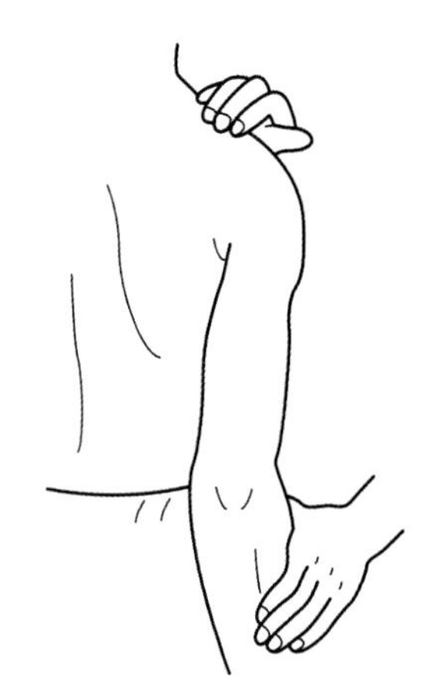

图 1-3-17　冈上肌肌力检查

（六）冈下肌肌力检查（图 1-3-18）

嘱患者屈肘 90°，放在体侧，然后抗阻力将前臂旋后（外旋前臂），检查者在冈下窝可触及冈下肌收缩。

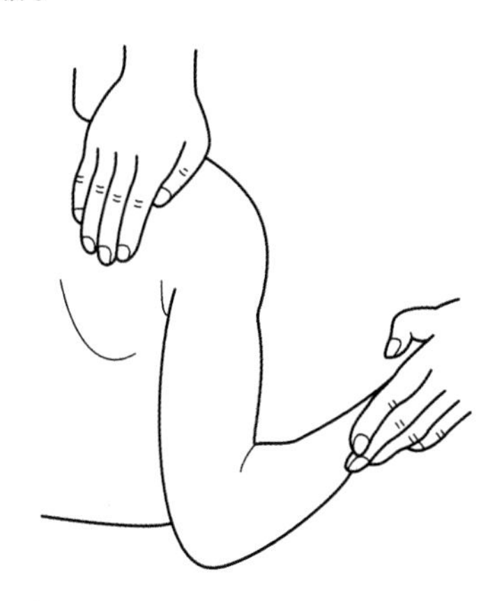

图 1-3-18　冈下肌肌力检查

（七）背阔肌肌力检查（图 1-3-19）

（1）嘱患者外展上臂 90°，然后抗阻力内收，在腋窝后可看见和触及背阔肌收缩（图 1-3-19A）。

（2）患者咳嗽时，也可在肩胛下角触及背阔肌收缩（图 1-3-19B）。

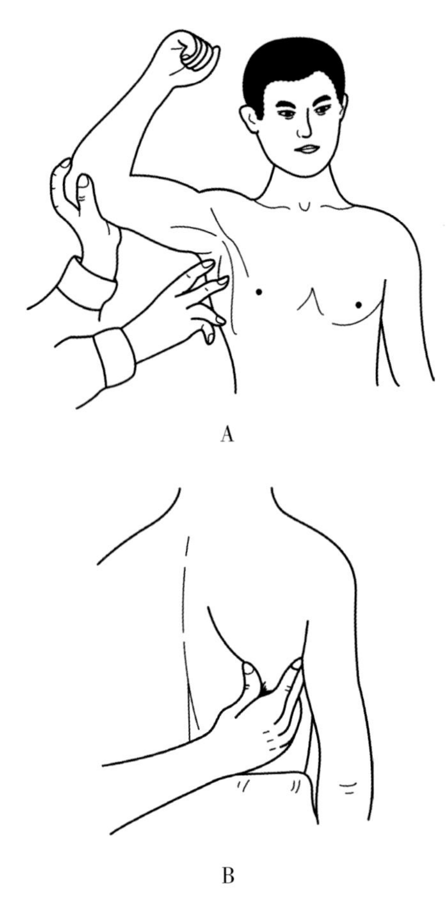

图 1-3-19 背阔肌肌力检查

（八）三角肌肌力检查（图 1-3-20）

上臂与躯干成角在 15°~90°，嘱患者抗阻力保持肩关节外展，可看见和触及三角肌收缩。

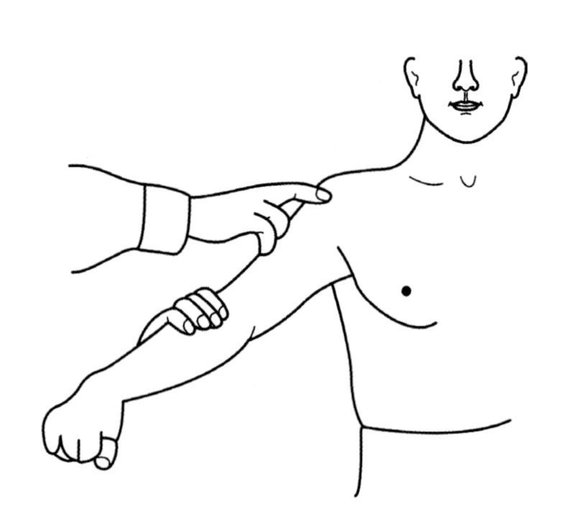

图 1-3-20 三角肌肌力检查

（九）肩胛下肌、大圆肌肌力检查（图 1-3-21）

嘱患者抗阻力内旋上臂，对比两侧肌力大小。

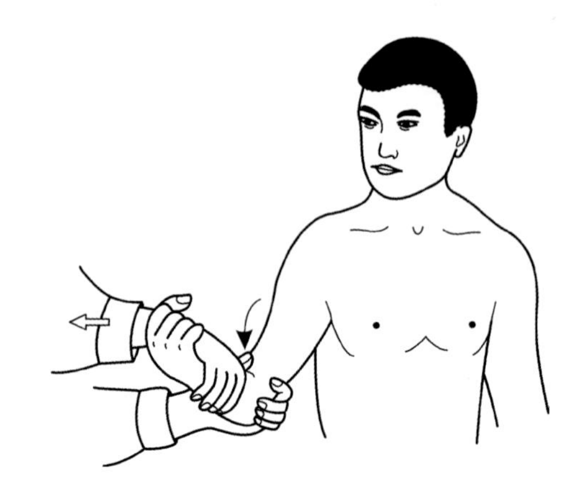

图 1-3-21 肩胛下肌、大圆肌肌力检查

（十）小圆肌肌力检查（图 1-3-22）

嘱患者抗阻力内收、外旋上臂，可在冈下窝下部触及小圆肌收缩。

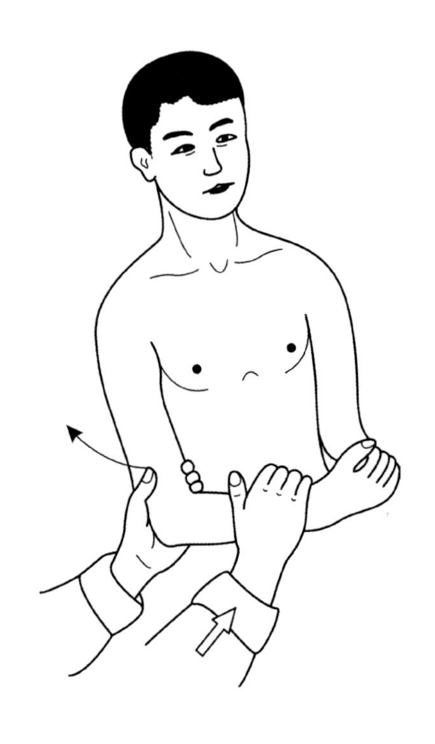

图 1-3-22 小圆肌肌力检查

八、特殊试验

1. 搭肩试验（图 1–3–23）　又称杜加斯（Dugas）征。患者屈曲患肢肘关节，用患肢去扪对侧肩部，若肘关节能贴近胸壁为正常，否则为阳性，说明有肩关节脱位。阳性有 3 种情况：①当手搭对侧肩部时，肘关节不能贴近胸壁；②当肘关节靠近胸壁时，手不能搭在对侧肩部；③手搭肩和肘靠胸均不可能。

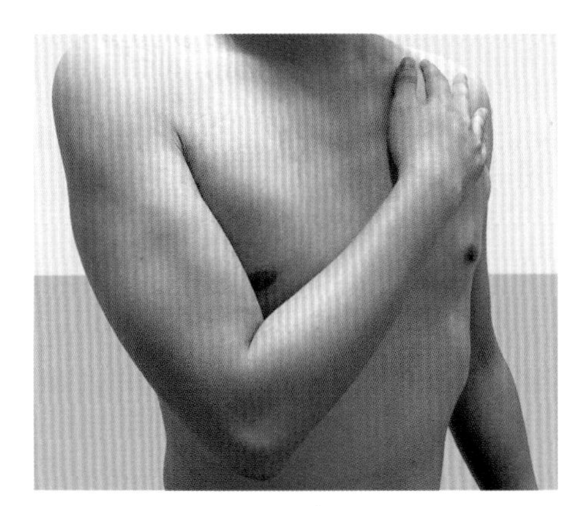

A. 正常

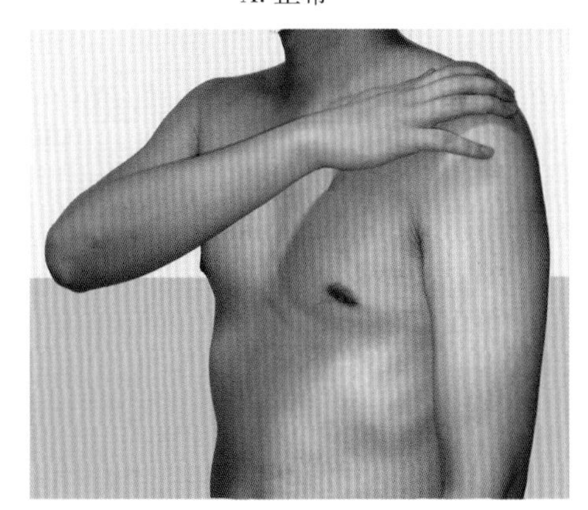

B. 阳性，右肘不能贴近胸壁

图 1–3–23　搭肩试验

2. 耸肩试验（图 1–3–24）　患者坐正，两臂自然下垂于身旁，检查者站于患者背后，双手分别按在其双肩上，让患者耸肩，对比两侧耸肩力量（图 1–3–24A）。耸肩无力见于锁骨骨折、肩锁关节脱位及副神经损伤引起的斜方肌麻痹（图 1–3–24B）。

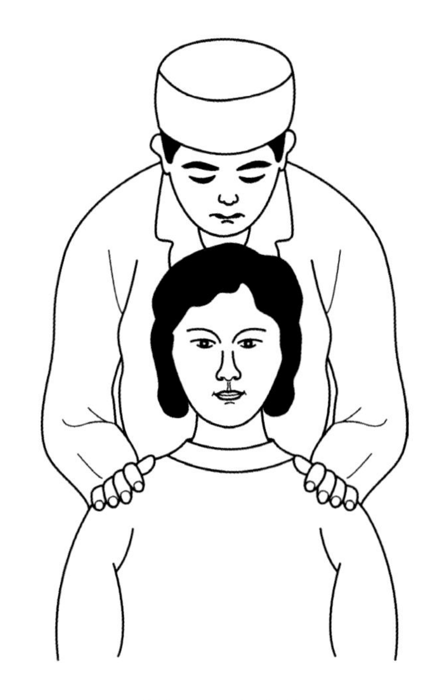

A. 斜方肌肌力试验

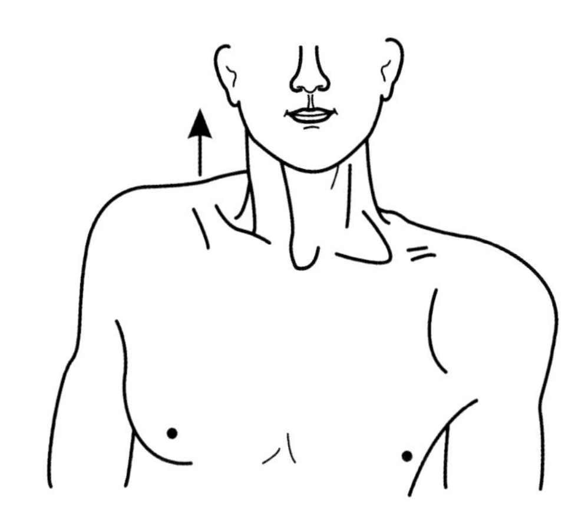

B. 左副神经损伤引起斜方肌麻痹，不能耸肩

图 1–3–24　耸肩试验

3. 梳头试验（图 1–3–25）　梳头动作为肩关节前屈、外展和外旋综合动作。做此动作时出现疼痛、运动受限或不能运动，说明肩关节有疾患，如冻结肩早期、肱二头肌长头腱鞘炎、韧带撕裂、关节囊粘连、三角肌下滑囊炎、上臂丛神经麻痹、腋神经麻痹等。

4. 肱二头肌长头紧张试验（图 1–3–26）又称亚加森（Yargason）征。嘱患者屈曲肘关节，前臂外旋（旋后），或让患者抗阻力屈肘及前臂旋后，若肱二头肌腱结节间沟处疼痛，为阳性，提示肱二头肌长头腱鞘炎。

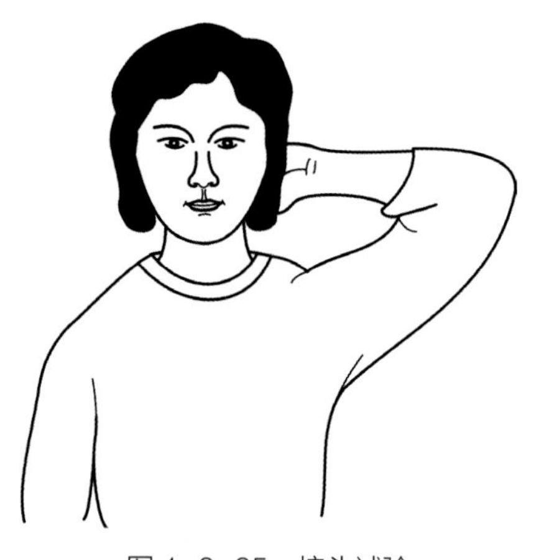

图 1-3-25 梳头试验

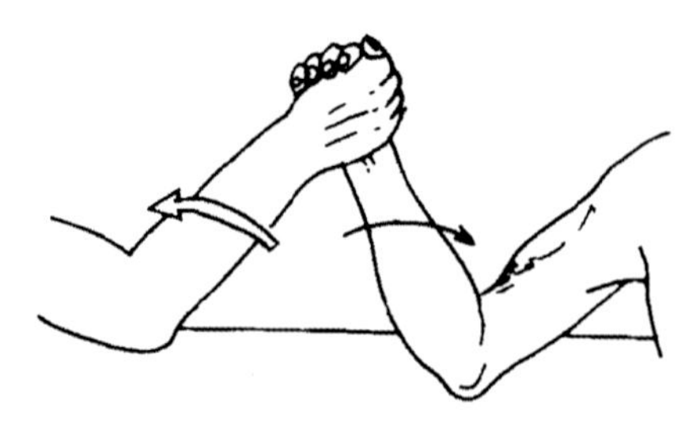

图 1-3-26 肱二头肌长头紧张试验

第四节 肘部检查

肘部检查时患者取坐位或站位，上臂适当前屈，以便观察肘关节内侧。注意双肘关节是否对称，有无关节强直、肌肉萎缩、畸形、肿胀、窦道和瘢痕等。触诊注意比较双侧皮肤温度、压痛点及疼痛程度，一般由病变引起的压痛，范围常较广泛,而损伤引起的压痛则比较局限而固定。

一、肘部外形

1. 肘外翻与肘内翻（图 1-4-1） 正常肘关节完全伸直后，前臂与上臂的纵轴不在一条直线上，前臂向外偏斜，称为生理性外翻，这个外翻角称为携物角（携带角）。一般为 5°~15°，儿童与女性可稍大。此角超过正常为肘外翻，小于正常为肘内翻。肘外翻常见于肱骨外髁骨骺分离，可牵拉尺神经出现尺神经分布区麻木、肌萎缩。肘内翻常见于儿童期肱骨髁上骨折的继发症。

2. 肘关节后脱位（图 1-4-2） 肘关节呈半屈曲位，肿胀，前后径增大，且向后方突出。鹰嘴上方之肱三头肌腱处出现凹陷，用手指按压鹰嘴上方更为显著。侧方观察，肘关节侧方轮廓增宽。

3. 伸展型肱骨髁上骨折（图 1-4-3） 远侧端骨折段向中线移位，上臂较健侧缩短，鹰嘴明显突出，肘呈内翻位。

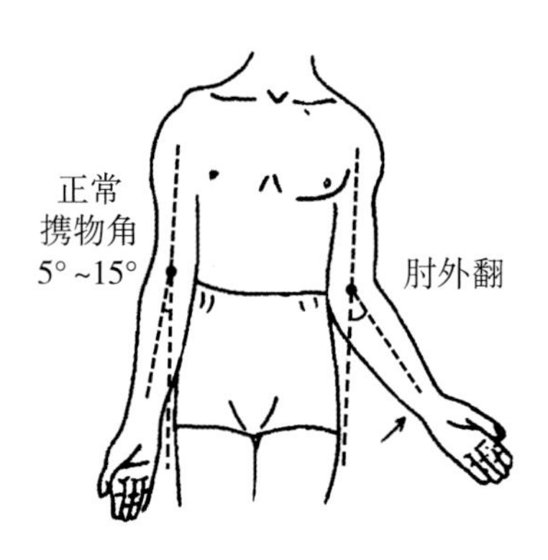

A. 肘外翻

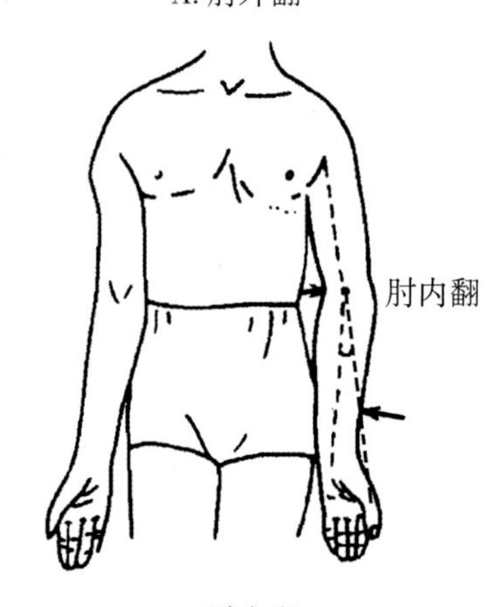

B. 肘内翻

图 1-4-1 肘外翻与肘内翻

4. 矿工肘（图 1-4-4） 又称学生肘、鹰嘴部皮下滑囊炎。鹰嘴部皮下局限性凸起，如半球状，肘关节屈曲时尤为明显。触诊有囊性感，轻度触痛。

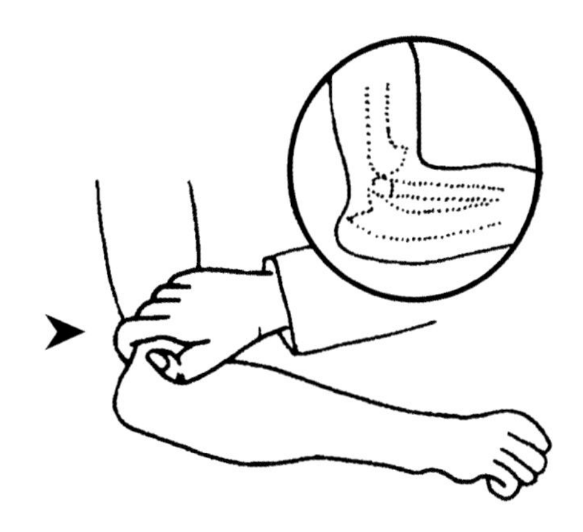

图 1-4-2　肘关节后脱位

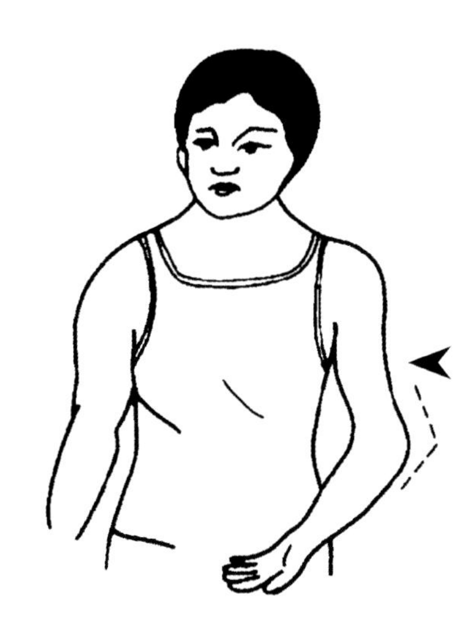

图 1-4-3　伸展型肱骨髁上骨折

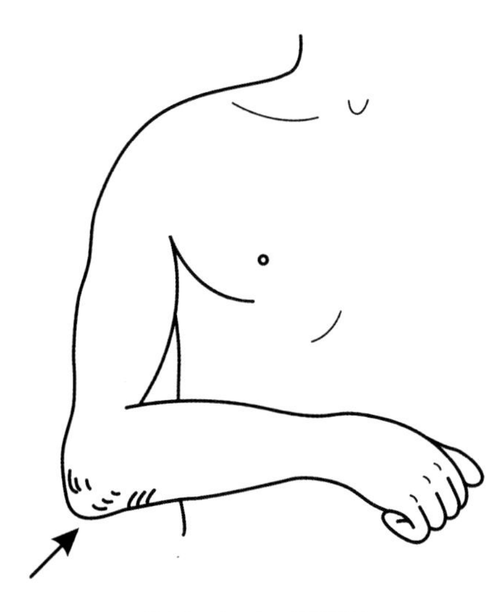

图 1-4-4　矿工肘

5. 肘关节结核梭形肿胀（图 1-4-5）　肘全关节结核时，肘关节呈轻度屈曲位，肘部呈梭形肿胀，肌肉萎缩，多有寒性脓肿及窦道形成，窦道多位于肘部后侧。

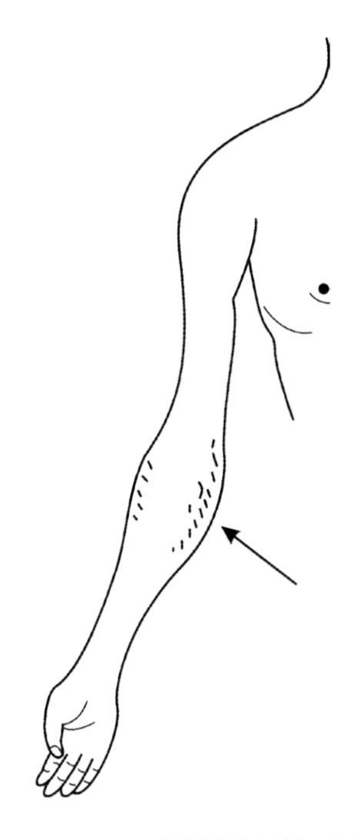

图 1-4-5　肘关节结核梭形肿胀

二、肘部压痛点

（一）肘部前方常见压痛点（图 1-4-6）

1. 肱骨外上髁　为桡侧腕长伸肌、桡侧腕短伸肌、指伸肌等肌腱起点。压痛见于肱骨外上髁炎（网球肘）、肘部慢性肌肉劳损等。

2. 肱骨内上髁　为尺侧腕屈肌、指浅屈肌、指深屈肌腱起点。压痛见于肘部慢性肌肉劳损、肱骨内上髁炎（高尔夫球肘）等。

3. 桡侧副韧带　压痛见于桡侧副韧带损伤、桡骨头骨折或脱位。

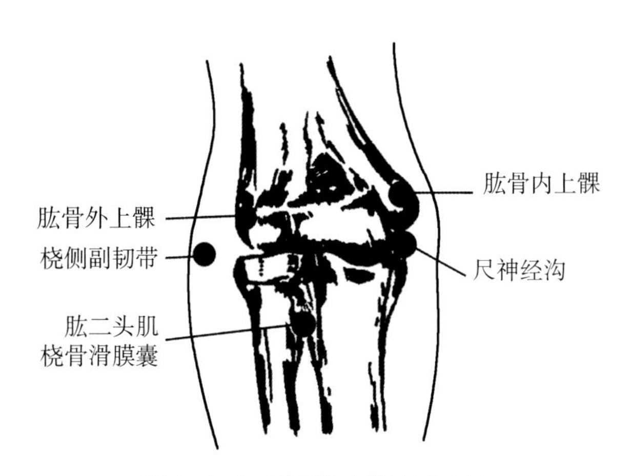

图 1-4-6　肘部前方常见压痛点

4. 尺神经沟 压痛见于尺神经由尺神经沟内滑脱、肱骨内上髁骨折。

5 肱二头肌桡骨滑膜囊 压痛见于肱二头肌桡骨滑囊炎，可触及囊性肿块。

（二）肘部后方常见压痛点（图 1-4-7）

1. 鹰嘴 为肱三头肌腱止点。压痛见于该肌腱止点损伤、肌腱断裂、鹰嘴骨折、肘后滑囊炎等。

2. 尺侧副韧带 压痛见于尺侧副韧带损伤、创伤性滑膜炎。

3. 肘后关节间隙 压痛见于创伤性滑膜炎、肘的骨关节病。

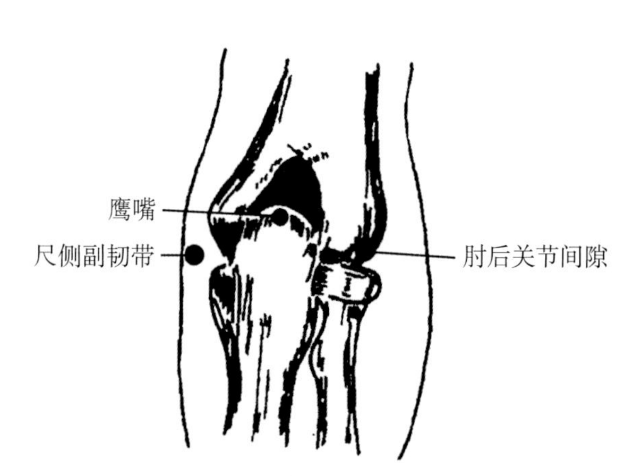

图 1-4-7 肘部后方常见压痛点

三、肘关节活动范围及肌力检查

1. 肘关节正常活动范围（图 1-4-8）

（1）前屈与后伸：前屈 130° ~150°，伸（伸直位）约 180°，后伸（过度后伸）10° ~15°（图 1-4-8A）。

（2）旋前与旋后：旋前 80° ~90°，旋后 80° ~ 90°（图 1-4-8B）。

2. 肱二头肌肌力检查（图 1-4-9） 嘱患者将前臂旋后，抗阻力屈肘，可看见和触及肱二头肌。

3. 肱桡肌肌力检查（图 1-4-10） 前臂放于中立位，嘱患者抗阻力屈前臂，在前臂桡侧可看见或触及肱桡肌。

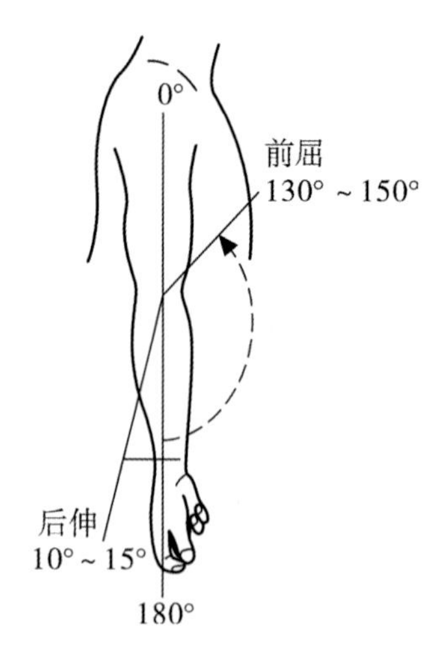

A. 前屈、后伸

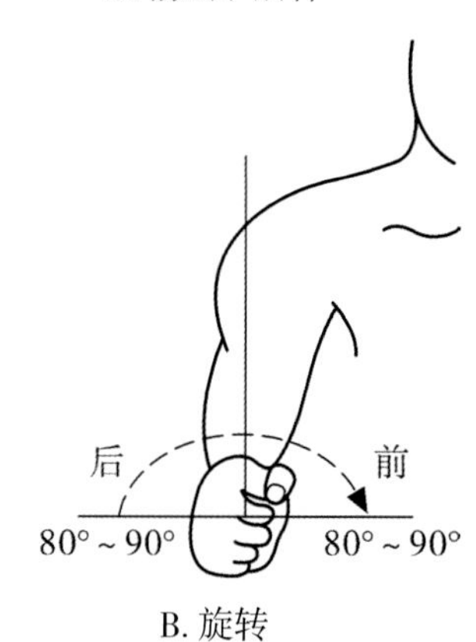

B. 旋转

图 1-4-8 肘关节活动范围

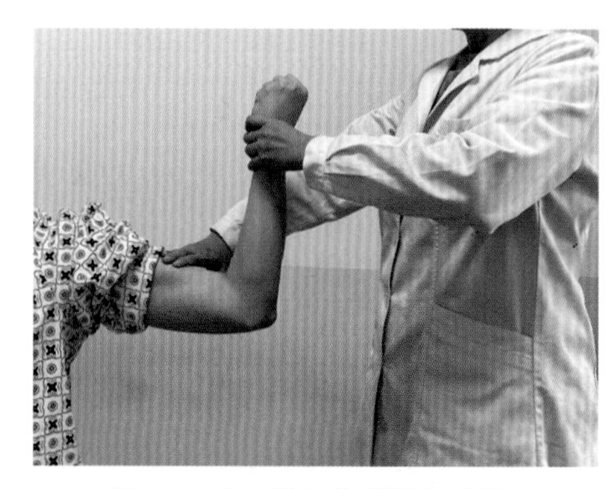

图 1-4-9 肱二头肌肌力检查

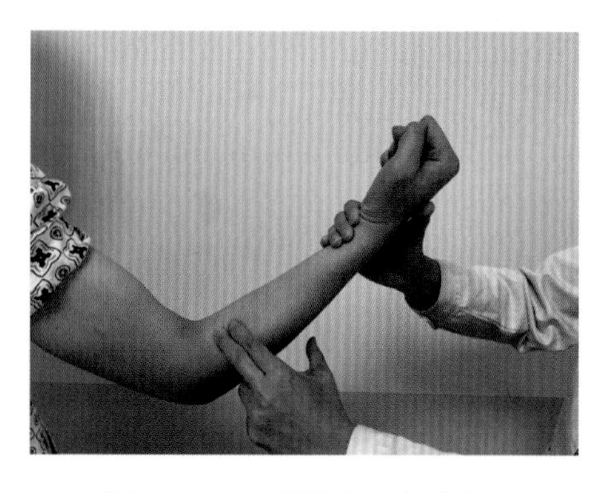

图 1-4-10 肱桡肌肌力检查

4. 肱三头肌肌力检查（图 1–4–11）　将患者上臂托住，消除前臂垂力影响，让患者抗阻力伸直前臂，可看见或触及肱三头肌长头，内、外侧头收缩。

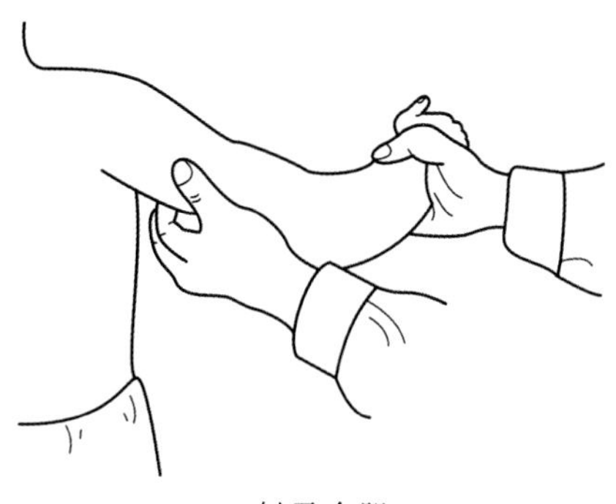

A. 触及全肌

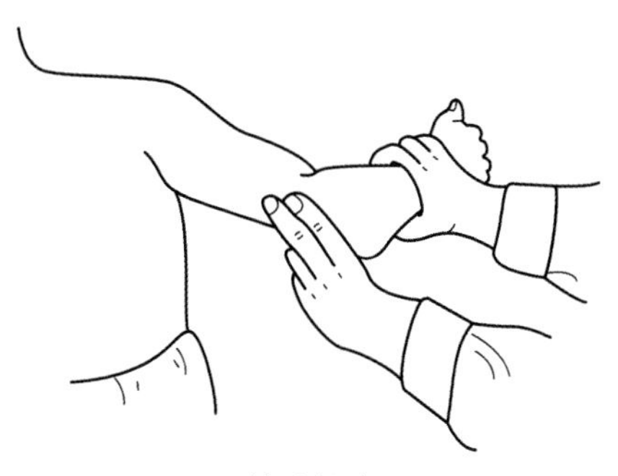

B. 触及长头

图 1–4–11　肱三头肌肌力检查

5. 旋前圆肌肌力检查（图 1–4–12）　嘱患者将前臂放在中立位，抗阻力旋前，可触及旋前圆肌收缩。

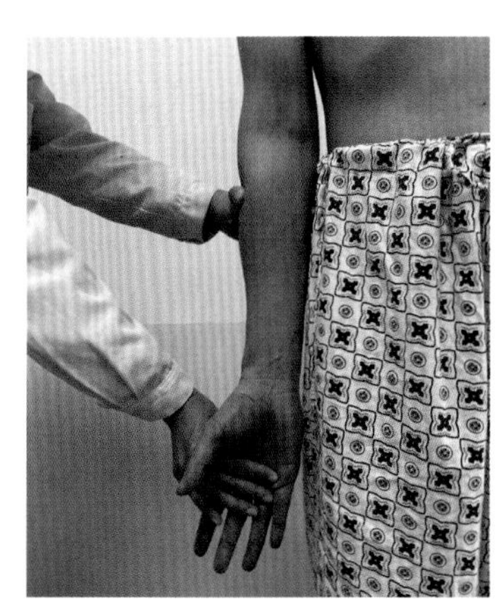

图 1–4–12　旋前圆肌肌力检查

6. 旋后肌肌力检查（图 1–4–13）　嘱患者将前臂放在中立位，抗阻力旋后，可触及旋后肌、肱二头肌收缩。

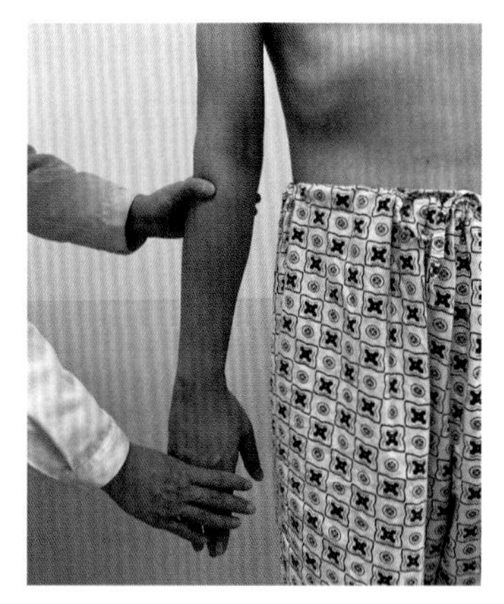

图 1–4–13　旋后肌肌力检查

四、肘部特殊检查

1. 肘三角试验（图 1–4–14）　正常人肘关节屈曲 90° 时，肱骨内上髁、肱骨外上髁与尺骨鹰嘴三点形成一个等腰三角形，称为肘三角，又称修特（Hüter）三角。肘关节脱位时，三角形状改变。

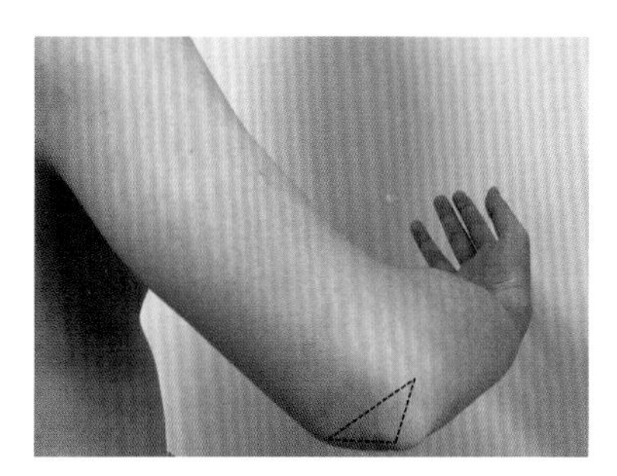

图 1–4–14　肘三角试验

2. 肘直线试验（图 1–4–15）　正常人肘关节伸直时，肱骨内上髁、肱骨外上髁与尺骨鹰嘴三点在一条直线上，称为肘直线。肘关节脱位时，三点不在一条直线上。

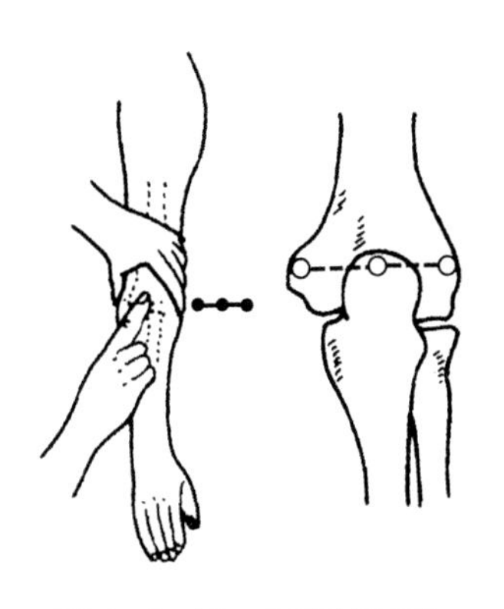

图 1–4–15　肘直线试验

3. 伸肘试验（图 1-4-16） 将患者患侧手部放在头顶上，嘱其主动伸直肘关节，如不能自动伸直，为阳性，见于鹰嘴骨折。

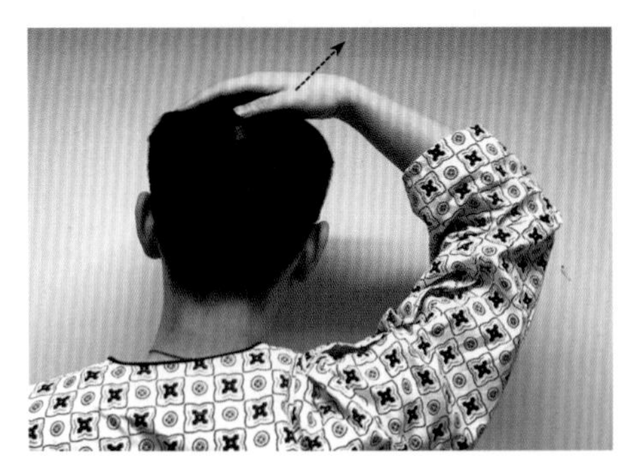

图 1-4-16 伸肘试验

4. 桡骨头试验（图 1-4-17） 以右手为例，患者肘关节屈曲成直角。检查者右手握住患者手部，左手示指、中指并列，中指指尖置于肱骨外上髁处，示指所按处就是桡骨头。然后将前臂做旋前与旋后运动，示指尖即可感到桡骨头的旋转运动。如桡骨头向前或向外突出，旋转运动受限，为阳性，见于桡骨头脱位。

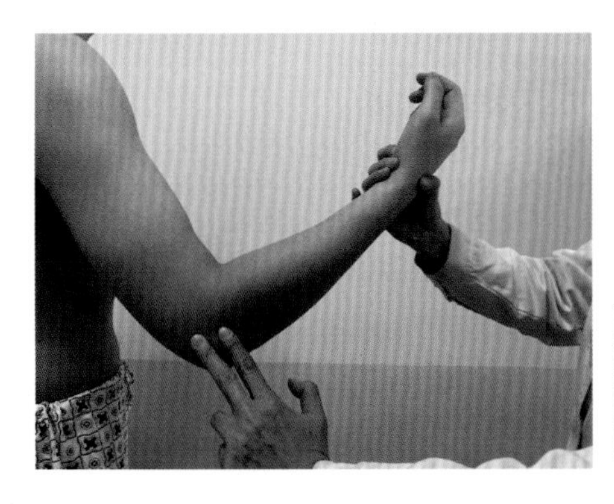

图 1-4-17 桡骨头试验

5. 网球肘试验（图 1-4-18） 又称伸肌腱牵拉试验。嘱患者将肘伸直，腕部屈曲，同时前臂旋前，如果肱骨外上髁部感到疼痛，为阳性，亦称密尔（Mill's）征阳性,见于肱骨外上髁炎（网球肘）。

6. 腕背伸抗阻试验（图 1-4-19） 又称柯宗（Cozen）试验。让患者屈腕、屈指，检查者将手压于患者各指的背侧做对抗，再嘱患者抗阻力伸指及背伸腕关节，如出现肱骨外上髁疼痛，为阳性，多见于网球肘。

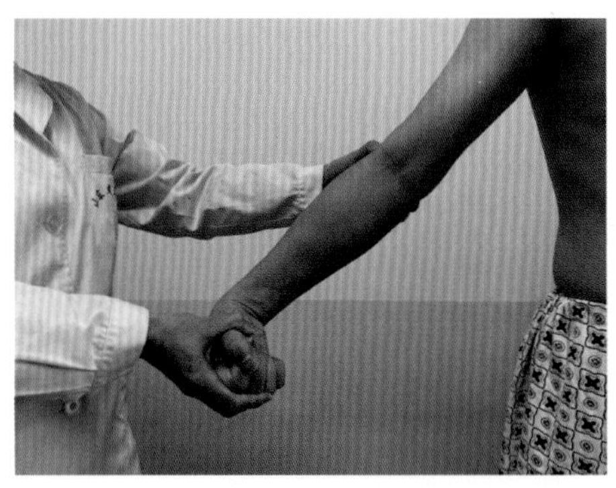

图 1-4-18 网球肘试验

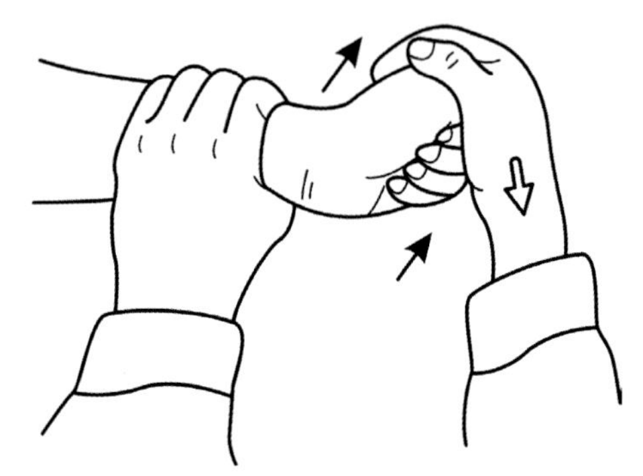

图 1-4-19 腕背伸抗阻试验

7. 抗重力伸肘试验（图 1-4-20） 患者立位弯腰，上臂侧平举，主动伸肘，不能完全伸直，或同时肘后出现疼痛，为阳性，见于肱三头肌止点断裂或撕脱骨折。

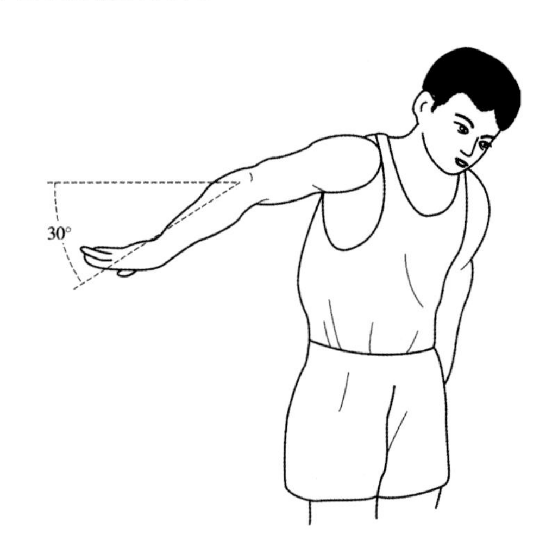

图 1-4-20 抗重力伸肘试验

8. 肘被动外翻试验（图 1-4-21） 患者肘部伸直或屈曲 150°。检查者用一手抵住患者肘外侧作支点，再将前臂外展，如肘外侧出现挤压性疼痛，为阳性，见于肱骨小头剥脱性骨软骨炎。

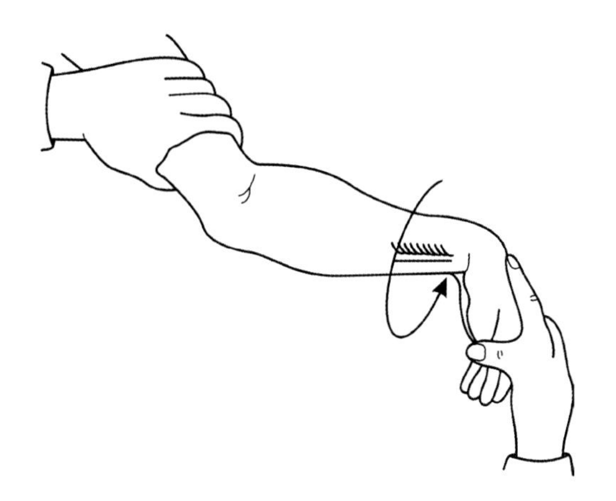

图 1-4-21　肘被动外翻试验

第五节　腕和手部检查

腕和手部检查要注意观察其外形，有无畸形、包块及有无自然位和功能位的异常。触诊自尺桡骨远端向指端依次检查腕、掌、指处有无异常肿物及压痛点。如有肿物，应注意其大小、质地、活动度及与肌腱的关系。常见压痛部位多在桡骨茎突、掌指骨两端。

一、腕和手部外形

1. 类风湿关节炎之梭形改变（图 1-5-1）指间关节梭形畸形多为数个关节同时受累，常呈对称性，急性发作期关节肿胀呈梭形改变，晚期关节发生畸形与强直。见于类风湿性关节炎。

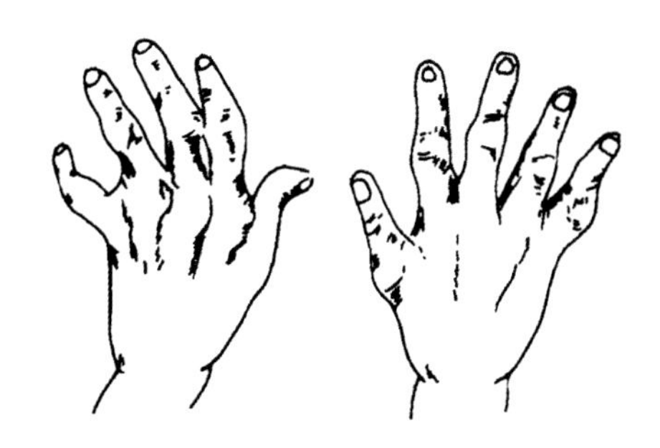

图 1-5-1　类风湿关节炎之梭形改变

2. 结核性关节炎之手外形（图 1-5-2）结核累及指间关节引起全关节肿胀。

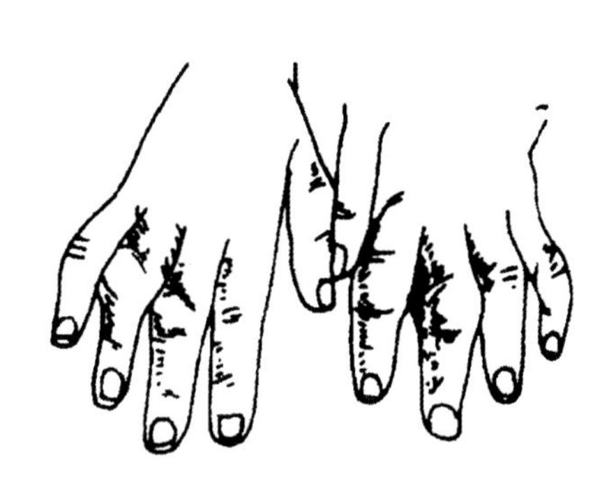

图 1-5-2　结核性关节炎之手外形

3. 脑瘫手形（鹅颈样畸形）（图 1-5-3）脑瘫后各肌群受侵程度不一致，上肢肌张力增高以屈肌为主，手旋前，略屈曲，伴伸、屈肌不同程度失用性萎缩。

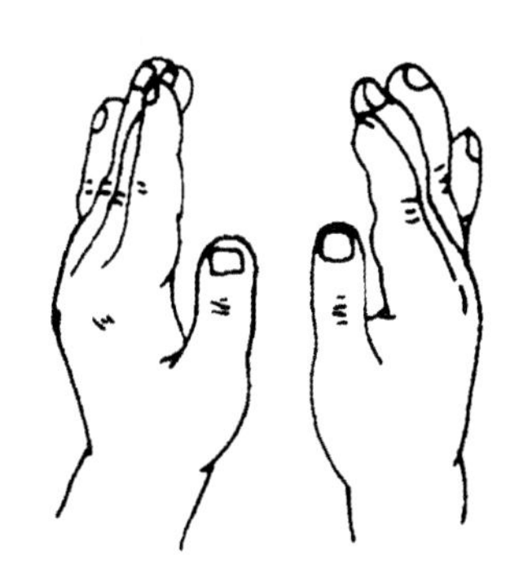

图 1-5-3　脑瘫手形（鹅颈样畸形）

4. 腕部尺神经损伤手形（爪形手）（图 1-5-4）手掌屈力减弱，屈腕与屈小指远侧指间关节困难，第4、5掌指关节过伸，指间关节屈曲，拇指不能内收，手肌、骨间肌萎缩，手部外观呈鹰爪状。

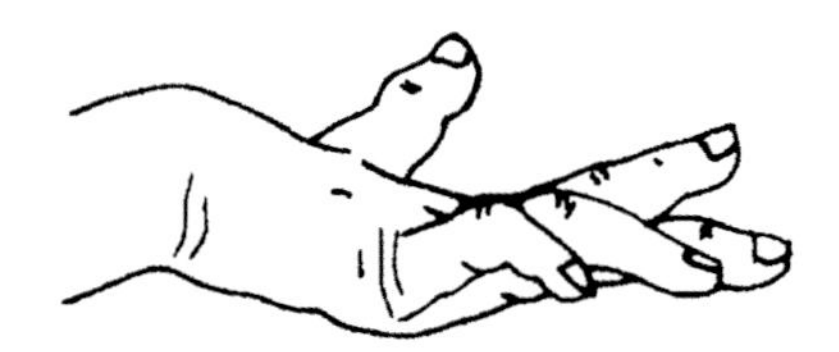

图 1-5-4 腕部尺神经损伤手形（爪形手）

5. 腕部正中神经、尺神经损伤手形（扁平手）（图 1-5-5） 大鱼际肌、小鱼际肌、骨间肌均萎缩，拇指外展与掌平，手掌平坦，手部外观呈“猿手状”。

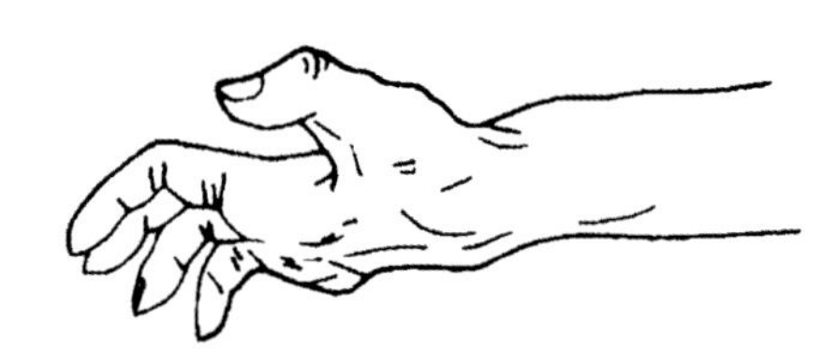

图 1-5-5 腕部正中神经、尺神经损伤手形（扁平手）

6. 桡神经损伤手形（腕下垂）（图 1-5-6） 桡神经主干损伤位于肱桡肌、桡侧腕长伸肌分支之上，致肱桡肌及桡侧腕长伸肌完全瘫痪。

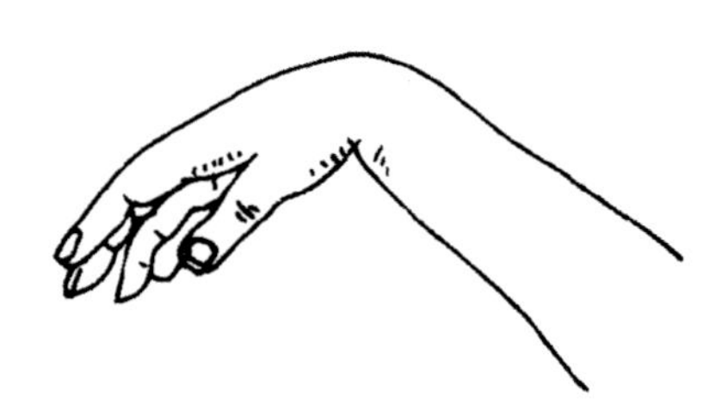

图 1-5-6 桡神经损伤手形（腕下垂）

7. 骨间肌萎缩（图 1-5-7） 尺神经麻痹所致，注意观察第2掌骨桡侧、第1背侧骨间肌情况。

8. 鱼际肌萎缩（图 1-5-8） 轻度萎缩常是腕管综合征或颈椎病的一种表现，严重萎缩常见于正中神经麻痹。

9. 腱鞘囊肿（图 1-5-9） 好发于腕背侧、掌指关节屈侧面。光滑，无压痛，有囊样感，可顺肌腱垂直方向移动，但不能与肌腱平行移动。

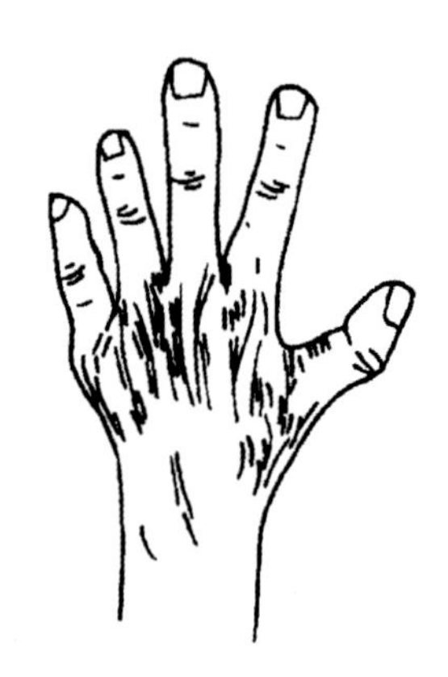

图 1-5-7 骨间肌萎缩

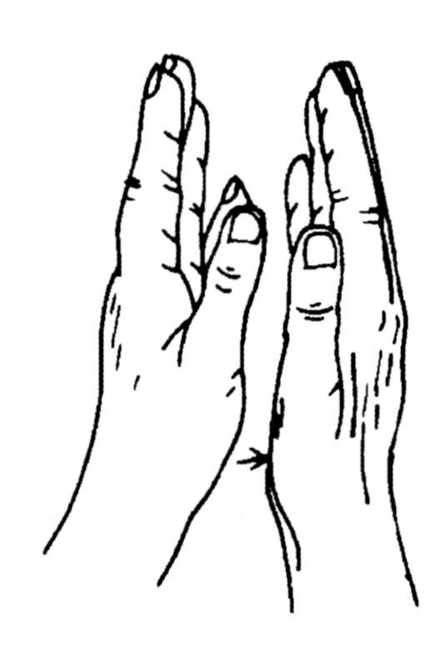

图 1-5-8 鱼际肌萎缩

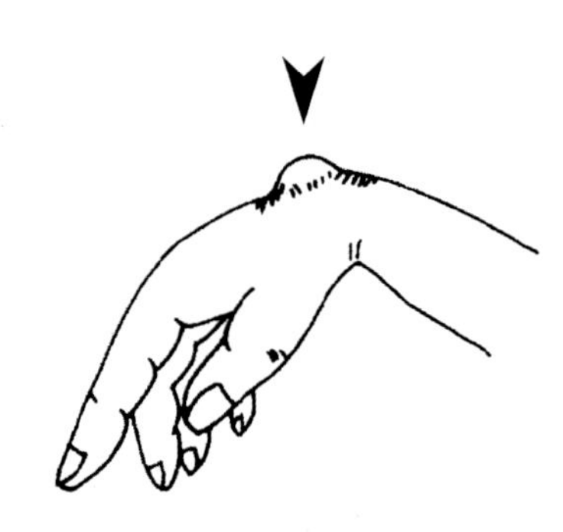

图 1-5-9 腱鞘囊肿

10. 弹响指（图 1-5-10） 又称扳机指，系指屈肌腱狭窄性腱鞘炎，肌腱肥厚变粗，呈膨大之硬结。患指不能自如屈伸，当屈曲或伸直到一定程度时，出现弹跳样“嘎达”之响声。严重时，屈曲后不能伸展，可在患指掌指关节掌侧面触及米粒大的硬结，随患指屈伸而跳动。

11. 拇掌关节脱位手形（图 1-5-11） 拇指近节指骨向背侧脱位，拇指掌侧显著隆起，掌指关节过伸位，外观拇指缩短。

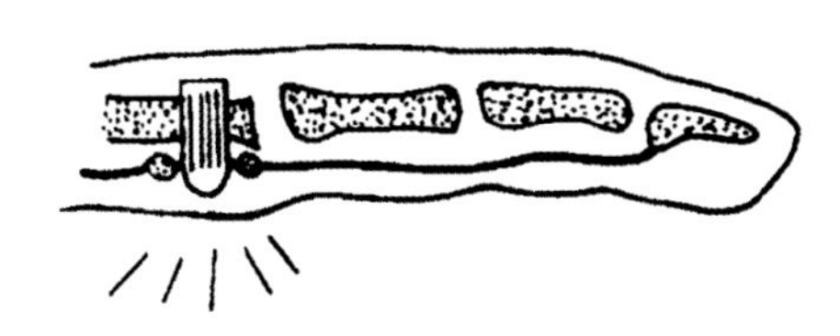

A. 伸直位

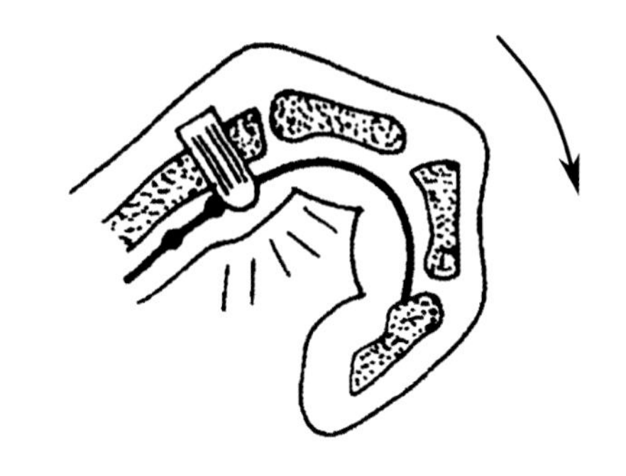

B. 屈曲位

图 1-5-10　弹响指

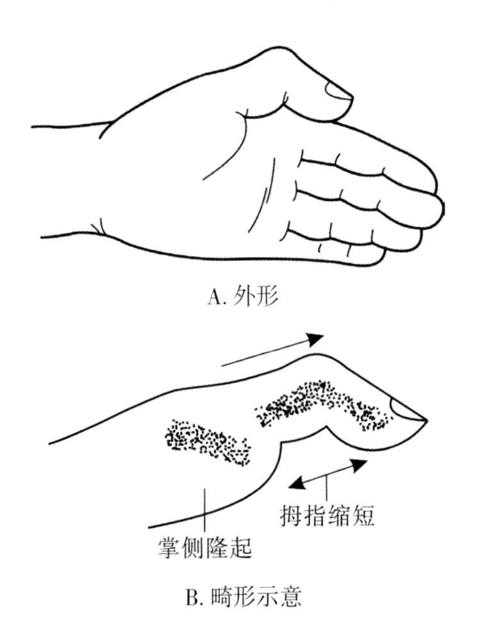

A. 外形

B. 畸形示意

图 1-5-11　拇掌关节脱位手形

12. 锤状指（图 1-5-12）　伸肌腱在远节指骨基底部背侧面之附着处断裂，或远节指骨基底部撕脱骨折，远节指骨失去伸直功能，远侧指间关节呈屈曲状，长久之后，近侧指间关节也继发过伸，外形犹如铁锤，故称锤状指。检查时，用手指压在患指指甲上，嘱远节伸直，可判断伸直功能。

13. 纽扣孔畸形（图 1-5-13）　伸肌腱近侧指间关节背面中央腱束断裂，近侧指间关节不能主动伸直，呈屈曲位，两侧的侧腱束继发移向掌侧，导致远侧指间关节呈伸直或过伸位。因近侧指间关节穿过两侧的侧腱束之间，犹如纽扣孔状之空隙，故称纽扣孔畸形。

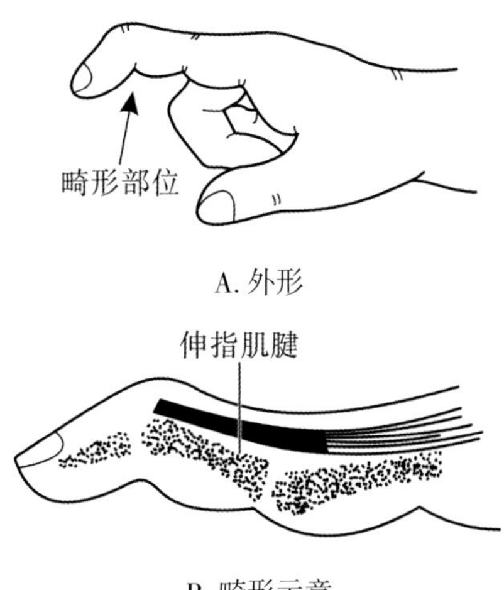

A. 外形

B. 畸形示意

图 1-5-12　锤状指

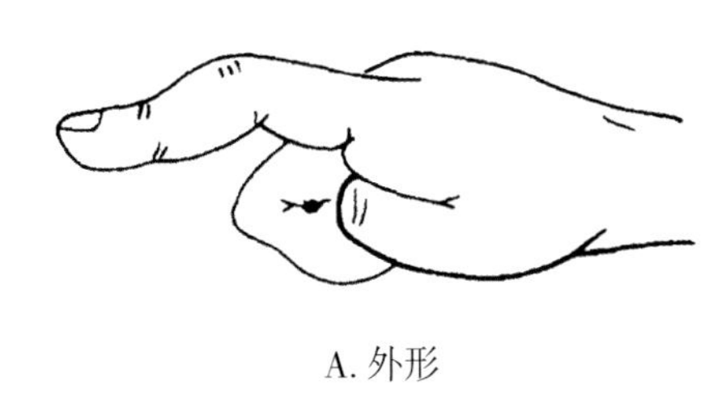

A. 外形

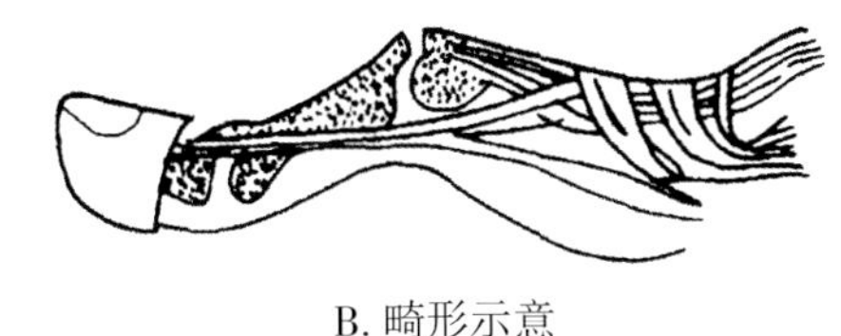

B. 畸形示意

图 1-5-13　纽扣孔畸形

14. 柯莱斯（Colles）骨折（交叉手）（图 1-5-14）　桡骨下端 2~3 cm 处骨折，腕关节功能障碍，骨折远端向背侧与桡侧移位，手背明显凸起，形成圆形掌突，桡骨茎突上缩，与尺骨茎突平齐，腕部变宽。

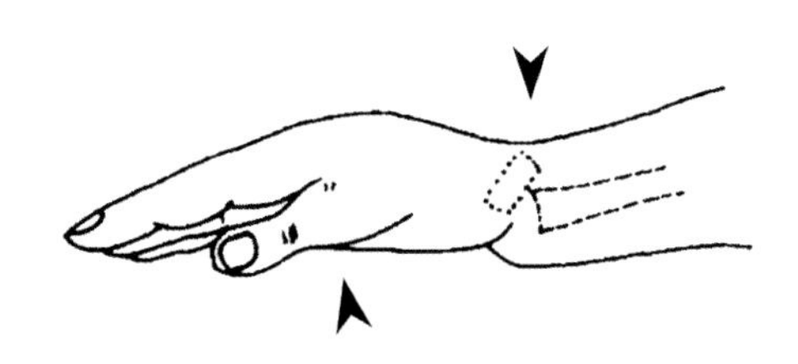

图 1-5-14　柯莱斯骨折（交叉手）

15. 史密斯（Smith）骨折（图 1-5-15） 骨折部位与柯莱斯骨折同，但畸形完全相反，即近侧骨折端向背侧凸起，远侧骨折端向掌侧移位，腕部掌侧饱满，手向桡侧偏斜，又称反柯莱斯骨折。

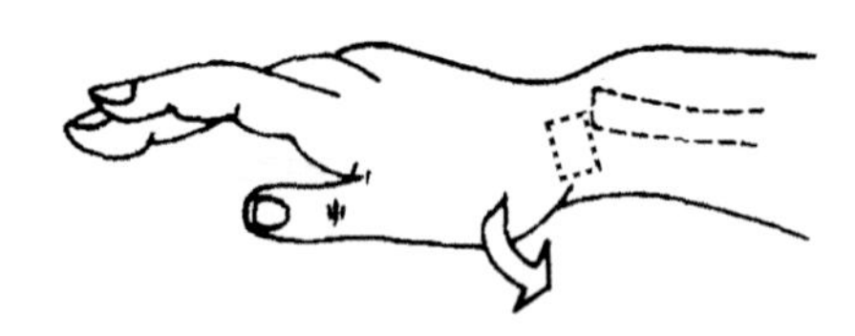

图 1-5-15 史密斯骨折

二、腕手部压痛点

腕手部常见压痛点（图 1-5-16）如下。

1. 尺桡远侧关节前后与尺骨头周围 见于三角软骨盘损伤。

2. 舟骨结节（鼻烟窝） 见于手舟骨骨折。

3. 腕背侧中央近端处 见于月骨无菌性坏死或关节囊损伤。

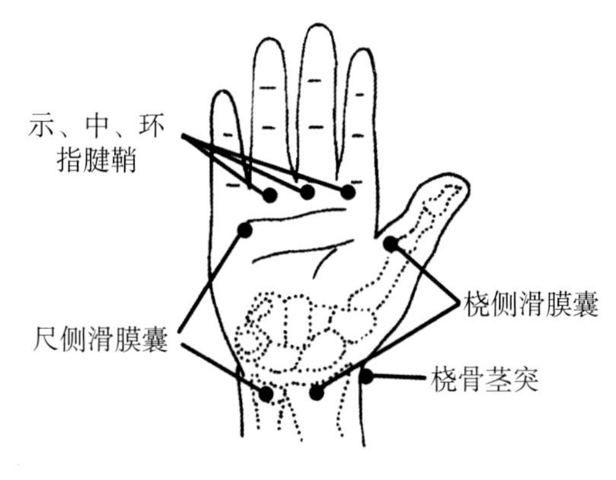

A

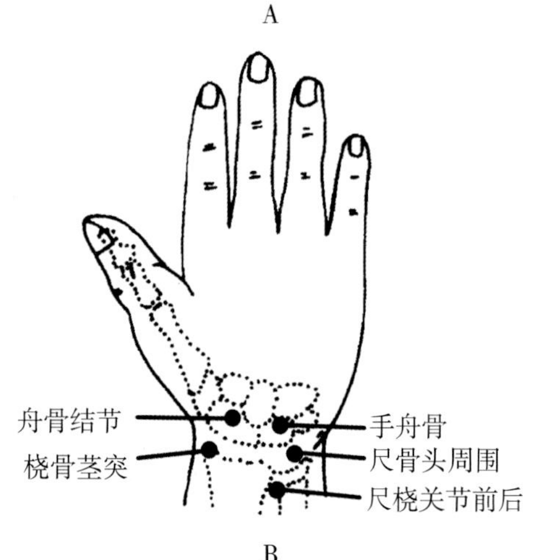

B

图 1-5-16 腕手部常见压痛点

4. 桡骨茎突 见于桡骨茎突腱鞘炎。

5. 掌指关节 见于示指、中指、环指腱鞘炎。

6. 桡侧与尺侧滑膜囊 手掌尺侧与桡侧滑膜囊炎时压痛明显，腕关节上方也有压痛。尺侧滑囊炎开始最明显压痛点在小鱼际上，距手掌掌横纹 2~3 cm 处，称为卡纳夫尔（Kanavel）征。

三、腕、指关节活动范围及肌力检查

1. 腕关节正常活动范围（图 1-5-17）

（1）背伸与掌屈：背伸 35°~60°，掌屈 50°~60°（图 1-5-17A）。

（2）倾斜：尺侧斜（尺屈）30°~40°，桡侧倾斜（桡屈）25°~30°（图 1-5-17B）。

（3）用力背伸与掌屈：各为 90°（图 1-5-17C、D）。

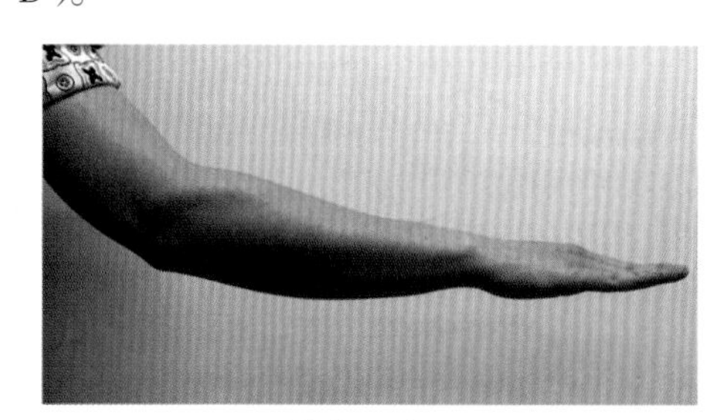

A. 背伸、掌屈

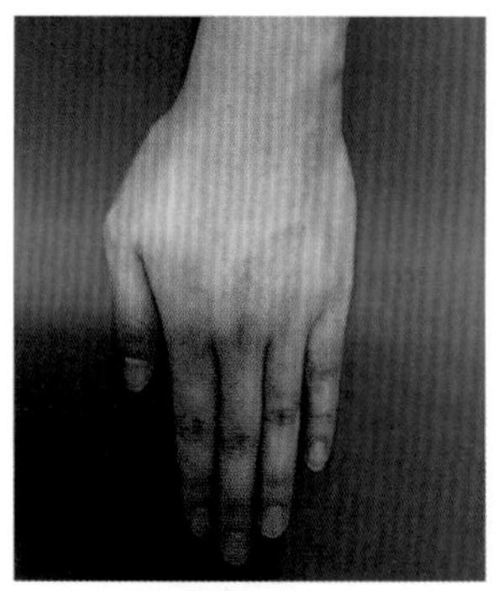

B. 倾斜

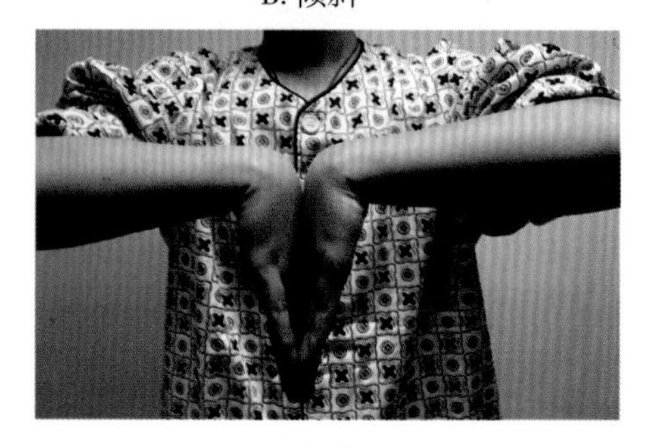

C. 用力掌屈

图 1-5-17 腕关节活动范围

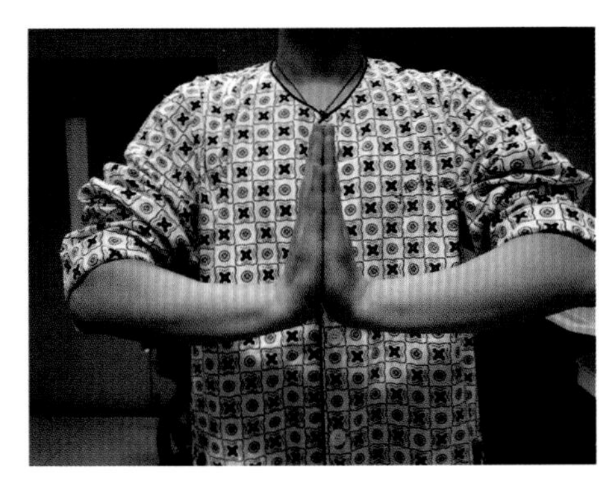

D. 用力背伸

图 1–5–17　腕关节活动范围（续）

2. 指关节正常活动范围（图 1–5–18）

（1）拇指外展与内收：外展 30° ~40°，内收（拇指中立位），拇指伸直并拢，靠拢手掌（图 1–5–18A）。

（2）拇指对掌：第 1 掌腕关节的外展与屈曲和拇指内旋的联合运动，即拇指横过手指相对的位置。掌侧关节屈曲 20° ~50°（图 1–5–18B）。

（3）掌指关节屈曲与过伸：屈曲 90°，过伸达 30° （图 1–5–18C、D）。

（4）指间关节：近侧屈曲 90°，远侧屈曲 60°（图 1–5–18E、F）。

3. 手的功能位置（图 1–5–19）　腕关节背屈 30°，尺侧倾斜约 10°，掌指关节轻度屈曲，手指分开，各指间关节稍弯曲，拇指掌腕关节充分外展和轻度伸直，第 1 掌骨向手掌平面旋转，使其掌面对示指掌面，拇指掌指关节轻度直伸，而指间关节轻度屈曲，如准备握物姿势。

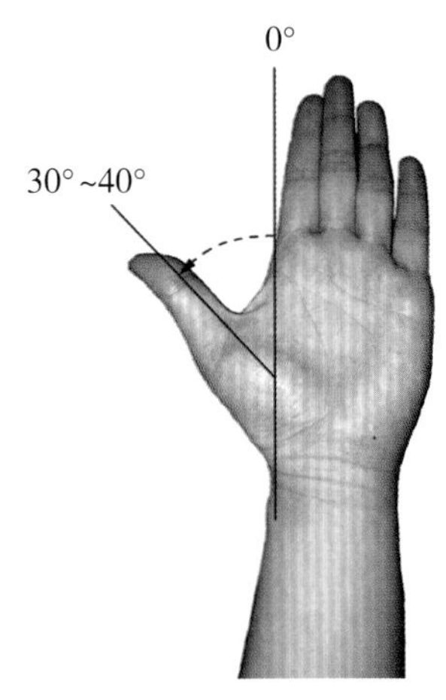

A. 拇指外展

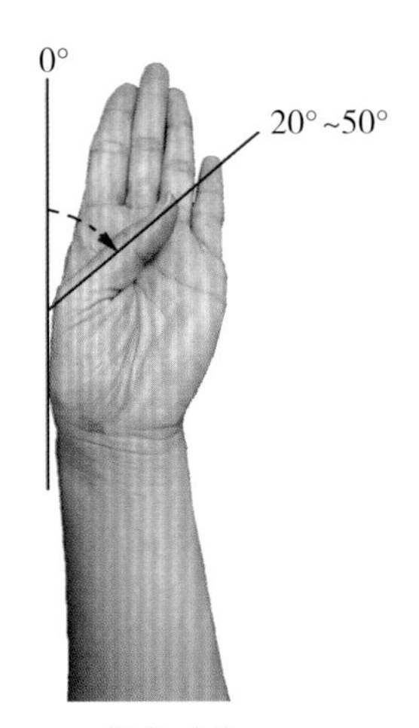

B. 拇指对掌

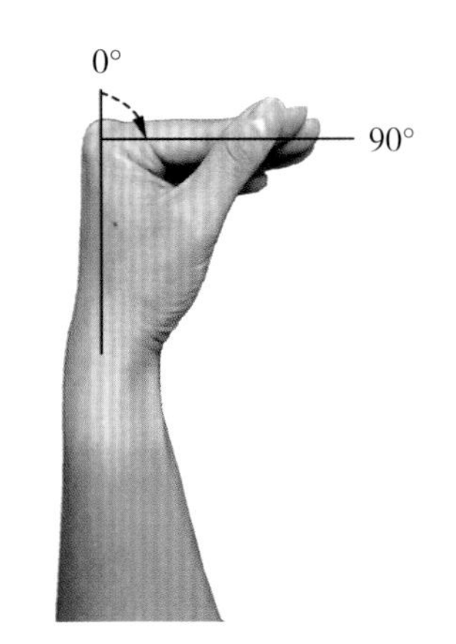

C. 掌指关节屈曲

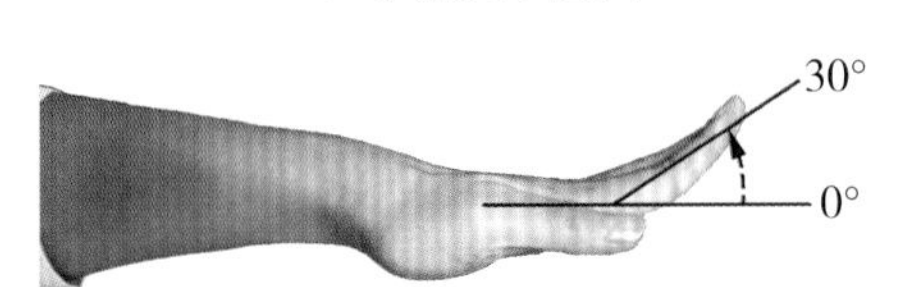

D. 掌指关节过伸

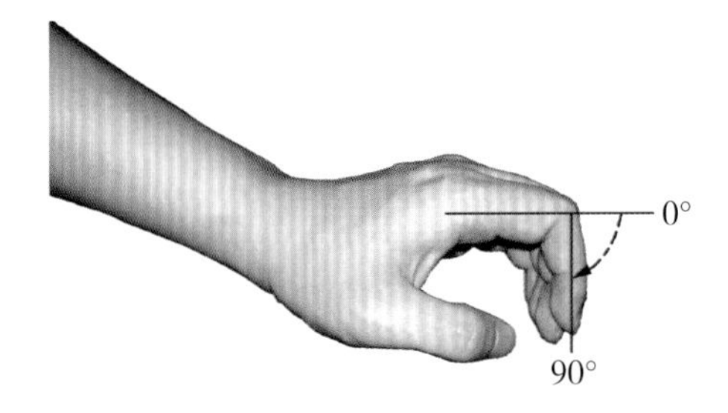

E. 指间关节近侧屈曲

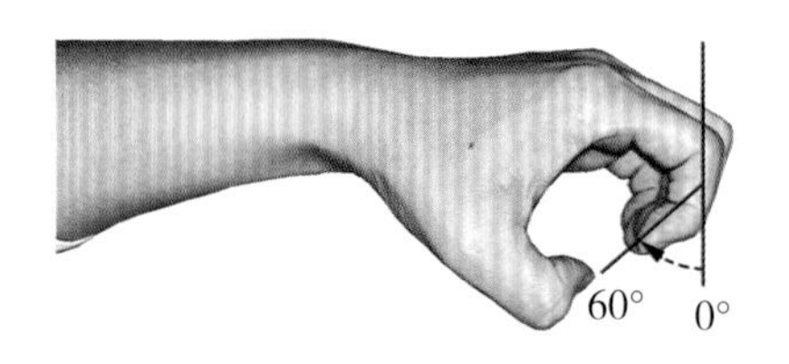

F. 指间关节远侧屈曲

图 1–5–18　指关节活动范围

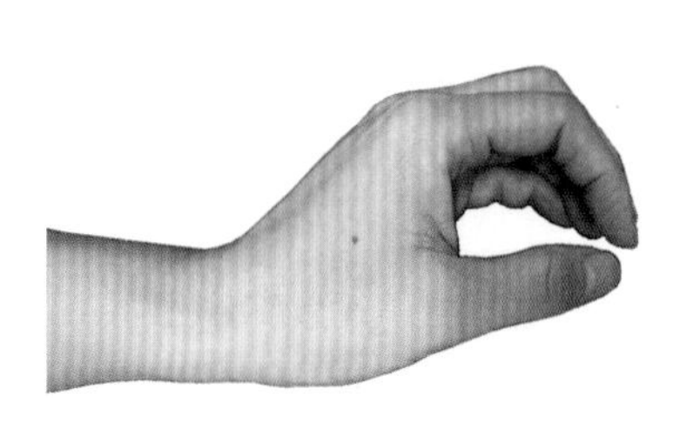

图 1-5-19 手的功能位置

4. 尺侧腕伸肌肌力检查（图 1-5-20） 嘱患者抗阻力向尺侧伸腕，检查者可触及该肌收缩的肌腹和肌腱，有时可看见。

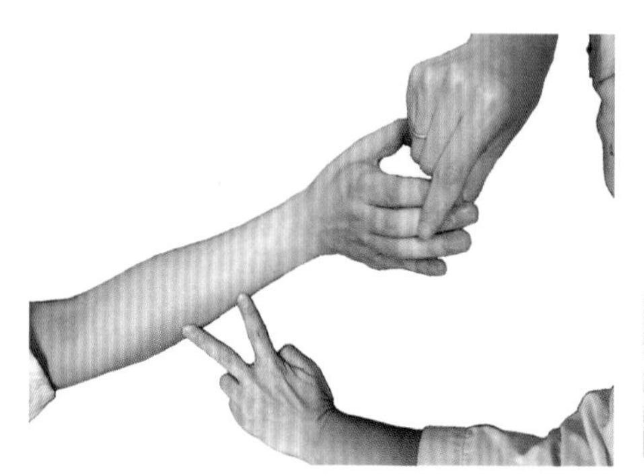

图 1-5-20 尺侧腕伸肌肌力检查

5. 桡侧腕屈肌肌力检查（图 1-5-21） 嘱患者抗阻力向桡侧屈腕，检查者可触及该肌腹，也可看到肌腱。

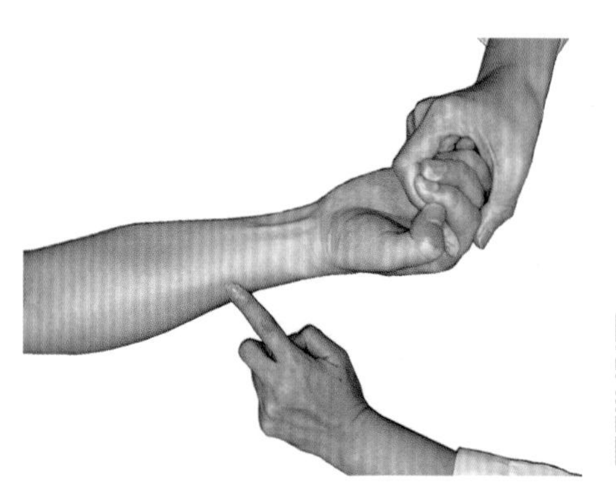

图 1-5-21 桡侧腕屈肌肌力检查

6. 尺侧腕屈肌肌力检查（图 1-5-22） 嘱患者伸手放于桌上，手掌向上，手指伸直，抗阻力向尺侧屈腕，检查者可触及该肌紧张的肌腱。

7. 拇长伸肌肌力检查（图 1-5-23） 嘱患者抗阻力伸直其拇指末节，检查者可触及该肌紧张的肌腱。

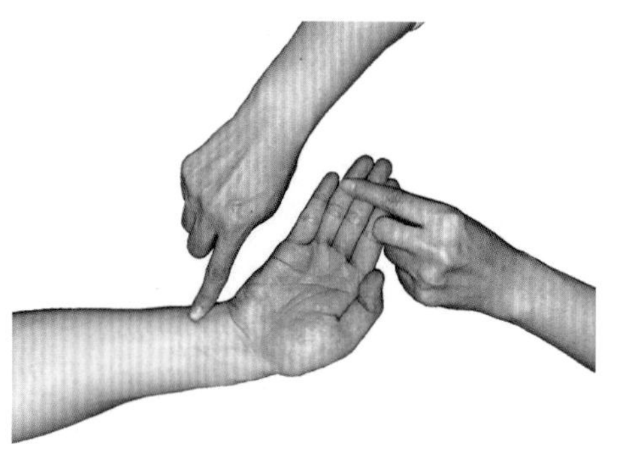

图 1-5-22 尺侧腕屈肌肌力检查

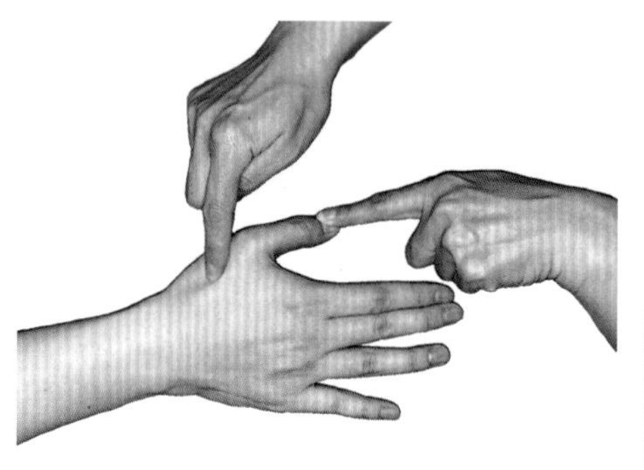

图 1-5-23 拇长伸肌肌力检查

8. 拇短伸肌肌力检查（图 1-5-24） 嘱患者抗阻力伸直其拇指末节，可在桡骨茎突远侧偏尺侧方触摸该肌紧张的肌腱。

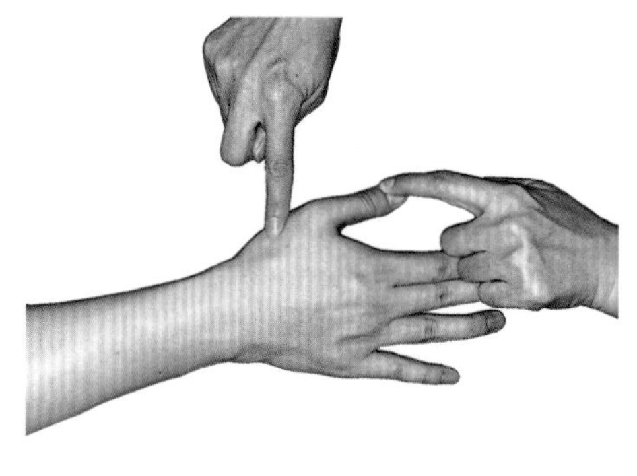

图 1-5-24 拇短伸肌肌力检查

9. 拇长展肌肌力检查（图 1-5-25） 嘱患者用力将拇指向桡侧外展，检查者在桡骨茎突远侧桡侧方可见到也可触及该肌腱。

10. 拇短展肌肌力检查（图 1-5-26） 嘱患者腕手伸直，手掌向上，拇指向掌侧外展，在拇指桡侧施加阻力，可在鱼际桡侧看到并触及该肌收缩。

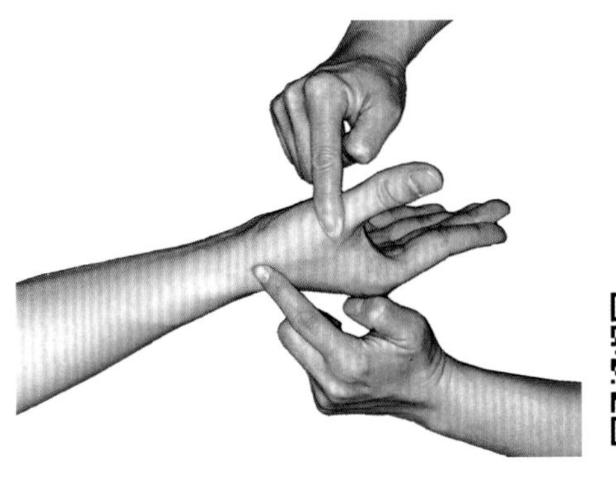

图 1-5-25　拇长展肌肌力检查

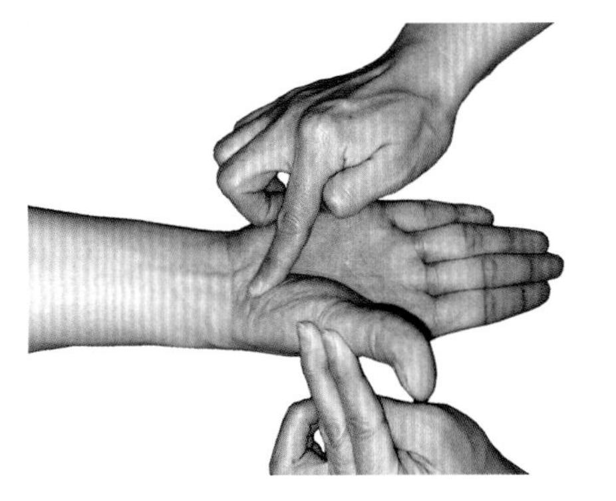

图 1-5-26　拇短展肌肌力检查

11. 拇长屈肌肌力检查（图 1-5-27）　检查者固定患者拇指近端指骨，患者抗阻力屈曲拇指末节。

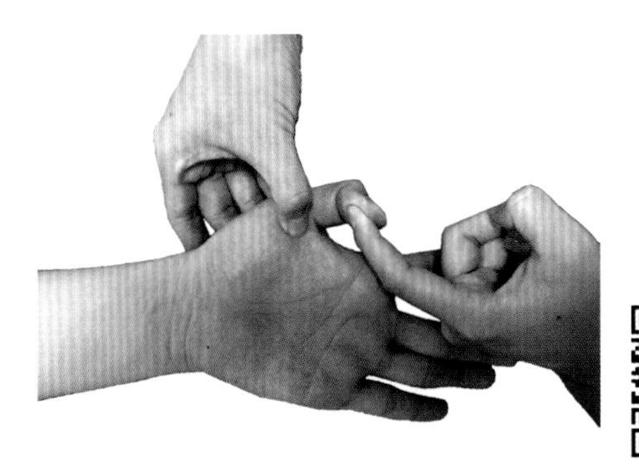

图 1-5-27　拇长屈肌肌力检查

12. 拇收肌肌力检查（图 1-5-28）　嘱患者将拇指放在示指掌侧，拇指甲面与示指掌面垂直，用力夹持纸片于拇指与手掌之间，使其不被检查者抽出。

13. 指总伸肌肌力检查（图 1-5-29）　嘱患者抗阻力伸直掌指关节，检查者可触及该肌，有时可看到该肌收缩。

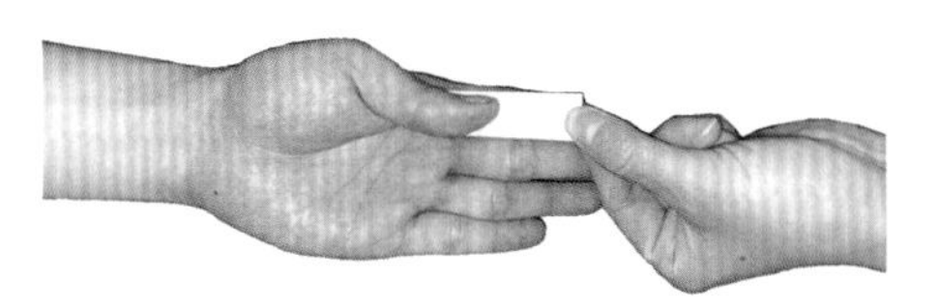

图 1-5-28　拇收肌肌力检查

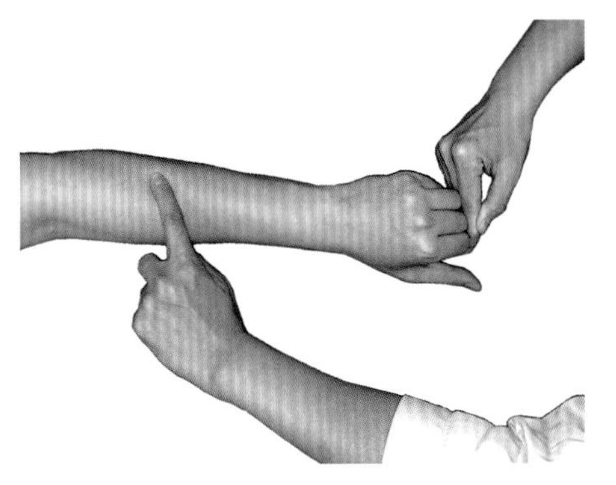

图 1-5-29　指总伸肌肌力检查

14. 指浅屈肌肌力检查（图 1-5-30）　检查者固定患者两侧邻指于全伸位，让患者抗阻力屈曲近侧指间关节（屈指骨中节）。如不能做此动作，表示该肌麻痹或肌腱断裂。

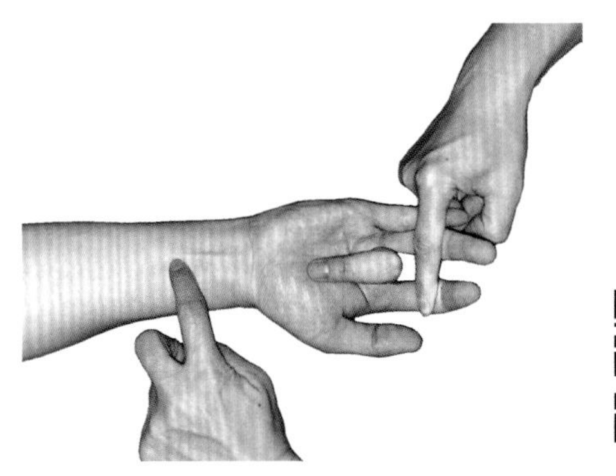

图 1-5-30　指浅屈肌肌力检查

15. 指深屈肌肌力检查（图 1-5-31）　检查者固定患者的中节指骨于伸直位，嘱患者抗阻力屈曲其末节指骨。

16. 第 1 蚓状肌肌力检查（图 1-5-32）　检查者固定患者示指的掌指关节于过伸位，让患者抗阻力伸直近侧指间关节，检查者可触及该肌收缩。

17. 第 1 背侧骨间肌肌力检查（图 1-5-33）将患者手掌及手指平放于桌面，嘱患者抗阻力外展示指，检查者能触及该肌肌腹收缩。

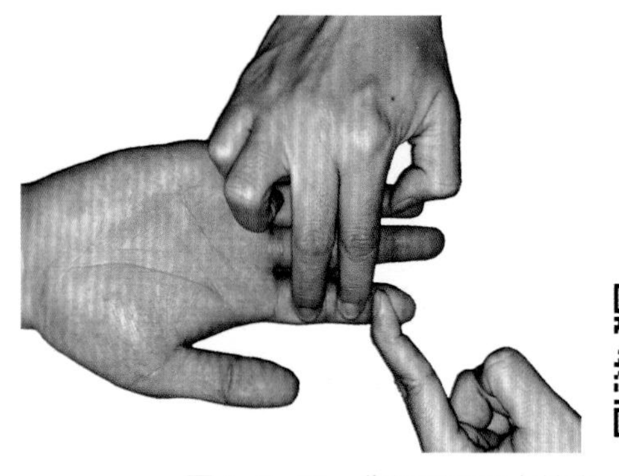

图 1-5-31 指深屈肌肌力检查

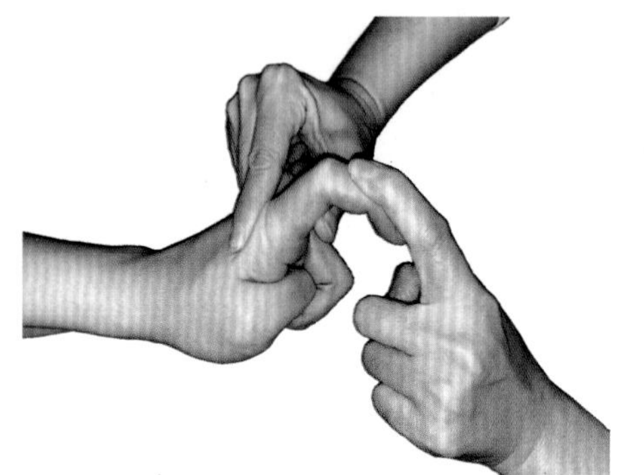

图 1-5-32 第 1 蚓状肌肌力检查

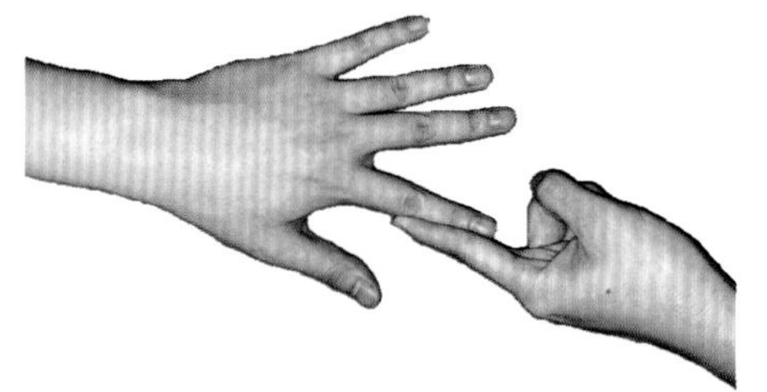

图 1-5-33 第 1 背侧骨间肌肌力检查

18. 第 1 掌侧骨间肌肌力检查（图 1-5-34） 将患者的手掌及手指平放于桌面，嘱患者抗阻力使外展的示指向中线内收。

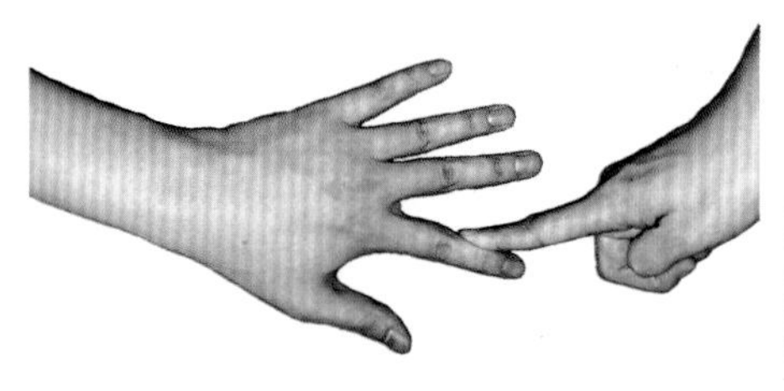

图 1-5-34 第 1 掌侧骨间肌肌力检查

四、腕手部特殊检查

1. 屈腕试验（图 1-5-35） 将患者腕掌屈，同时压迫正中神经 1~2 min，若患者手掌侧麻木感加重，疼痛加剧并放射至示指、中指，为阳性，提示腕管综合征。

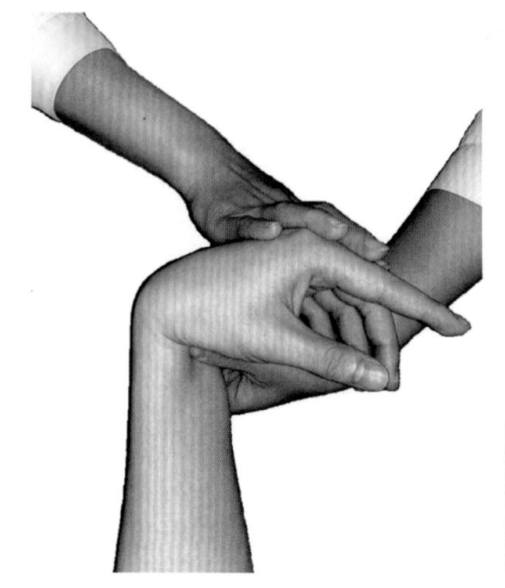

图 1-5-35 屈腕试验

2. 握拳尺偏试验（图 1-5-36） 又称芬克尔斯坦（Finkelstein）试验。患者先将拇指屈曲，然后握拳将拇指握于掌心内，同时将腕向尺侧倾斜。引起桡骨茎突部锐痛时，提示桡骨茎突部狭窄性腱鞘炎。

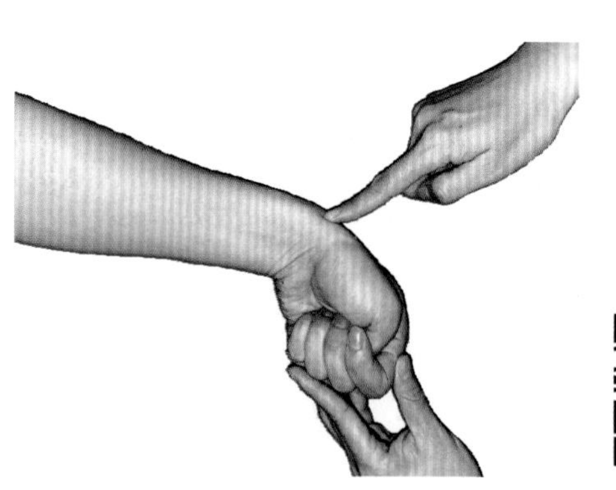

图 1-5-36 握拳尺偏试验

3. 腕三角软骨挤压试验（图 1-5-37） 检查者一手握住患者前臂下端，另一手紧握患手，使腕关节掌屈和尺偏，然后将患手向尺骨小头方向不断顶撞，若引起腕尺侧疼痛，为阳性，应考虑三角软骨的损伤。

4. 肌腱挛缩试验（图 1-5-38） 置患者腕关节于背伸位，指屈曲畸形加重，再将腕关节屈曲，手指即伸直，为阳性，见于指屈肌腱挛缩。

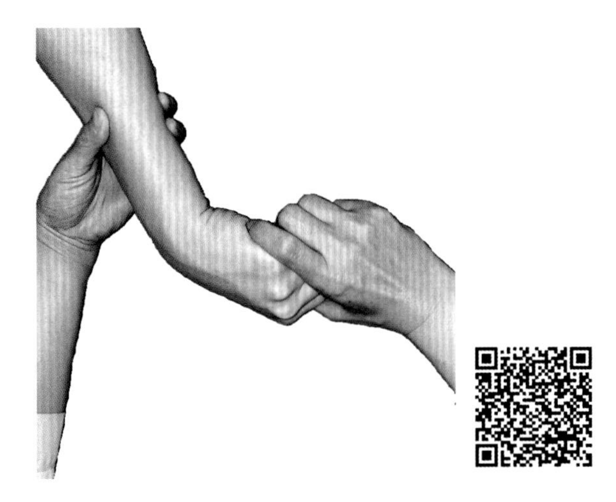

图 1-5-37　腕三角软骨挤压试验

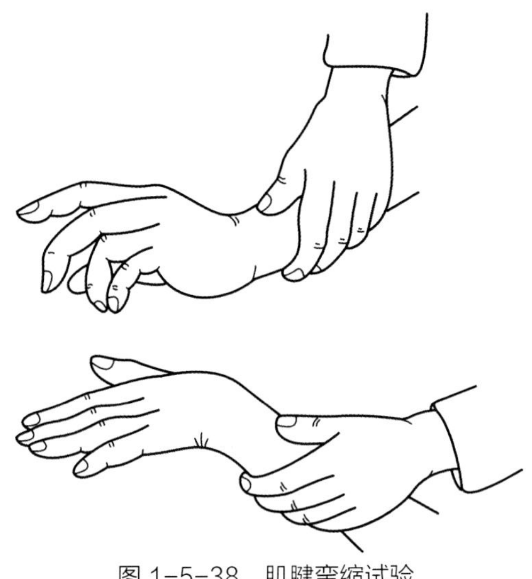

图 1-5-38　肌腱挛缩试验

5. 挤压鼻烟窝试验（图 1-5-39）　患者患侧腕关节背伸位，检查者将拇指置于患手鼻烟窝处挤压，逐渐加压的同时，嘱患者内收腕关节，如疼痛加重，为阳性，见于手舟骨骨折。

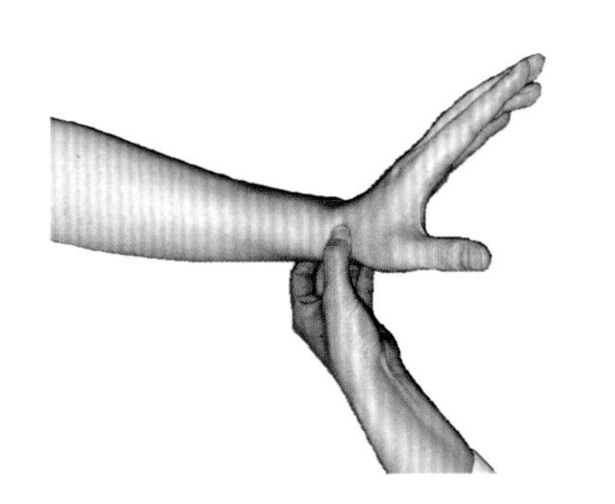

图 1-5-39　挤压鼻烟窝试验

6. 拇长屈肌腱断裂的检查（图 1-5-40）　固定拇指近节，嘱患者主动伸屈拇指末节，拇长屈肌腱断裂时，拇指末节不能主动屈曲。

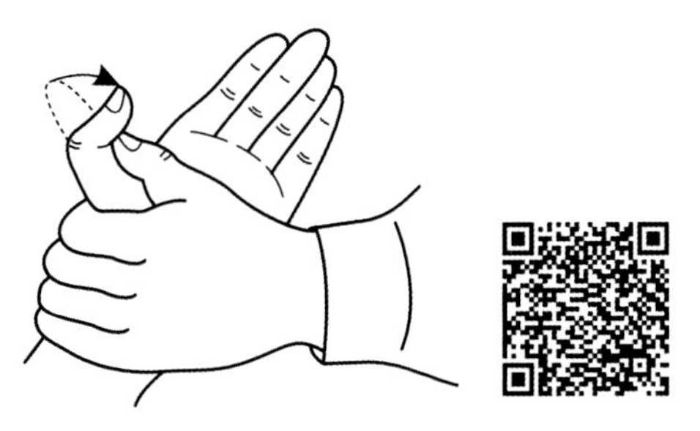

图 1-5-40　拇长屈肌腱断裂的检查

7. 拇短屈肌腱断裂的检查（图 1-5-41）　拇短屈肌腱断裂时，拇指末节伸直状态下不能主动屈曲近节。

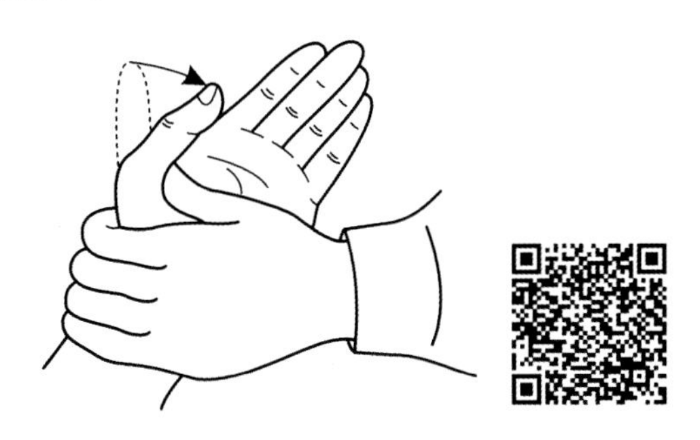

图 1-5-41　拇短屈肌腱断裂的检查

8. 指深屈肌腱断裂的检查（图 1-5-42）　指深屈肌腱断裂，该指末节不能主动屈曲。

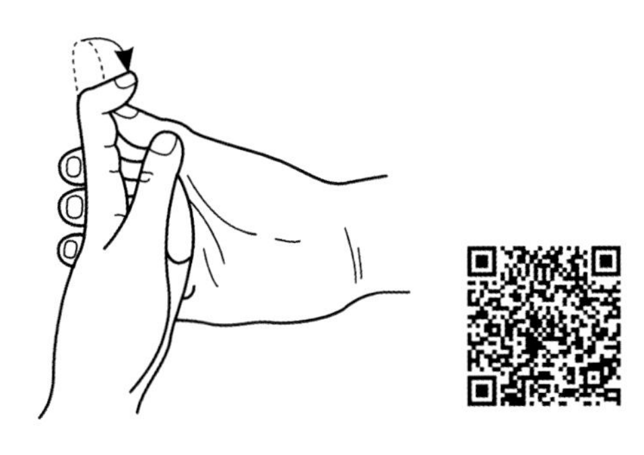

图 1-5-42　指深屈肌腱断裂的检查

9. 指浅屈肌腱断裂的检查（图 1-5-43）　指浅屈肌腱断裂，该指末节在伸直位状态下，不能主动屈曲中节。

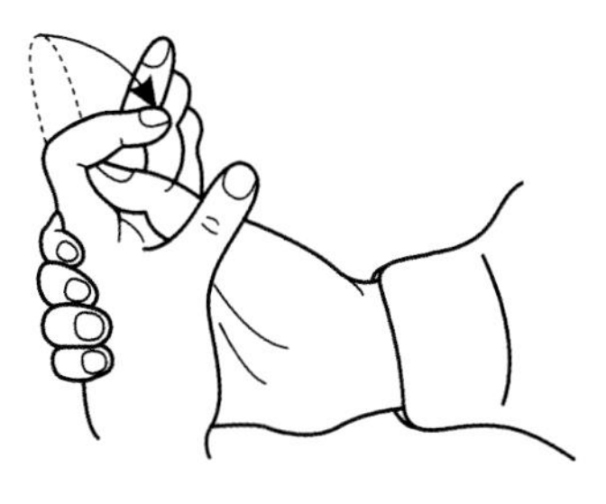

图 1-5-43　指浅屈肌腱断裂的检查

10. 蚓状肌损伤的检查（图 1-5-44） 蚓状肌或指深屈肌腱在蚓状肌起始点近侧断裂时，该指的掌指关节不能主动屈曲。若掌指关节处于屈曲状态下，则指间关节不能主动伸直；在指间关节伸直状态下，掌指关节不能主动屈曲。

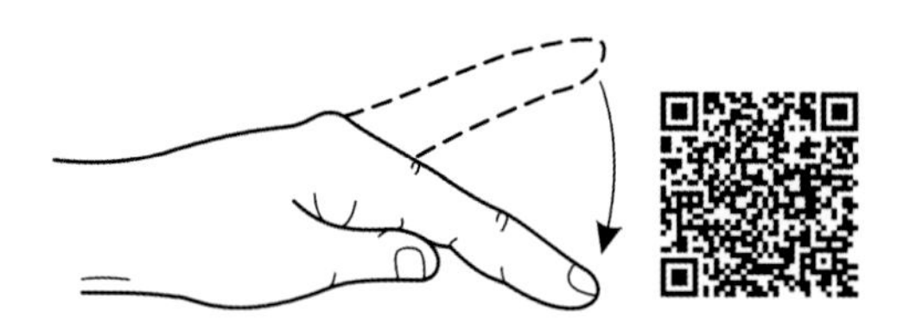

图 1-5-44 蚓状肌损伤的检查

11. 指伸肌腱在掌骨区断裂的检查（图 1-5-45） 指间关节能主动伸直，但掌指关节不能主动伸直。

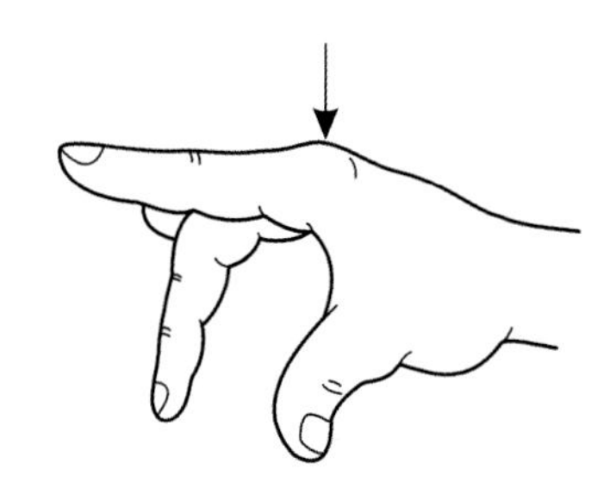

图 1-5-45 指伸肌腱在掌骨区断裂的检查

12. 指伸肌腱在指骨近节区断裂的检查（图 1-5-46） 指伸肌腱在指骨近节区中央腱束断裂时，近侧指间关节不能主动伸直。

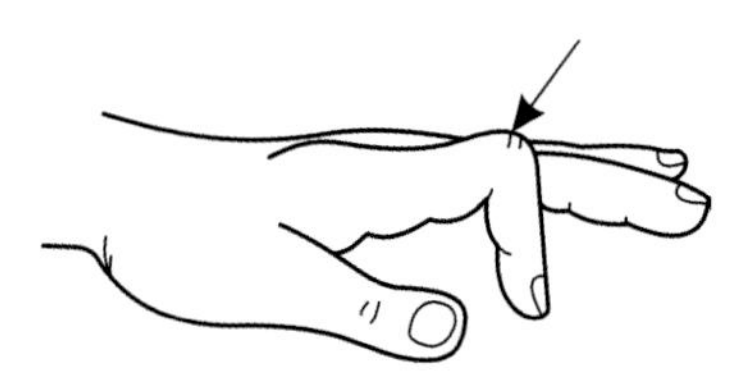

图 1-5-46 指伸肌腱在指骨近节区断裂的检查

13. 指伸肌腱在指骨中节区或肌腱止点附近断裂的检查（图 1-5-47） 手指末节不能主动伸直，患指出现锤状指畸形。

14. 掌腱膜挛缩的检查（图 1-5-48） 环指掌指关节、近侧指间关节或邻指，尤其是小指，相继发生屈曲挛缩，而远侧指间关节不发生屈曲挛缩，常有过伸现象，又称迪皮特朗（Dupuytren）挛缩，由掌腱膜瘢痕组织增厚、短缩引起。

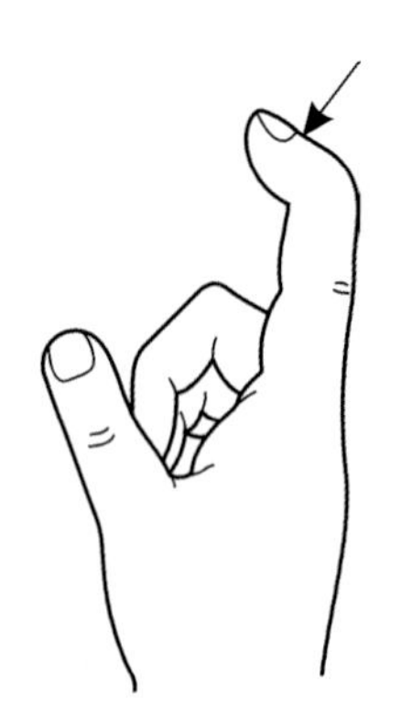

图 1-5-47 指伸肌腱在指骨中节区或肌腱止点附近断裂的检查

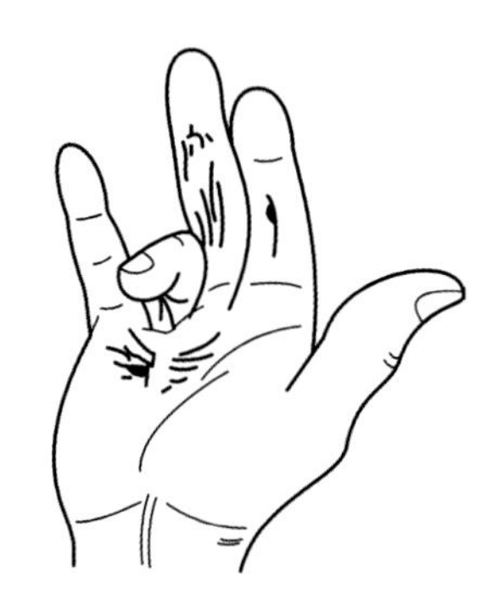

图 1-5-48 掌腱膜挛缩的检查

15. 中指轴压痛检查手法（图 1-5-49） 检查者手固定患侧示、环、小指，使掌指关节略屈曲，中指掌指关节伸直，另一手捏住患侧中指向近端推压，如有腕部疼痛，则提示有月骨病变。

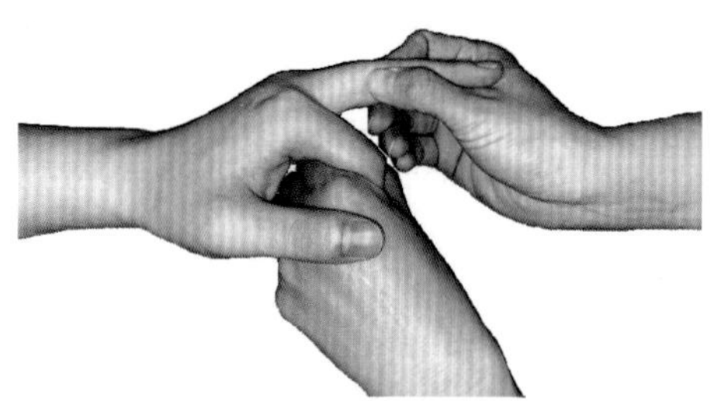

图 1-5-49 中指轴压痛检查手法

16. 第 3 掌骨叩击痛检查方法（图 1-5-50） 嘱患者伸腕握拳，用叩诊锤叩击第 3 掌骨头，若出现疼痛，提示有月骨病变。

17. 手舟骨骨折叩击痛部位（图 1-5-51） 手舟骨骨折时，将患手向桡侧倾斜，掌指关节屈曲或握拳，用叩诊锤叩击示指与中指掌指关节处有明显传导痛。叩击环指及小指处则传导痛不明显。

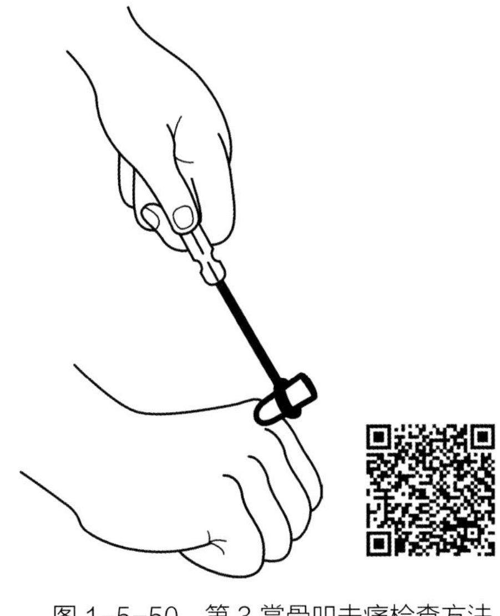
图 1-5-50　第 3 掌骨叩击痛检查方法

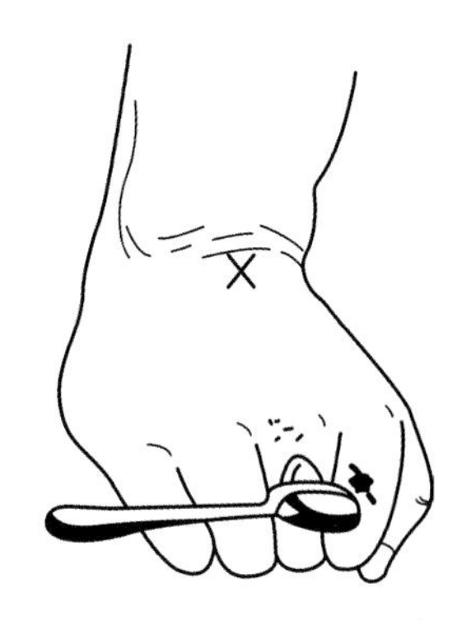

图 1-5-51　手舟骨骨折叩击痛部位

第六节　胸腹部检查

一、胸部检查

疼痛临床胸部检查除一般检查外，还应注意胸椎曲度、胸廓活动度及胸部皮肤。例如，强直性脊柱炎常表现为胸椎生理曲度过大、胸部活动度减小；带状疱疹后遗神经痛，可见到陈旧的疱疹后皮肤损害；肋骨与肋软骨交界区的一个或多个硬性肿物，多见于肋软骨炎。触诊注意检查有无疼痛敏感点、压痛点，必要时做两侧比较，以防漏诊。

（一）胸壁压痛

正常情况下胸壁无压痛。肋间神经炎、肋软骨炎、胸壁软组织炎及肋骨骨折的患者，胸壁受累的局部可有压痛。骨髓异常增生者，常有胸骨压痛和叩击痛，见于白血病患者。

（二）胸廓挤压试验

先进行前后挤压（图 1-6-1A），检查者一手扶住患者后背部，另一手从前面推压胸骨部，使之产生前后挤压力，如肋骨骨折，则骨折处有明显疼痛感或出现骨擦音；再行侧方挤压（图 1-6-1B），检查者用两手分别放置患者胸廓两侧，向中间用力挤压，如骨折或胸肋关节脱位，则在损伤处出现疼痛反应。该试验用于诊断肋骨骨折和胸肋关节脱位。

（三）腋窝淋巴结检查（图 1-6-2）

（1）检查者面对患者，患者左上肢上举过头，检查者右手指尽量伸入患者腋窝顶部，手掌

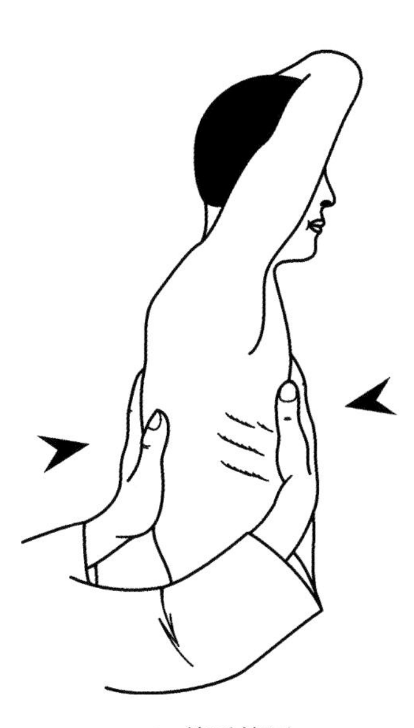
A. 前后挤压
图 1-6-1　胸廓挤压试验

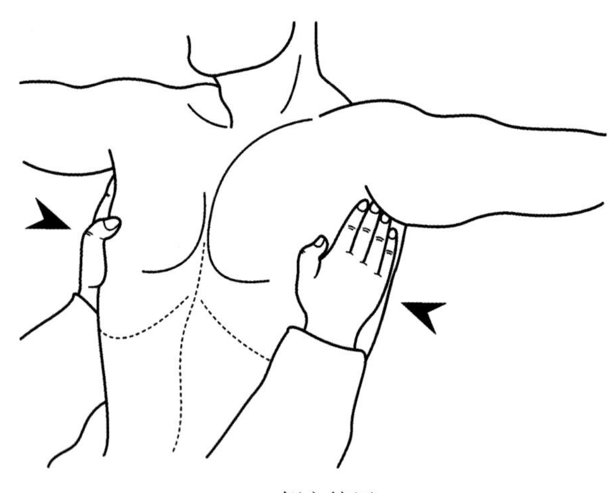

B. 侧方挤压

图 1-6-1 胸廓挤压试验（续）

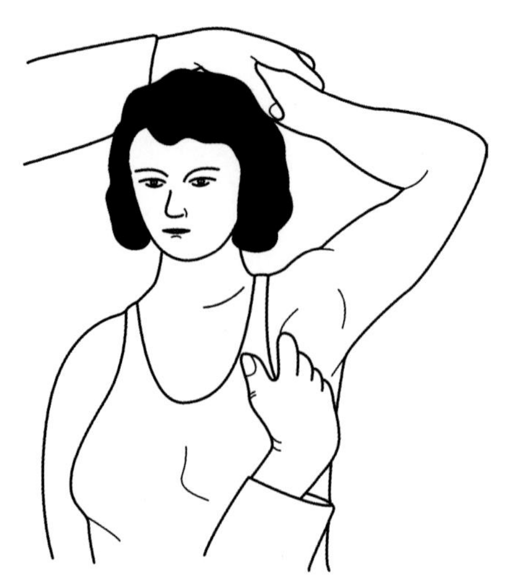

A. 腋窝顶部

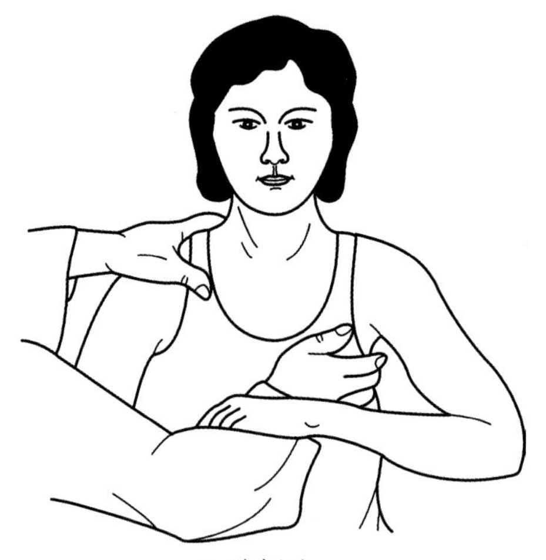

B. 胸侧壁

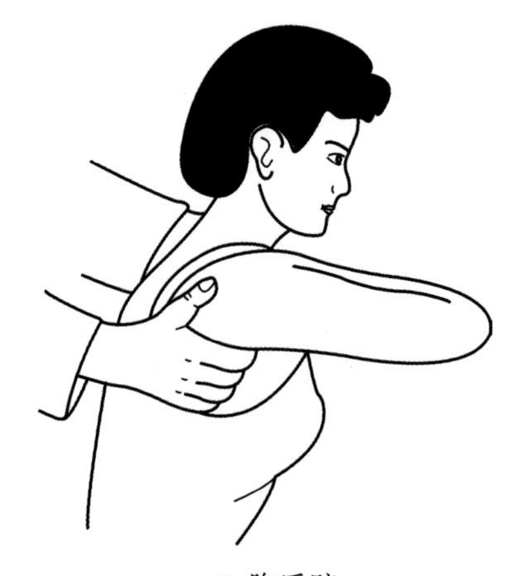

C. 胸后壁

图 1-6-2 腋窝淋巴结检查

贴胸壁（图 1-6-2A）。嘱患者放下上肢，搁在检查者前臂上，上肢肌肉必须放松，检查者左手置于患者右肩部，使患者身体不摆动（图 1-6-2B）。右手在胸侧壁自上而下触摸，如中央群淋巴结肿大，可感到淋巴结在患者胸壁与检查者手指之间滑过。注意数目、大小、硬度、活动度。

（2）患者再举起上肢，检查者手指伸入胸大肌深部，掌面向前，前群淋巴结的位置在胸大肌与胸小肌之间易触及，最后检查胸大肌附着部的周围，此处淋巴结位置一般在腋动脉第三段之前。

（3）检查者站于患者背后，患者上臂向前上方抬起，检查者右手仔细按摸背阔肌前内面，肩胛下淋巴结有肿大时，多在皱襞底部、腋窝顶部触及，尤其中央群后部淋巴结极易由此触及（图 1-6-2C）。

（四）渗出性胸膜炎积液叩诊区（图 1-6-3）

（1）浊音区（积液区）的浊音界上缘 呈弓形线，称为达莫瓦索（Damoiseau）曲线。其顶点常位于腋后线上，浊音界从该处分别向脊柱（后）和体正中（前）下降，患者变动体位时，因液体上方与胸膜粘连，故浊音界不变。

（2）胸膜腔大量积液时，弓形线上升部分与脊柱形成一倒置三角形浊鼓音区，称加兰德（Garland）三角区。系由于积液将肺向肺门挤压所致。

（3）当有大量渗出液时，在健侧脊柱旁出现一三角形浊音区，称为劳赫富司 - 格罗科（Rauchfuss-Grocco）三角区。其底边为健侧肺下缘。系纵隔向健侧移位和积液压迫脊柱，使脊柱振动力降低的结果。

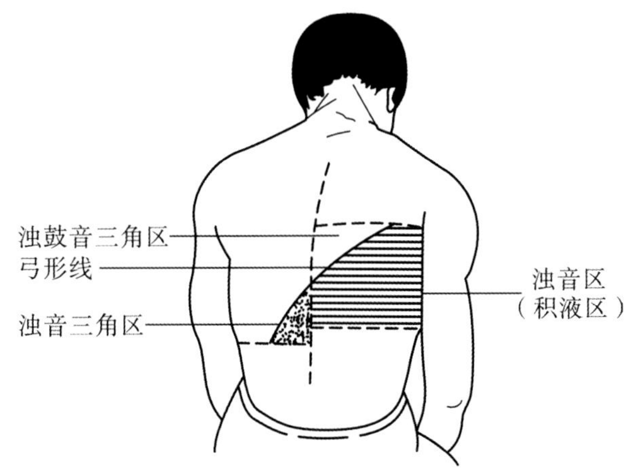

图 1-6-3　渗出性胸膜炎积液叩诊区

（五）胸部听诊

胸部听诊应是每一个医生必备的基本功，其主要包括肺部听诊和心脏听诊。掌握胸部听诊，应从正常的呼吸音和正常心音开始，比较差异以判断患者出现的异常情况，为疼痛科医生下一步确定诊断、制订诊疗计划提供安全保障。

1. 肺部听诊　听诊时，被检者取坐位或卧位。听诊的顺序一般由肺尖开始，自上而下、左右对比分别检查前胸部、侧胸部和背部，听诊前胸部应沿锁骨中线和腋前线进行；听诊侧胸部应沿腋中线和腋后线进行；听诊背部应沿肩胛线进行。

（1）正常呼吸音（图 1-6-4）：

1）气管呼吸音：空气进出气管所发出的声音，粗糙、极响亮且极高调，吸呼比为 1 ： 1，正常听诊区域位于胸外气管。

2）支气管呼吸音：为吸入空气在声门、气管或主支气管形成湍流所产生的声音，管样、响亮且高调，吸呼比为 1 ： 3，正常听诊区域位于胸骨柄。

3）支气管肺泡呼吸音：为兼有支气管呼吸音和肺泡呼吸音特点的混合性呼吸音。沙沙声但管样、较响亮且较高调，吸呼比为 1 ： 1，正常听诊区域位于主支气管。

4）肺泡呼吸音：是空气在细支气管和肺泡内进出移动的结果，轻柔的沙沙声、柔和且低音调，吸呼比为 3 ： 1，正常听诊区域位于大部分肺野。

（2）啰音（图 1-6-5）：

1）湿啰音（水泡音）：由于吸气时气体通过呼吸道内的分泌物，如渗出液、痰液、血液等，形成的水泡破裂所产生的声音。或认为由于小支气管壁因分泌物黏着而陷闭，当吸气时突然张开重新充气所产生的爆裂音。断续而短暂，于吸气时或呼气终末较为明显，部位较恒定，性质不易变。中、小湿啰音可同时存在，咳嗽后可减轻或消失。

2）干啰音：由于气管、支气管或细支气管狭窄或部分阻塞，空气吸入或呼出时形成湍流所产生的声音。持续时间较长，音调较高，吸气及呼气时均可听见，但以呼气时为明显，干啰音的强度和性质易改变，部位易变换。

2. 心脏听诊　听诊顺序从心尖开始，逆时针方向依次听诊：先听心尖区再听肺动脉瓣区，然后为主动脉瓣区、主动脉瓣第二听诊区，最后是三尖瓣区（图 1-6-6）。听诊内容包括心

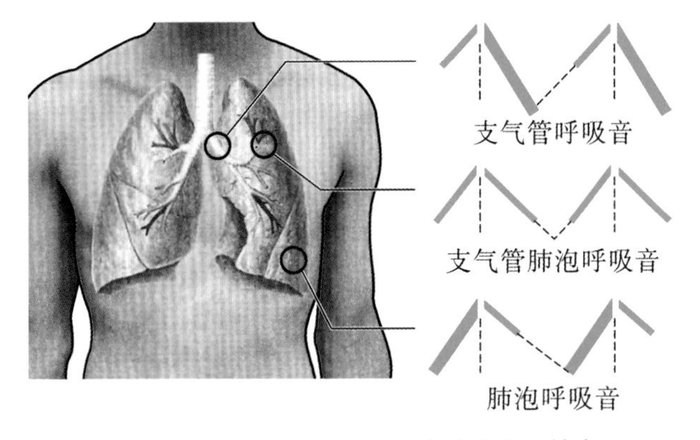

图 1-6-4　正常情况下呼吸音的分布及特点

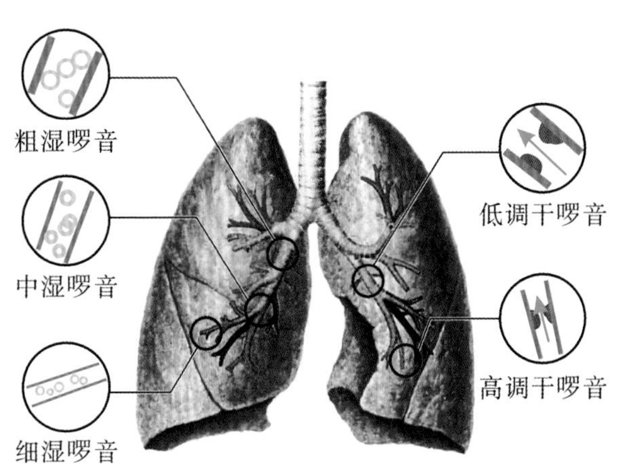

图 1-6-5　啰音发生的机制

率、心律、心音、额外心音、杂音和心包摩擦音。疼痛科医生应熟练掌握心率、心律、心音的听诊，及时发现患者心脏方面的异常情况。

（1）心率：指每分钟心搏次数。正常成人在安静、清醒的情况下心率范围为 60~100 次 /min。老年人偏慢，女性稍快，儿童较快。

（2）心律：指心脏搏动的节律。正常人心律基本规则。听诊所能发现的心律失常最常见的有期前收缩和心房颤动。

（3）心音：通常情况下，只能听到第一、第二心音，第三心音可在部分青少年中闻及，第四心音一般听不到，如听到第四心音，属病理性。

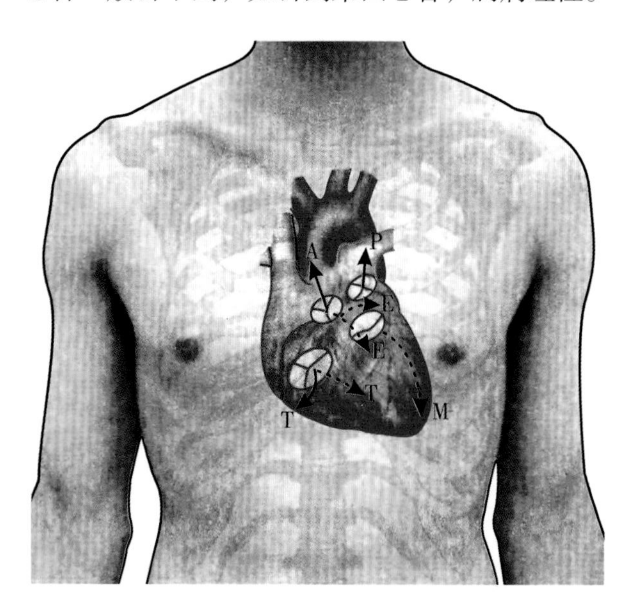

图 1-6-6 心脏听诊区

M—二尖瓣区（心尖区）；A—主动脉瓣区；E—主动脉瓣第二听诊区；P—肺动脉瓣区；T—三尖瓣区

二、腹部检查

在疼痛临床方面应重点检查腹部压痛及包块的情况。当触诊发现腹部压痛时，让患者伸直双腿，贴于床面，做屈颈抬肩动作。若压痛来自腹壁，则压痛不减轻或加重；若压痛来自腹腔内，则因紧张的腹肌隔开而压痛减弱或消失。疼痛部位多是病变所在，应了解腹部压痛部位与内脏体表投影部位的相互关系。当触诊发现包块时，应注意包块的大小、质地、形态、硬度、压痛、移动度及与周围脏器的关系。在明确包块性质前，应避免过度用力按压，防止发生破裂等意外。

1. 胆绞痛发作体位（图 1-6-7） 患者辗转反侧，坐卧不安，两手按腹。见于胆绞痛时，疼痛部位在右上腹，且向右肩部放射。

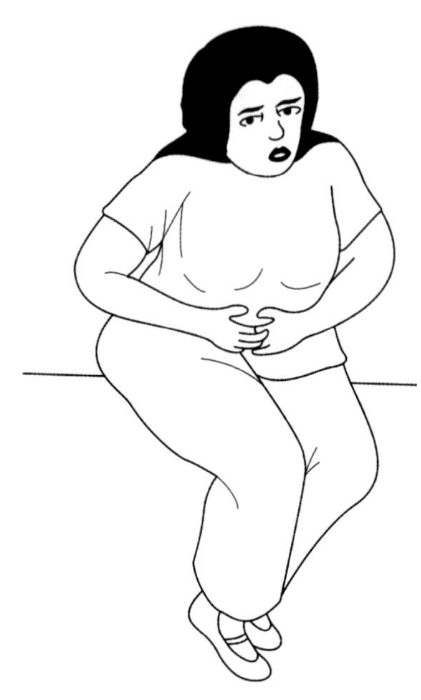

图 1-6-7 胆绞痛发作体位

2. 胃痛体位（图 1-6-8） 疼痛与进食有关，且向左肩部放射。

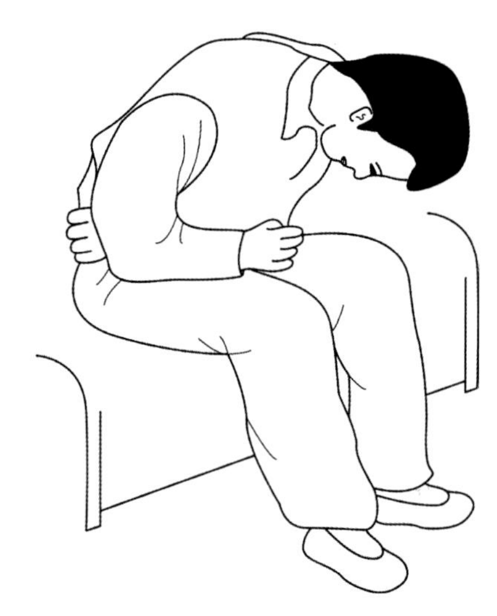

图 1-6-8 胃痛体位

3. 腹前壁体表标记点（图 1-6-9）

（1）幽门点：位于正中垂直平面上，恰是颈静脉切迹与耻骨联合之间连线的中点。

（2）胆囊点：为右肋下缘与幽门点平面之交点。

（3）脐：一般在腹中线，相当于第 3、4 腰椎之间。

（4）麦氏点：右髂前上棘与脐连线的中外1/3交界处。

（5）下腹部中点：位于正中垂直平面上，脐与耻骨联合间之中点。

（6）左、右髂结节：位于髂前上棘后方。

（7）耻骨结节：位于耻骨联合外侧约2 cm处，精索位于耻骨结节的外侧。

（8）股点（又称腹股沟韧带中点）：即髂前上棘与耻骨结节间连线之中点。

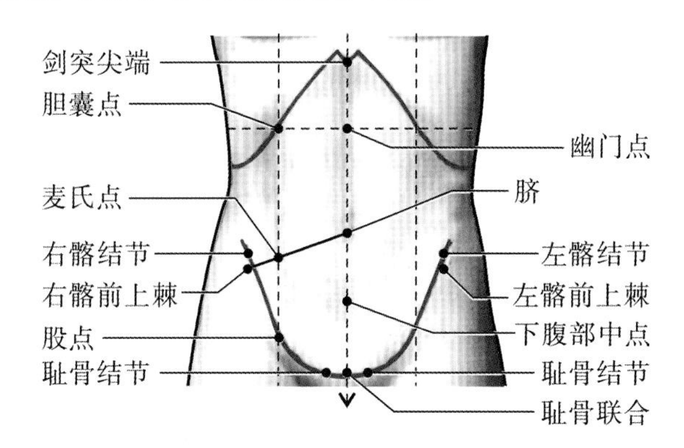

图1-6-9　腹前壁体表标记点

4. 挺腹试验（图1-6-10）　患者仰卧，两下肢伸直，腹肌放松，先注意观察肿块突出程度，再嘱患者屏气，抬头坐起，或两腿悬空举起，使腹肌紧张，如肿块“消失”或不明显，表示肿块位于腹腔内；如肿块突出更为明显，则肿块位于腹壁上。

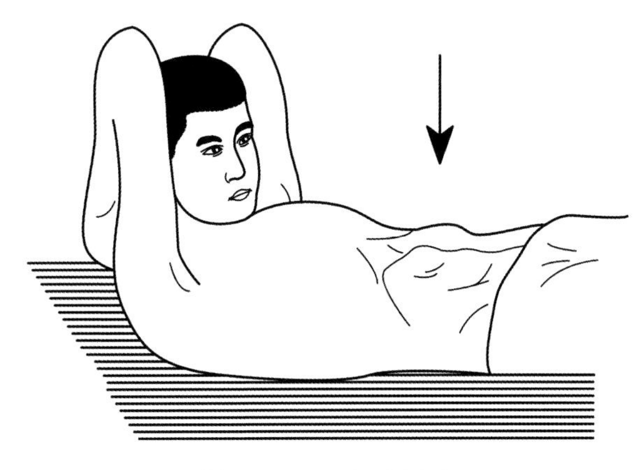

图1-6-10　挺腹试验

5. 脐部移动试验（图1-6-11）　患者仰卧，嘱患者抬头起坐，正常脐周腹肌力量相等，脐位置不变。如第10~11胸髓节段神经损伤，或因肿瘤压迫等，则下腹壁肌肉无力或瘫痪，起坐时，脐向上移动；如脐偏向一侧，表示对侧腹肌瘫痪或无力。

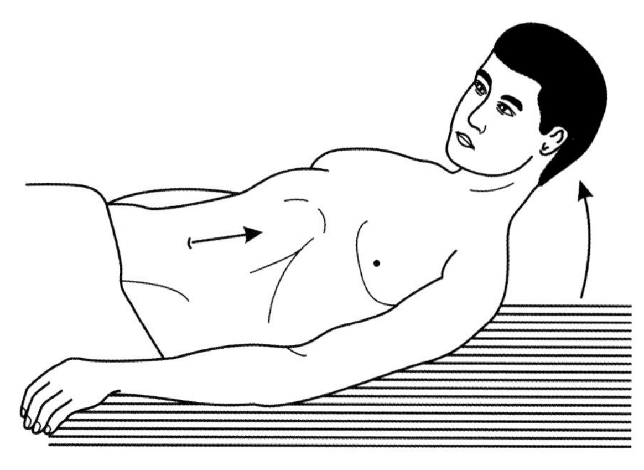

图1-6-11　脐部移动试验

6. 胆囊疾病的压痛点（图1-6-12）

（1）膈神经点：在右胸锁乳突肌脚间。

（2）胆总管胰腺点：在脐部右上方5 cm处，即胆总管胰腺内部分。

（3）肩峰点：在右侧肩峰部。

（4）肩胛点：在右侧肩胛角下部。

（5）右第12肋末端点。

（6）第8~11胸椎棘突点。

（7）第12胸椎右侧点：在第12胸椎右侧4~5 cm处。

7. 墨菲征检查法（图1-6-13）　检查时医生用左手掌平放于患者右胸下部以拇指指腹勾压于右肋下胆囊点处，然后嘱患者缓慢深吸气，在吸气过程中发炎的胆囊下移时碰到用力按压的拇指即可引起疼痛，此为胆囊触痛。如因剧烈疼痛而致吸气中止称墨菲征阳性。

8. 胃、十二指肠压痛点（图1-6-14）

（1）胃压痛点：

1）胃第一压痛点：由剑突至脐连线之中点，向左上45°延长2~3 cm处。

2）胃第二压痛点：上述连线之中点，向左下45°延长2~3 cm处。

3）胃第三压痛点：由左侧髂前上棘向内侧水平方向移动的1~1.5 cm处。

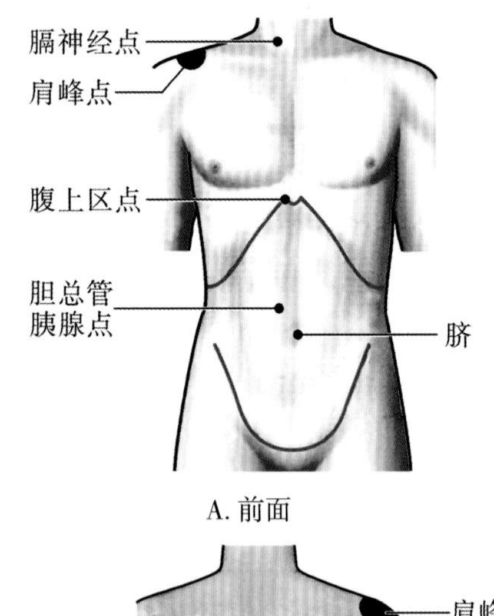

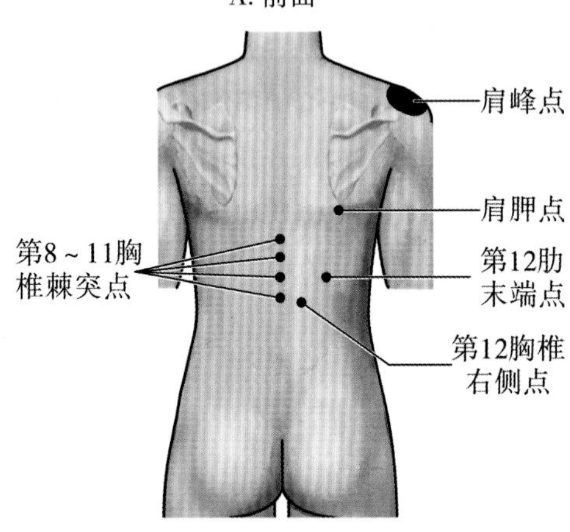

图 1-6-12 胆囊疾病的压痛点

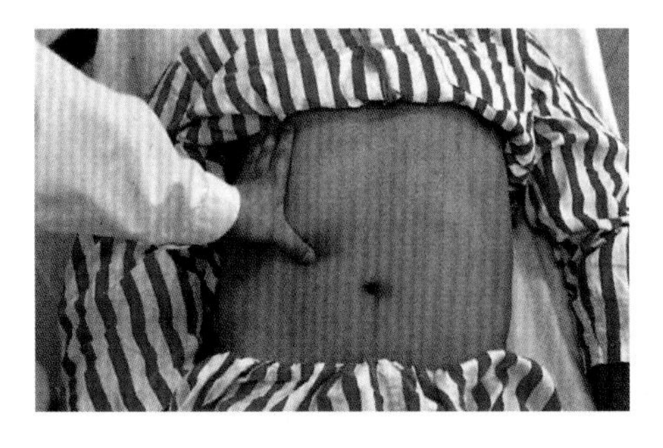

图 1-6-13 墨菲征检查法

4）胃第四压痛点：在左侧髂嵴外侧 3~4 cm 处之臀部肌肉上。

5）胃第五压痛点：在背部第 7~12 胸椎左侧 2~3 cm 处。

（2）十二指肠压痛点：

1）十二指肠第一压痛点：由剑突至脐连线之中点向右下 45° 延长 2~3 cm 处。

2）十二指肠第二压痛点：由脐向右上 45° 延长 2~3 cm 处。

3）十二指肠第三压痛点：由右侧髂前上棘

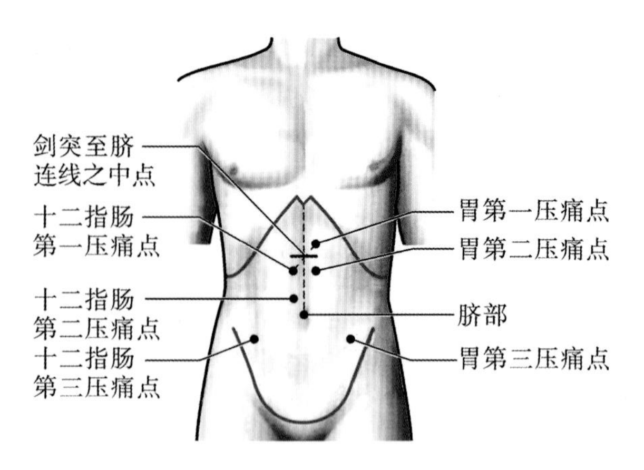

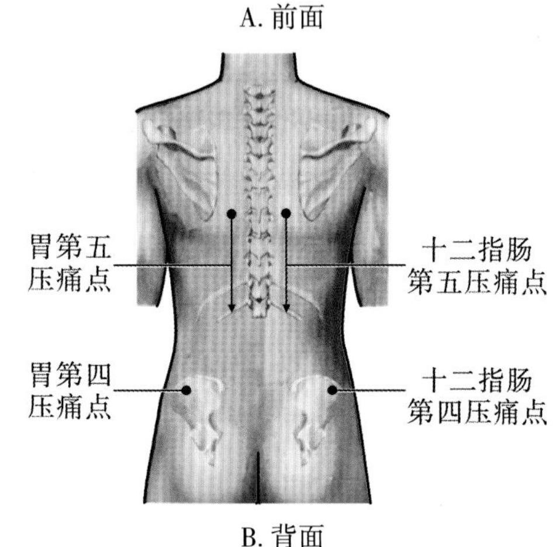

图 1-6-14 胃、十二指肠压痛点

向内侧水平方向移动 1~1.5 cm 处。

4）十二指肠第四压痛点：在右侧髂嵴外侧 3~4 cm 处之臀部肌肉上。

5）十二指肠第五压痛点：在背部第 7~12 胸椎右侧 2~3 cm 处。

9. 肾脏与输尿管压痛点（图 1-6-15）

（1）季肋点：在腹直肌外缘与季肋缘交角处，即第 10 肋前端，季肋与锁骨中线交点处，右侧稍低，相当于肾盂部位。

（2）上输尿管点：在腹直肌外缘，平脐部。

（3）下输尿管点：在两侧髂前上棘连线与通过耻骨结节垂直线的交点，即输尿管入盆腔处。肛门指诊时，相当于前列腺外上方。

（4）肋脊点（角）：在脊柱与第 12 肋骨之夹角处。

（5）腰肋点（角）：在第 12 肋骨竖脊肌外侧缘之夹角处。

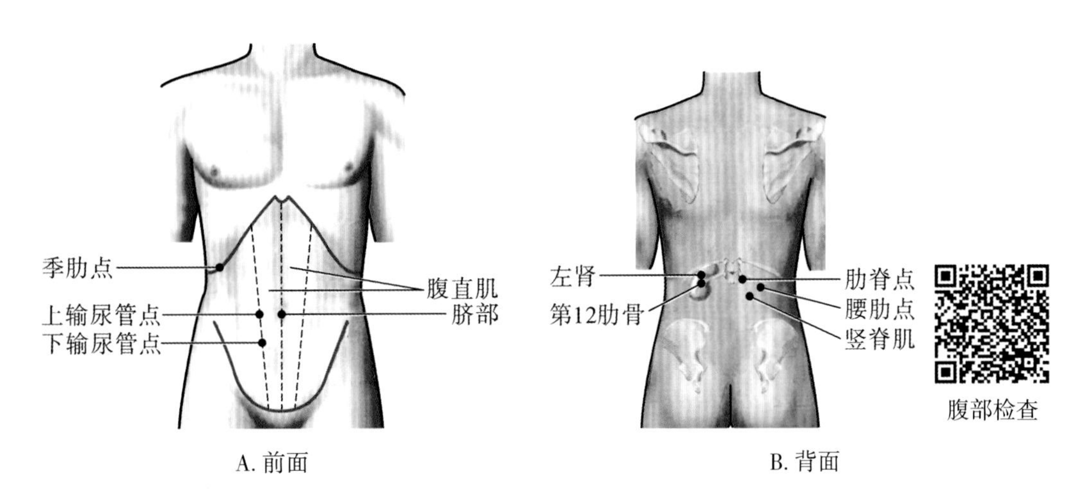

图 1-6-15　肾脏与输尿管压痛点

第七节　腰骶背部的检查

为减少患者不便及痛苦，腰骶背部检查应一起进行，采取立位、坐位、仰卧位、俯卧位不同的体位，循序进行视诊、触诊、叩诊、运动功能和特殊检查。检查要全面、细致，勿漏诊。卧位检查时须在硬床上进行。最好让患者脱去外衣，只穿短裤，以免衣服掩盖重要体征，并注意患者脱衣服时弯腰的姿势和程度，以及能否自己脱鞋袜等。若患者腰痛严重或腰椎等有病变，则活动受限，上述动作困难。

一、立位检查

（一）视诊

立位视诊注意从前、后、左、右全方位观察患者脊柱形态及步态有无异常。疼痛性跛行时，患者患足着地后迅速更换健足走路，患肢迈步较小，健肢迈步较大，步态急促不稳，患肢跨步相长，着地相短。

1. 下肢短缩性步态（1–7–1） 一侧下肢短缩超过 3~4 cm，骨盆及躯干倾斜代偿不全，患者常以足尖着地或屈另侧膝行走。

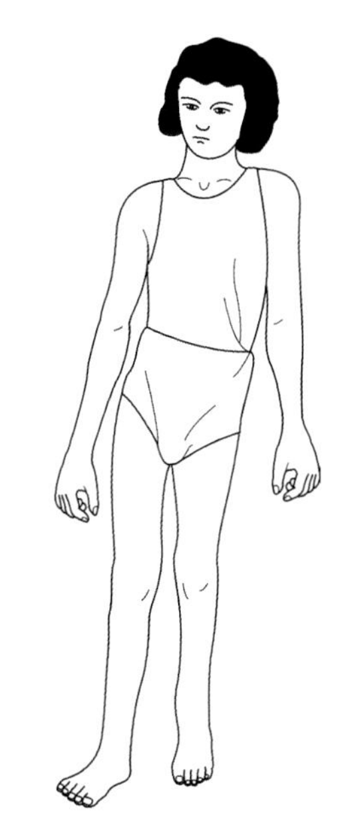

图 1-7-1　下肢短缩性步态

2. 膝关节伸直位强直步态（图 1–7–2） 患者行走时患侧骨盆升高或患肢向外绕弧形前进，与偏瘫步态相似。

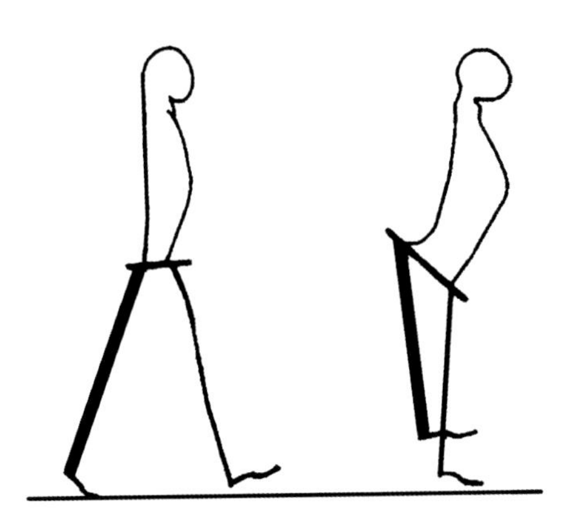

图 1-7-2　膝关节伸直位强直步态

3. 臀大肌瘫痪步态（图 1-7-3） 臀大肌瘫痪，髋关节后伸无力，故患者步行时以手扶持患侧臀部挺腰并使上身稍后倾。

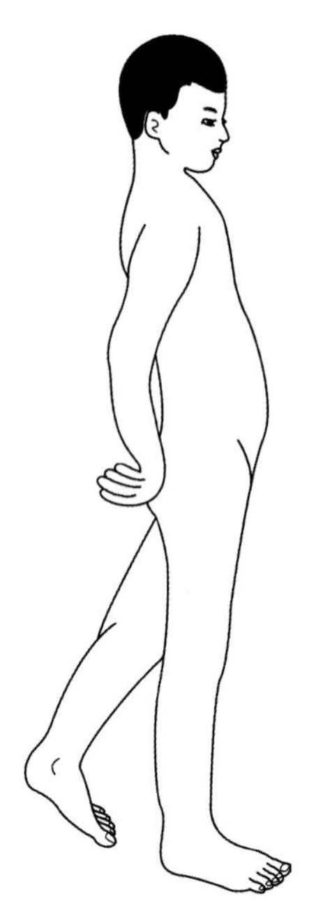

图 1-7-3 臀大肌瘫痪步态

4. 臀中肌失效步态（图 1-7-4） 臀中肌无力时，不能固定骨盆，也无力提起、外展和旋转大腿，只能靠躯干向对侧侧屈，使该侧骨盆升高，才能提腿跨步。步行时每向前跨一步，上半身都要向健侧摇一步，故称摇摆步态。若双侧臀肌无力，步行时上身就左右摇摆，如鸭子走路状，称“鸭步”。

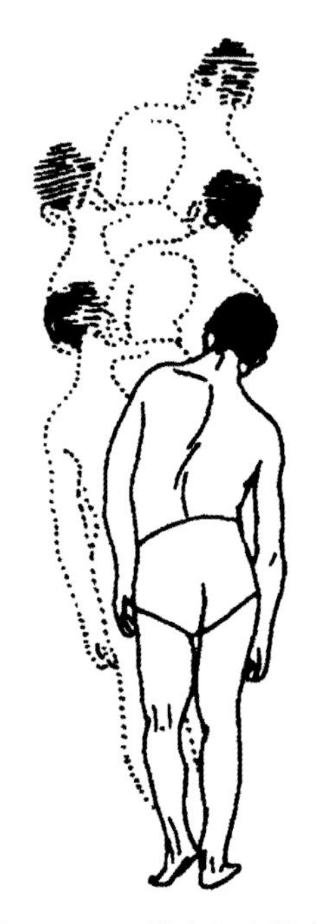

图 1-7-4 臀中肌失效步态

5. 股四头肌瘫痪步态（图 1-7-5） 患者跨步时伸膝无力，不能以患肢支持体重站立，故常用手支撑在患膝上并向后推压，帮助支持体重，使健肢向前跨步前进。

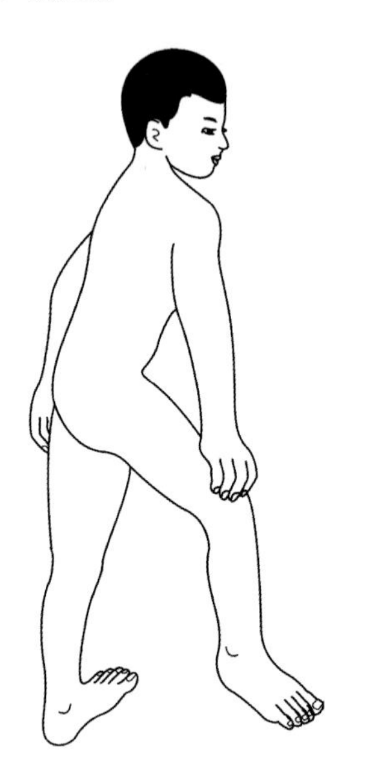

图 1-7-5 股四头肌瘫痪步态

6. 尖足步态（图 1-7-6） 小腿伸肌群瘫痪或踝关节马蹄位强直，引起足下垂，即尖足畸形。尖足畸形使患肢相对增长，健肢相对变短。步行时为了避免足尖擦地，故行走时骨盆向健侧倾斜，使患肢抬高。但跨步小，形似跨越门槛状，故亦称跨阈步态或跨阶式步态。

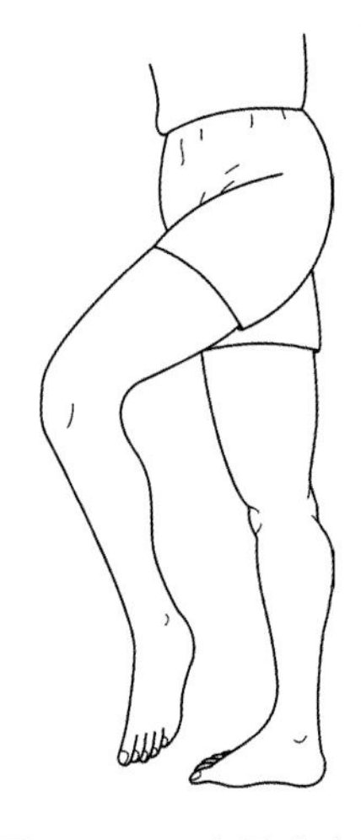

图 1-7-6 尖足步态

7. 感觉性共济失调步态（图 1-7-7） 走路时总是两眼注视地面，步行宽度过大，步行长度不一，举足过高，整个足底同时踏地“叭叭”作响，步态蹒跚，左右摇晃。闭眼时或在昏暗环境中步态更加不稳，甚至跌倒。见于脊髓后索或其他部位本体感觉传导障碍如多发性神经炎、脊髓痨等。

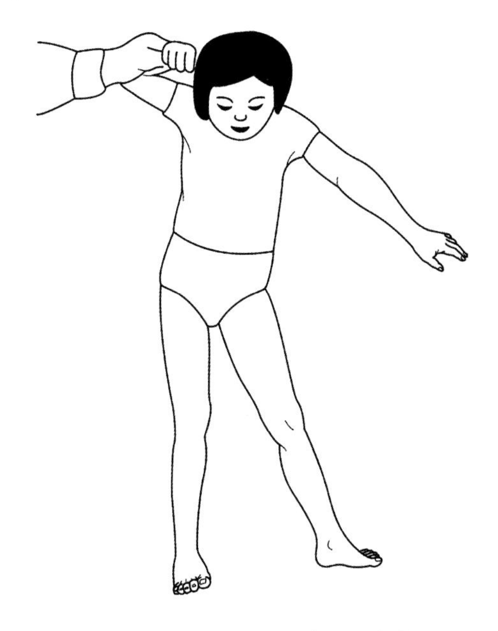

图 1-7-7 感觉性共济失调步态

8. 跟足步态（图 1-7-8） 胫神经麻痹、小腿后群肌瘫痪、跟腱完全断裂等，致足不能或无力跖屈，足弓变高，步行时只能以足跟着地，步态不稳，如小脚妇女走路。

9. 剪式步态（图 1-7-9） 因双下肢痉挛性瘫痪，股四头肌与股内收肌群痉挛，故步行膝僵硬伸直，足跖屈内收。跨步时两膝相互交叉，两腿牵曳擦趾而行，足迹各呈半圆形；踏地时与正常人相反，先以足尖着地，亦称剪刀形步态。

10. 小脑性共济失调步态（图 1-7-10） 小脑疾病使四肢肌张力降低，或前庭系统疾患使躯干运动失调，患者步行时辨距不准，跨步时步伐大，步距宽，举足探步漂浮不定，左右摇摆，蹒跚而行，形如醉汉。患者明知步伐错乱，却又无法矫正。

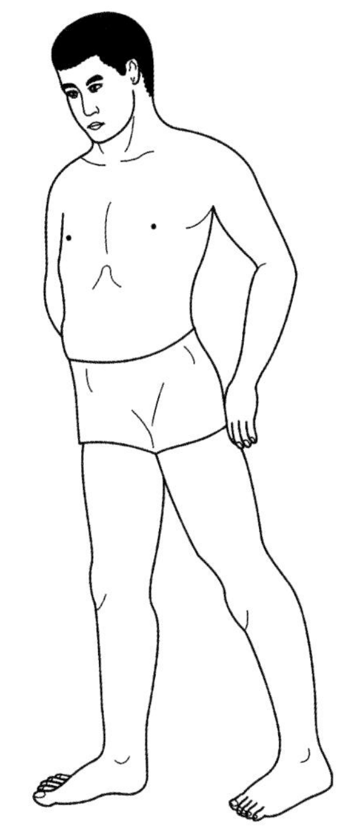

图 1-7-8 跟足步态

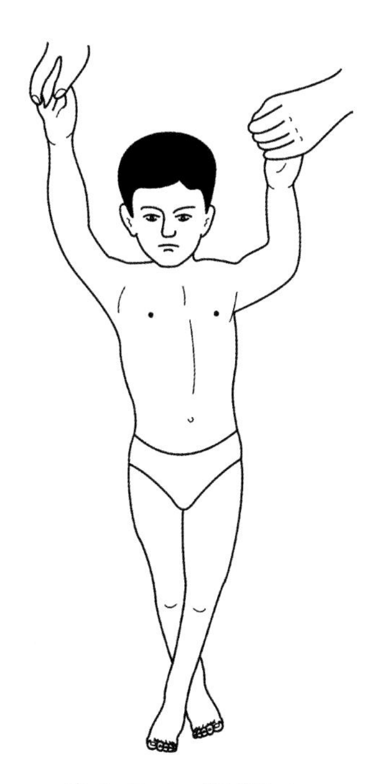

图 1-7-9 剪式步态

11. 正常脊柱形态（图 1-7-11） 正常脊柱侧面观有颈、胸、腰、骶 4 个生理性弯曲，骶曲体表难以观察。后面观注意脊柱正常力线，即直立时从枕外隆凸处向下画一垂线，所有棘突顶点均应在此线上，且此线须通过肛门沟。

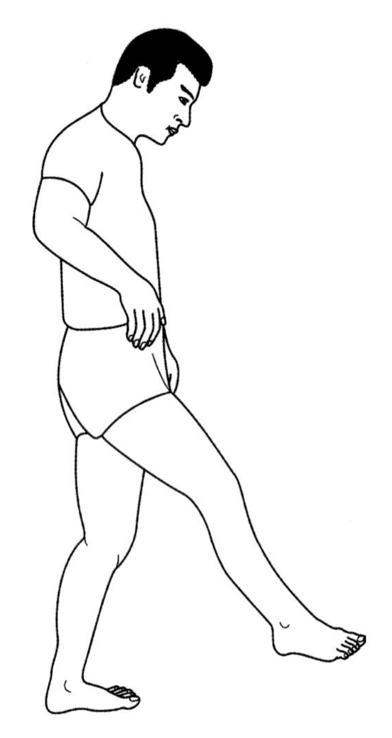

图 1-7-10 小脑性共济失调步态

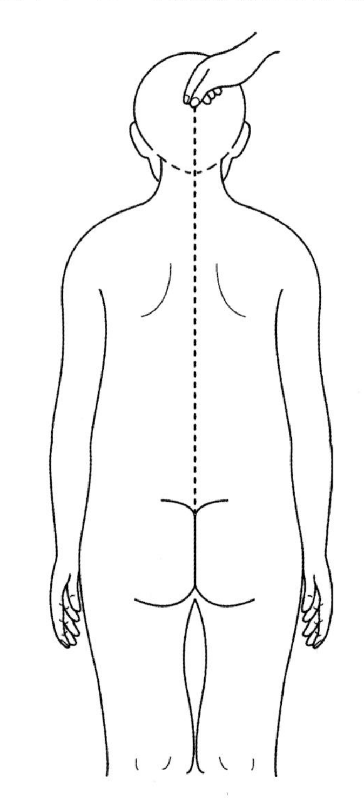

图 1-7-11 正常脊柱形态

12. 脊柱侧凸（图 1-7-12） 常见于腰椎间盘突出症患者为缓解疼痛所采取的被动体位。一般认为，突出物位于神经根前外侧时，腰椎侧弯凸向患侧；突出物位于神经根前内侧时，腰椎侧弯凸向健侧。晚期突出物无吸回可能时，脊柱侧凸方向与上述侧凸方向相反。

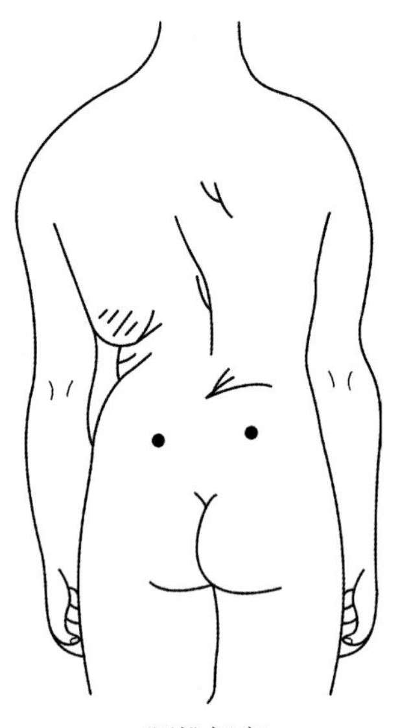

A. 腰椎侧弯

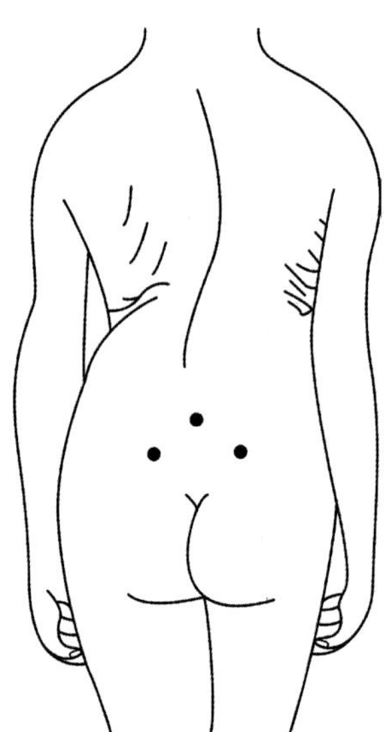

B. 胸椎侧弯

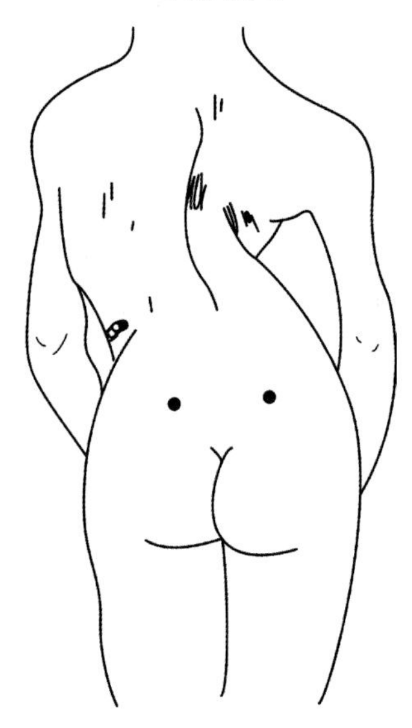

C. 胸腰联合侧弯

图 1-7-12 脊柱侧凸

13. 老年性脊柱后凸（图 1-7-13） 胸椎生理性后凸增加，呈钝圆形，形似驼背，又称驼背畸形、圆背畸形。常见于老年性骨质疏松症、胸椎压缩骨折等。

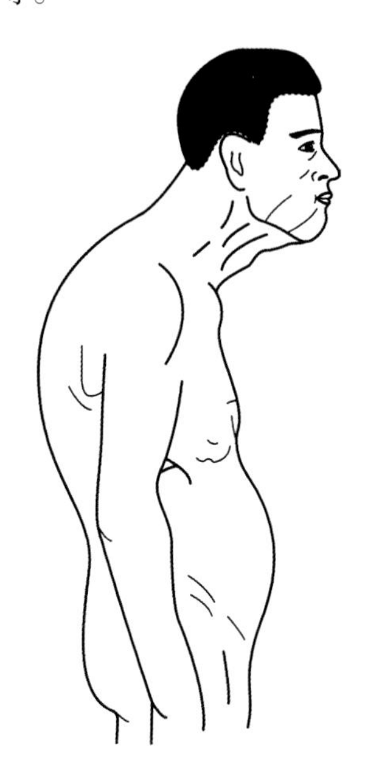

图 1-7-13 老年性脊柱后凸

14. 强直性脊柱炎圆背畸形（图 1-7-14） 强直性脊柱炎可产生脊柱圆背畸形，常伴有头前倾，颈、胸腰椎活动障碍。

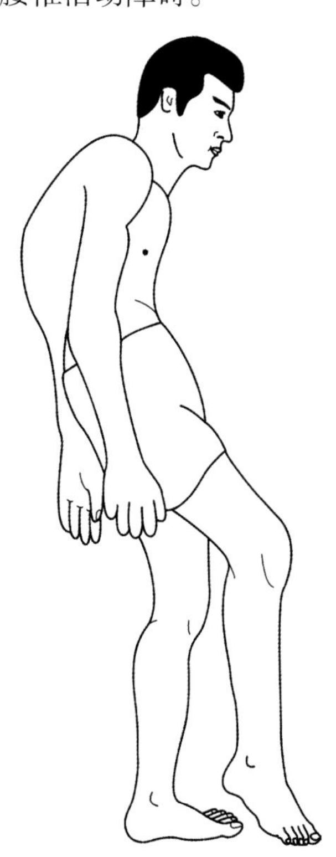

图 1-7-14 强直性脊柱炎圆背畸形

15. 角状后凸畸形（图 1-7-15） 脊柱局限性后凸发生成角畸形。常见于脊柱椎体压缩性骨折或脱位、胸腰椎结核、转移癌等。颈、腰段脊柱正常生理曲度向前，后凸畸形常被掩盖，有后凸时说明椎体破坏已相当严重。

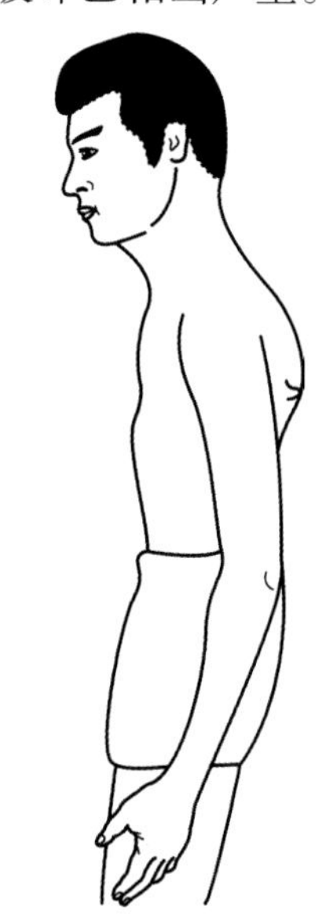

图 1-7-15 角状后凸畸形

16. 脊柱前凸畸形（图 1-7-16） 脊柱前凸畸形常见于腰椎段，腰前凸增加，常伴有腰骶角增大、骨盆倾斜角增大。见于腰椎向前滑脱症、腹肌麻痹、肥胖症、呆小病、佝偻病、妊娠晚期等。

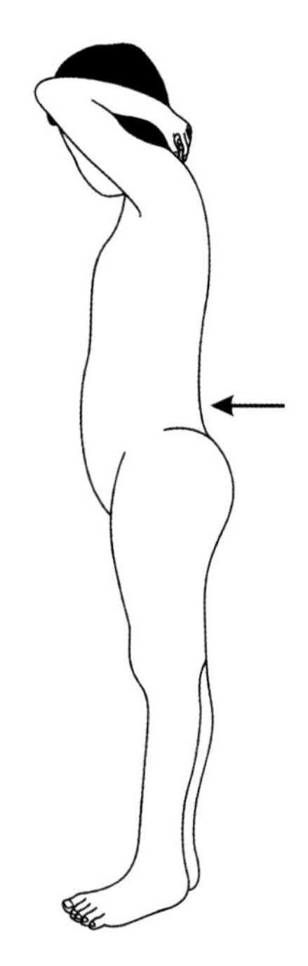

图 1-7-16 脊柱前凸畸形

（二）触诊

1. 腰背部体表标志纵线及水平线（图 1–7–17）

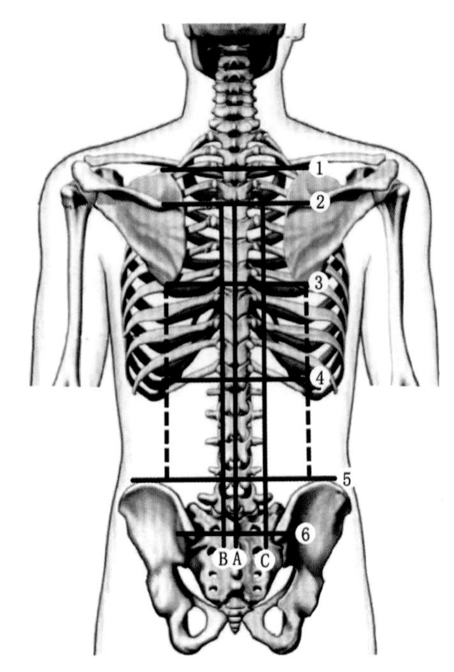

图 1–7–17 腰背部体表标志纵线及水平线

纵线：
A. 正中线：各棘突连线，为棘上韧带、棘间韧带所在部位。
B. 椎板间线：距棘突 1.5 cm 处之纵线，相当于腰肌、椎板、关节突关节及椎弓根部位。
C. 骶棘肌外缘线：距正中线 3~6 cm，相当于骶棘肌外缘、横突尖部。
横线：
1. 两侧肩胛骨上角连线：平第 2 胸椎平面。
2. 两侧肩胛冈连线：平第 3 胸椎平面。
3. 两侧肩胛骨下角连线：平第 7 肋平面（第 7 胸椎棘突，相当于第 8 胸椎椎体水平）。
4. 肩胛骨下角连线与髂嵴连线中间水平线：平第 12 胸椎平面。
5. 两侧髂嵴最高点连线：平第 4 腰椎平面。
6. 两侧髂后上棘间连线：平骶椎第 1、2 棘突间隙，骶髂关节上部，蛛网膜下隙终点。

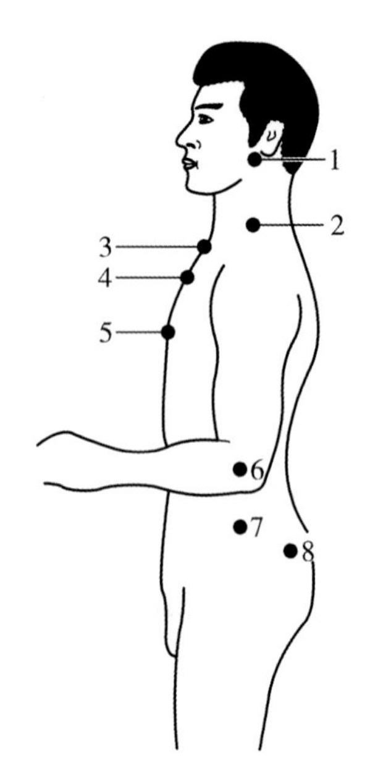

图 1–7–18 腰背部体表标志前后线

1. 乳突下一横指处：平第 1 颈椎横突。
2. 环状软骨：平第 6 颈椎横突。
3. 胸骨颈切迹：平第 2 胸椎。
4. 胸骨角（Louis 角）：平第 4 胸椎。
5. 胸骨体与剑突连接处：平第 9 胸椎。
6. 下肋缘：平第 2 腰椎。
7. 髂嵴水平：平第 4 腰椎。
8. 髂后上棘：平骶髂关节上部。

2. 腰背部体表标志前后线（图 1–7–18）

3. 三指触诊法（图 1–7–19） 中指按于棘突，示指与环指分按于两侧骶棘肌，用一定压力由上向下滑动，观察各棘突连线是否为直线，各棘突有无偏歪、肥厚、压痛，同时示指与环指分别感觉两侧骶棘肌有无紧张、压痛、硬结、条索等。

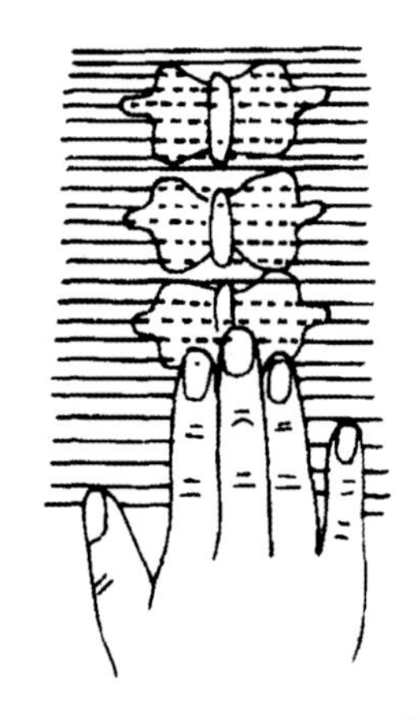

三指触诊

腰骶部触诊

图 1–7–19 三指触诊法

4. 指点试验（图 1–7–20） 嘱患者用一个手指准确指出疼痛部位，以便了解疼痛部位和疼痛范围大小。若指点明确且反复数次指点位置不变，

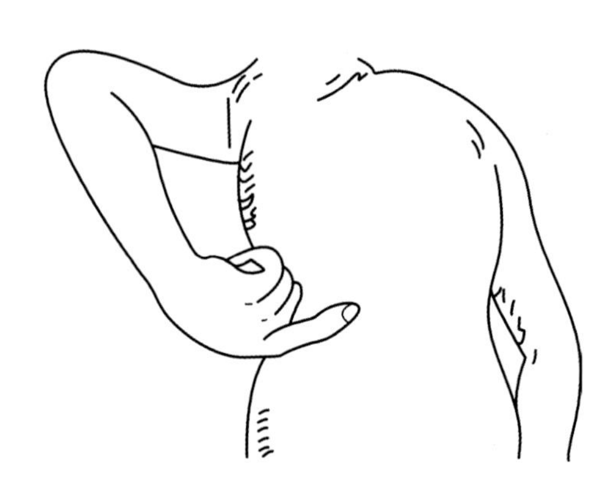

图 1–7–20 指点试验

则说明此部位可能有器质性病变或损伤。反之，无肯定疼痛位置，说明多无器质性病变或损伤。

5. 腰椎正常活动范围（图 1-7-21）

（1）前屈与后伸：前屈 90°，后伸 30°（图 1-7-21A、B）。

（2）左、右侧屈：各为 20°~30°（图 1-7-21C）。

（3）左、右旋转：各为 30°（图 1-7-21D）。

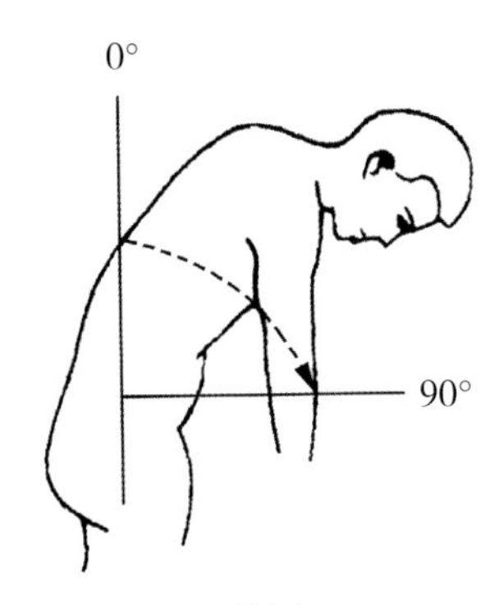

A. 前屈

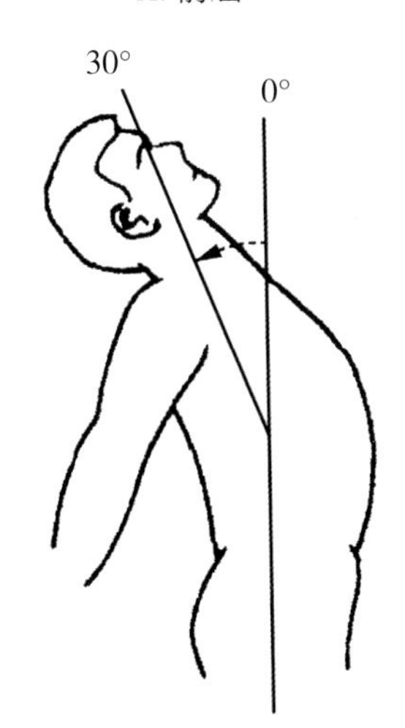

B. 后伸

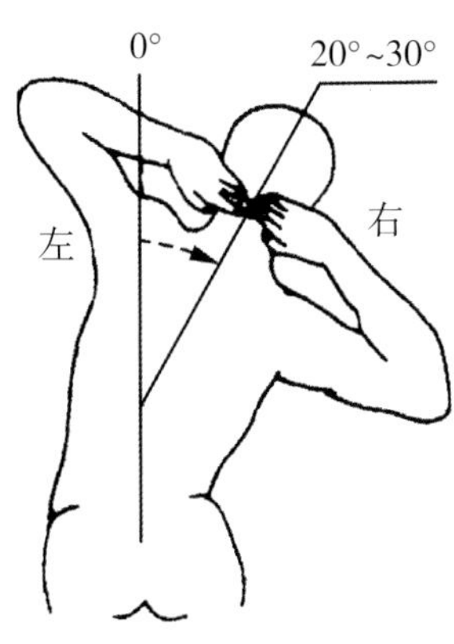

C. 侧屈（侧弯）

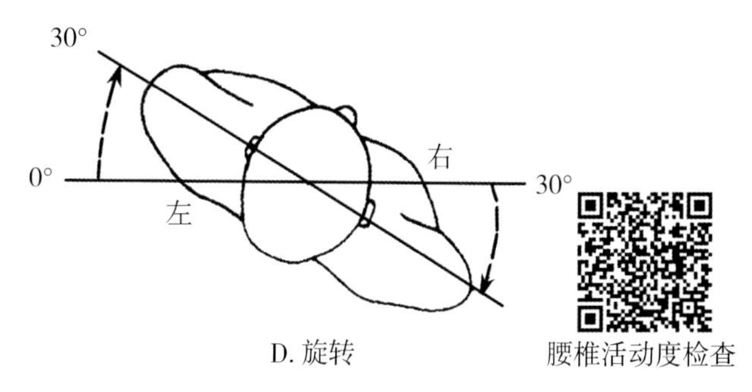

D. 旋转

图 1-7-21　腰椎正常活动范围

6. 腰椎活动记录图（图 1-7-22）

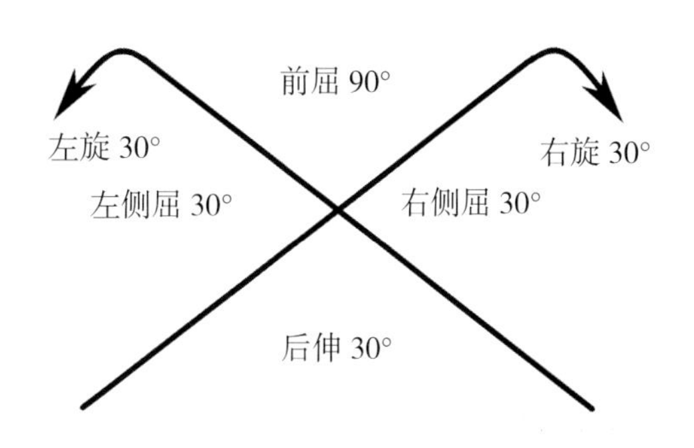

图 1-7-22　腰椎活动记录图

二、俯卧位

1. 掌按查体法（图 1-7-23）　患者俯卧，下腹部垫一薄枕，双上肢置于体侧。检查者两手掌重叠，自上而下适当用力按压胸腰部脊柱。注意脊柱、胸廓弹性及掌压痛部位。

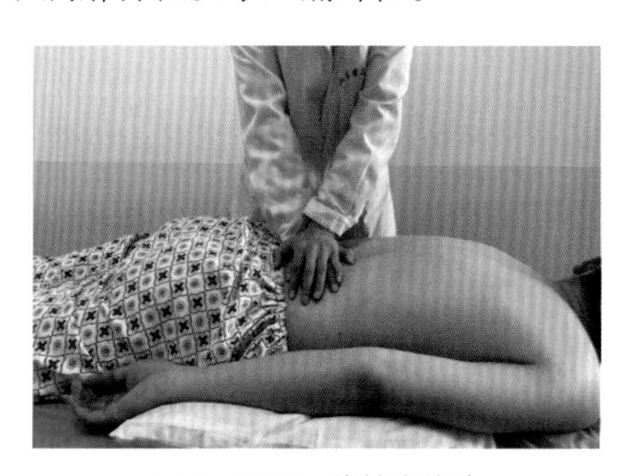

图 1-7-23　掌按查体法

2. 指按查体法（图 1-7-24）　患者俯卧，下腹部垫一薄枕，检查者用拇指由上而下适当用力按压各棘突、棘间及其他常见压痛点，根据用力大小判断压痛程度。一般先掌按查体，发现掌压痛部位后再用指按查体仔细寻找掌压痛部位的具体压痛点。

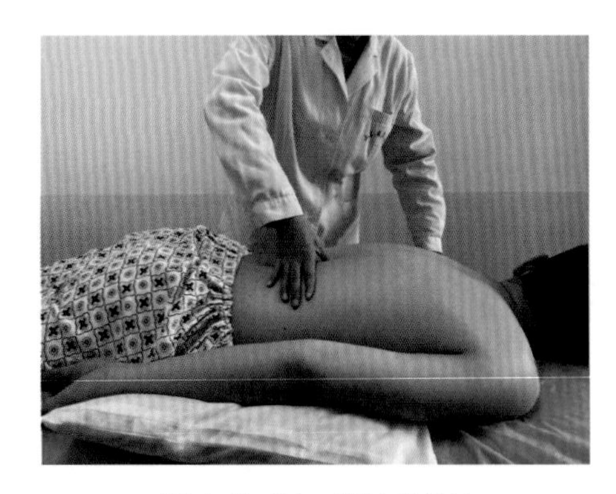

图 1-7-24 指按查体法

3. 肾区叩诊（图 1-7-25） 左手掌置于患者腰部，右手握拳在左手背上捶击，由轻逐渐加重，或用右手掌尺侧缘直接轻击腰部，患者感到有捶痛，表示肾脏有病态。

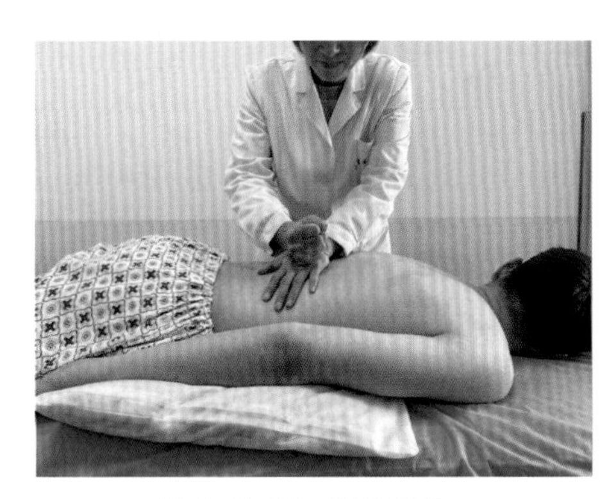

图 1-7-25 肾区叩诊

4. 背伸试验（图 1-7-26） 患者俯卧，两腿并拢、两手交叉于颈后，检查者固定患者双腿，嘱患者主动抬起上身，检查者再于背部适当加压，患者抗阻力背伸。有椎间关节和软组织疾患时可发生疼痛，为阳性。

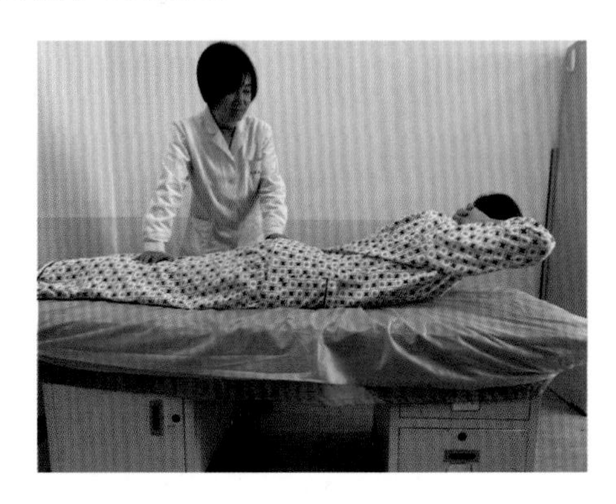

图 1-7-26 背伸试验

5. 梨状肌试验（图 1-7-27） 患者俯卧，屈曲患侧膝关节，检查者一手固定骨盆，一手握持患侧小腿远端，推动小腿做髋关节内旋及外旋运动，若外旋时出现臀及下肢痛，为阳性。或患者仰卧，将患肢伸直并做内收内旋，出现坐骨神经放射性痛为阳性。

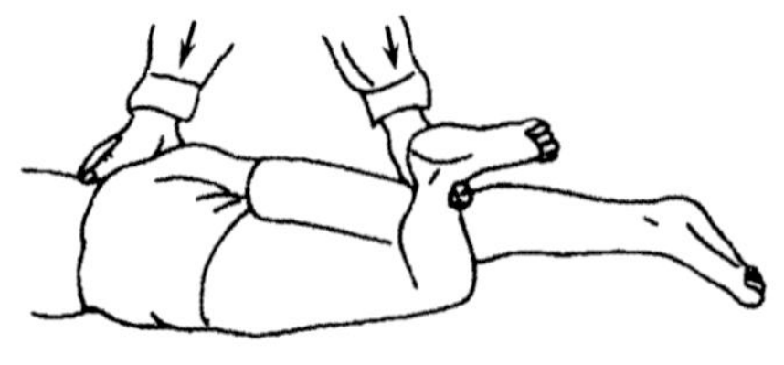

图 1-7-27 梨状肌试验

6. 股神经牵拉试验（图 1-7-28） 患者俯卧，检查者以手托住患者膝关节，保持膝关节伸直，同时上抬使髋关节过伸，如大腿前方有放射样痛，为阳性（图 1-7-28A）。患者俯卧，检查者一手固定患者骨盆，另一手握患肢小腿下端，膝关节伸直或屈曲，将大腿强力后伸，如出现大腿前方放射样痛，为阳性，亦称瓦色曼（Wasserman）征阳性，表示可能有股神经（L_2~L_4）受压现象（图 1-7-28B）。

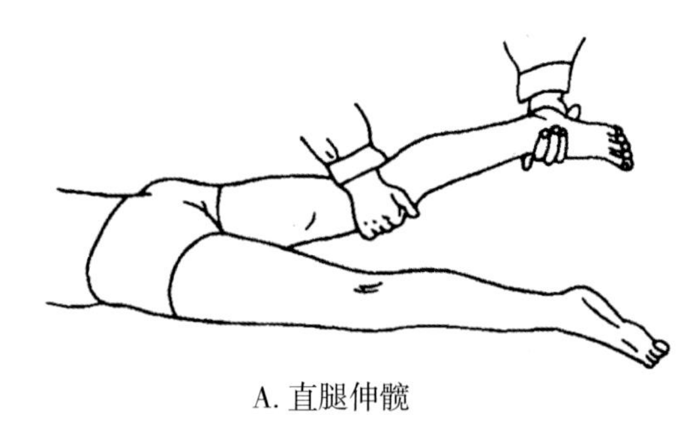

A. 直腿伸髋

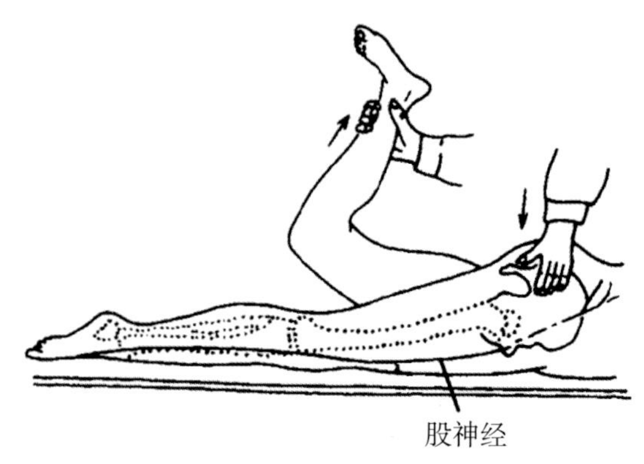

B. 屈膝伸髋

图 1-7-28 股神经牵拉试验

7. 足跗屈肌力检查（图 1-7-29） 嘱患者俯卧，足抗阻力跖屈，可触到也可看到腓肠肌、比目鱼肌和肌腱收缩情况。因屈膝时腓肠肌不能有效地使足跖屈，单独检查比目鱼肌时须屈膝 90° 位检查。

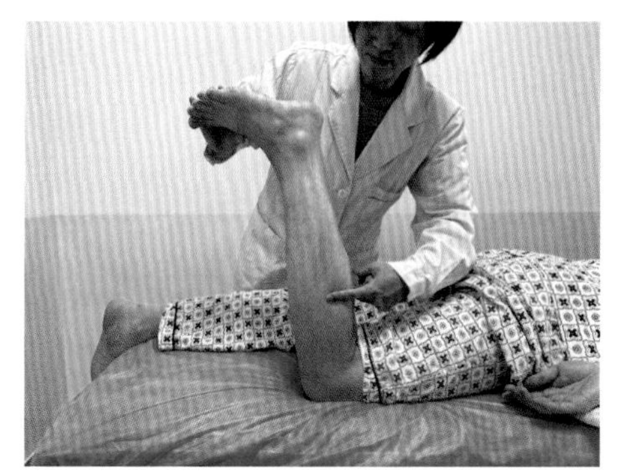

图 1-7-29 足跖屈肌力检查

8. 屈膝肌力检查（图 1-7-30） 屈膝肌包括股二头肌、半腱肌、半膜肌，统称腘绳肌。检查时嘱患者俯卧，抗阻力屈膝关节，触到也可看到外侧股二头肌及内侧半腱肌腱。

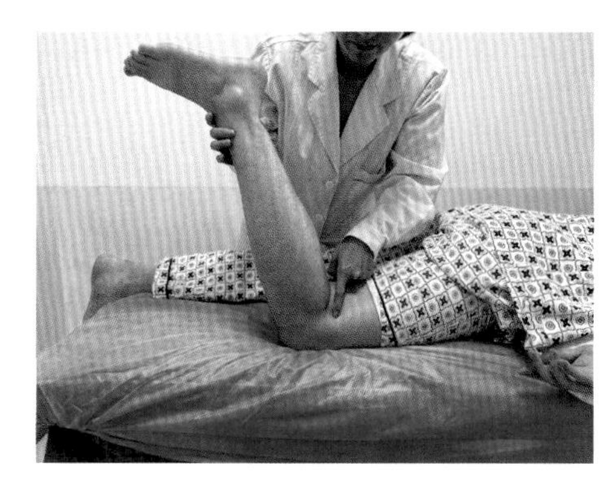

A. 股二头肌

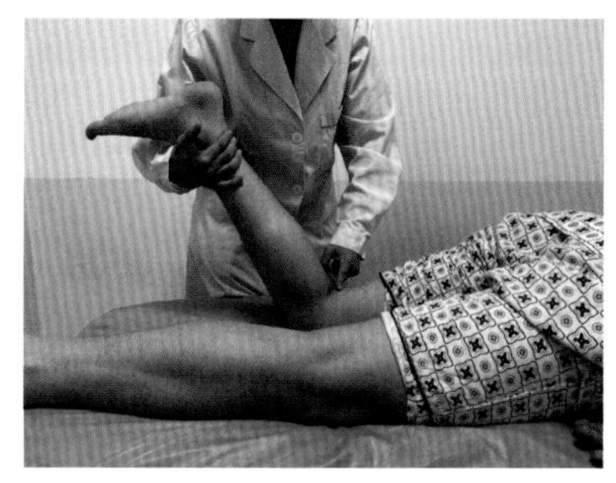

B. 半腱肌、半膜肌

图 1-7-30 屈膝肌力检查

9. 跟腱反射（图 1-7-31） 患者俯卧，双膝关节屈曲 90°，检查者以左手拇指和其他各指分别轻压两足之足跖前部，右手持叩诊锤轻叩跟腱，正常出现腓肠肌收缩或足部跖屈动作。或患者仰卧，膝屈曲，外展、外旋下肢后叩跟腱。

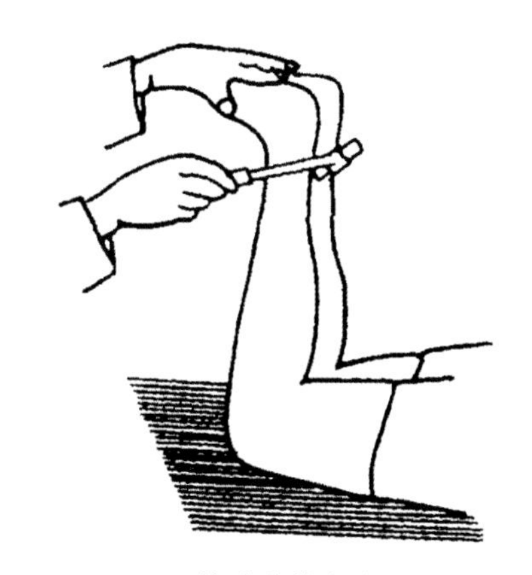

A. 俯卧位检查法

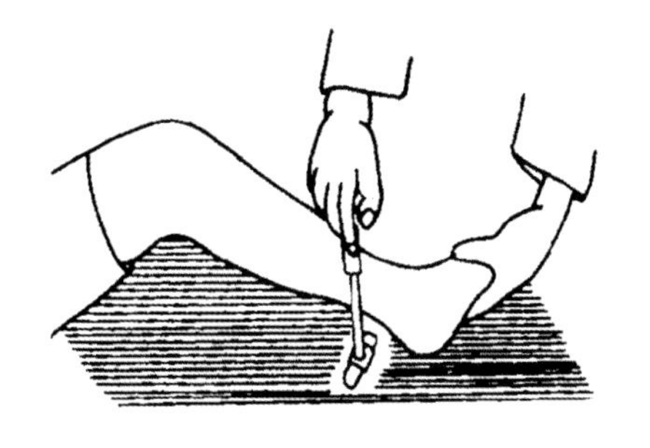

B. 仰卧位检查法

图 1-7-31 跟腱反射

三、仰卧位

1. 屈颈试验（图 1-7-32） 患者仰卧，检查者轻轻托起患者颈部，使颏部与胸部接近，如有颈部抵抗感及颈腰部疼痛为阳性。

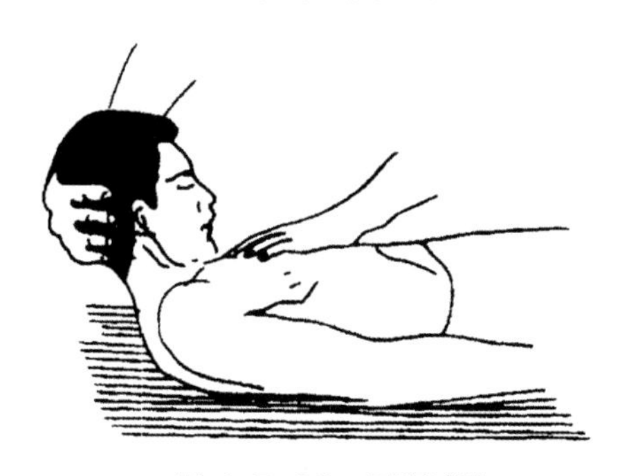

图 1-7-32 屈颈试验

2. 仰卧挺腹试验(图 1-7-33) 分四步进行，依次操作，一旦出现阳性就不必再进行下一步检查。

（1）患者仰卧，两手置于腹部，以枕部及两足为着力点，将腹部及骨盆用力向上挺起，出现腰痛及患肢放射痛为阳性。

（2）患者仍保持挺腹姿势，深吸气后停止呼吸，腹部用力鼓气，约 30 s，患肢有放射痛为阳性。

（3）在挺腹姿势下用力咳嗽，有患肢放射痛为阳性。

（4）在挺腹姿势下，检查者用两手加压两侧颈静脉，患肢有放射痛为阳性。

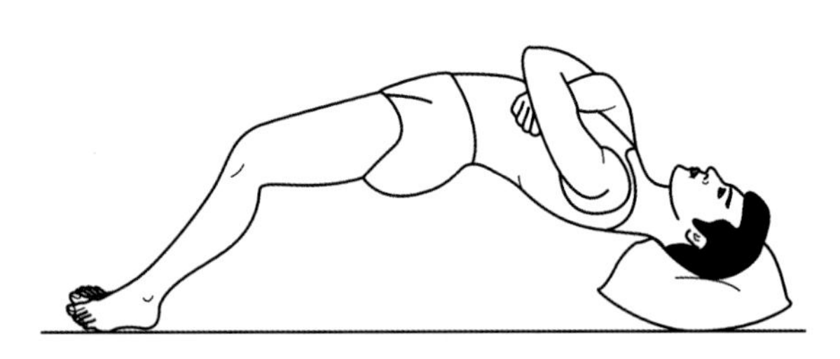

图 1-7-33 仰卧挺腹试验

3. 直腿抬高试验（图 1-7-34） 患者仰卧，两腿伸直，分别主动做直腿抬高动作，然后再被动抬高。抬高低于 80°，同时有下肢放射痛为阳性，说明有坐骨神经受压现象。但须排除腘绳肌和膝关节后关节囊受牵拉所造成的影响。

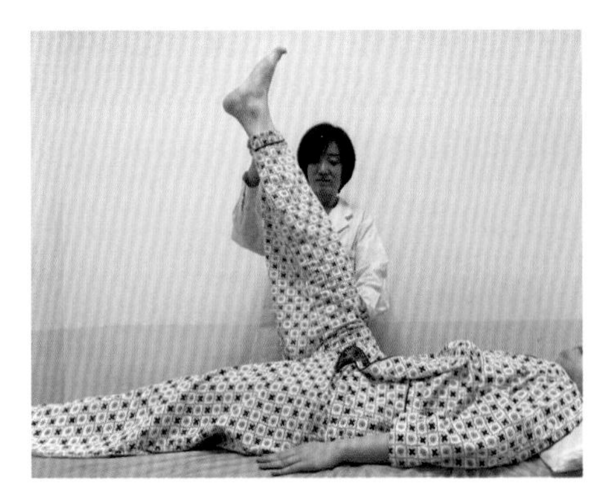

图 1-7-34 直腿抬高试验

4. 直腿抬高加强试验（图 1-7-35） 直腿抬高到最大限度但尚未引起疼痛时，突然将足背伸而引起患腰后侧放射性剧痛为阳性。以此可区别因髂胫束、腘绳肌、膝关节后关节囊紧张所造成的直腿抬高受限。因背伸踝只加剧坐骨神经及小腿腓肠肌紧张，对小腿以上肌筋膜无影响。

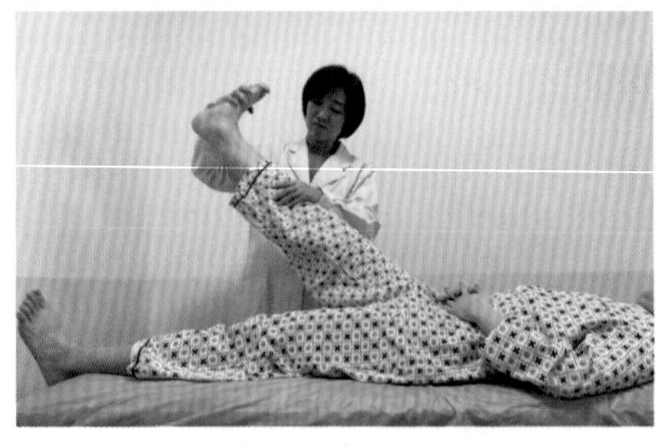

图 1-7-35 直腿抬高加强试验

5. 膝跳反射（图 1-7-36） 患者坐位，膝关节约屈 120°，足踏于地面（图 A）；或一侧大腿放在另一侧大腿上；或患者仰卧，足跟置于床面，检查者以左手托起患者两侧膝关节，使小腿屈曲成 120°（图 B）；或检查者左手前臂背侧托起患者一侧腘窝，手掌放于另一侧膝关节上作支持，使膝关节稍屈曲，右手持叩诊锤叩击髌韧带，正常引起股四头肌收缩，出现膝跳或小腿前踢动作，注意两侧对比。

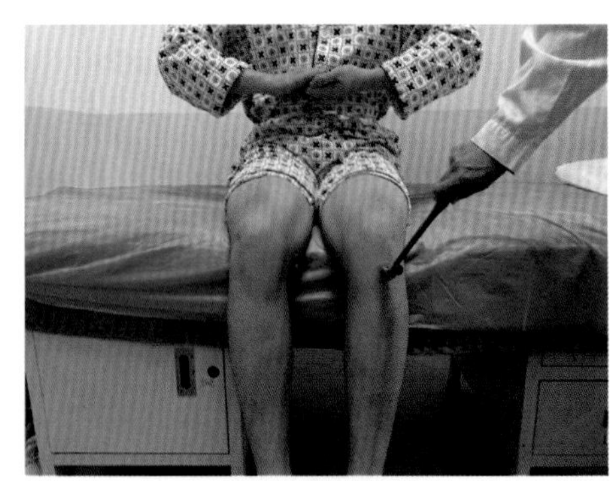

A. 坐位检查法

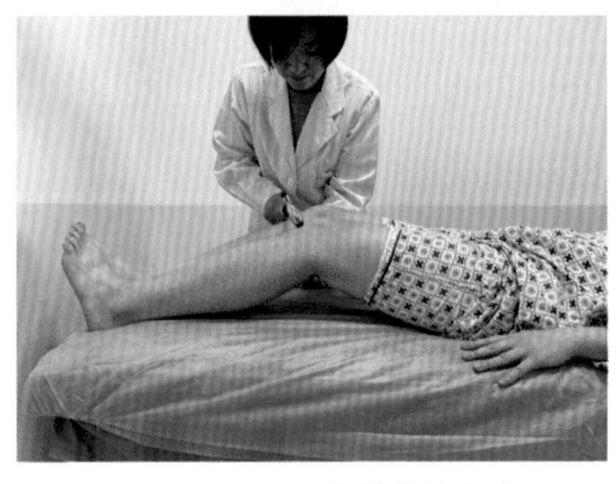

B. 仰卧位检查法

图 1-7-36 膝跳反射

6. 足长伸肌肌力检查（图 1-7-37）　嘱患者取仰卧位抗阻力踝背伸足内翻，可触到该肌收缩。

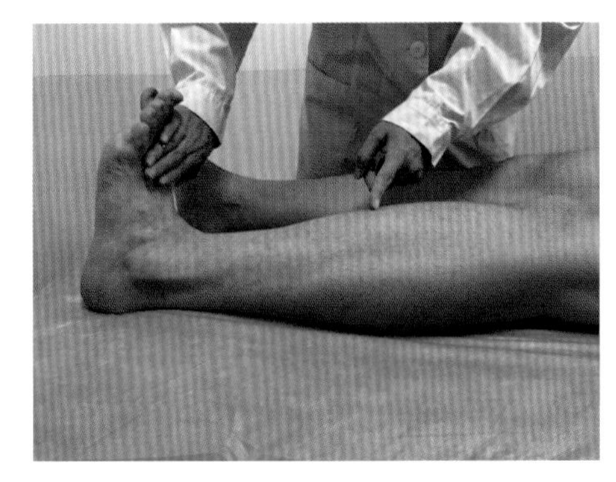

图 1-7-37　足长伸肌肌力检查

7. 踇长伸肌肌力检查（图 1-7-38）嘱患者将踇趾抗阻力背伸，可触到该踇长伸肌腱收缩，亦可感觉其肌力情况。

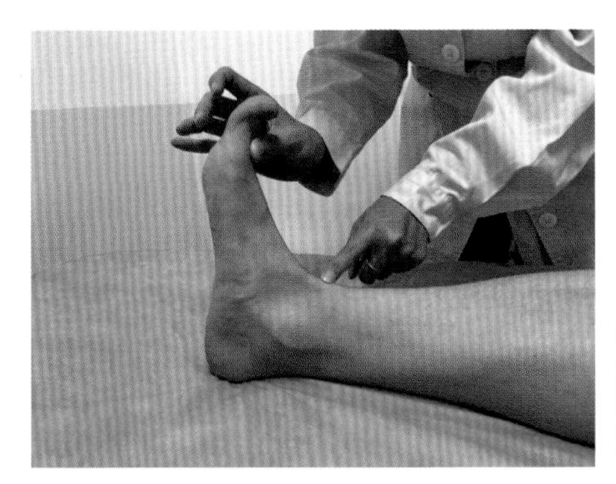

图 1-7-38　踇长伸肌肌力检查

8. 伸膝肌肌力检查（图 1-7-39）　嘱患者仰卧，稍屈膝，然后抗阻力伸直膝关节，可触到该肌收缩，感觉其肌力情况。

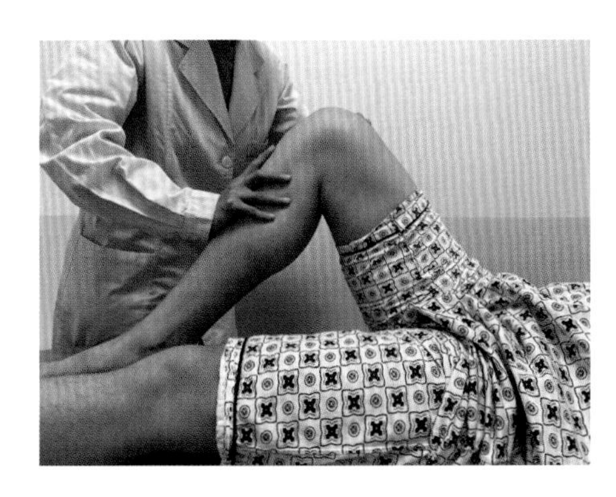

图 1-7-39　伸膝肌肌力检查

9. 床边试验（图 1-7-40）　又称盖斯兰（Gaenslen）试验、分腿试验、骶髂关节扭转试验。患者仰卧，臀部靠近床边，先将健侧髋关节尽量屈曲，贴近腹壁，患者双手抱膝以固定腰椎。患肢垂于床边，检查者一手按压患者健侧膝关节，帮助屈膝屈髋，另一只手用力下压患肢大腿（图 1-7-40A），或检查者双手用力下压垂于床边的大腿，使髋关节尽量后伸（图 1-7-40B），或患者侧卧，健侧在下，将健腿极度屈曲并固定骨盆，检查者一手握住患肢踝部，使膝关节屈曲 90°，再将患肢向后牵拉使髋关节尽量过伸，另一手将骶部向前推压（图 1-7-40C），若出现该侧骶髂关节疼痛，为阳性，说明骶髂关节有疾患。

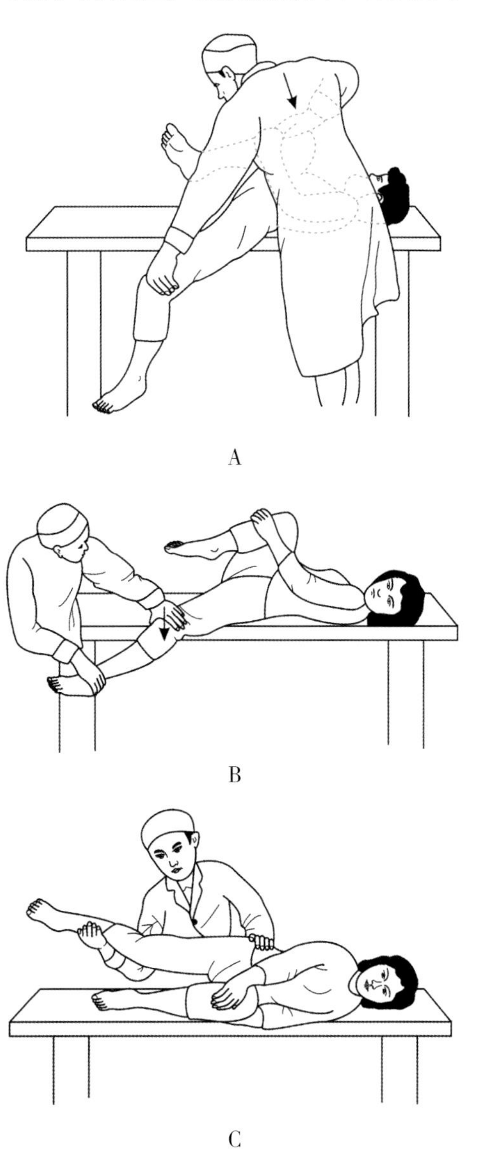

图 1-7-40　床边试验

10. 骨盆分离试验（图 1–7–41） 患者仰卧，检查者两手按住两侧髂嵴内侧将骨盆向外侧做分离按压，若骶髂关节出现疼痛为阳性。

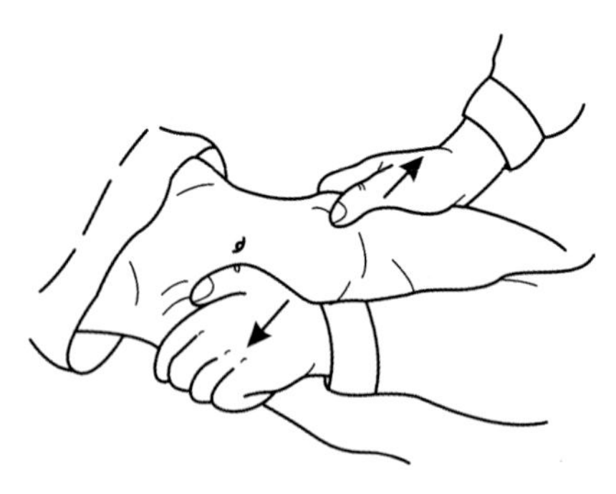

图 1–7–41 骨盆分离试验

11. 耻骨联合压迫试验（图 1–7–42） 患者仰卧，检查者用手掌适当用力压迫耻骨联合。若出现骶髂关节或耻骨联合疼痛为阳性，分别表示相应部位病变。

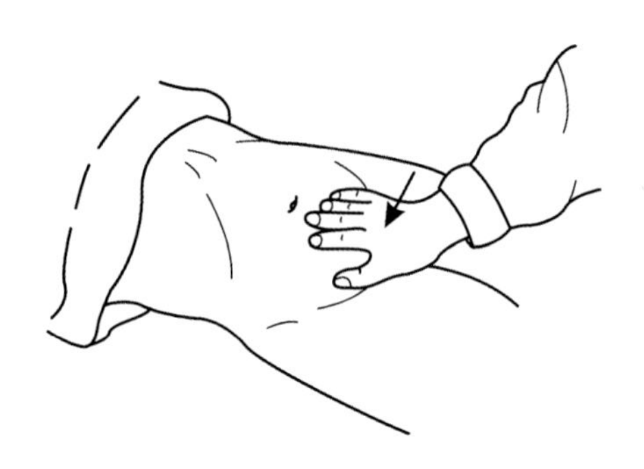

图 1–7–42 耻骨联合压迫试验

12. 骶髂关节定位试验（图 1–7–43） 患者仰卧，检查者抱住其两腿膝后部，使髋关节屈曲 90°，小腿自然地放在检查者右臂上，检查者左手压住膝部，使骨盆紧贴检查台，嘱患者肌肉放松，然后以双大腿为杠杆，将骨盆向右和向左挤压。一侧受挤压，对侧被拉开，有骶髂关节疾患时，向患侧挤压时疼痛较轻，而向对侧挤压时患侧被拉开而疼痛较剧烈。

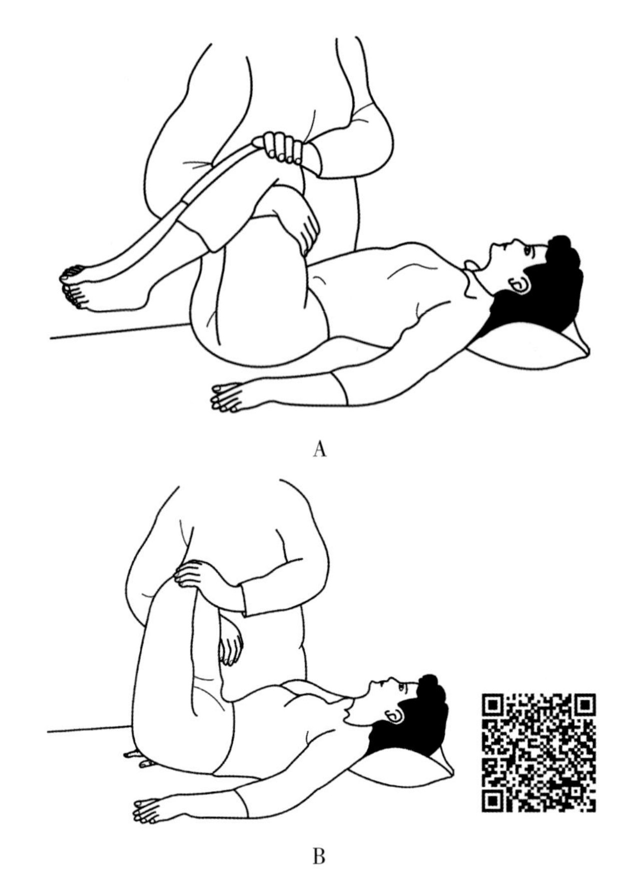

图 1–7–43 骶髂关节定位试验

13. 斜板试验（图 1–7–44） 患者仰卧，先试验健侧，检查者一手握住小腿，充分屈髋屈膝，另一手按住同侧肩部，固定躯干，然后将大腿及骨盆向对侧推送，使腰骶部及骶髂关节发生旋转。用同样方法再试验患侧，两侧对比，若骶髂关节出现疼痛为阳性，说明疼痛侧骶髂关节有病变。

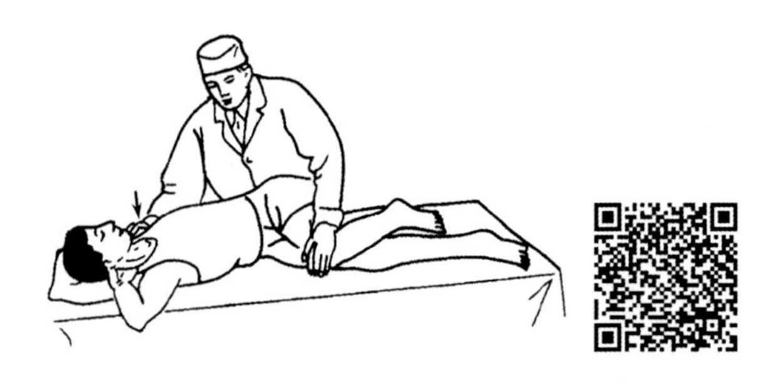

图 1–7–44 斜板试验

第八节　髋部检查

一、望诊

先让患者立正站好，从不同角度观察骨盆有无倾斜、腰椎有无代偿性侧凸、皮肤有无瘢痕、肌肉有无萎缩等。再让患者行走，观察有无疼痛性跛行、短缩跛行和其他异常步态。最后让患者上床，观察上床动作。上床后，仔细观察髋部有无隆起、凹陷、红肿、窦道、瘢痕、肌肉萎缩和髋部畸形。

1. 屈曲畸形　髋关节不能伸直到中立位。检查时将健侧髋关节极度屈曲，使腰椎放平，骨盆固定摆正，此时患髋屈曲的角度（大腿轴线与床面所形成的角度）即畸形角度。此种畸形在患者站立时因腰椎部分前凸代偿而不易发现（图1-8-1）。

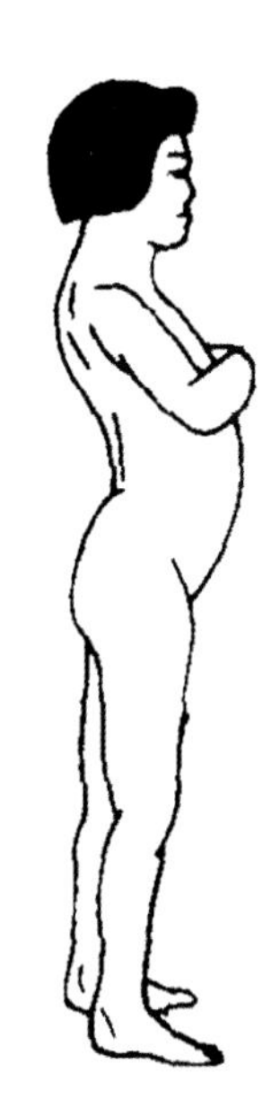

图 1-8-1　髋关节屈曲畸形

2. 内收、外展畸形　如一侧下肢超过躯干正中线，居其内侧而不能外展，为内收畸形（图1-8-2），居其外侧而不能内收则为外展畸形（图1-8-3）。大腿轴线与躯干轴线所成角度为畸形角度。

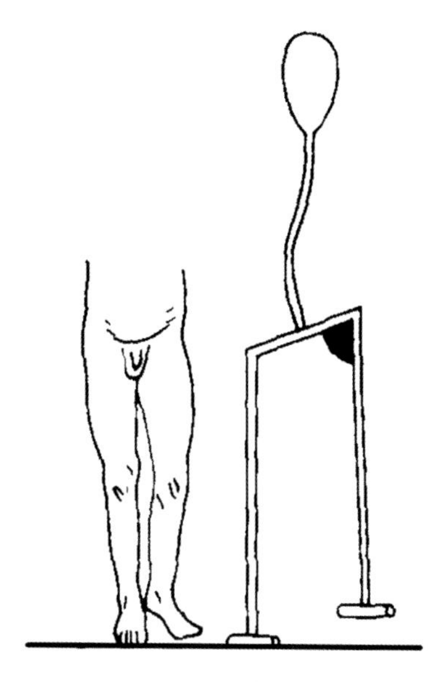

图 1-8-2　髋关节内收畸形

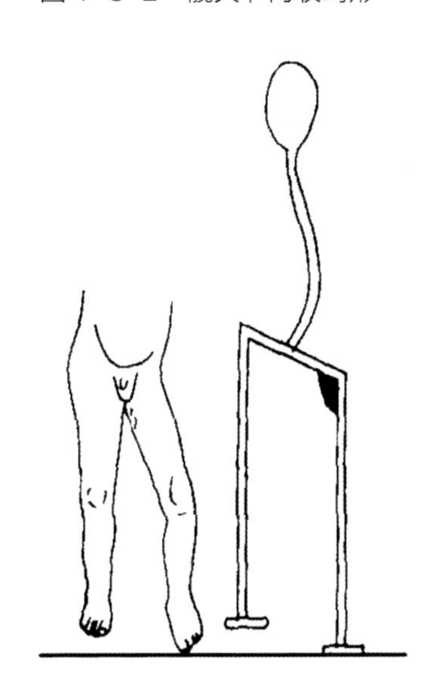

图 1-8-3　髋关节外展畸形

3. 旋转畸形　患者仰卧，置骨盆于中立位，双下肢伸直，观察髌骨或䠀趾位置是否朝向正上方，如偏向内侧或外侧，分别表示有内旋或外旋畸形。疼痛临床引起髋关节畸形的常见原因有创伤性髋关节炎、髋关节结核、股骨头缺血坏死、髋周肌肉与筋膜挛缩等。

二、触诊

患者仰卧，双腿伸直，检查者双手拇指分别置于每侧腹股沟韧带中点下方的股骨头处，其余4指各按于大转子处，两侧对比触诊，即双手触诊法。注意触知以下几个方面的情况。

（1）髋关节的轮廓。

（2）股骨头的位置：正常位于腹股沟韧带中点之下，股动脉之后（图1-8-4）。如髋关节向后上方脱位，则股骨头转移到股动脉之外侧，与髂前上棘的间距缩短，大转子亦随之上移。髋关节前脱位时，股骨头很容易在耻骨和闭孔处触及。

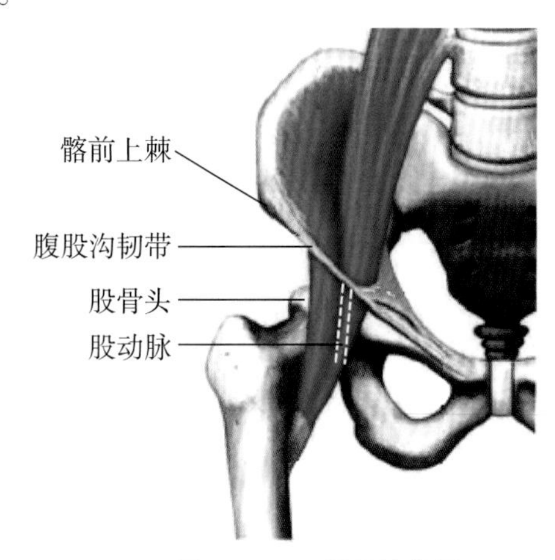

图1-8-4 股骨头位置

（3）股骨头处肿块：注意大小、边界、硬度、数目、活动度、波动、震颤及与髋关节和其周围组织的关系。

（4）软组织的厚度：髋关节炎时，其局部软组织厚度增加。

（5）髋部压痛点（图1-8-5）：

1）大转子顶端：其压痛点在髋关节前方，相当于腹股沟韧带中点向下向外各约2.5 cm处。见于髋关节化脓性感染或结核、大转子滑囊炎等。

2）大转子处：大转子滑囊炎时，在大转子处有明显压痛点。

3）小转子处：在髋关节屈曲外旋位，小转子处有压痛见于髂腰肌止点病变。

4）髂骨翼内侧：有压痛、肿块，见于髂肌下血肿，多合并有股神经压迫症状。

5）腹股沟韧带与髂骨之间：该处压痛多见于腰大肌下滑膜囊炎。

6）股骨头：腹股沟韧带中点下压痛多见于股骨头病变，如股骨头缺血性坏死等。

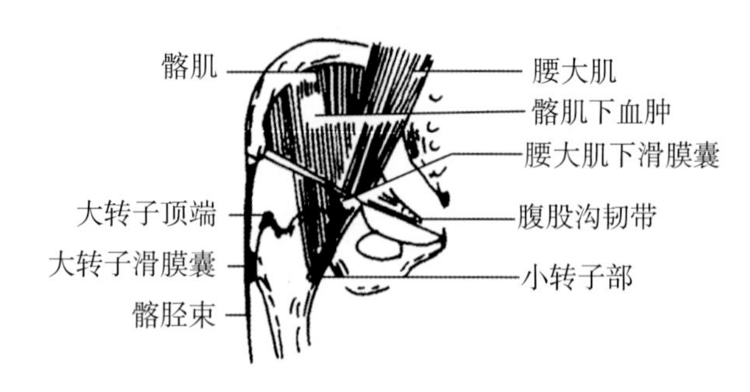

图1-8-5 髋部压痛点

三、髋关节活动与肌力检查

1. 髋关节正常活动范围 见图1-8-6。

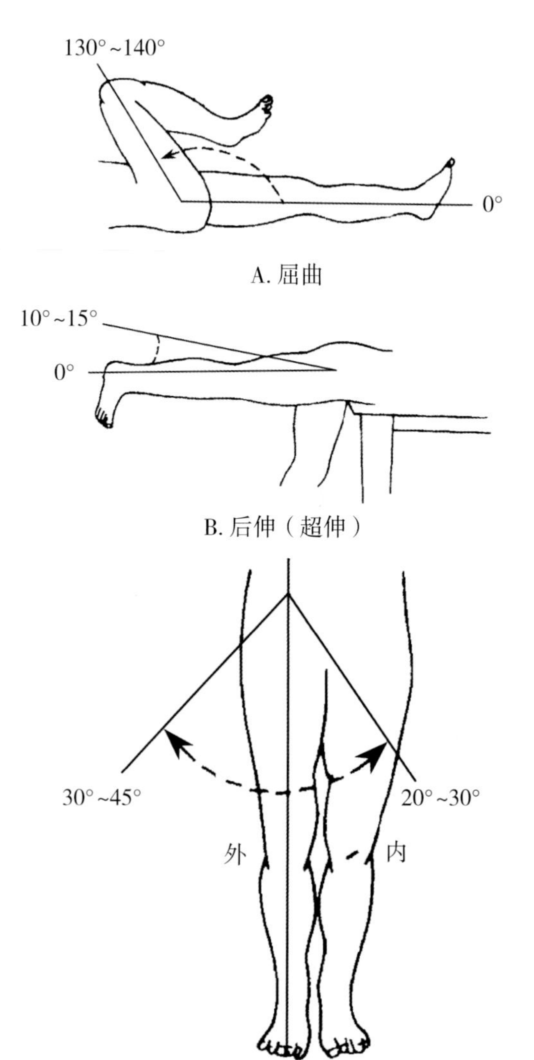

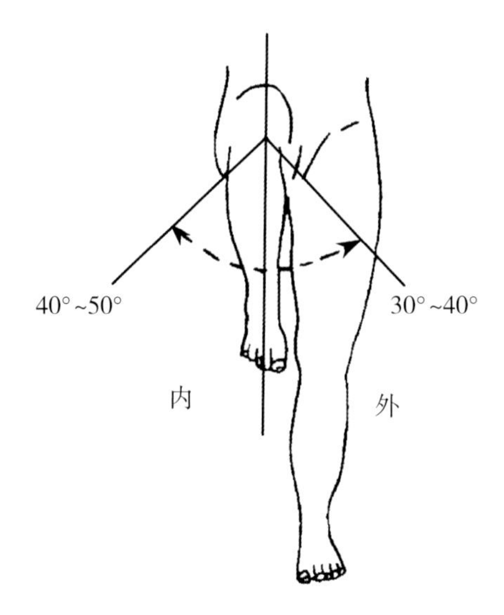

D. 屈髋位旋转

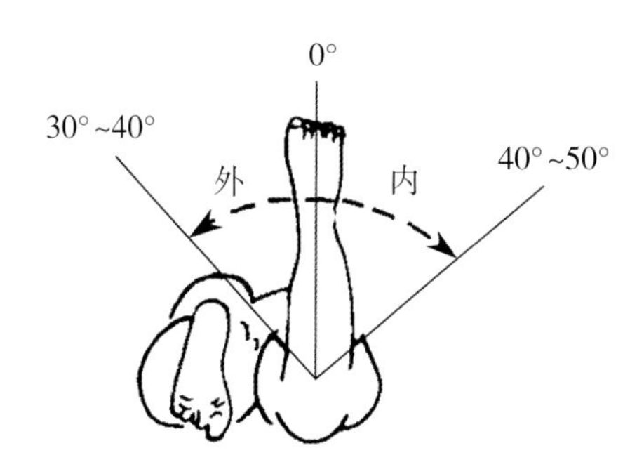

E. 俯卧位旋转

图 1-8-6　髋关节正常活动范围

2. 髂腰肌肌力检查（图 1-8-7）　患者仰卧，检查者将患者膝关节屈曲并托住小腿，使大腿与躯干所成角略小于 90°，嘱患者抗阻力屈曲髋关节。

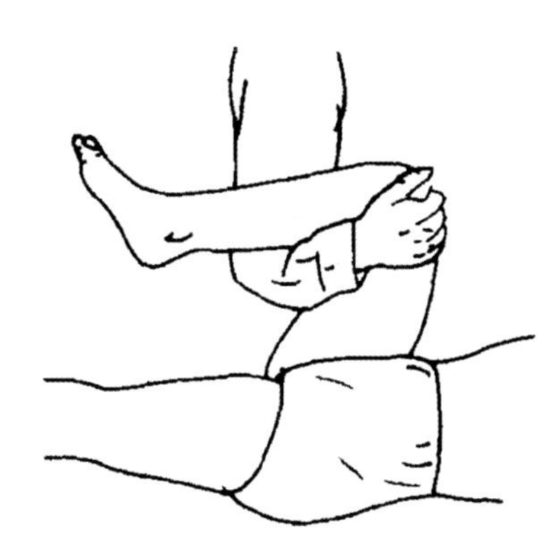

图 1-8-7　髂腰肌肌力检查

3. 缝匠肌肌力检查　患者取髋关节外旋位时，抗阻力屈膝，可触到该肌收缩（图 1-8-8）。

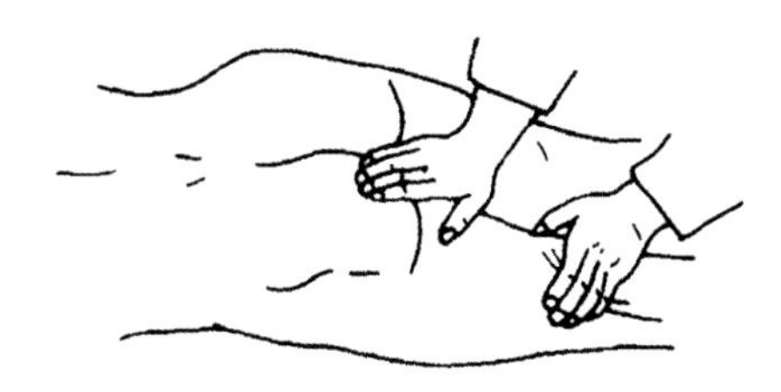

图 1-8-8　缝匠肌肌力检查

4. 股内收肌肌力检查（图 1-8-9）　嘱患者仰卧，伸直膝关节，下肢由外展位抗阻力内收，可触到收缩的肌腹。

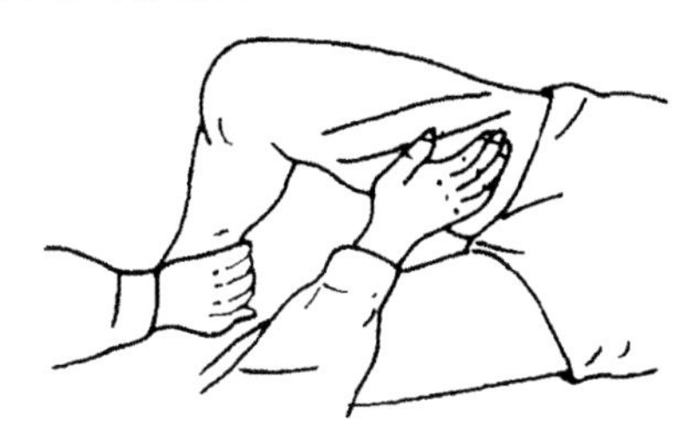

图 1-8-9　股内收肌肌力检查

5. 臀大肌肌力检查（图 1-8-10）　嘱患者俯卧，将一侧下肢抗阻力后举，即髋关节抗阻力后伸，可触到也常看见该肌收缩。

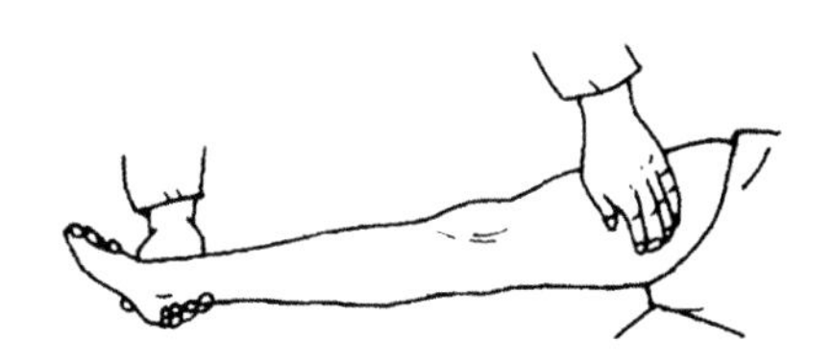

图 1-8-10　臀大肌肌力检查

6. 臀中、小肌肌力检查　该二肌起于髂骨翼外面，止于大转子，收缩时使髋外展、内旋。检查患者髋外展抗阻和内旋抗阻运动，可检查该二肌的肌力（图 1-8-11）。

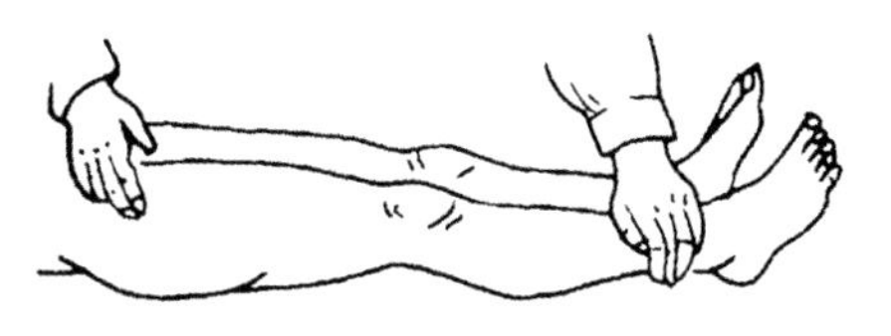

A. 检查外展

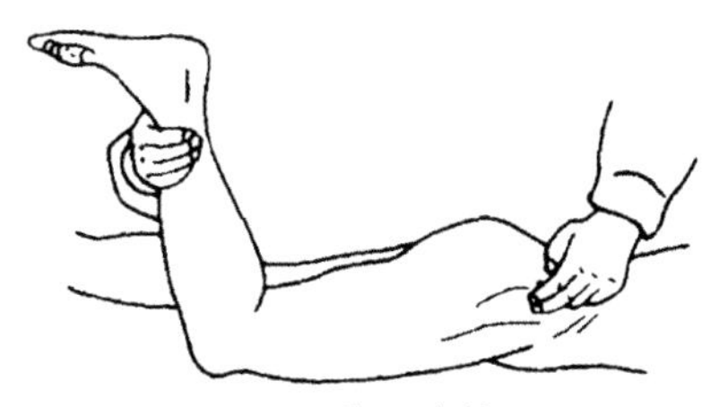

B. 检查内旋

图 1-8-11　臀中、小肌肌力检查

7. 髋外旋肌力检查 髋外旋运动由梨状肌、闭孔内肌、闭孔外肌、股方肌、上孖肌和下孖肌共同收缩完成，嘱患者俯卧、屈膝，小腿做抗阻内收动作，便可检查上述肌肉的外旋肌力（图1-8-12）。

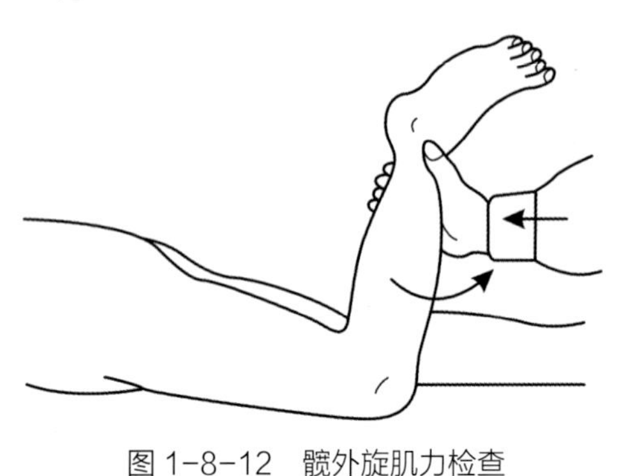

图 1-8-12 髋外旋肌力检查

四、特殊检查

1. 大腿滚动试验（Gauvain 征） 患者仰卧，双下肢伸直，检查者以双手掌置于大腿上，使大腿内外滚动（图 1-8-13）。如运动受限、疼痛，即为阳性，主要见于髋关节炎症或结核、股骨颈骨折、转子间骨折等。

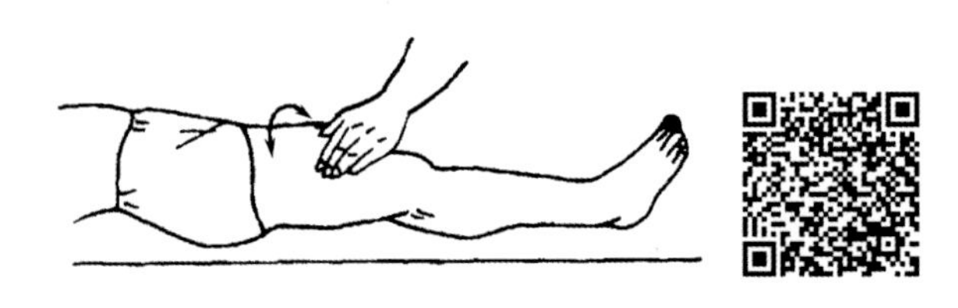

图 1-8-13 大腿滚动试验（Gauvain 征）

2. 髋关节屈曲挛缩试验（Thomas 征） 患者仰卧，双下肢伸直，尽量使健侧屈髋屈膝，大腿贴近腹壁，使腰部紧贴于床面，克服腰椎的前凸代偿作用，若患髋随之屈曲，不能保持伸髋位，则该试验阳性。证明髋关节有屈曲挛缩畸形（图1-8-14）。

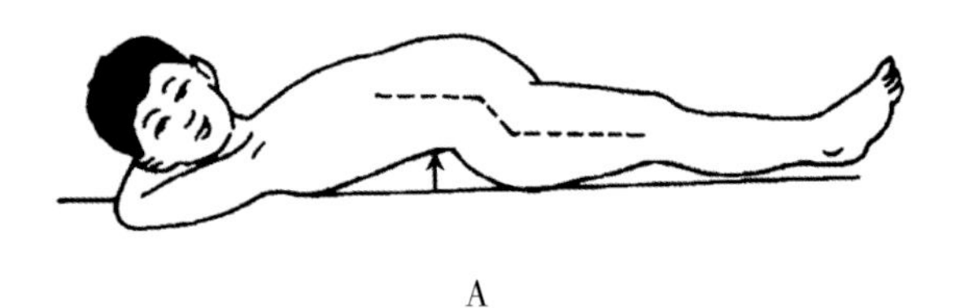

A

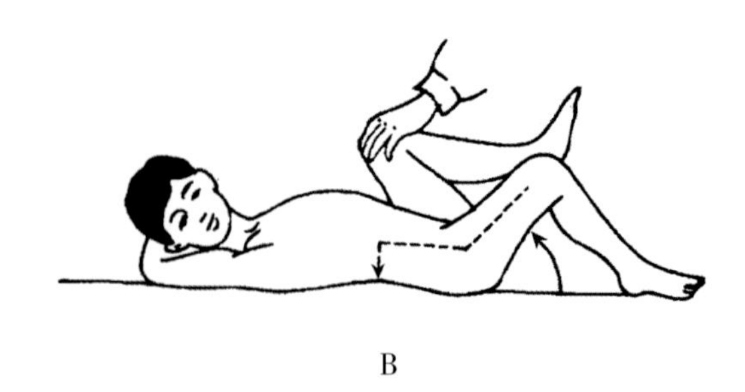

B

图 1-8-14 髋关节屈曲挛缩试验

3. “4”字试验（Hare 试验） 患者仰卧，屈曲患侧膝关节，将踝部置于健侧大腿上，检查者将其膝部下压，若能抵至床面，为阴性，不能抵至床面为阳性（图 1-8-15）。此试验主要用于鉴别髋关节疾患和坐骨神经痛，前者为阳性，后者为阴性。

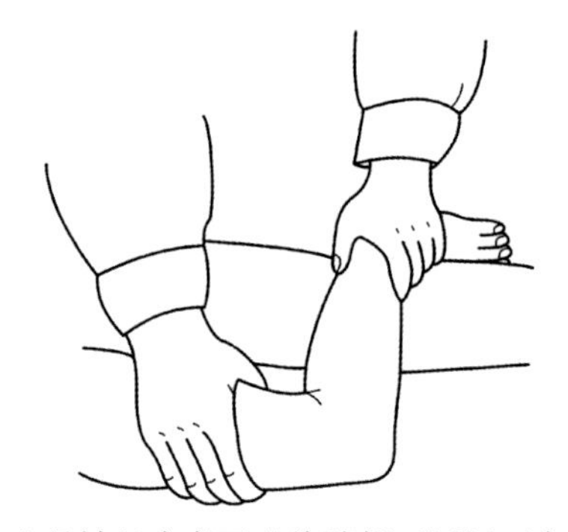

A. 坐骨神经痛者可以将膝部下压抵至床面

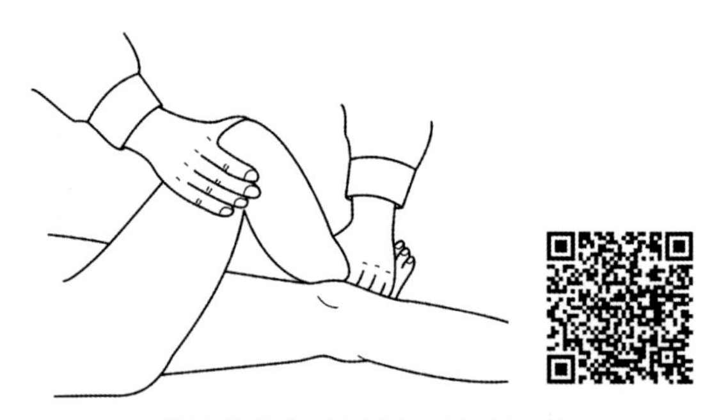

B. 髋关节疾患下压膝部不能抵至床面

图 1-8-15 “4”字试验（Hare 试验）

4. 髂胫束挛缩（Ober）试验 患者侧卧，健侧在下并屈髋屈膝，以减少腰椎前凸。检查者在患者背后一手固定骨盆，一手握患者患肢踝部，屈膝至 90°，然后将髋关节外展后伸，再放松握踝之手，让患肢自然下落。若落在健肢后侧为阴性，若落在健肢前方或保持外展上举姿势不能下落，则为阳性（图 1-8-16），说明有髂胫束或阔筋膜张肌挛缩。

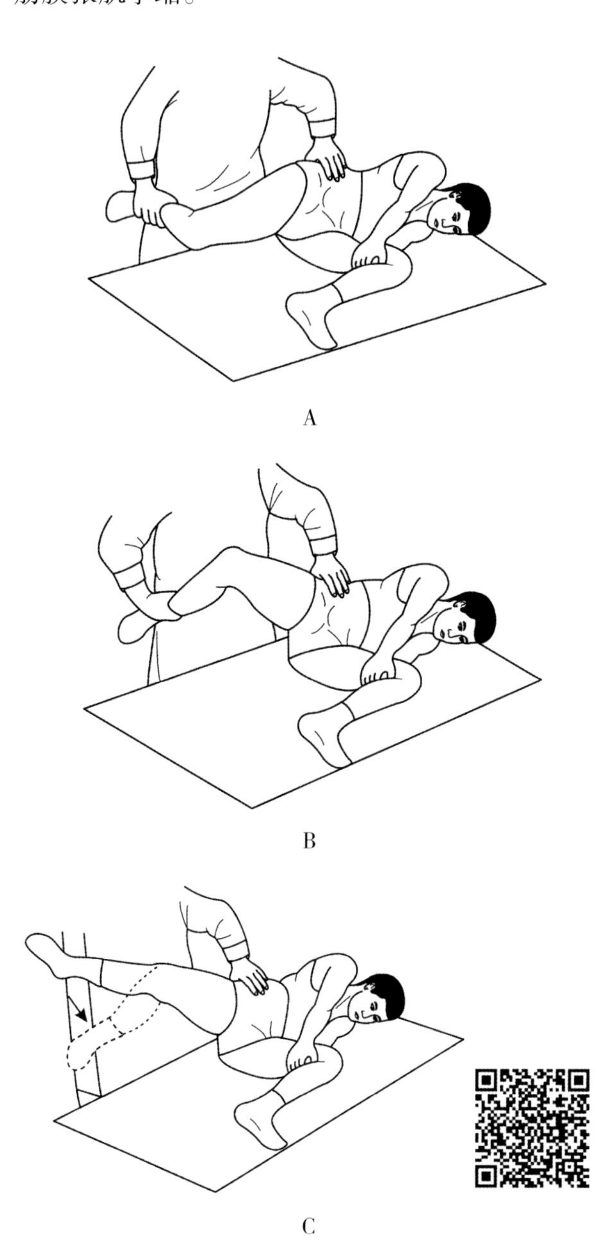

图 1-8-16　髂胫束挛缩（Ober）试验

5. 叩击试验　患者仰卧，患侧下肢伸直，检查者握拳，叩击患肢足跟（图 1-8-17）或大转子，若引起髋部疼痛，为阳性，见于髋关节炎症或骨折。

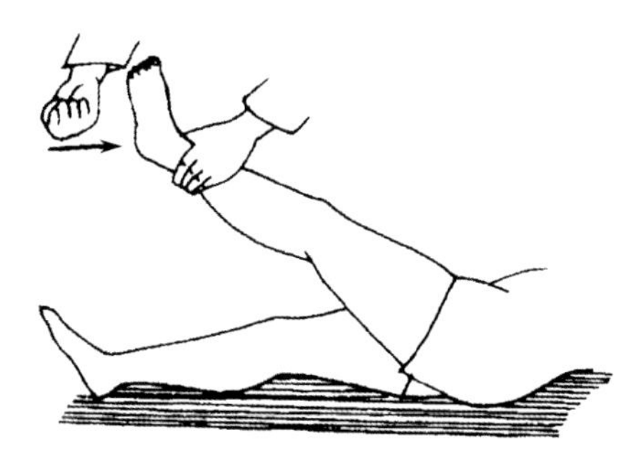

图 1-8-17　叩击试验

6. 髋关节超伸试验　患者俯卧，检查者一手固定骨盆，一手提起患侧小腿，使髋关节过伸。若后伸可达 30° 以上，则为阴性；若后伸受限，用力后伸则使骨盆抬起，臀部疼痛，则为阳性（图 1-8-18），见于髋关节挛缩、炎症或结核早期、腰大肌脓肿等。

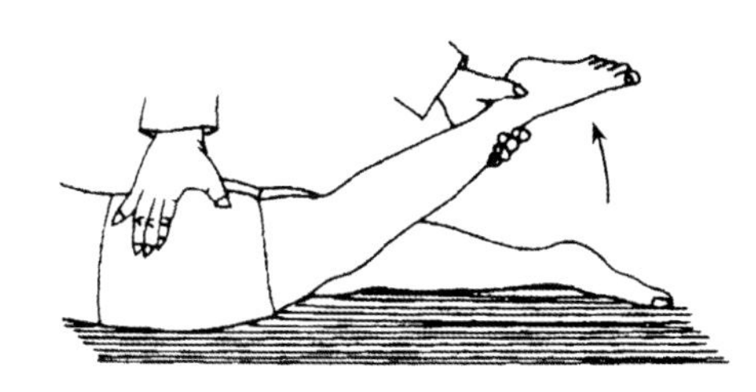

图 1-8-18　髋关节超伸试验

7. 臀中肌试验（Trendelenburg 试验）　又叫单腿独立试验，先让患者用健侧单腿独立，患侧下肢抬起，患侧骨盆向上提起，该侧臀皱襞上升为阳性；再使患侧下肢独立，健侧下肢抬起，如健侧骨盆及臀皱襞下降则为阳性（图 1-8-19）。该试验阳性者见于任何使臀中肌无力的疾患。

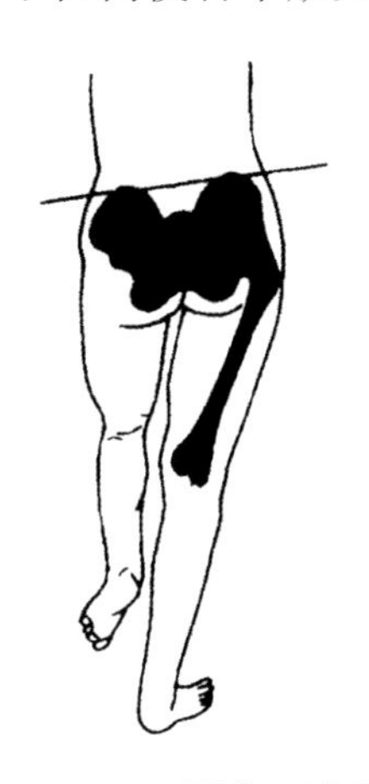

图 1-8-19　臀中肌试验

第九节 膝部检查

一、望诊

检查时让患者脱去长裤及长袜，以便望诊清楚、双侧对比。望诊时重点观察以下情况。

（一）步态、下蹲及起立的情况

观察步态的摆动像和站立像，常可提示膝关节有无病症。嘱患者下蹲及起立，观察患者是否有蹲起困难、疼痛。

（二）膝部外形

观察有无红肿、肥大、隆起、萎缩、畸形等外观异常。

1. 肿胀、隆起 为便于描述膝肿胀的确切部位，把膝关节屈曲 80° 时的膝前部外形比作“象面”，把髌韧带比作“象鼻”，把髌韧带两侧凹陷比作“象眼”，把股四头肌比作“象耳”。不同部位的肿胀具有不同的临床意义，如膝关节积液或滑膜增厚，则膝关节前上方的髌上囊膨大，“象眼”部饱满或隆起，“象面”部轮廓不清。髌前滑囊发炎时，髌骨前面肿胀明显（图 1–9–1）。膝关节结核时，整个膝关节呈梭形肿大，上、下肌肉萎缩，其形态特点称作“鹤膝”（图 1–9–2），腘窝囊肿时，在膝后隆起（图 1–9–3）。胫骨粗隆骨骺炎时，在胫骨粗隆处隆起、肿胀、潮红（图 1–9–4），边缘型半月板囊肿，常在膝外侧关节间隙出现指头大小的肿物（图 1–9–5）。疼痛临床常见膝部肿块的部位如图 1–9–6 所示。

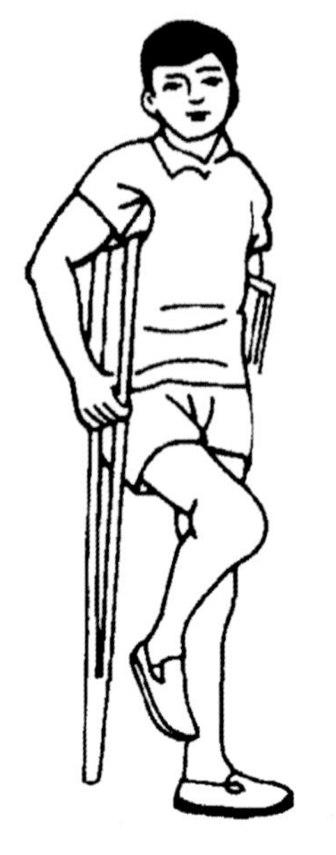

图 1–9–2 鹤膝

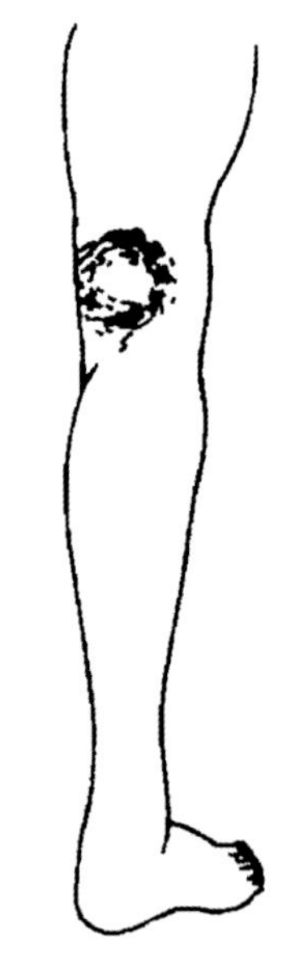

图 1–9–3 腘窝囊肿外观

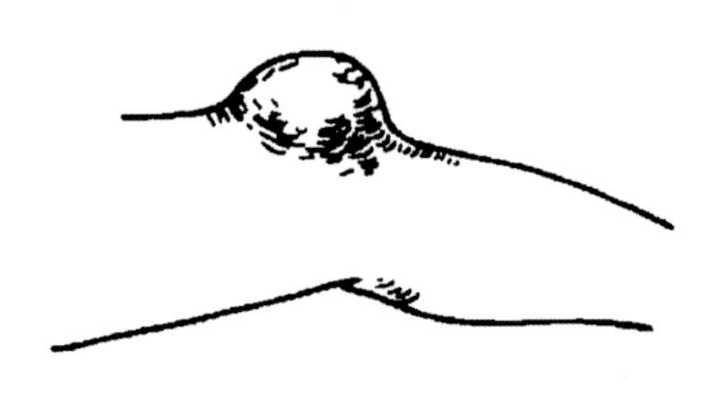

图 1–9–1 髌前滑囊炎外观

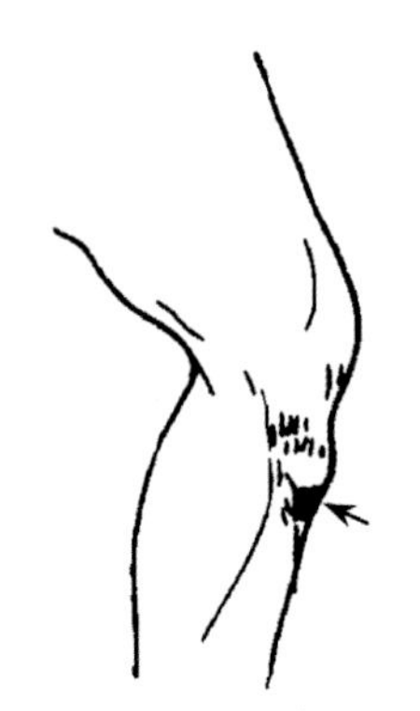

图 1–9–4 胫骨粗隆骨骺炎外观

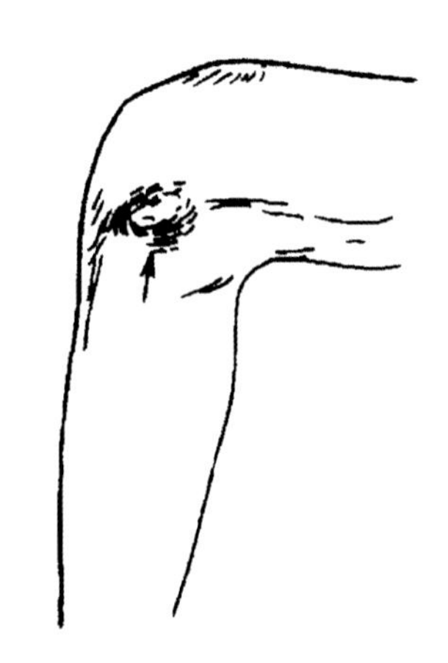

图 1-9-5　半月板囊肿外观

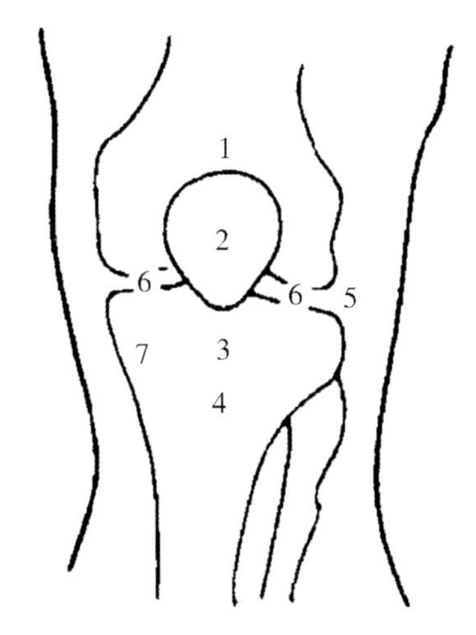

图 1-9-6　膝部肿胀的好发部位

1. 髌上囊积液　2. 髌前滑囊炎
3. 髌下滑囊炎　4. 胫骨粗隆骨骺炎
5. 外侧半月板囊肿　6. 关节鼠或关节积液
7. 鹅足滑囊炎

2. 畸形

（1）膝内翻畸形：又称“O”形腿，两侧踝关节并拢时膝关节不能并拢，两膝间留有一个“O”形缝隙（图 1-9-7）。

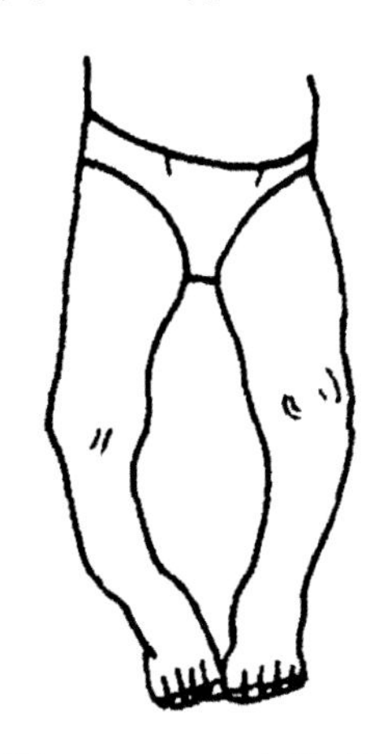

图 1-9-7　膝内翻畸形

（2）膝外翻畸形：又称“X”形腿，两膝关节并拢时，两踝关节不能并拢（图 1-9-8）。

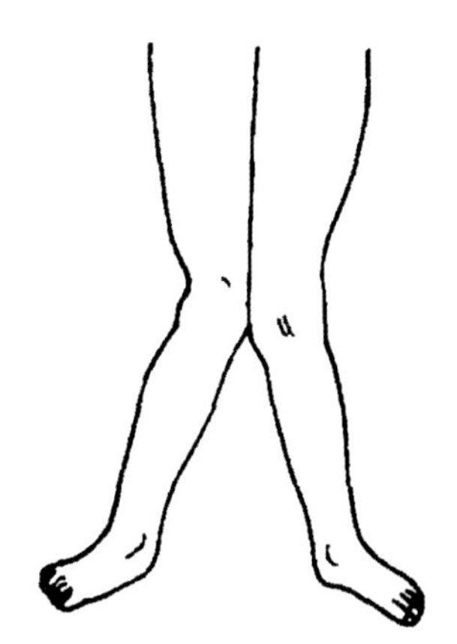

图 1-9-8　膝外翻畸形

（3）膝反张畸形：又称膝反屈，膝关节过伸超过正常范围 5°（图 1-9-9）。

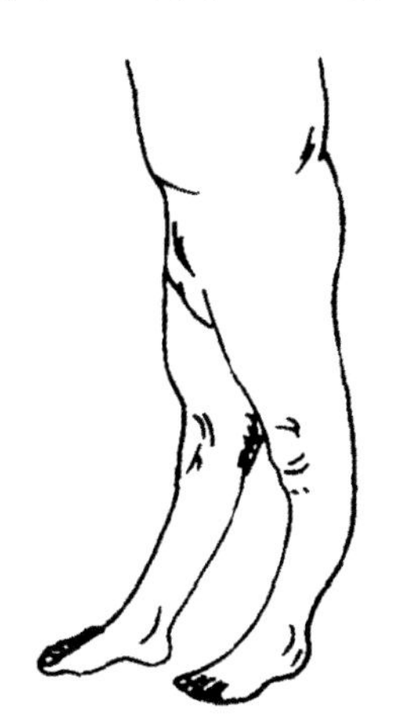

图 1-9-9　膝反张畸形

二、触诊

用一手扶住大腿或小腿，另一手拇指对膝关节的各个部位用适当力量进行认真仔细的触诊，以寻找异常感觉，如积液浮动感和患者的压痛点。不同部位的触诊，须采用不同的膝关节位置。例如，髌尖部触诊须采用伸膝位，并用一手固定髌骨；“膝眼”部及内外关节间隙的触诊须取屈膝位。不同部位的压痛代表不同的病变。例如，胫骨内髁内前缘压痛往往是骨性膝关节炎的一个体征；髌尖触痛一般考虑有髌下脂肪垫炎的可能。其余常见压痛点如图 1-9-10 所示。

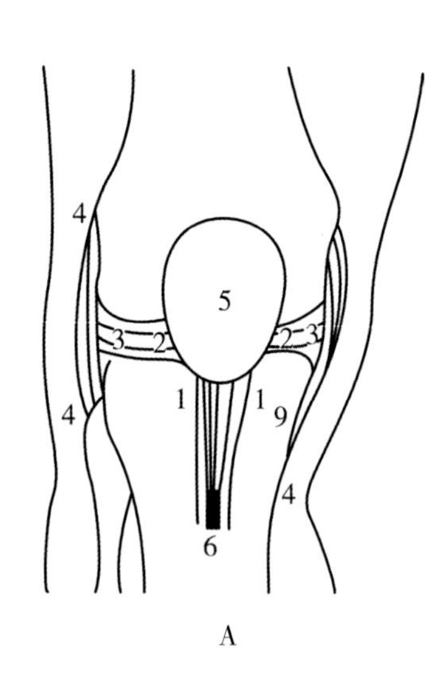

A

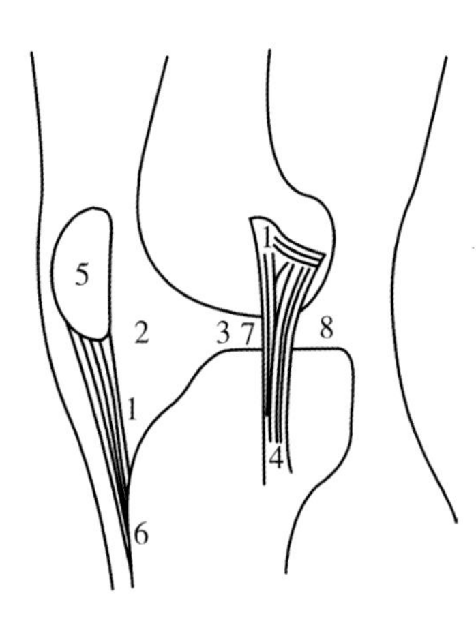

B

图 1-9-10 膝部常见压痛点

1. 膝脂肪垫 2. 膝眼 3. 半月板前角 4. 侧副韧带 5. 髌骨 6. 胫骨粗隆 7. 半月板侧角 8. 半月板后角 9. 鹅足滑囊

三、膝关节活动范围检查

膝关节正常活动范围如下。

1. 屈曲 屈曲 120° ~150°（图 1-9-11A）。

2. 伸展 伸直 0°（图 1-9-11B）。

3. 过伸 过伸 5° ~10°（图 1-9-11C）。

4. 旋转 内旋 20° ~30°，外旋 30° ~40° 。

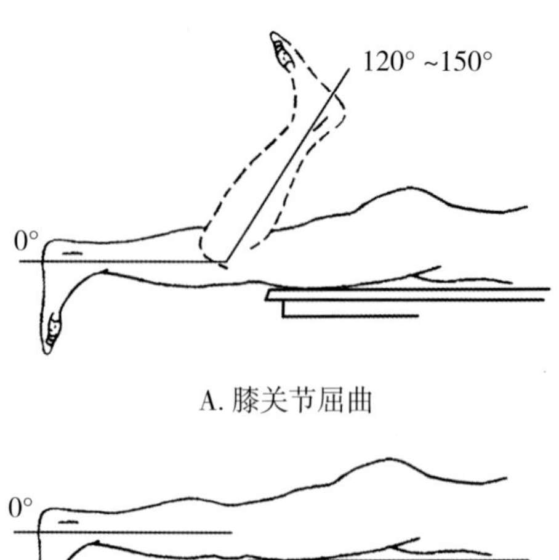

A. 膝关节屈曲

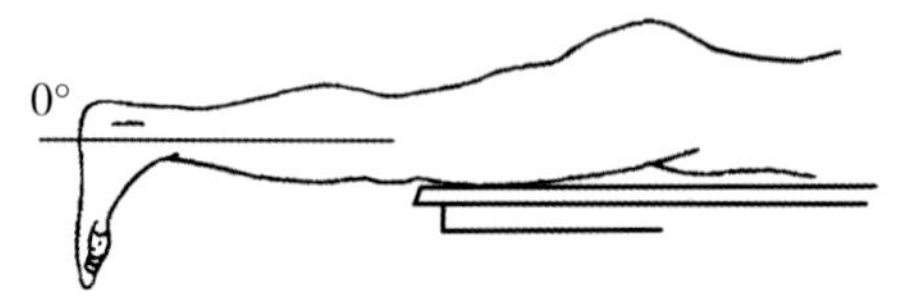

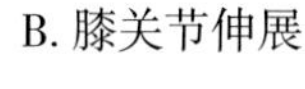

B. 膝关节伸展

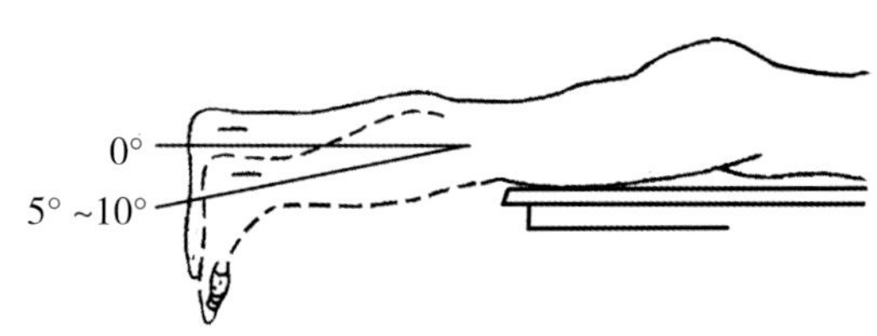

C. 膝关节过伸

图 1-9-11 膝关节正常活动范围

四、特殊检查

1. 浮髌试验（图 1-9-12） 患者仰卧，自然（不用力）伸直膝关节，检查者用一手的虎口部放在患者髌上囊，并向足端推动，使髌上囊内的液体移动到髌下，另一手拇指在髌骨中央冲击式下按，若髌骨有浮动，恰似按动扣在水面上的瓢的感觉，则为浮髌试验阳性，说明关节腔积液在 10 mL 以上（正常约 5 mL）。

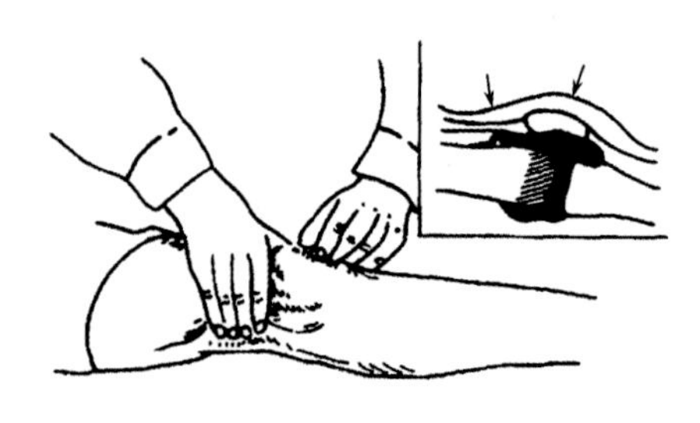

图 1-9-12 浮髌试验

2. 单腿半蹲试验（图 1-9-13） 让患者患侧单腿站立，逐渐屈膝下蹲，若患者感膝软、疼痛或髌下出现摩擦音则为阳性。主要见于髌骨软化症。

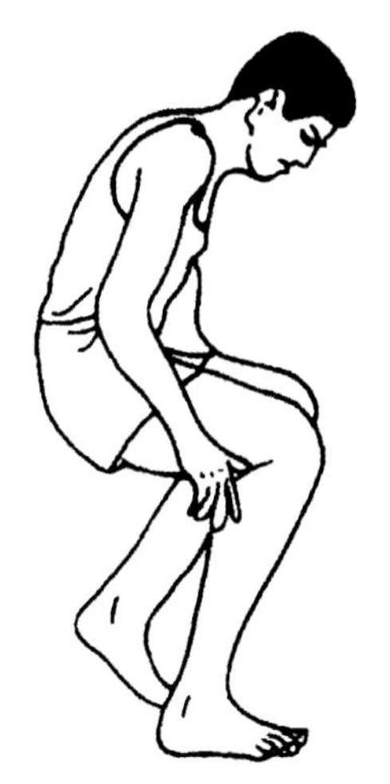

图 1-9-13　单腿半蹲试验

3. 分离试验（Bohler 征）（图 1-9-14）　又称侧方挤压试验、侧副韧带紧张试验。患者仰卧，膝关节伸直，检查者一手握住患肢小腿下端，将小腿外展，同时另一手按住膝关节外侧，将膝向内侧推，使胫侧副韧带紧张。若出现膝内侧疼痛和异常的外展运动则为阳性，表示胫侧副韧带有损伤、撕裂。此检查同时挤压外侧关节面，如有外侧半月板损伤，则外侧关节间隙出现疼痛。反之，用同样手法，不同的用力方向将小腿内收，可以检查腓侧副韧带的损伤。

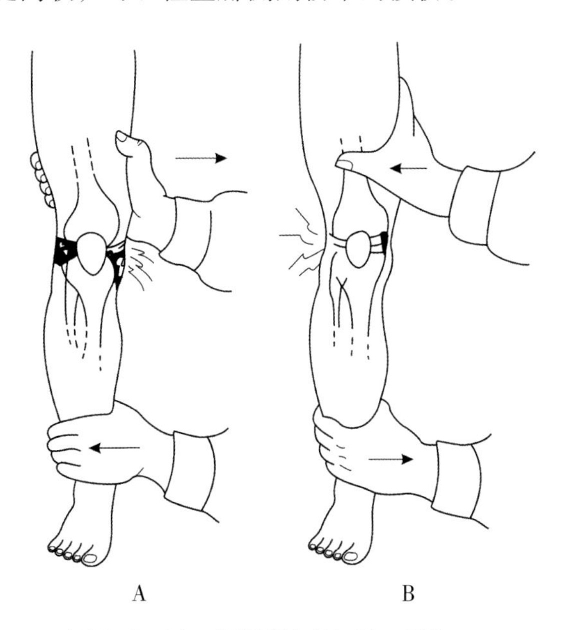

图 1-9-14　分离试验（Bohler 征）

4. 抽屉试验（drawer test）　又称推拉试验。患者仰卧，将患膝屈曲约 80°，检查者双手握住患者膝部下方，用肘关节或臀部压住足背固定足部，向前后推拉小腿上部，如小腿过度向前移位，表示前交叉韧带断裂或松弛；反之，表示后交叉韧带损伤或松弛（图 1-9-15）。异常活动和病变的关系可用“前前、后后”4 个字来记忆；或理解为开抽屉阳性为前交叉韧带病变，关抽屉阳性为后交叉韧带病变。

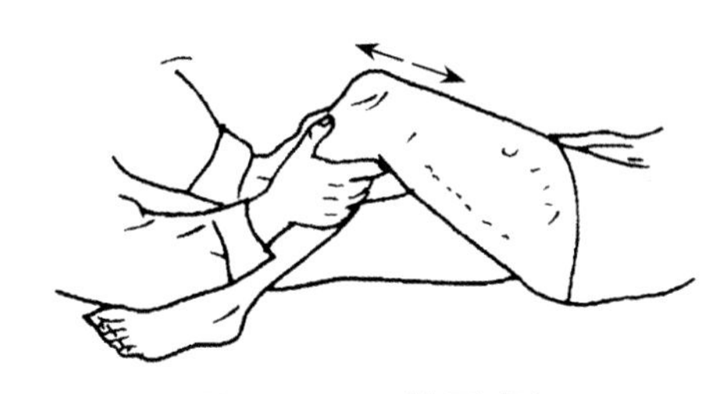

图 1-9-15　抽屉试验

5. 半月板弹响试验（图 1-9-16）　又称回旋研磨试验或麦克马瑞（Mc Murray）试验。本试验利用膝关节面的旋转和研磨动作来检查半月板有无损伤，有两个动作，每个动作包括三种力量。

操作方法：患者仰卧，检查者一手拇指及其余四指分别按住膝内外间隙，一手握住足跟部，极度屈膝。在伸膝过程中，当小腿内收、外旋时有弹响或合并疼痛，说明内侧半月板有病变（图 1-9-16A）；当小腿外展、内旋时有弹响或合并疼痛，说明外侧半月板有病变（图 1-9-16B）。

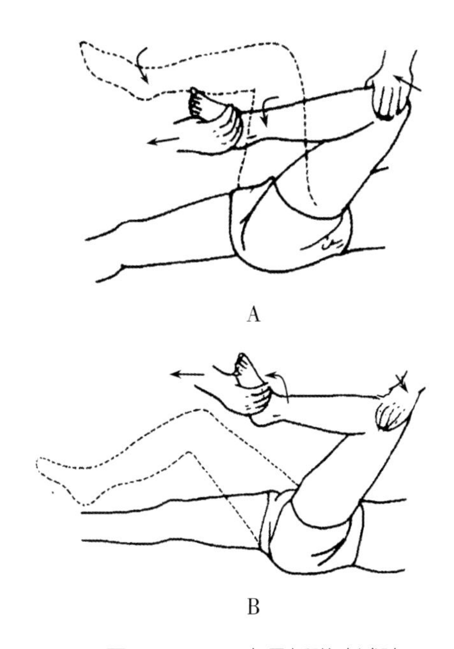

图 1-9-16　半月板弹响试验

第十节 踝及足部检查

一、望诊

让患者脱去长裤、鞋袜，以站立、行走、坐或卧等各种体位观察。

1. 站立姿势和负重点　观察患者的站立姿势和负重点是否正常。

2. 步态　观察有无跛行，两足前进的距离是否相等。

3. 肿胀　踝足部痛的患者常有肿胀。不同部位的肿胀反映不同的病变：整个踝关节肿胀可由踝关节急性扭伤、化脓性炎症、结核、类风湿及创伤性关节炎引起；踝两侧肿胀多见于下关节病变；足背及内外踝下方的局限性肿胀多由腱鞘炎或腱鞘囊肿引起；跟腱在跟骨附着处的肿胀多见于类风湿性跟骨炎或跟腱周围炎；在第 2、3 跖趾关节处的肿胀，多见于跖骨头软骨炎或跖趾关节炎；在跖趾关节内侧的肿胀多由痛风引起；在第 5 跖趾关节处的肿胀可能由滑膜炎引起。

4. 骨性隆起　常见的骨性隆起，根据位置观察可做出初步判断，例如，内、外踝处明显隆起，多见于下胫腓关节分离，内、外踝骨折；踝关节前方皱褶隆起，多见于距骨头颈部骨质增生（骨性关节炎）；舟骨结节处异常隆起，多见于副舟骨内侧移位；还有肿瘤性隆起，如骨软骨瘤等。

5. 畸形　踝足部常见畸形有马蹄足、高弓足、扁平足（图 1–10–1）、踇外翻（图 1–10–2）、踇内翻（图 1–10–3）、副舟骨畸形（图 1–10–4）。

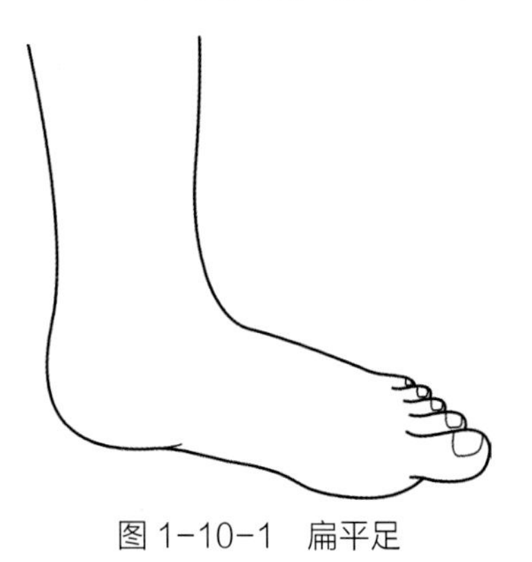
图 1–10–1　扁平足

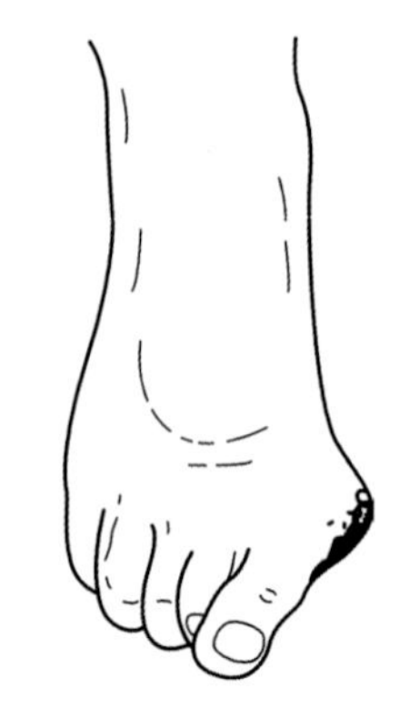
图 1–10–2　踇外翻

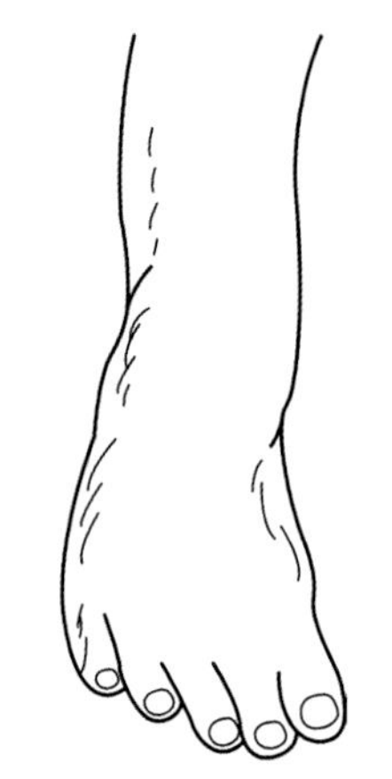
图 1–10–3　踇内翻

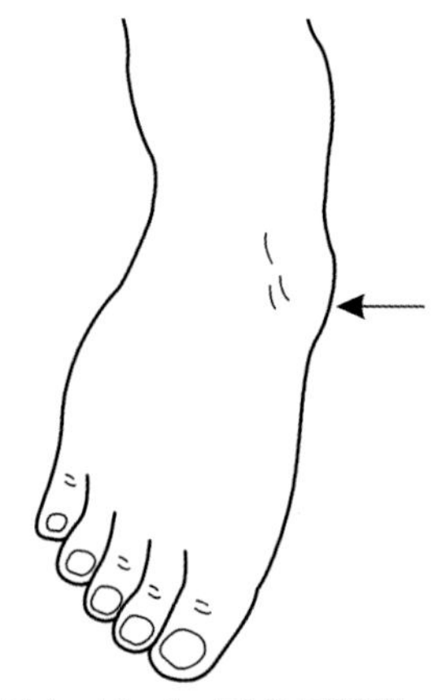
图 1–10–4　副舟骨畸形

二、触诊

检查者用拇指在踝足部仔细触诊，主要是寻找压痛点。不同部位的压痛点，代表不同的病变，踝足部的常见压痛点如图 1–10–5、图 1–10–6、图 1–10–7、图 1–10–8。

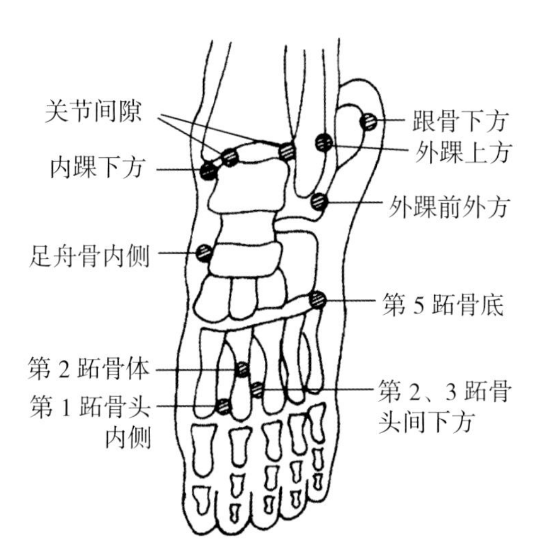

图 1-10-5　踝足部压痛点

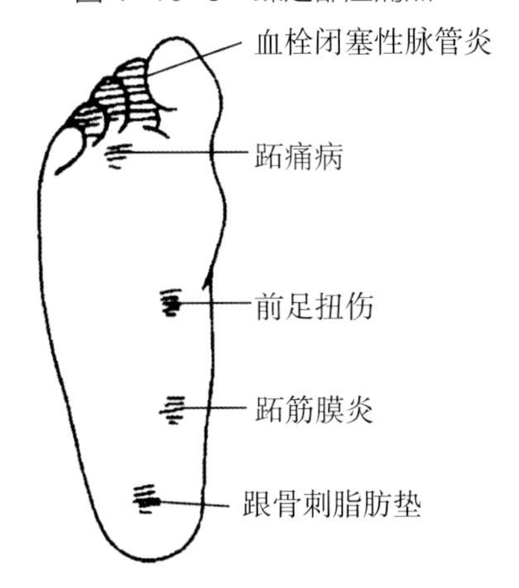

图 1-10-6　足底部压痛点

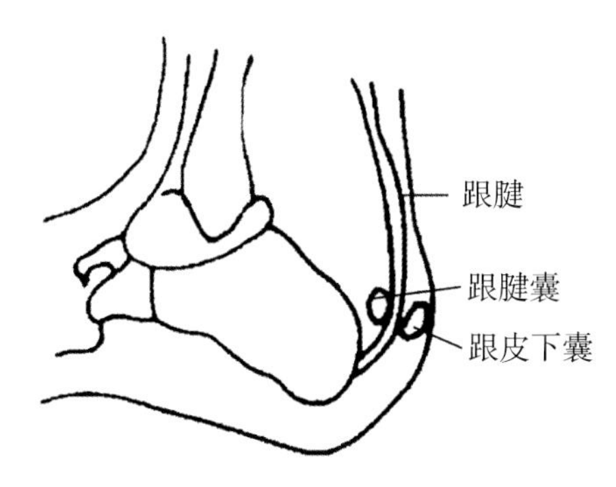

图 1-10-7　跟骨皮下滑膜囊压痛点

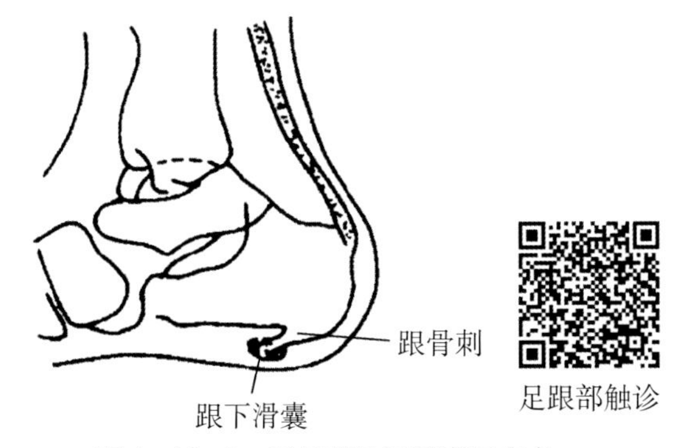

图 1-10-8　跟骨刺及滑膜囊压痛点

三、关节运动检查

关节运动检查主要包括踝关节的背伸、跖屈运动（图1-10-9），跟距关节的外翻、内翻运动（图1-10-10），跗跖关节的外展、内收运动（图1-10-11）和跖趾关节的屈伸运动（图1-10-12）。

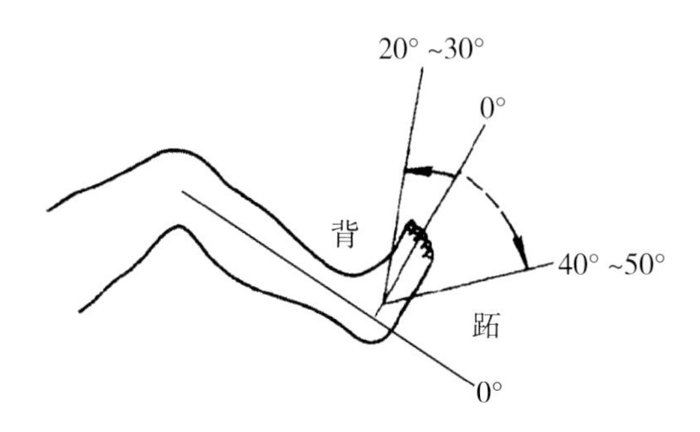

图 1-10-9　踝关节背伸、跖屈

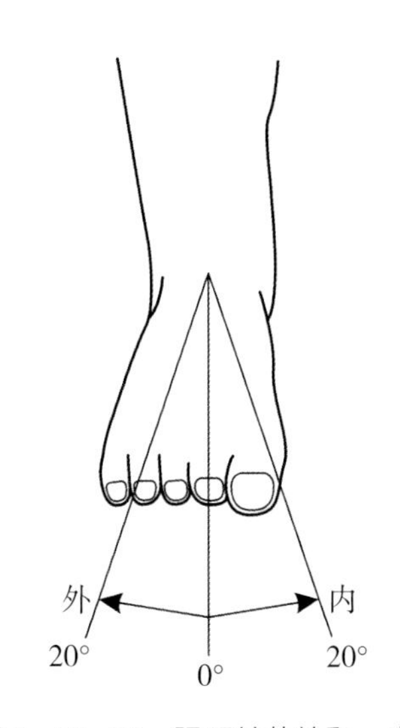

图 1-10-10　跟距关节外翻、内翻

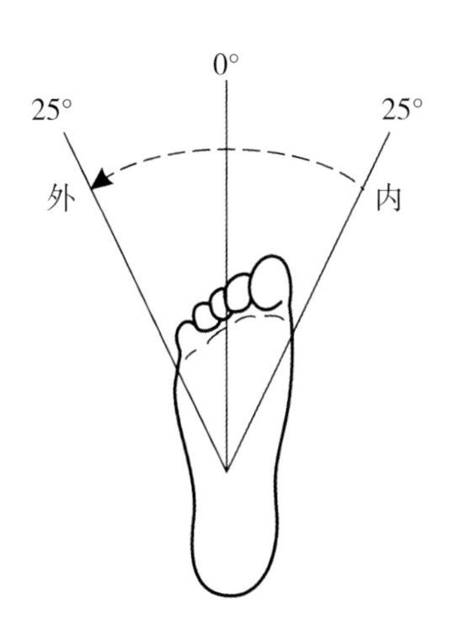

图 1-10-11　跗跖关节外展、内收

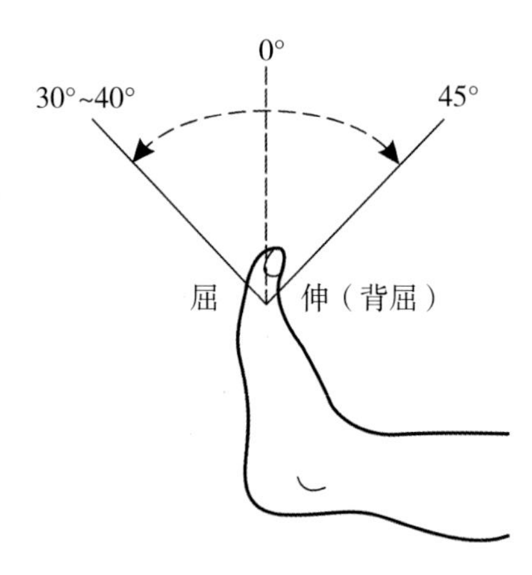

图 1-10-12 跖趾关节屈伸

四、特殊检查

1. 踝关节内、外侧韧带试验 患者坐位，踝关节置于 90°，检查者手握患者足部，做内翻运动，若出现踝关节被“拉开”的感觉和剧痛及外踝与距骨间的深沟，则有外侧韧带撕裂的可能（图 1-10-13）；做外翻运动，出现上述症状及内踝与距骨间的深沟，则有内侧韧带撕裂的可能。

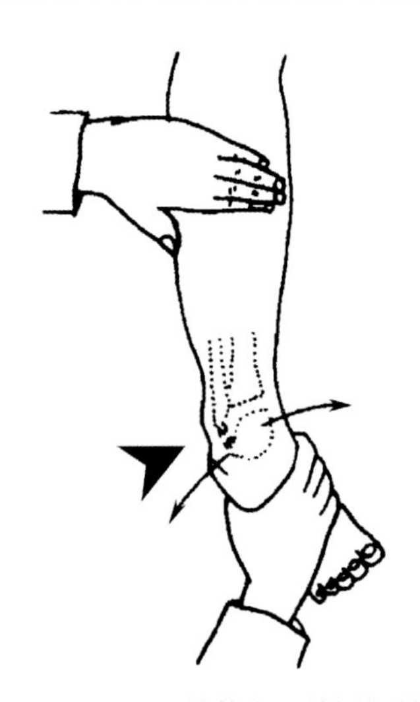
图 1-10-13 踝关节内、外侧韧带试验

2. 握小腿试验 患者坐位，检查者用手握住患者小腿中、下 1/3 处，将腓骨向内侧挤压（图 1-10-14），若出现疼痛或疼痛加剧，则为阳性，见于腓骨下段骨折。

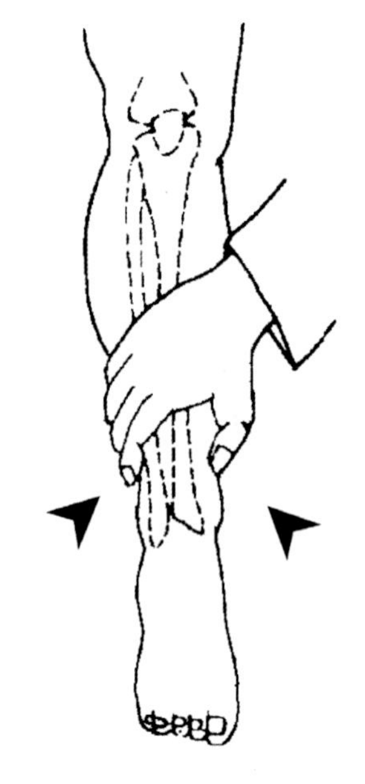
图 1-10-14 握小腿试验

3. 握小腿三头肌试验 患者取俯卧位，足垂于床缘下。检查者用手握患者小腿三头肌肌腹，若足跖屈为阴性；若足不动为阳性，见于跟腱撕裂（图 1-10-15）。

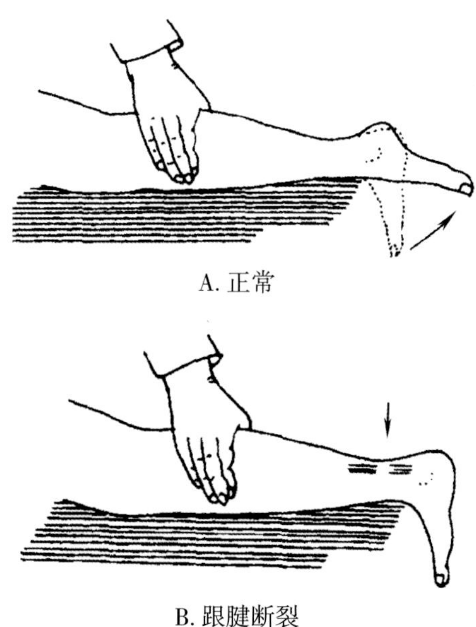

图 1-10-15 握小腿三头肌试验

第十一节　上、下肢神经根损伤的定位检查

一、颈神经根损伤的检查

1. C_5 神经根损伤的检查（图 1-11-1）　C_5 神经根损伤见于 C_4/C_5 椎间盘突出，颈椎骨质增生引起 C_4/C_5 椎间孔狭窄对 C_5 神经根产生压迫、刺激等。感觉障碍位于上臂外侧三角肌侧方。运动因主要累及三角肌而影响上肢外展。反射的定位检查为肱二头肌反射。

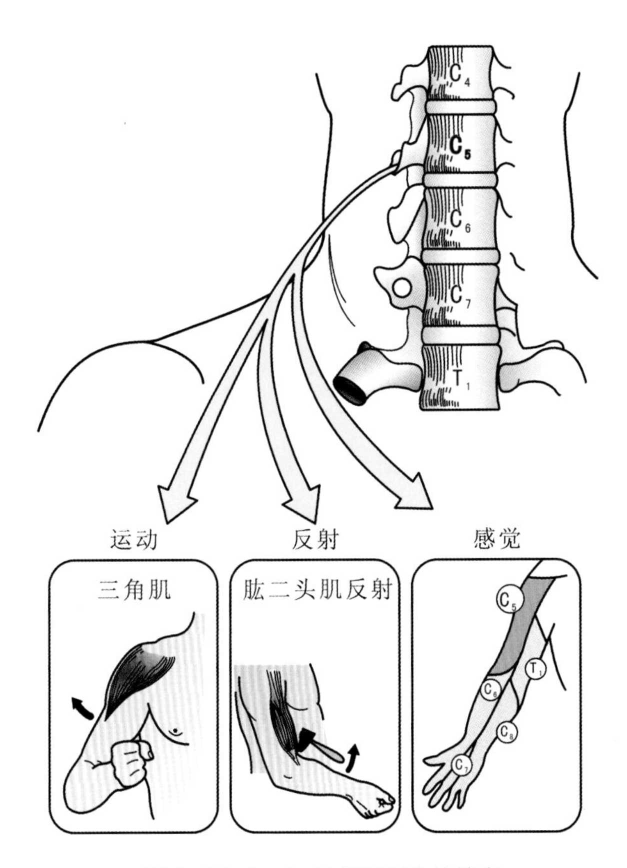

图 1-11-1　C_5 神经根损伤的检查

2. 肱二头肌反射记忆法（图 1-11-2）　肱二头肌反射主要由 C_5 神经支配，可由 C_5 神经联想到 5 个手指，回忆检查时五指伸展分开像外国人耸肩摊开双手、五指伸开状。

3. C_6 神经根损伤的检查（图 1-11-3）　C_6 神经根损伤见于 C_5/C_6 椎间盘突出，颈椎骨质增生引起 C_5/C_6 椎间孔狭窄对 C_6 神经根产生压迫、刺激等。感觉障碍位于前臂外侧及拇指、示指及中指桡侧一半。运动障碍主要为桡侧伸腕肌，其次为肱二头肌。反射改变以桡骨膜反射为主，其次为肱二头肌反射。

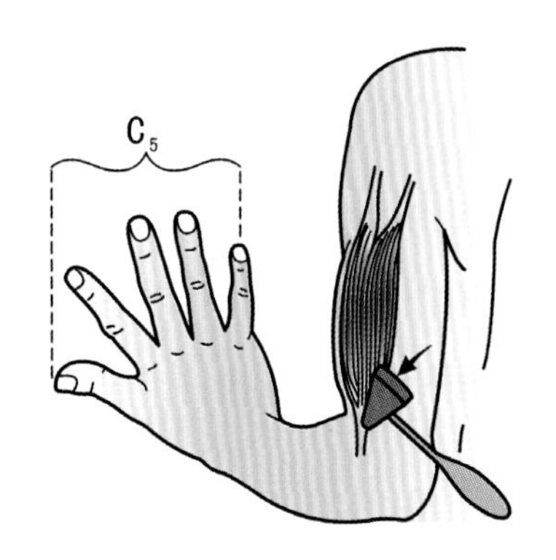

图 1-11-2　肱二头肌反射记忆法

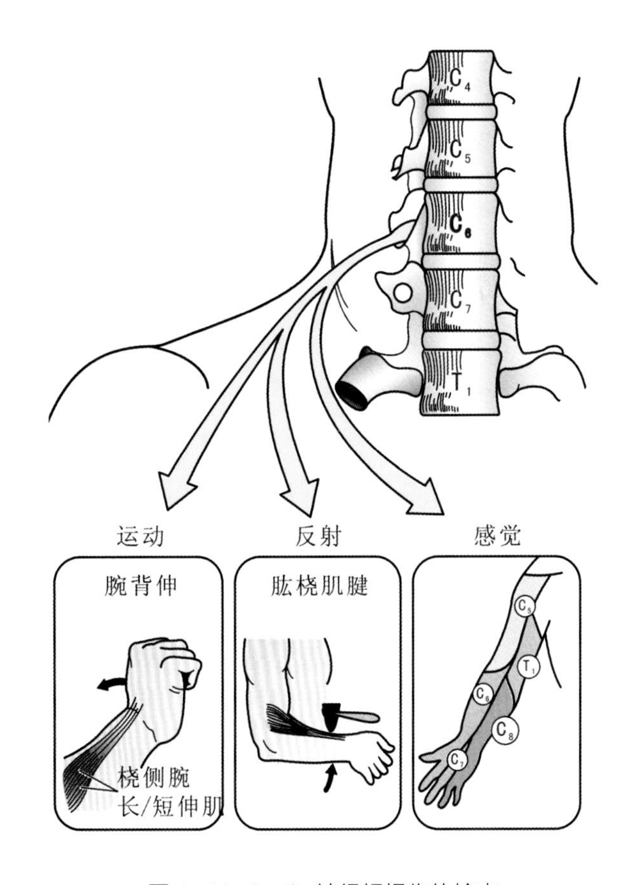

图 1-11-3　C_6 神经根损伤的检查

4. C_6 感觉分布记忆法（图 1-11-4）　由 C_6 神经联想拇指、示指相捏，中指伸展，3 指从桡侧观形成“6”字形，恰是 C_6 神经支配感觉范围。

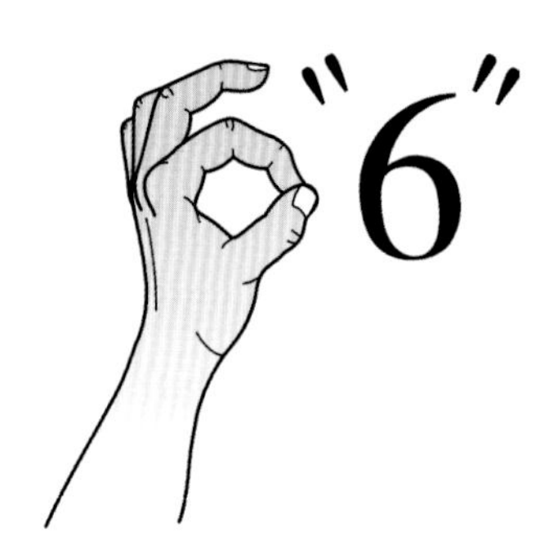

图 1-11-4 C_6 感觉分布记忆法

5. C_7 神经根损伤的检查（图 1-11-5） C_7 神经根损伤见于 C_6/C_7 椎间盘突出，颈椎骨质增生引起 C_6/C_7 椎间孔狭窄对 C_7 神经根产生压迫、刺激等。感觉障碍主要为中指，但此区同时受 C_6 与 C_8 支配，难确切定位。运动障碍主要为伸腕、伸指肌群及肱三头肌，其次为桡侧屈腕肌。反射定位为肱三头肌反射，由 C_7 组成的桡神经支配。

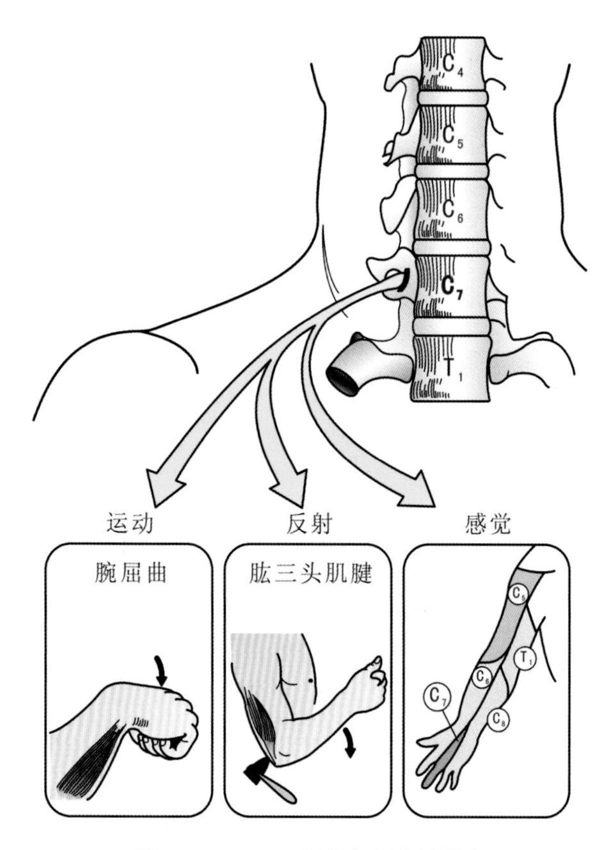

图 1-11-5 C_7 神经根损伤的检查

6. T_1 神经根损伤的检查（图 1-11-6） T_1 神经根损伤感觉障碍为上臂内侧（上臂内侧皮神经）。运动障碍表现为手的内在肌群，包括指外展的骨间背侧肌、小指展肌和指内收的骨间掌侧肌。对反射无影响。

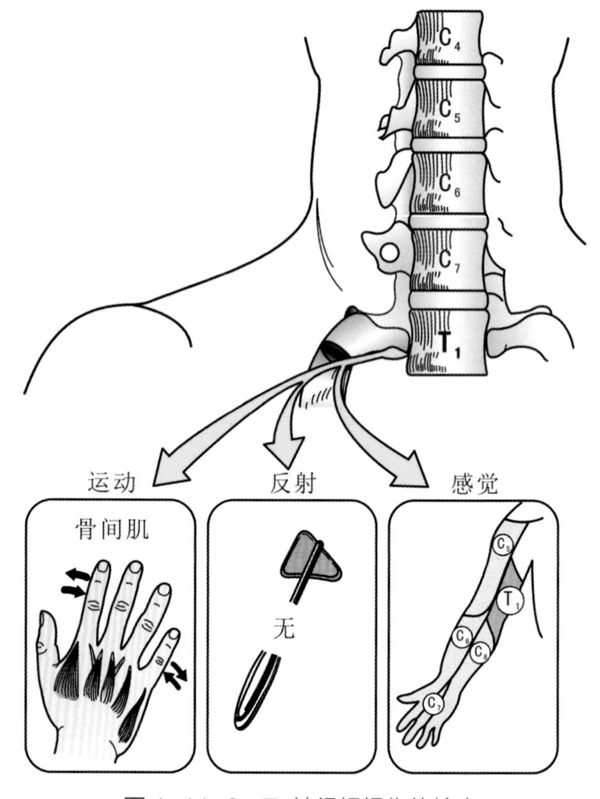

图 1-11-6 T_1 神经根损伤的检查

7. C_8 神经根损伤的检查（图 1-11-7） C_8 神经跟损伤见于 C_7/T_1 椎间盘突出，颈椎骨质增生引起的 C_7/T_1 椎间孔狭窄对 C_8 神经根产生压迫、刺激等。感觉障碍主要为小指、环指及前臂内侧皮肤，小指尺侧是 C_8 神经固定支配范围，有重要定位意义。运动障碍主要为手部小肌肉，由正中神经和尺神经（C_8）支配的屈指浅肌、屈指深肌和蚓状肌对反射无影响。

8. C_8 神经分布指屈肌记忆法（图 1-11-8） 手屈指浅肌、屈指深肌和蚓状肌受 C_8 神经支配，检查该肌群肌力时，检查者 4 个手指和患者 4 个手指互相钩住，其手之状形似"8"，其手指数之和亦等于 8，由此联想 C_8 神经。

9. 颈神经与手部肌力（图 1-11-9） 检查腕关节及手指的功能，可基本了解上肢的运动功能。通过腕关节背伸（C_6）、腕关节掌屈及指伸展（C_7）、指屈曲（C_8）、指内收外展（T_1）一系列动作，可检查其功能，做出颈神经定位诊断，

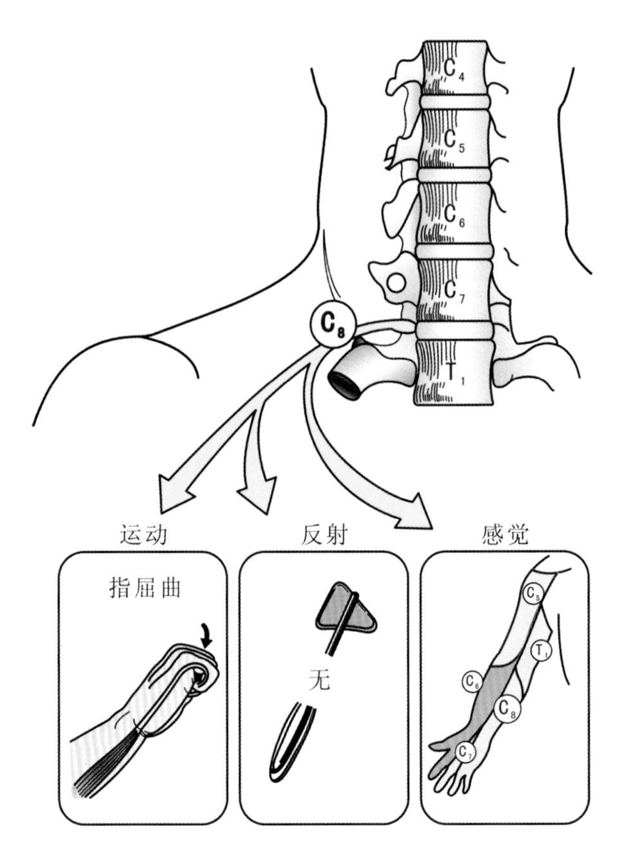

图 1-11-7 C_8 神经根损伤的检查

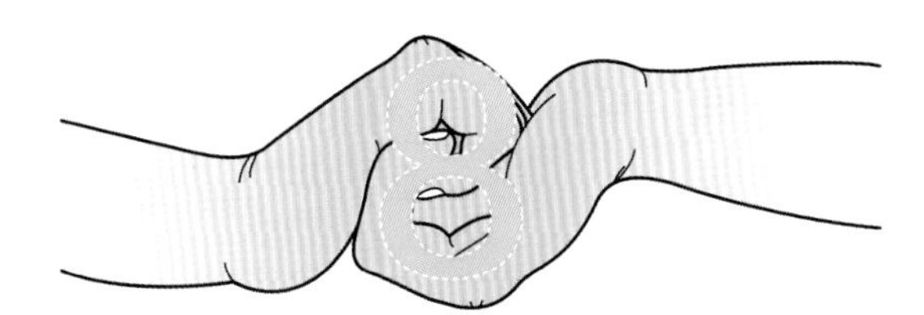

图 1-11-8 C_8 神经分布指屈肌记忆法

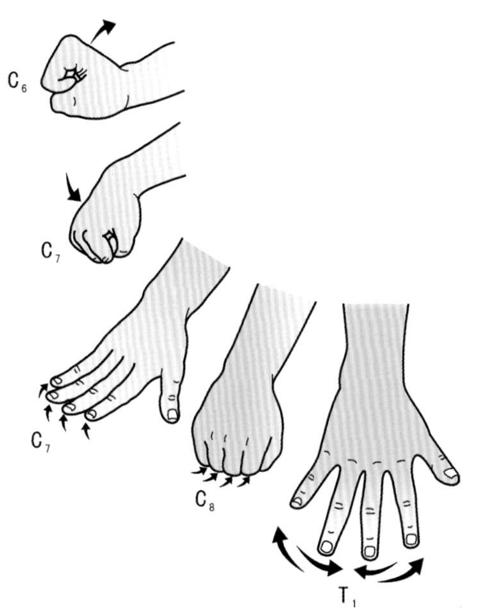

图 1-11-9 颈神经与手部肌力

而 C_5 神经定位必须分别检查三角肌、肱二头肌。

10. 颈神经与上肢反射（图 1-11-10） 肘与上肢保持一定的体位，以叩诊锤叩击下列肌腱进行检查：肱二头肌腱（C_5）、肱桡肌（C_6）和肱三头肌腱（C_7）。

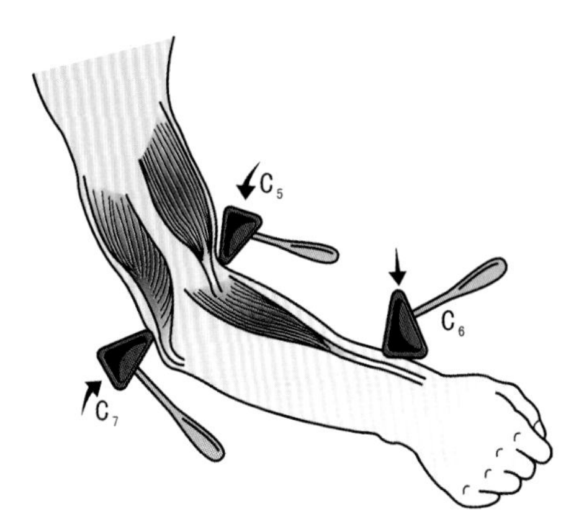

图 1-11-10 颈神经与上肢反射

11. 颈神经与上肢感觉（图 1-11-11） 从上肢近端外侧开始依次向远端，C_5 为上臂外侧，C_6 为前臂外侧，然后绕过手指（C_6~C_8）、最后沿上肢内侧至腋下，C_8 为前臂内侧，T_1 为上臂内侧，T_2 为腋下。

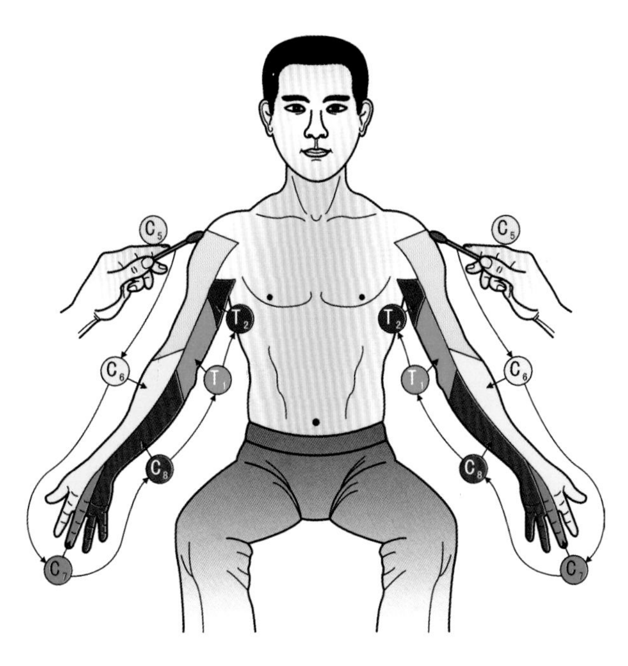

图 1-11-11 颈神经与上肢感觉

二、下肢神经根损伤的定位检查

T_{12}~S_5的脊神经根损伤，可通过下肢的一些特殊检查进行定位诊断。

1. 髋关节屈曲　髋关节的屈曲运动由髂腰肌的收缩完成，髂腰肌受T_{12}~L_3神经支配，所以检查髋关节的屈曲运动，可诊断有无T_{12}~L_3神经根的损伤，若屈髋肌力减弱或无法对抗阻力，则提示此段神经受累（图 1-11-12）。

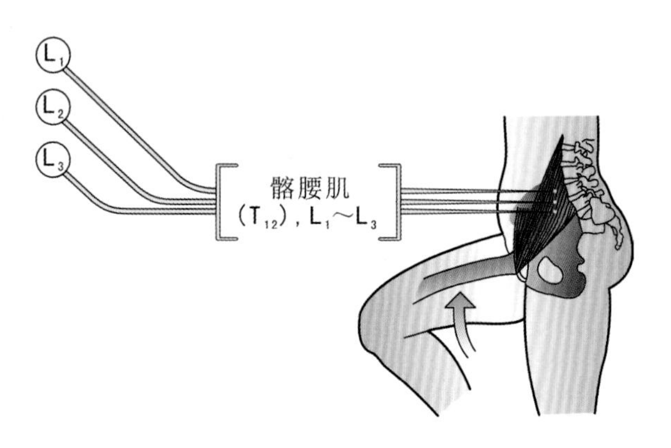

图 1-11-12　髋关节屈曲

2. 髋关节内收　髋关节的内收运动或减弱或无法对抗阻力，提示支配内收肌群的闭孔神经（L_2~L_4）受累（图 1-11-13）。

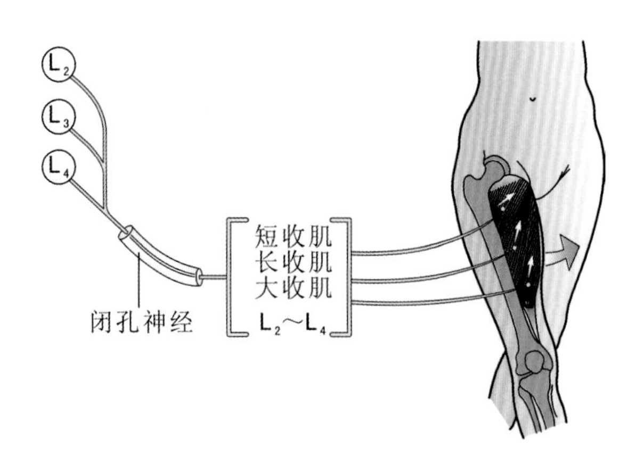

图 1-11-13　髋关节内收

3. 伸膝运动　伸膝无力或不能对抗阻力，提示支配伸膝的股四头肌的股神经（L_2~L_4）受累（图 1-11-14）。

4. 膝跳反射　叩击髌韧带引起伸膝运动为膝跳反射。因伸膝运动是由股四头肌收缩完成的，股四头肌主要由L_4神经支配，故膝跳反射的情

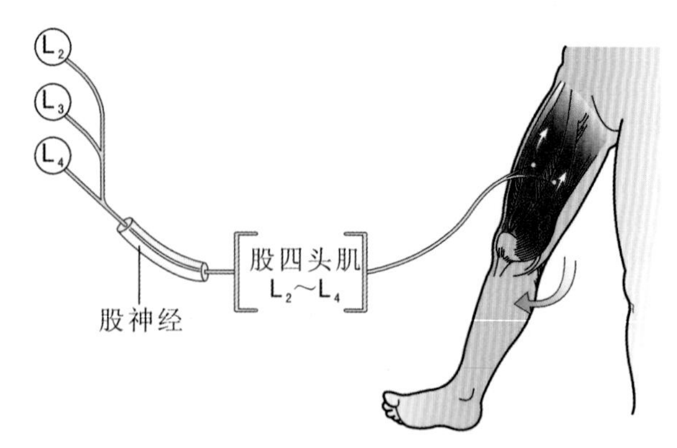

图 1-11-14　伸膝运动

况可反映L_2~L_4神经是否有病变。若不能引出（-）或减弱（+），则说明L_4有不同程度的损伤，若反射活跃（+++）或亢进（++++），则说明L_4以上中枢有病变或L_4神经受刺激。

简便记忆法：牢固记忆膝跳反射反映L_4神经的功能，可把股四头肌的“4”与L_4神经的“4”联系在一起理解和记忆（图 1-11-15）。

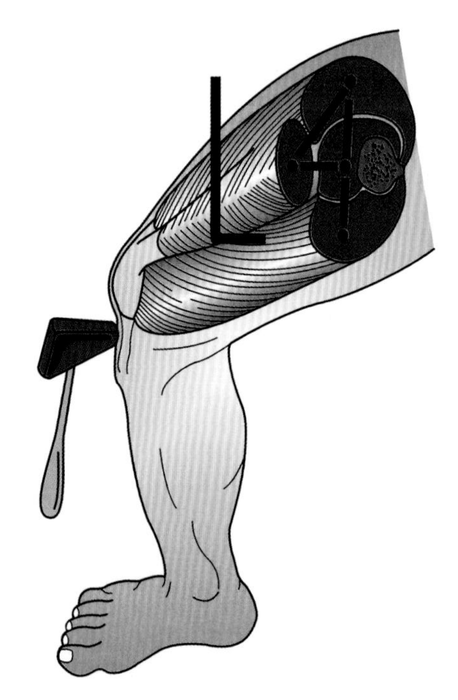

图 1-11-15　膝跳反射简便记忆法

5. 足内翻和背伸　足内翻和背伸动作由胫前肌的收缩完成，该肌主要由L_4神经（腓深神经）支配，也受L_5神经支配，故足内翻和背伸动作无力或完全丧失，提示L_4神经受累（图 1-11-16，1-11-17）；但由于踇长伸肌和趾长伸肌是由腓深（L_5）神经支配，L_5神经不受累，故趾背伸

活动不受影响。

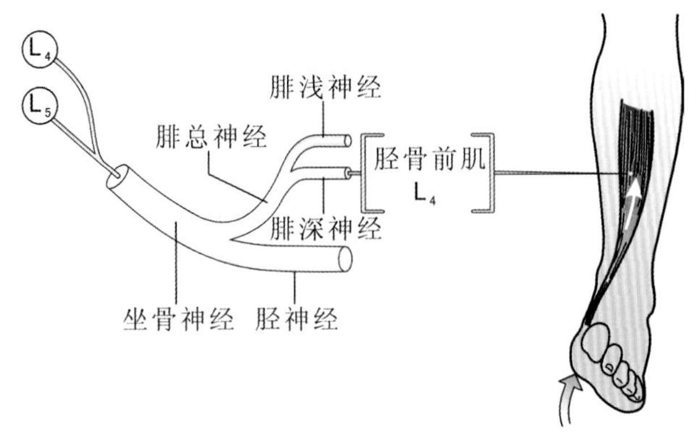

图 1-11-16　足内翻

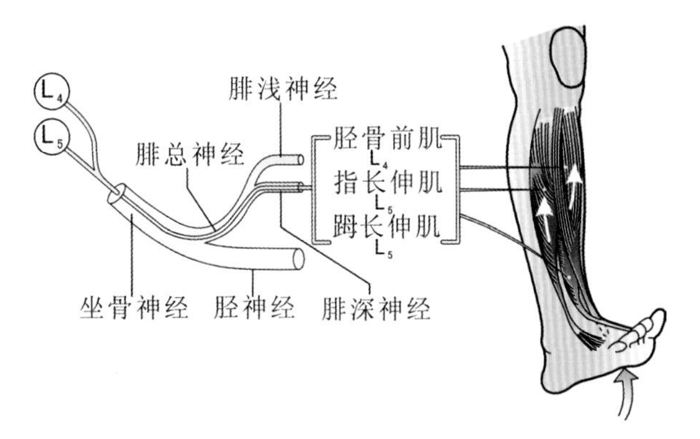

图 1-11-17　足背伸

6. 髋关节外展　因臀中肌、臀小肌受臀上神经（L_4~S_1）支配，该二肌收缩使髋关节外展，故髋外展无力或不能抗阻，提示 L_4~S_1 神经受累（图 1-11-18）。

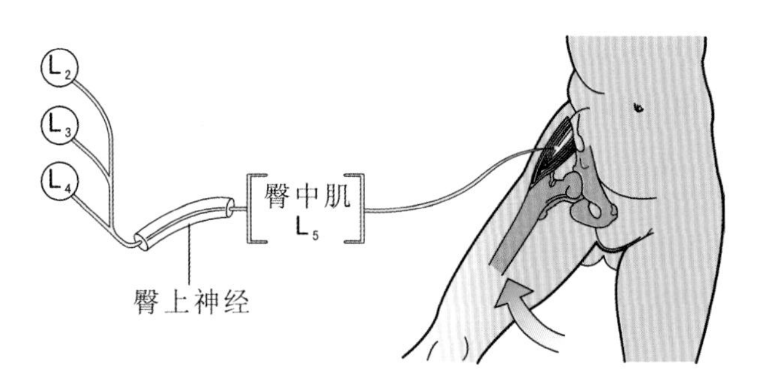

图 1-11-18　髋关节外展

7. 足外翻　腓骨长、短肌受腓浅神经（S_1）支配，收缩时使足外翻（图 1-11-19）。足外翻肌力减弱或完全丧失，提示 S_1 神经受累。

8. 足跖屈　小腿三头肌受胫神经（S_1、S_2）支配，收缩时使足跖屈（图 1-11-20）。足跖屈肌力减弱或消失，提示 S_1、S_2 神经受累。

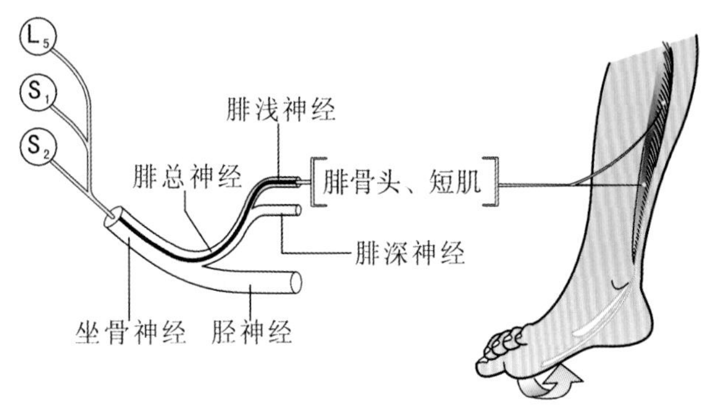

图 1-11-19　足外翻

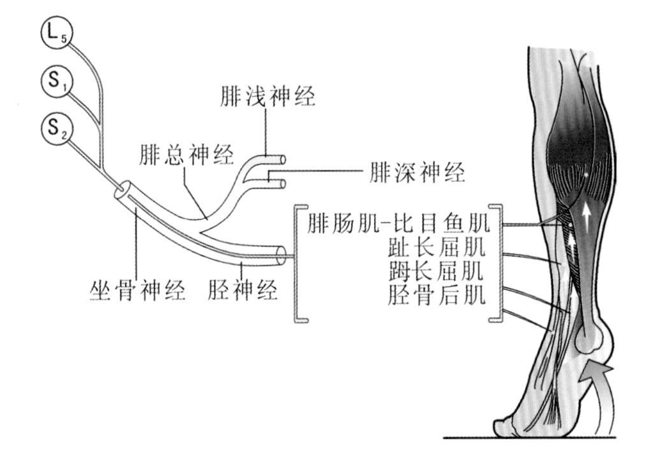

图 1-11-20　足跖屈

9. 髋后伸　臀大肌由臀下神经（S_1）支配，收缩时使髋后伸（图 1-11-21）。髋后伸肌力减弱或消失，提示 S_1 神经受累。

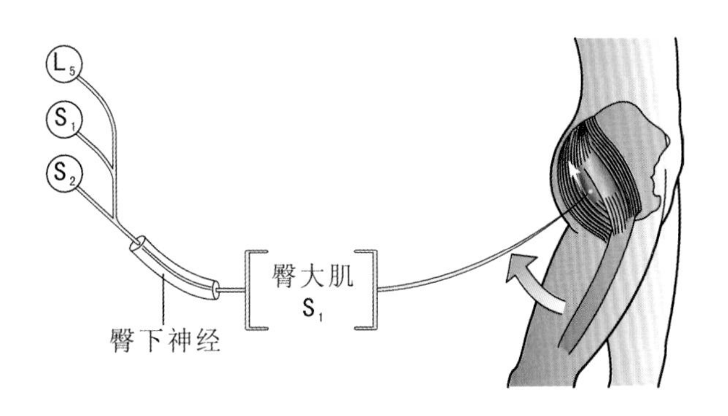

图 1-11-21　髋关节伸展

10. 跟腱反射　又称踝反射。跟腱反射为小腿三头肌的深部腱反射，主要由 S_1 神经支配，若跟腱反射消失（-）或减弱（+），提示 S_1 神经受损；若反射活跃（+++）或亢进（++++），提示上神经元病变或 S_1 神经受刺激。

检查方法有几种：①患者仰卧，被检侧下肢

稍外旋屈膝，检查者一手置于患者足弓前部使踝关节轻度背屈，跟腱显露，另一手持叩诊锤用腕力叩击跟腱。②患者俯卧，屈膝90°，检查手法同①。③若上述两种方法难以引出反射，不要轻易认为跟腱反射消失，让患者取跪位，双踝伸出诊台，用上述手法往往可引出反射（图1-11-22）。

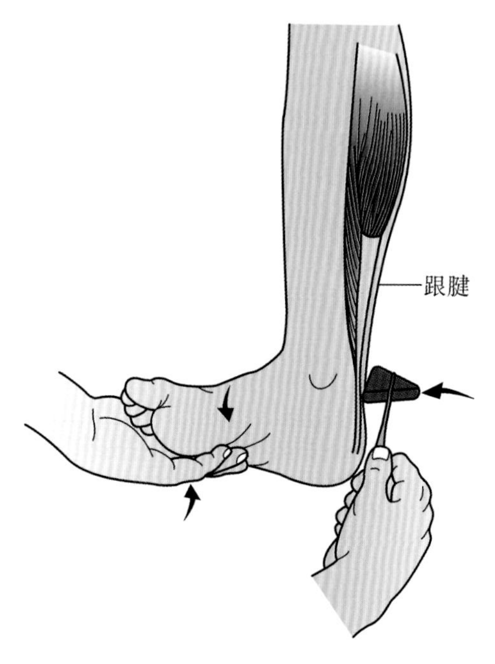

图1-11-22 跟腱反射的测试

11. 肛门反射 肛门反射属浅反射，刺激肛门周围的皮肤，引起肛门括约肌（S_2~S_4神经支配）收缩，肛门缩紧，肛门反射消失或减弱提示S_2~S_4神经受累。

12. 肛周感觉 肛门周围的皮肤神经分布为3个同心圆，其支配神经外环为S_2，中环为S_3，内环为S_4、S_5。各部位感觉减退或消失，提示相应的神经受累（图1-11-23）。

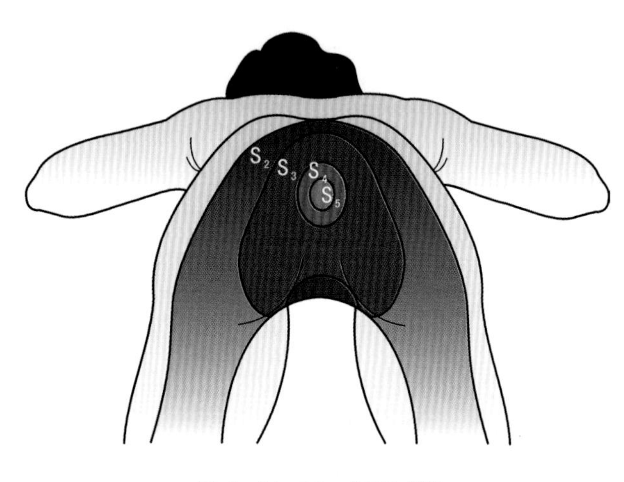

图1-11-23 肛周感觉

第十二节 神经病理性疼痛相关神经系统检查

一、感觉检查

体表感觉由脊髓发出的神经纤维支配，呈节段性分布，具体见图1-12-1、图1-12-2。

1. 浅感觉 包括皮肤、黏膜的触、痛和温度觉。

（1）触觉：自躯干到四肢上端逐次向下，对称性检查皮肤、黏膜的感觉是否正常。

（2）痛觉：用锐针轻刺皮肤、黏膜，询问痛感及疼痛程度，观察有无痛觉过敏或痛觉异常。

（3）温度觉：分别用盛冷水（5~10 ℃）、热水（40~45 ℃）的玻璃试管轻触患者皮肤，嘱患者辨别冷热感。

2. 深感觉

关节觉：轻轻扳动患者的手指或足趾，做被动屈伸运动，询问患者能否觉察及移动方向；让患者闭目，将患者的肢体置于某位置上，询问患者肢体的位置。

3. 复合感觉 包括皮肤的定位、两点辨别觉、实体觉及体表图形觉，这是大脑综合、分析、判断的结果，也称皮质感觉。

4. 脊髓半切综合征（Brown-Sequard征） 是脊髓病损等原因引起病损平面以下同侧肢体上运动神经元瘫痪，深感觉消失，精细触觉障碍，血管舒缩功能障碍，对侧肢体痛温觉消失，双侧触

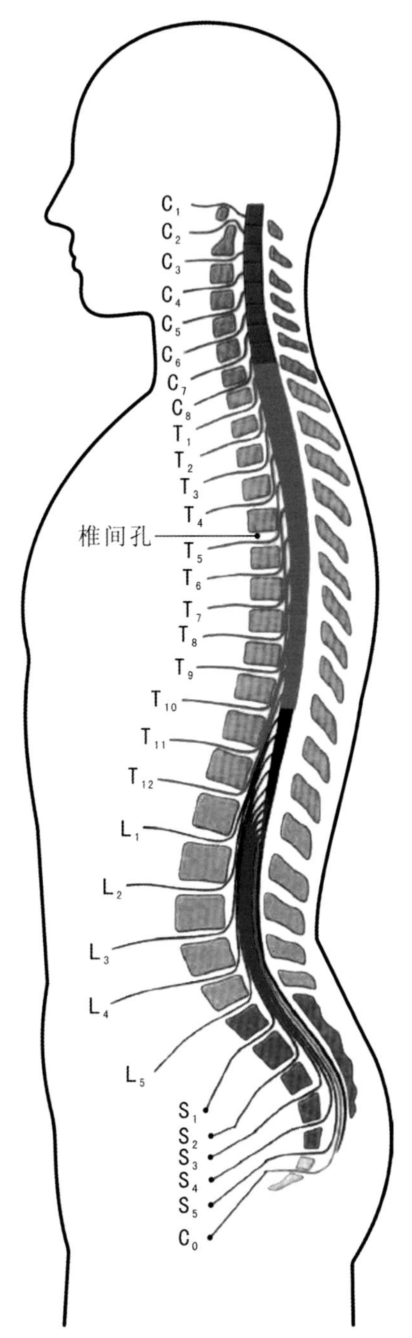

图 1-12-1　脊髓神经和脊柱之间的位置关系

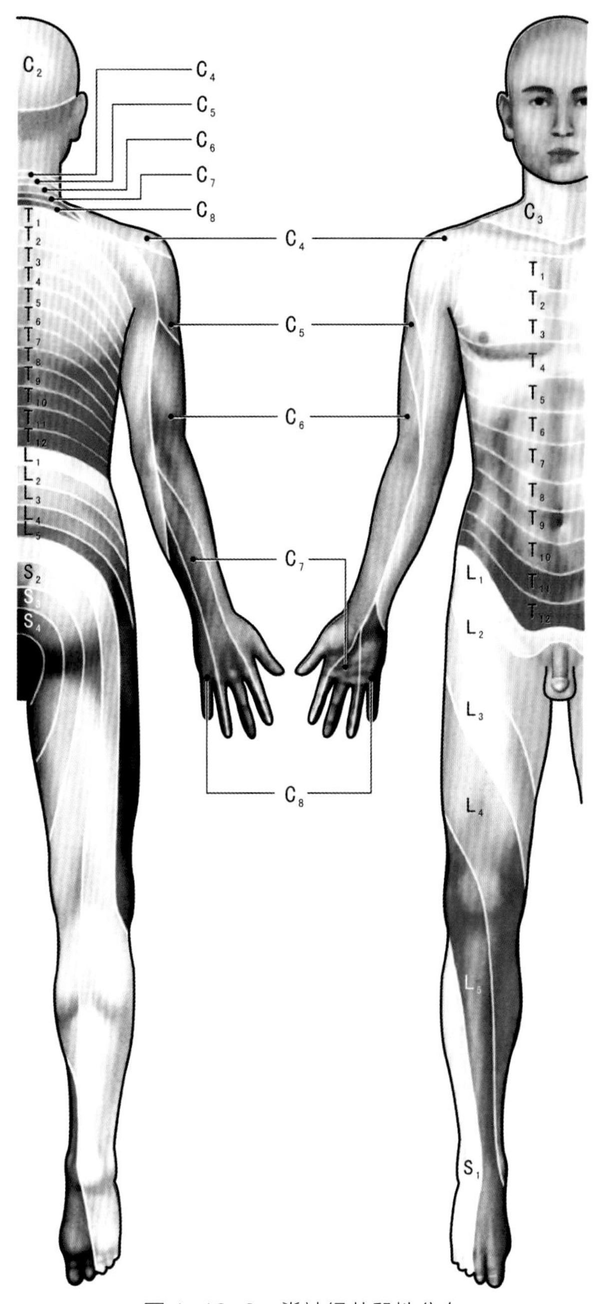

图 1-12-2　脊神经节段性分布

觉保留的临床综合征，主要发生于颈椎。常见的原因包括外部的压迫（偏一侧的椎间盘突出、脊柱骨折等）和脊髓内部的病变（脊髓炎、多发性硬化症等）。

二、运动系统检查

1. 肌容积　观察有无肌肉萎缩及肥大、测量肢体周径，判断肌肉营养状况。

2. 肌张力　指静息状态下肌肉的紧张度。肌张力检查包括患者放松肌肉时用手触摸肌肉的硬度、测定被动运动时的阻力及关节运动幅度。肌肉坚实、被动运动时有阻力，为肌张力增加，见于锥体束损害（痉挛性）、锥体外系损害（强直性）；肌肉松软、被动运动时阻力减低，为肌张力降低，见于周围神经、脊髓灰质前角病变。有时叩击肌腱，声音高为肌张力高，声音低为肌张力低。

3. 肌力　指肌肉主动收缩的力量。目前常用 Code 六级分类法评定肌力。

0 级：完全瘫痪，测不到肌肉收缩。

1 级：仅测到肌肉收缩，但不能产生动作。

2 级：肢体在床面上能水平移动，但不能抵抗自身重力，即不能抬离床面。

3 级：肢体能抬离床面，但不能抵抗阻力。

4 级：能做抗阻力动作，但不完全。

5 级：正常肌力。

4. 共济运动检查　当脊髓后索、小脑等发生病变时可出现共济失调，常用指鼻试验、快速轮替试验、跟－膝－胫试验和闭目难立征（Romberg 征）试验。

（1）指鼻试验（图 1-12-3）：嘱患者用示指尖触及前方距其 0.5 cm 检查者的示指，再触自己的鼻尖，用不同方向、速度，闭眼与睁眼反复进行，两侧比较。小脑半球病变可见指鼻不准，接近目标时动作迟缓或出现动作（意向）性震颤，常超过目标（过指），称为辨距不良。感觉性共济失调睁眼指鼻时无困难，闭眼时发生障碍。

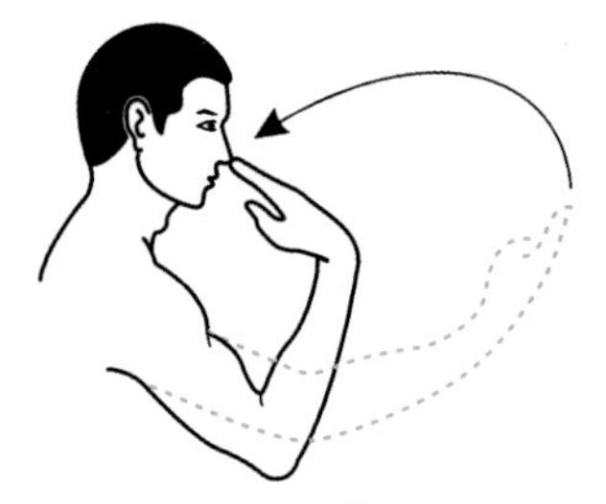

A. 正常

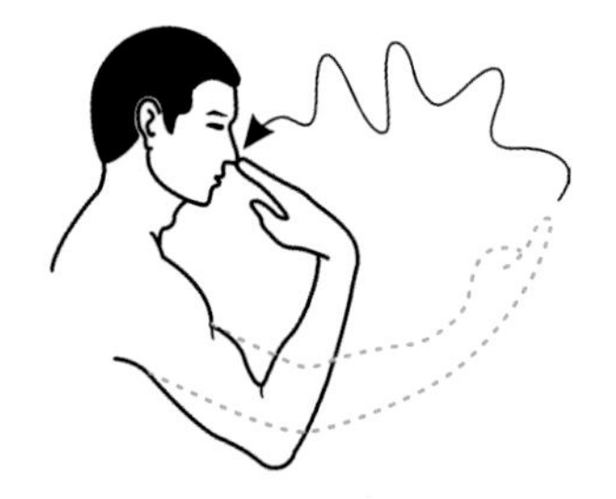

B. 小脑半球病变

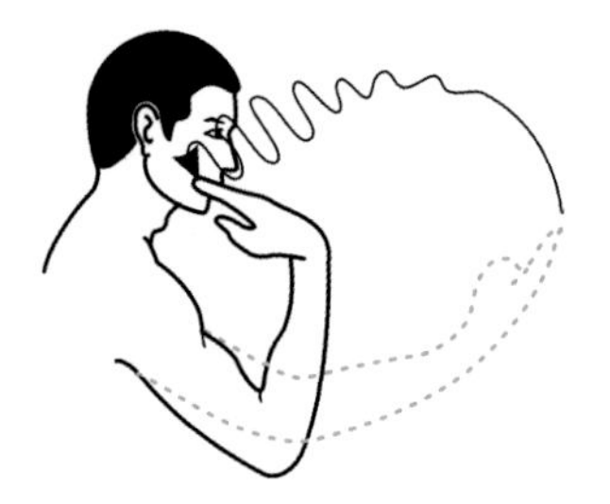

C. 感觉性共济失调

图 1-12-3　指鼻试验

（2）快速轮替试验（图 1-12-4）　嘱患者用前臂快速旋前和旋后，或一手用手掌、手背连续交替拍打对侧手掌，或用足趾反复快速叩击地面等。小脑性共济失调患者动作笨拙，节律慢而不协调，称为轮替运动障碍。

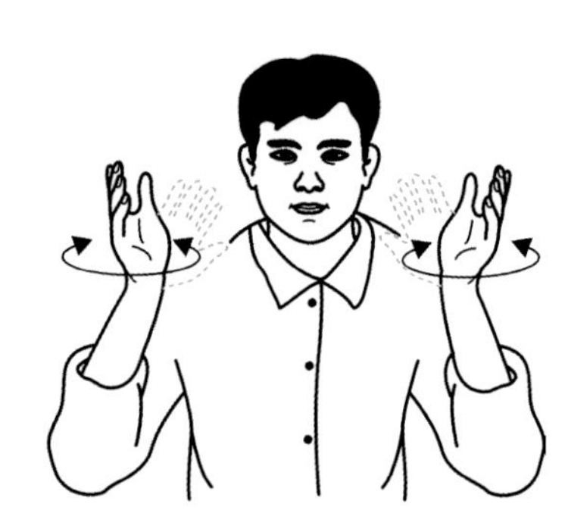

图 1-12-4　快速轮替试验

（3）跟－膝－胫试验（图 1-12-5）　取仰卧位，上举一侧下肢，用足跟触及对侧膝盖，再沿胫骨前缘下移。小脑损害抬腿触膝时出现辨距不良和意向性震颤，下移时摇晃不稳；感觉性共济失调闭眼时足跟难寻到膝盖。

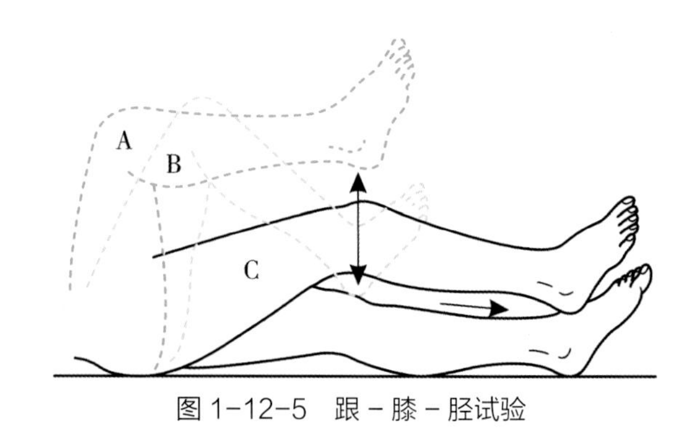

图 1-12-5　跟－膝－胫试验

（4）闭目难立征（Romberg 征）试验（图 1-12-6）　患者双足并拢站立，双手向前平伸、闭目。闭眼时出现摇摆甚至跌倒，称为 Romberg 征阳性，提示关节位置觉丧失的深感觉障碍。

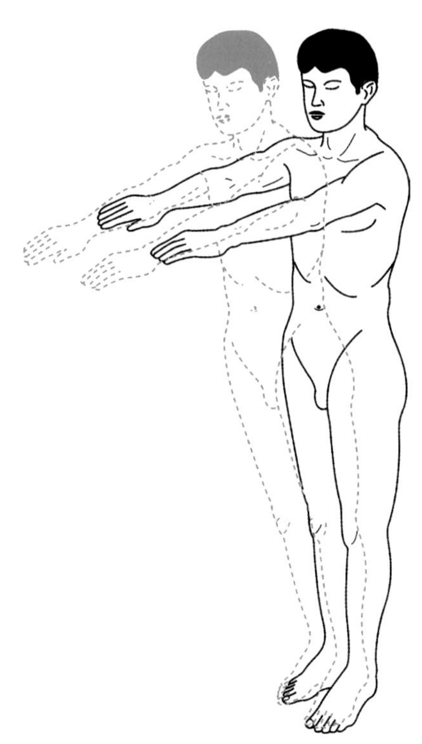

图 1-12-6 闭目难立征试验

三、反射检查

反射是机体对感受刺激引起的不随意运动的规律性反应，反射弧包括感受器、传入神经、反射中枢、传出神经和效应器，反射弧的任何部位中断或抑制均可导致反射消失或减弱。

检查反射时应注意：保持患者全身肌肉放松，分散患者注意力；被检查肢体被动放置于适当位置，保持肌肉适当的张力；检查时做到双侧肢体姿势一样，叩击或划擦部位和力量一样，检查结果双侧对比；如果腱反射引不出，可以用加强法。

1. 浅反射 系刺激体表感受器（皮肤、黏膜）引起的反应。

（1）角膜反射：见第一章第一节脑神经检查。

（2）腹壁反射（图 1-12-7）：检查时，患者仰卧，下肢稍屈曲，使腹壁松弛，用较锐物分别从腹外侧沿肋缘下向上（节段定位胸髓第 7~8 节）、腹中部外侧向脐孔方向（节段定位胸髓第 9~10 节）、腹下部向耻骨联合（节段定位胸髓第

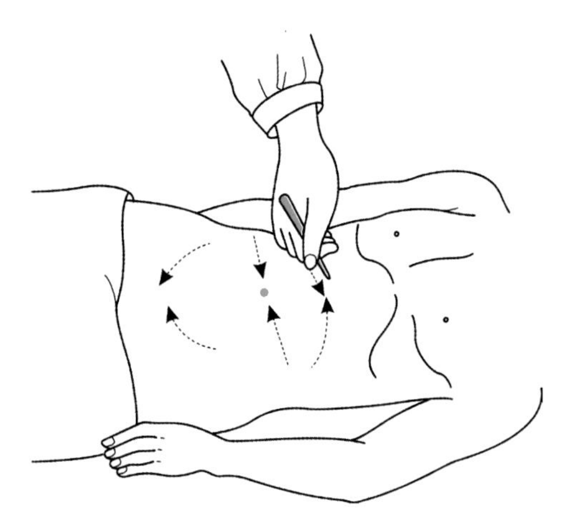

图 1-12-7 腹壁反射检查

11~12 节）快速划过，分别称为上、中、下腹壁反射。正常反应是上、中或下部局部腹肌收缩。反射消失分别见于上述不同平面的胸髓病损。双侧上、中、下腹壁反射均消失也见于昏迷和急性腹膜炎患者。一侧上、中、下腹壁反射均消失见于同侧锥体束病损。老年人、腹壁松弛、皮下脂肪过厚者腹壁反射可减弱。

（3）提睾反射：用竹签由下而上轻划股内侧，可引起同侧提睾肌收缩，睾丸上提。双侧反射消失提示腰髓第 1~2 节病损。一侧反射减弱或消失见于锥体束损害。局部病变如腹股沟疝、阴囊水肿等也可影响提睾反射。

（4）跖反射（图 1-12-8）：患者仰卧，下肢伸直，检查者手持患者踝部，用钝头竹签划足底外侧，即由足跟向前划至近小趾跖趾关节处转向踇趾侧，正常反应为足跖屈曲（Babinski 征阴性）。反射消失提示骶髓第 1~2 节病损。

（5）肛门反射：用大头针轻划肛门周围皮肤，可引起肛门外括约肌收缩。反射障碍提示骶髓第 4~5 节或肛尾神经病损。

2. 深反射 指刺激肌肉、肌腱、骨膜和关节的本体感受器而引起的反射，又称腱反射。检查时患者要合作，肢体肌肉应放松。检查者叩击力量要均等，两侧要对比。

反射强度通常分为以下 5 级。① 0：反射消失。② +：肌肉收缩存在，但无相应关节活动，

为反射减弱。③ ++：肌肉收缩并导致关节活动，为正常反射。④ +++：反射增强，可为正常或病理状况。⑤ ++++：反射亢进并伴有阵挛，为病理状况。

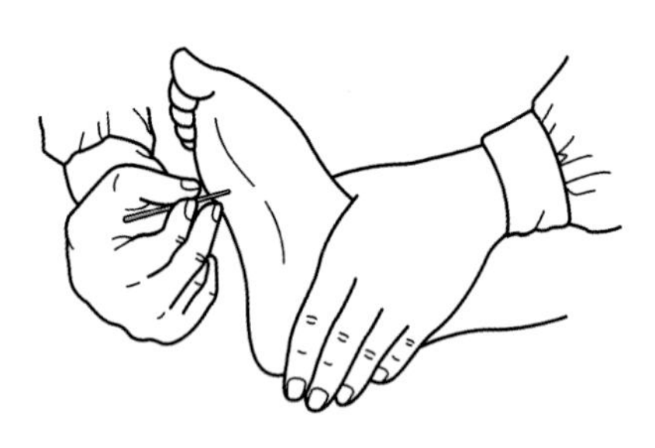

图 1-12-8 趾反射检查

（1）肱二头肌反射（图 1-12-9）：患者坐位或卧位，肘部屈曲成直角，检查者左拇指（坐位）或左中指（卧位）置于患者肘部肱二头肌肌腱上，右手用叩诊锤叩击左手指，反射为肱二头肌收缩，引起屈肘。反射中枢为颈髓第 5~6 节。

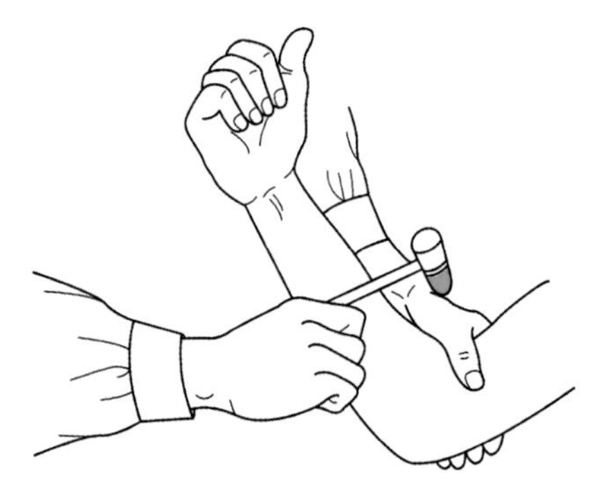

A. 坐位检查法

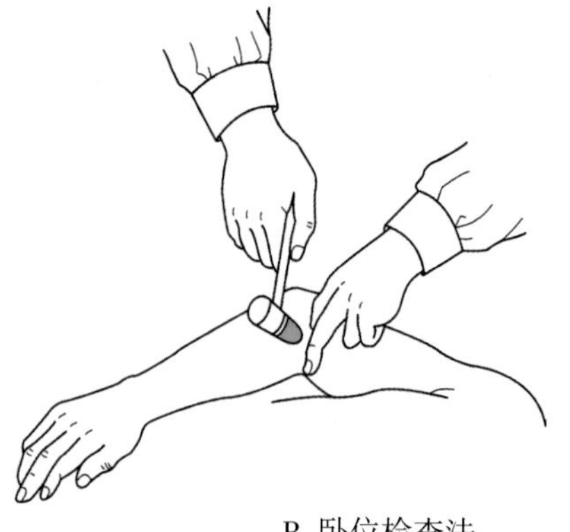

B. 卧位检查法

图 1-12-9 肱二头肌反射检查

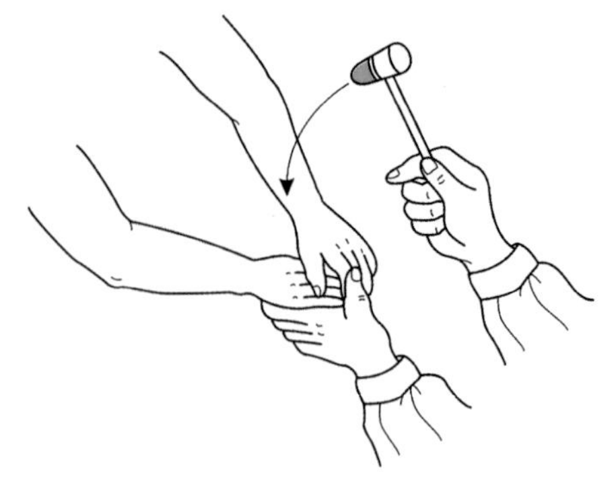

图 1-12-10 桡骨膜反射检查

（2）桡骨膜反射（图 1-12-10）：患者前臂置于半屈半旋前位，检查者以左手托住其腕部，并使腕关节自然下垂，随即以叩诊锤叩桡骨茎突，可引起肱桡肌收缩，发生屈肘和前臂旋前动作。反射中枢在颈髓第 5~6 节。

（3）肱三头肌反射（图 1-12-11）：患者外展上臂，略屈肘，检查者一手托患者肘部，另一手用锤叩击肱三头肌腱起始部，引起前臂伸展。反射中枢为颈髓第 6~7 节。

（4）膝跳反射：见第一章第七节膝跳反射。

（5）跟腱反射：见第一章第七节跟腱反射。

（6）踝阵挛（图 1-12-12）：患者仰卧，髋与膝关节稍屈，医生一手持患者小腿，一手持患者足掌前端，突然用力使踝关节背屈并维持之。阳性表现为腓肠肌与比目鱼肌发生连续性节律性收缩，而致足部呈现交替性屈伸动作，系腱反射极度亢进。

（7）髌阵挛（图 1-12-13）：患者仰卧，下肢伸直，检查者以拇指与示指控制其髌骨上缘，用力向远端快速连续推动数次后维持推力。阳性反应为股四头肌发生节律性收缩，使髌骨上下移动，意义同踝阵挛。

3. 病理反射　指当中枢神经系统损害，主要是锥体束受损时，对脊髓的抑制作用丧失而出现的异常反射。常用病理反射检查法如下。

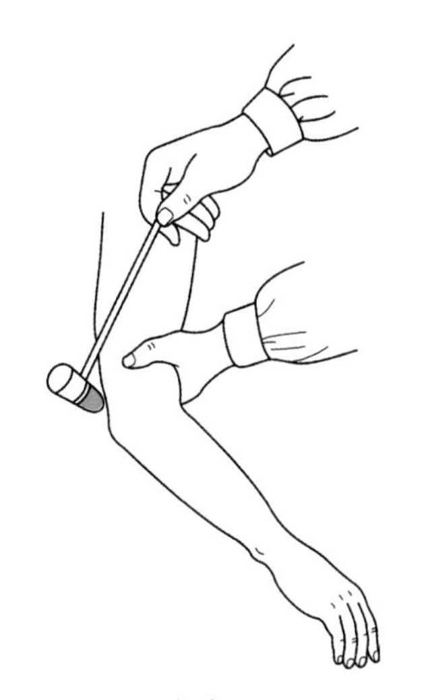

A. 坐位检查法

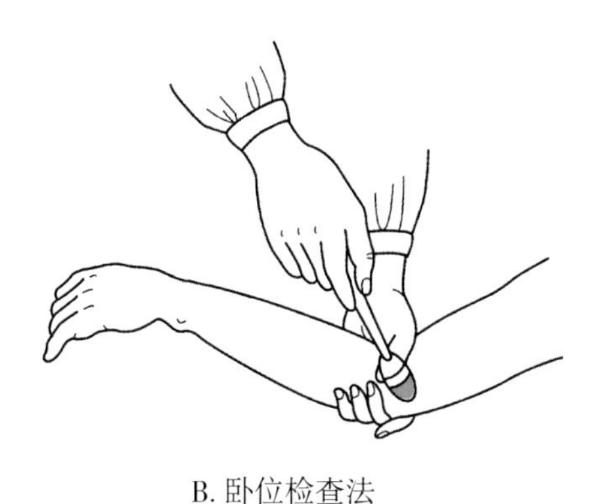

B. 卧位检查法

图 1-12-11　肱三头肌检查

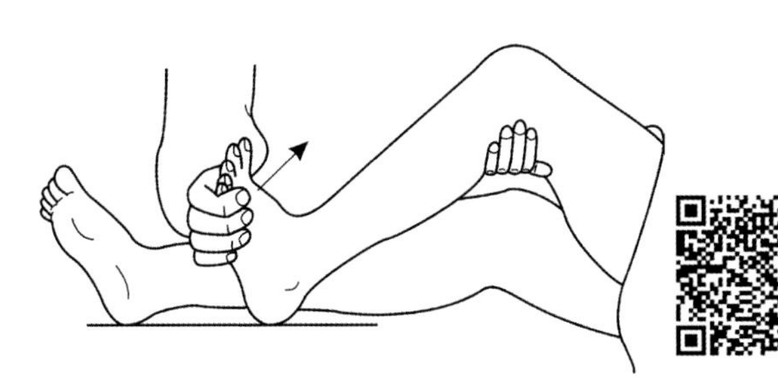

图 1-12-12　踝阵挛检查

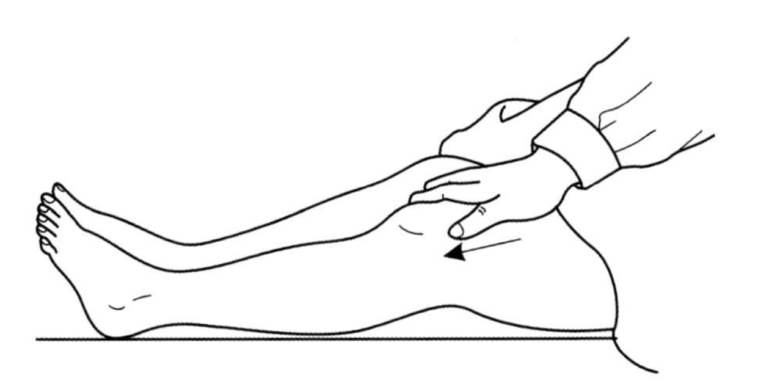

图 1-12-13　髌阵挛检查

（1）霍夫曼（Hoffmann）征（图 1-12-14）：患者前臂旋前，掌面向下，检查者向掌侧弹拨患者中指指甲，若患者出现拇指和其他各指迅速屈曲为阳性。Hoffmann 征偶见于正常人，无病理意义，仅在反应强烈或双侧明显不对称时才具有临床意义。

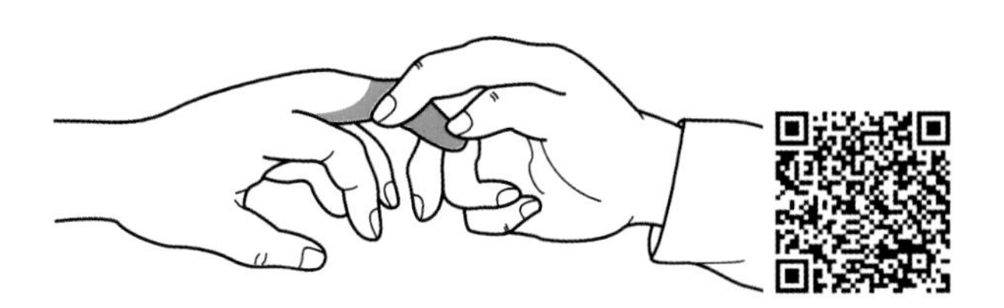

图 1-12-14　霍夫曼征检查

（2）巴宾斯基（Babinski）征（图 1-12-15）又称跖反射。以锐器在足底外侧缘，由后向前至小趾近根部并转向内侧，阳性反应为踇趾背伸，余趾呈扇形展开。Banbinski 征可在 1 岁以下的婴儿、深睡或昏迷状态者出现，往往为双侧性；也可在末梢神经疾病等情况下出现。

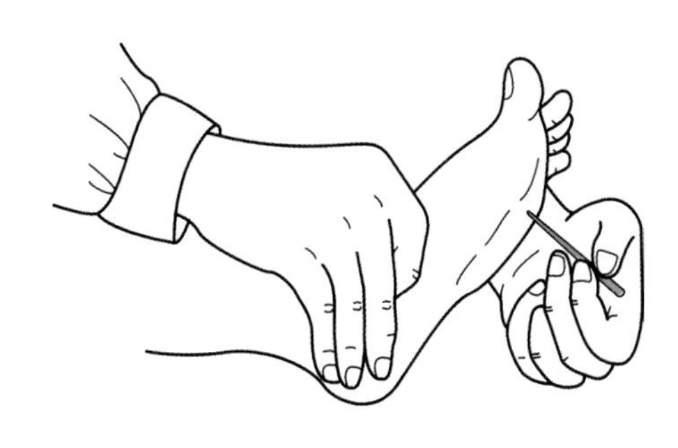

图 1-12-15　巴宾斯基征检查

（3）查多克（Chaddock 征）（图 1-12-16）又称划足外缘试验。以锐器自外踝处由后向前快速划过，阳性反应为踇趾背伸。临床意义同 Babinski 征。

（4）奥本海姆（Oppenheim）征（图 1-12-16）检查者弯曲示指与中指，沿患者胫骨前缘用力自上而下滑压，阳性反应及临床意义同 Babinski 征。

（5）戈登（Gordon）征（图 1-12-16）又称腓肠肌挤压试验。患者仰卧，两下肢伸直。检查者用手挤压患者的腓肠肌，若出现踇趾背屈，其他各趾呈扇形散开，为阳性。

（6）罗索利莫（Rossolimo）征（图 1-12-17）快速叩击足跖基底部跖面，出现急速足趾跖屈为阳性。该征见于锥体束损害，在脊髓病变引起腱反射亢进时尤为明显。

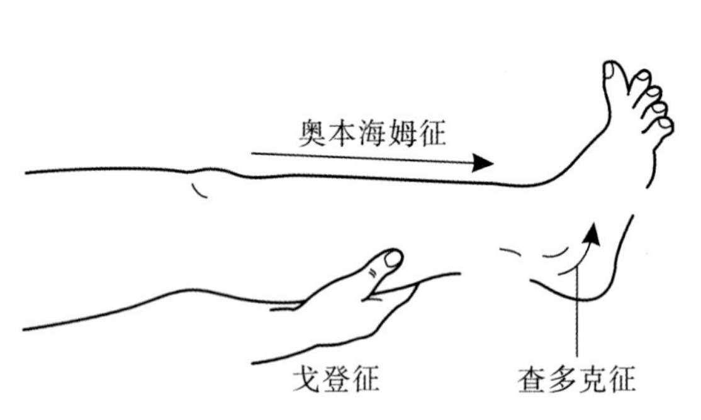

图 1-12-16 查多克征、奥本海姆征、戈登征检查

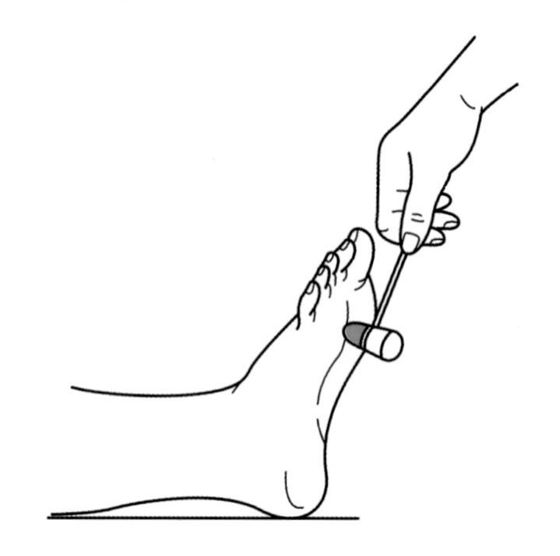
图 1-12-17 罗索利莫征检查

附　查体实施

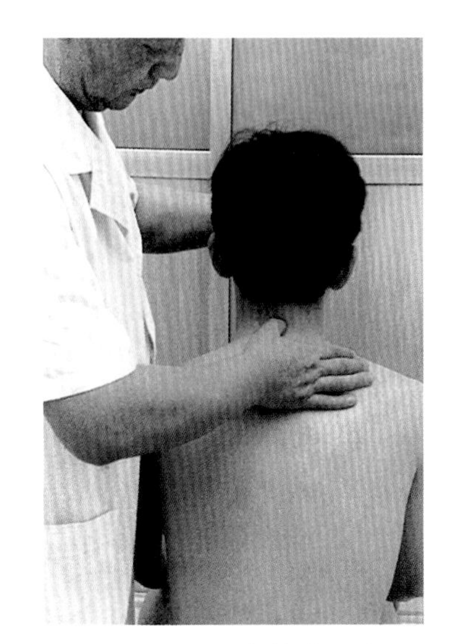

图 p-1　项部触诊手法

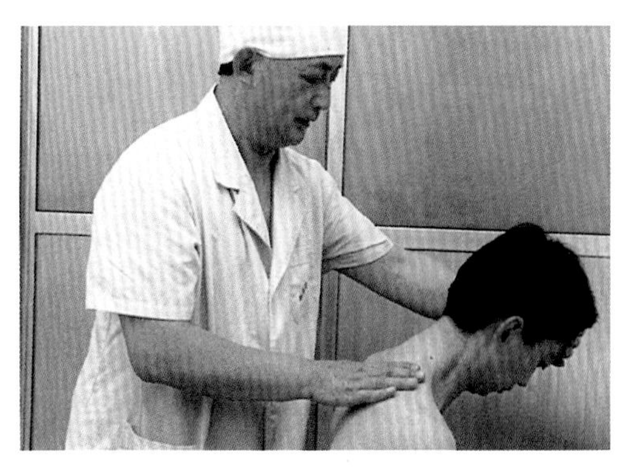

图 p-2　颈前屈肌力检查

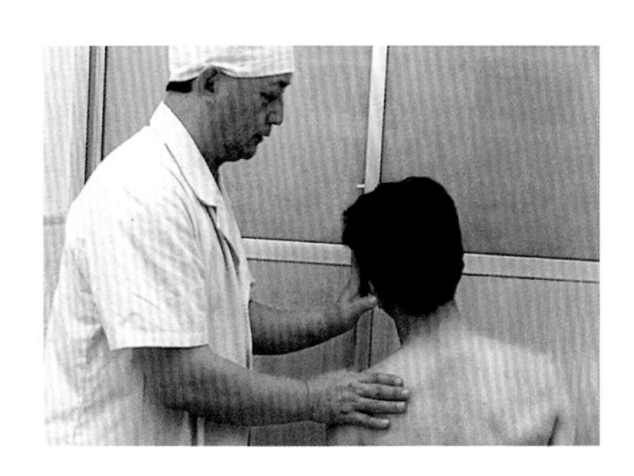

图 p-4　颈侧屈肌力检查

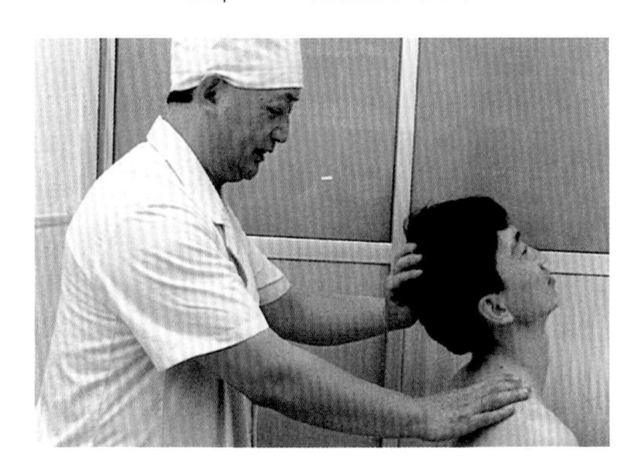

图 p-3　颈伸肌力检查

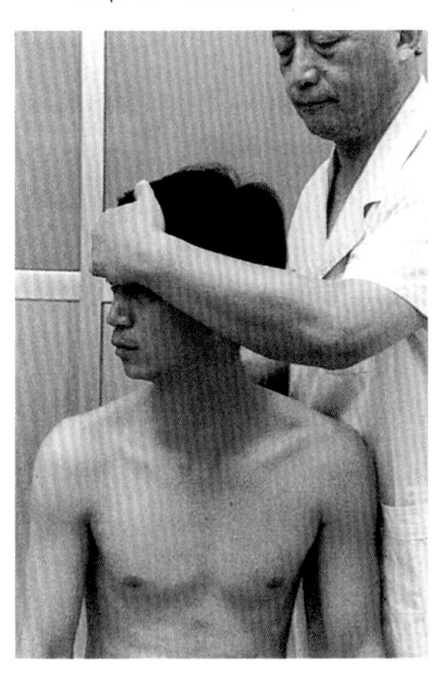

图 p-5　颈旋转肌力检查

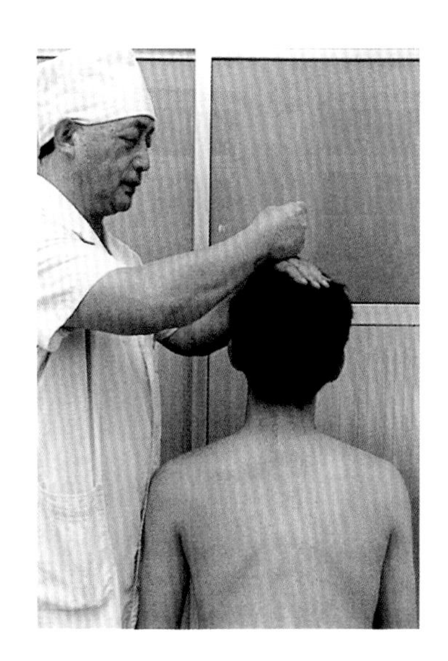

图 p-6　叩顶试验

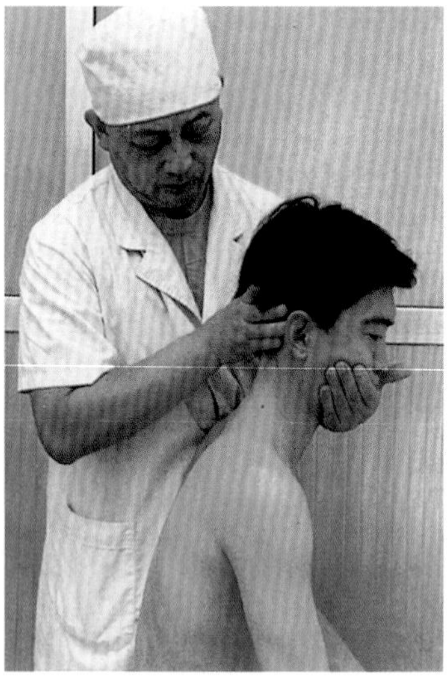

图 p-7 引颈试验

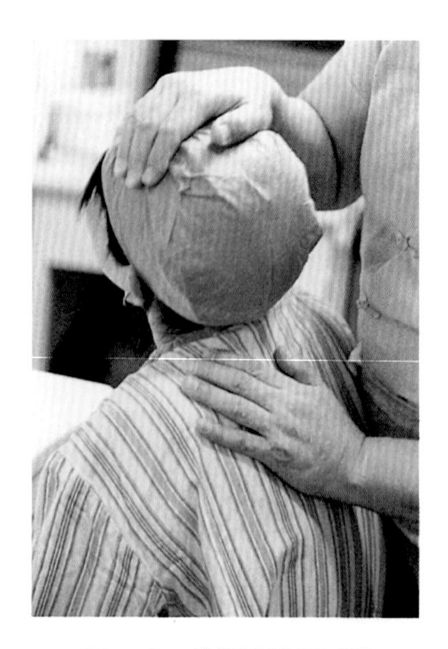

图 p-8 椎间孔挤压试验

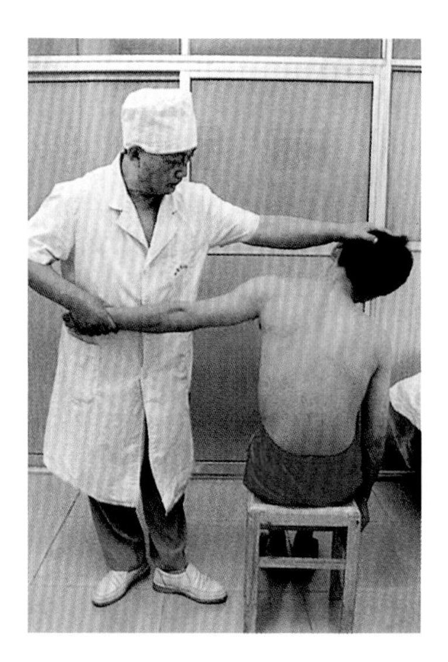

图 p-9 臂丛神经牵拉试验

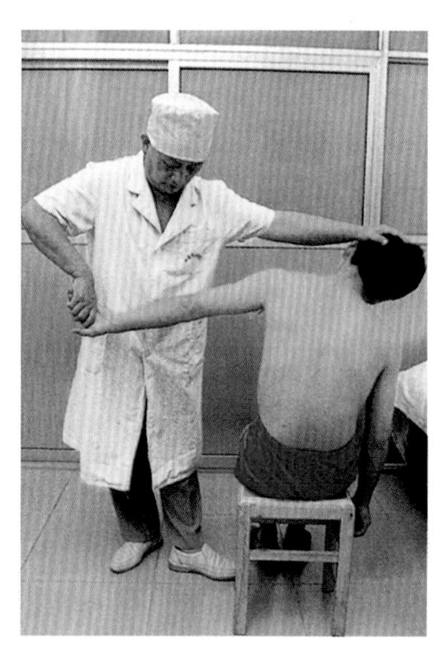

图 p-10 臂丛神经牵拉加强试验

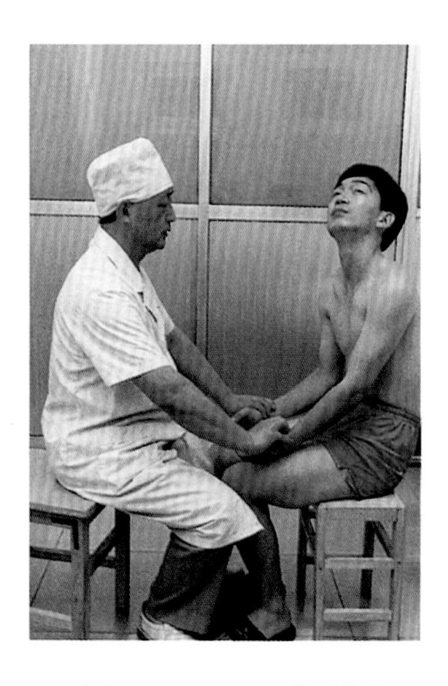

图 p-11 Adson's 试验

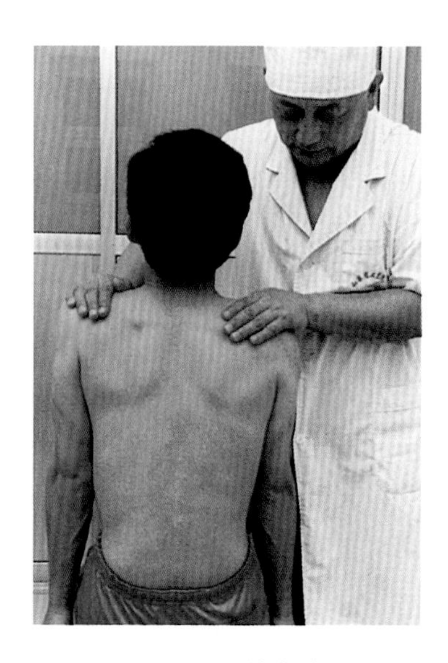

图 p-12 耸肩试验

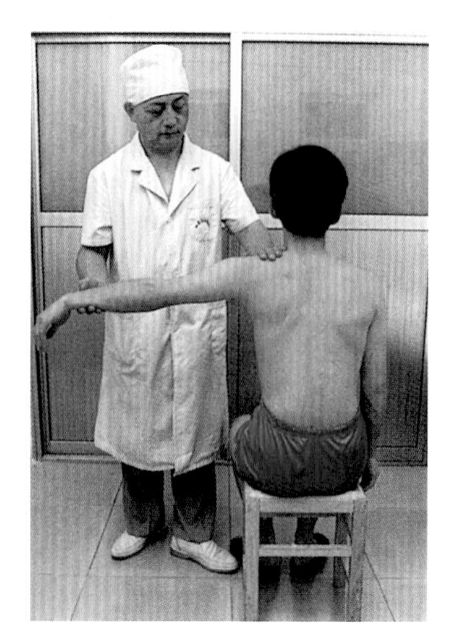

图 p-13　肩外展检查手法

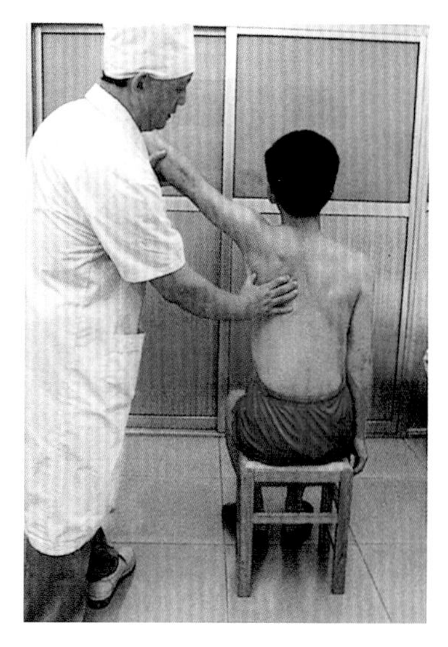

图 p-14　肩上举检查手法

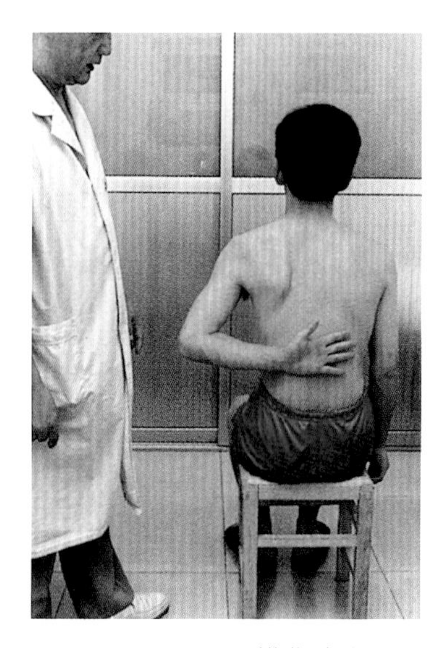

图 p-15　摸背试验

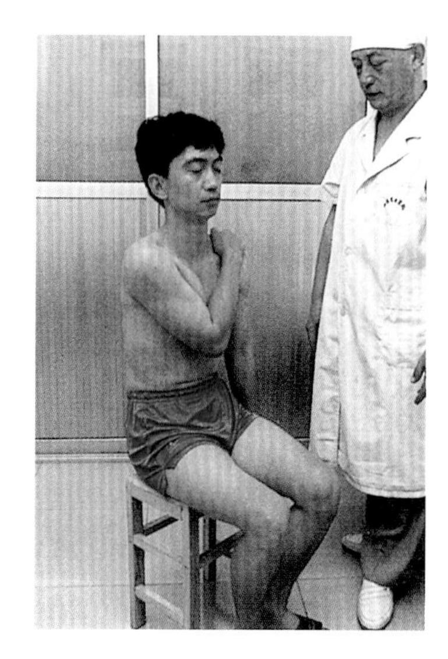

图 p-16　搭肩试验

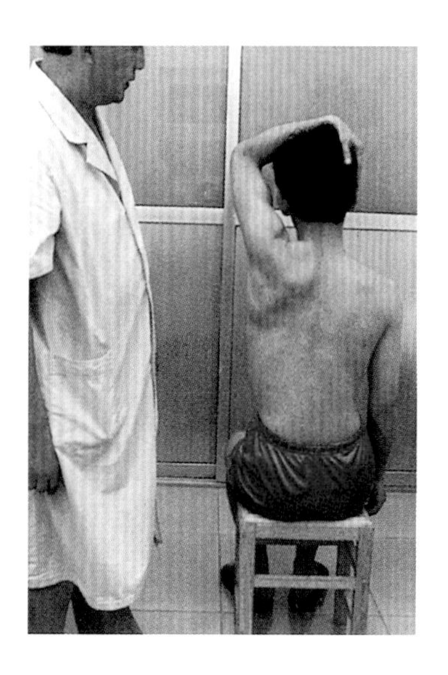

图 p-17　摸耳试验

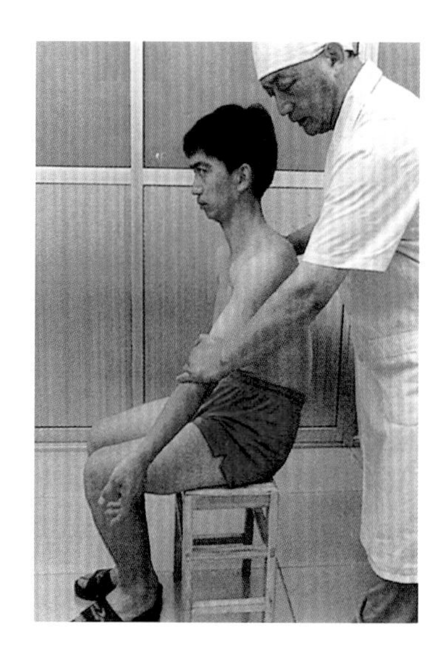

图 p-18　肩前屈肌力检查

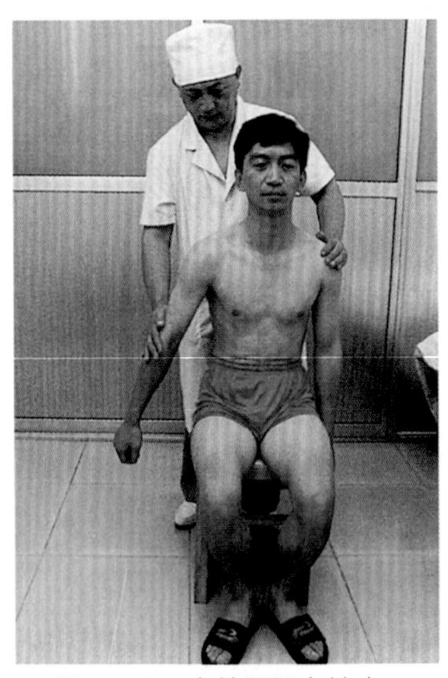
图 p-19 肩外展肌力检查

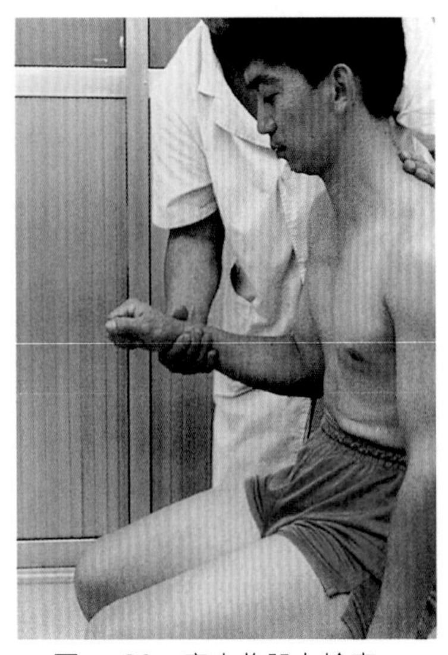
图 p-20 肩内收肌力检查

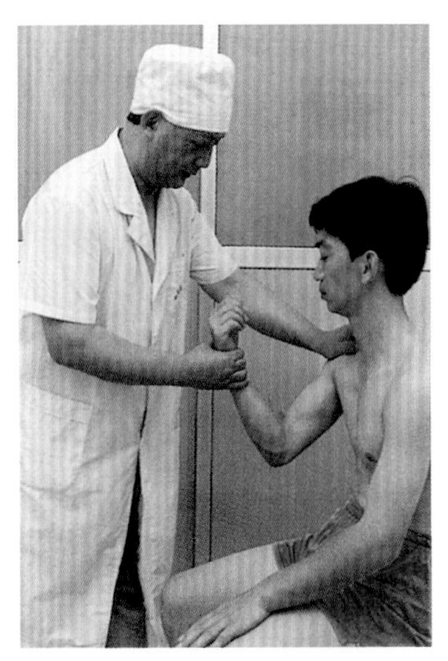
图 p-21 屈肘肌力检查

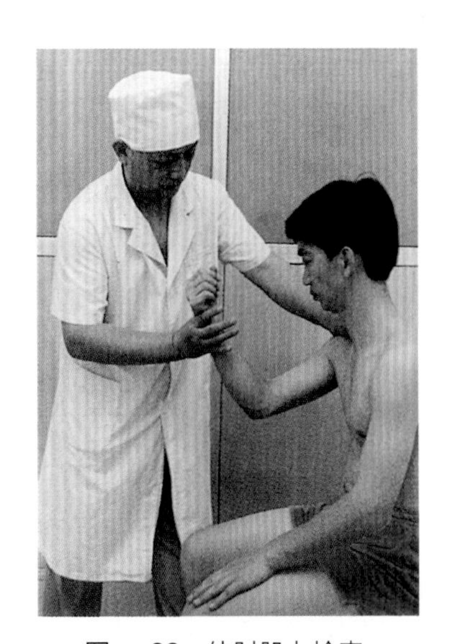
图 p-22 伸肘肌力检查

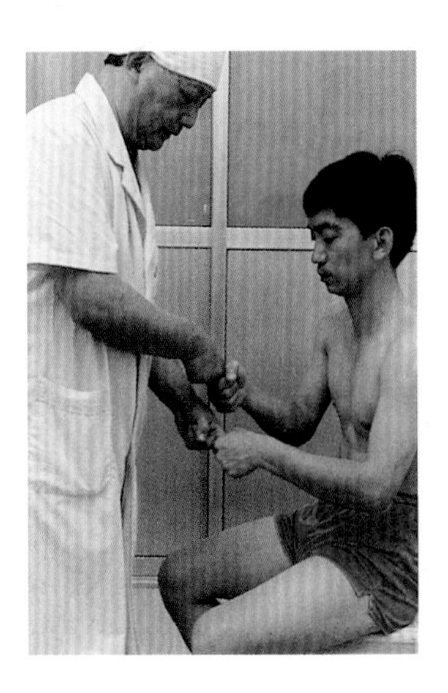
图 p-23 手握力检查

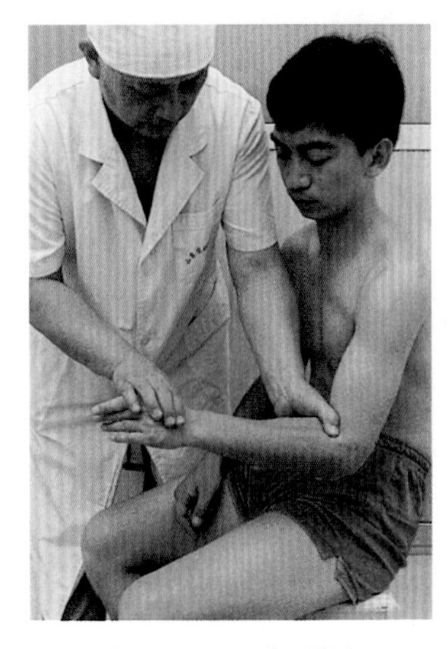
图 p-24 Mill’s 试验

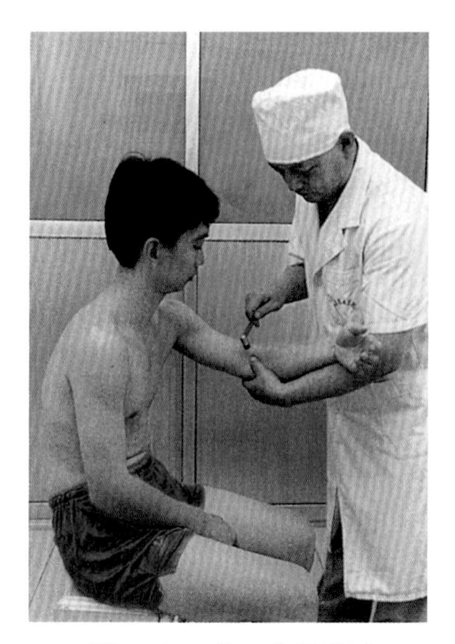

图 p-25　肱二头肌反射

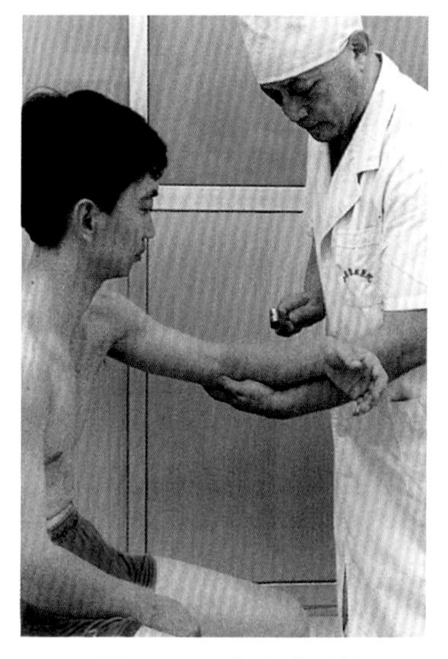

图 p-26　桡骨膜反射

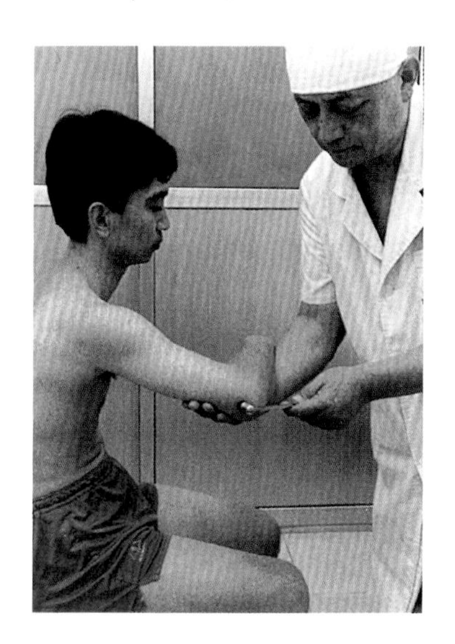

图 p-27　肱三头肌反射

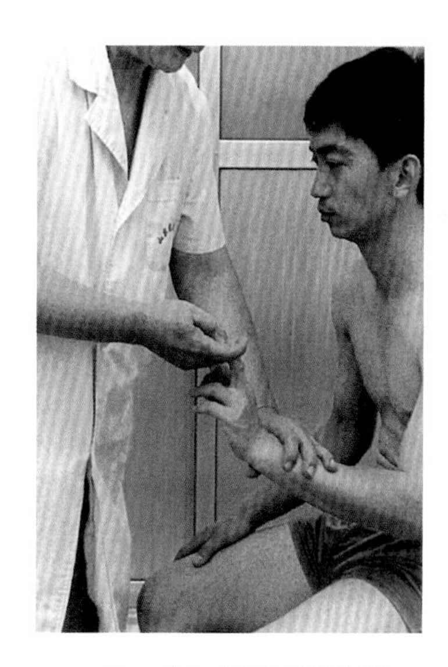

图 p-28　霍夫曼征检查

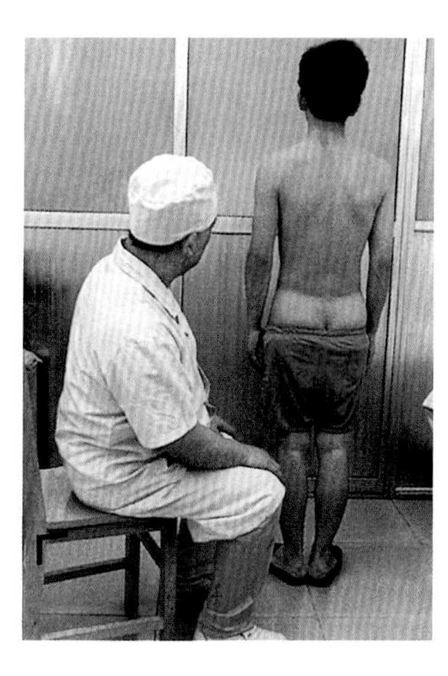

图 p-29　腰背骶部视诊

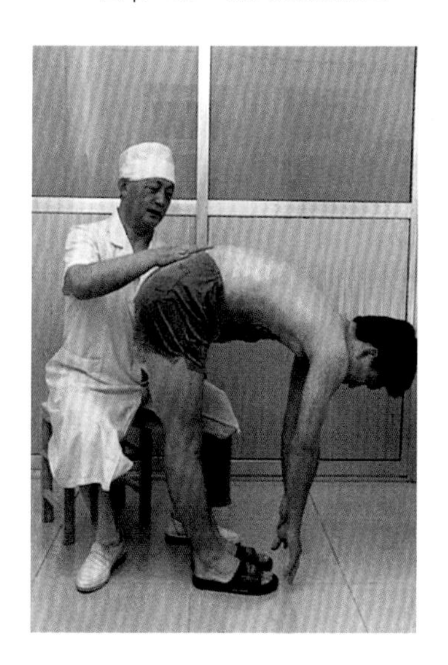

图 p-30　腰前屈检查

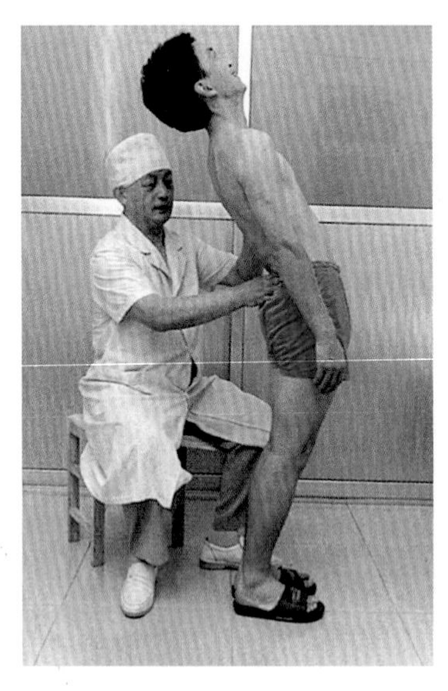

图 p-31 腰后伸检查

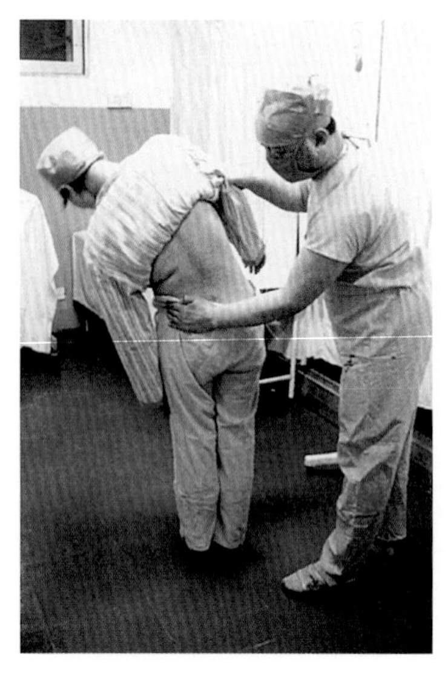

图 p-32 腰侧屈检查

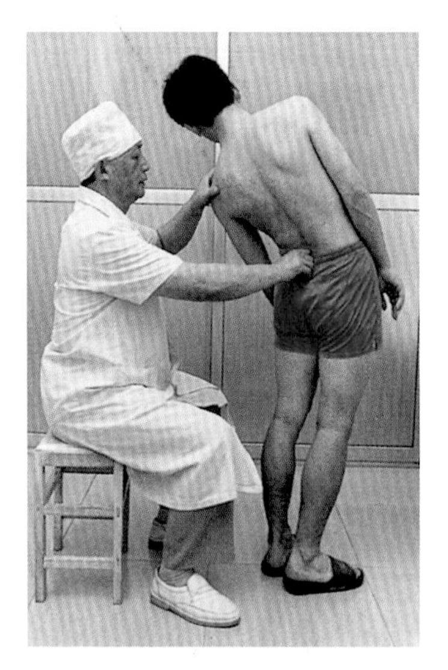

图 p-33 腰侧后伸检查

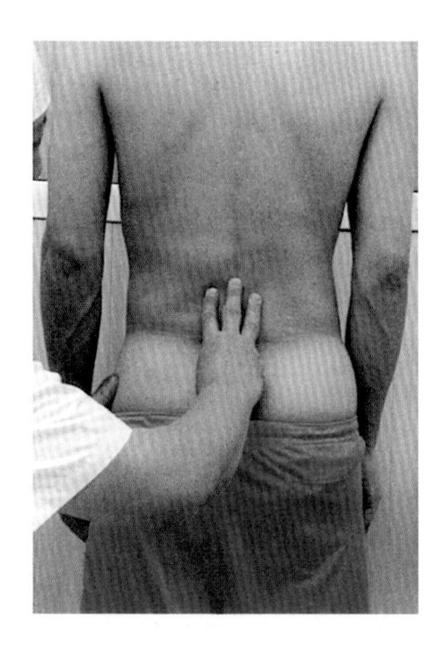

图 p-34 腰背部三指触诊法

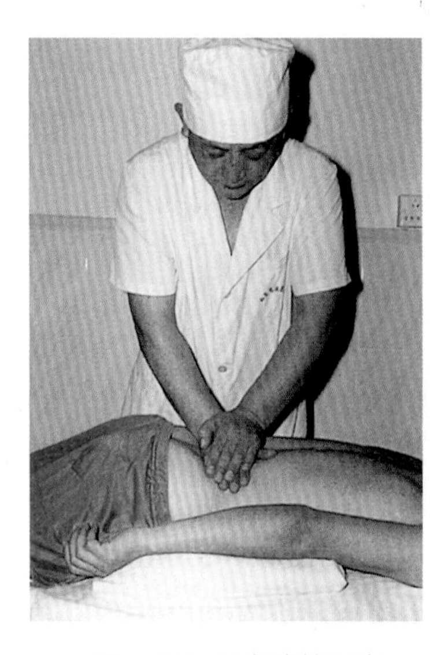

图 p-35 腰部掌按手法

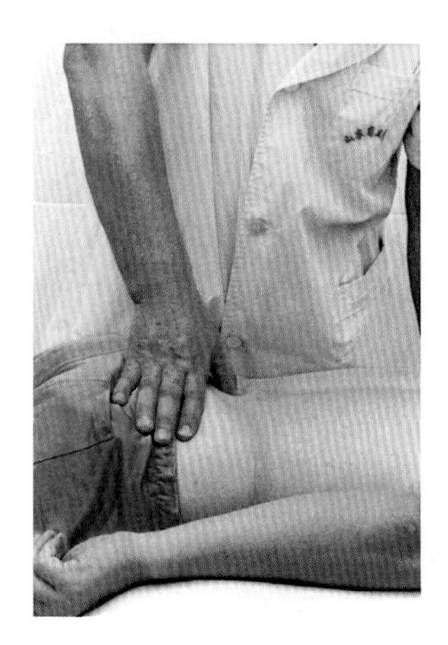

图 p-36 腰部指按手法

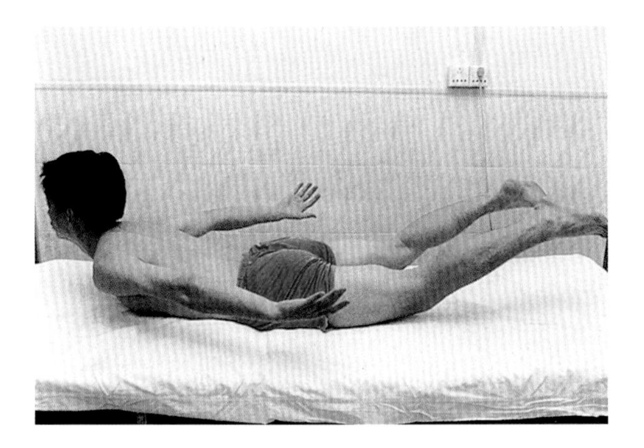

图 p-37　燕飞试验

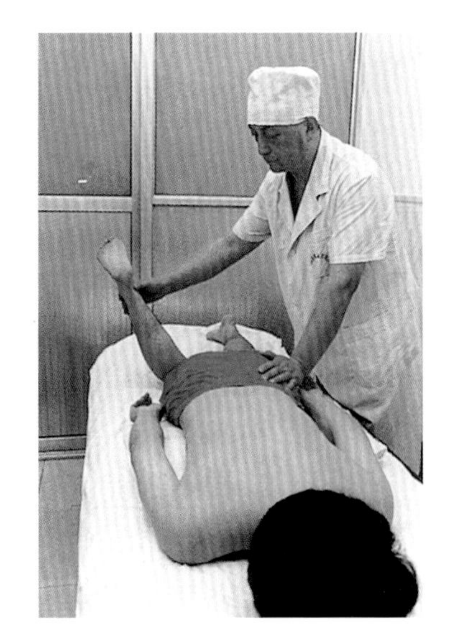

图 p-38　俯卧位梨状肌试验

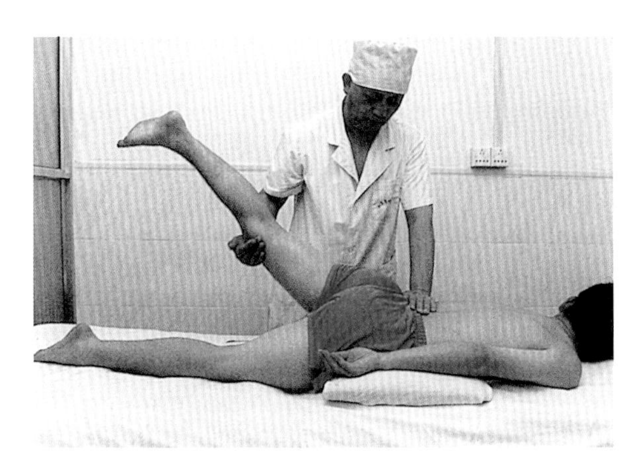

图 p-39　股神经试验

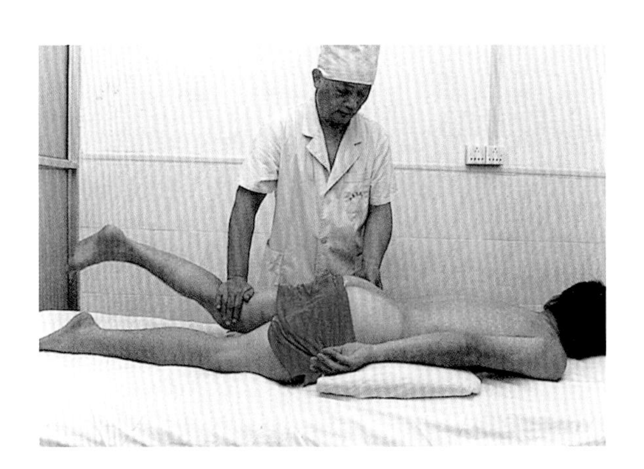

图 p-40　伸髋肌力检查

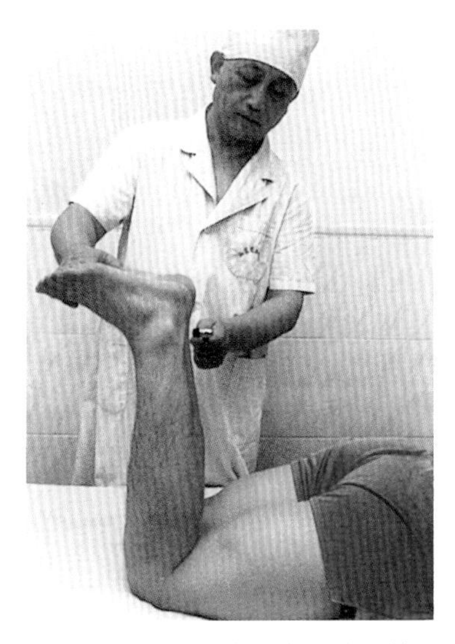

图 p-41　俯卧位跟腱反射

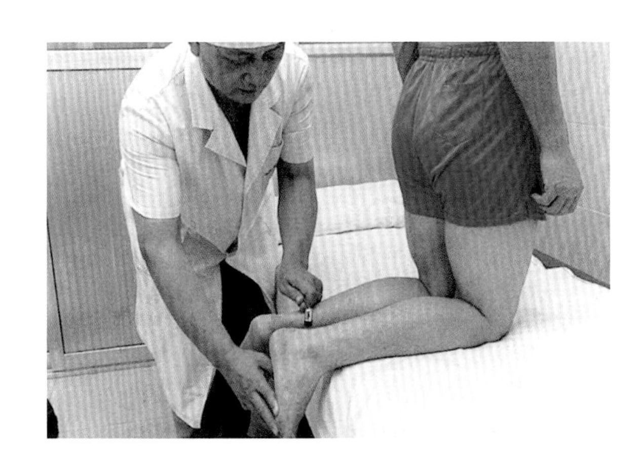

图 p-42　跪位跟腱反射

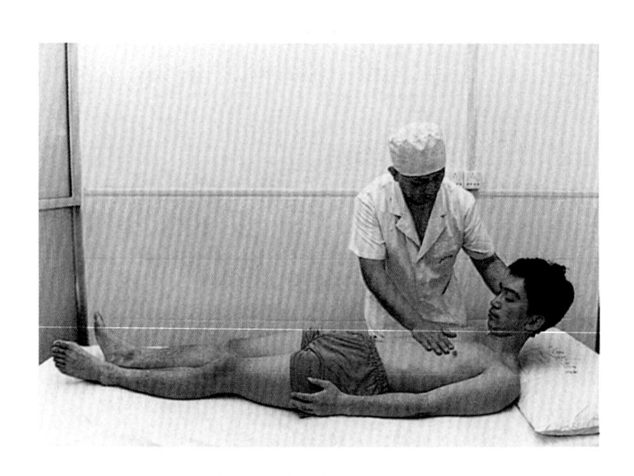

图 p-43 屈颈试验

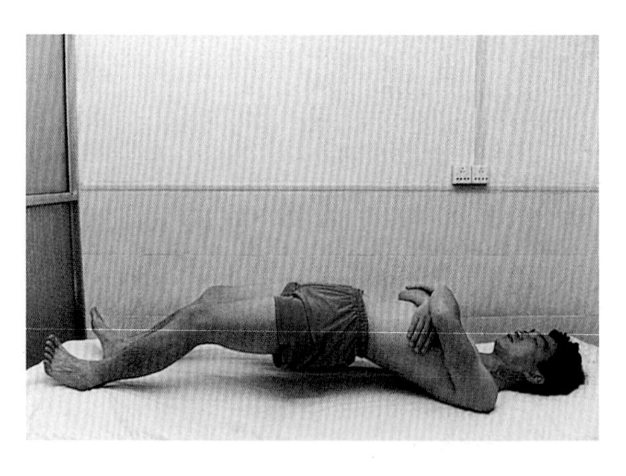

图 p-44 仰卧挺腹试验

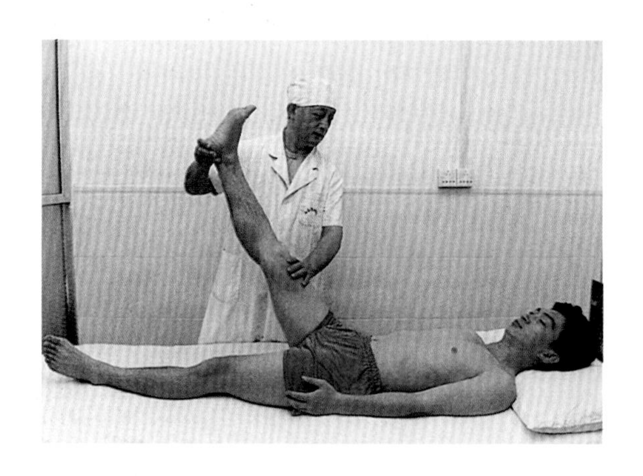

图 p-45 直腿抬高试验

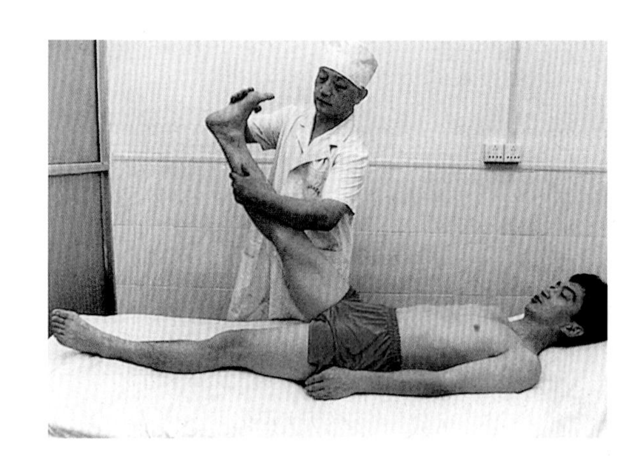

图 p-46 直腿抬高加强试验

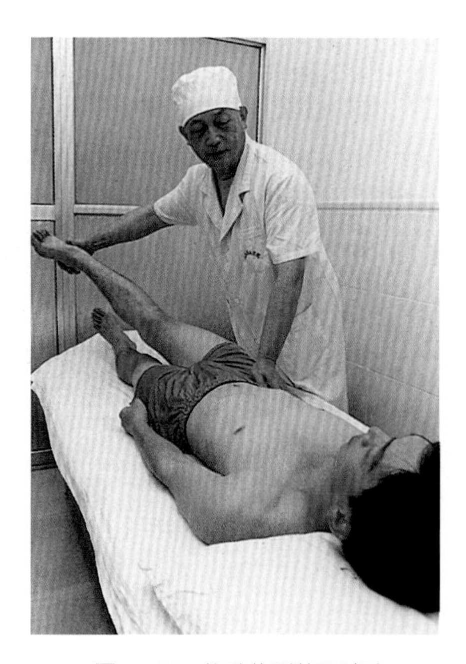

图 p-47 仰卧位梨状肌试验

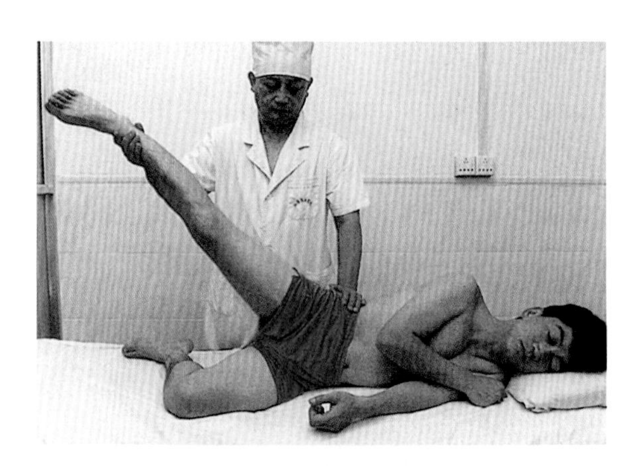

图 p-48 髂胫束挛缩试验（Ober's 试验）

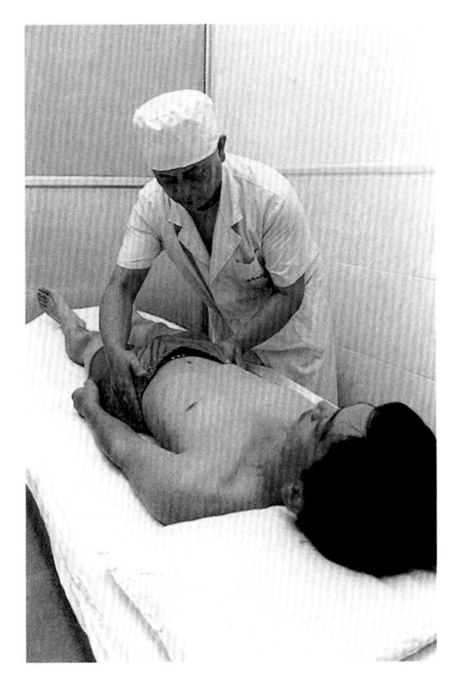

图 p-49 仰卧位骨盆挤压试验

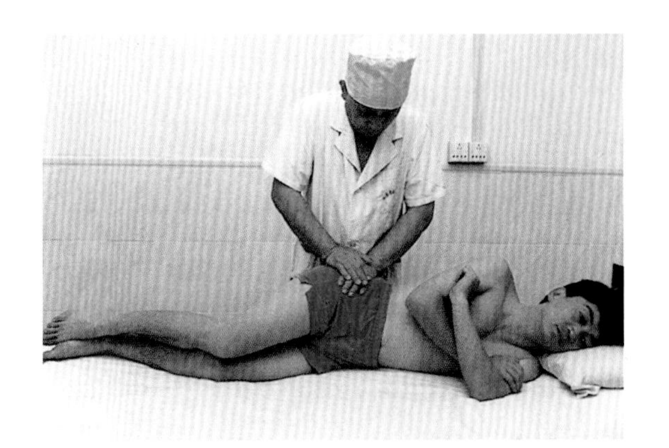

图 p-50 侧卧位骨盆挤压试验

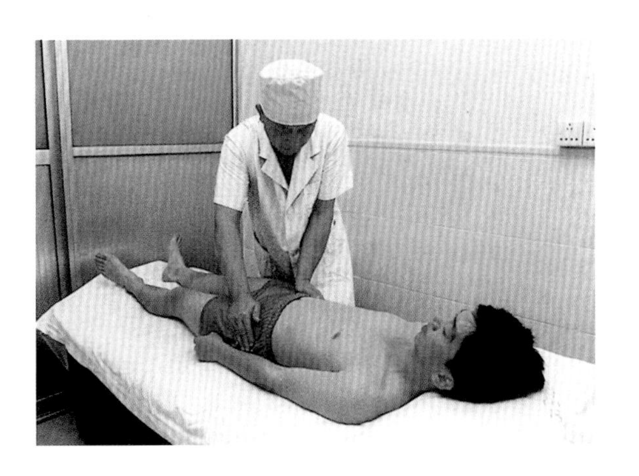

图 p-51 骨盆分离试验

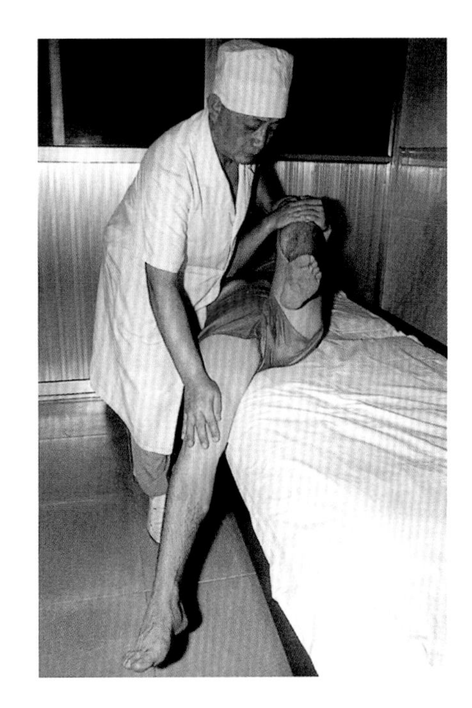

图 p-52 床边试验

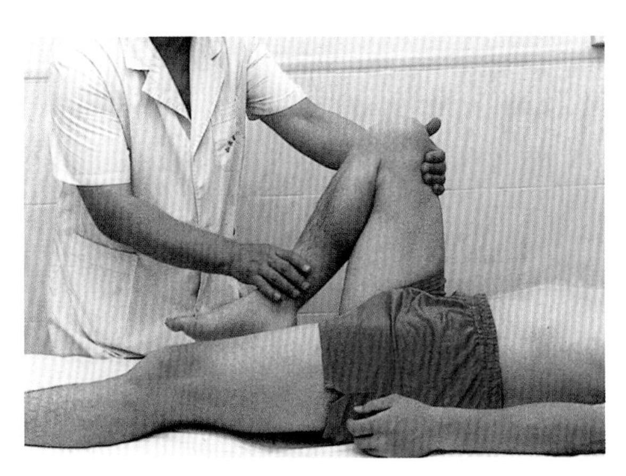

图 p-53 屈髋肌力检查

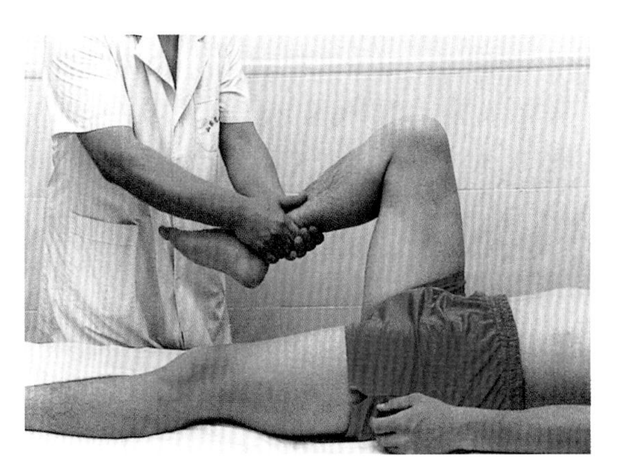

图 p-54 屈膝肌力检查

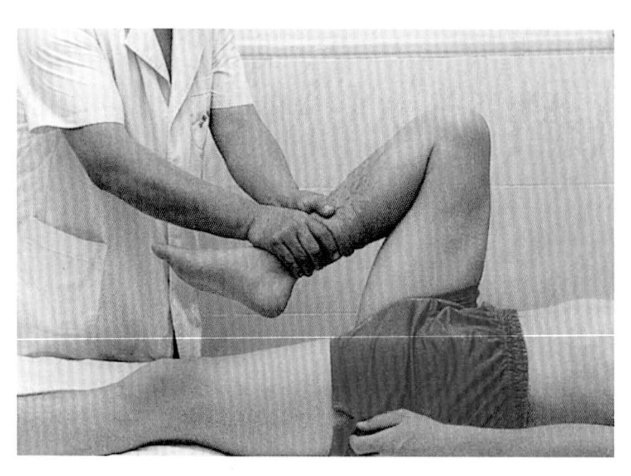

图 p-55 伸膝肌肌力检查

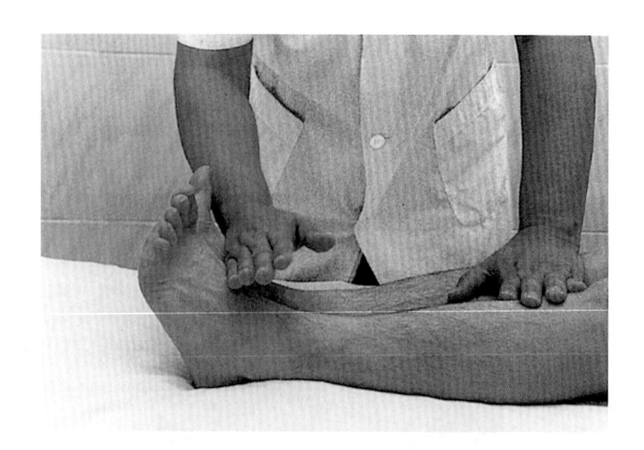

图 p-56 足长伸肌肌力检查

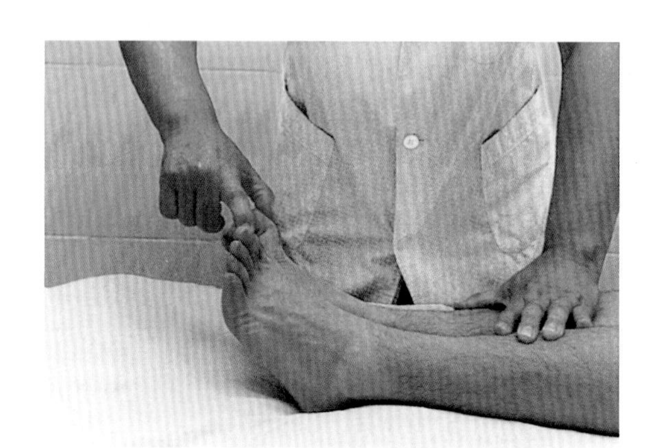

图 p-57 踇长伸肌肌力检查

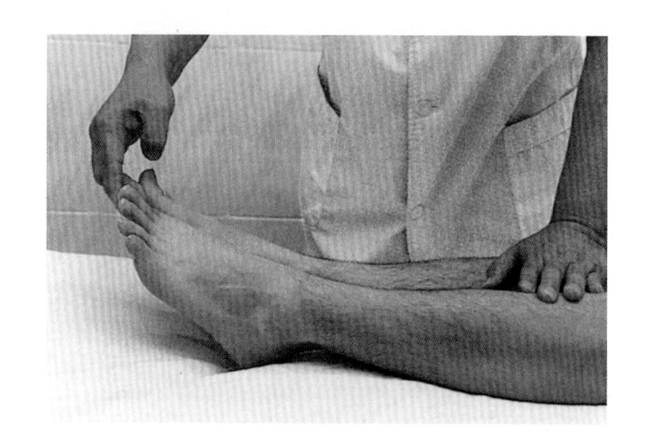

图 p-58 踇跖屈肌肌力检查

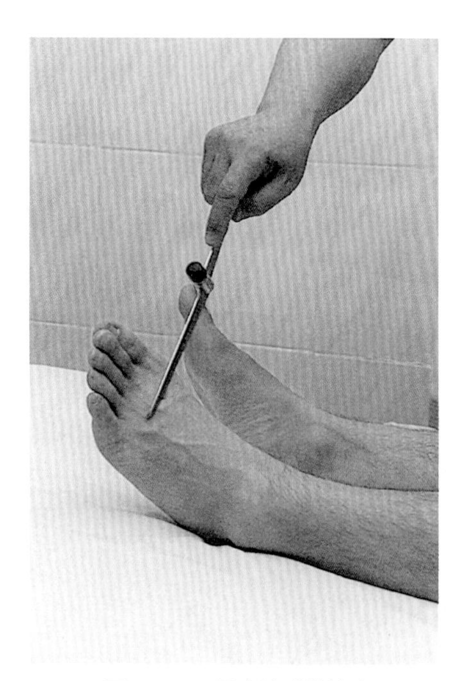

图 p-59 足皮肤感觉检查

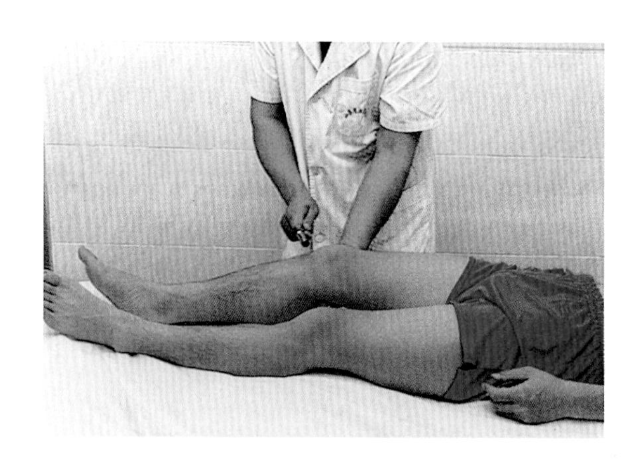

图 p-60 伸膝位膝跳反射

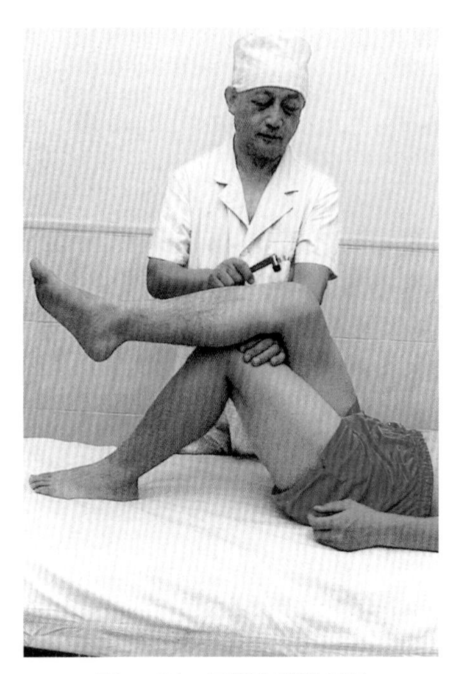

图 p-61　屈膝位膝跳反射

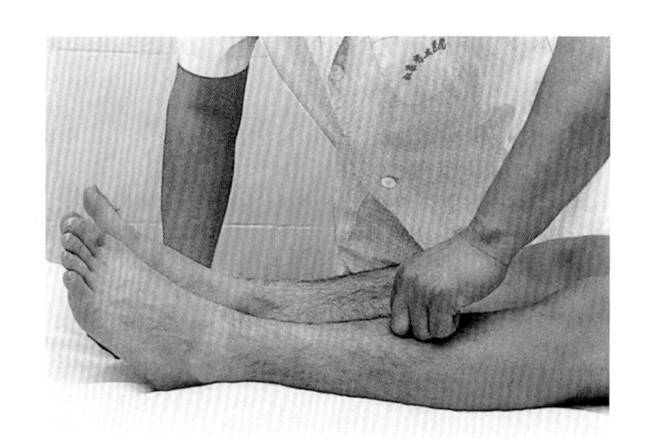

图 p-62　奥本海姆征检查

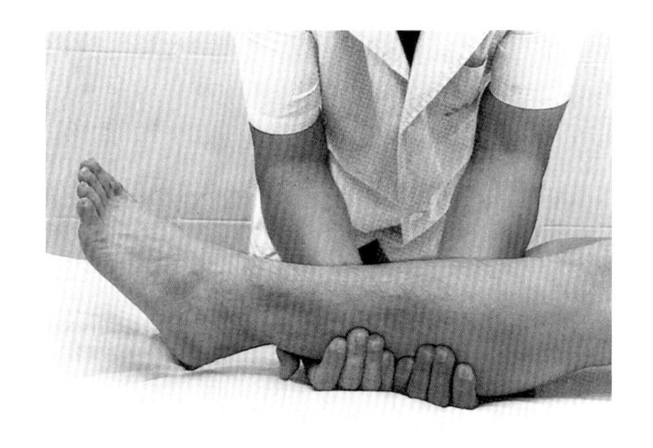

图 p-63　戈登征检查

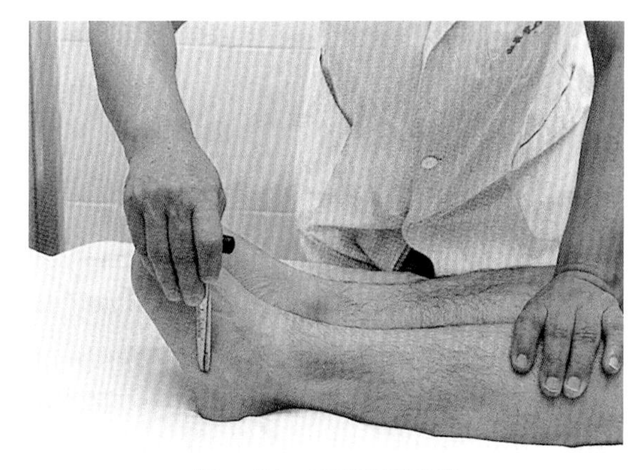

图 p-64　查多克征检查

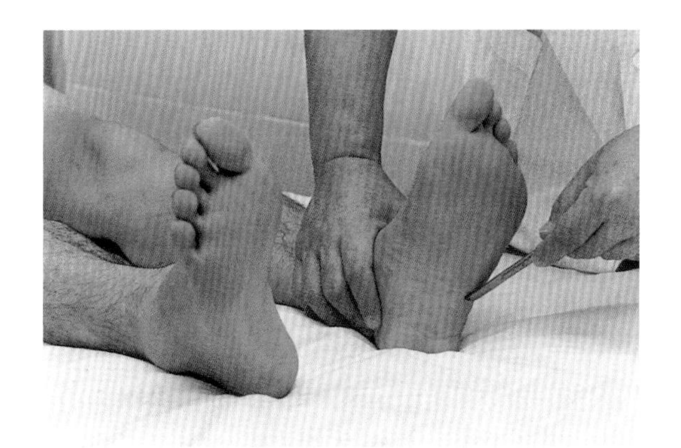

图 p-65　巴宾斯基征检查法

（赵序利　王敬萱）

第二章
影像学检查

影像学检查（image examination）是科学、客观的诊断方法。经过问病史和体检对导致疼痛的病变有了初步印象，但尚难最后确诊，其中一部分可经影像学检查做出最后诊断。影像学检查不仅对器质性病变有确诊价值，对某些功能性疾病也可辅助诊断，如脑血流、心功能均可通过影像学的方法进行检查。影像学检查不仅对疾病诊断有重要作用，对指导治疗（如根据X线片显示的椎体位置倾斜、偏歪方向进行手法矫正）、判断治疗效果也有重要价值。

任何一个临床医生都必须了解各种影像学检查方法的适应证和禁忌证，只有这样才能合理选用影像学诊断。掌握各种方法的正常与疾病的影像特点，并密切结合病史、体征综合考虑，全面分析，才能做出正确诊断。不重视和不合理使用影像学检查，或单纯依赖影像学检查、忽视临床表现的做法都是错误的；不会独立阅片而只会看报告单的医生也不能充分发挥影像学检查在诊断中的作用。

第一节　脊柱影像学检查

脊柱的影像学检查方法有X线、超声、计算机体层摄影（computed tomography, CT）、磁共振成像（magnetic resonance imaging，MRI）、数字减影血管造影（digital subtraction angiography，DSA）、核素显像、正电子发射体层摄影（positron emission tomography，PET）等。由于病变的病理性质或解剖位置不同，选择不同的影像检查方法十分必要。

一、X线检查

X线穿透机体时，由于骨结构密度最大，吸收X线量最大，与周围的组织形成鲜明的对比，成像清晰，所以X线摄片是检查骨和关节最常用、最经济的影像学方法。X线摄片不仅能显示病变的范围和程度，更能对一些病变做出定性诊断。目前，计算机X线摄影（computed radiography，CR）、数字成像（digital radiography，DR）技术不断发展，其在软组织结构显示方面明显优于X线普通摄片，更因为曝光量低、影像资料可存档处理等优势，已经基本完全取代常规X线摄片，但是对于细小的病变或重叠较多的部位还是显示欠佳，所以，结合CT、MRI等检查方法十分有必要。

脊柱分颈、胸、腰、骶、尾5段，X线摄影仍为脊柱疾病的常规检查，有助于大部分脊柱疾病的诊断及筛查，如先天性椎体畸形、脊柱侧弯、椎体退行性改变、椎体滑脱和隐裂等。配合特殊体位如斜位、过屈过伸位可清晰显示椎间孔、椎弓根部等结构及脊柱稳定性。对于一些特殊部位，如寰枢关节，由于重叠结构太多，再加上体位不标准，抬头角度不够，X线摄影往往不能清晰显示，临床多被低剂量的断层摄影或CT、MRI等检查方法代替。

（一）正常脊柱X线平片的影像特点

1. 正位片（图2-1-1）　按照一定的顺序或项目阅片，不仅不会遗漏病变，同时还可提高阅片的准确性和速度。

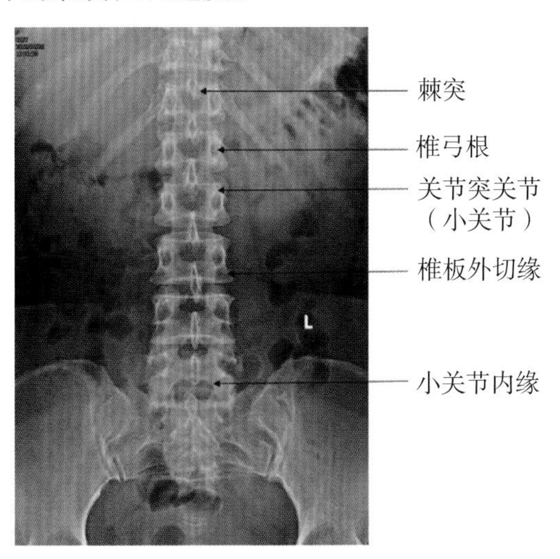

图2-1-1　腰椎X线正位片

（1）脊柱的形态：注意观察脊柱有无侧凸，若有，注意凸向哪个方向，以哪一个椎体为侧凸的中心（顶点）。脊柱侧凸往往伴有椎体畸形，阅片时要注意观察。

（2）椎间隙：从以下两个方面观察。

1）同一椎间隙左右对比，正常应是等宽的，若不等宽，则脊柱必须凸向椎间隙加宽的一侧。

2）几个椎间隙上、下比较，一般越低位的椎间隙越宽，如L_1/L_2、L_2/L_3、L_3/L_4、L_4/L_5，但L_5/S_1比L_4/L_5的间隙窄。

（3）椎体的形态和结构：注意观察椎体有无肥大、增生、骨赘形成及溶骨性破坏等。

（4）椎弓根的形态和间距：正常椎弓根位于椎体的外侧，像竖立的两只眼睛，椭圆形，边界光滑规整（图2-1-1）。两椎弓上位椎体小于下位椎体，故两侧椎弓根上下相连，成为上窄下宽的梯形。任何一个椎弓根的形状、边缘改变，超过梯形线以外或缩到梯形线以内，均为异常现象。

（5）关节突关节（椎小关节或小关节）：注意观察组成小关节的每个下关节突及上关节突的位置是否正常、关节间隙是否正常、关节面是否光滑、两侧小关节的内缘间距有无增大或缩小。骶骨关节突关节融合成骶中间嵴，其下端为骶角。

（6）横突：正常L_3横突最长，L_4、L_5横突越来越短，但上翘（简单记为3长4翘5肥大）。注意观察L_5横突是否肥大、有无与骶骨相接触形成假关节。骶骨的横突融合成骶外侧嵴。

（7）棘突或椎板：70%的棘突是排成一条直线的。C_1无棘突，为后结节。C_2~C_6或C_2~C_7的棘突有分叉。骶骨棘突连在一起成骶正中嵴。棘突与椎板是连在一起的，不连在一起的称为隐裂，多见于L_5、S_1（图2-1-2）。正常S_5椎板及棘突缺如，为骶管裂孔。

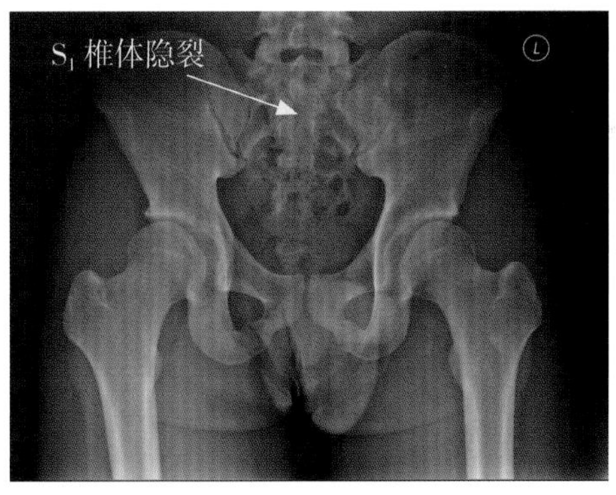

图2-1-2　骶椎隐裂

S_1椎板不连续，可见异常的透亮线影，如箭头所示

（8）骶髂关节：腰椎正侧位可看到骶髂关节的内侧缝（后缘）、外侧缝（前缘）和耳状面，关节间隙清晰、关节面光滑。髂嵴最高点连线通过后正中的交点可辅助确定椎体序数（图2-1-

2、图 2-1-3）。

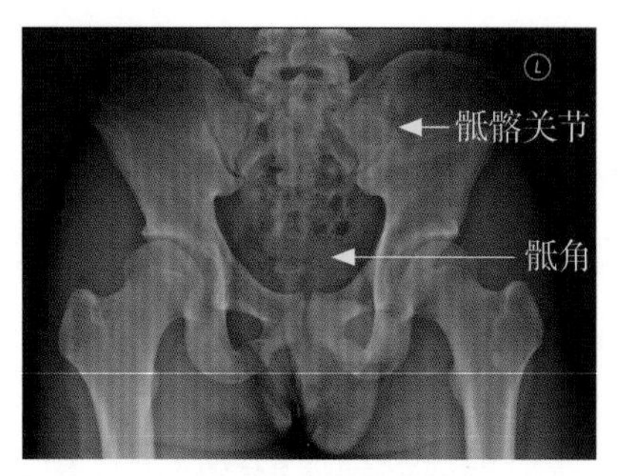

图 2-1-3 骶髂关节正常解剖结构

（9）椎体的数目：正常颈椎 7 个，胸椎 12 个，腰椎 5 个，骶椎 5 个，尾椎 4 个。若数目与上述不符，则有移行椎畸形。移行椎多发生于腰骶间，少数发生于腰胸间。

（10）椎旁软组织影：脊柱正位片可显示椎旁软组织影，如腰大肌阴影，注意该阴影是否增宽，或是否出现异常密度影。例如，泌尿系结石时可以在走行区出现高密度影；腰大肌区域出现钙化往往提示结核等。

（11）不同节段的特殊结构：

1）钩椎关节：是颈椎特有的关节，由下位椎体上面侧缘的椎体钩与上位椎体下面两侧唇缘相关节而成。正常两侧钩椎关节是对称的，见图 2-1-4 的箭头所指处。

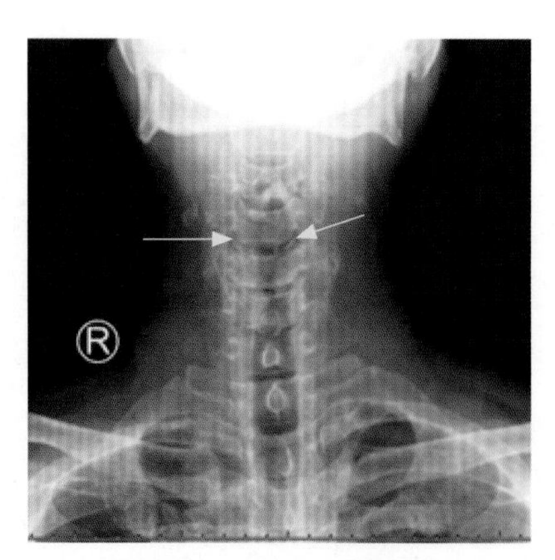

图 2-1-4 正常钩椎关节

2）寰枢关节（图 2-1-5）：张口位片是寰枢关节检查最常用的检查体位，由于该部位骨性结构重叠较多，再加上患者的配合欠佳，拍摄出清晰的寰枢关节往往需要多次曝光，增加了患者的射线吸收。随着影像技术和设备的进步，现多采取 CT 检查，可清晰显示寰枢关节的侧齿间隙与寰枢外侧关节。正位片主要从以下四个方面观察寰枢关节的关系：①侧齿间隙：正常两侧相等或相差不大于 3 mm；②寰枢外侧关节：形似“八字胡”，正常两侧对称、等长；③侧、枢外缘：正常侧块外缘与枢椎外缘相齐，两者外缘相连，可成为凸向外侧的光滑的弧线、没有顿挫；④侧块内缘与枢椎上关节面内缘高起处相齐。

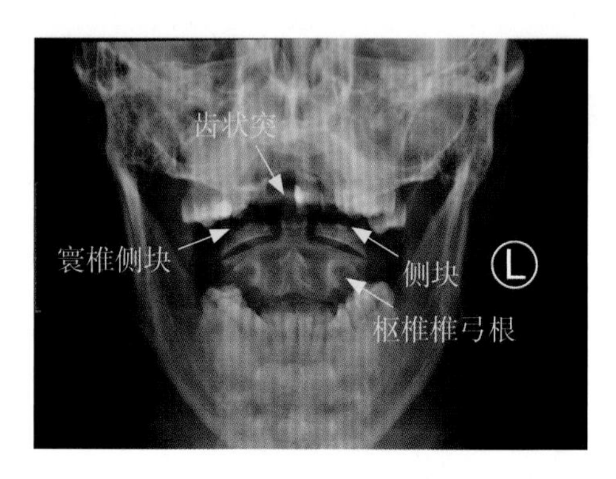

图 2-1-5 正常寰枢关节

3）胸椎正、侧位片（图 2-1-6、图 2-1-7）：除按上述基本项目进行观察和分析外，还要注意观察肋椎关节，包括肋头关节和肋横突关节。

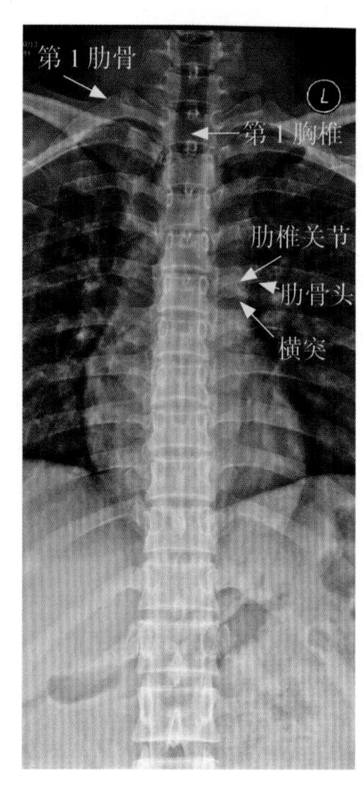

图 2-1-6 正常胸椎 X 线正位片

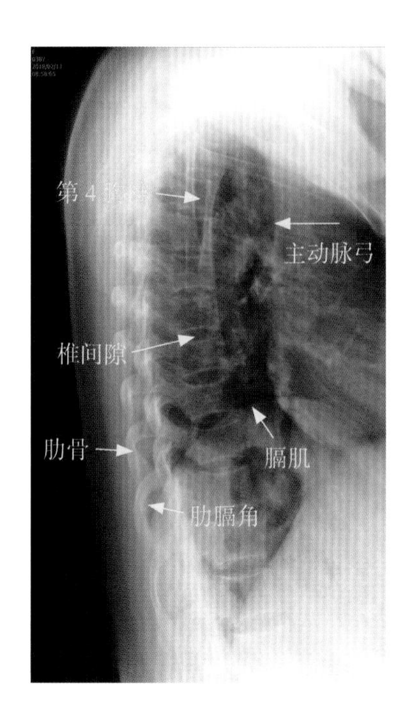

图 2-1-7　正常胸椎 X 线侧位片

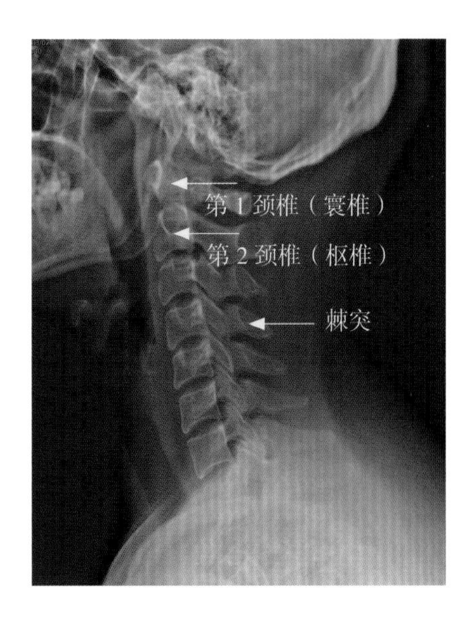

图 2-1-8　正常颈椎 X 线侧位片

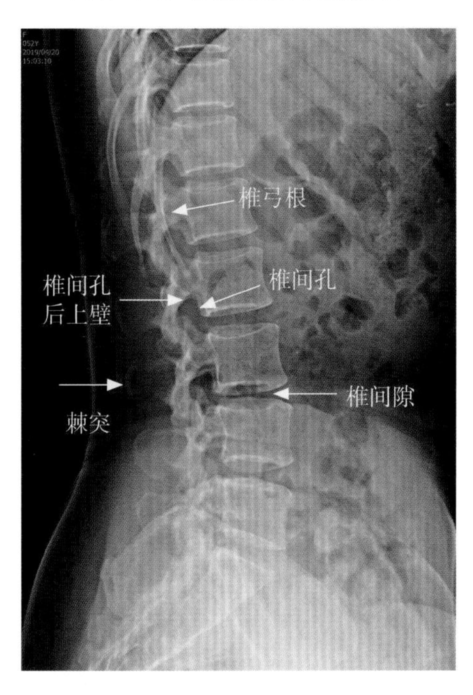

图 2-1-9　正常腰椎 X 线侧位片

2. 侧位片（图 2-1-7、图 2-1-8、图 2-1-9）侧位片将椎体与后面的附件完全展开，不像正位片那样重叠。所以侧位片可以观察脊柱的各部位结构（横突除外）。观察侧位片的顺序如下。

（1）脊柱的形态：腰椎及颈椎有生理前凸，胸椎及骶椎有生理后凸。这些凸的加深、变浅、消失甚至反曲均属异常现象。

（2）椎间隙：从两个方面观察。一是不同间隙上下比较，自上而下间隙逐渐增宽，但 L_5/S_1 较 L_4/L_5 窄（图 2-1-8、图 2-1-9）；二是同一间隙前后比较，正常情况下颈、腰椎的椎间隙均有前宽后窄的特点。

（3）椎体：注意观察整体的轮廓、结构和密度。注意观察椎体前后缘的连线，若不连续，多伴有椎体滑脱。注意观察椎体有无肥大、变扁（成人 C_4、C_5，T_{12}、L_1 椎体可轻度楔形变，为正常表现，但无骨质的压缩表现），有无前后缘的椎体骨质增生、骨桥形成；注意观察有无密度的增加或减弱。

（4）上下关节突及椎弓峡部：每上一椎体的下关节突与下一椎体的上关节突构成关节突关节。在腰椎侧位片上偶尔可看到关节突关节的间隙，在颈椎侧位片上可清晰辨认关节突关节，两侧重叠成一缝隙，单边影。同一椎体的上下关节突之间叫椎弓峡部，正常时椎弓峡部的骨皮质连续、光滑。若有椎弓峡部裂，则可清楚看到骨折线，骨皮质的连续性破坏。

（5）椎间孔：观测椎间孔多采用斜位片，但是腰椎的侧位片也能清楚地看到椎间孔（图 2-1-9）。上壁是椎下切迹、下壁是椎上切迹、后壁是关节突关节，前壁是上位椎体的下 1/3、下位椎体的上 1/5 及两者的椎间隙（间盘组织在 X 线平片上不显影），正常椎间孔呈椭圆形，四壁均光滑。

（6）棘突：注意观察其位置、方向及有无骨折。

（7）前、后纵韧带和棘上（项）韧带：正常情况下均不显影，若发生钙化或骨化则清晰显影。

（8）椎前后软组织：注意观察脊柱前后有无异常软组织阴影出现。

（9）二次骨化中心：在胸、腰椎椎间隙前方可看到边界清楚、密度较高的小块状阴影，有人认为此为二次骨化中心，又称椎缘骨。

3. 斜位片　摄颈椎斜位片主要是为了显示椎间孔，正常呈椭圆形、四壁光滑（图 2-1-10，箭头所示），椎间盘突出时可导致椎间孔狭窄（图 2-1-11，粗箭头所示）。摄腰椎斜位片主要是为了显示椎弓峡部和小关节。为便于辨认和记忆，将腰椎斜位片显示的图像比喻成猎狗，腰椎的结构和猎狗的结构有极明确的对应关系（图 2-1-12、图 2-1-13）。胸椎检查多不摄取斜位片。

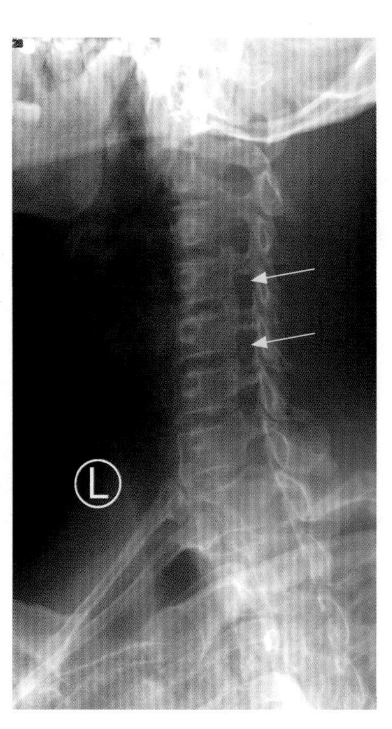

图 2-1-10　正常颈椎斜位片

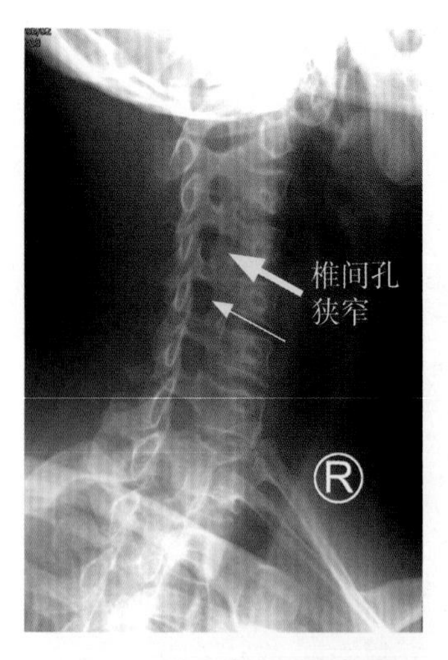

图 2-1-11　椎间孔狭窄

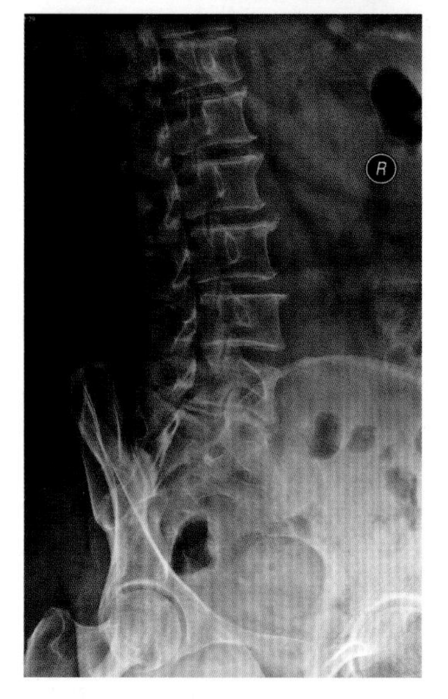

图 2-1-12　腰椎右斜位片

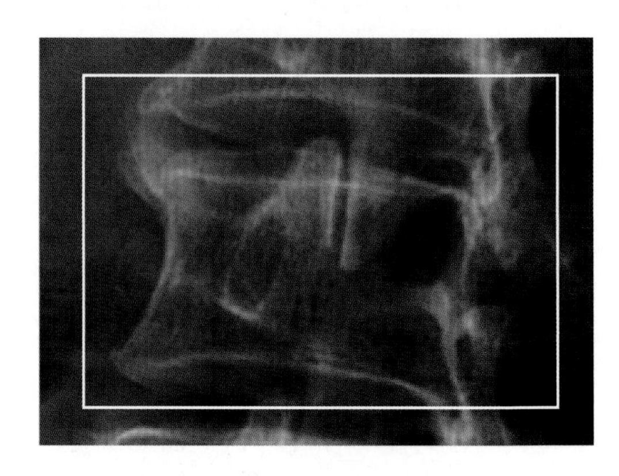

图 2-1-13　腰椎左斜位片

猎狗结构——腰椎结构
耳朵——上关节突
前腿——下关节突
颈部——椎弓峡部
鼻子——横突
眼睛——椎弓根
身子——椎板

正常腰椎的上关节突直立、横突上翘，恰似猎狗的竖耳昂首，精神抖擞。上位关节突（狗前腿）与下位关节突（狗耳朵）之间形成的缝隙就是关节突关节的间隙（图 2-1-13）。正常者该关节间隙清晰可见，关节边缘光滑。患强直性脊柱炎时则关节间隙模糊不清，甚至消失，关节边缘硬化而不规整。

4. 阅片时椎体定位的几个标志

（1）寰椎无棘突，所以在 X 线片上显示的第一个棘突提示为第 2 颈椎。

（2）第 7 颈椎棘突特别长，颈前屈时更明显。

（3）两侧肩胛冈内缘连线过第 3 胸椎棘突。

（4）两侧肩胛下角连线过第 7 颈椎棘突，平第 8 胸椎椎体。

（5）腰椎最长的横突为第 3 腰椎，平第 3 腰椎椎体。

（6）双侧髂嵴最高点连线一般过第 4 腰椎椎体下部或者第 4、5 椎间盘。

（7）最下节显示肋骨的椎体往往提示第 12 胸椎。

（二）脊柱致痛性病变的 X 线平片特点

1. 颈椎病

（1）生理曲度变浅、消失甚至反向成角（图 2-1-14A）。

（2）椎间隙变窄，椎体相对缘硬化，前后缘增生（图 2-1-14B）。

（3）椎间孔变小，其前壁的椎体钩增生、向后突，其后壁的上椎体钩增生、向前突。在椭圆形的椎间孔前后壁的中份出现向孔内的突出，几乎将椎间孔分成上下两部分，使椎间孔的形态变成一个“8”字（图 2-1-11、图 2-1-14C）。

（4）项韧带或（和）前后纵韧带钙化（图 2-1-14B）。

（5）病变间隙的钩椎关节两侧不对称，在同一间隙的侧位片上显示小关节的双边影（图 2-1-14D），说明椎体有偏斜或倾斜。

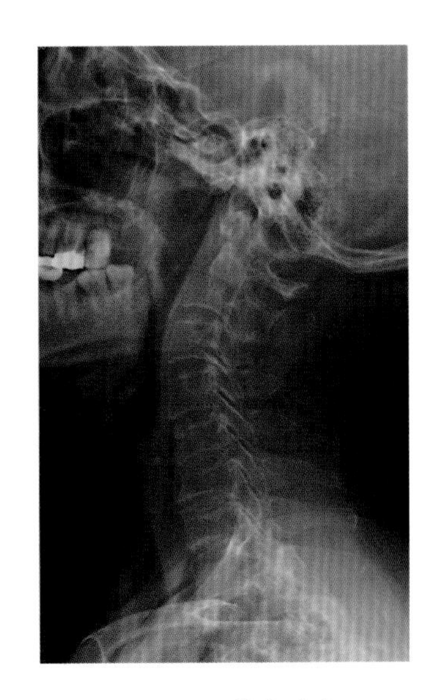

A. 生理曲度消失

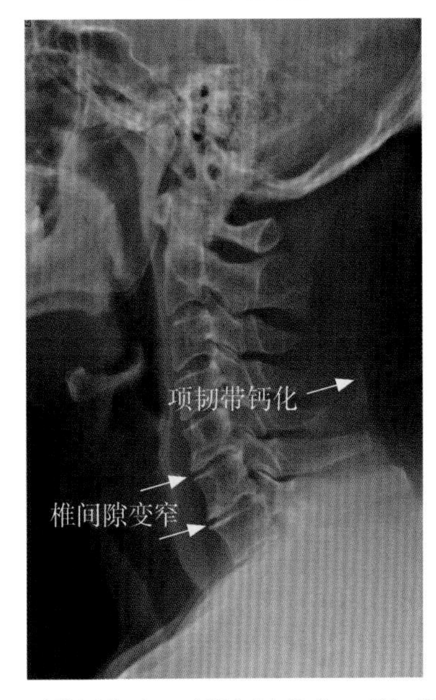

B. 颈椎侧位片显示椎间隙狭窄，项韧带钙化

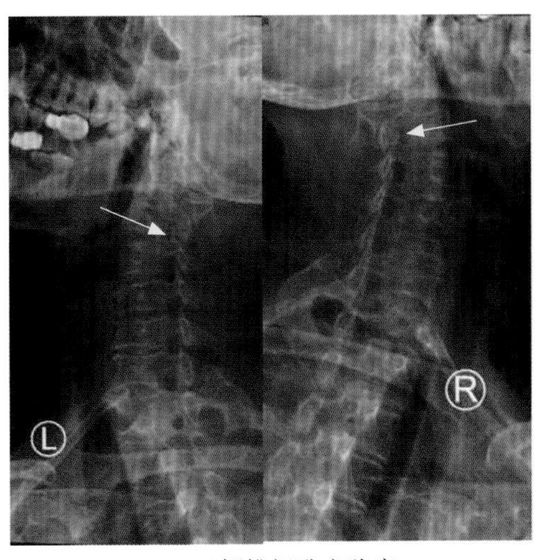

C. 双侧椎间孔变狭窄

图 2-1-14 颈椎病

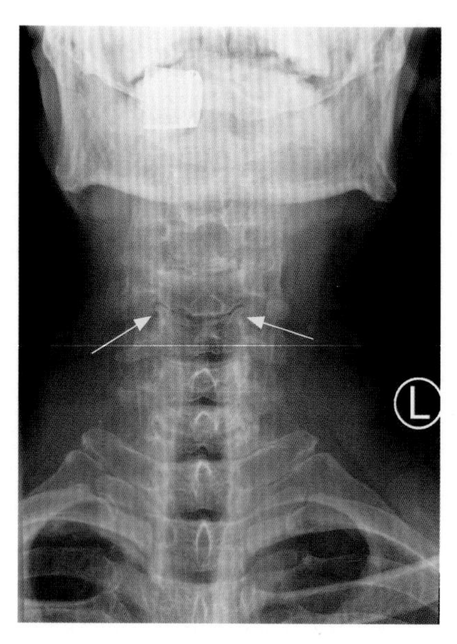

D. 颈椎正位片显示钩椎关节增生变尖

图 2-1-14 颈椎病（续）

2. 退行性腰椎病（图 2-1-15）

（1）腰椎生理前凸变浅或消失，出现腰椎侧凸。

（2）椎体前缘或（和）侧缘出现唇样骨质增生，甚至上下相连形成骨桥。

（3）骨质增生硬化或骨质疏松。

（4）椎间隙变窄，同间隙左右侧不相等，或前后等宽。

（5）关节突增生变尖、关节突关节间隙变窄。

（6）椎间孔变小、椎间盘退变、椎间隙变窄，使椎间孔上下径线变短；上关节突向上向前移位，椎体后缘增生，椎间盘后突，使椎间孔前后径变窄。

3. 腰椎间盘突出症

（1）腰椎生理前凸变浅或消失，出现腰椎侧凸（图 2-1-15、图 2-1-16）。

（2）病变椎间隙变窄，前后等宽或前窄后宽，左右间隙不等（图 2-1-16）。

（3）病变椎间隙的椎体相对缘可有硬化和唇样增生（图 2-1-16）。

4. 移行椎 移行椎为常见的脊柱发育异常，由脊柱错分节所致，表现为某段的脊椎数目减少或增加，而另一节段的脊椎数目相应增加或减少

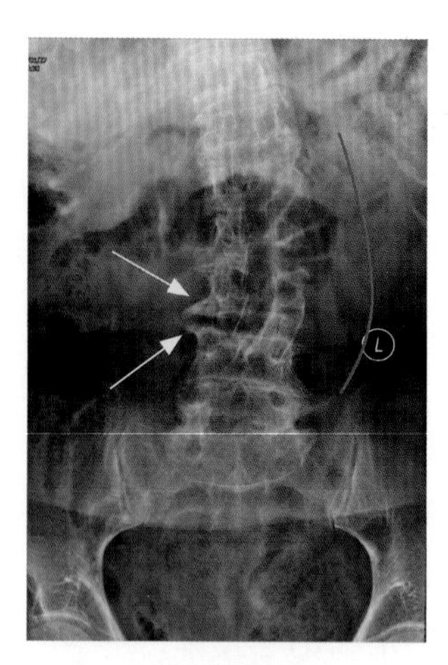

A. 正位片
腰椎往右弯往左凸，椎体骨质疏松，椎体侧缘骨质增生

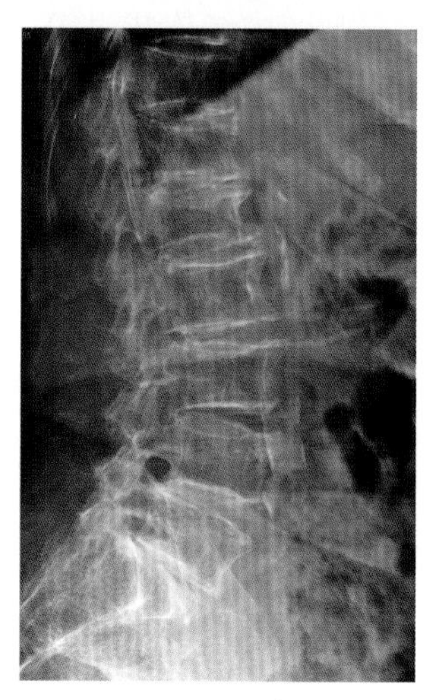

B. 侧位片
椎体前后缘骨质增生，椎间隙变窄，韧带钙化

图 2-1-15 退行性腰椎病

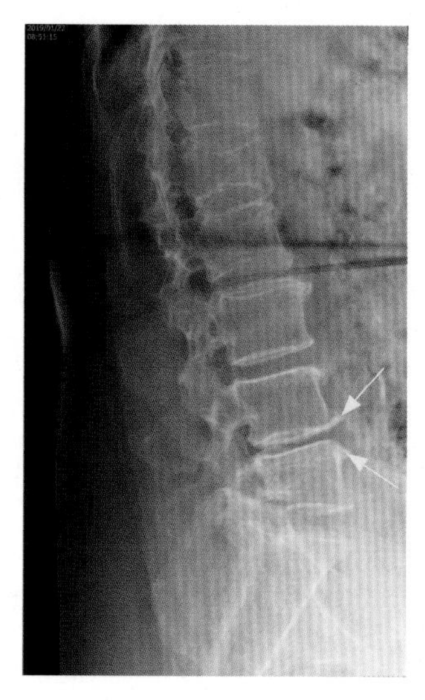

图 2-1-16 腰椎间盘突出症
椎体前缘骨质增生，L_4/L_5 椎间隙变窄，相对缘增生、硬化

来补偿。常见的为腰椎骶化（图 2–1–17）、骶椎腰化，骶尾椎间的错分节次之。第 5 腰椎骶化，可以仅仅在横突部，或者横突与椎体同时联合，双侧多于单侧。当第 5 腰椎横突肥大与骶椎形成假关节时，如果是单侧，则可以引起腰痛及神经根刺激症状。若为两侧，可无任何症状。对移行椎的辨认很重要，若不重视这一问题，就有可能搞错腰椎序数。治疗（如溶盘）时定错位，就不能收到满意的疗效。判断移行椎的方法是：先找到横突最长的第 3 腰椎，往上数多一个就是胸椎腰化，往下数少一个就是腰椎骶化。当然，也要参考髂嵴最高点连线确定腰椎序数。往上找到带有肋骨的 T_{12} 椎体也是一个参考标志。

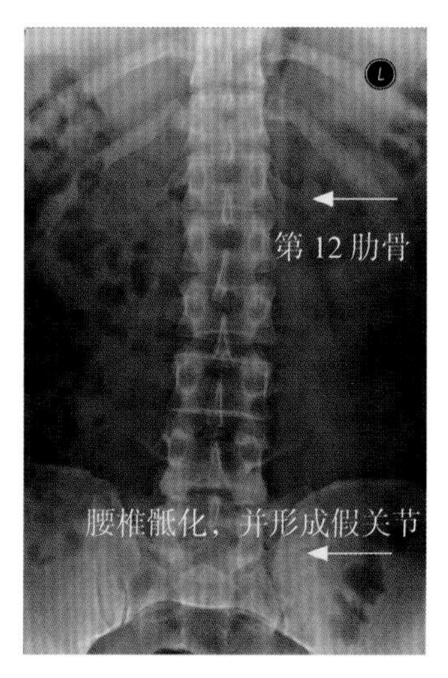

A. 正位片

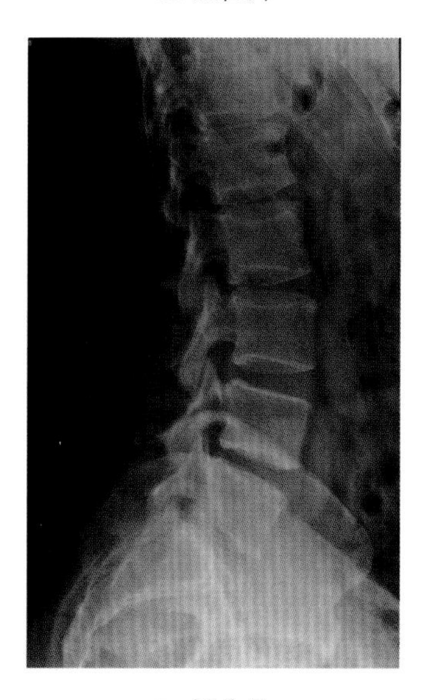

B. 侧位片

图 2–1–17 腰椎骶化

5. 椎弓峡部裂 椎弓峡部裂又称椎弓崩裂，指椎弓峡部不连，若引起椎体前移则称为脊柱滑脱。L_5 最常见（图 2–1–18），L_4 次之。多见于 20~40 岁男性，最常见的症状是下腰部进行性疼痛，可伴一侧或双侧下肢放射性疼痛。侧位片可判断滑脱的程度：将下一椎体上缘分为四等份，滑脱椎体后下缘的位置分为Ⅰ～Ⅳ度。斜位片上椎弓峡部出现骨折线，就像狗脖子戴项链，也叫项圈征。上关节突与横突前俯，就像狗头下垂，确有垂头丧气、无精打采之感。

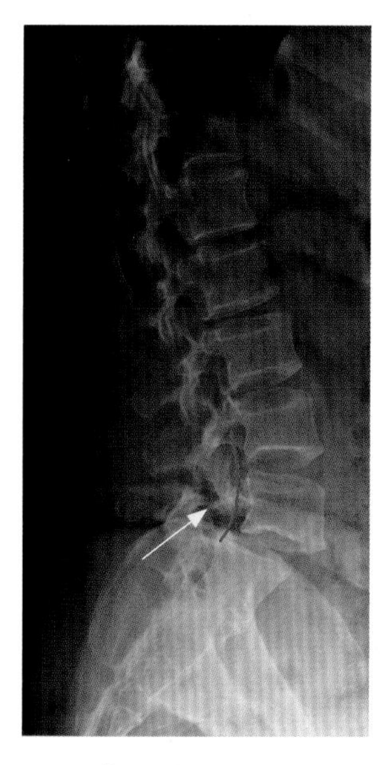

A. L_5 椎体滑脱并椎弓峡部裂

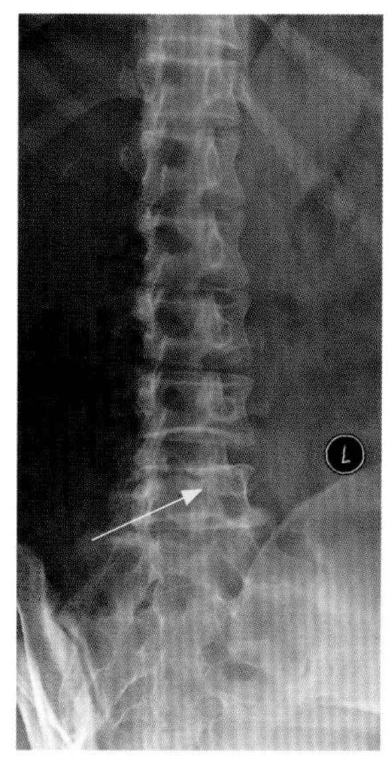

B. 腰椎斜位片清晰显示椎弓峡部裂

图 2–1–18 椎弓峡部裂

6. 强直性脊柱炎 强直性脊柱炎发病有两个特点：①“下行性发病”，即本病几乎 100% 侵犯骶髂关节，而且为前驱病变。②“上行性进展”，即随后绝大多数逐渐上行性侵犯脊柱，腰椎—胸椎—颈椎。

（1）腰椎侧缘骨质增生并构成骨桥，使脊柱呈竹节样改变（莴苣样改变更逼真）（图 2-1-19A）。

（2）小关节增生，关节间隙消失或变窄，关节囊钙化。

（3）侧位片示椎体前凸变浅、消失，胸椎生理后凸加深（图 2-1-19B）。

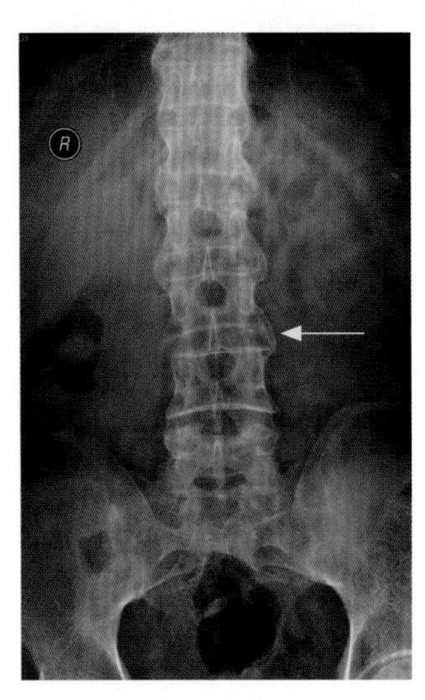

A. 腰椎正位片
椎体侧缘骨质增生，呈竹节样改变

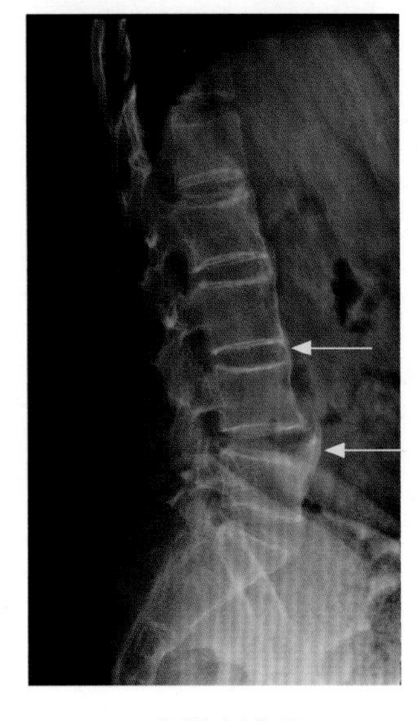

B. 腰椎侧位片
腰椎前凸变浅，韧带钙化

（4）骶髂关节间隙模糊、破坏、硬化、消失，相对缘硬化不规则（图 2-1-19C）。

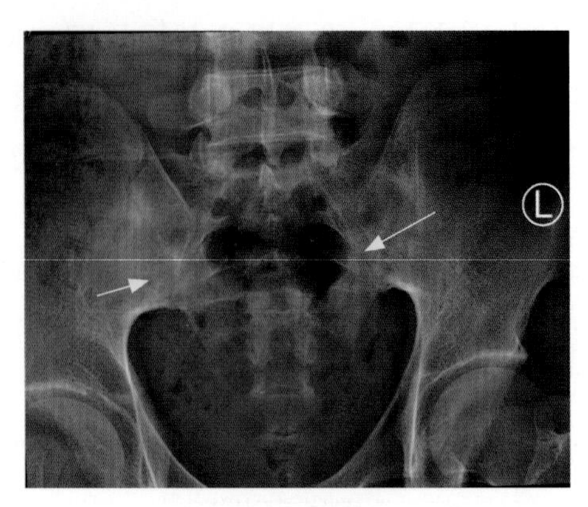

C. 骨盆正位片
双骶髂关节间隙模糊、破坏、硬化、消失

图 2-1-19 强直性脊柱炎

7. 寰枢椎关节半脱位或功能紊乱 由于张口正位片容易出现遮挡（图 2-1-20），所以张口正位片已经逐渐被断层扫描（图 2-1-21）或

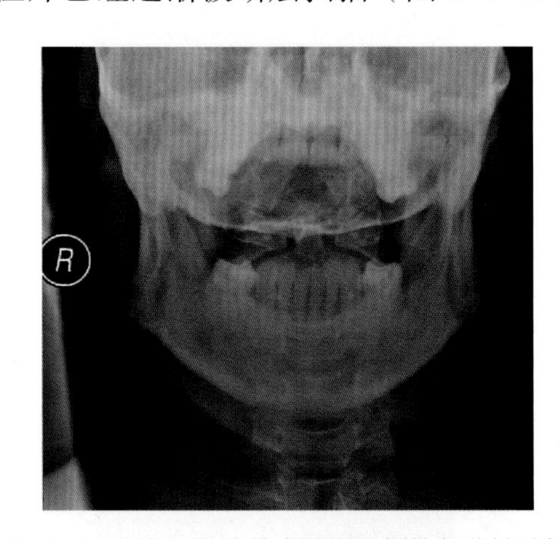

图 2-1-20 张口正位片齿状突及侧块部分被遮挡

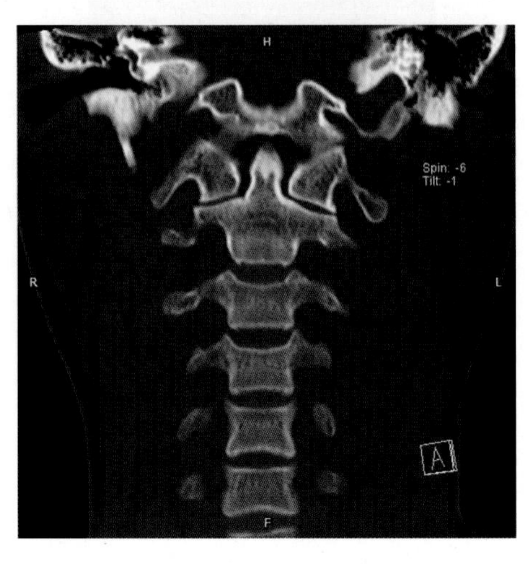

图 2-1-21 断层扫描清晰显示寰枢关节

CT 等检查方法所取代。寰枢椎关节半脱位或功能紊乱可在张口正位片或断层片上出现下述改变。

（1）侧齿间隙左右不等，若相差大于 3 mm 为半脱位（图 2-1-22）。

（2）寰枢外侧关节不对称、不等宽、不等长（“八字胡”不对称）。

（3）侧块外缘与枢椎外缘的连线不光滑，有顿挫。

（4）侧块内缘与枢椎上关节面高起不相齐。

侧位片诊断寰枢关节半脱位：寰枢关节间隙增宽。寰椎前弓后缘与齿状突前缘之间的距离，正常成人均在 2 mm 以下，儿童在 4 mm 以下。成人超过 2.5 mm、儿童超过 4.5 mm，则诊断为半脱位（图 2-1-23）。

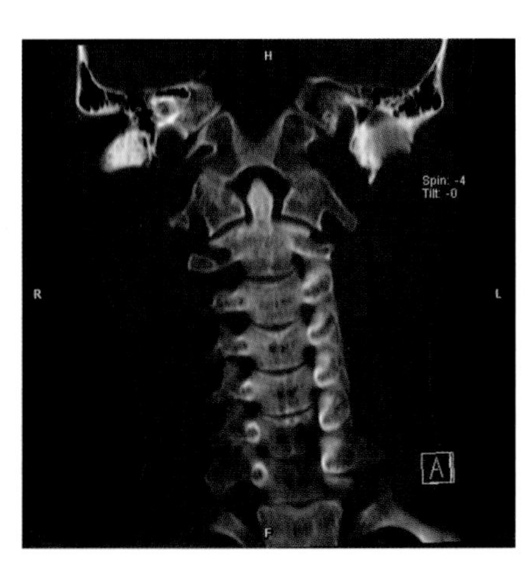

图 2-1-22 寰枢椎关节半脱位断层扫描正位片
枢椎齿状突明显向右侧移位，寰椎两侧块间距离明显不等

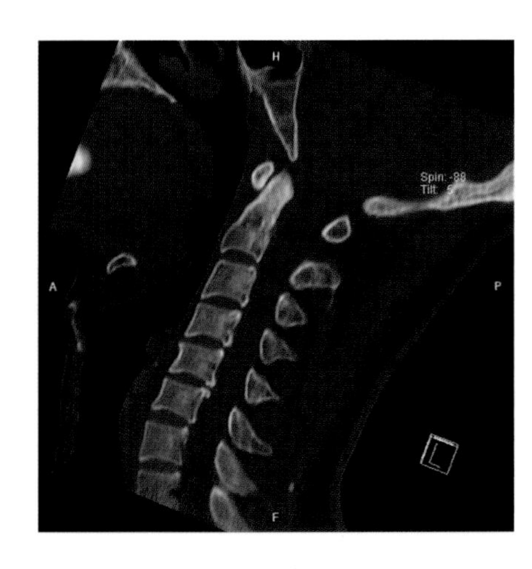

图 2-1-23 寰枢椎关节半脱位断层扫描侧位片
寰椎前弓与枢椎齿状突距离增加

伴有骨折的往往需要外科手术复位（图 2-1-24）。寰枢椎关节半脱位纠正后可达到正常状态（图 2-1-25）。

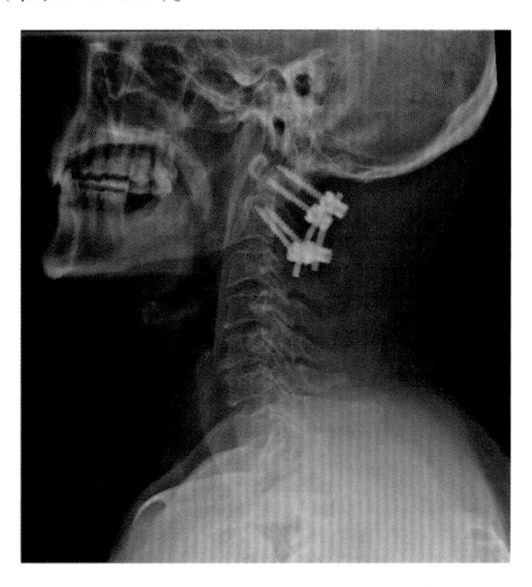

图 2-1-24 外科内固定术后颈椎侧位片

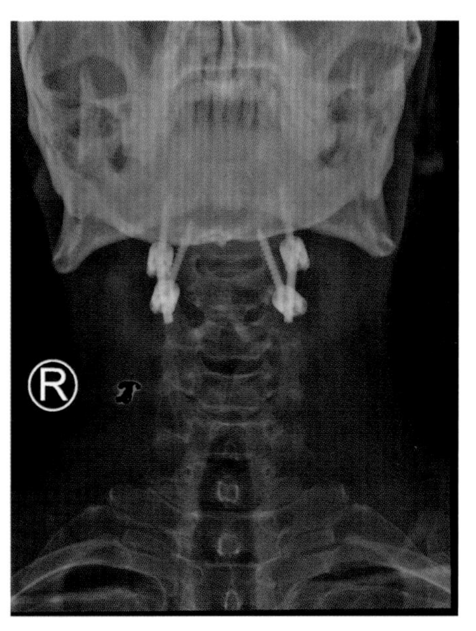

图 2-1-25 复位后的寰枢间隙恢复正常

8. 脊柱结核（图 2-1-26）

（1）椎体破坏、变扁、密度高低不均，有时有硬化死骨。

（2）椎间盘可受侵犯而使椎间隙变窄。

（3）椎旁可见冷脓肿，钙化更有特征性。

（4）脊柱后凸或侧弯畸形。

（5）附件骨可表现为溶骨性骨质破坏及脓肿形成。

（6）瘘管形成，继发感染出现增生硬化表现。

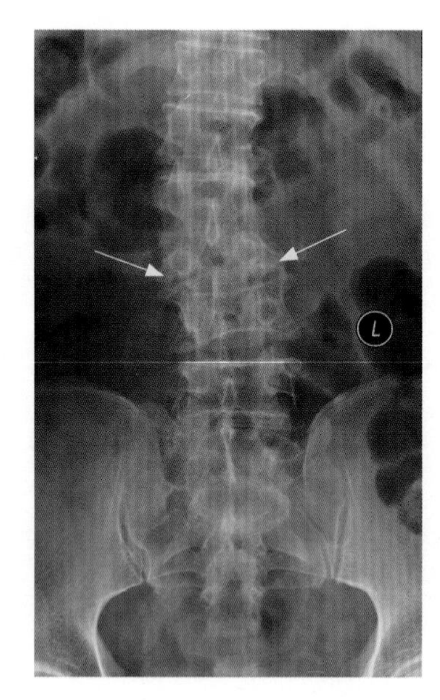

A. 正位片
L_2、L_3 椎体变扁，腰椎呈右凸改变

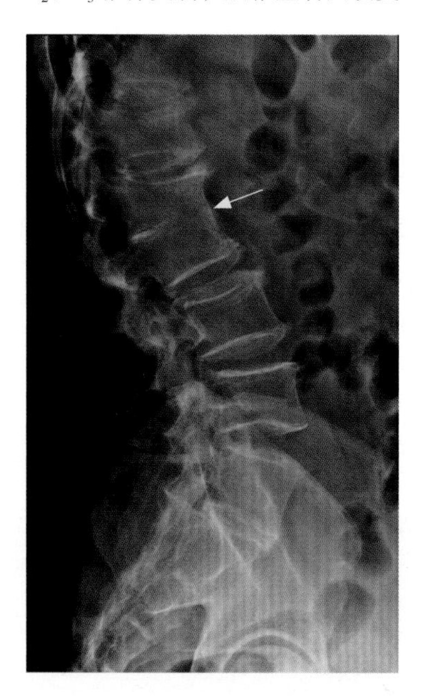

B. 侧位片
L_2/L_3 椎间隙消失，接近完全融合

图 2-1-26 脊柱结核

9. 肿瘤脊柱转移 脊柱是肿瘤最常见的转移部位，分为溶骨性、成骨性和混合性。但由于 X 线对转移瘤的显示能力欠佳，因此已逐渐被 CT、MRI 代替。

肿瘤脊柱转移有以下几种。

溶骨性转移：最常见，多来源于甲状腺癌、肾癌、肺癌、宫颈癌及消化道肿瘤。常为多发，X 线表现为溶骨性骨质破坏（图 2-1-27）。

成骨性转移：较溶骨型少见。绝大多数来源于前列腺癌，少数来源于乳腺癌、膀胱癌、肺癌、甲状腺癌等。X 线表现为椎体外形多无改变，骨内出现圆形或椭圆形致密阴影（图 2-1-28）。

混合性转移：前两者兼有，约占 10%。

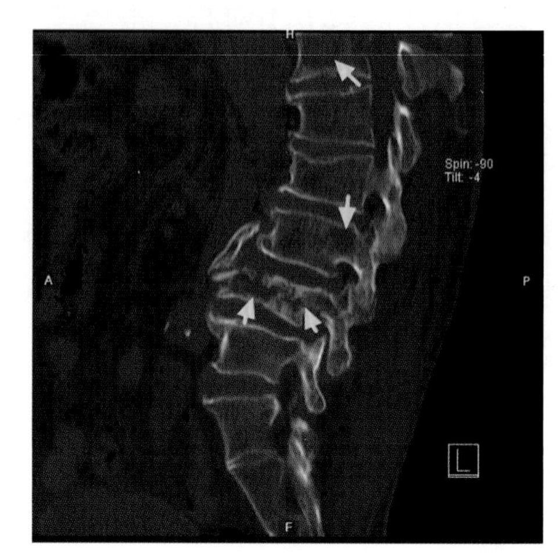

图 2-1-27 肿瘤脊柱转移（溶骨性）
椎体多发骨质破坏

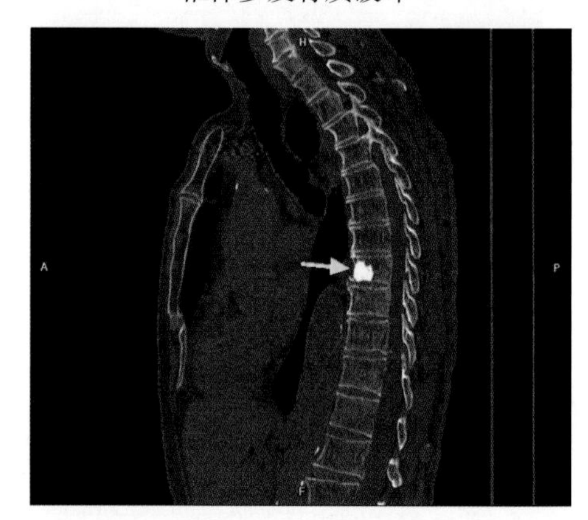

A. 肺癌胸椎成骨性骨转移

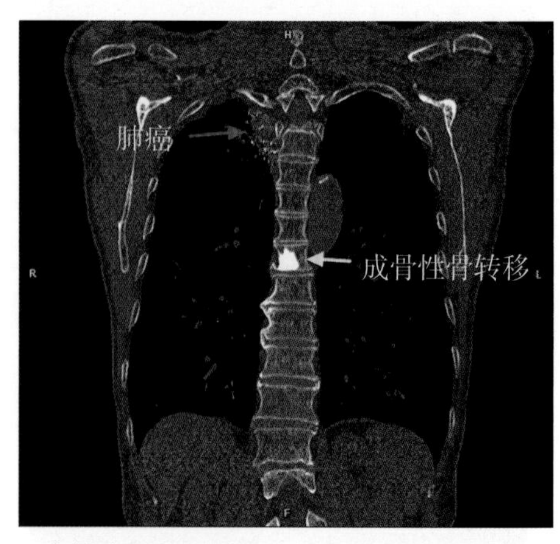

B. 胸椎成骨性骨转移，右上肺可见原发灶，内可见植入的高密度 ^{125}I 粒子

图 2-1-28 肿瘤脊柱转移（成骨性）

10. 椎间盘术后感染　椎间盘术后感染多指椎间隙及周围软组织的感染，严重时可累及椎体、附件等骨性结构。常用的影像学检查方法有X线、CT、MRI等，MRI能较X线和CT更早显示病变，尤其是椎间盘及软组织的病变，但X线检查还是有必要的，有助于患者做前后对比。内固定物周围透亮影也提示感染和内固定物松动。

二、CT检查

CT与X线均属于X线扫描，且CT的X线量大。不同之处在于CT不是把投影照在胶片上，而是用X线束对检查部位扫描，透过人体的X线强度用测量器测量，经信号转换装置和电子计算机处理，以完全不同于X线照片的方式构成检查部位的横断面图像。CT对人体组织、器官有很高的密度分辨率，普通X线无法区别的相邻组织和器官，只要对X线的吸收值稍有差别，CT扫描就能形成对比而显示于图像中。

疼痛临床最常用CT进行脊柱扫描来仔细观察椎管内的结构，因腰椎的椎管内结构在CT片上显像非常清楚，所以腰椎椎管内病变几乎都常规进行CT扫描。其他部位进行CT检查主要是用于鉴别诊断，例如，对头痛患者进行头颅CT扫描，目的是排除颅内器质性病变，如肿瘤、炎症、脑血管病变、外伤等；进行胸腹部CT扫描，也是为了排除胸腹部痛或腰痛患者胸腹腔脏器的器质性病变。

（一）正常脊柱的CT表现

1. 椎管　其前壁为椎体、椎间盘，侧壁为椎间孔、椎弓根、小关节，后壁为椎板。椎体自颈椎、胸椎至腰椎，其体积逐渐增大。在横断面上，椎体呈卵圆形或肾形，其后缘略平直或凹陷，矢状面或冠状面呈矩形。运用窗技术，骨窗可清楚地显示骨皮质和椎体内的小梁结构及关节突、小关节、椎板、椎弓根等骨性结构（图2-1-29）。黄韧带在椎管的后外侧、椎板和小关节前方，两侧对称呈软组织密度带状影。黄韧带颈部较薄，腰段最厚，一般为2~4 mm。若＞5 mm为黄韧带肥厚。正常情况下，普通CT很难分辨出后纵韧带。

椎间盘密度低于骨而高于硬膜囊，正常椎间盘边缘不应超过上、下椎体缘。腰椎间盘比较厚，往往需3个层面才能扫描完全。椎间盘横断面呈肾形，更确切的比喻是苹果的纵切面。L_3以上的椎间盘后缘较平（图2-1-30），L_4/S_1椎

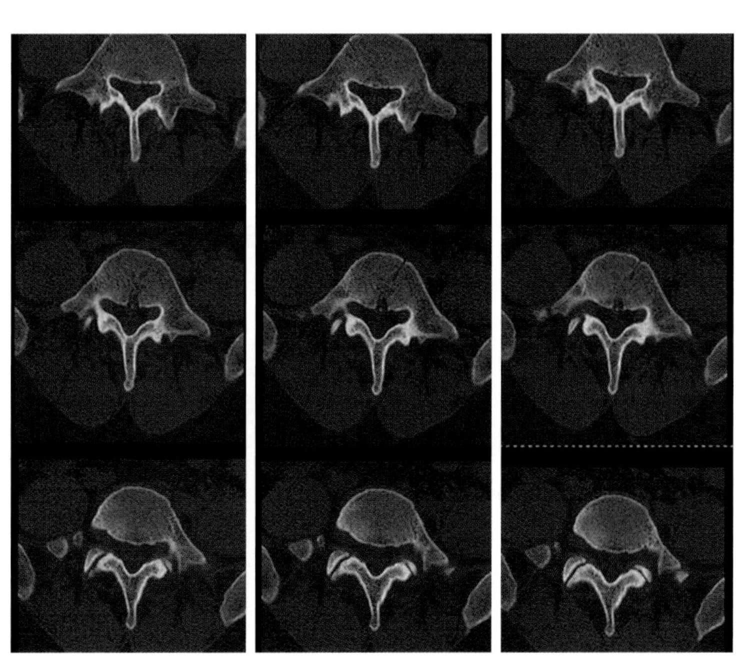

图2-1-29　腰椎CT扫描显示正常腰椎的解剖结构

间盘向后膨隆。颈椎间盘的厚度介于胸与腰椎间盘之间。胸椎间盘最薄，CT 检查需薄层扫描。

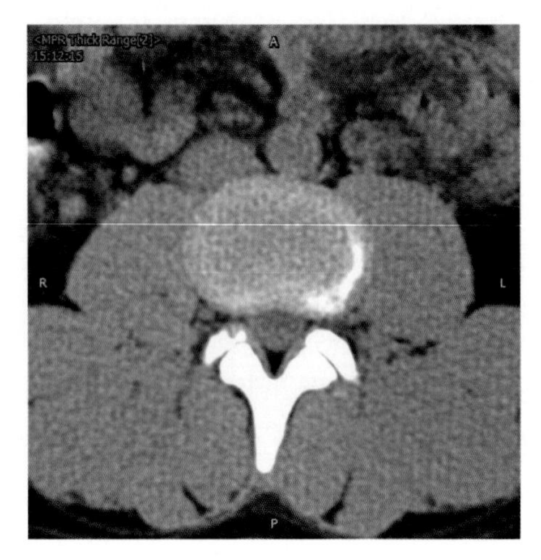

图 2-1-30 L_3/L_4 层面 CT 显示正常椎间盘

2. 椎管内结构 采用软组织窗扫描，椎管内结构可清晰显示。

（1）硬膜囊：其密度低于椎间盘。正常一般呈圆形，占据椎管的大部分容积，但在 L_5/S_1 水平，硬膜囊较小（图 2-1-31）。

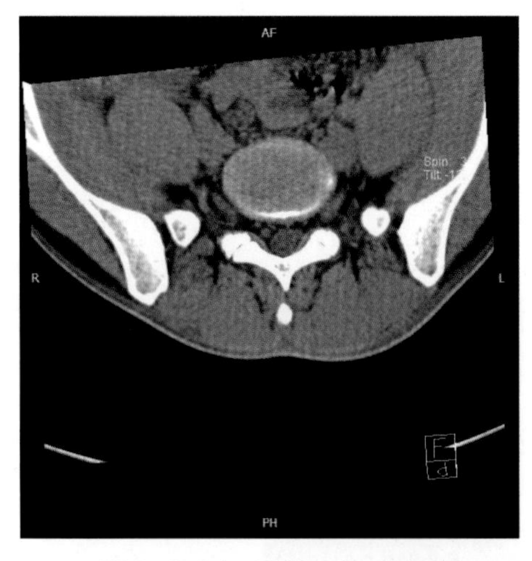

图 2-1-31 正常 L_5/S_1 椎间盘

（2）硬膜囊前后间隙：硬膜囊前壁与椎体或椎间盘间有一定间隙。硬膜囊后壁与椎板黄韧带之间有较大间隙，分别叫作硬膜囊前间隙和硬膜囊后间隙。这两个间隙内有脂肪和静脉丛，因信号太低，呈黑色暗区。

（3）侧隐窝：是神经根穿出硬膜囊进入椎间孔的通道，由椎体、椎间盘后缘，椎弓根内侧缘和上关节突围成。两侧对称，侧隐窝在椎弓上缘处最窄，测量一般选择此处。其前后径正常＞5 mm，若＜3 mm 应考虑为侧隐窝狭窄。侧隐窝内低密度的脂肪组织 CT 不显影，所以，CT 片上的侧隐窝是“空虚”的，在侧隐窝通过的神经根断面是可以清晰辨认的。

（二）脊柱 CT 的定位方法

欲知某一个 CT 层面所扫描的确切位置，必须掌握其定位方法，常用的定位方法有以下几种。

1. 按扫描线的标号定位 每一个扫描层面有一条对应的扫描线，根据相应的扫描线可以明确相应的椎间盘，从而达到准确定位，这种定位确切、细致（图 2-1-32、图 2-1-33）。该层面的 CT 图往往椎间盘图像有编号，与扫描线的编号相对应。

2. 按层面图上的标示定位 有的 CT 片在每个层面图上标示出扫描的大体位置，如 L_3/L_4、L_4/L_5、L_5/S_1，根据这种标示只能粗略了解其扫描位置，不能了解其精确细致的位置，如只能根

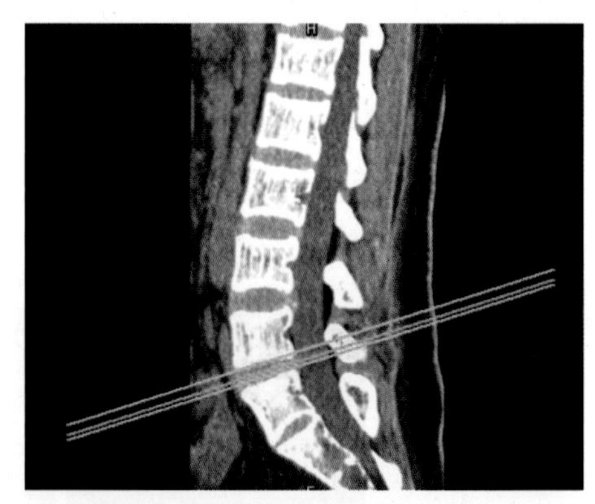

A. 扫描线

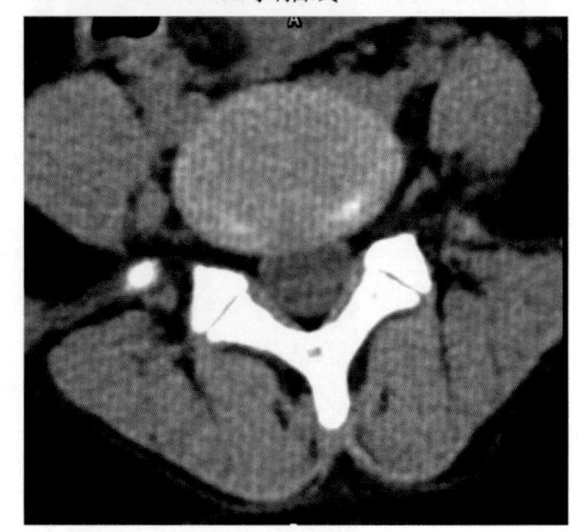

B.L_4/L_5 椎间盘

图 2-1-32 扫描线及其对应的腰椎间盘

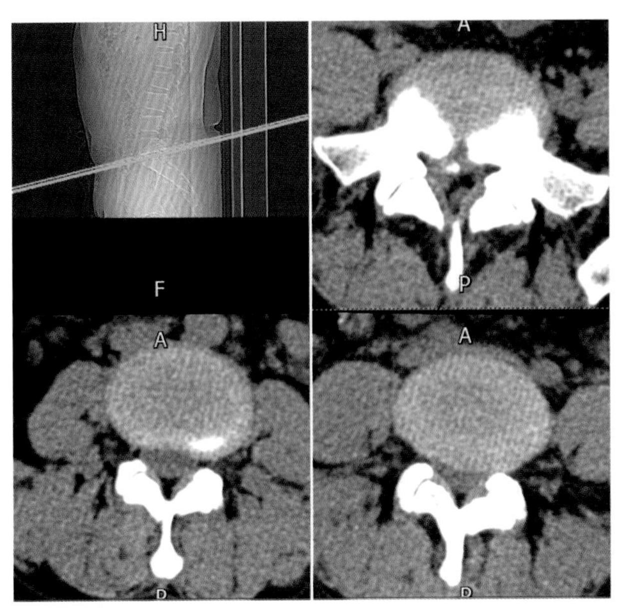

图 2-1-33　扫描线及其对应的 L_5/S_1 椎间盘

据标示指导其扫描的是哪个间隙，不能了解其扫描是在该间隙的上部、中部还是下部（图 2-1-34）。

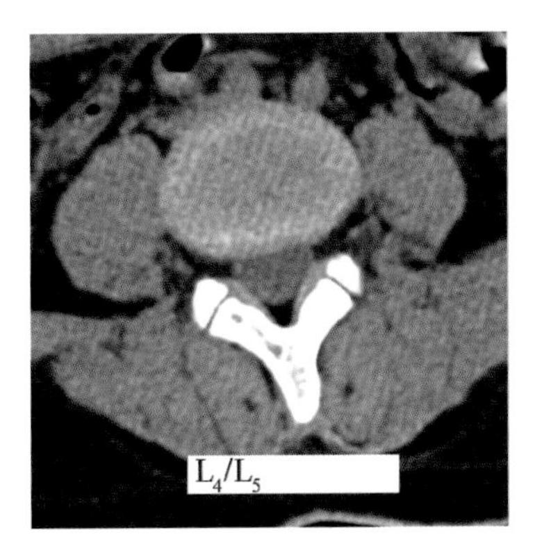

图 2-1-34　按层面图上的标示定位

3. 按缩微图扫描线定位（图 2-1-35）　有的 CT 片上是在每个层面图的左下侧有一个腰椎侧位的缩微图，其上有 1 条扫描线，说明该层面的扫描位置。

4. 按解剖定位

（1）根据不同层面的椎间盘后缘形态定位。

（2）根据毗邻关系定位：

L_3/L_4 及以上水平椎管两侧无髂骨影。

L_4/L_5 水平椎管两侧无或仅有小部分髂骨影。

L_5/S_1 水平椎管两侧有大部髂骨影。

5. 注意　对层面图进行定位时，最好结合 X 线正、侧位片。因有的患者有移行椎，容易造成

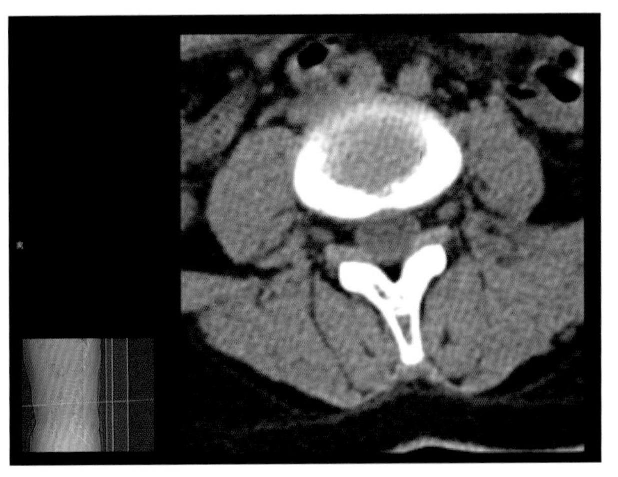
图 2-1-35　按缩微图扫描线定位

病变间隙的辨认错误，因腰椎骶化误将 L_4/L_5 椎间盘突出认为 L_5/S_1 椎间盘突出（图 2-1-36、图 2-1-37）。

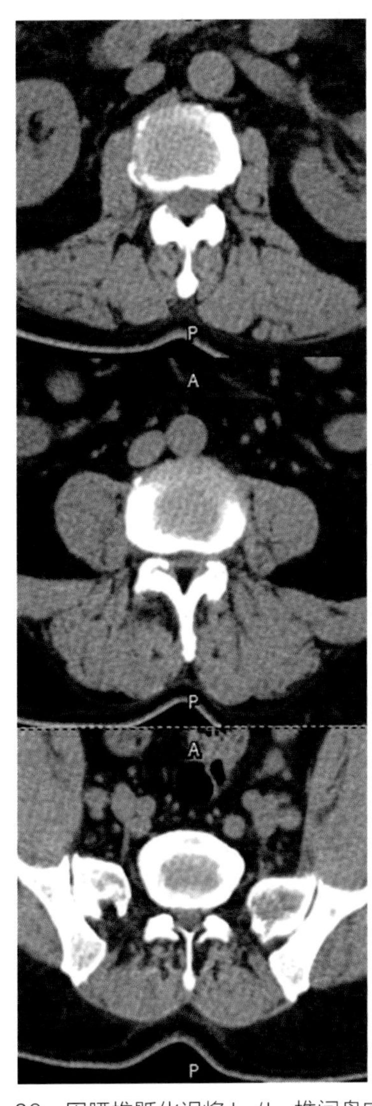

图 2-1-36　因腰椎骶化误将 L_4/L_5 椎间盘突出认为 L_5/S_1 椎间盘突出

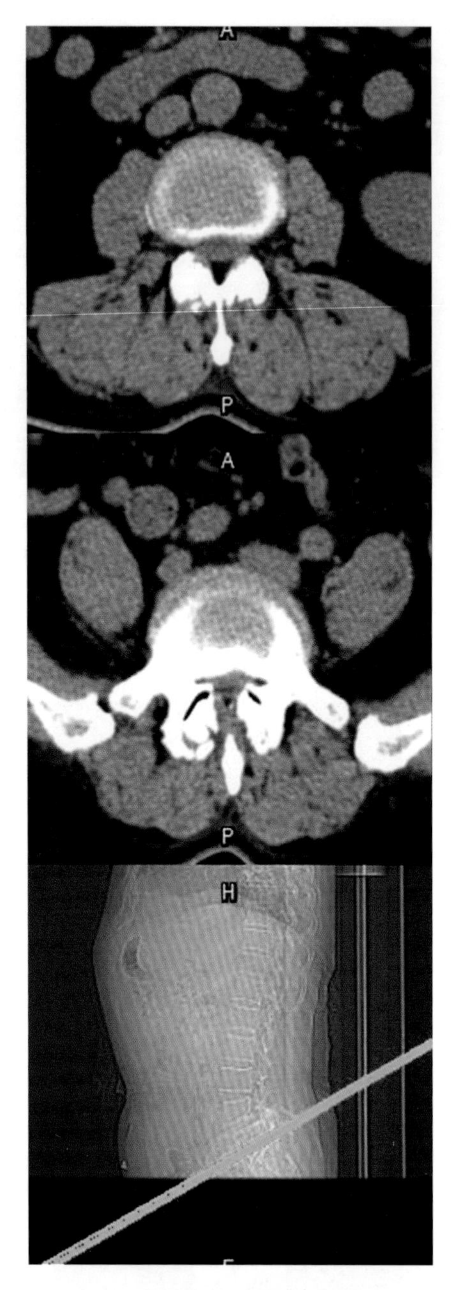

图 2-1-37 参照定位线可以帮助确认椎间盘

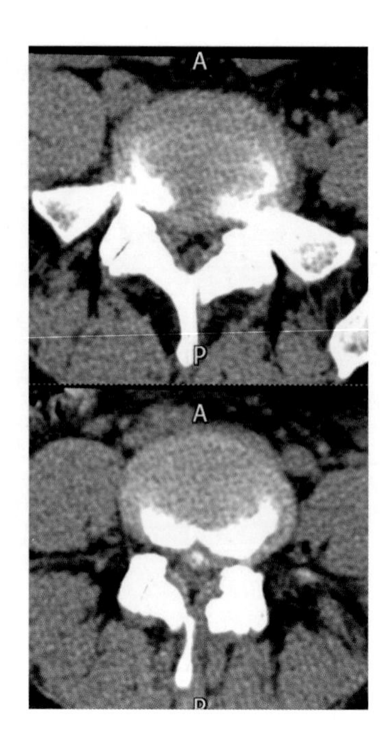

图 2-1-38 椎间盘向后、侧方突出

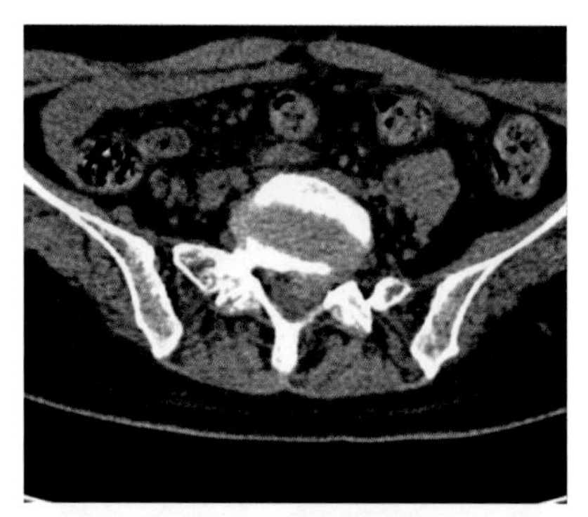

图 2-1-39 L_5/S_1 椎间盘左后突出，左侧侧隐窝狭窄，神经根受压

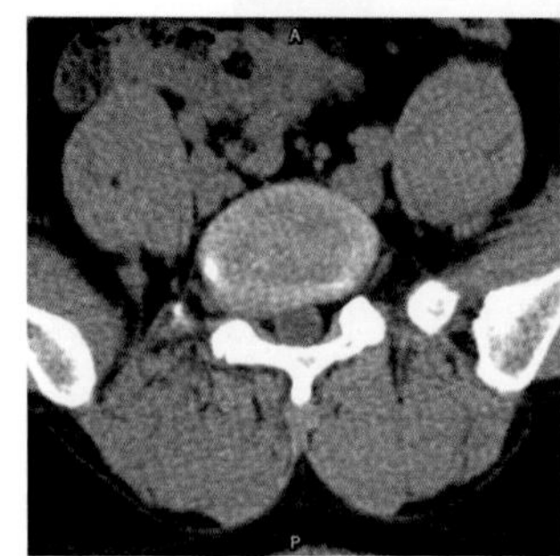

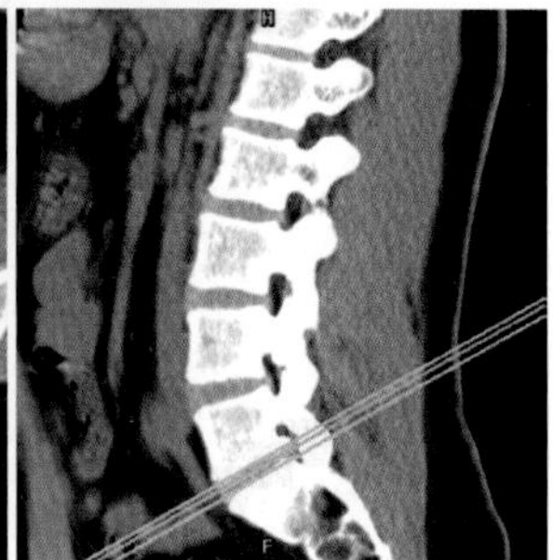

图 2-1-40 L_5/S_1 右侧侧隐窝狭窄，神经根受压

（三）常见疾病的 CT 表现

1. 椎间盘突出症

（1）椎间盘向后或（和）侧方突出（图 2-1-38）。个别患者可突到椎间孔或椎间孔外口外（图 2-1-39）。

（2）侧隐窝饱满，神经根被淹没，或神经根受突出椎间盘的压迫刺激，水肿变粗，见图 2-1-40、图 2-1-41。

（3）硬膜囊前间隙消失，硬膜囊受压变形。

（4）突出的椎间盘内可出现点状或（和）块状高密度影，乃椎间盘钙化的表现，见图 2-1-42。若在椎间盘后缘有弧形（突面朝后）的条状高密度影，有人认为也是突出椎间盘的钙化影。

（5）椎间盘突出可发生在 2 个以上的间隙，亦可在不同间隙突向不同侧，见图 2-1-43。

2. 退行性腰椎椎管狭窄症　退行性腰椎椎

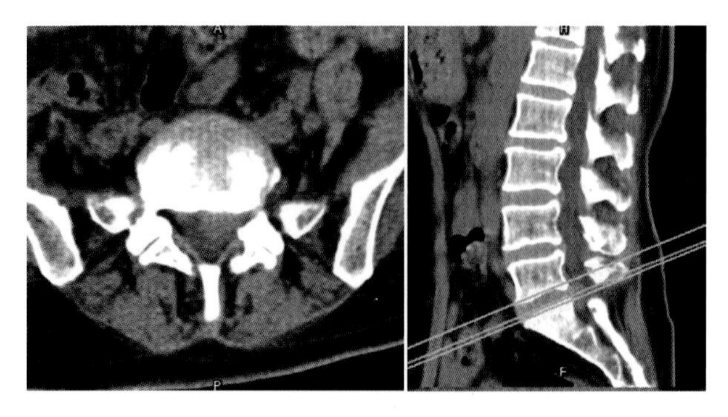

图 2-1-41　L_5~S_1 左侧侧隐窝狭窄，神经根受压

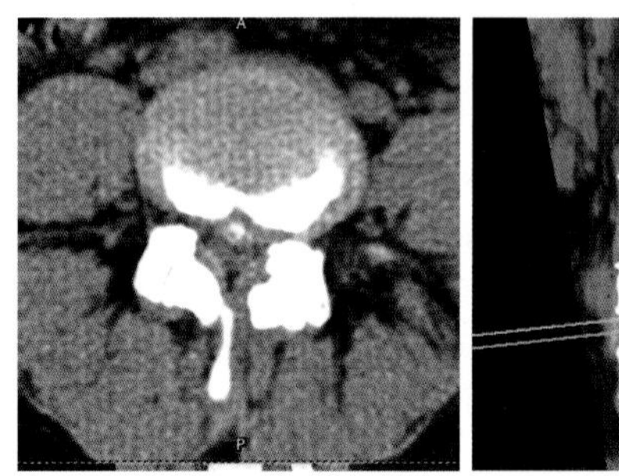
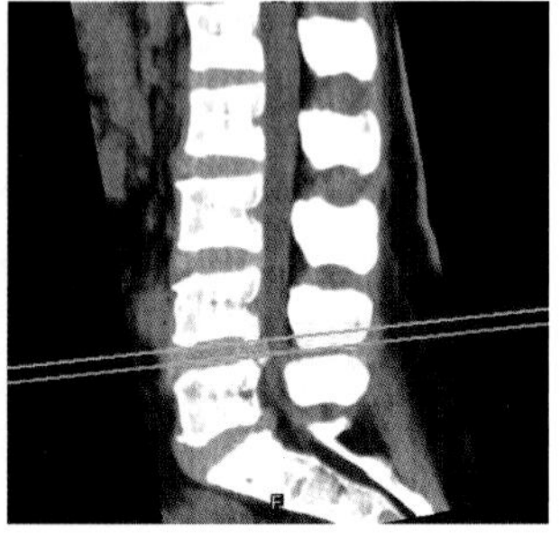

图 2-1-42　突出椎间盘（L_4/L_5）可见高密度的钙化影

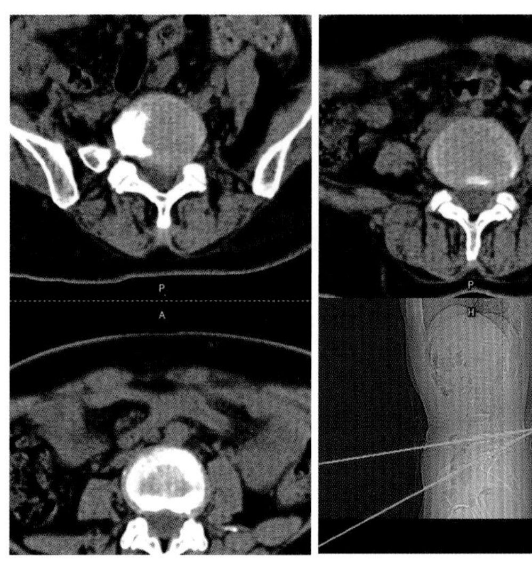
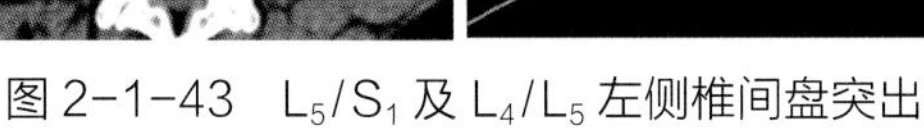

图 2-1-43　L_5/S_1 及 L_4/L_5 左侧椎间盘突出

管狭窄症（degenerative lumbar spinal stenosis）分骨性椎管狭窄和软组织性椎管狭窄。

两种狭窄的共同特点是椎管容积矢状径的缩小，矢状径$<$ 15 mm 可诊断为椎管狭窄。

（1）骨性椎管狭窄的特点：椎体小关节均有明显的退变、增生。增生的骨性结构使椎管特别是侧隐窝狭窄，神经根马尾受压（图 2-1-44）。

（2）软组织性椎管狭窄的特点：椎管壁的骨性结构无明显退变、增生，主要是前方的椎间盘向后突，后方肥厚的黄韧带向前突，使椎管矢状径明显缩小（图 2-1-45）。软组织性椎管狭窄症可采用非手术治疗，是疼痛治疗的适应证。

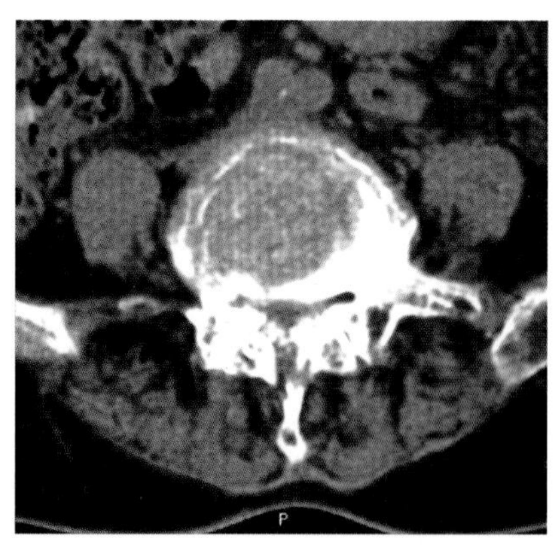

图 2-1-44　骨性椎管狭窄

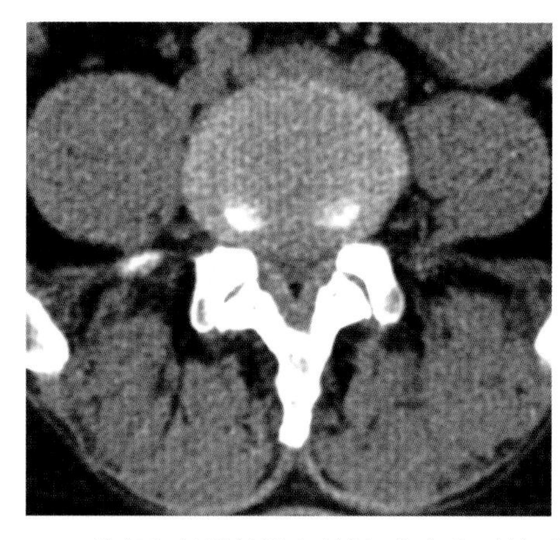

图 2-1-45　软组织性椎管狭窄（椎间盘突出、黄韧带肥厚）

3. 脊柱肿瘤　脊柱肿瘤包括脊柱本身生长的肿瘤和别处转移来的肿瘤。

（1）肺癌胸椎转移：患者，男，67 岁。颈部疼痛伴左肩部疼痛半年余。门诊以肩周炎收入院，入院后查体发现左肩胛骨区域压痛明显。患者有慢性长期吸烟史，行胸部强化 CT 检查发现右肺巨大肿块，T_2 椎体及附件、左侧肩胛骨多发溶骨性骨质破坏，部分呈“虫蚀样”改变，诊断为肺癌并多发骨转移（图 2-1-46）。

（2）肝癌腰椎转移：患者，男，50 岁，腰至左膝部疼痛 3 个月，当地诊断腰椎间盘突出症，行硬膜外注射治疗后病情加重而转来。查体发现患者极度痛苦貌，不能站立，行 CT 检查发现多发腰椎椎体骨质破坏并软组织肿块形成（图 2-1-47）。行腹部 B 超检查发现肝内占位，经 MRI 检查诊断为肝癌。

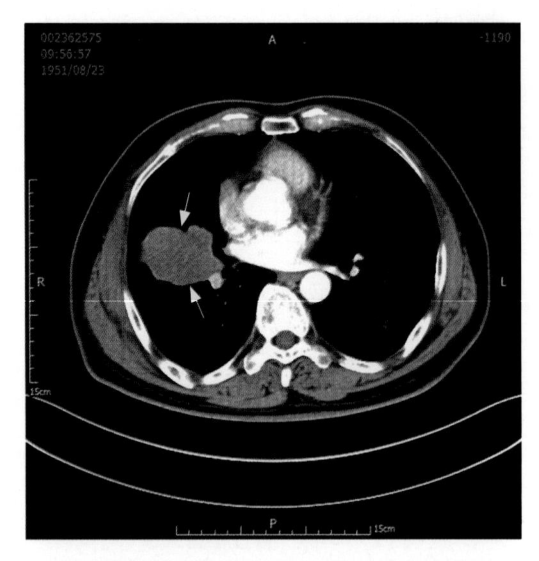

A. 右肺软组织肿块，可见分叶（箭头所示）

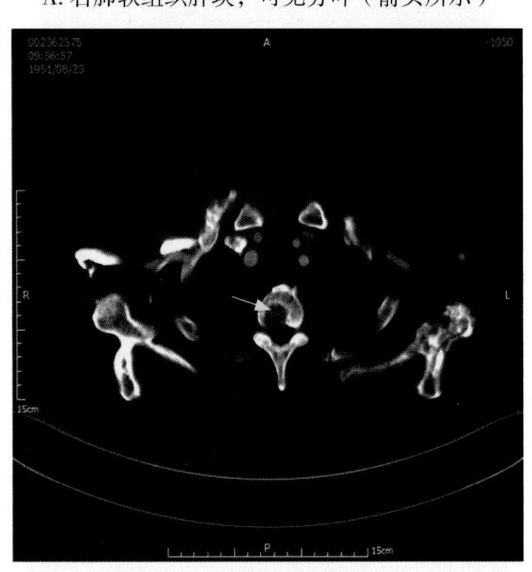

B. 椎体可见溶骨性骨质破坏（箭头所示），提示转移

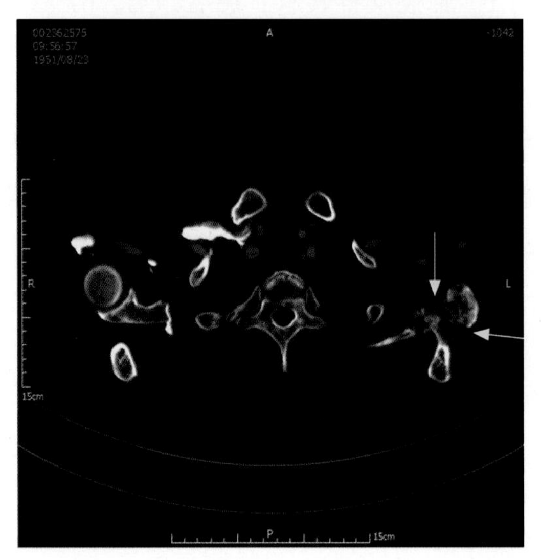

C. 左侧肩胛骨溶骨性骨质破坏（箭头所示），提示转移

图 2-1-46 肺癌胸椎转移

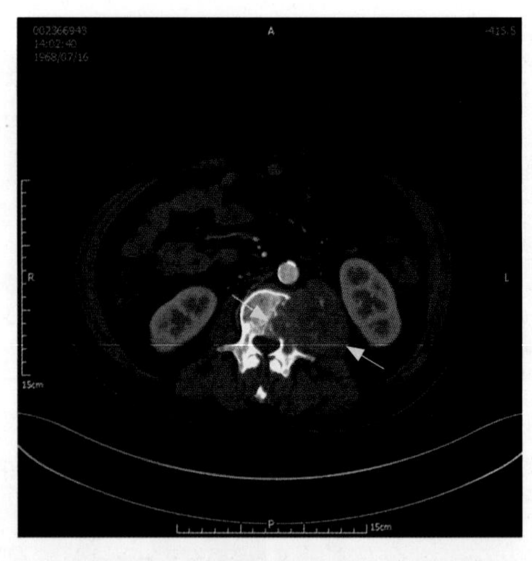

A. 腰椎椎体骨质破坏，可见软组织肿块形成（箭头所示）

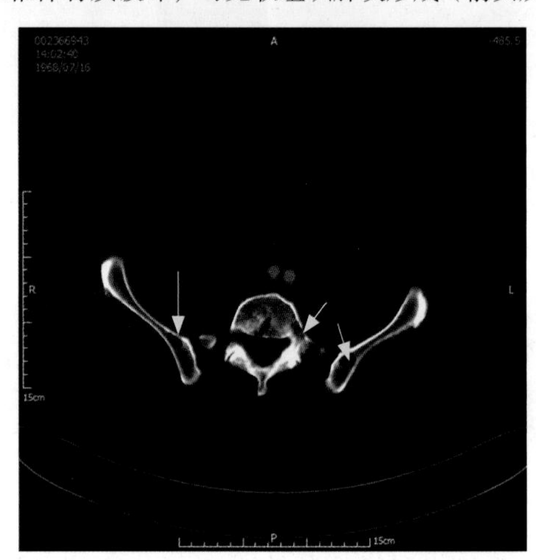

B. 双侧髂骨多发溶骨性骨质破坏

图 2-1-47 肝癌腰椎转移

（3）胰腺癌混合性椎体转移：患者因腰背部疼痛行胸椎 CT 检查，见椎体及附件多发溶骨性和成骨性病变，腹部强化 CT 检查发现胰腺占位，胰管扩张（图 2-1-48）。

（4）椎体血管瘤：血管瘤是脊椎最常见的肿瘤之一，其 CT 特点是病变区内骨小梁减少，骨密度降低，其内有残余增粗的纵行骨小梁，横断面呈“圆点花纹状”，病变多累及椎体一半以上或整个椎体（图 2-1-49）。

（5）骨髓瘤：脊柱是骨髓瘤最多累及的部位之一。其 CT 主要特点是纯溶骨性虫蚀状、穿凿样骨破坏区，椎体骨小梁变纤细、消失，可仅留皮质外壳，骨质疏松明显，无硬化边缘（图 2-1-50）。

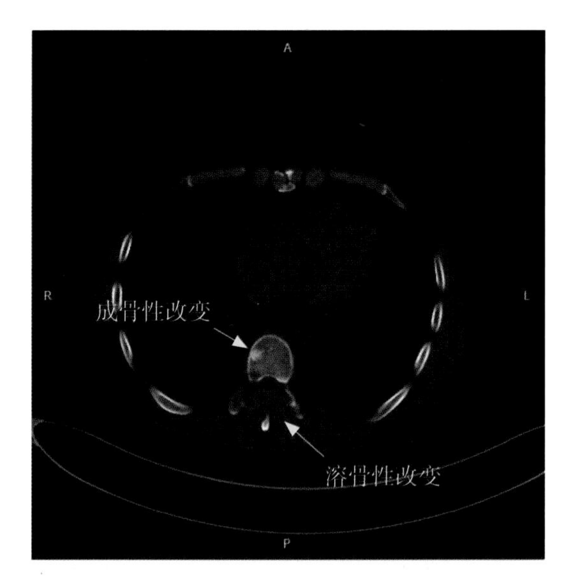

A. 胸椎 CT，椎体及附件多发溶骨性和成骨性转移

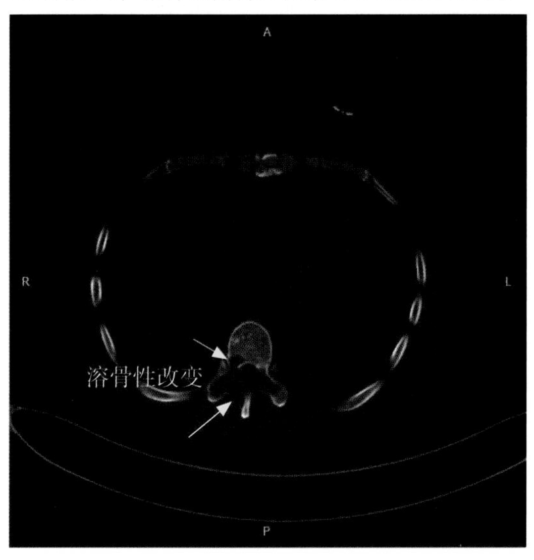

B. 矢状位重建图像，多发椎体、多发溶骨性和成骨性转移

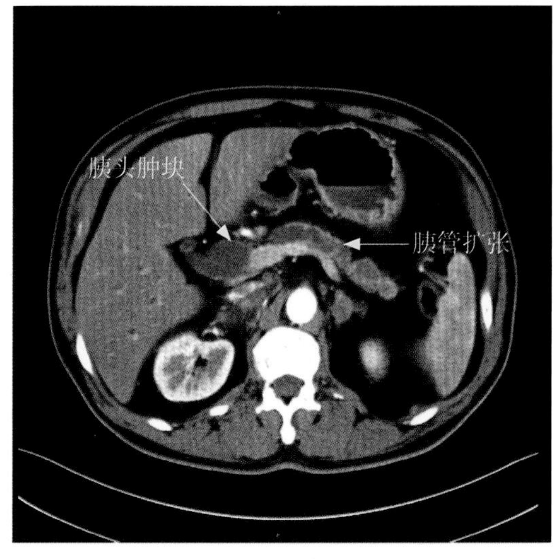

C. 腹部增强 CT，胰腺颈部肿块，伴胰管扩张

图 2-1-48　胰腺癌混合性椎体转移

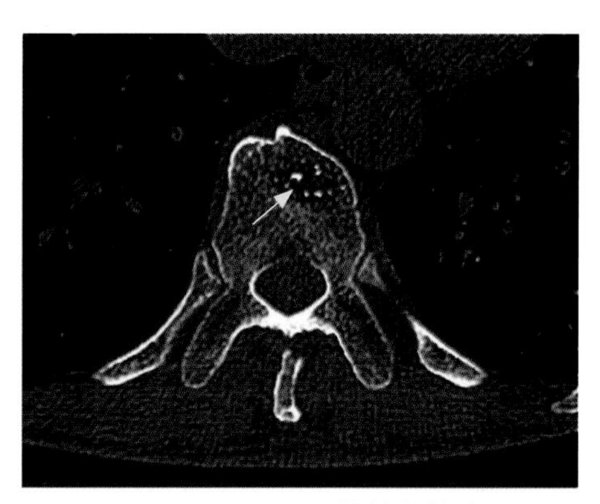

图 2-1-49　T_{10} 椎体血管瘤

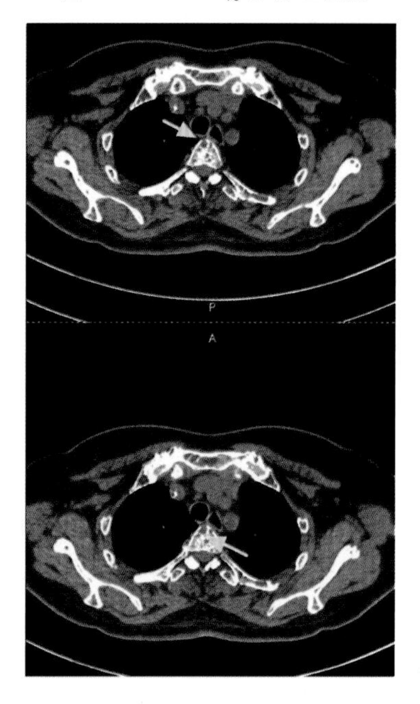

A. 椎体多发骨髓瘤

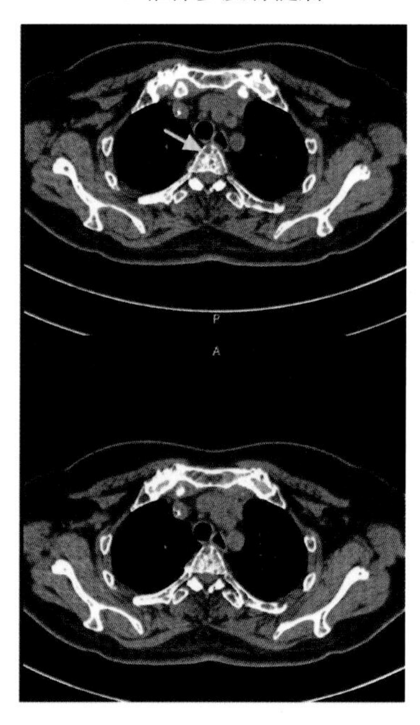

B. 椎体及肋骨多发虫蚀样骨质破坏

图 2-1-50　骨髓瘤

4. 脊柱结核 脊柱结核最多见于腰椎，其次是胸椎和颈椎，其 CT 表现如下。

（1）椎体骨质破坏：椎体的破坏始于椎体的前下或前上 1/3 部，邻近椎体终板，并沿前纵韧带下扩展到邻近椎体，椎体前角局限性侵蚀和破坏是结核性脊柱炎的典型表现。

R Jain 将骨质破坏分为 4 个类型：骨碎片性骨质破坏、溶骨性骨质破坏、骨膜下性骨质破坏及局限性溶骨边缘硬化性骨质破坏，其中骨碎片性骨质破坏是最有特征、最常见（占 47%）的骨破坏类型。其特点是在破坏区内有无数残留的小碎骨片（死骨）。这些碎片常常侵入椎旁软组织和硬膜外隙内，见图 2-1-51。R Jain 认为出现伴有残留碎骨片的椎体破坏，尤其是伴有软组织肿块（脓肿和 / 或肉芽肿组织），充分说明此种骨破坏是脊椎结核，而不是其他脊椎炎症或肿瘤。

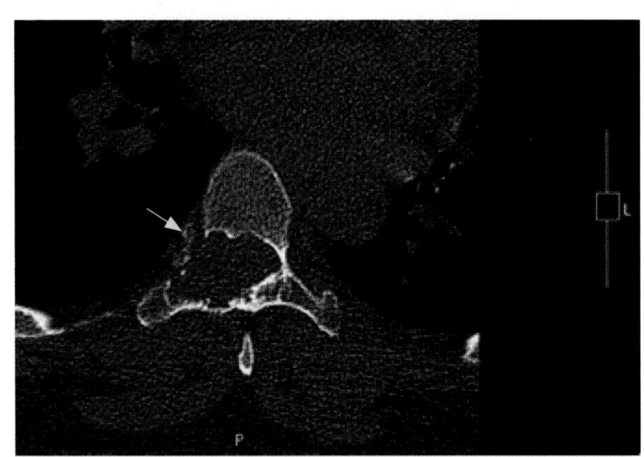

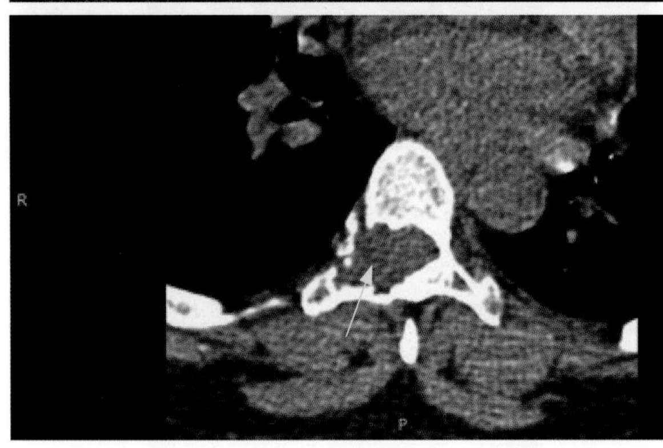

图 2-1-51 椎体骨碎片性破坏，周边可见死骨

溶骨型破坏的特点是大片骨溶解，呈圆形、类圆形低密度区，位于椎体中央或一侧，见图 2-1-52。

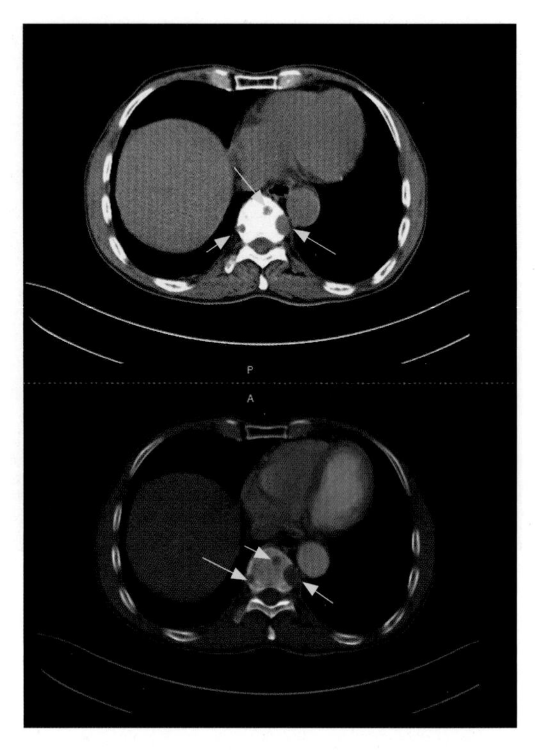

图 2-1-52 椎体溶骨性骨质破坏，胰腺癌骨转移、肝转移

骨膜下性骨质破坏的特点为沿椎体前缘不规则骨侵蚀，骨破坏区可延及椎体前侧，椎间盘向前膨隆和前纵韧带下脓肿。

局限性溶骨边缘硬化性骨质破坏的特点是局限的，分隔开的病变有反应性新骨形成（未行化学治疗的骨结核中很少出现），见图 2-1-53、图 2-1-54。

（2）椎间盘破坏：椎体结核多累及椎间盘，表现为椎体上、下面终板破坏，椎间隙变窄，椎间盘密度不均匀，并膨隆。椎间盘与腰大肌间脂肪层面消失并腰大肌脓肿，椎间盘前缘明显隆突，提示为前纵韧带下脓肿。

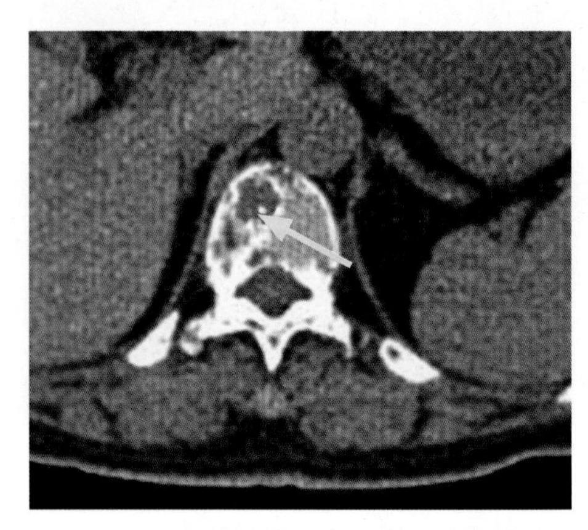

图 2-1-53 局限性溶骨边缘硬化性骨质破坏

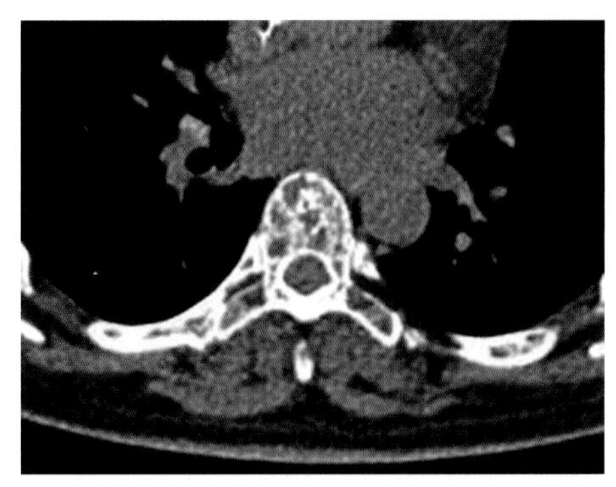

图 2-1-54　椎体多发溶骨性骨质破坏，破坏区内可见反应性新生骨形成

（3）附件破坏：结核性脊椎炎中，后附件受累的发生率很高，且无神经学症状，结核性后附件感染首先累及椎弓根和椎板（图 2-1-54）。而化脓性感染倾向于累及小关节面，单独的原发性附件受累破坏而无椎体破坏是少见的（1%~2%）。

（4）椎旁脓肿：脊柱结核常伴有椎旁、椎前软组织和腰大肌脓肿和肉芽肿。60% 的脓肿有钙化，脓肿范围大于骨破坏的范围。脓肿平均范围为 4.5 个椎体高度，而骨质破坏为 2 个椎体高度。

三、MRI 检查

磁共振成像（magnetic resonance imaging，MRI）自 20 世纪 80 年代应用于医学领域以来，充分显示了其优越性：无 X 线电离辐射，对人体安全无创；软组织分辨率极佳，解剖结构和病变形态显示清楚；多方位成像，便于显示解剖结构和病变的空间位置关系；多参数成像；可以进行功能成像和生化代谢分析。因此对颅脑、脊柱、脊髓和关节病变的诊断价值较高，故在疼痛临床中应用较广。缺点：带有心脏起搏器或体内有铁磁性物质的患者不能进行检查；对钙化的显示远不如 CT，所以对于以病理钙化为特征的病变难以做出诊断；需要监护设备的危重患者及幽闭恐惧症患者不能进行检查；扫描时间长；对肺和骨皮质的显示欠佳。

只有了解 MRI 原理，掌握 MRI 阅片知识，才能熟练运用 MRI 检查手段，做出正确的临床诊断。MRI 原理是将人体安置在强磁场中，使人体内氢原子的质子磁化、定向，并以一定的频率围绕磁场方向运动，同时给予与质子振动频率相同的射频脉冲激发质子磁矩，使之偏移产生纵向弛豫（T_1）和横向弛豫（T_2），其信号被表面线圈吸收后，经计算机处理，根据矩阵和信号的编码进行图像重建，以显示人体的解剖结构及病理改变。由于 MRI 信号主要取决于各组织的水和脂肪质子及血流速度，故信号的强度与上述因素有关。呈高信号的组织主要为脂肪组织如硬膜外脂肪；呈低信号的组织有骨皮质和钙化、骨化的组织如后纵韧带；呈中等信号的组织如松质骨、软骨和肌肉等；信号强度可变者包括脑脊液 [T_1 加权像（T_1WI）呈低信号，T_2 加权（T_2WI）呈高信号]、血肿（T_1WI 呈高信号，T_2WI 呈更高信号）、脊髓（T_1WI 呈略高信号，T_2WI 呈中等信号）。

脊柱 MRI 检查时常用的脉冲序列：

MR 成像中常用的序列有自旋回波（spin echo，SE）序列、梯度回波（gradient echo，GRE）序列、脂肪抑制序列及磁共振功能成像序列等。

了解序列之前先了解几个基本概念。重复时间（time of repeatation，TR），一般指两个连续的射频脉冲之间的时间间隔。回波时间（time of echo，TE），指射频脉冲与相应的回波之间的时间间隔。调节 TR 和 TE 可以获得 T_1WI 和 T_2WI，一般短 TR 短 TE 得到 T_1WI，TR 一般为 500 ms，TE 一般为 20 ms 左右。长 TR 长 TE 得到 T_2WI，TR 一般为 2500 ms，TE 一般为 100 ms。长 TR 短 TE 得到质子密度加权图像（proton density weighted images，PDWI），TR 一般为 2500 ms，TE 一般为 20 ms。

SE 序列：常规 SE 脉冲序列是临床上最常用的成像序列。通过调节 TR、TE 的长短可分别获得反映组织 T_1、T_2 及质子密度特性的 MR 图像。其中，T_1WI 具有较高的信噪比，常用于显示解剖结构，也是增强扫描的常规序列（配合压脂）；而 T_2WI 则更容易显示水肿和液体，因为病变组织如炎症、肿瘤等多含有较多水分，因此大部分在 T_2WI 上显示为高信号，故容易显示病变；PDWI 则可以较好地显示出血管结构。

GRE 序列：GRE 序列是常用的快速成像序列，多用于腹部快速扫描、增强扫描、血管成像、关节病变等检查。

脂肪抑制序列：顾名思义，可简单理解为把脂肪的信号抑制下去，使脂肪呈现为低信号，以凸显病变。故增强扫描的时候多采用该技术。大部分病变在 T_1WI 上为低信号，在 T_2WI 上为高信号。在 T_1WI 上表现为高信号的可来源于脂肪、亚急性血肿、蛋白质及其他顺磁性物质，采用脂肪抑制序列可将高信号的脂肪信号抑制下去，表现为低信号，故可以鉴别脂肪成分。

脊柱 MRI 检查时常用的扫描方位有：横断位（transerverse，TRA），矢状位（sagital，SAG），冠状位（coronal，COR）。

常规扫描：T_1-SE-SAG，T_2-SE-SAG，T_2-TSE（快速自旋回拨序列）-SAG-FS，T_2-SE-TRA。

增强扫描：注入造影剂后，多行 T_1WI 压脂（fat suppression，FS）横断位、冠状位及矢状位扫描，即 T_1-SE-FS-TRA，T_1-SE-FS-COR，T_1-SE-FS-SAG。

（一）正常脊椎

脊椎的 MRI 检查可根据解剖部位分为颈椎、胸椎、腰椎、骶尾椎等部位进行，也可以以病变为中心选取扫描部位。不管选取何种方式，均应首先熟悉正常脊椎的磁共振图像及阅片方法，才能判别异常信号和图像，结合临床做出正确诊断。颈椎、胸椎、腰椎具有相似的结构，故磁共振图像上有相近的信号,但各段椎骨的功能不同，结构也有差异，因此磁共振图像上又有其各自的特点。

1. 正中矢状面　脊椎的矢状面扫描图像可显示脊柱各段的生理曲度，并显示整个椎管的前后径，故可将脊柱和椎管的各种组织结构整体地表现出来（图 2-1-55），这是不同于其他影像学

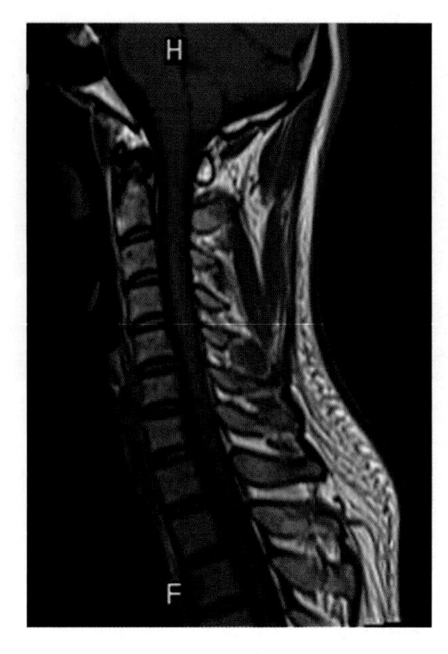

图 2-1-55　正常颈椎 MRI，T_1WI 矢状位

检查的优越性之一，诊断时应按顺序阅读矢状面图像上的各种结构。

（1）骨性脊柱：脊柱椎体主要由松质骨组成。椎体的 MRI 信号主要取决于骨髓中的水、脂肪质子及部分流动缓慢的血液，其信号强度与骨髓中脂肪含量和造血成分多少有关。正常椎体内信号较均匀，在 T_1WI 上呈中高信号，在 T_2WI 上呈中低信号，但随着年龄的增长，骨髓内脂肪含量增多，可出现弥漫性信号增高，这种改变无明显性别差异和在颈、胸、腰段分布上的差异（图 2-1-56~ 图 2-1-58）。

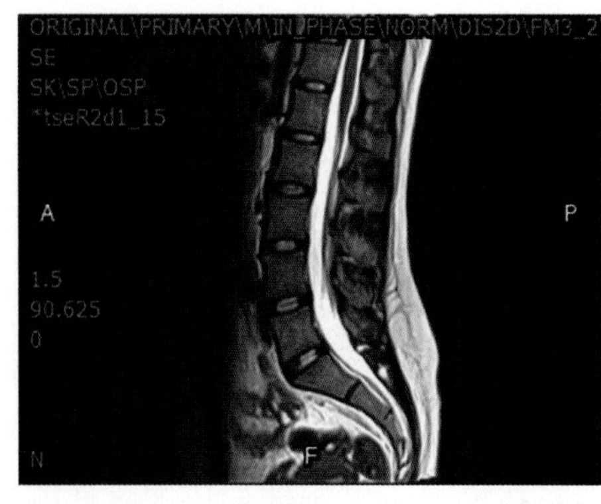

图 2-1-56　正常腰椎 MRI，T_2WI 矢状位

（2）椎间盘：椎间盘由髓核和纤维环构成，纤维环分内纤维环和外纤维环。椎间盘在 T_1WI 上呈较低信号，分不清髓核和内、外纤维环。在 T_2WI 上，髓核和内纤维环呈高信号，外纤维环

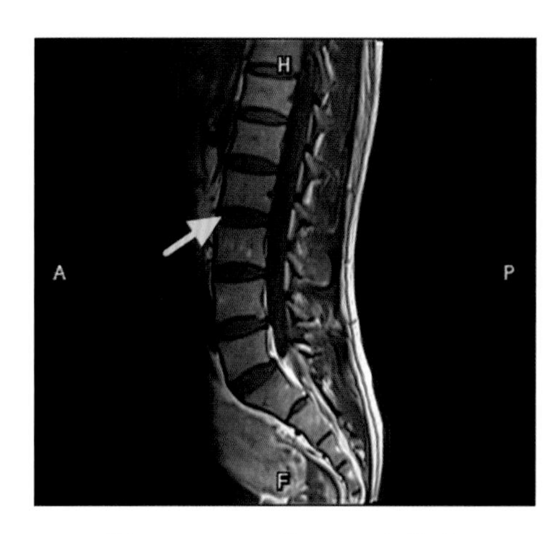

图 2-1-57　腰椎 T_1WI 矢状位
髓核、纤维环难以区分

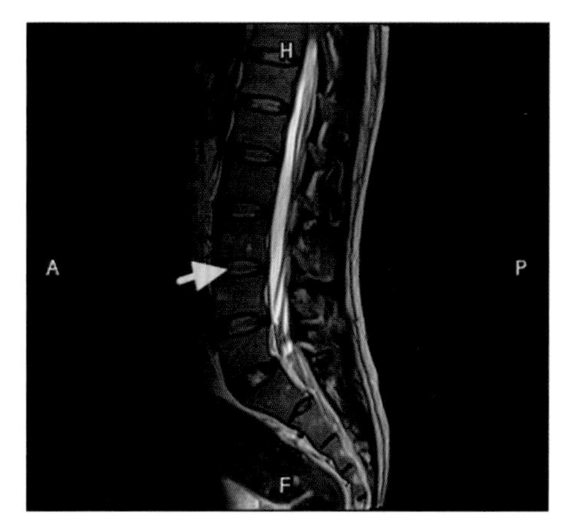

图 2-1-58　腰椎 T_2WI 矢状位
髓核高信号，纤维环低信号

在 T_1WI 及 T_2WI 上均呈低信号，与椎间盘后缘的后纵韧带不易区分（图 2-1-57~ 图 2-1-59）。当椎间盘发生脱水变性时，椎间盘信号减低，在 T_2WI 上较明显（图 2-1-60）。

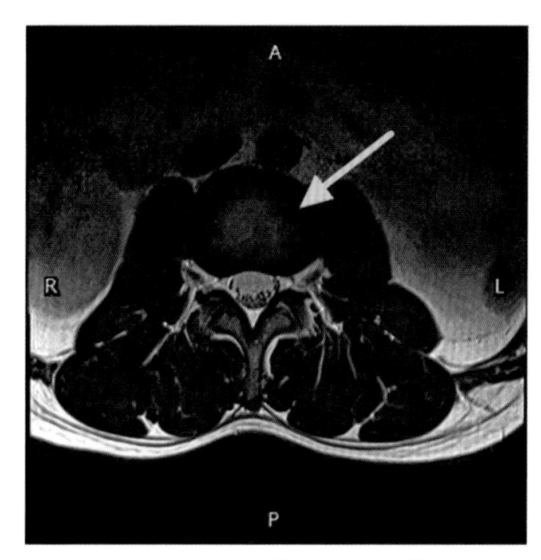

图 2-1-59　腰椎 T_2WI 横断位
髓核和内纤维环高信号，外纤维环低信号

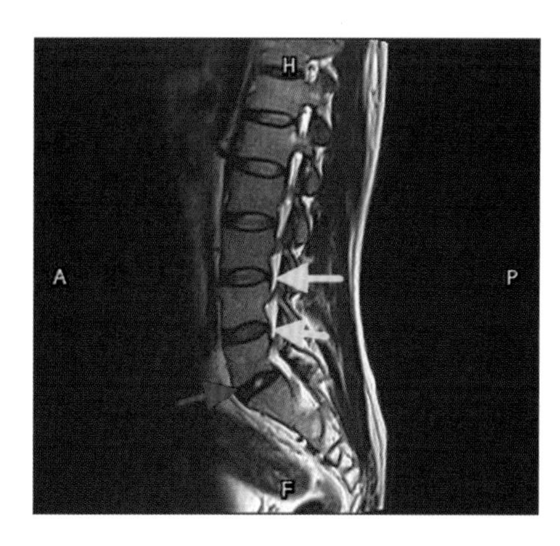

图 2-1-60　腰椎 T_2WI 矢状位
L_5/S_1 椎间盘退变，表现为低信号（红箭头所示）

（3）脊髓 - 脑脊液：椎管由前方的椎体和椎间盘、外侧的椎弓根、后方的棘突和椎板组成。椎管内大约有一半的空间被蛛网膜下隙所占据。脊髓位于蛛网膜下隙内，从枕骨大孔平面向下延伸，自第 12 胸椎以下逐渐变尖，形成脊髓圆锥。自脊髓圆锥以下成为细长的条索，称为终丝，终丝下行经骶管终于第 2 尾椎的背面。脊髓圆锥多终于第 1 腰椎下缘或第 2 腰椎上部。在 T_1WI 上，脊髓呈稍高信号，脑脊液呈低信号（图 2-1-61）；在 T_2WI 上，脊髓呈低信号，脑脊液呈高信号（图 2-1-62）。

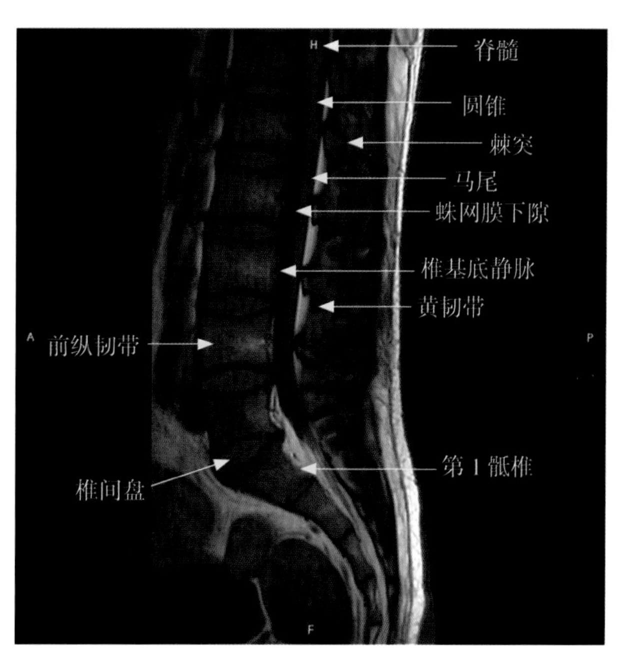

图 2-1-61　腰椎 T_1WI 正中矢状位解剖结构

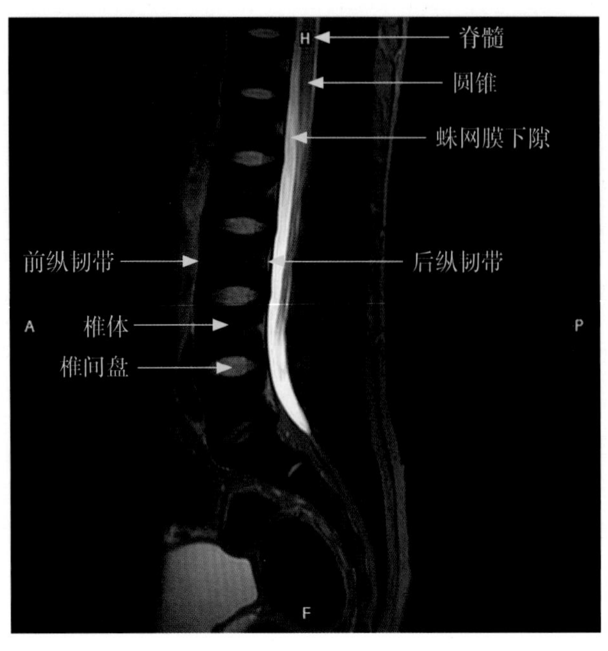

图 2-1-62 腰椎 T_2WI 正中矢状位解剖结构

（4）硬脊膜、蛛网膜及其间隙：脊髓由三层结缔组织的被膜包裹，最外层为硬脊膜，最内层紧贴脊髓表面的为软脊膜，硬脊膜与软脊膜之间为蛛网膜。硬脊膜与蛛网膜之间为硬膜下隙，蛛网膜与软脊膜之间为蛛网膜下隙（图 2-1-61、图 2-1-62）。

（5）椎体的定位：颈椎和腰骶椎的定位相对容易，胸椎因为位于中间，上下范围大，扫描时不容易包全胸椎的上缘和下缘，不容易判断病变椎体的位置。实际应用中，有以下几个方法判断胸椎椎体的位置。

1）胸椎 MRI 扫描时，加扫一个颈椎序列，定位第 1 颈椎或第 7 颈椎，再判断病变椎体是第几胸椎，这样最准确。

2）采用大视野扫描，包全颈椎或腰骶椎，也能准确判断胸椎椎体的位置。

3）当无法完整扫描颈椎或腰骶椎时可以利用几个位置来大体判断胸椎的序数：胸骨柄，往往平对第 2 胸椎椎体。胸骨角，往往平对第 4 胸椎椎体下缘，或者第 4、5 胸椎间隙。但由于存在个体差异及变异，准确性会有所下降。

2. 旁矢状面　旁矢状面可以很好地显示椎间孔及周围组织结构，椎间孔由前方的椎体、椎间盘和后方的上、下关节突，以及椎弓根的椎上、下切迹所构成，椎体附件的 MRI 图像同椎体相似。关节突关节面由透明软骨覆盖，厚 2~4 mm，在 T_1WI 及 T_2WI 上均呈中等信号。椎间孔内神经根在周围高信号的丰富脂肪组织和低信号的根静脉衬托下呈中等信号，较易区分，以腰椎明显（图 2-1-63）。

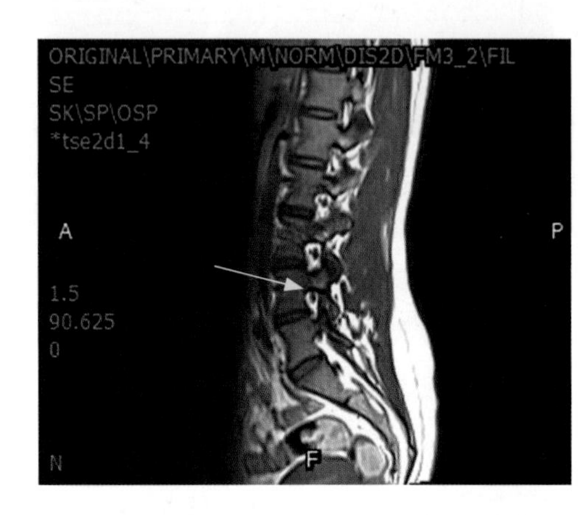

图 2-1-63 腰椎旁 T_1WI 矢状位清晰显示椎间孔及其神经根

3. 横断面　在横断面上看到的结构与 CT 相似，但有些结构在 MRI 的不同加权像上呈现不同的信号。椎间盘行横断位扫描时多扫描 T_2WI，椎体及附件呈中等信号，黄韧带呈低信号，脊髓呈中低信号，周围脑脊液呈高信号（图 2-1-64）。

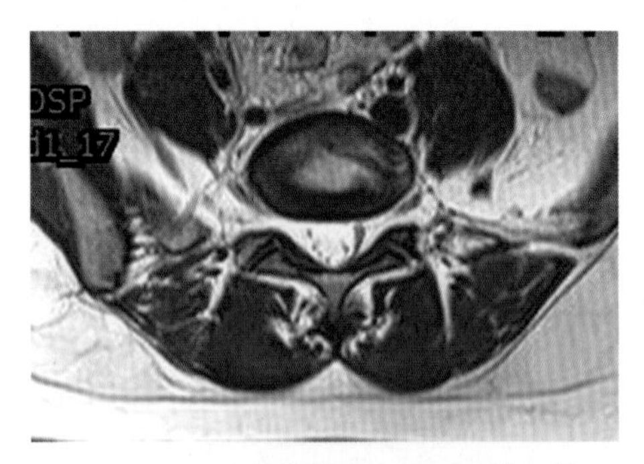

图 2-1-64 正常椎间盘 T_2WI 横断位

4.MRI 增强扫描　在进行 MRI 检查时，可使用二乙烯三胺五乙酸钆（Gd-DTPA）增强扫描，具有对某些病变进行鉴别诊断之效。正常情况下，Gd-DTPA 不能通过血脑屏障，所以脊髓在增强扫描前后信号相仿。正常情况下，动脉和血流较快的静脉，其信号也不增强，这主要是因血流迅速及它的流空效应所致。下列 3 种情况下 MRI 增强扫描可用于鉴别诊断：①当血脑屏障异常时，Gd-DTPA 可作为一种标志物，出现在脊髓病变区，因此可用于髓内肿瘤的检测如星形细胞瘤等；②无血脑屏障的含血管组织，注射 Gd-DTPA 后出现增强，说明血供丰富而血流缓慢，可用来诊断髓外肿瘤如脊膜瘤（图 2-1-65、图 2-1-66）；③无血管组织同正常组织一样，注射 Gd-DTPA 后信号不增强，因此可用来鉴别无血管的椎间盘和手术后的纤维瘢痕组织。

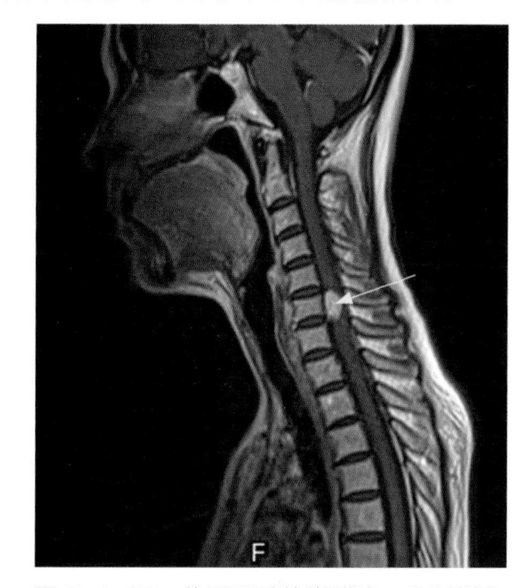

图 2-1-65　位于颈髓的脊膜瘤，明显强化

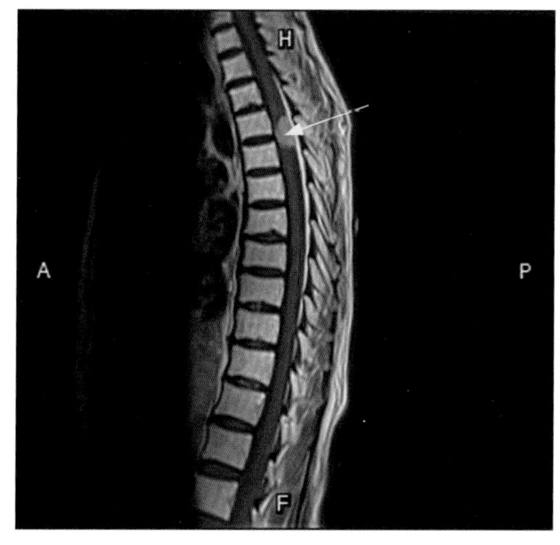

图 2-1-66　位于胸髓的脊膜瘤，中等程度强化

（二）病理脊椎

1. 椎间盘突出　椎间盘突出的影像学检查包括 X 线、椎管造影、CT 和 MRI 等。X 线检查因不能显示非骨性结构，故对椎间盘突出的诊断价值极为有限。椎管造影为侵入性方法，具有一定的危险性，现已少用。CT 检查具有图像分辨率高、图像清楚、无侵入性等优点，但 CT 对软组织的分辨率仍显不足，特别是缺乏对硬膜囊和脊髓影像的整体显示。MRI 则可通过横断面、矢状面的不同扫描，提高对椎间盘病变的分辨能力，尤其是了解硬膜囊和脊髓受压程度，从而选择合适的治疗方法。

椎间盘突出可发生于脊柱的各段，以腰骶段最多见，颈段次之，胸段较少见。MRI 可较好地显示椎间盘的退行性改变、椎间盘突出的部位和大小，以及硬膜囊、脊髓受压移位情况。

（1）椎间盘退变：椎间盘信号由高到低，失去正常夹层样结构，椎间盘中央信号减低明显，受累椎间隙变窄，椎间盘变薄，上述改变以 T_2WI 更为明显（图 2-1-67）。

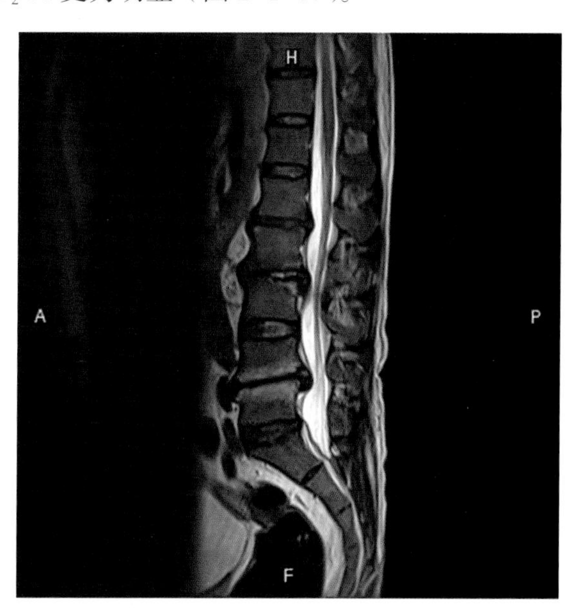

图 2-1-67　椎间盘退变（T_2WI-SAG）

（2）椎间盘膨出：正常椎间盘边缘不超过椎体骨性边缘，当椎间盘边缘环状均匀性超出椎体骨性边缘的时候诊断为椎间盘膨出。轻度膨出表现为椎间盘后缘正常肾形凹陷消失，圆隆饱满；重度时，弥漫膨出的椎间盘边缘明显向四周均匀一致增宽，超出上下椎体边缘，但椎间盘仍然对称，髓核位于纤维环内，保持椭圆形（图 2-1-68）。

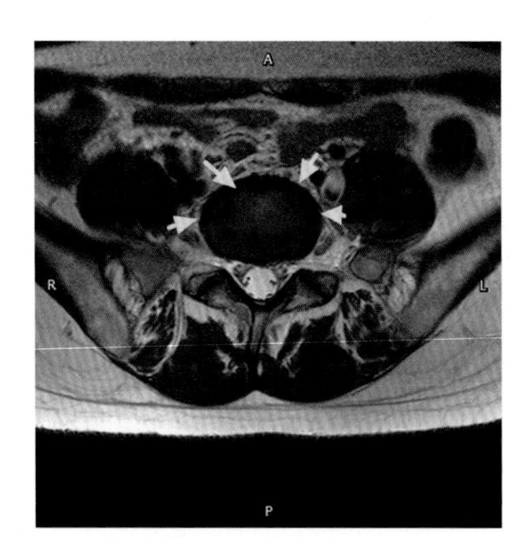

图 2-1-68 椎间盘膨出

L_4/L_5 椎间盘轻度膨出，椎间盘超过高信号的椎体边缘（箭头所示）

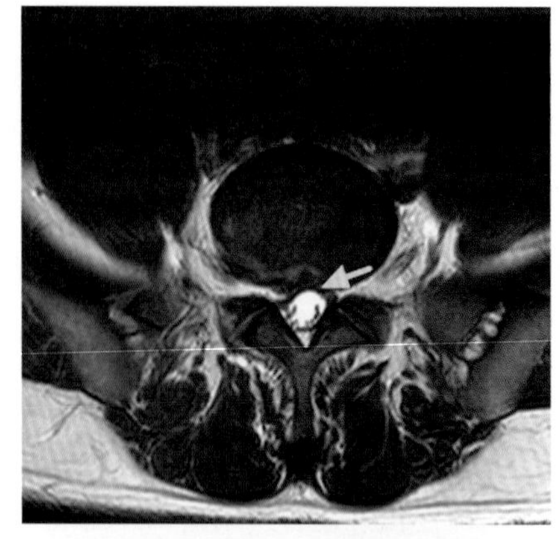

图 2-1-70 中央型椎间盘突出

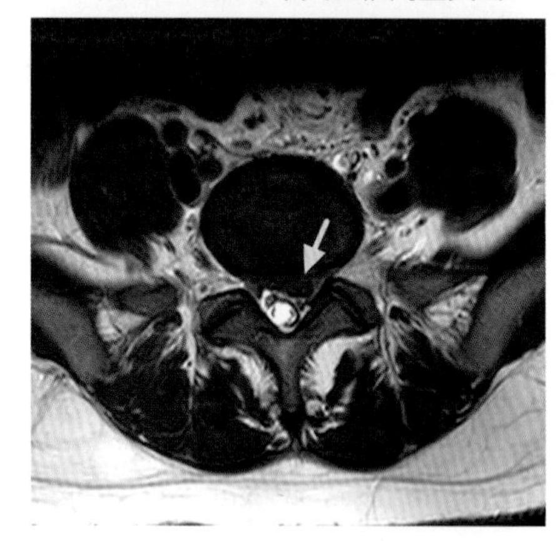

图 2-1-71 旁中央型椎间盘突出

（3）椎间盘突出：高信号的髓核突出于低信号的纤维环之后，超过椎体的骨性边缘，其突出部分仍与髓核母体相连，分为四型：中央型、旁中央型、椎间孔型和极外侧型（图 2-1-69~ 图 2-1-72）。

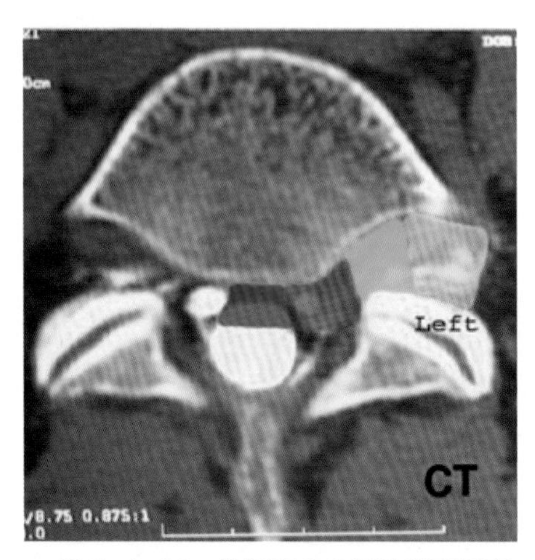

图 2-1-69 椎间盘突出四种类型示意

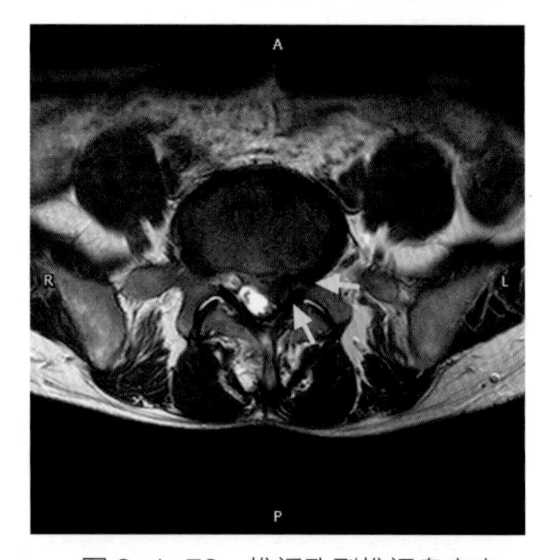

图 2-1-72 椎间孔型椎间盘突出

蓝色：中央型椎间盘突出，后纵韧带在此最厚，因此椎间盘突出往往轻微偏向左或者右。粉红色：旁中央型椎间盘突出，此区最常见。绿色：椎间孔型椎间盘突出，该类型最少见，但是治疗麻烦，因为此区具有结构非常精细的脊神经节，对于脊神经节的任何压迫将导致严重的坐骨神经痛及神经元损伤。黄色：极外侧型椎间盘突出，罕见，治疗棘手。

（4）髓核游离：髓核游离，脱出纤维环。高信号的髓核突出于低信号的纤维环之外，其突出部分与髓核母体不相连（图 2-1-73）。

（5）神经根受压：椎间盘向侧后方突出时，可造成神经根受压，在横断面上显示较好，可观察到侧隐窝饱满，突出髓核位于椎间孔，推移椎间孔内脂肪，神经根受压，水肿增粗（图 2-1-74）。

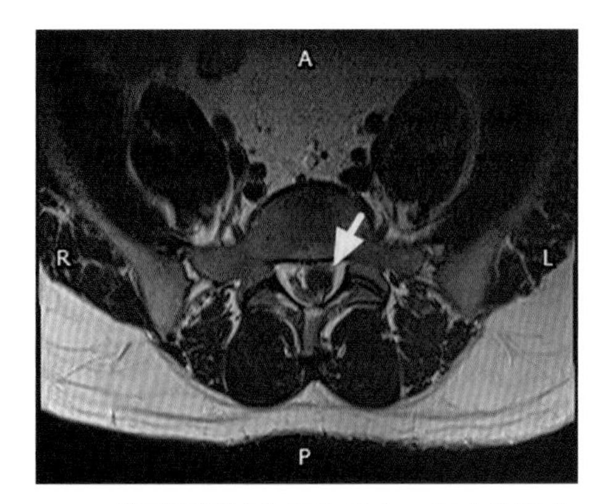

A. L_5/S_1 椎间盘髓核向后方突出，突入椎管内

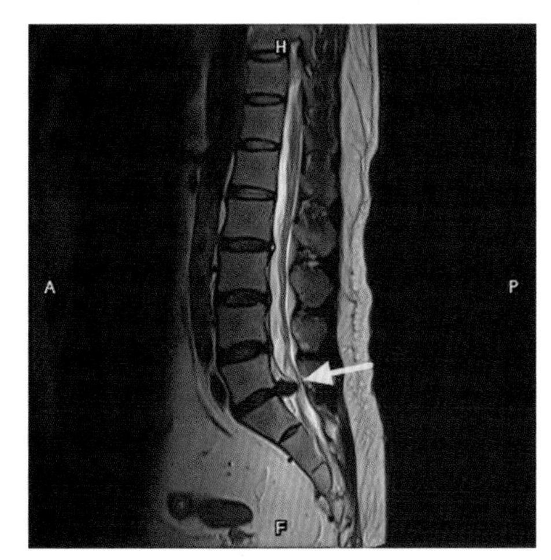

B. 矢状位进一步显示突出的髓核

图 2-1-73 髓核游离

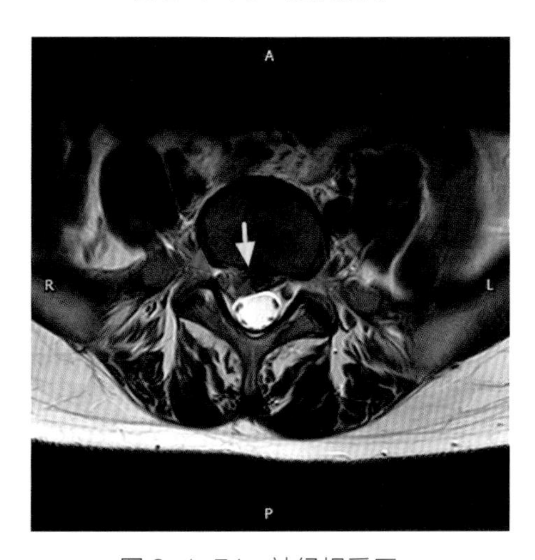

图 2-1-74 神经根受压

椎间盘向右后方突出（黄箭头所示），周围神经受压（红箭头所示），信号较对侧正常神经根表现为更高信号

2. 后纵韧带骨化 后纵韧带骨化是一种原因不明的脊椎后纵韧带增厚和骨化的病理改变，常导致继发性椎管狭窄而压迫脊髓，引起严重的脊髓病。后纵韧带骨化最常发生于颈椎，又称颈椎后纵韧带骨化症。颈椎后纵韧带骨化症的早期仅表现为颈部疼痛和轻微活动受限，并可出现头晕、恶心、心悸等自主神经功能紊乱症状。当骨化增厚变大时，可压迫颈髓和神经根造成椎管狭窄，出现相应的临床症状和体征。

后纵韧带骨化造成的椎管狭窄是选择手术治疗的指征之一。后纵韧带骨化的 MRI 表现为在 T_1WI 和 T_2WI 上呈低信号带或无信号区带。在椎体后缘与硬膜囊之间的低信号带增宽，硬膜囊前缘受压甚至消失，受压的范围较大，不仅局限于椎间盘水平。受压程度严重的累及脊髓，显示脊髓受压后的异常信号。也可发生于胸椎，造成胸椎管狭窄。后纵韧带骨化造成的椎管狭窄，其 MRI 的显示明显优于 CT 和 X 线平片。但是对于后纵韧带骨化的直接显示 CT 要优于 MRI（图 2-1-75）。

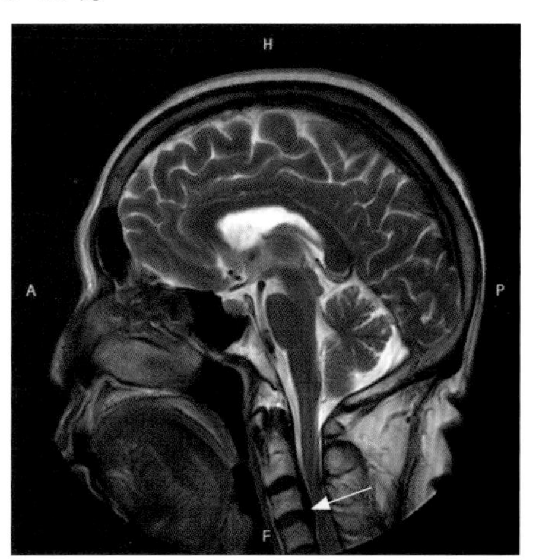

A. MRI 矢状位

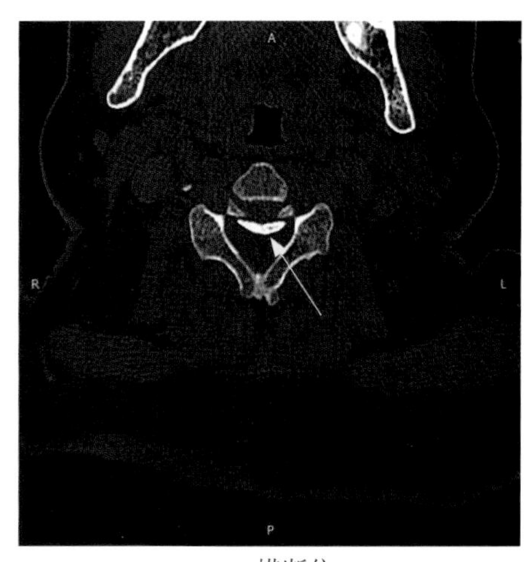

B. CT 横断位

图 2-1-75 C_3~C_4 后纵韧带骨化

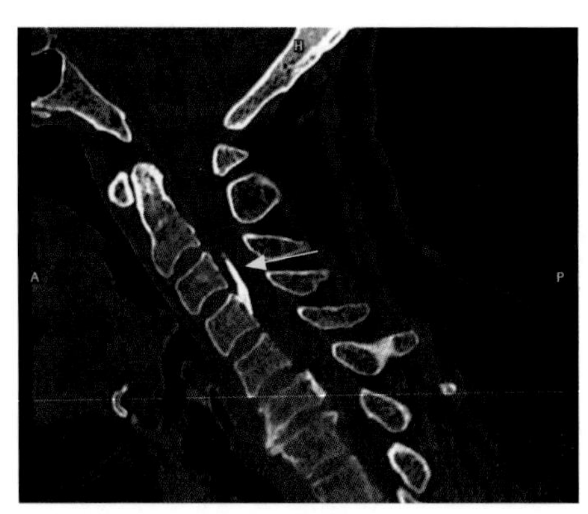

C. CT 矢状位

图 2-1-75 C_3~C_4 后纵韧带骨化（续）

3. 椎管狭窄症　椎管狭窄症是指椎管因骨性或纤维性增生等原因引起的前后径和横径变窄，致脊髓血循环障碍而出现的慢性进行性脊髓及神经根疾病，有原发、继发之分，后者以退行性椎管狭窄最常见。椎间盘突出、椎体后缘骨质增生、黄韧带肥厚、后纵韧带骨化、小关节增生肥大等退行性改变均可引起椎管容积减小，导致脊髓及神经根受压。椎管狭窄症多见于腰椎、颈椎，发生于胸椎者较少。椎管狭窄症的 MRI 尤其是矢状面 T_2WI 可很好地显示硬膜囊受压的情况，并可发现引起椎管狭窄的原因（图 2-1-76、图 2-1-77）。

（1）髓外改变：

1）椎间盘变性、向后突出，呈低信号。

2）椎体增生、骨赘形成或（和）小关节增生肥大，呈低信号。

3）后纵韧带骨化，呈低信号。

4）黄韧带肥厚，呈低信号。

5）硬膜囊受压或蛛网膜下隙变窄或消失，当多处病变时，可呈"串珠样"改变。

（2）髓内改变：

1）脊髓受压变形。

2）脊髓内部信号异常，提示脊髓水肿、软化、囊变或出血等改变。椎管矢状径的测量：腰椎＜ 15 mm 为椎管狭窄，10~12 mm 为相对狭窄，＜ 10 mm 为绝对椎管狭窄；颈椎＜ 11 mm 为椎管狭窄，＜ 10 mm 为绝对椎管狭窄。椎管测量时，应考虑硬膜囊与骨性椎管大小的关系，而不能单纯地依靠测量数据做出结论，应以是否有脊髓及神经受压作为诊断的依据。

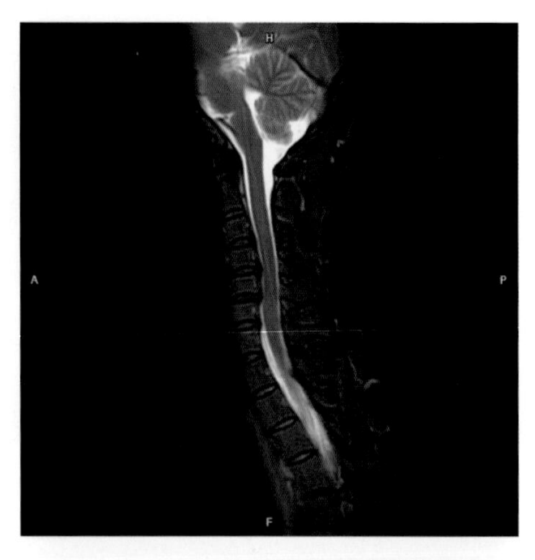

A. C_4/C_5、C_5/C_6 椎间盘突出致椎管狭窄

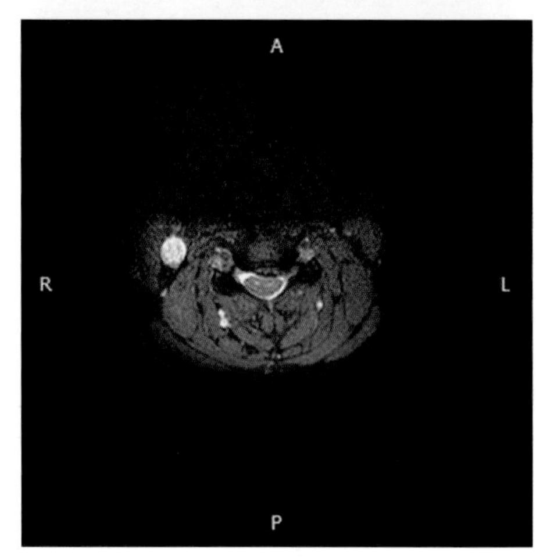

B. C_5/C_6 椎管有效矢状径 8 mm

图 2-1-76 椎间盘突出致椎管狭窄

4. 脊柱结核　脊椎为骨结核最常见的发病部位，约占 40%。以腰椎最多见，胸椎次之，颈椎较少见。少数病例可多节段发病，原发部位多为肺结核，由血行感染而产生。MRI 是目前唯一能在病变早期发现病灶并确定病变范围的方法，特别是矢状面检查可观察椎管内受累的情况，与脊椎病变（如肿瘤）的鉴别诊断也很有帮助。

（1）椎体和附件：脊柱结核以相邻的多椎体受累为特征。对于椎体（中央型）、椎体上下缘（边缘型）、附件（附件型）的骨质破坏，MRI 均能很好显示。椎体形态呈多种改变，包括扁形、楔形和不规则形。MRI 的表现也是多样的：多数在 T_1WI 上呈均匀的低信号，少数呈混杂低信号，

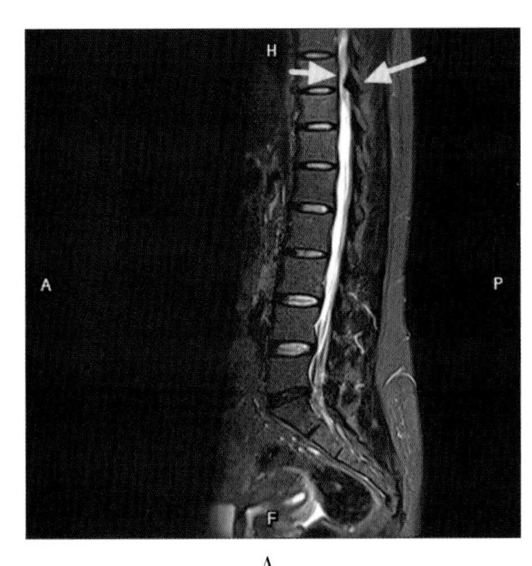

A

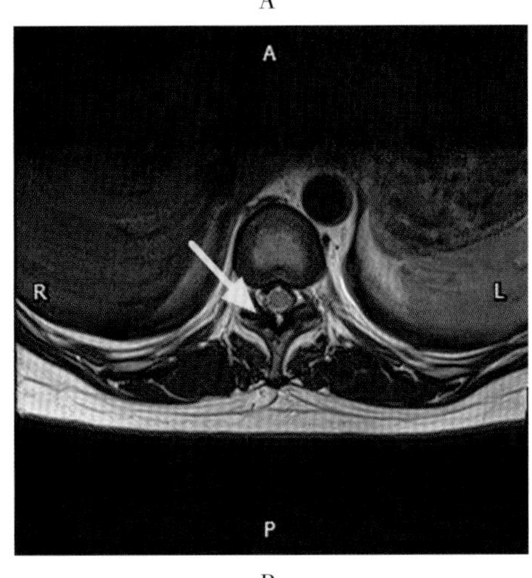

B

图 2-1-77　T_{10}/T_{11} 黄韧带肥厚致椎管狭窄

极少为中高信号。在 T_2WI 上，多数为混杂高信号，部分呈均匀高信号，极少数呈中低信号（图 2-1-78A、B）。增强扫描可见不均匀强化，少数呈均匀强化（图 2-1-78C、D、E）。

（2）椎间盘：椎间盘改变包括椎间盘破坏、间隙消失或间隙狭窄（图 2-1-78B），此为脊柱结核的特征之一。受累椎间盘与邻近正常椎间盘相比，T_1WI 和 T_2WI 均表现为较低信号（凝固性坏死改变），另有少数病例椎间盘未见明显异常。增强扫描受累椎间盘显示不均匀强化。

（3）椎旁软组织：包括脓肿和肉芽肿。在 T_1WI 上呈低信号，少数呈中等信号；在 T_2WI 上呈混杂信号，部分呈均匀高信号。增强扫描可见不均匀强化、均匀强化及环形强化 3 种方式。冠状面检查易于显示椎旁脓肿及范围（图 2-1-78D）。

（4）硬膜囊和脊髓：两者受压在脊柱结核中较常见，包括脓肿及变形的椎体压迫，脊髓受压水肿可在 T_2WI 上出现异常高信号。脊柱结核的诊断还应注意与化脓性脊柱炎、转移性肿瘤的鉴别。化脓性脊柱炎增强扫描后表现为均匀强化或中心均匀强化伴周边环形强化，与结核灶周边强化不同，且椎旁无脓肿形成；转移性肿瘤一般不侵犯椎间盘，常首先侵犯椎体的后部或椎弓根，增强扫描呈不规则强化。影像引导下的穿刺活检可协助鉴别诊断。

5. 化脓性脊柱炎　化脓性脊柱炎并不多见，多由菌血症引起，好发于腰椎，胸椎次之，颈椎少见。不典型的化脓性脊柱炎可误诊为腰椎间盘突出症。MRI 是早期诊断该病最敏感、最准确的方法之一，对炎性病变，尤其是骨髓水肿敏感，可在明显的骨破坏之前发现骨髓及椎间盘病变。

（1）椎体和椎间盘：受累的椎间盘和相邻椎体在 T_1WI 上呈较广泛的融合的低信号，两者界限不清。在 T_2WI 上呈高低混杂信号、病变间盘隐约可见轮廓，正常髓核内裂隙消失，增强扫描显示中等程度强化，可呈均匀强化或中央均匀强化和周边环形强化（图 2-1-79）。

（2）椎旁软组织：软组织肿块较常见。以病灶为中心、肿块弥散、边界不清。增强扫描呈斑片状强化，很少伴脓肿形成。

（3）硬膜和脊髓：常合并硬膜外感染，部分形成硬膜外脓肿。硬膜外脓肿在 T_1WI 上显示为低信号，在 T_2WI 上显示为高信号，位于前硬膜腔，以病变椎间盘为中心，向头或尾侧扩展，边界清楚。在 T_2WI 上更清晰，在硬膜囊和脓肿之间常常伴有细线状低信号，为脓肿壁。如合并脊髓炎，在 T_2WI 上可见脊髓内异常高信号。

6. 脊髓空洞积水症　脊髓空洞积水症是一种髓内慢性进行性疾病。脊髓空洞症为脊髓内有囊腔出现，而脊髓积水指脊髓中央管的囊性扩张。在临床、影像学和病理学上均很难将二者区分，故将其通称为脊髓空洞积水症。

MRI 是诊断脊髓空洞积水症首选的检查方

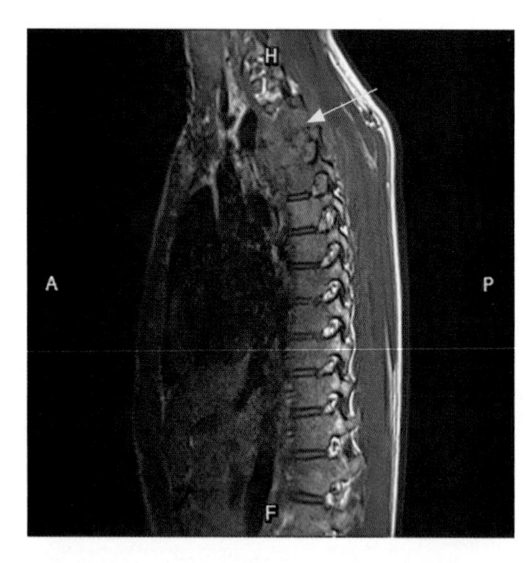

A.T_1WI–SAG 显示上胸椎多发椎体异常低信号

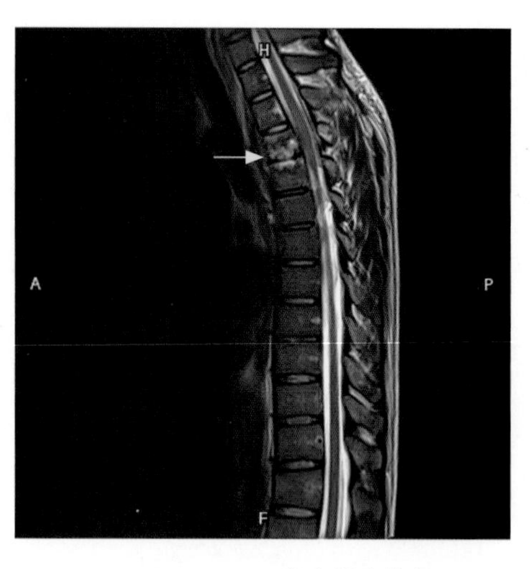

B.T_2WI –SAG 病变呈高信号

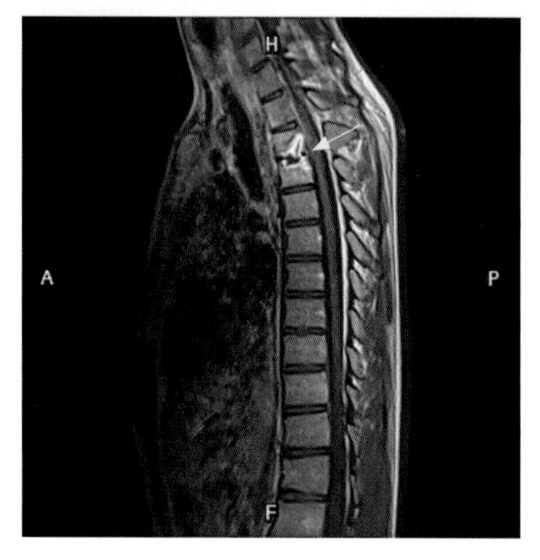

C.T_1WI–SAG 增强扫描后病灶明显强化

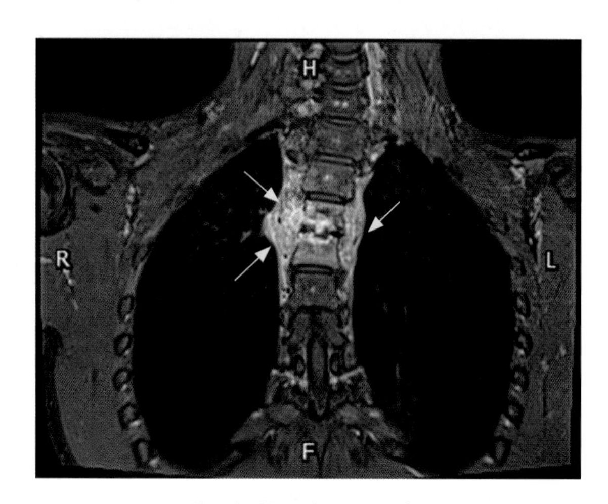

D.T_1WI–COR 增强扫描后病灶及椎旁脓肿明显强化

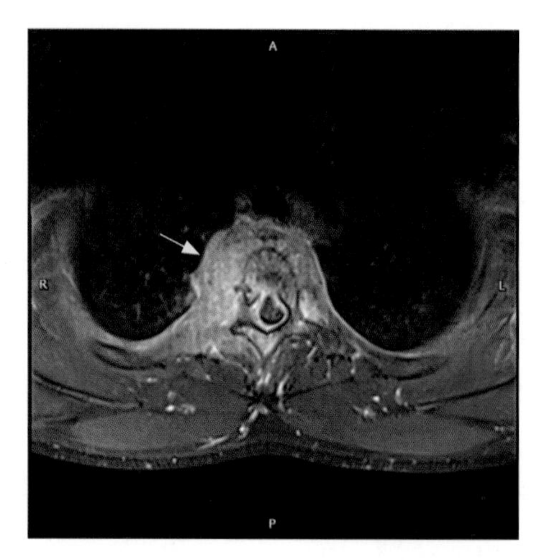

E. T_1WI–TRA 增强扫描后病变椎体及椎旁脓肿明显强化

图 2–1–78 上胸椎椎体结核

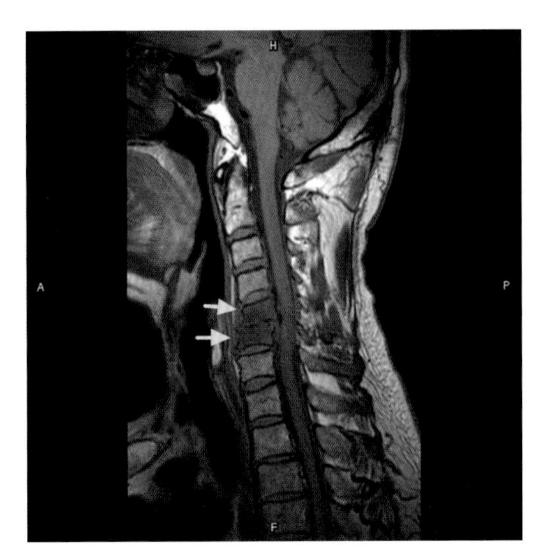

A.C_5、C_6 椎体及附件像，T_1WI 呈低信号，轻度错位

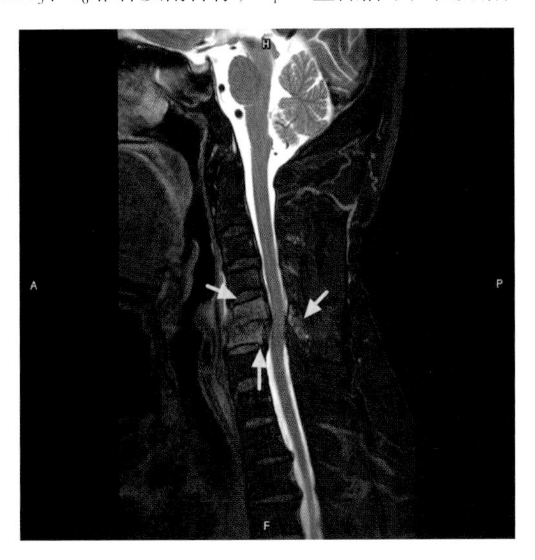

B.FS-T_2WI 呈高信号

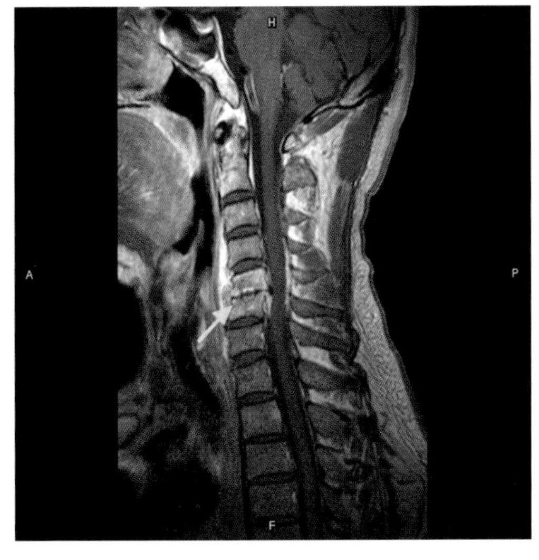

C.T_1WI 增强扫描后明显强化

图 2-1-79　化脓性脊柱炎

法。病变在 T_1WI 上表现为脊髓中央低信号的管状囊腔，空洞相应节段的脊髓均匀性膨大，亦可正常或变细。由于在 T_1WI 上正常的脊髓呈中等信号，因此与病变的低信号形成鲜明的对比，有助于判断病变的范围和程度（图 2-1-80）。MRI 还可同时显示颅颈部的先天畸形或伴发的肿瘤，有助于病因诊断。当疑有肿瘤时，应做增强扫描。在脊髓肿瘤中，室管膜瘤最易形成脊髓空洞。

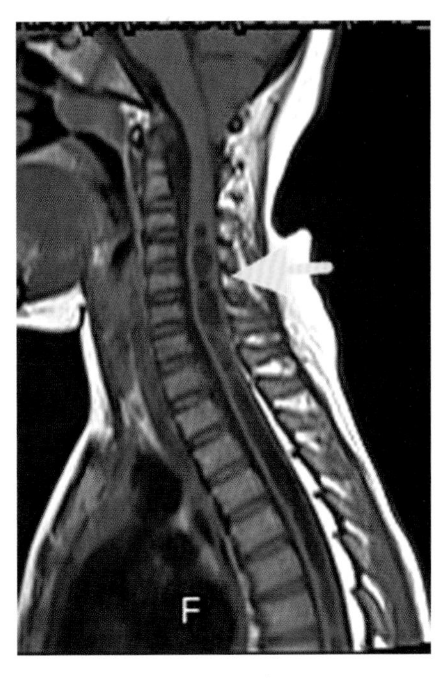

图 2-1-80　脊髓空洞积水症 T_1WI-SAG 显示脊髓中央低信号管状囊腔

7. 脊膜瘤　脊膜瘤是发生于脊髓外硬膜内的良性肿瘤，起病隐匿，症状发展缓慢，其临床表现因肿瘤发生部位不同而异。脊膜瘤可发生于枕骨大孔至下腰部水平之间的任何部位，以上中胸段多见，颈段次之。颈段的脊膜瘤可表现类似颈椎病的症状，但查体往往发现有感觉平面的差异。CT 检查可无异常发现。

脊膜瘤的 MRI 表现：在 T_1WI 上，约 90% 表现为低信号或等信号，约 80% 左右的脊膜瘤在 T_2WI 上表现为稍高信号或近似等信号，肿瘤边界清楚，压迫脊髓使之移位。当肿瘤呈等 T_1 等 T_2 信号时，难以与正常脊髓区分，因此增强扫描是非常有必要的，增强扫描后绝大多数呈显著强化（图 2-1-81）。冠状位扫描能清晰显示脊膜瘤与脊髓的关系（图 2-1-81B）。

8. 畸胎瘤 畸胎瘤是可发生于脊髓内任何节段的良性肿瘤，也可发生于髓外硬膜下或硬膜外。其 MRI 表现为病变段脊髓增粗，病变常向髓外生长，造成硬膜囊增宽。肿瘤的信号强度取决于肿瘤内脂肪、纤维与角蛋白的含量，发生于髓外的畸胎瘤则压迫脊髓，使之变形或变性。畸胎瘤的 MRI 表现较为多样化，一般呈混杂信号，因多含有脂肪，故信号较高，易于分辨。增强扫描不发生异常对比增强改变（图 2-1-82）。

9. 神经鞘瘤、神经纤维瘤

（1）神经鞘瘤是实质性包膜完整的起源于神经鞘的许旺细胞的良性肿瘤，位于硬膜囊内，对脊髓本身造成压迫，同时可离开硬脊膜沿神经根向外延伸，表现为哑铃状，椎管内部分可很小，而椎管外部分可以很大，同时出现椎体、椎间孔、椎板及附近肋骨的侵袭性变化。MRI 仍然是该肿瘤的最佳检查手段。T_1WI 呈略低或等低信号，略高于脑脊液，T_2WI 呈高信号（图 2-1-83）。大的肿瘤可发生囊变，甚至出血，信号不均匀。

（2）神经纤维瘤可位于椎管内任何节段，且圆锥以下者不少见。肿瘤常呈圆形，在脊髓的侧方沿神经根生长，易进入椎间孔，造成邻近椎弓根与椎体的侵蚀。神经纤维瘤的 MRI 表现与神经鞘瘤相似，由于内部含有纤维组织，因此，在瘤内可有从中心开始的星形低信号，增强扫描肿瘤明显强化。冠状面和横断面扫描有助于观察肿瘤与脊髓及椎间孔向外延伸生长的关系。

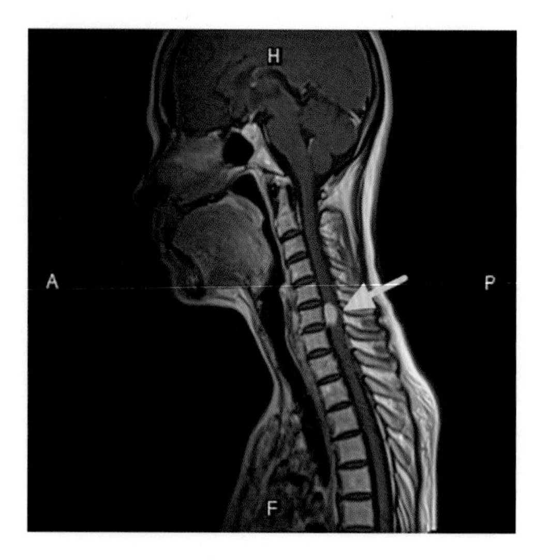

A. 增强扫描 T_1WI-SAG，病灶明显强化

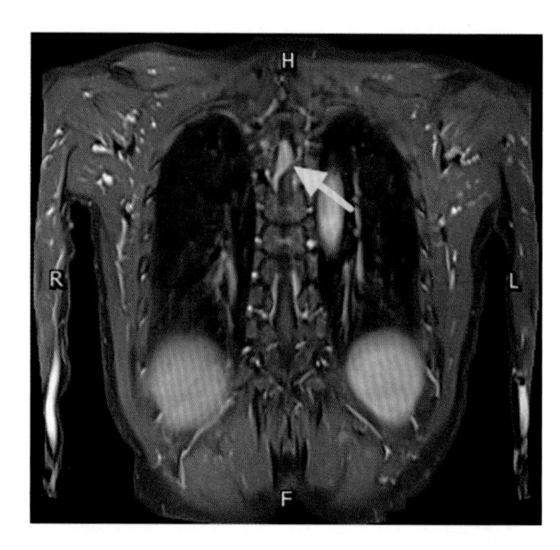

B. 增强扫描 T_1WI-COR，显示病灶与周围结构的关系

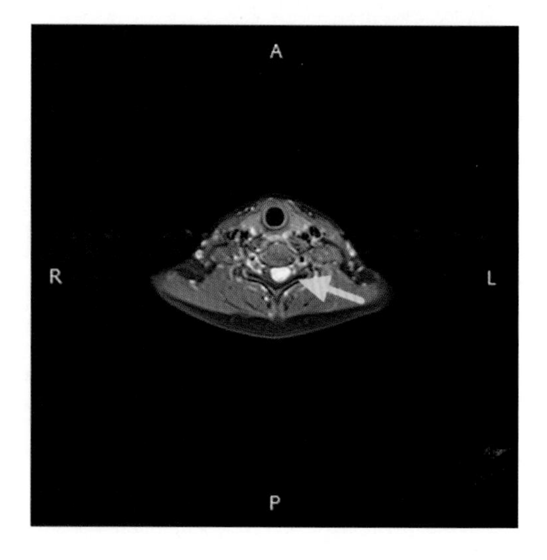

C. 增强扫描 T_1WI-TRA，显示病灶明显强化

图 2-1-81 脊膜瘤

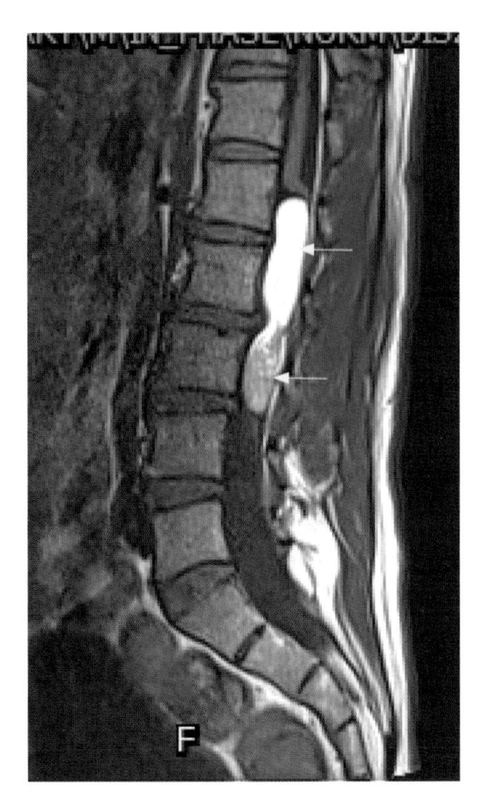

A. 矢状位 T_1WI 畸胎瘤囊实性改变

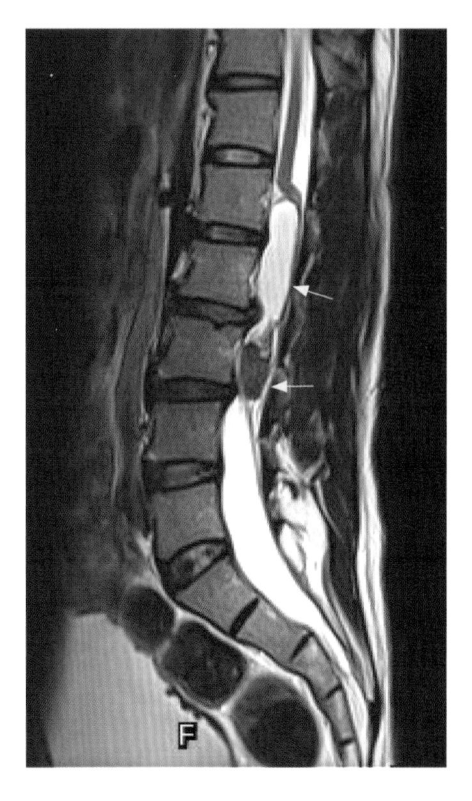

B. 矢状位 T_2WI 病变成分不均匀

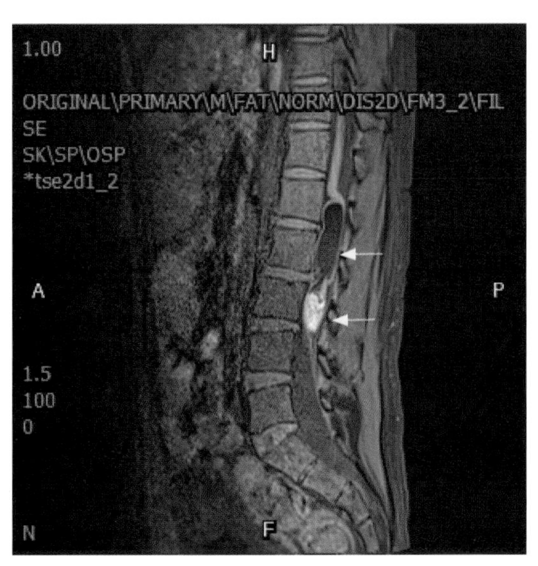

C. 矢状位 FS-T_1WI 增强扫描后病灶不均质强化

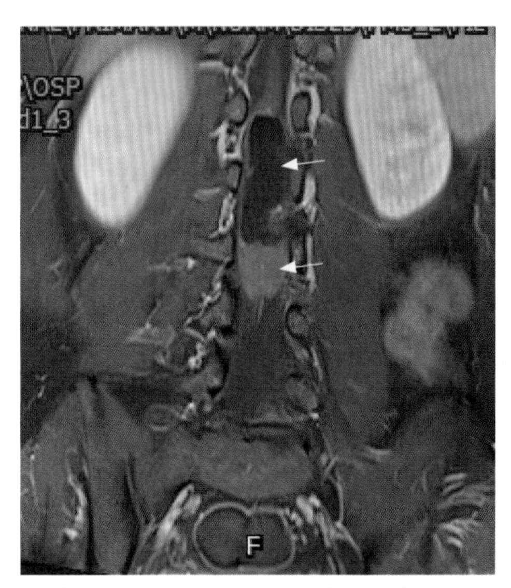

D. 冠状位 FS-T_1WI 增强扫描后实性成分均匀强化，脂肪呈低信号

图 2-1-82　畸胎瘤

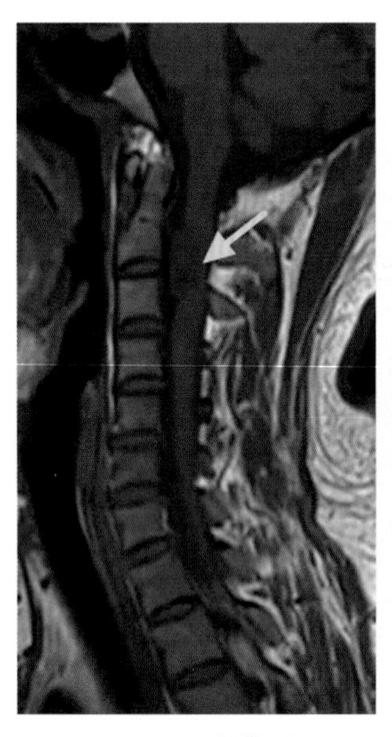

A.T_1WI 呈低信号

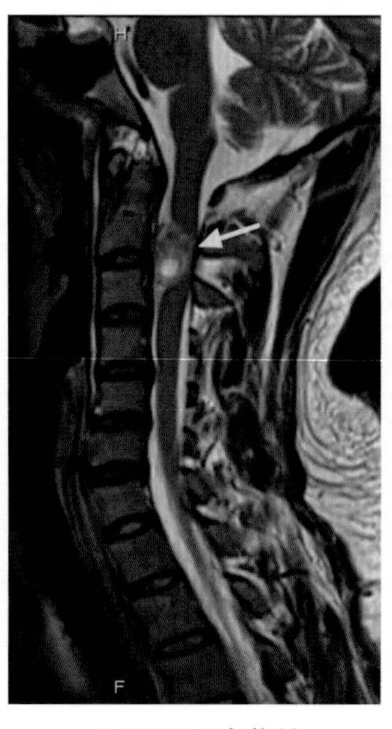

B.T_2WI 呈高信号

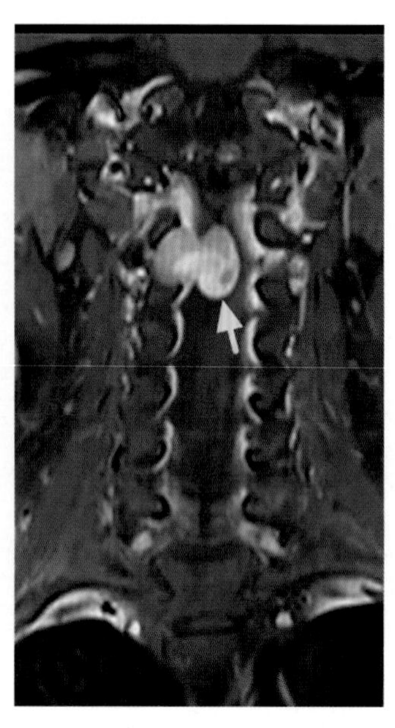

C. 冠状位 T_1WI 增强扫描明显强化，呈哑铃状

图 2-1-83 神经鞘瘤

第二节 关节影像学检查

一、关节的正常解剖

（一）关节构成骨

各关节构成骨均有其正常的位置关系，如髋关节的股骨头应包含在髋臼内，肩关节的肱骨头内下缘应与关节盂的盂下结节在同一水平，自肱骨内缘向肩胛骨的外缘画线相连，可呈光滑的篷顶状弧线。肘关节伸直位正位片上，肱骨内、外上髁与尺骨鹰嘴应成一条直线（图 2-2-1）。

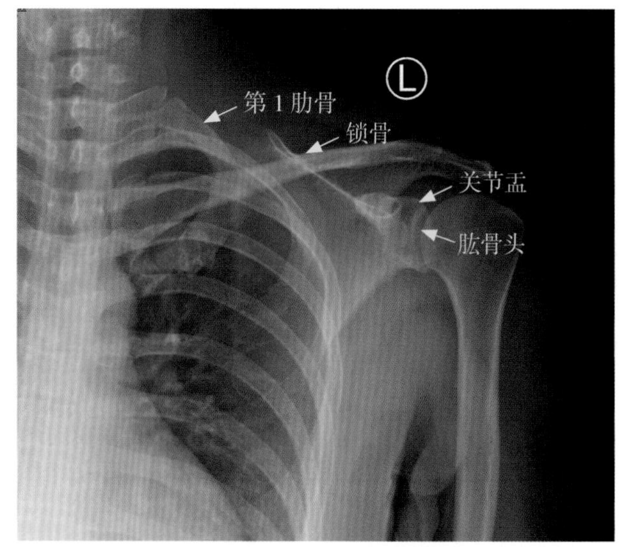

A. 正常肩关节 X 线正位片

图 2-2-1 正常关节影像

以上正常位置关系破坏，则应考虑关节脱位或骨折的可能。但有些关节，因周围软组织的挛缩，也可引起关节构成骨的位置改变，如肩周炎患者，因三角肌、冈上肌等的挛缩，可使肱骨上移，肱骨头下缘高于关节盂的盂下结节 3~6 mm（图 2-2-2）。

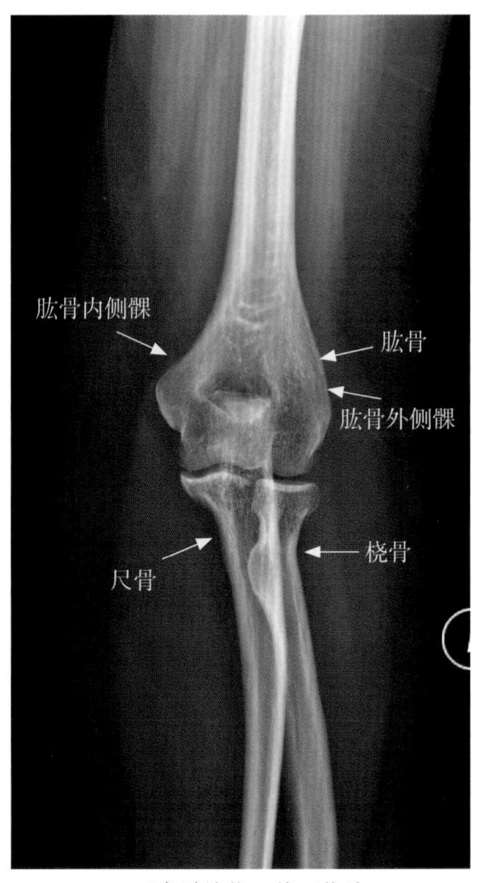

B. 正常肘关节 X 线正位片

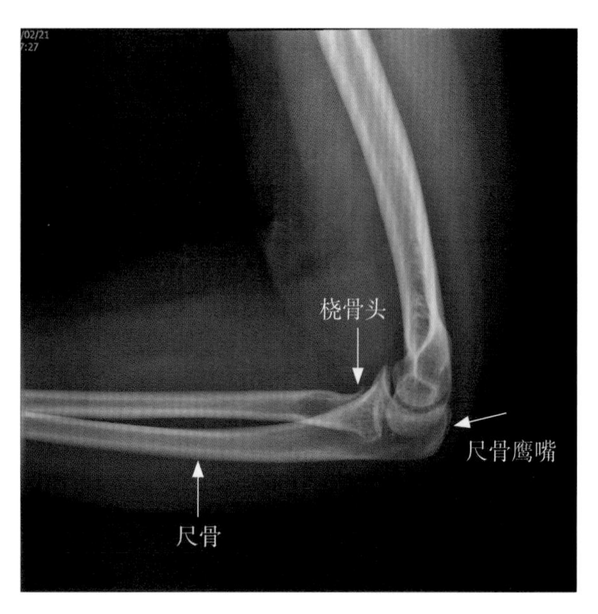

C. 正常肘关节 X 线侧位片

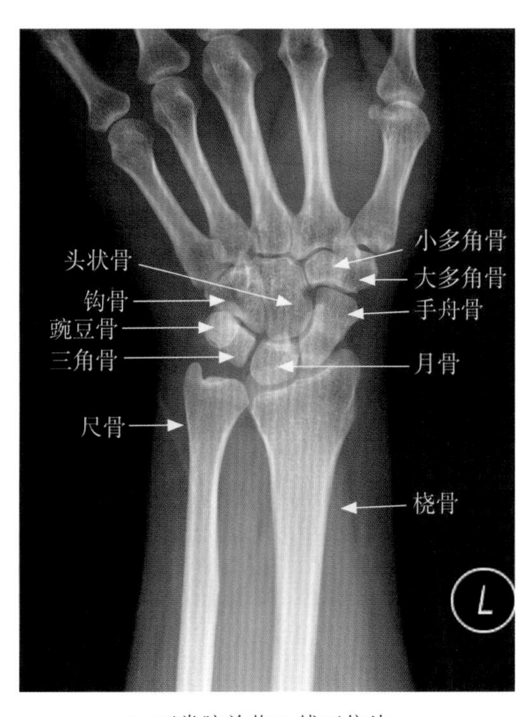

D. 正常腕关节 X 线正位片

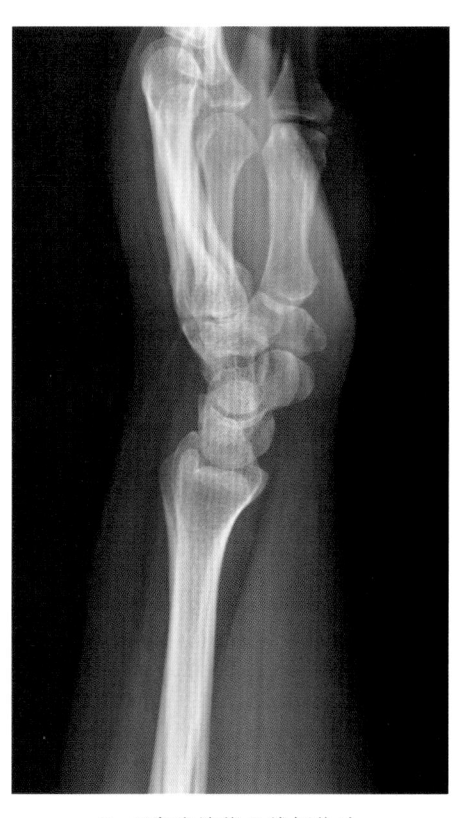

E. 正常腕关节 X 线侧位片

图 2-2-1　正常关节影像（续）

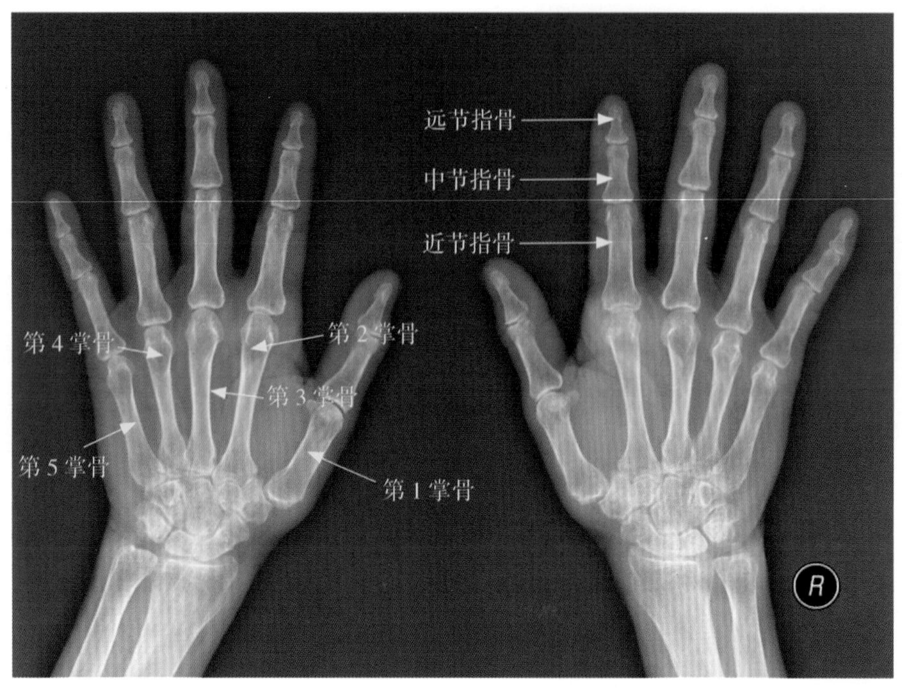

F. 双手正常 X 线正位片

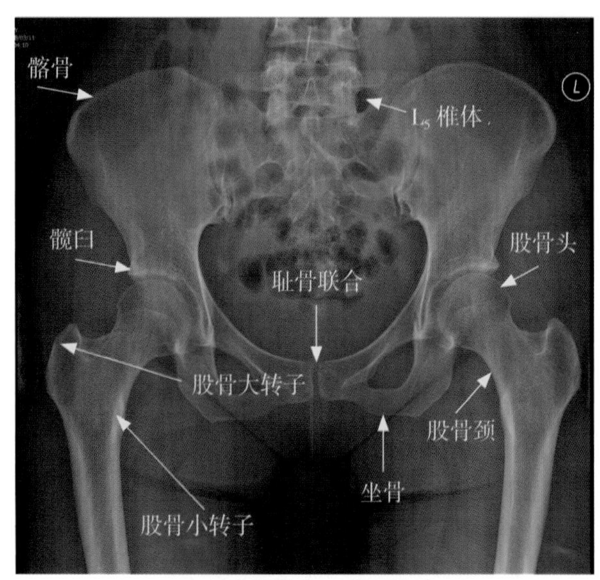

G. 正常髋关节 X 线正位片

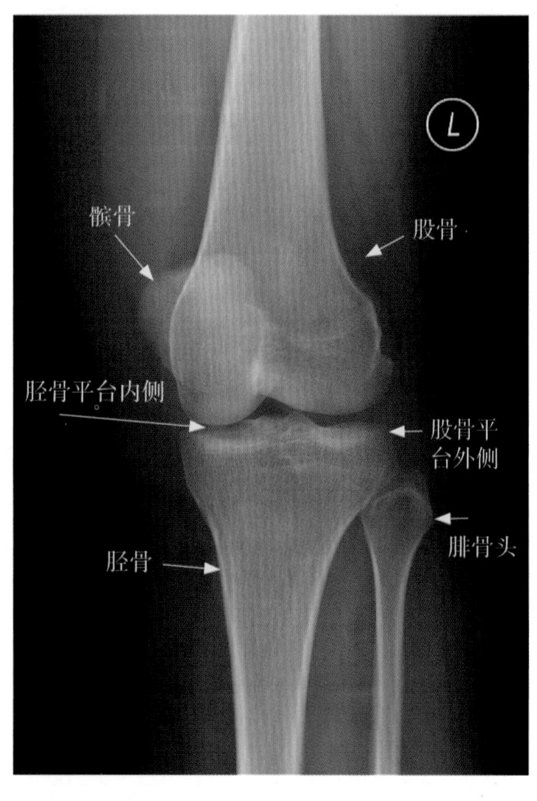

H. 正常膝关节 X 线正位片

图 2-2-1 正常关节影像（续）

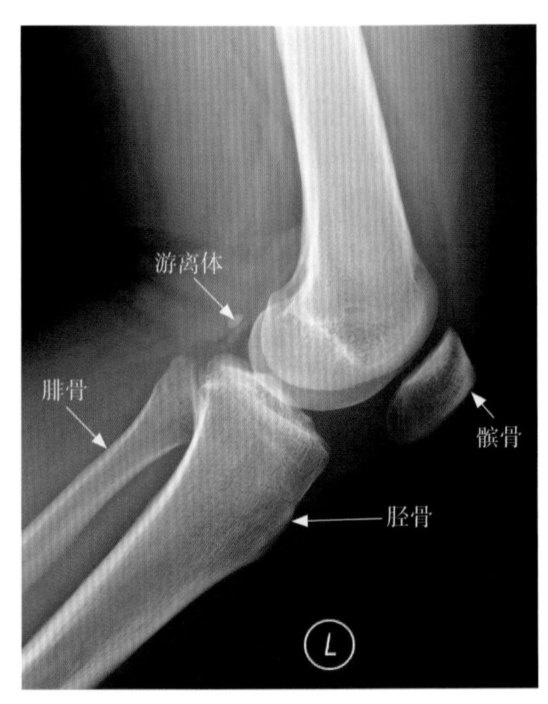

I. 正常膝关节 X 线侧位片

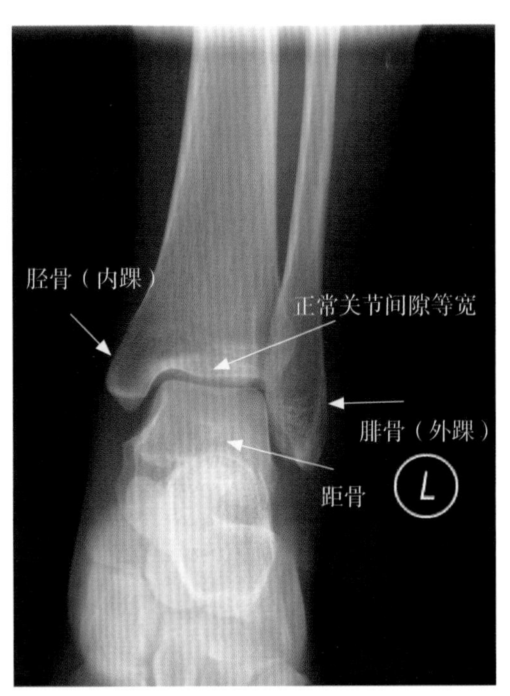

J. 正常踝关节 X 线正位片

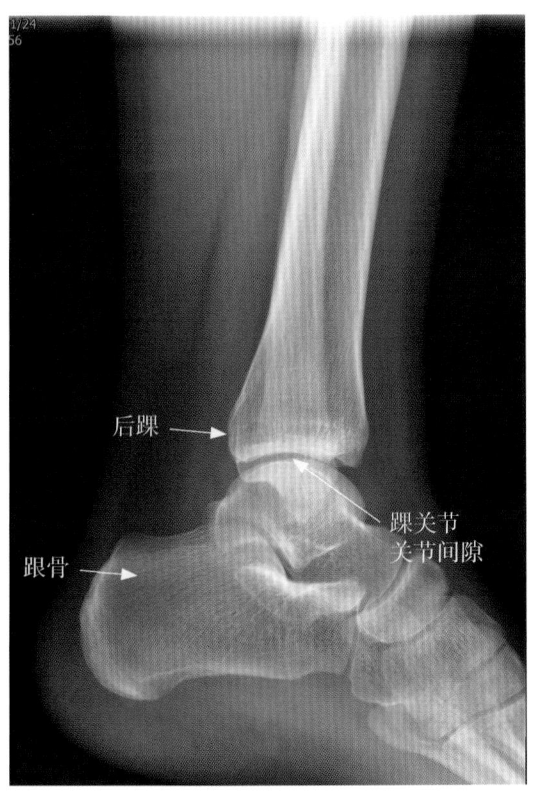

K. 正常踝关节 X 线侧位片

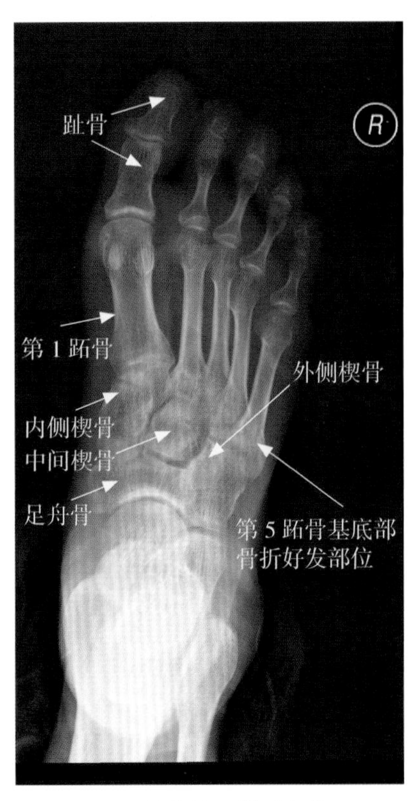

L. 正常右足 X 线正位片

图 2-2-1　正常关节影像（续）

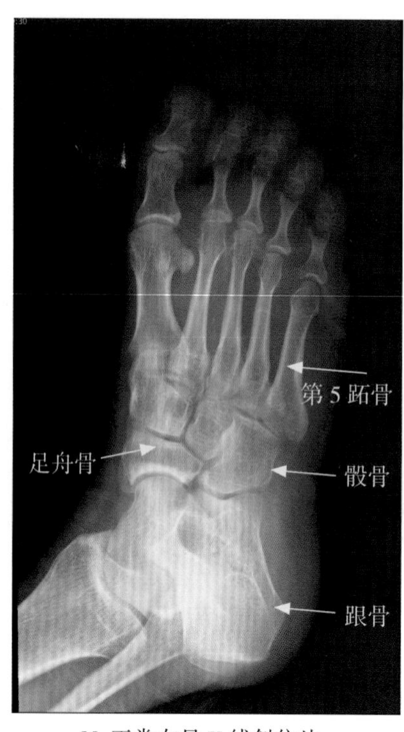

M. 正常右足 X 线斜位片

图 2-2-1 正常关节影像（续）

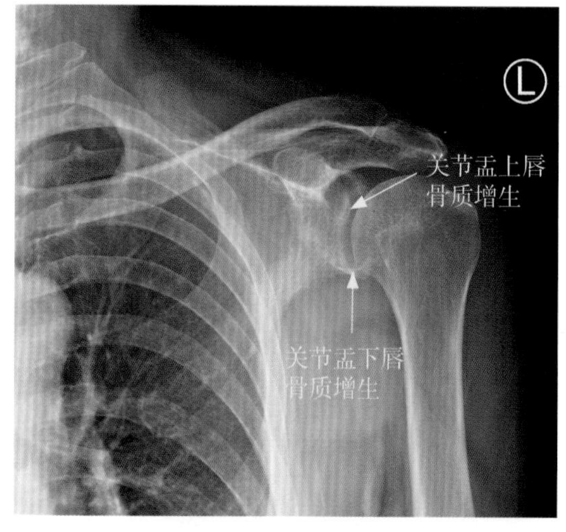

图 2-2-2 肩周炎
关节盂上、下唇骨质增生

（二）关节面

正常关节面是光滑的，若关节面毛糙、高低不平，发生在不同关节有不同的临床意义。若发生在大关节，应考虑创伤性关节炎或骨性关节炎；若手、足等小关节出现关节面毛糙和空泡，应考虑类风湿的可能。膝关节的胫骨平台中间有2个突起，叫髁间隆起，形似丘陵（图 2-2-3），若髁间隆突变得高尖似山峰，则考虑骨性膝关节炎。

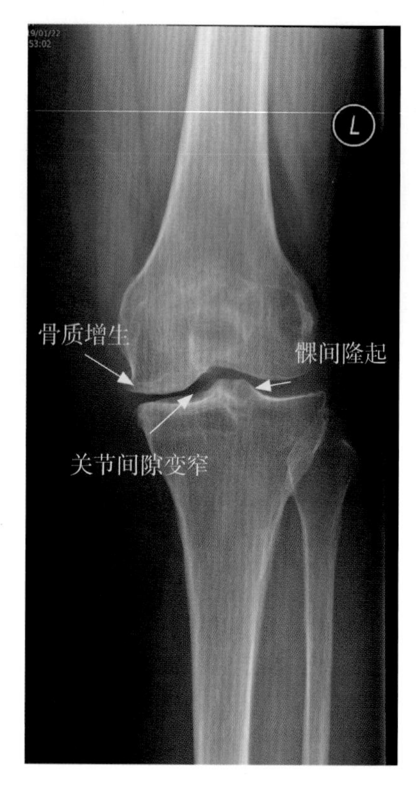

图 2-2-3 骨性膝关节炎 X 线正位片

（三）关节间隙

正常的关节间隙是清晰的、间距适度，若间隙模糊、间距缩小甚至消失，则考虑关节炎性病变的不同时期。若关节间隙增宽，则考虑有关节积液。在观察关节间隙时，还要注意有无异常结构，如关节鼠，又称游离体（图 2-2-4）。

（四）骨结构

注意观察骨皮质的完整及连续性，注意骨髓腔内骨小梁的密度及排列是否整齐，注意有无空泡样变、有无虫蚀样破坏和硬化的碎片等。股骨头缺血坏死，在早期可仅见股骨头下小囊泡、骨小梁紊乱，中期骨小梁中断，晚期股骨头碎裂（图 2-2-5）。

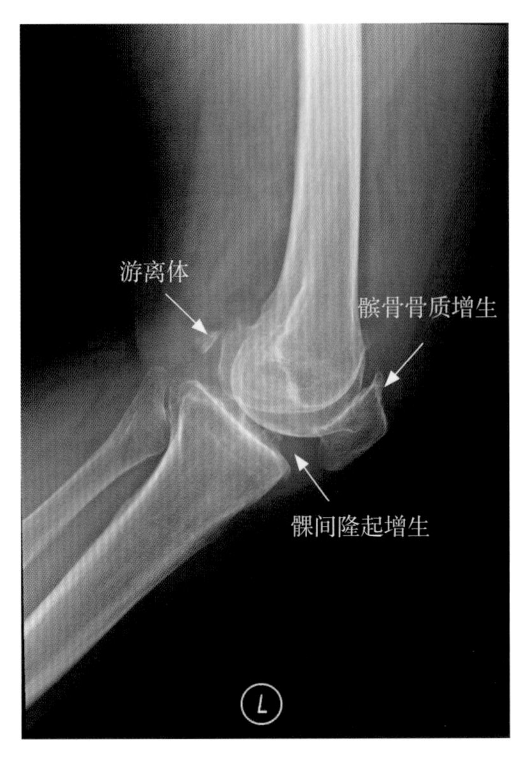

图 2-2-4　骨性膝关节炎侧位片
显示关节鼠（游离体）

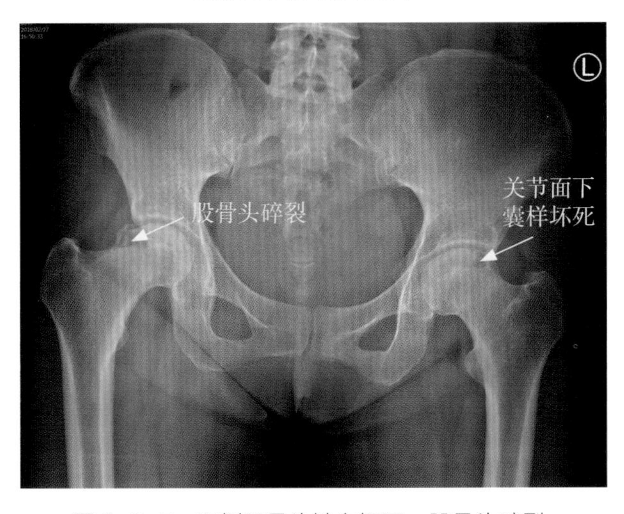

图 2-2-5　双侧股骨头缺血坏死，股骨头碎裂

对长骨平片阅片时除应特别注意骨皮质的完整、连续性外，还要注意骨皮质厚度、表面是否光滑、有无“光芒样”影，髓腔内要注意有无异常阴影（图 2-2-6）。

在对四肢骨关节平片进行阅片分析时，除遵循以上程序、原则外，还必须对各部位的解剖特别熟悉，尤其是在分析腕、踝关节平片时，若不熟悉解剖，则根本无法阅片和辨析。

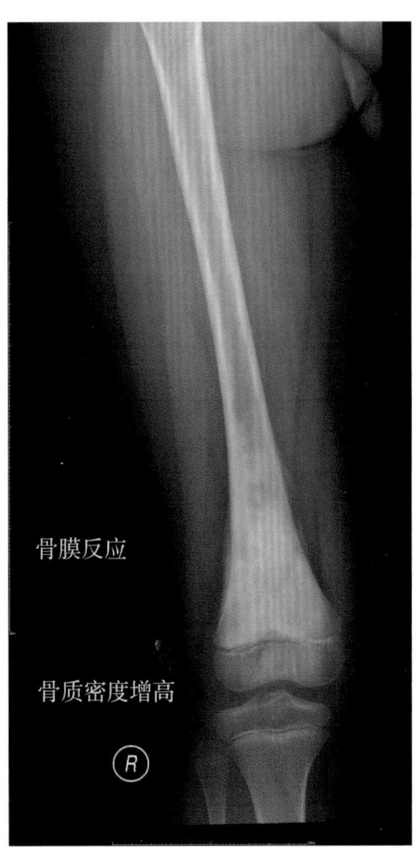

A. 正位片

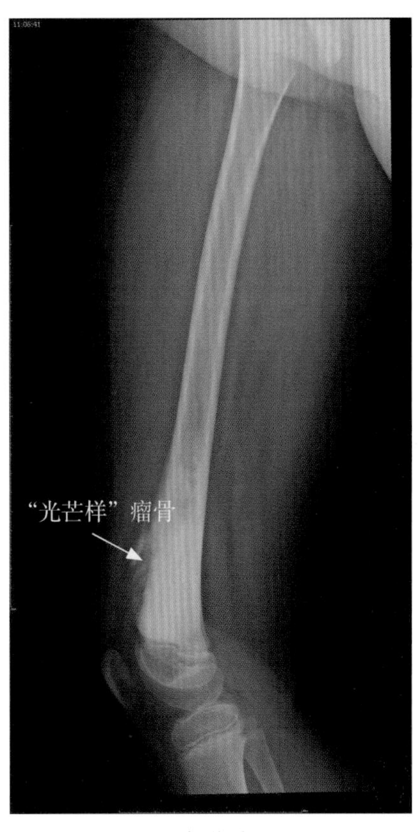

B. 侧位片
显示股骨远端骨膜反应呈“光芒样”

图 2-2-6　骨肉瘤 X 线影像

二、关节的 MRI 检查

MRI 检查对软组织分辨率高，可以清晰显示 X 线和 CT 不能分辨的软骨、肌腱、韧带和骨髓等结构，对病变内的组织成分显示及分辨能力强，可以区分出血、水肿、坏死等变化。

MRI 的扫描序列众多，但是对于骨骼肌肉系统最常用的主要是两大类：自旋回波（SE）序列和梯度回波（GRE）序列。通过两大类序列参数的调整，可以分别得到 T_1WI、T_2WI 和 PDWI，可以根据不同的组织信号特点选用不同的成像序列。一般来说，病变组织的含水量要高于正常组织，故在 T_1WI 上为低信号，在 T_2WI 上为高信号。而正常的脂肪和骨髓在 T_2WI 上也呈高信号，掩盖了正常病变的高信号，故采用压脂扫描技术使正常的脂肪和骨髓呈低信号，病变组织高信号，则细微的病变更容易显示。

增强扫描对疾病的定性诊断具有更大的帮助，增强扫描常用钆造影剂，增强扫描后常进行 T_1WI 压脂的横断位、冠状位和矢状位扫描。

（一）常见关节的正常 MRI 表现

肩关节、髋关节及膝关节是临床易发病的三大常见关节。读懂常见关节疾病的 MRI 表现之前，我们先认识一下这三大关节的正常 MRI 表现。

1. 正常膝关节 MRI　见图 2-2-7。
2. 正常肩关节 MRI　见图 2-2-8。
3. 正常髋关节 MRI　见图 2-2-9。

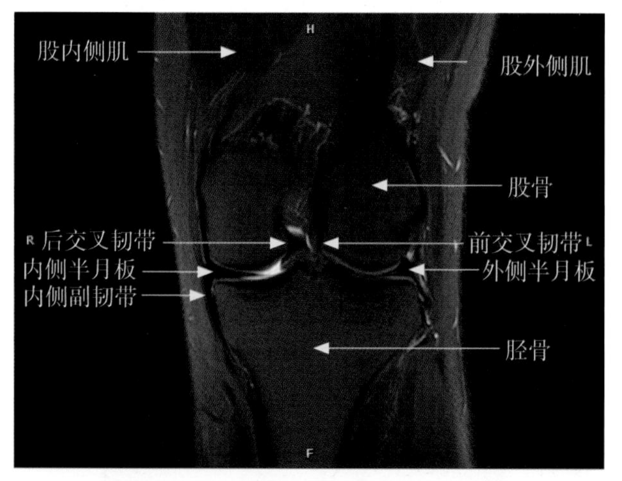

A. 膝关节冠状位

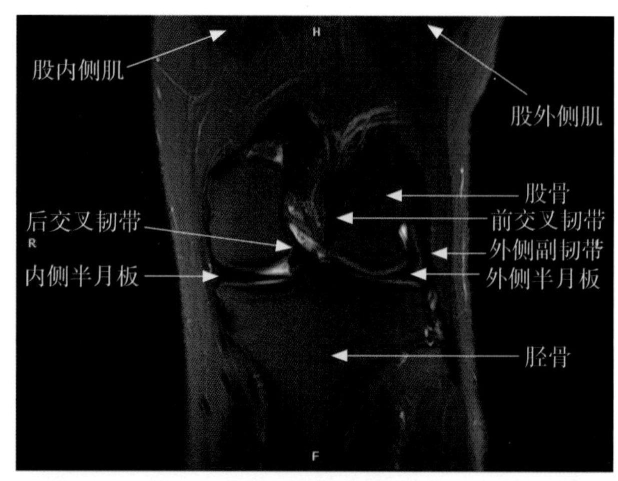

B. 膝关节冠状位 T_2WI

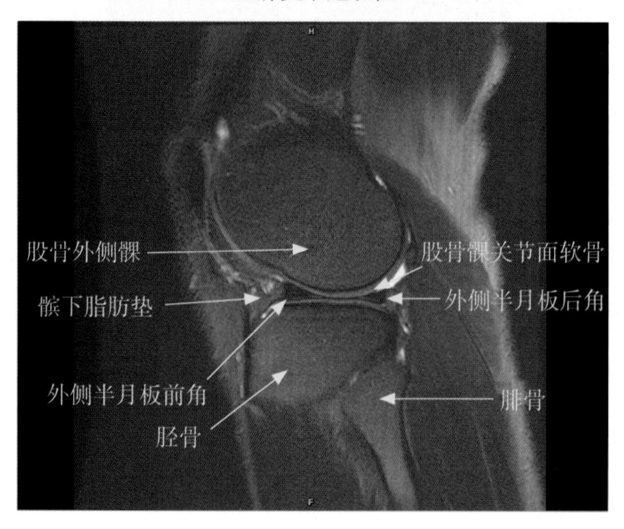

C. 膝关节矢状位 PDWI

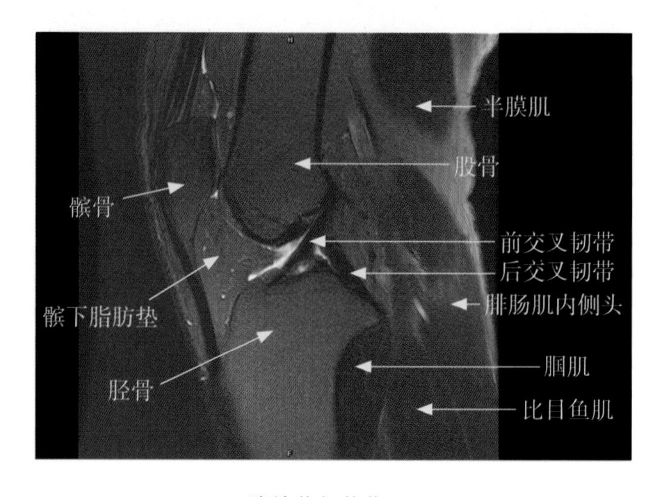

D. 膝关节矢状位 PDWI

图 2-2-7　正常膝关节 MRI

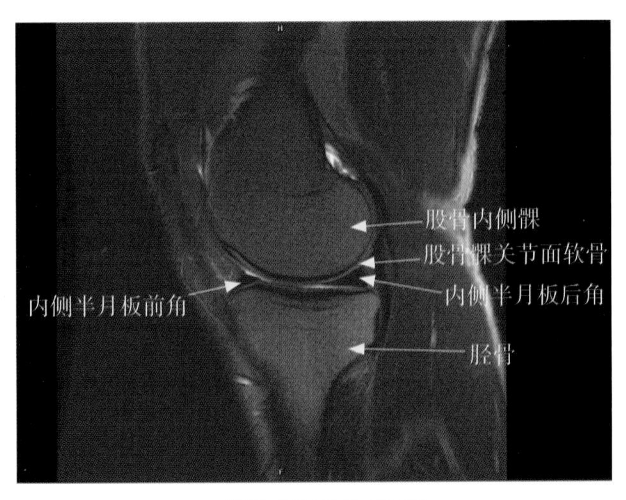

E. 膝关节矢状位 PDWI

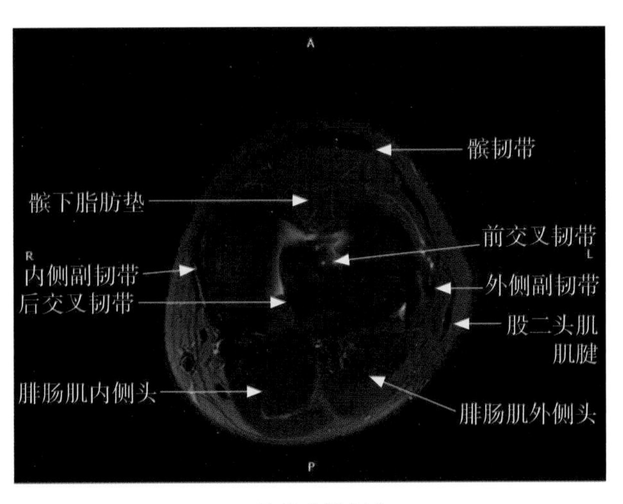

F. 膝关节横断位

图 2-2-7　正常膝关节 MRI（续）

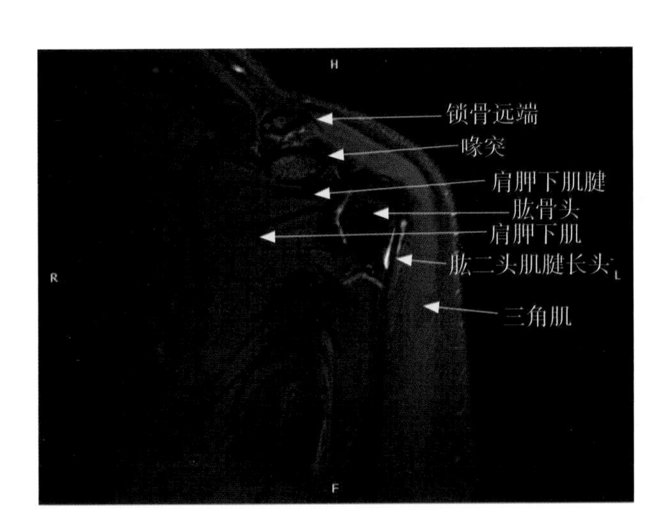

A. 肩关节 T_2WI 冠状位压脂像

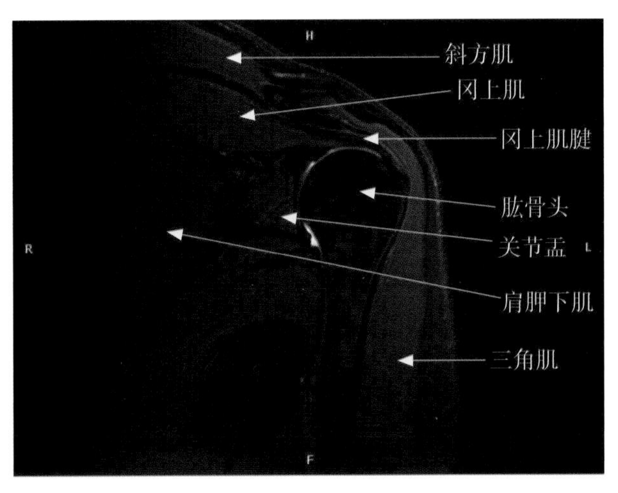

B. 肩关节冠状位

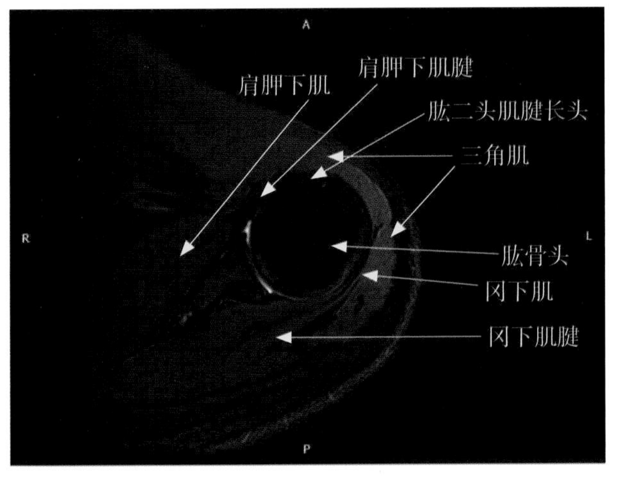

C. 肩关节 T_2WI 横断位压脂像

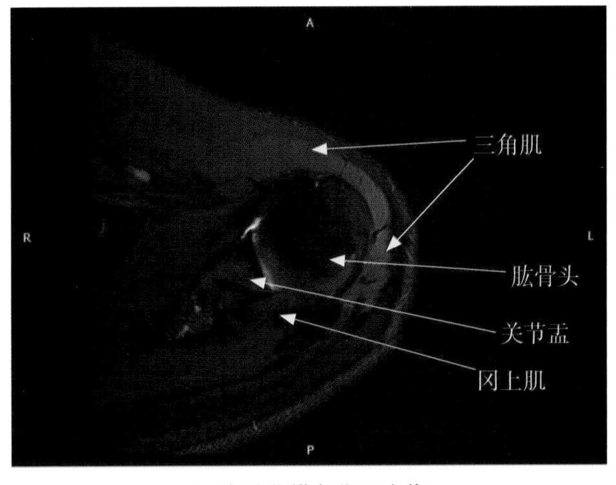

D. 肩关节横断位压脂像

图 2-2-8　正常肩关节 MRI

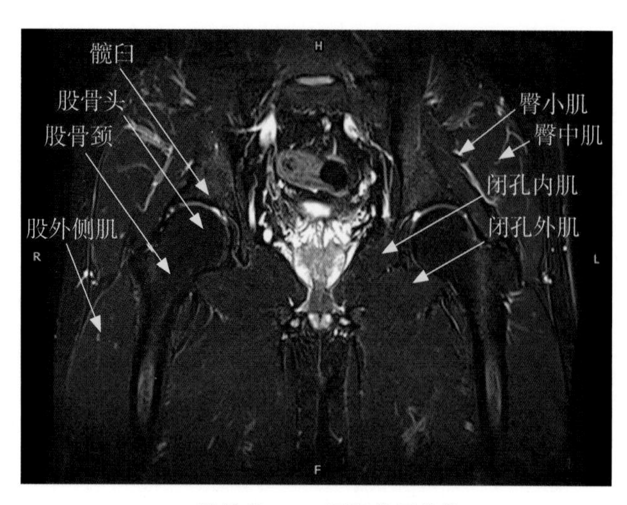

A. 髋关节 T_2WI 压脂像冠状位

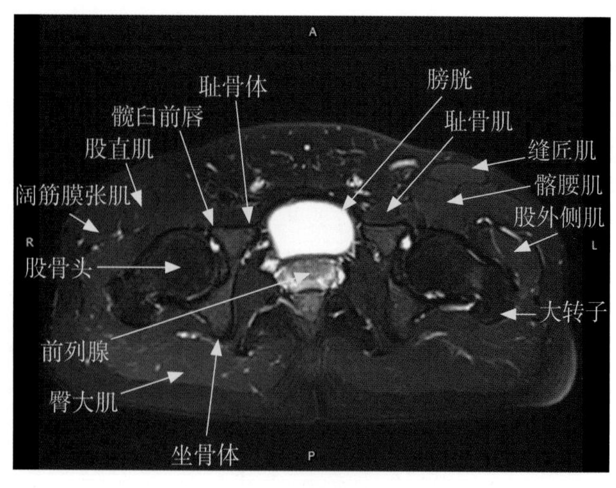

B. 髋关节横断位

图 2-2-9 正常髋关节 MRI

图像识别：掌握了正常图像的表现，观察异常的改变就相对容易。在膝关节的扫描检查中，还要注意辨别膝关节的内、外侧，可以腓骨为判断标准（图 2-2-7B、C）。腓骨位于外侧，找到了腓骨，提示腓骨侧为外侧，另一侧则为内侧。

（二）常见关节疾病的 MRI 表现

1. 化脓性关节炎 左肘关节化脓性关节炎患者，急性起病，左肘关节红肿热痛，运动能力受限。T_1WI 扫描显示左肘关节组成骨信号减低（图 2-2-10A）；T_2WI 扫描显示左侧肱骨远端及尺、桡骨近端可见异常高信号，关节间隙变窄，周围软组织肿胀，呈略高信号（图 2-2-10B）。强化压脂扫描显示病灶明显强化（图 2-2-10C）。

2. 关节结核 患者，47 岁，因右肩关节局部疼痛和肿胀，伴活动受限，行肩关节 MRI 扫描，T_1WI 示右肩关节组成骨及周围软组织信号不均匀，呈大片低信号改变，关节间隙变窄，关节面破坏（图 2-2-11A）；T_2WI 扫描病变呈高信号，关节间隙明显变窄（图 2-2-11B）。增强扫描后病变明显强化，关节面下软骨破坏清晰可见（图 2-2-11C）。

3. 退行性骨关节病 退行性骨关节病常见，是一种由于关节软骨退行性改变所引起的慢性骨关节病，其引起的疼痛临床也常见。早期开始于

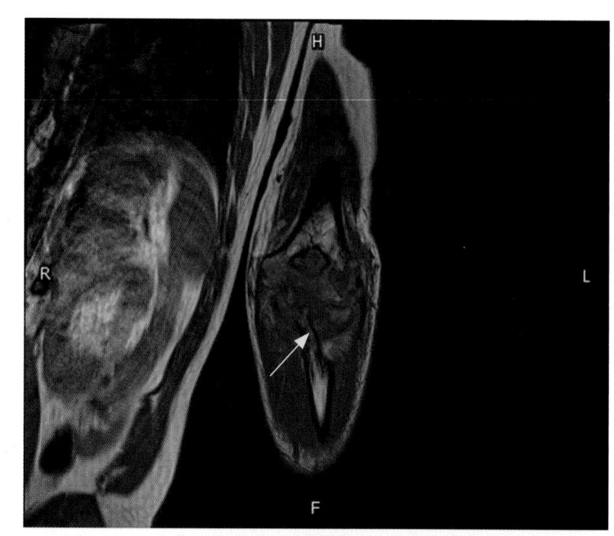

A.T_1WI
表现不规则低信号，关节面模糊

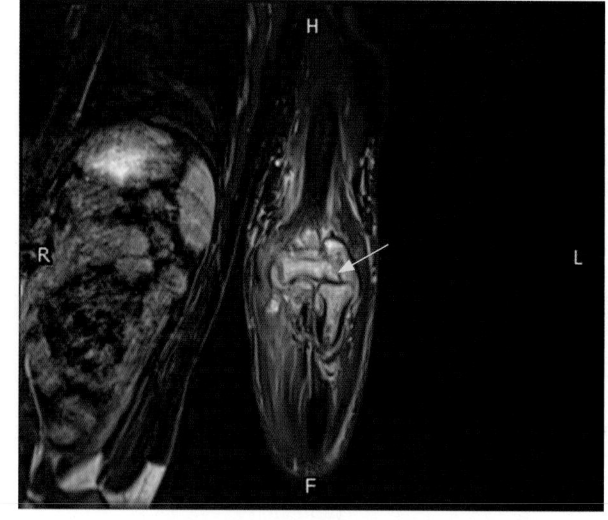

B.T_2WI
左侧肱骨远端及尺桡骨近端可见异常高信号，关节间隙变窄

图 2-2-10 左肘关节化脓性关节炎

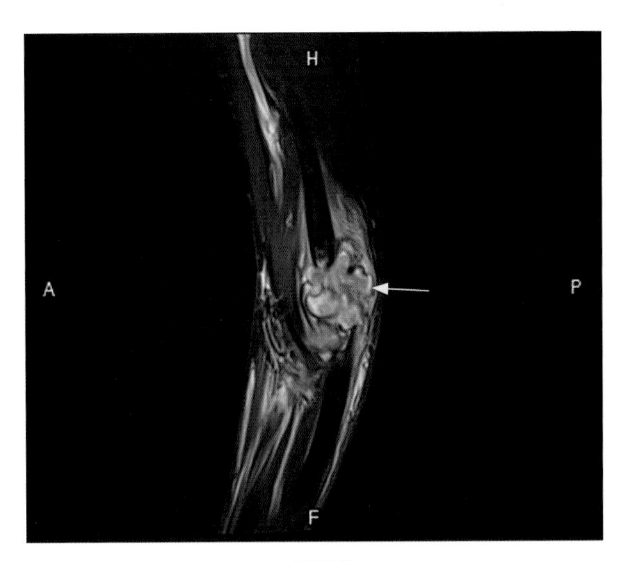

C. 压脂像
显示周围软组织肿胀，可见不规则高信号

图 2-2-10　左肘关节化脓性关节炎（续）

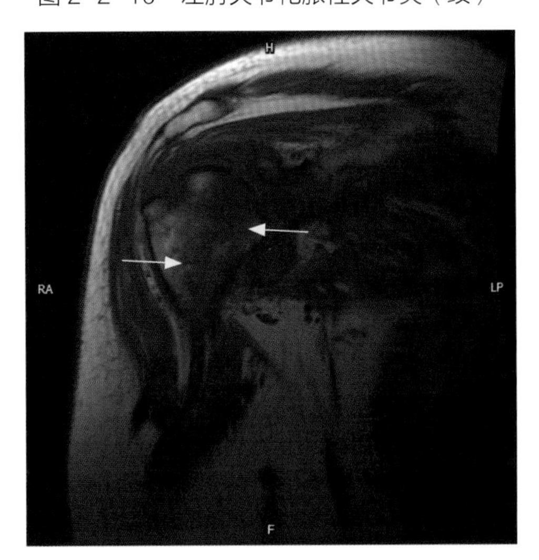

A.T_1WI
右肩关节组成骨及周围软组织信号不均匀，呈大片低信号改变

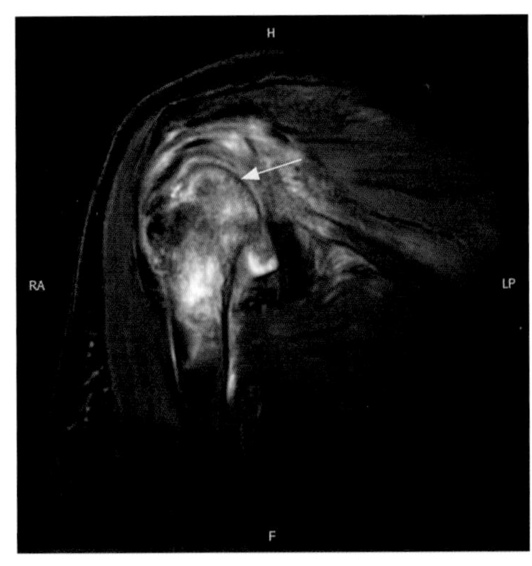

B.T_2WI
右肱骨及关节盂异常高信号，其内信号不均匀，关节间隙变窄，关节面模糊，周围软组织明显肿胀

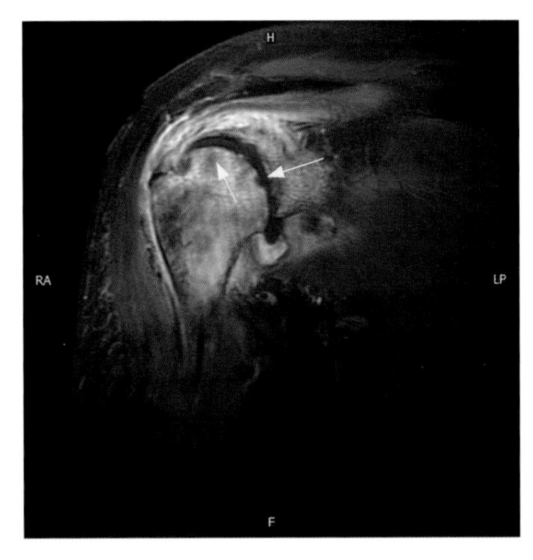

C. 增强扫描病变呈不均质强化

图 2-2-11　右肩关节结核

关节软骨，缓慢发生软骨变性、坏死和溶解，代之以纤维组织。随着病情进展，关节面骨质被吸收并逐渐为纤维组织所代替，而机体的修复反应造成骨性关节面骨质增生硬化。

MRI 扫描可以早期显示关节软骨的改变，表现为关节软骨变薄、不规则缺损，对关节盘软骨的变性可以早期显示，对于关节腔内积液和关节囊及关节周围韧带的改变显示理想。下面通过病例展示该病的影像学表现。

患者右膝关节疼痛，行膝关节 X 线正、侧位片检查（图 2-2-12），股骨远端内侧髁及胫骨平台内、外侧缘及髌骨上、下缘骨质增生，髁间隆起变尖，关节间隙明显变窄，诊断为骨性关节炎。膝关节 MRI 扫描，质子像冠状位检查显示胫骨平台软骨下大片低信号影，FS-T_2WI 显示病变为高信号（图 2-2-13A、B）。矢状位扫描显示髌骨下缘及胫骨平台软骨下异常信号，PDWI 低信号，FS-T_2WI 高信号（图 2-2-13C、D）。

对于软骨下骨吸收，FS-T_2WI 显示更清晰（图 2-2-14A、图 2-2-14B，箭头所示），在 PDWI 表现为软骨面下面的低信号（图 2-2-14C，箭头所示），在 FS-T_2WI 图像上正常骨髓压低为低信号，而软骨面下的骨吸收表现为高信号，对比后清晰可辨。对于胫、腓侧副韧带，正常情况下不容易发现，或者不容易辨认其正常解剖结构

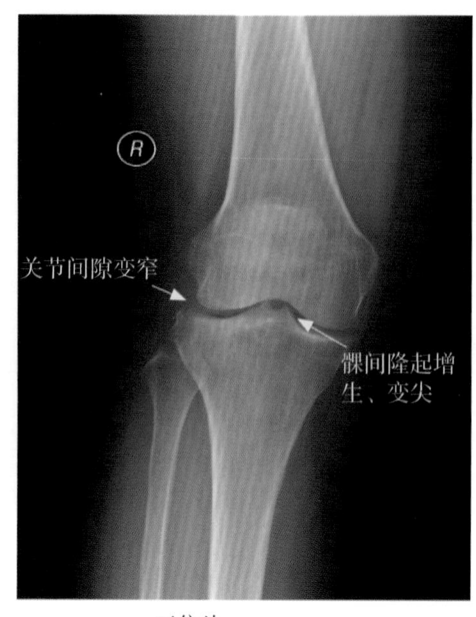

A. 正位片

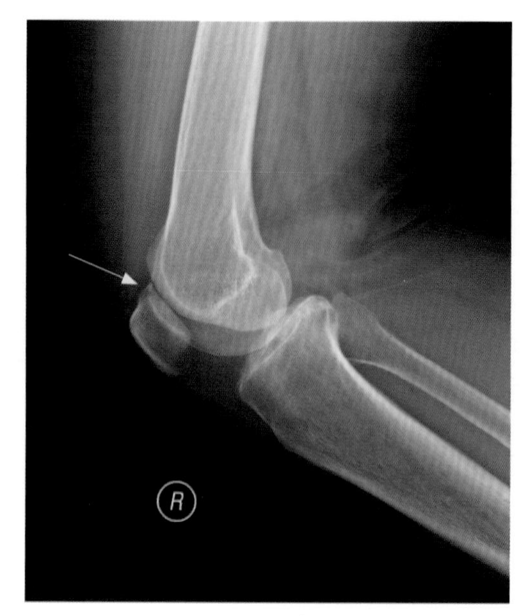

B. 侧位片

图 2-2-12 患者膝关节 X 线片

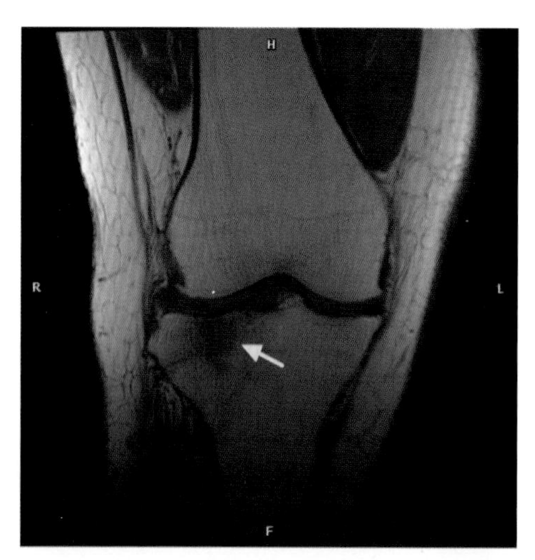

A. PDWI 冠状位

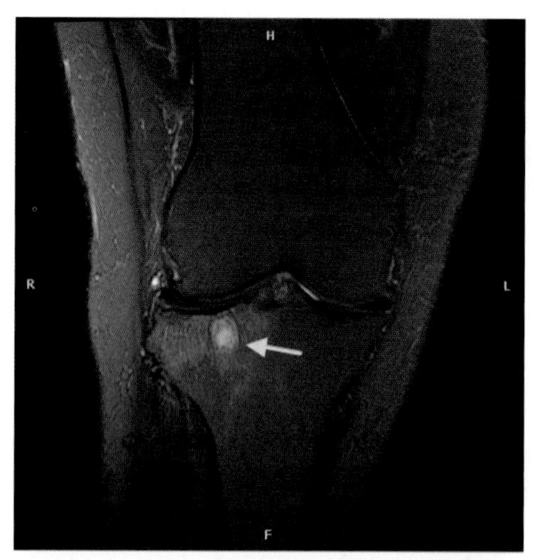

B. T_2WI 压脂像冠状位

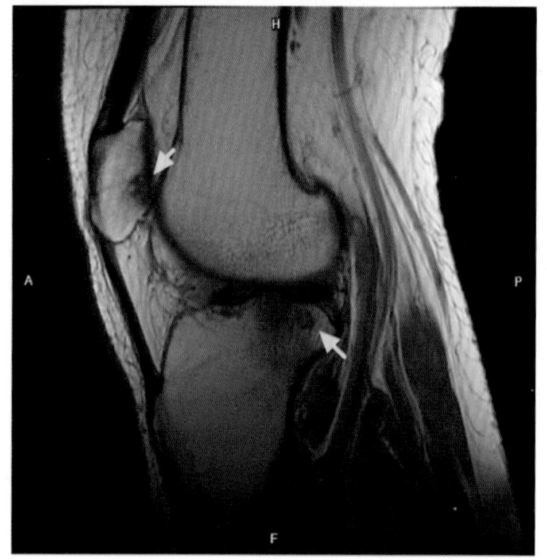

C. PDWI 矢状位

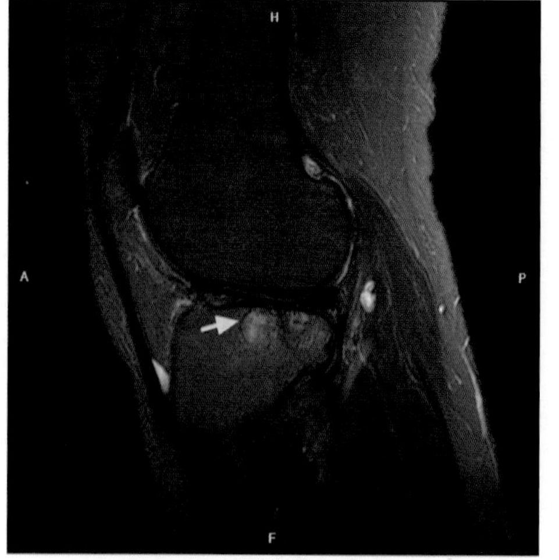

D. T_2WI 压脂像矢状位

图 2-2-13 患者膝关节 MRI

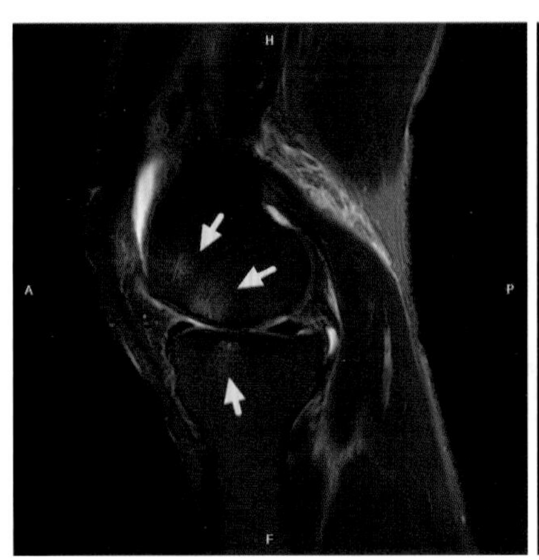

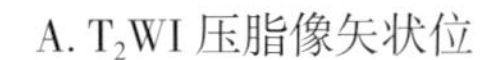

A. T_2WI 压脂像矢状位

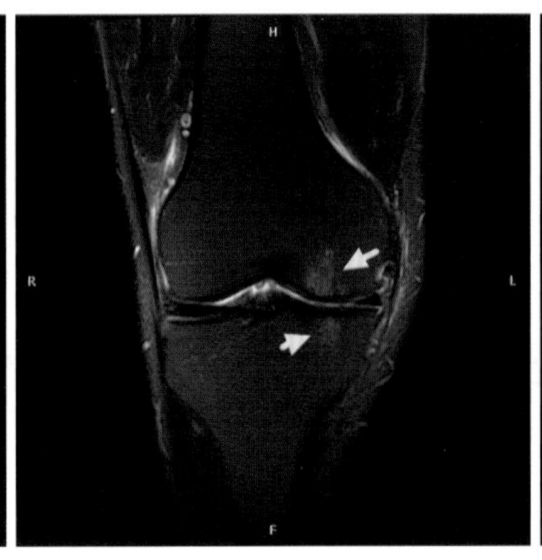

B. T_2WI 压脂像冠状位

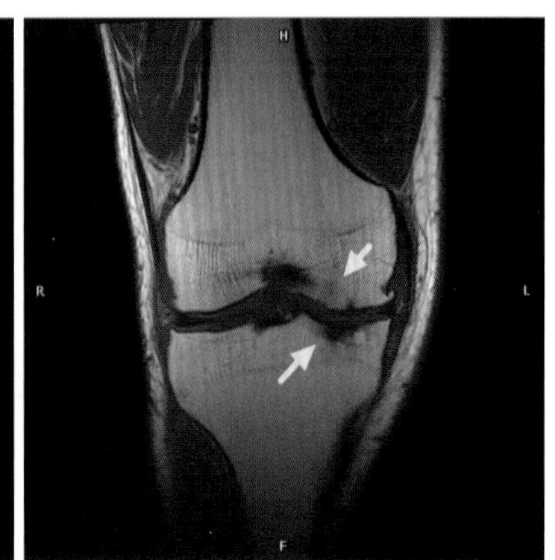

C. PDWI

图 2-2-14　软骨下骨吸收

（图 2-2-15），有损伤的情况下会在其走行区出现异常高信号而相对可辨（图 2-2-16）。

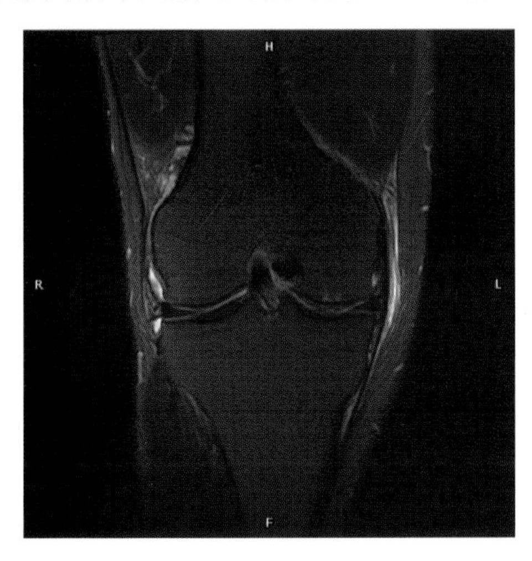

图 2-2-15　T_2WI 压脂像（正常）
侧副韧带不易观察，因为其表现为均匀的低信号

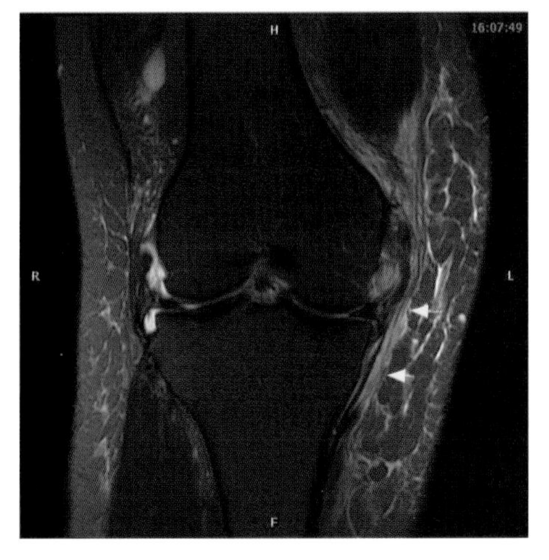

图 2-2-16　T_2WI 压脂像（有损伤）
胫侧副韧带水肿，走行区可见异常高信号

半月板的损伤临床常分为四级：0 级，为正常半月板，表现为均匀低信号且形态规则（图 2-2-17）；Ⅰ级，不与半月板关节面相接触的异常高信号（图 2-2-18）；Ⅱ级，水平的、线形的半月板内高信号，可延伸至关节囊缘，但达不到关节面缘（图 2-2-19）；Ⅲ级，半月板内高信号达到 1 个或 2 个关节面（图 2-2-20）。

4. 类风湿关节炎　中年女性，手、腕关节梭形肿胀、疼痛、活动受限。MRI 检查 T_2WI 上可见增厚的滑膜和滑膜结节均呈高信号。增强扫描可见增厚的滑膜和类风湿性结节出现强化（图 2-2-21）。

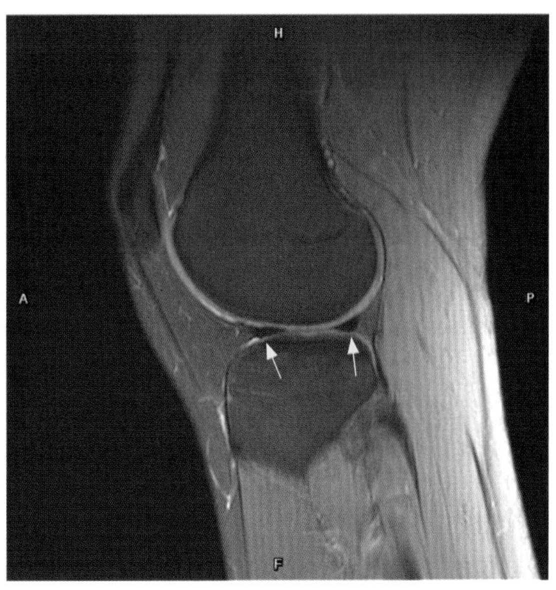

图 2-2-17　半月板 0 级损伤（正常）
半月板正常低信号

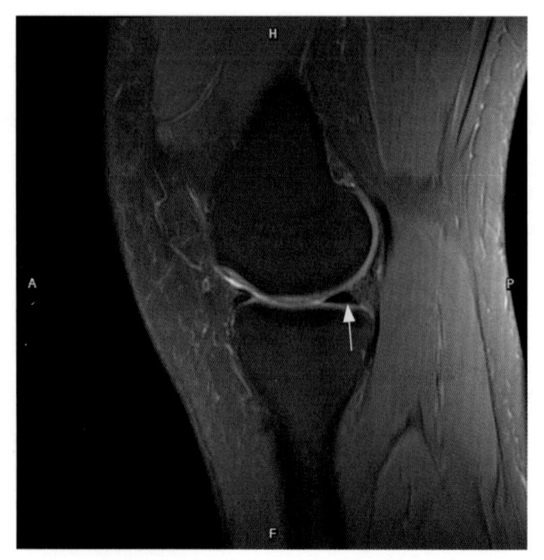

图 2-2-18 半月板Ⅰ级损伤
半月板内可见异常高信号，但是高信号达不到关节面

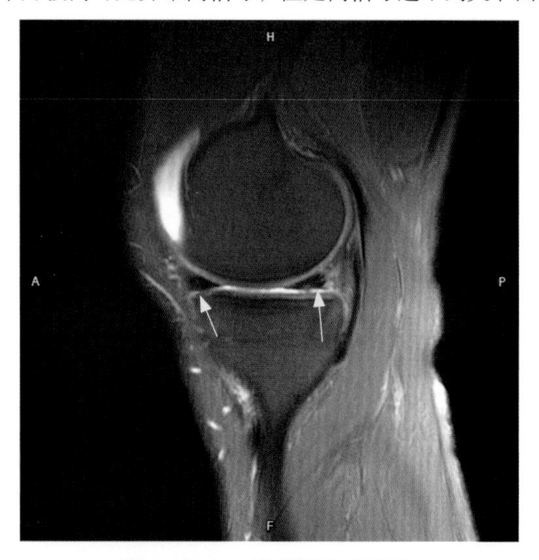

图 2-2-19 半月板Ⅱ级损伤
异常高信号达到前后关节囊，未触及上下关节面

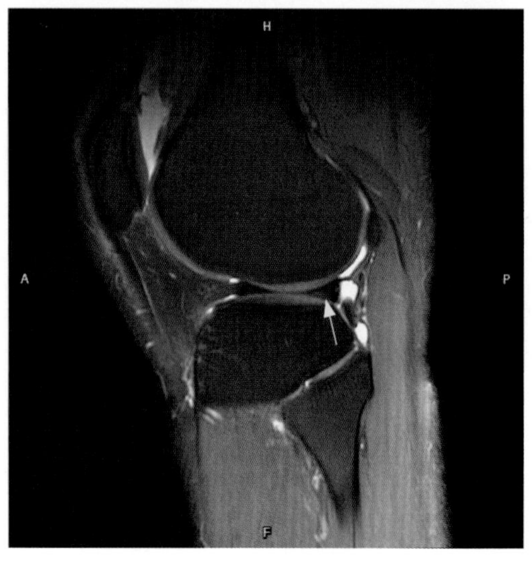

图 2-2-20 半月板Ⅲ级损伤
半月板内高信号达到下关节面

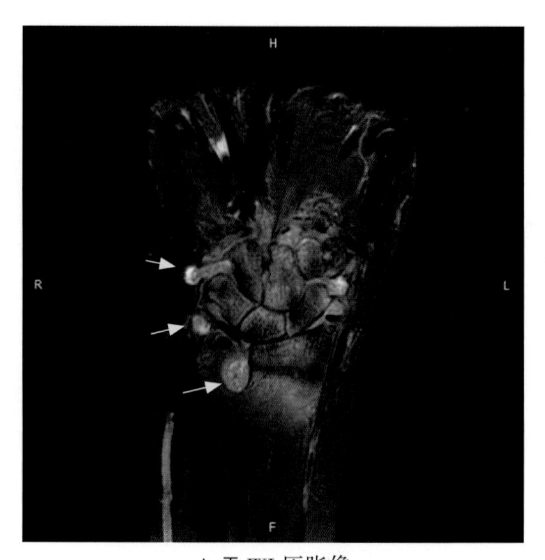

A. T_2WI 压脂像
滑膜增厚呈高信号，腕关节组成骨信号增高，关节间隙尚可

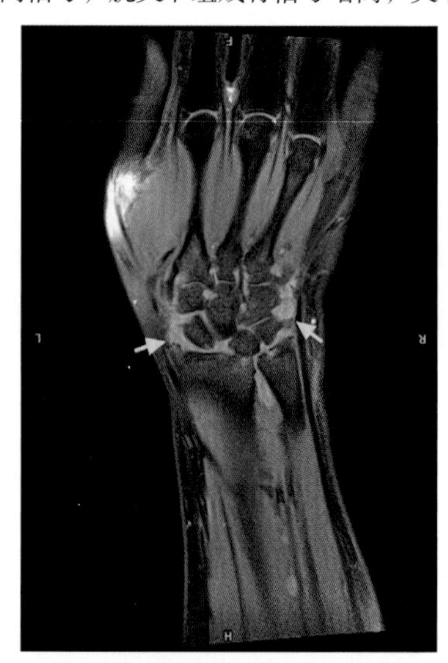

B. 增强扫描
增强扫描后增厚的滑膜明显强化，表现为 T_1WI 压脂像呈高信号

图 2-2-21 类风湿关节炎（腕关节）

5. 色素沉着绒毛结节性滑膜炎（pigmented villonodular synovitis，PVNS） 色素沉着绒毛结节性滑膜炎是一种滑膜增生性病变，主要累及滑膜、滑囊、关节骨、肌腱，多见于膝关节和肘关节。关节肿胀明显，但疼痛症状较轻，且一般关节功能无较大影响，该特点为本病的特征性表现。另外，关节积液穿刺为血性积液也为其特征性表现之一。

MRI 表现：滑膜不规则增厚和结节增生沿关节囊及腱鞘浸润生长，T_1WI 及 T_2WI 均呈低信号，为含铁血黄素沉着所致。增强扫描可见增厚的滑膜、绒毛结节及骨内病变呈不均匀明显强化。受侵的软骨、骨表现为不规则凹陷状缺损，缺损的信号与增厚的滑膜一致，周围有低信号硬化边，相邻骨髓腔内可见水肿信号。关节腔积液或关节间隙缩小（图 2-2-22）。

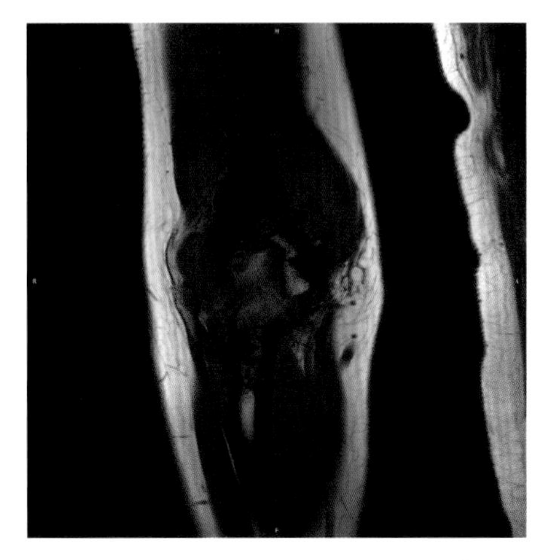

A. T_1WI 显示增厚的滑膜结节呈低信号

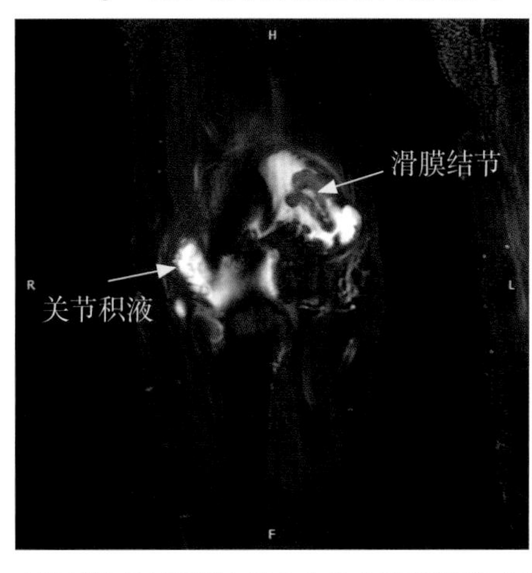

B. T_2WI 显示增厚的滑膜结节内含铁血黄素沉着表现为低信号，周围关节积液表现为高信号

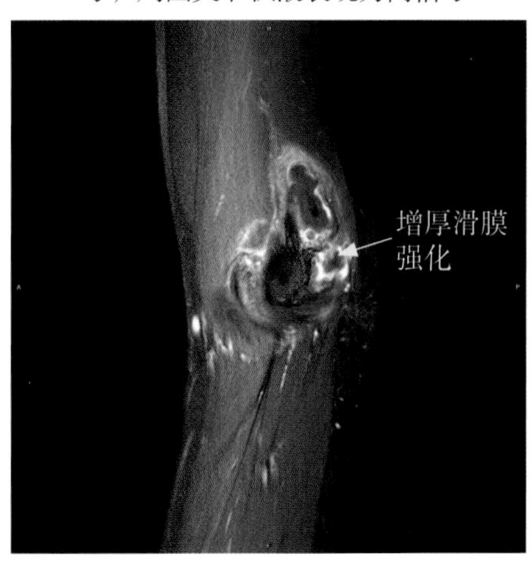

C. 增强扫描后 T_1WI 压脂像显示增厚的滑膜结节明显强化

图 2-2-22　色素沉着绒毛结节性滑膜炎

6. 髌下脂肪垫损伤　髌下脂肪垫损伤又称 Hoffa 病，多由外伤引起，因此又称髌下脂肪垫综合征、髌下脂肪垫挤夹综合征。各种急、慢性劳损及手术、炎症等原因，导致髌下脂肪垫肥厚，使膝关节在伸直时，肥厚的脂肪垫与髁间滑膜皱襞接触摩擦而出现疼痛。

髌下脂肪垫填充范围如图 2-2-23 所示。其 MRI 影像如图 2-2-24 所示。

MRI 是髌下脂肪垫损伤的首选检查和诊断方法。该病的 MRI 表现主要为髌下脂肪水肿，以 T_2WI 压脂像显示较好，表现为髌下脂肪垫内范围、大小不等的斑片状或结节状高信号，边缘模糊（图 2-2-25）。

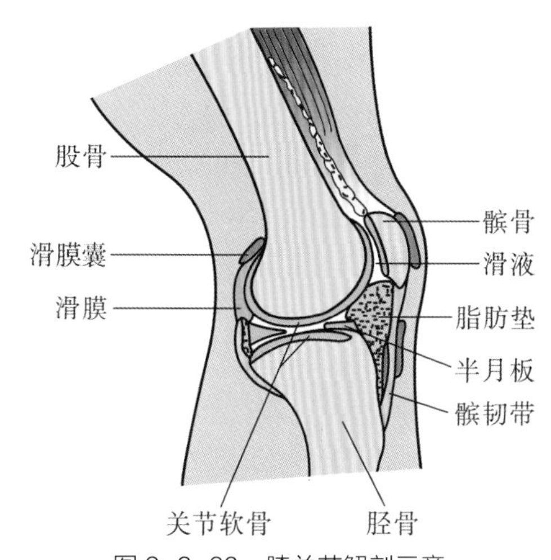

图 2-2-23　膝关节解剖示意

髌下脂肪垫填充于髌骨、股骨髁下方、胫骨髁上方和髌韧带之间

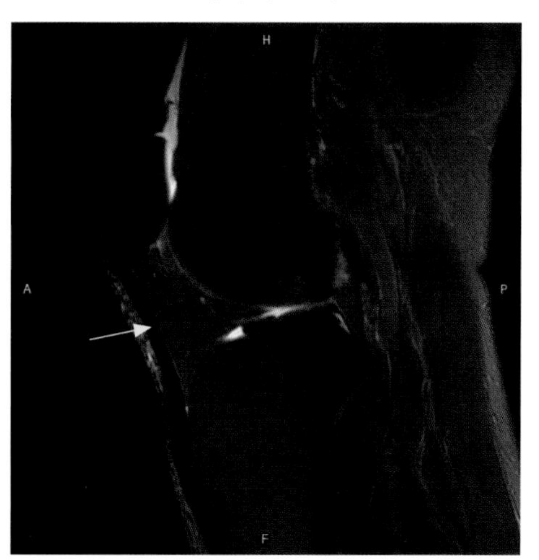

A. 膝关节矢状位 T_2WI 压脂像

显示髌下脂肪垫位于髌骨下方，为均匀的低信号

图 2-2-24　髌下脂肪垫

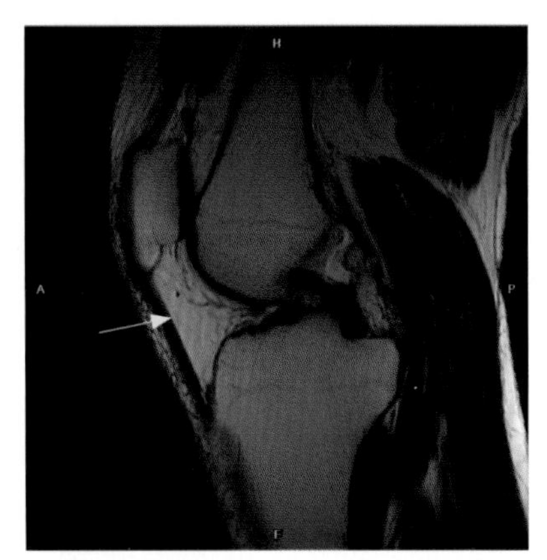

B. 膝关节矢状位 PDWI
显示髌下脂肪垫位于髌骨下方，与脂肪信号一致
图 2-2-24 髌下脂肪垫（续）

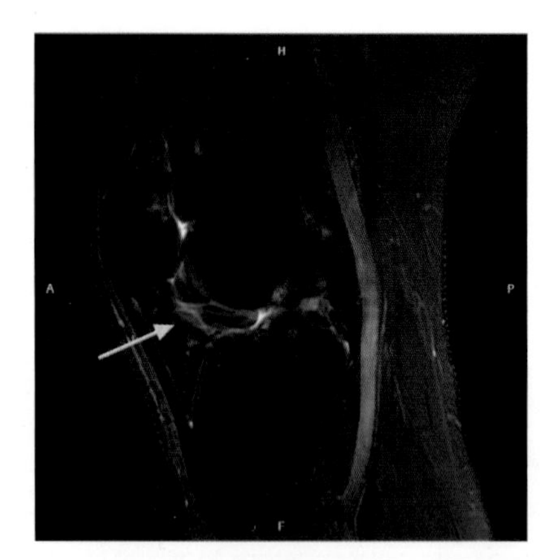

图 2-2-25 髌下脂肪垫损伤 T_2WI 压脂像
患者外伤后出现膝关节疼痛，行 MRI 扫描检查，T_2WI 压脂像显示髌下脂肪垫略饱满，内可见异常高信号（箭头所示），提示髌下脂肪垫损伤

第三节 头颅影像学检查

一、X 线检查

常规颅骨摄影包括前后位（正位）和侧位两个位置。随着 CT 和 MRI 的问世，颅骨平片已经基本不再应用于神经系统疾病的诊断，只是偶尔用于检出颅骨骨折等。

二、CT 检查

CT 自问世以来，就在神经系统疾病的影像诊断中担负着重要的角色。通过窗口技术的应用，CT 可以显示各种正常的脑组织，如脑灰质、脑白质、脑室、不同的灰质核团、颅骨等。这些组织的病理变化可以通过密度的改变和形态的异常表现出来，从而达到诊断的目的。

关于 CT 在颅脑疾病检查中的应用、选择和解读，详见本章第六节，本节重点介绍颅脑 MRI 技术的应用。

三、MRI 检查

MRI 在神经系统疾病的影像诊断中占有越来越重要的位置，主要优势是软组织分辨力高、没有骨性伪影、多参数成像和多方位成像等。

（一）常用的扫描方法

1. 非增强扫描　指没有应用血管内造影剂的扫描。

2. 增强扫描　静脉注射钆制剂（Gd-DTPA）后的扫描，目的与 CT 增强扫描一样。增强扫描的一个重要作用就是显示病灶，明确病灶的确切位置、来源、大小和形态，这对于检查出病灶及确定病灶的性质是非常重要的。增强扫描后，多采用 T_1WI 及 T_1WI 压脂像进行横断位、矢状位及冠状位的扫描。大部分病灶在 T_1WI 上为低信号，而脂肪为高信号，为判断病灶的强化特点，使用 T_1WI 扫描结合压脂技术，将脂肪信号压低，使病灶的强化特点一目了然，从而明确病变的强化特点，判断病变的成分、性质及范围。

（二）常用的扫描序列

颅脑常用自旋回波（SE）序列扫描，获得 T_1WI 和 T_2WI。液体衰减反转恢复（fluid attenuated inversion recovery，FLAIR）序列可以抑制脑脊液的信号，避免脑脊液产生的部分容积效应所造成的病灶漏诊。另外，FLAIR 可以使用比常规 T_2 加权序列长的 TE（回波时间），增加了对比，利于病变的显示。

在 T_1WI 上大部分病灶表现为低信号，少许成分表现为高信号，如脂肪、黑色素、出血等。而在 T_2WI 上，大部分病变表现为高信号或者中等信号，水、脂肪等也表现为高信号。

（三）常用的扫描方位

MRI 可以根据需要直接行横断位、冠状位和矢状位扫描。行增强扫描后，进行自旋回波 T_1WI 的横断位、冠状位和矢状位扫描。

（四）脑功能成像

应用不同的扫描技术，用图像来表现功能方面的改变，称为功能成像，主要包括弥散加权成像（diffusion weight imaging，DWI）、灌注成像（perfusion weight imaging，PWI）和血氧水平依赖成像（blood oxygen level depend，BOLD）等。

（五）正常颅脑 MRI 解剖

颅脑结构复杂，想要掌握其解剖结构并非易事。大家可以去学习专门介绍颅脑解剖、影像解剖的参考书，以得到一个整体的、连续的理解过程。下面以两个层面简单介绍一下颅脑的正常结构（图 2-3-1）。

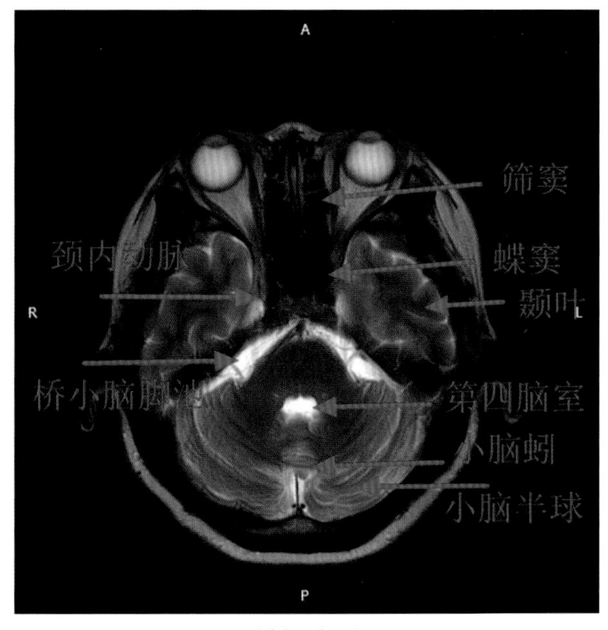

A. 脑桥下方层面

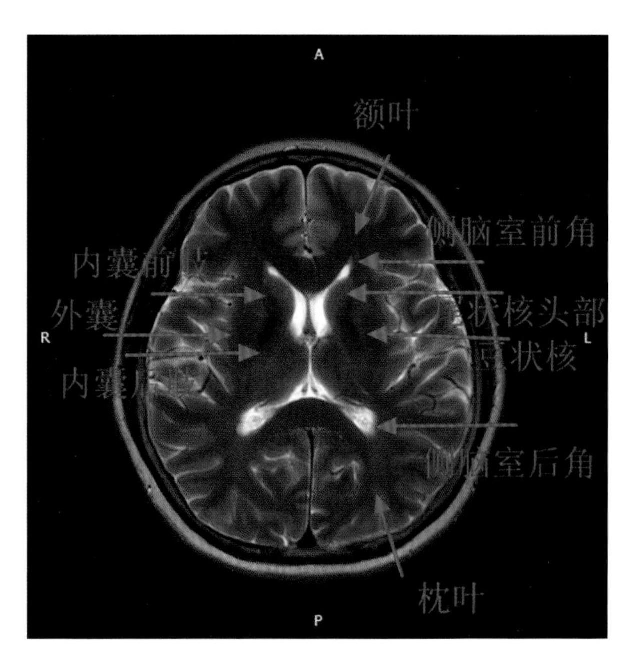

B. 侧脑室层面

图 2-3-1　颅脑 T_2WI 横断位正常解剖

（六）常见颅脑疾病的 MRI 表现

1. 脑梗死　患者突发左侧肢体活动障碍。颅脑 MRI 扫描 T_1WI 显示右侧大脑半球大片低信号（图 2-3-2A，箭头所示），T_2WI 显示病灶为略高信号（图 2-3-2B），FLAIR 呈高信号，与正常的脑组织形成鲜明对比（图 2-3-2C）。弥散扫描显示病灶弥散受限，表现为 DWI 高信号，表观扩散系数（apparent diffusion coefficient，ADC）低信号（图 2-3-2D、E，箭头所示）

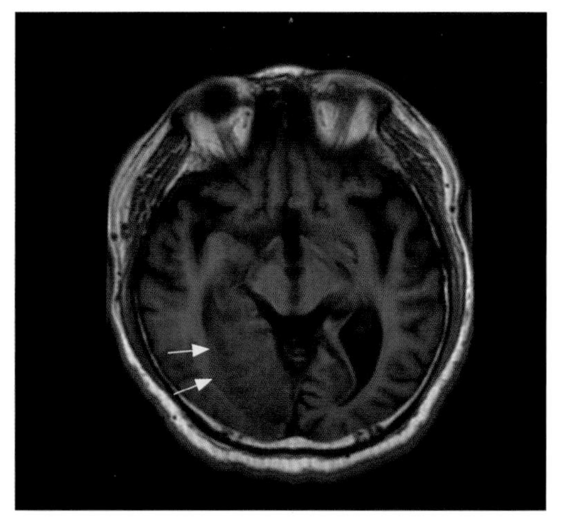

A.T_1WI 右侧大脑半球大片低信号

图 2-3-2　脑梗死

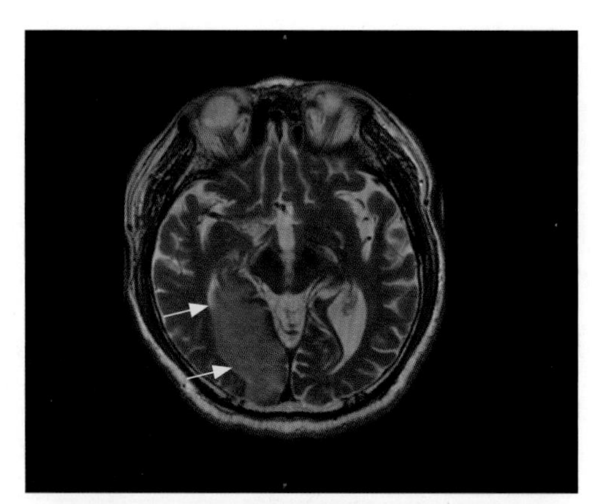

B.T_2WI 略高信号

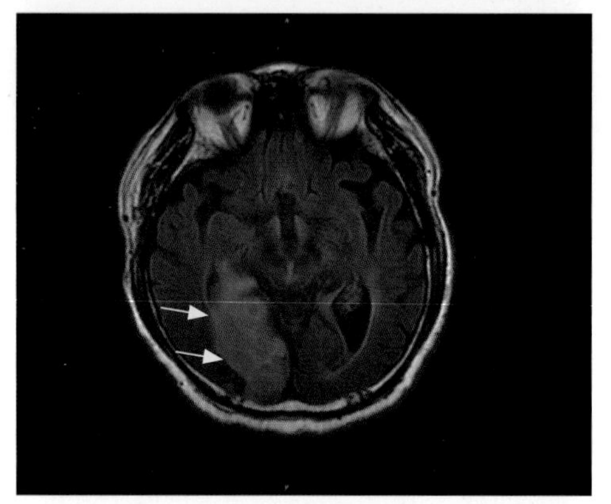

C.FLAIR 高信号

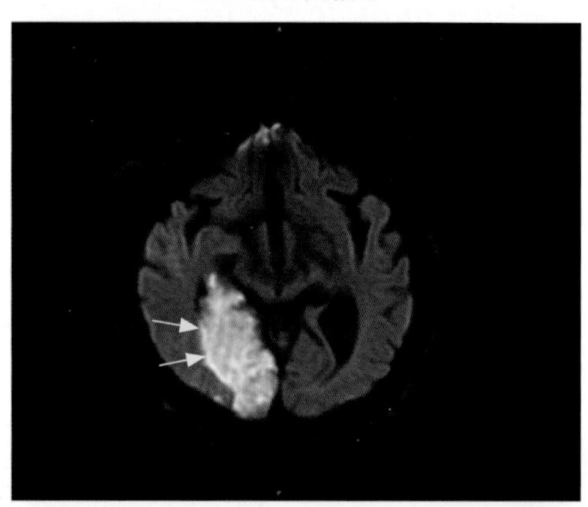

D.DWI 高信号

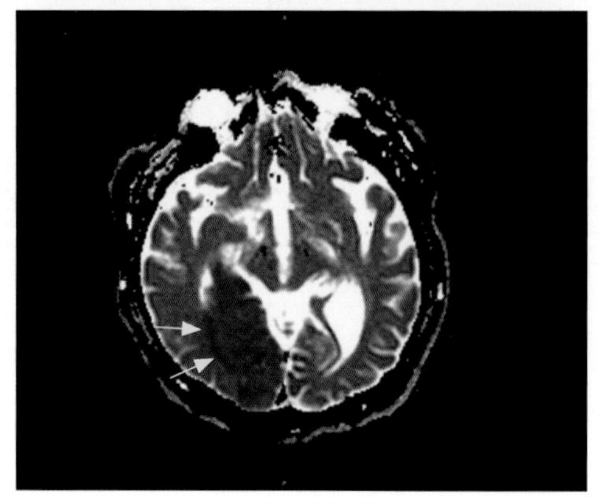

E.ADC 低信号

图 2-3-2 脑梗死（续）

2. 脑出血 脑出血患者，MRI 磁共振常规扫描显示左侧丘脑异常信号，T_1WI 呈等高信号，T_2WI 呈等低信号（图 2-3-3）。脑实质出血是常见的脑血管疾病之一，不同的时期会有不同的 MRI 表现。

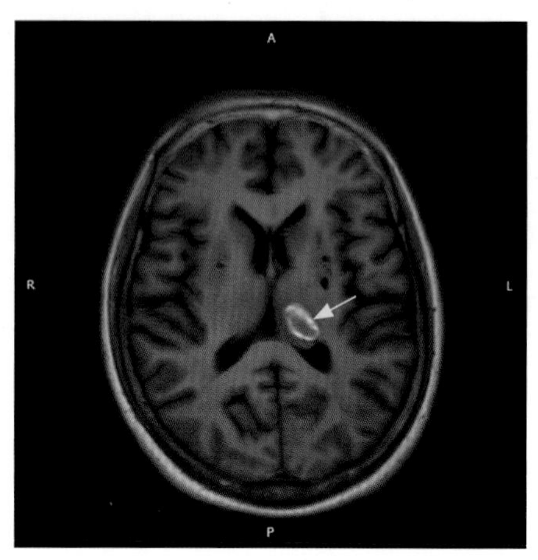

A.T_1WI 左侧丘脑异常等高信号

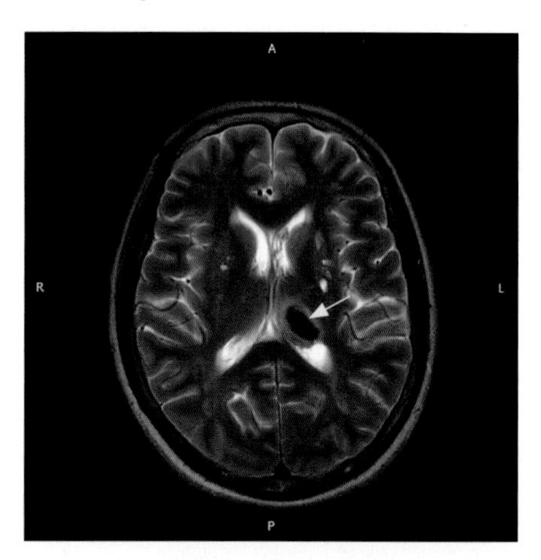

B.T_2WI 呈等低信号

图 2-3-3 脑出血

3. 蛛网膜下隙出血 蛛网膜下隙出血的首选检查为 CT，表现为血液沿小脑幕、大脑纵裂内的高密度影（图 2-3-4A），而 MRI 扫描急性期出血无论在 T_1WI 还是 T_2WI 上都难以与正常脑脊液区分（图 2-3-4B），因此在急性期的作用有限。

4. 脑肿瘤

（1）星形细胞瘤：间变性星形细胞瘤患者，颅脑 MRI 扫描 T_1WI 显示右侧颞叶低信号，不均匀，边界不清，中线结构明显受压移位（图

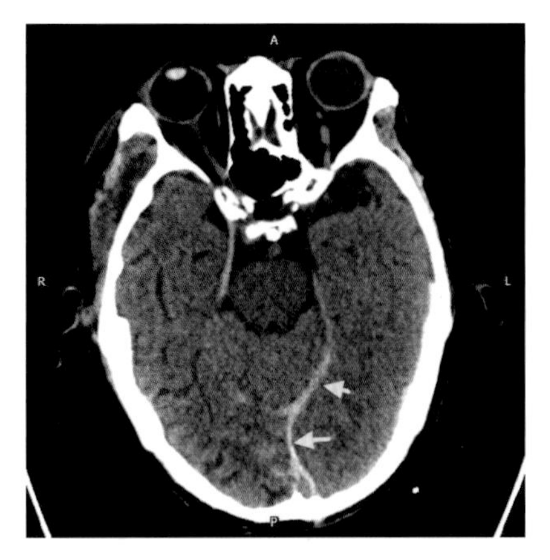

A.CT

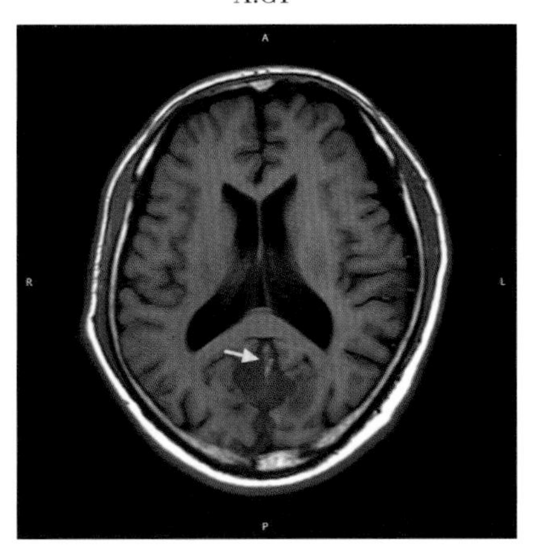

B.MRI

大脑纵裂高信号

图 2-3-4 蛛网膜下隙出血

2-3-5A）；T_2WI 显示病灶为高信号，周边水肿亦呈高信号（图 2-3-5B）；FLAIR 显示病灶为略高信号，周边水肿为高信号（图 2-3-5C）；增强扫描后可见病变组织不均匀强化，内可见坏死，周边水肿不强化（图 2-3-5D）。

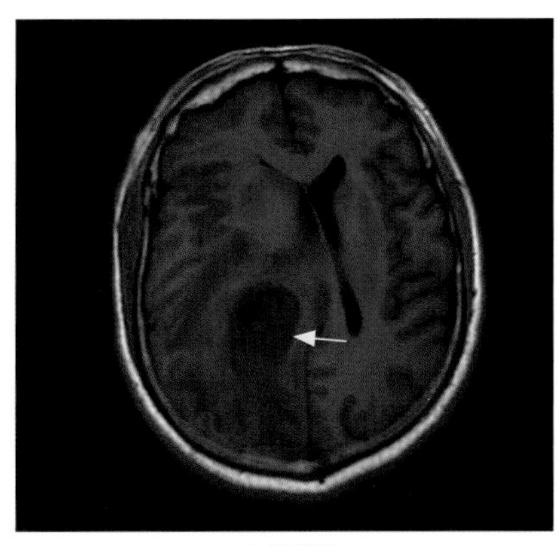

A.T_1WI

右侧颞叶低信号，不均匀，边界不清，中线结构明显受压移位

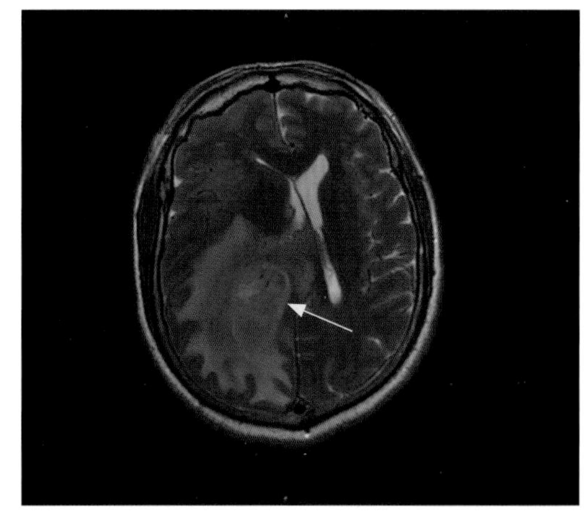

B.T_2WI

病灶为高信号，周边水肿亦呈高信号

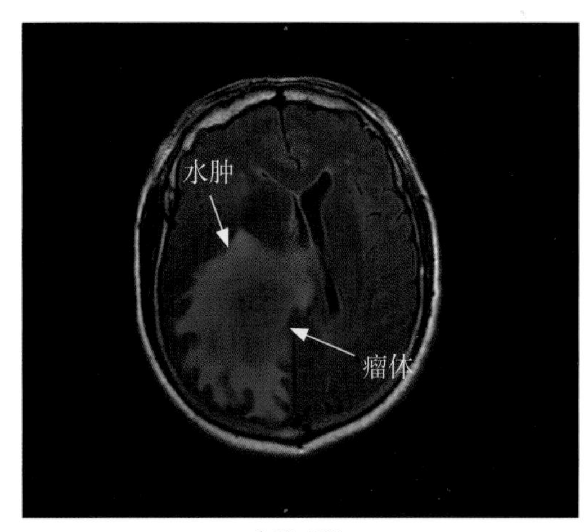

C.FLAIR

病灶为略高信号，周边水肿为高信号

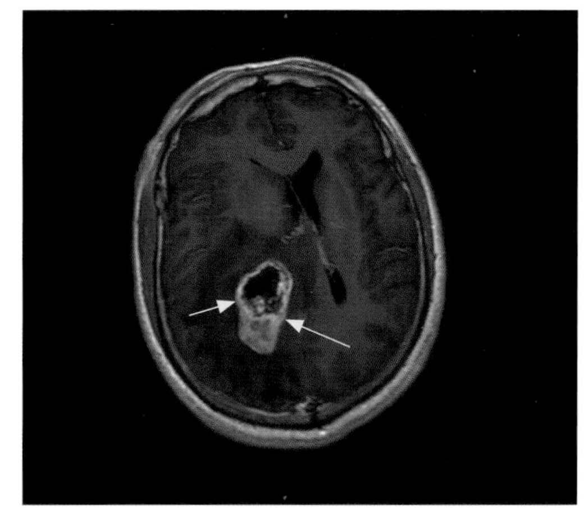

D. 增强扫描

病变组织不均匀强化，内可见坏死，周边水肿不强化

图 2-3-5 间变性星形细胞瘤

（2）胶质母细胞瘤：患者，男，57 岁，头痛、头晕 1 个月余，加重 3 d。颅脑 MRI 扫描 T_1WI、T_2WI 显示左侧额颞叶异常信号，病灶信

号不均匀，左侧脑室明显受压，中线结构右移（图 2-3-6A、B）；增强扫描后病灶不均匀强化，内可见肿块样强化及花边样强化（图 2-3-6C）。外科手术病理结果示胶质母细胞瘤。

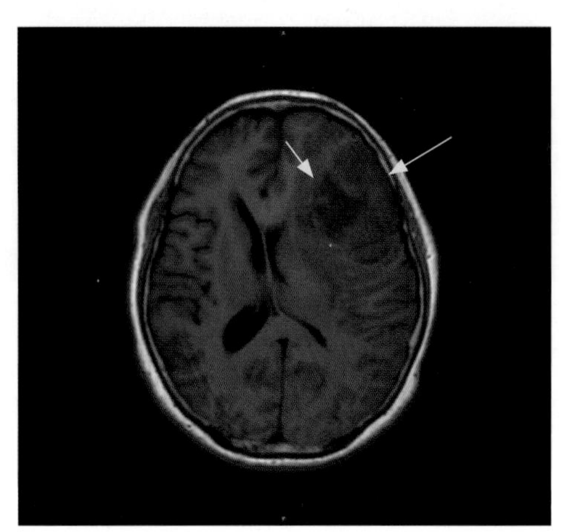

A.T_1WI
左侧额颞叶病变呈低信号，信号不均匀

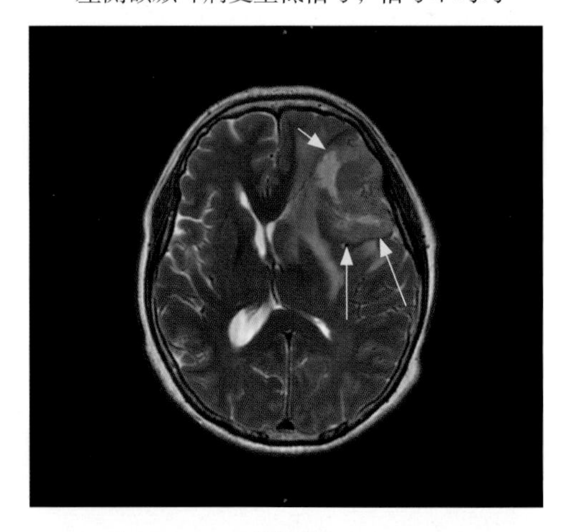

B.T_2WI
显示信号不均匀

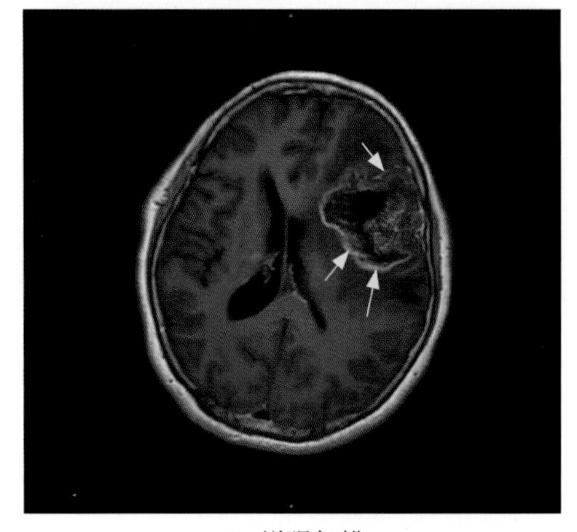

C. 增强扫描
病灶不均匀强化，内可见肿块样强化及花边样强化
图 2-3-6 胶质母细胞瘤

（3）少突胶质细胞瘤：少突胶质细胞瘤患者，颅脑 MRI 常规扫描显示肿瘤位于右侧额叶皮质下，T_1WI 呈低信号，T_2WI 呈不均质高信号（图 2-3-7）。

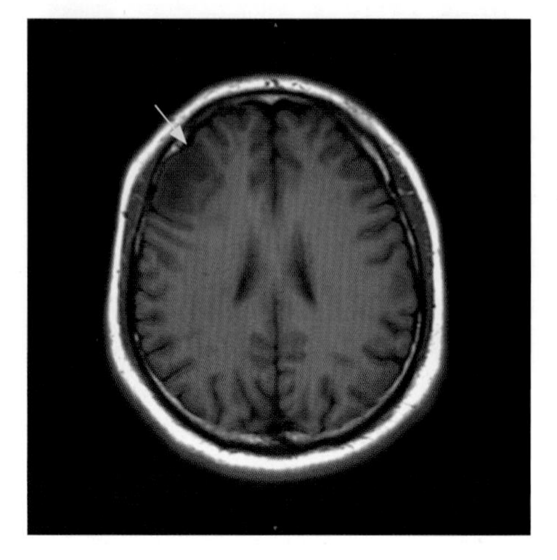

A.T_1WI
肿瘤位于右侧额叶皮质下，呈异常低信号

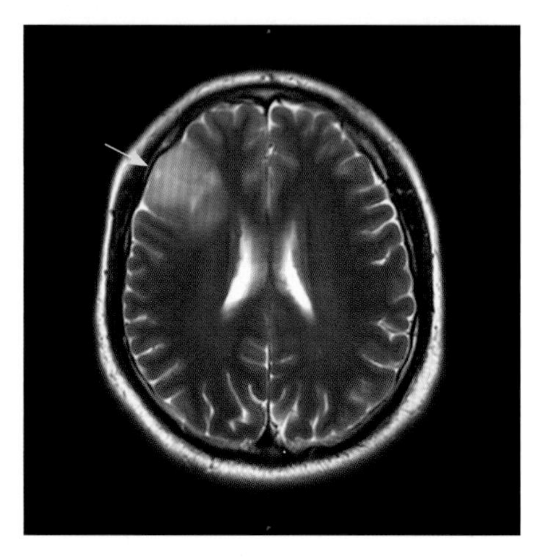

B.T_2WI
呈高信号，不均匀
图 2-3-7 少突胶质细胞瘤

（4）脑膜瘤：患者，中老年女性，无明显诱因出现头痛，颅脑 MRI 扫描示右侧颞叶脑脊膜处异常信号病灶，T_1WI 及 T_2WI 均表现为均匀的等低信号（图 2-3-8A、B），增强扫描后病灶呈均匀强化，可见脑膜尾征（图 2-3-8C，箭头所示）。

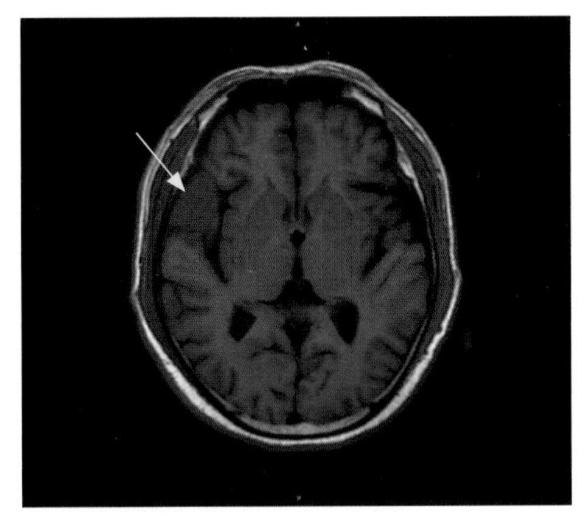

A.T_1WI
右侧颞叶占位，呈等低信号

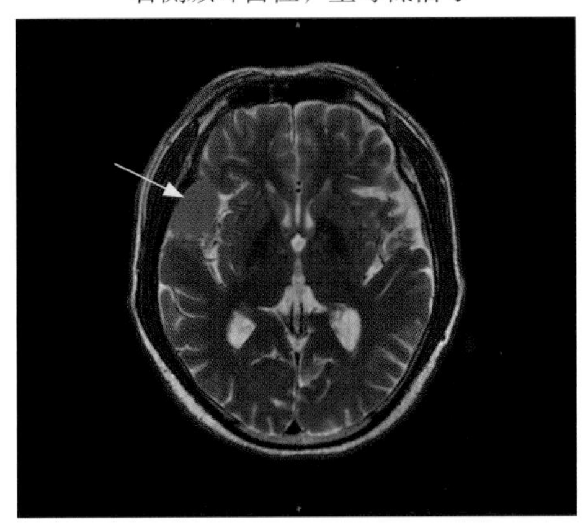

B.T_2WI
呈等低信号

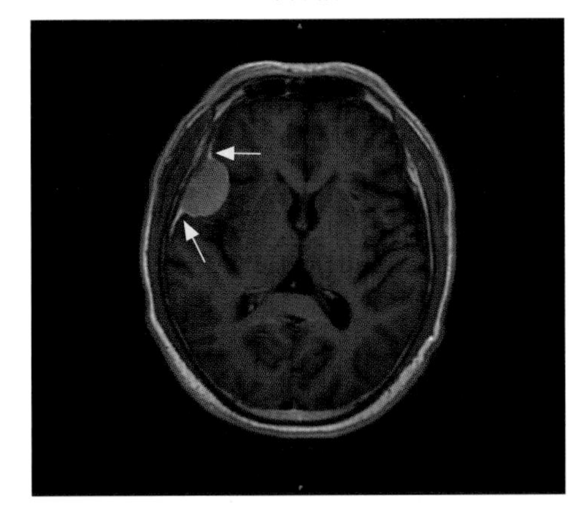

C. 增强扫描
增强扫描后呈均匀强化，可见脑膜尾征，如箭头所示
图 2-3-8 脑膜瘤

（5）垂体腺瘤：颅脑 MRI 扫描示鞍区异常信号，T_1WI 呈低信号，T_2WI 呈略高信号（图 2-3-9A、B），增强扫描后明显强化（图 2-3-9C、D）。

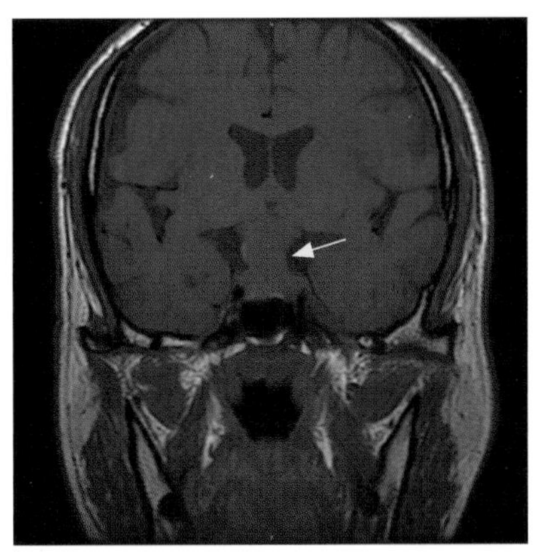

A.T_1WI 呈低信号

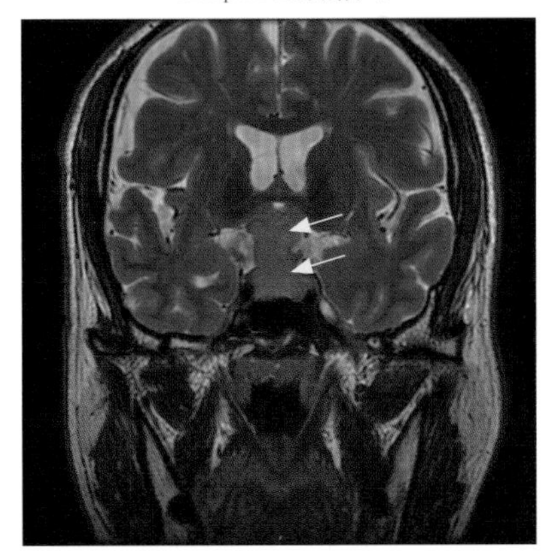

B.T_2WI 呈略高信号

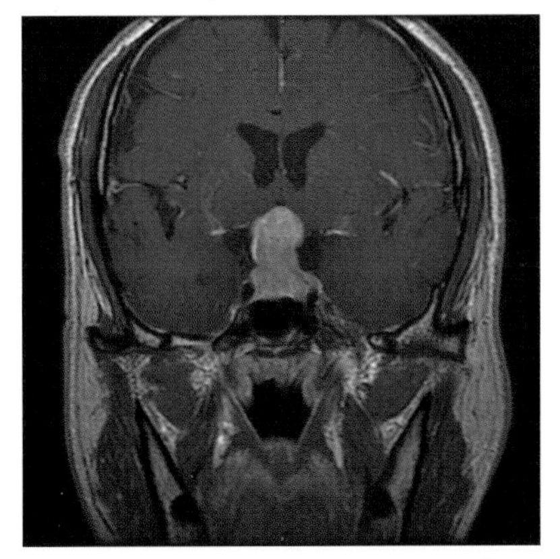

C. 增强扫描冠状位病灶明显强化

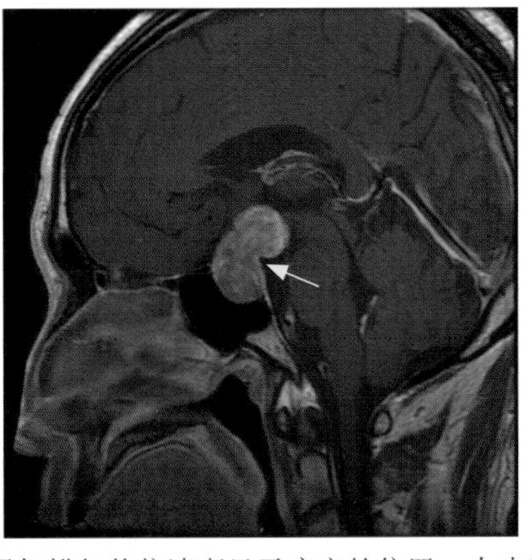

D. 增强扫描矢状位清晰显示病变的位置、大小及形态
图 2-3-9 垂体瘤

（6）颅咽管瘤：1 岁患儿，鞍区异常信号，T_1WI 扫描呈低信号（图 2-3-10A），T_2WI 扫描呈明显高信号（图 2-3-10B），增强扫描后可见囊壁强化，坏死区无强化（图 2-3-10C）。

诊断要点：①儿童常见；②多位于鞍区；③常见囊变，囊内成分不同信号亦不同。

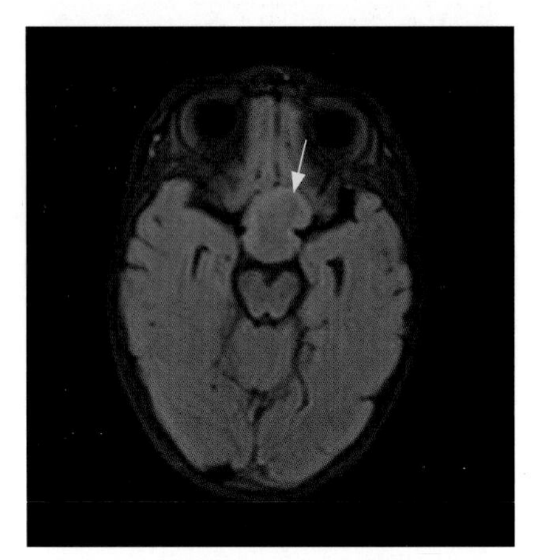

A.T_1WI 鞍区异常低信号

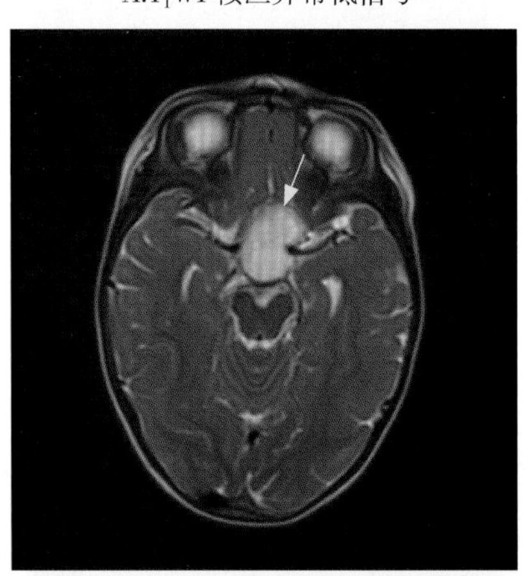

B.T_2WI 呈高信号

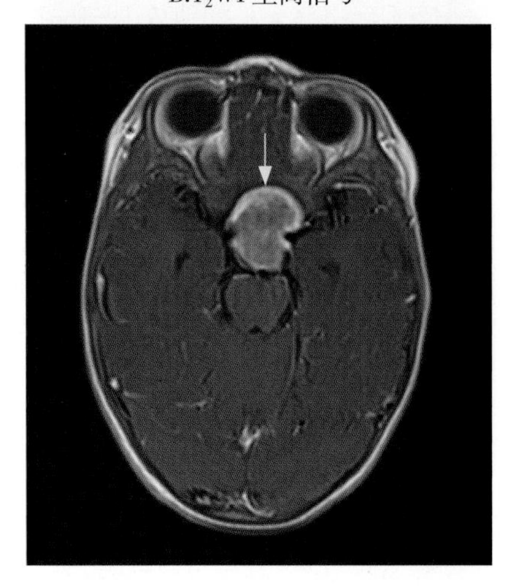

C. 增强扫描，囊壁强化，坏死区无强化

图 2-3-10 颅咽管瘤

（7）听神经瘤：患者右侧桥小脑角区听神经瘤，行颅脑 MRI 扫描显示右侧桥小脑角区肿块，T_1WI 扫描病灶呈低信号（图 2-3-11A），T_2WI 扫描呈高信号，第四脑室受压（图 2-3-11B）。增强扫描后病灶呈明显不均匀强化（图 2-3-11C）。

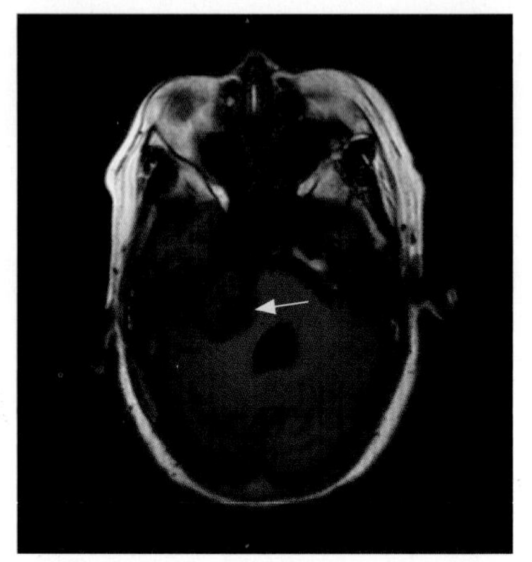

A.T_1WI 低信号

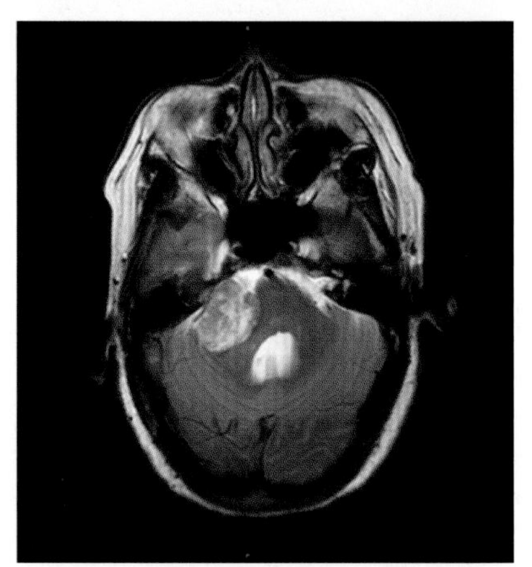

B.T_2WI 高信号

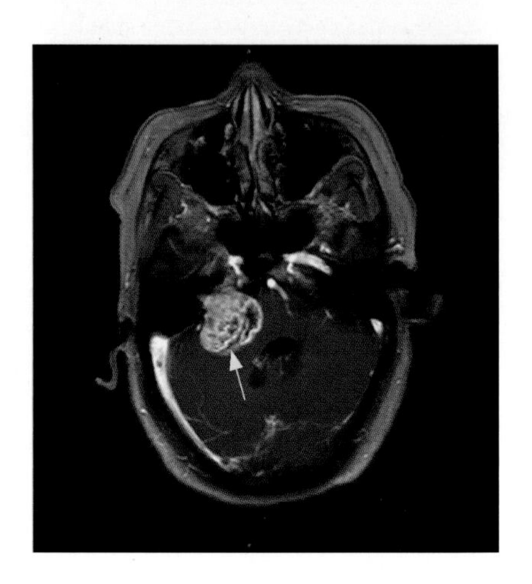

C. 增强扫描明显不均匀强化

图 2-3-11 听神经瘤

（8）转移瘤：肺癌患者，因头痛头晕行颅脑强化 MRI 扫描，显示右侧额叶病灶，T_1WI 呈明显低信号，周边伴有低信号的水肿带（图 2-3-12A）。T_2WI 病灶呈略高信号，周围水肿带呈高信号（图 2-3-12B）。增强扫描后病灶呈环形强化，中心的坏死组织不强化（图 2-3-12C）。

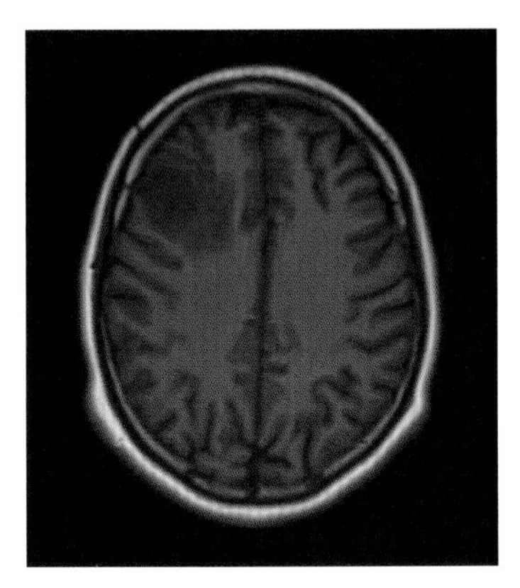

A.T_1WI
右侧额叶低信号，周边伴有低信号的水肿带

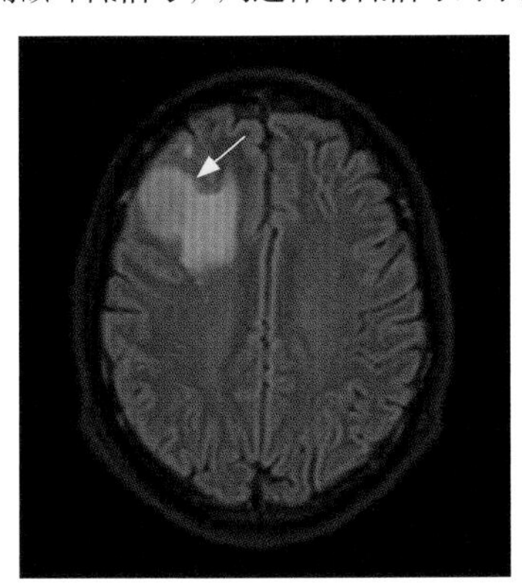

B.T_2WI
病灶呈略高信号，中心可见低信号的坏死，
周边的高信号水肿带清晰可见

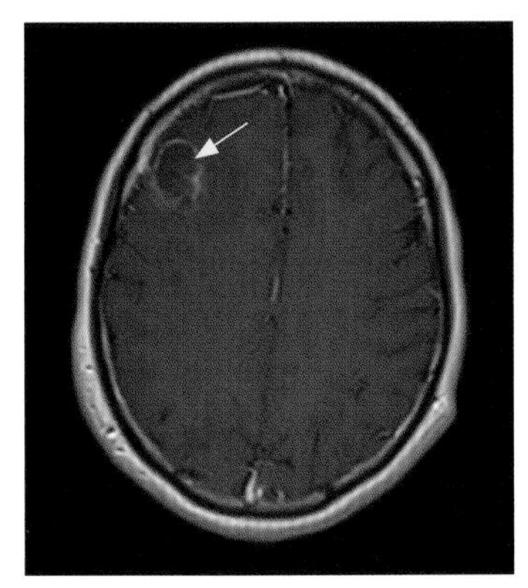

C. 增强扫描
病灶呈环形强化，中心的坏死组织不强化（箭头所示）
图 2-3-12　肺癌转移瘤

5. 颅脑外伤

（1）硬膜外血肿：外伤后 MRI 扫描显示右侧额叶梭形异常信号，T_1WI 呈低信号，T_2WI 呈高信号（图 2-3-13）。

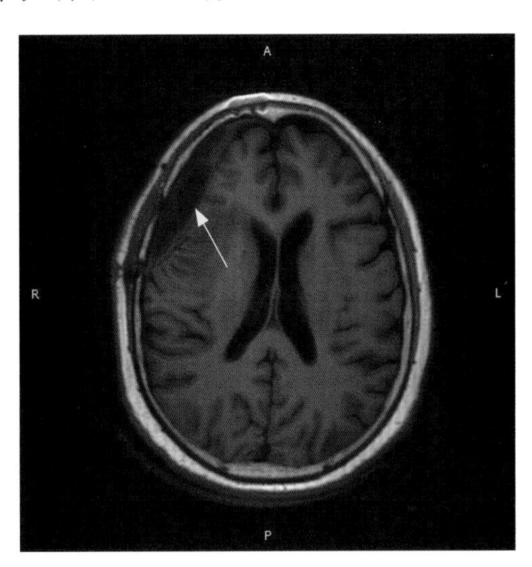

A.T_1WI
右侧额叶梭形异常信号，T_1WI 低信号

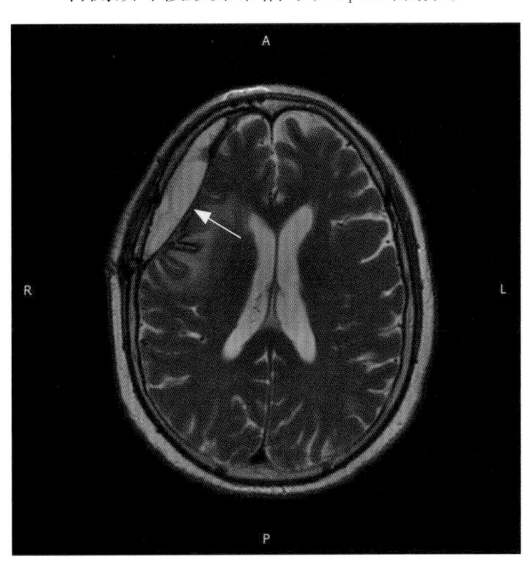

B. 右侧额叶梭形异常信号，T_2WI 高信号
图 2-3-13　硬膜外血肿

（2）硬膜下血肿：患者硬膜下出血，T_1WI 表现为右侧额颞部高信号，T_2WI 也表现为高信号（图 2-3-14）。

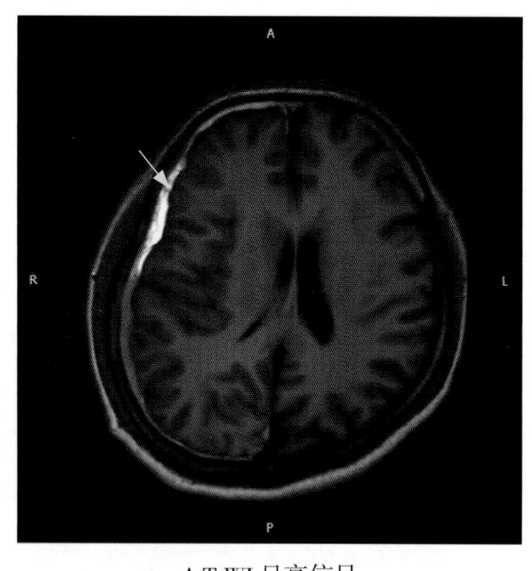

A.T_1WI 呈高信号

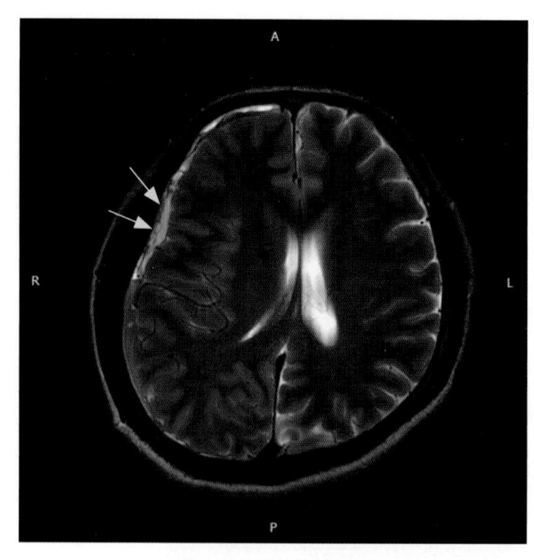

B.T_2WI 呈高信号

图 2-3-14 硬膜下血肿 MRI

第四节 胸腹部 CT 检查

CT 具有比 X 线更高的密度分辨率和断面成像的特点，使其从病变的检出、定位到定性诊断都可以提供丰富的信息，是目前胸腹部尤其是呼吸系统疾病的首选检查方法。目前，多层螺旋 CT 的应用已经非常普及。

一、基本概念

（一）CT 值

CT 值是测定人体某一局部组织或器官密度大小的一种计量单位，通常称为亨氏单位（Hounsfield unit，HU），代表 X 线穿透组织被吸收后的衰减值。如骨骼的 CT 值最高，为 1 000 HU，软组织的 CT 值为 20~70 HU，水的 CT 值为 0（±10）HU，空气的 CT 值为 -1 000 HU。

人体内不同密度的组织 CT 值均在 -1 000~1 000 这 2 000 个分度之间，但是人眼一般仅能分辨出 16 个灰阶，若将 2 000 个分度划分为 16 个灰阶，则每个灰阶的 CT 值为 125 HU，也就是相邻两个组织间 CT 值相差 125 HU 时人眼才能分辨。因此，为了观察到 CT 机器所具有的较高的密度分辨力，引入了窗宽和窗位。

（二）窗宽、窗位

窗宽是指 CT 图像上显示的 CT 值范围。在此范围内，组织和病变将会以不同的灰度显示，而高于或低于此范围的，均以黑影或者白影显示。

窗位是指窗宽范围内的中心值。原则上，窗位应该等于或者接近于需要观察的 CT 值，窗宽应该能反映组织或病变的 CT 值变化范围。

（三）窗技术

窗技术常包括肺窗、纵隔窗、骨窗、软组织窗等。

不同的窗有不同的窗宽、窗位，其重点显示的内容不同。肺窗：窗宽 1 500~ 2 000 HU，窗位 -600 ~-450 HU。纵隔窗：窗宽 250~350 HU，窗位 20~50 HU。骨窗：窗宽 1 000~1500 HU，窗位 250~350 HU。软组织窗：窗宽 300~ 500 HU，窗位 40~60 HU。肝脏：窗宽 180~ 250 HU，窗位 30~60 HU。胰腺：窗宽 250~ 350 HU，窗位 35~50 HU。肾脏：窗宽 250~350 HU，窗位 35~45 HU。肾上腺：窗宽 250~350 HU，窗位 10~45 HU。腹腔及腹膜后：窗宽 300~400 HU，窗位 20~40 HU。

对肺弥漫性病变采用单纯肺窗观测即可，而对于孤立性的结节，肺窗和纵隔窗均需要观测。前者有利于观察病灶——肺的界面，后者可仔细分析病灶的内部结构，如钙化、坏死等。纵隔窗还可以观察纵隔结构的侵犯情况，以及肺门和纵隔淋巴结的情况。必要时需要骨窗观测了解有无骨质破坏、骨质硬化等。对于腹部的观察除了常用的软组织窗，也要注意骨窗的应用。当然，对于肺、纵隔、软组织、腹部、骨等有异常的患者，往往需要强化 CT 扫描进一步获取病变的信息。

二、CT 扫描方法

CT 扫描常规用 5 mm 层厚，薄层扫描多用 1 mm 层厚。我们平时看到的图片，多为层厚 5 mm 的图像。可在电脑上进行薄层观察，也可利用薄层对图像进行后处理，进行三维重建等。

CT 常用的扫描方法包括 CT 平扫和 CT 增强扫描。

1.CT 平扫　胸腹部 CT 平扫时注意屏气扫描，肺部 CT 平扫包含肺窗和纵隔窗。肺窗主要观察结构包括气管、支气管、血管的分支、叶间裂及其变异。可发现肺内小的结节，有利于观察病灶——肺的界面。纵隔窗观察病变的密度：高、中、低密度，混杂密度，水样密度，软组织密度，脂肪密度及骨样密度。可通过 CT 值的测量大体判断成分，尤其是对于钙化的显示。因为钙化表现为高密度，增强扫描后容易误认为强化的病变，所以，观察有无钙化时多从 CT 平扫观察。在阅片过程中不能测量 CT 的情况下，平扫 + 强化观察就显得尤为重要。

2.CT 增强扫描　指经静脉注射造影剂后再进行扫描的方法。增强扫描后只需要观察纵隔窗即可，通过观察病灶的强化方式，判断病变的成分，断定其性质，因此增强扫描在 CT 检查中有重要的意义。强化方式有环状强化、一过性强化、渐进性强化等。

腹部增强扫描非常重要，多采用双期扫描和三期扫描。肝脏的增强扫描通常分为三期，动脉期、门静脉期和平衡期。动脉期：指造影剂注射后 25~35 s 扫描。门静脉期：造影剂注射后 60~70 s 扫描。平衡期：造影剂注射后 120~150 s 进行扫描。胰腺疾病的扫描一般行双期扫描，即动脉期与静脉期，扫描时间与参数与肝脏前两期相同。而扫描肾脏的时候往往包括三期：肾皮质期，造影剂注射后 25~30 s；肾实质期，造影剂注射后 70~120 s；肾排泄期（肾盂期），造影剂注射后 5~10 min。

三、CT 图像后处理技术

CT 图像后处理技术包括多平面重建（multi-planar reconstruction，MPR）和多平面容积重建（multiplate volume reconstruction，MPVR）。

MPR 包括冠状面、矢状面、斜面、曲面重建。

MPVR 包括最大密度投影（maximum intensity projection，MIP）、最小密度投影（minimum intensity projection，MinIP）、容积重现（volume reconstruction，VR）、血管造影（computer tomography angiography，CTA）及三维骨成像等。

在拿到胸腹部的 CT 检查图像时，首先要能分辨出肺窗、纵隔窗、软组织窗、骨窗，纵隔窗及腹部的平扫和强化图像；然后，明确需要观察的内容。

四、胸腹部正常 CT 表现

以下从几个经典 CT 扫描层面（图 2-4-1）简单介绍一下胸腹部的正常解剖，有兴趣或者有需要的读者可以参考专业解剖书，以获得连续的、整体的理解。

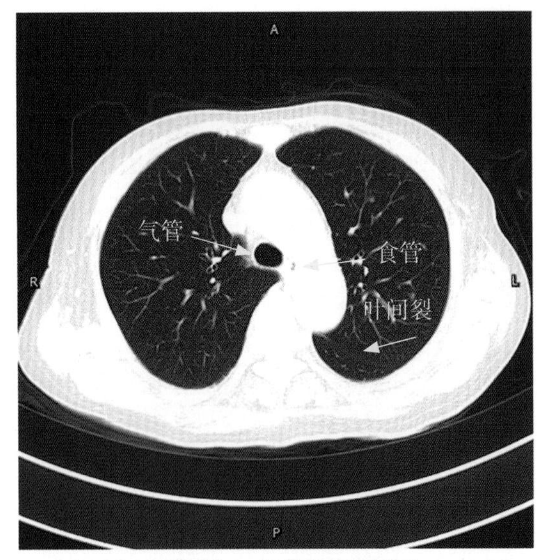

A. 肺窗——气管分叉上层面

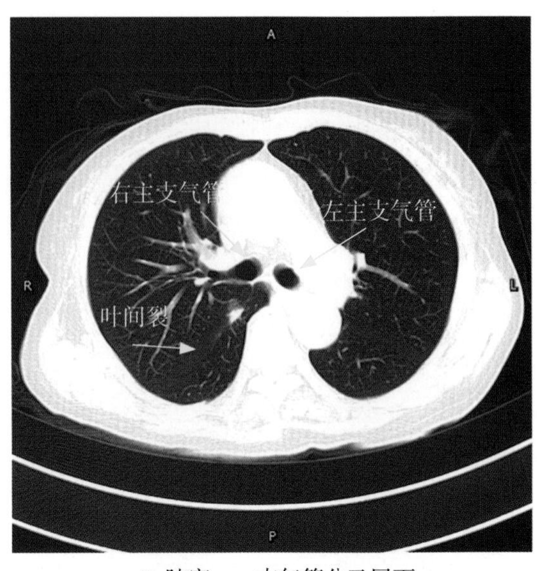

B. 肺窗——支气管分叉层面

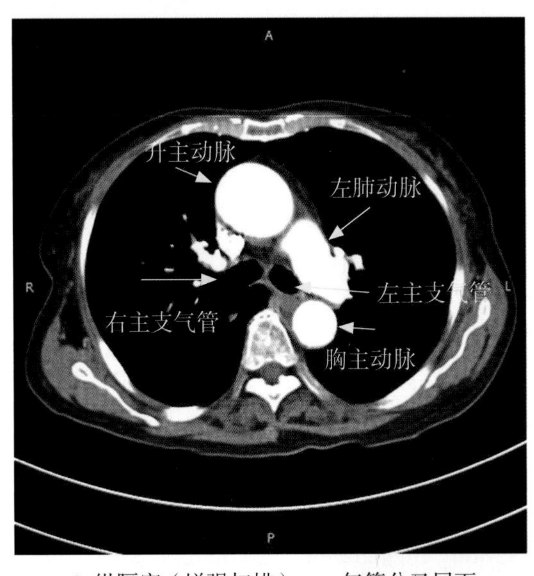

C. 纵隔窗（增强扫描）——气管分叉层面

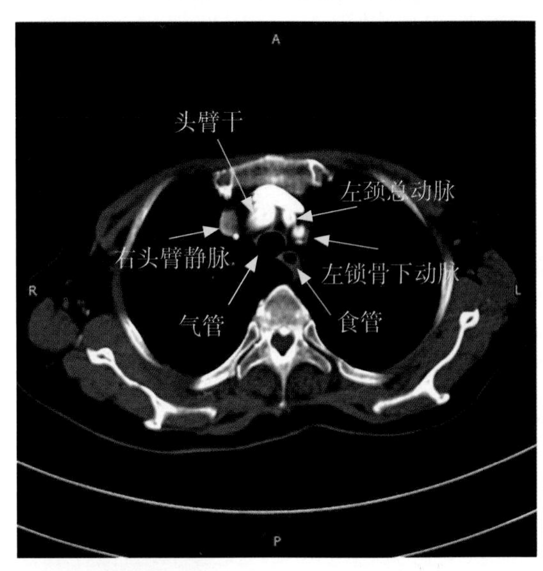

D. 纵隔窗（增强扫描）——主动脉弓上层面

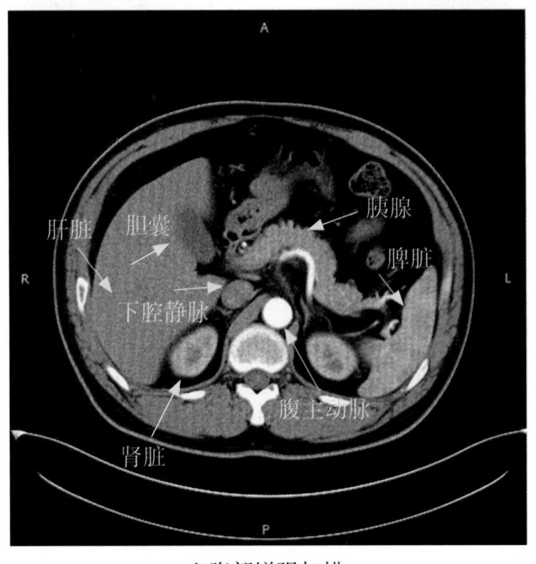

E. 上腹部增强扫描

图 2-4-1 胸腹部正常 CT 表现

五、基本病变的 CT 表现

（一）肺部基本病变

掌握胸部基本病变的 CT 表现是胸部 CT 阅片的基础。只有熟悉掌握胸部基本病变的表现，才能掌握具体病变的 CT 表现。

1. 肺实变（图 2-4-2）

（1）胸部 CT 肺窗多表现为大小不一的片状或者灶性致密影。

（2）在实变的致密影中可以见到含气的支气管分支影，称为空气支气管征。

（3）可以由炎症、出血和肿瘤等多种原因引起。

（4）肺部实变可引起胸部不适。

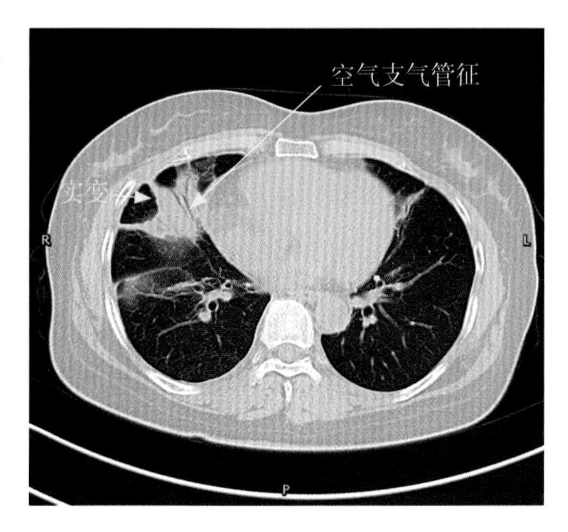

图 2-4-2　肺实变

右肺可见片状高密度影，内可见低密度的支气管通过

2. 渗出性病变（图 2-4-3）

（1）多见于肺实质的急性炎症、肺出血、肺水肿及肺结核等。

（2）早期呈磨玻璃密度影，可短期内发展为肺实变。

3. 结节或肿块

（1）影像学上往往将小于 2 cm 的圆形或类圆形的异常密度灶称为结节（图 2-4-4），大于 2 cm 的则称为肿块（图 2-4-5）。

（2）多种病变均可以表现为肿块影，如肺部良、恶性肿瘤，增殖性病变，肿瘤样病变等，

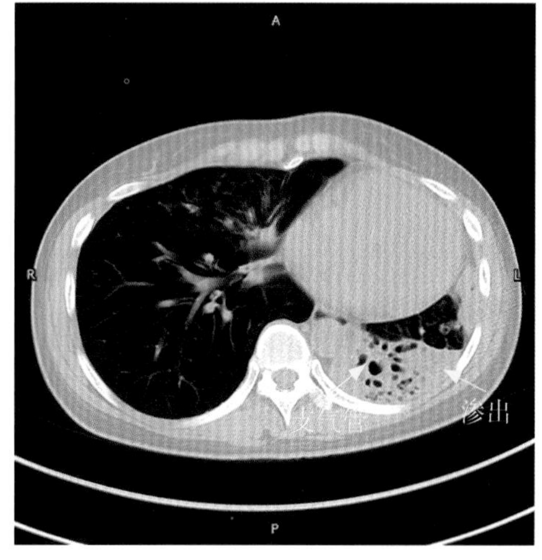

A. 左肺下叶大片密实影，内可见支气管影

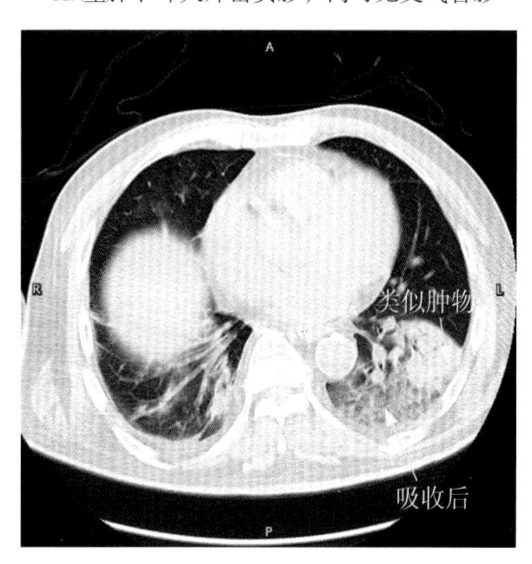

B. 左肺实变，呈大片密实影，内密度不均匀

图 2-4-3　渗出性病变

鉴别困难。

1）良性肿瘤多表现为边缘光滑的圆形或类圆形肿块影。

2）恶性的肿块多呈分叶状，边缘可见短毛刺（图 2-4-6），可见空泡征、胸膜牵拉、凹陷等征象（图 2-4-7）。病变邻近胸膜或侵犯胸壁时可引起胸部疼痛。

4. 空洞与空腔

（1）空洞：肺内病变坏死后，经引流支气管排出，形成空洞（图 2-4-8）。可见于肺结核、肺脓肿、肺癌、真菌感染和韦格纳肉芽肿病等疾病。

（2）空腔：空腔为肺内含气的囊腔扩大、融合而成，见于肺大疱、含气的肺囊肿等。CT 表

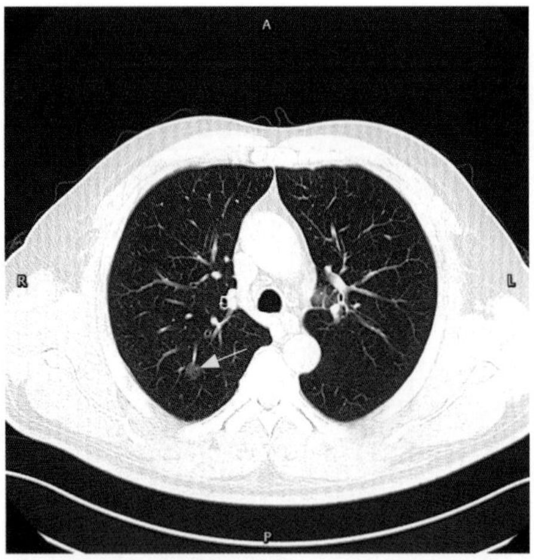

A. 右肺磨玻璃结节

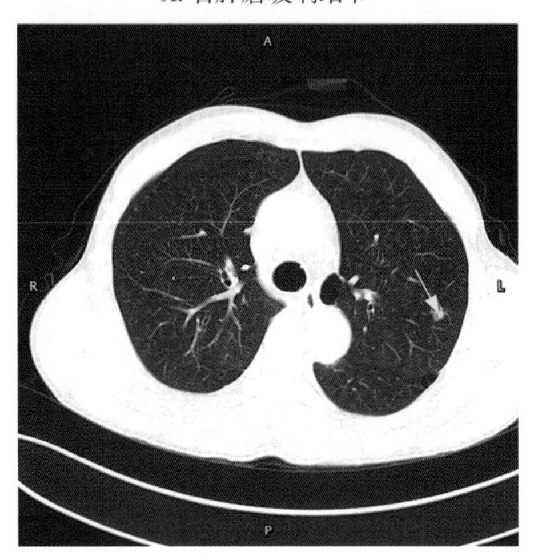

B. 左肺实性结节（1.0 cm × 0.9 cm）

图 2-4-4 结节

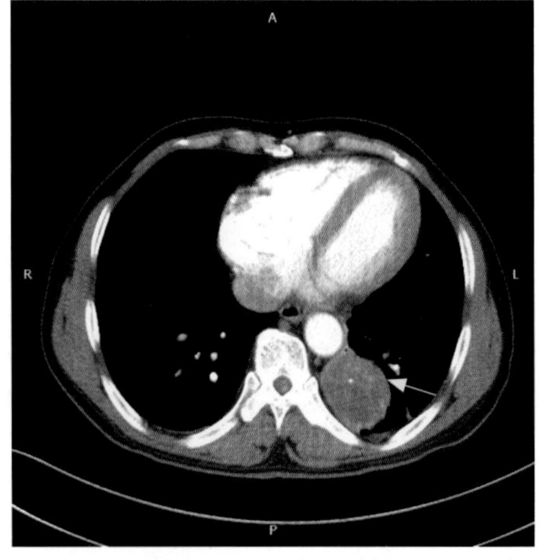

图 2-4-5 左肺肿块

现为壁薄均匀、大小不一的气腔（图 2-4-9）。

5. 钙化

（1）钙化多见于陈旧结核或者愈合期结核。肺癌和错构瘤也可见钙化。

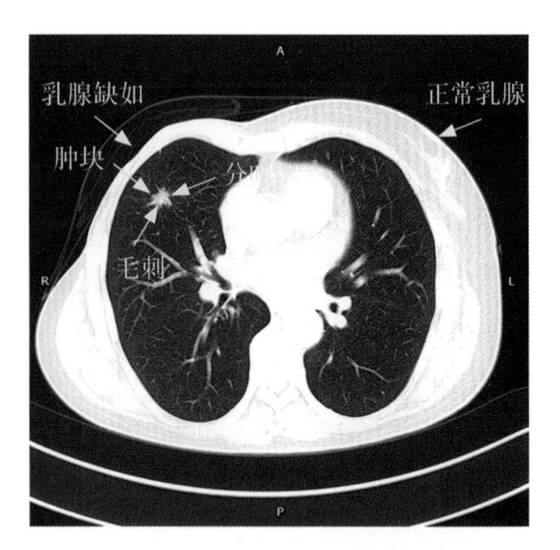

图 2-4-6 乳腺癌术后右肺肿块
边缘可见分叶、毛刺

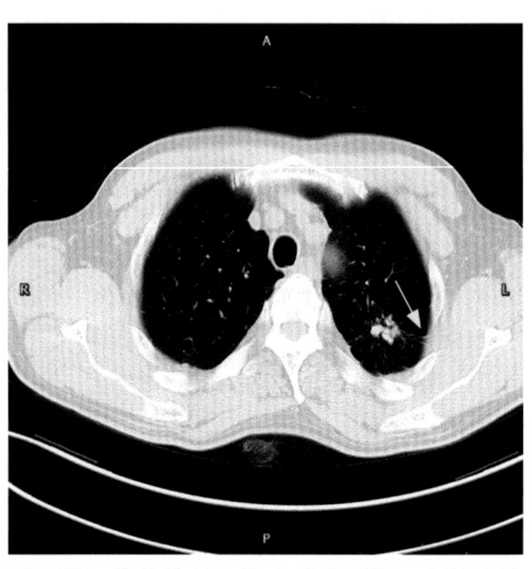

A. 左肺腺癌，病灶位于左肺上叶尖后段，病灶有分叶，邻近胸膜可见牵拉（箭头所示）

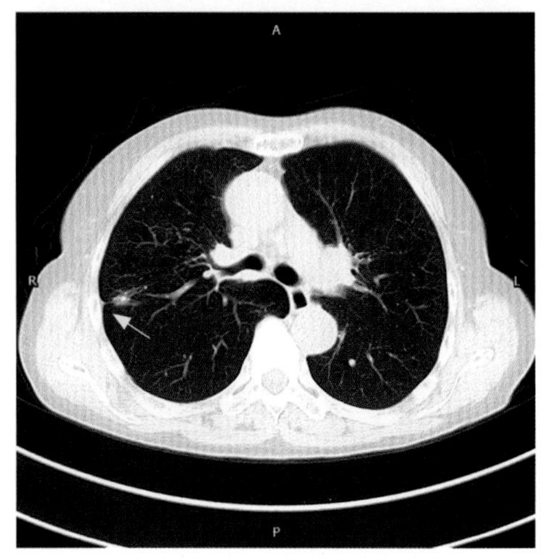

B. 右肺腺癌，CT 肺窗可见牵拉胸膜，幕状突起

图 2-4-7 胸膜牵拉

（2）CT 平扫表现为高密度病变，边界清楚锐利（图 2-4-10）。注意观察钙化征象时一定要

从胸部 CT 平扫纵隔窗观察，强化后由于正常组织或者病变组织可能有强化，有时候无法分辨是钙化还是强化。

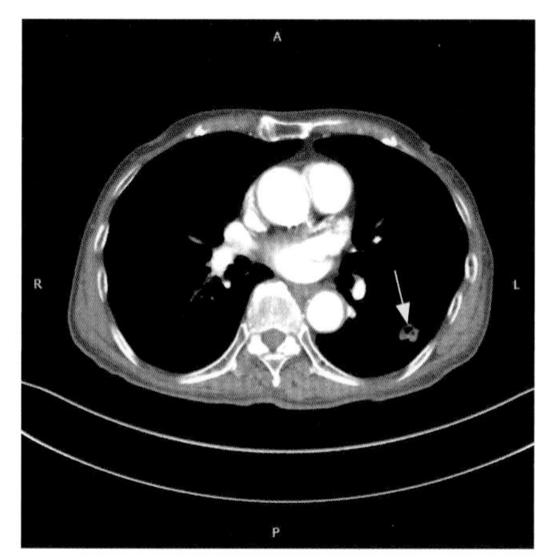

A. 左肺空洞，厚壁，不规则

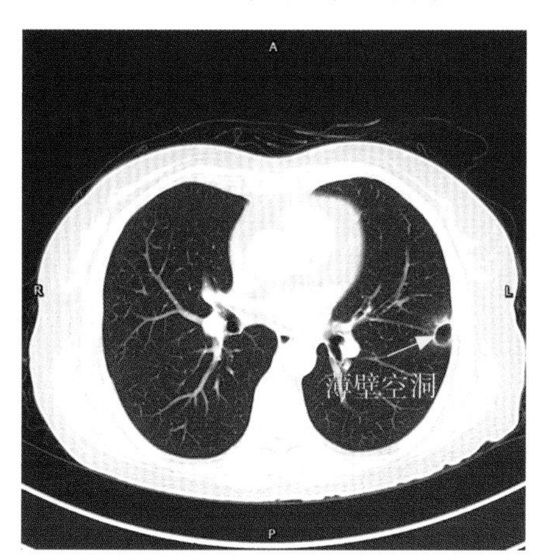

B. 左肺近胸膜薄壁空洞

图 2-4-8　空洞

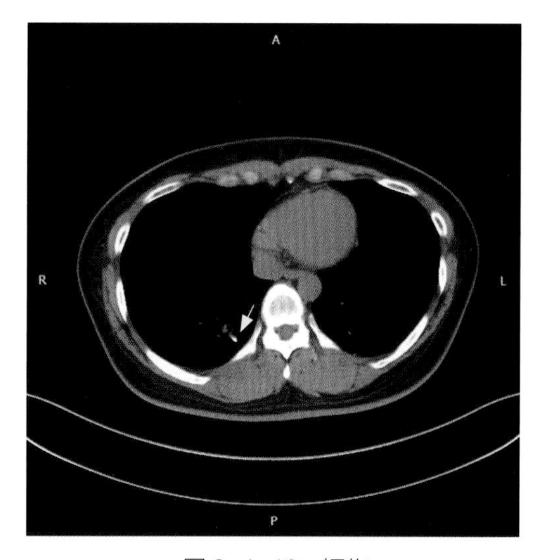

图 2-4-10　钙化

CT 平扫纵隔窗显示右肺软组织病变内可见高密度灶，边界清楚

（二）胸膜基本病变

1. 胸腔积液

（1）导致胸腔积液的原因很多，包括肺和胸膜的炎症、结核、外伤、肿瘤，以及心、肾等重要器官功能不全等。

（2）胸腔积液 CT 表现为胸腔内弧形液体密度影，CT 值接近水的密度（图 2-4-11）。

2. 气胸和液气胸　微创介入操作损伤脏层胸膜时可引起液气胸（图 2-4-12）。患者会出现胸闷、憋气等不适。

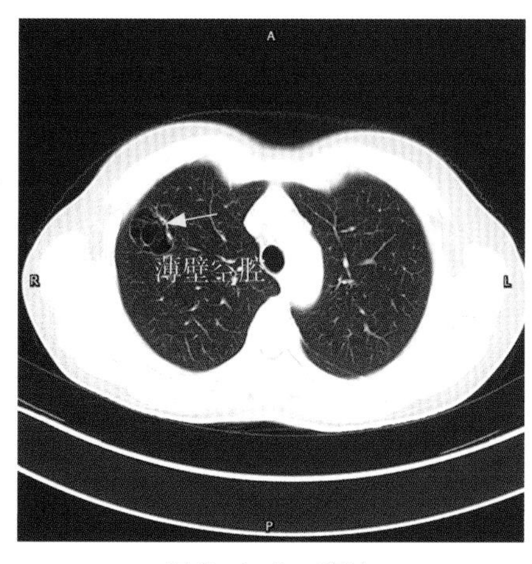

图 2-4-9　空腔

右肺上叶含气空腔，内未见肺纹理走行

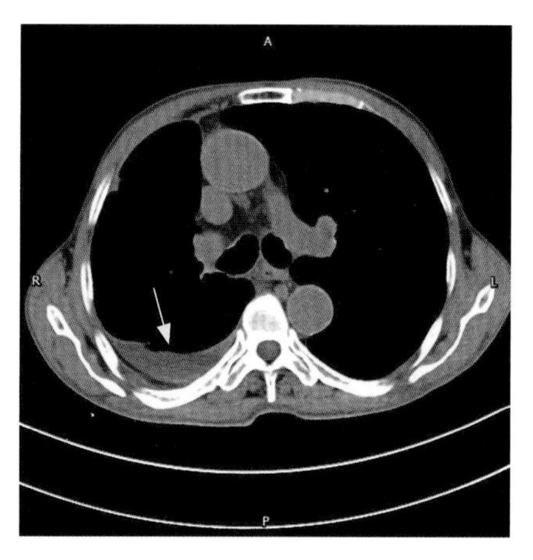

图 2-4-11　右侧胸腔积液

从纵隔窗观察，表现为胸腔内弧形低密度影

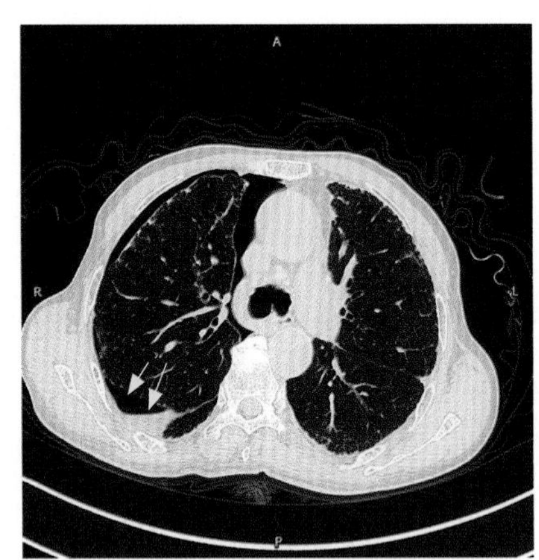

图 2-4-12 右侧液气胸

右侧胸腔内可见气体影，同时可见气液平面（箭头所示），提示液气胸

3. 胸膜增厚、粘连、钙化

（1）多见于胸膜炎、结核、胸膜损伤、胸膜肿瘤等。

（2）CT 表现为沿胸壁的带状软组织影，厚薄不均匀，表面不光滑。

（3）胸膜钙化时增厚的胸膜多呈点状、带状或块状的高密度影，其CT值接近于骨骼CT值（图 2-4-13）。

4. 胸膜肿块 CT 检查对于胸膜肿块敏感，表现为胸膜结节状、半球形或不规则的肿块影，多见于胸膜间皮瘤、转移瘤和肉瘤，多合并胸腔积液（图 2-4-14）。

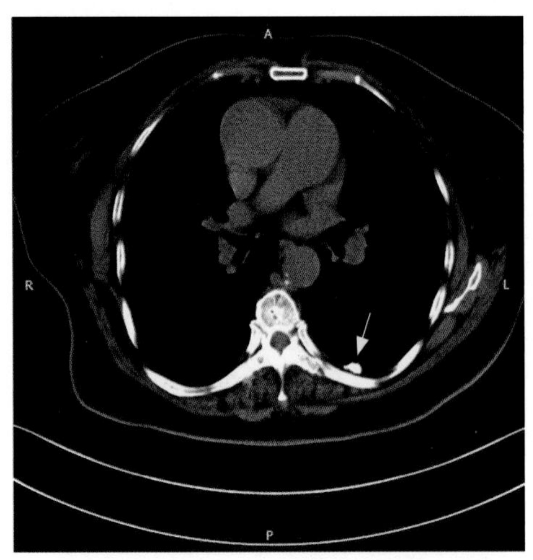

图 2-4-13 左侧胸膜钙化

CT 平扫可见不规则高密度灶（箭头所示）

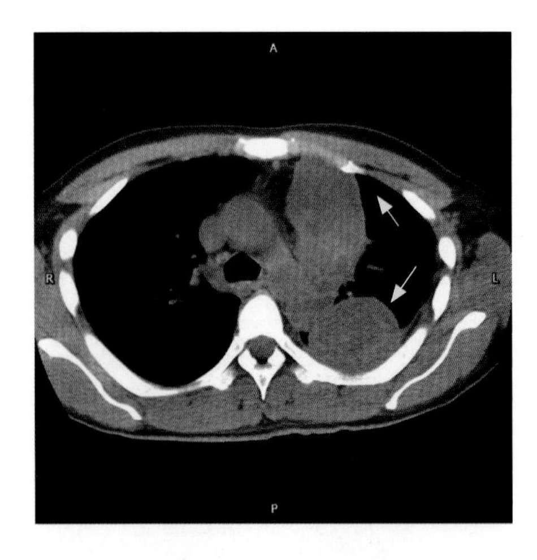

图 2-4-14 胸膜间皮瘤

CT 扫描示左侧胸膜圆形软组织肿块，伴有同侧少量胸腔积液

（三）纵隔病变

对于纵隔病变，CT 和 MRI 可提供丰富的诊断信息，尤其是 CT 增强扫描，往往可清晰显示病灶的位置、大小、形态、密度，从而判断病变的性质。

六、胸部常见疾病的 CT 表现

（一）肺部炎症

1. 支气管扩张

（1）典型的临床表现为咳嗽、咳痰、咯血、胸痛。

（2）CT 是支气管扩张的首选检查方法。诊断标准如下。

1）某一个支气管的远端大于或等于近端。

2）胸壁下 1 cm 见到支气管。

3）支气管内径超过伴行肺动脉的 1.5 倍（印戒征）（图 2-4-15）。

满足以上三条中一条即可诊断为支气管扩张，有囊状扩张、柱状扩张和混合型扩张三种表现。

2. 肺炎

（1）大叶性肺炎：CT 表现为肺内大片片状密实影，内可见空气支气管征（图 2-4-16）。

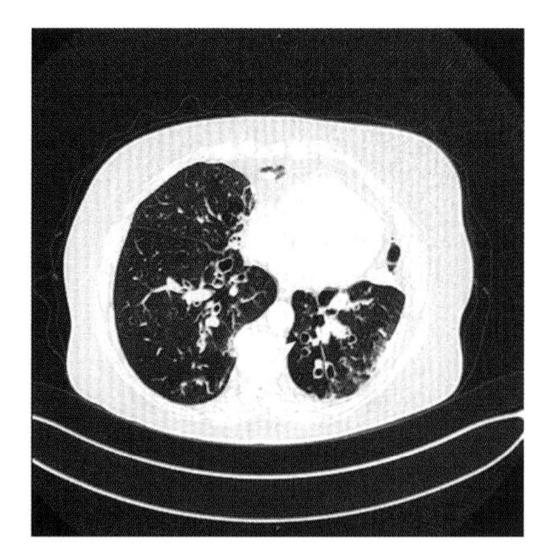

图 2-4-15　支气管扩张
CT 平扫肺窗显示支气管远端扩张，超过伴行血管的 1.5 倍，呈现印戒征

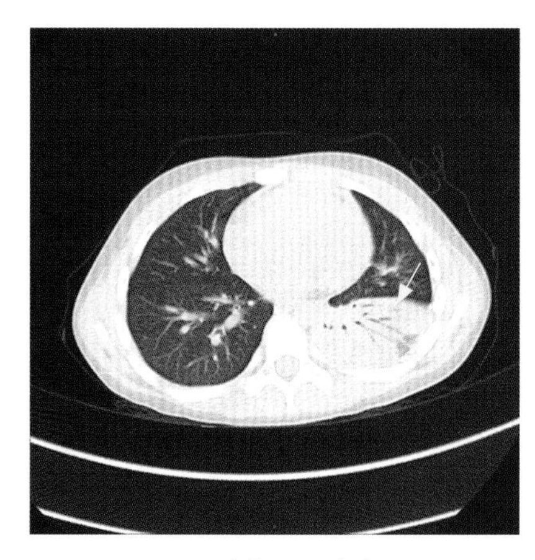

A. 胸部 CT 肺窗
左肺大片密实影，呈肺实变，内可见空气支气管征

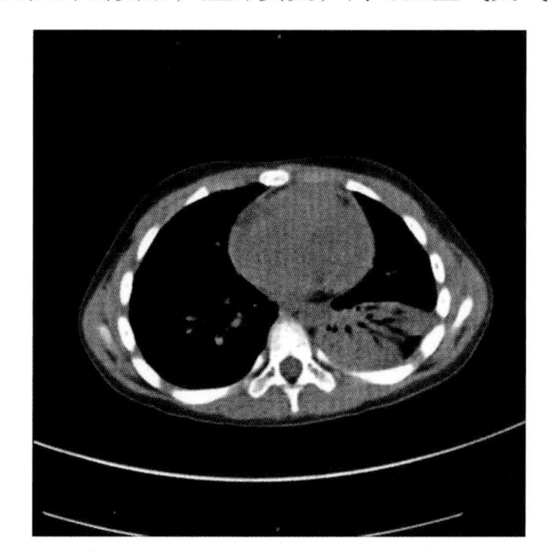

B. 胸部 CT 纵隔窗
进一步显示病变的形状、密度及其内部成分

图 2-4-16　大叶性肺炎

（2）支气管肺炎（图 2-4-17）：

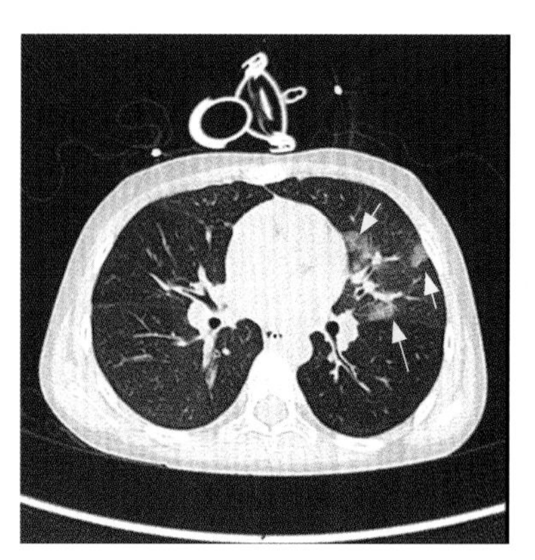

图 2-4-17　支气管肺炎
左肺可见散在大小不等的片状、结节状阴影，边缘模糊

（3）肺脓肿：患者无明显诱因出现高热，伴咳嗽、咳痰，行胸部 CT 扫描显示右肺下叶脓肿，内可见液平面（图 2-4-18，箭头所示），周边可见大片高密度影。厚壁空洞、液气平面，为特征性表现。

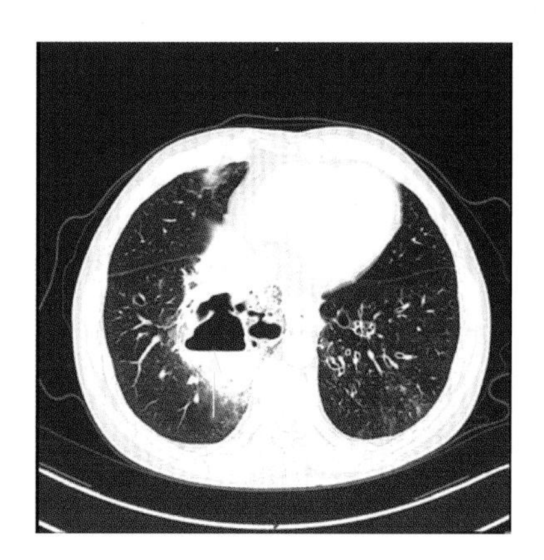

图 2-4-18　肺脓肿

3. 肺结核（图 2-4-19~ 图 2-4-21）　结核的好发部位为双肺上叶的尖后段和下叶的背段。纤维条索、胸腔积液、胸膜增厚、结节为结核性胸膜炎的常见 CT 表现。

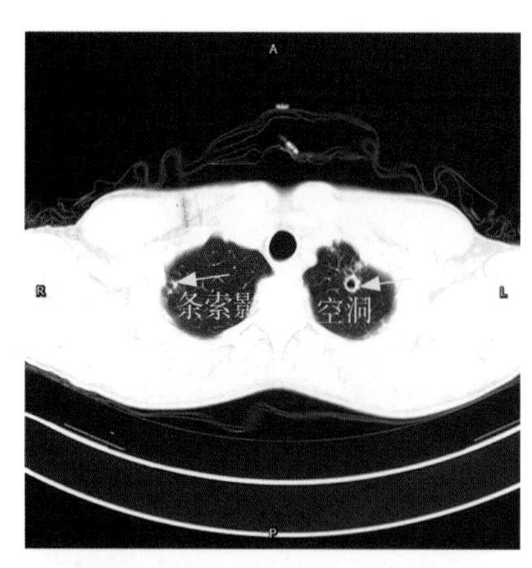

图 2-4-19 肺结核——空洞

左肺上叶前段可见空洞型肺结核，提示病变多处于活动期

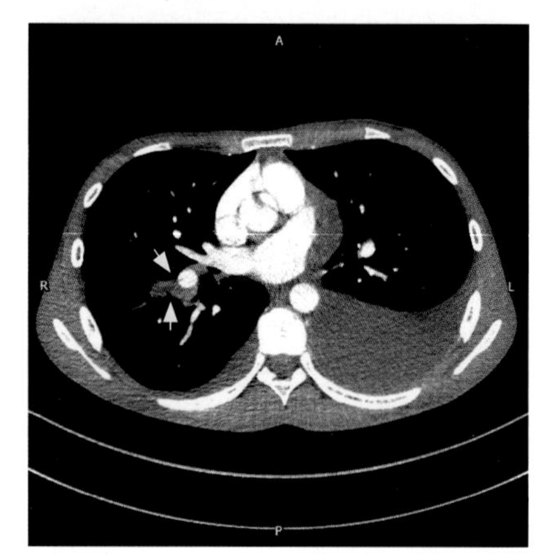

图 2-4-20 肺结核 CT 增强扫描

显示右肺门肿大淋巴结（箭头所示），双侧胸腔积液，左侧为著

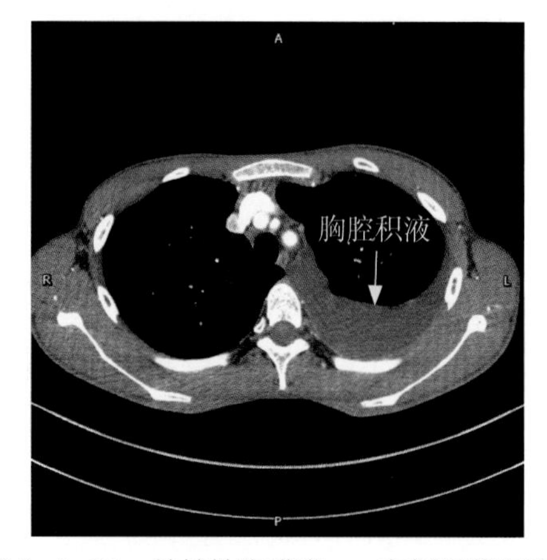

图 2-4-21 结核性胸膜炎——左侧胸腔积液

（二）肺部肿瘤

1. 肺癌

（1）肺癌是胸部最常见的恶性肿瘤，绝大多数来源于支气管黏膜或腺上皮。

（2）病理学可以分为鳞癌、腺癌、大细胞癌、小细胞癌。

（3）临床表现：

1）临床表现与肿瘤的部位、大小、类型、病程阶段、有无并发症或转移等密切相关。

2）局部症状可有咳嗽、咳痰、咯血、胸痛等。

3）全身症状可有发热、消瘦和恶病质。

4）侵犯胸膜时可有胸痛、胸腔积液。

（4）CT 表现无法确定肺癌的病理类型，仅按照病变的部位分为中央型肺癌、周围型肺癌及弥漫性肺癌。

1）中央型肺癌是指肺段支气管以上部位所原发的肺癌。CT 表现（图 2-4-22）：直接征象为支气管改变和肺门肿块。间接征象包括阻塞性肺炎、肺不张等。

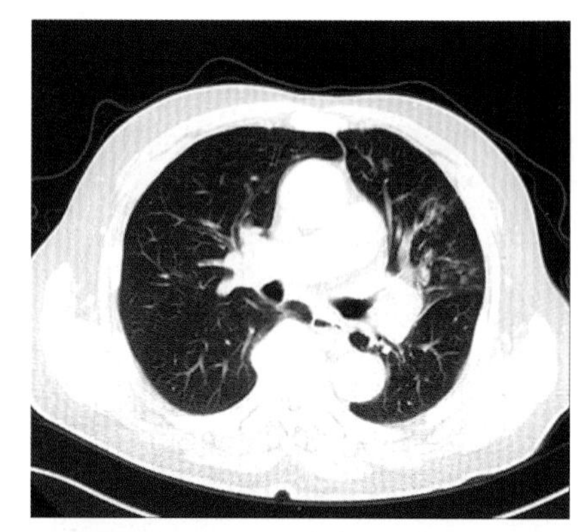

A. 肺窗

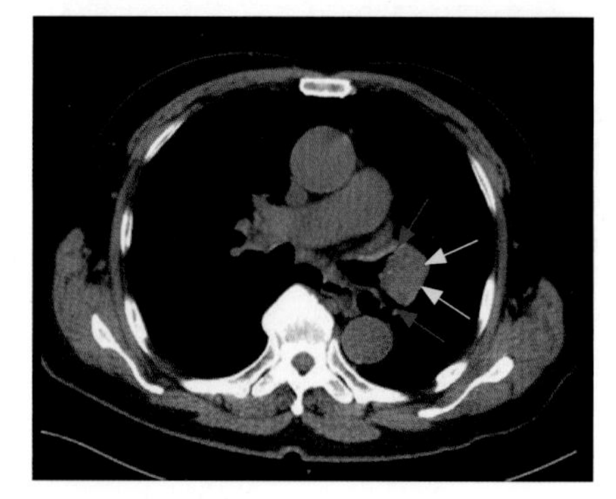

B. 纵隔窗更清晰显示病灶与周围气管的关系

图 2-4-22 中央型肺癌

2）周围型肺癌是指肺段支气管以下部位所原发的肺癌。CT 表现（图 2-4-23）：肺周边部结节或肿块，边界清楚，常有分叶，密度多均匀。

较大病灶可伴有坏死、空洞，洞壁不均匀，有壁结节。增强扫描后有强化。

患者以咳嗽、咳痰就诊，行胸部CT检查示左肺门近左侧支气管开口处肿块，远端可见阻塞性肺炎（A），纵隔窗更清晰显示病灶与周围气管的关系（B），黄色箭头所示为肿块；红色箭头所示为受挤压气管，导致阻塞性肺炎。

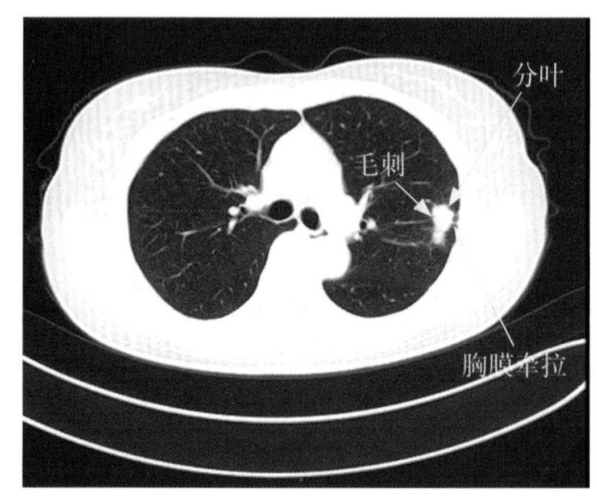

A. 左肺可见不规则肿块，可见分叶、毛刺及胸膜牵拉等表现

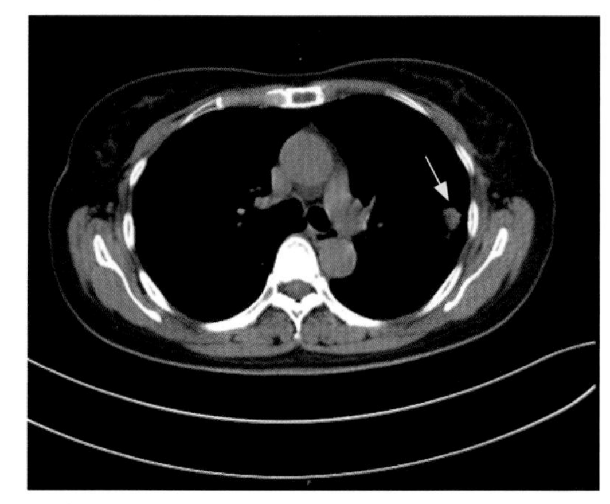

B. 纵隔窗进一步显示病变的形态及密度、有无钙化等信息

图2-4-23　周围型肺癌

2. 转移瘤　肺转移瘤的CT表现为肺内单发或多发的结节、肿块影，多为多发，以双肺中下野多见，大小多不等，边缘光滑（图2-4-24）。

3. 肺部良性肿瘤　肺部良性肿瘤主要有错构瘤、肺腺瘤、纤维瘤，以错构瘤常见。CT表现为肺内孤立性结节或肿块，边界清楚，轮廓光滑，很少分叶，瘤内可见点状、斑片状钙化和脂肪密度（图2-4-25）。

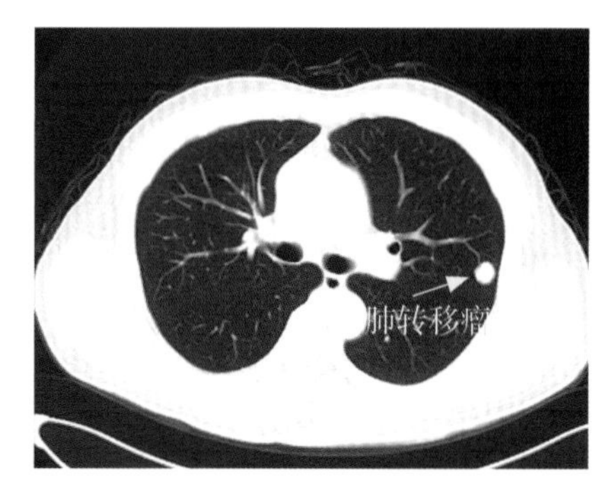

A. 左肺结节灶，呈类圆形，边界清楚

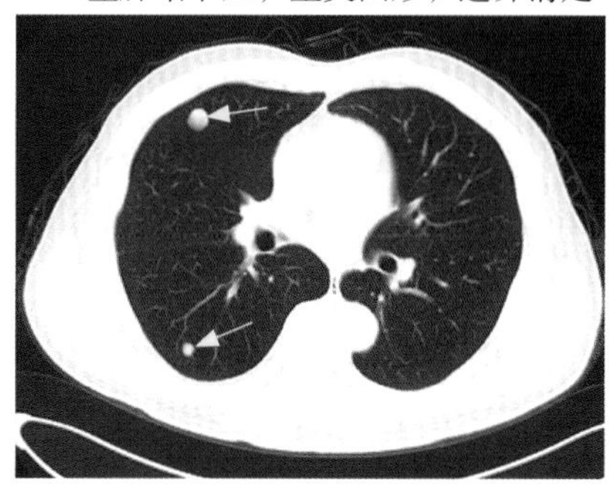

B. 右肺多发大小不等类圆形结节灶

图2-4-24　肾癌肺转移

肾癌患者，术后1年余，定期复查，发现肺内类圆形肿块，边界清楚，密度均匀

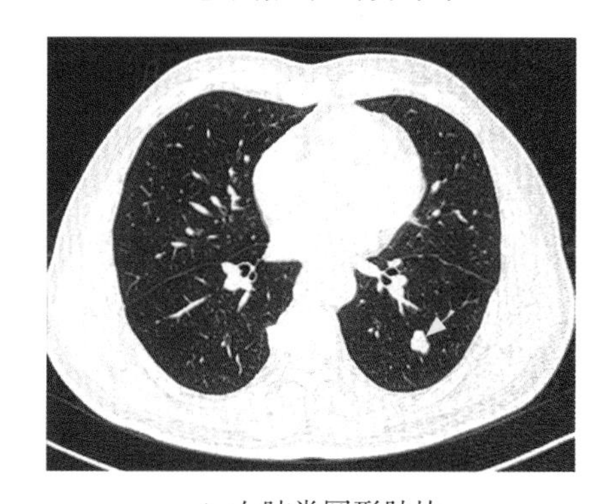

A. 左肺类圆形肿块

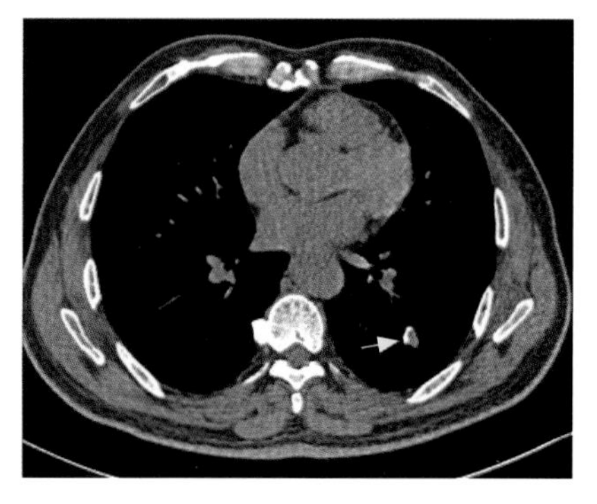

B. 纵隔窗显示病变内多发点状钙化，钙化的出现往往提示为良性改变，但不是绝对，部分肺癌患者也可以有钙化

图2-4-25　肺错构瘤

患者查体发现左肺占位，CT平扫肺窗显示病灶有浅分叶，纵隔窗显示病灶内钙化。钙化的出现往往提示为良性改变，但不是绝对，部分肺癌患者也可以有钙化

七、纵隔常见疾病的 CT 表现

（一）胸内甲状腺

病变多位于前上纵隔，肿块与颈部的甲状腺相连。一般密度接近或略高于胸壁肌肉的密度，增强后早期就有明显强化，延迟扫描仍有明显增强表现。可伴有囊变、钙化。病变较大者可见周围结构受压。

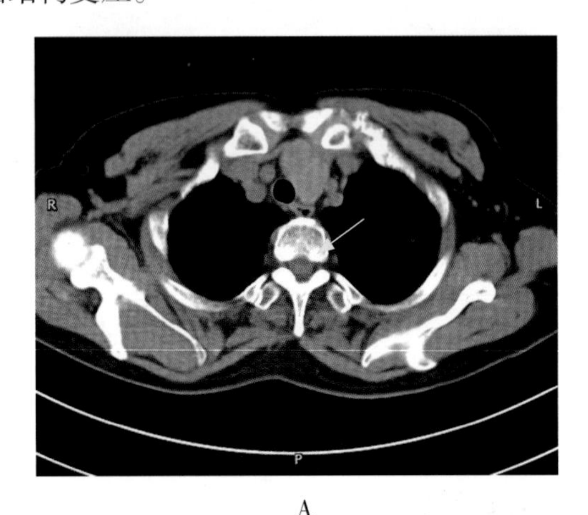

A

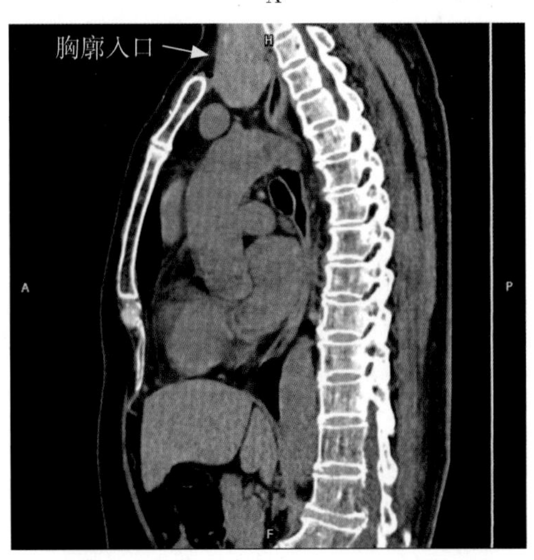

B

图 2-4-26　胸内甲状腺

患者，女，62 岁，因胸部结节行 CT 扫描发现前纵隔占位，符合胸腺瘤表现。同时左侧甲状腺肿大，向下延伸至胸腔内（A）。三维重建可清晰显示增大的甲状腺的形态和位置（B）

（二）胸腺瘤

CT 平扫病变呈软组织密度，边界清楚，形态规则，密度均匀；增强扫描后，病灶呈轻度均匀强化（图 2-4-27）。

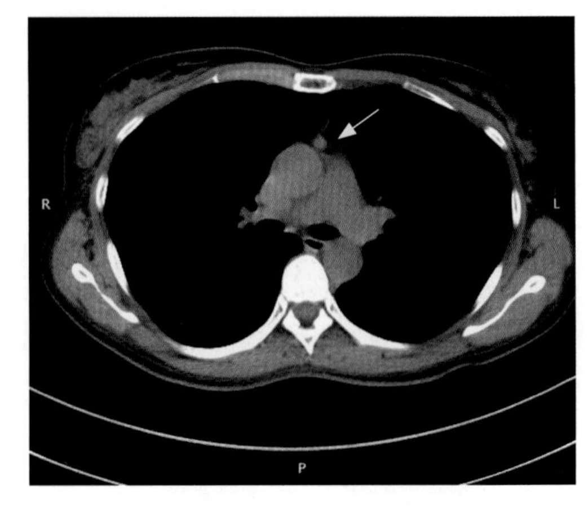

A.CT 平扫显示前纵隔类圆形肿块，呈软组织密度，边界清楚，形态规则，密度均匀

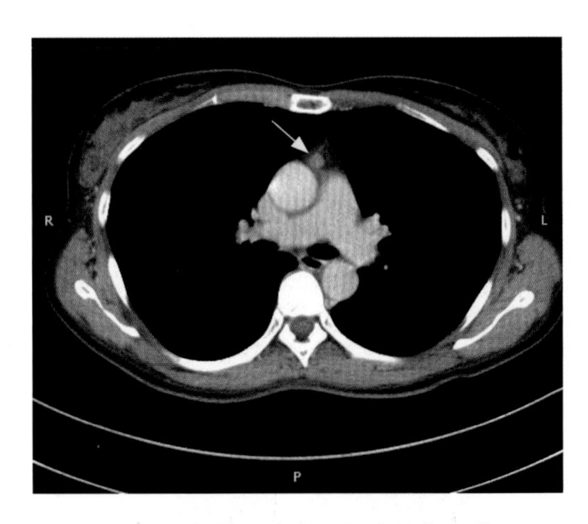

B. 增强扫描后病灶呈轻度均匀强化

图 2-4-27　胸腺瘤

（三）畸胎类肿瘤

病变绝大多数位于前中纵隔。典型的畸胎瘤内可见液体、软组织、脂肪或钙化、骨化成分（图 2-4-28）。

（四）淋巴瘤

肿大淋巴结多非对称分布于中上纵隔，可融合成团，也可分散存在，融合成团的多包绕血管，增强扫描轻到中度强化（图 2-4-29）。

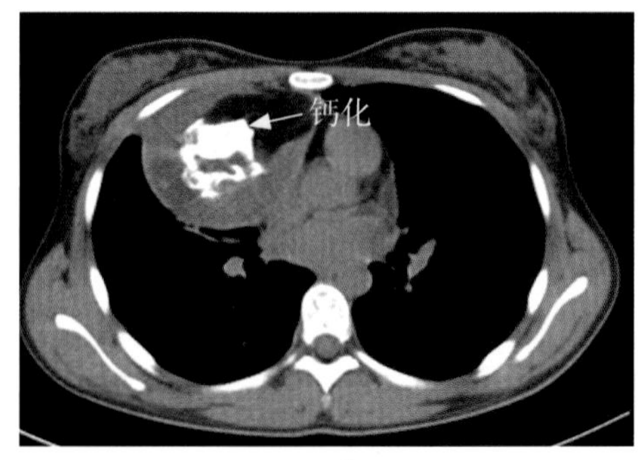

A.CT 平扫

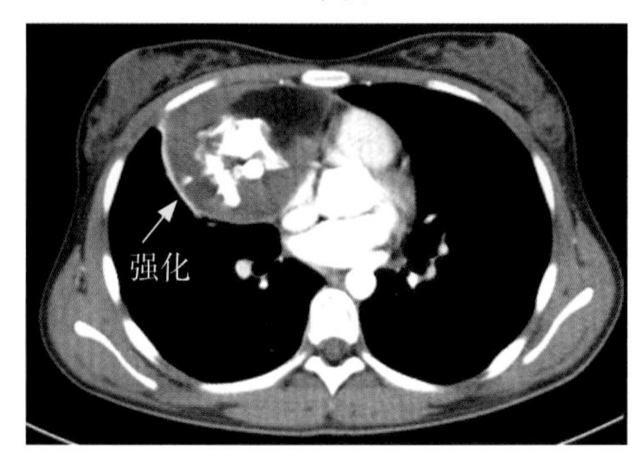

B. 增强扫描

图 2-4-28　畸胎瘤

患者，女，前纵隔占位，内密度不均，可见钙化及囊变（A）。增强扫描壁强化，病灶内未见明显强化（B）

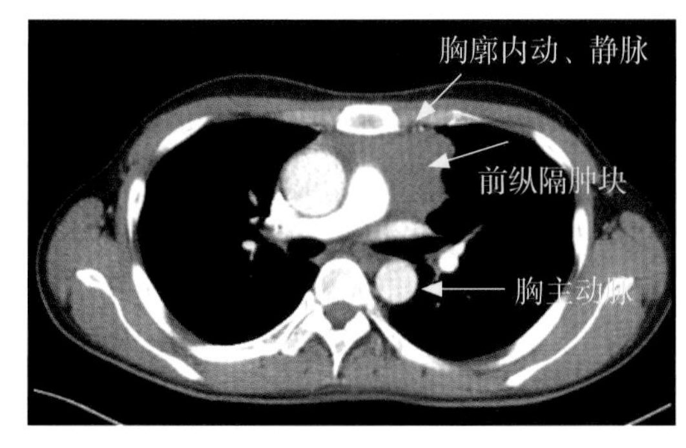

图 2-4-29　淋巴瘤

前纵隔占位，呈软组织密度，密度均匀，包绕血管。与小细胞肺癌、转移性纵隔淋巴结难以区分。行影像引导下穿刺活检诊断为淋巴瘤

（五）神经源性肿瘤

病变多位于脊柱旁，圆形或椭圆形，多为软组织密度，CT 值 30~50 HU。增强扫描均匀或不均匀强化。良性肿瘤边界清楚，边缘光滑。恶性肿瘤体积较大，密度不均，边缘毛糙。肋骨和胸椎表现为压迫性侵蚀多见于良性肿瘤，不规则溶骨性破坏多见于恶性肿瘤，两者都可以引起后背部疼痛不适。

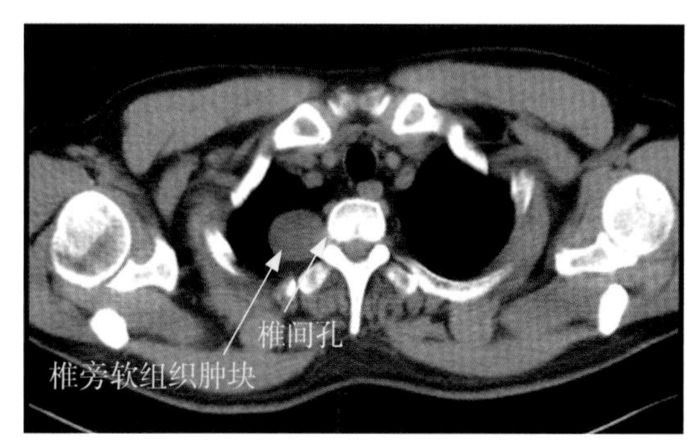

图 2-4-30　神经源性肿瘤

椎间孔右侧可见圆形软组织肿块，边界清楚，密度均匀

八、腹部常见疾病的 CT 表现

（一）急腹症

1. 肠梗阻　患者因腹痛伴恶心、呕吐就诊，立位腹部 X 线平片显示腹部肠管轻度扩张，内可见多个“阶梯状”液平面（图 2-4-31A，箭头所示），诊断为肠梗阻。腹部 CT 扫描尝试寻找梗阻的部位和原因，如肿瘤等（图 2-4-31B）。

2. 消化道穿孔　患者突发剧烈腹痛，临床考虑肠穿孔。首选立位腹部平片 X 线检查，显示膈下游离气体（图 2-4-32A，箭头所示），消化道穿孔诊断明确，但诊断位置及原因不明。行

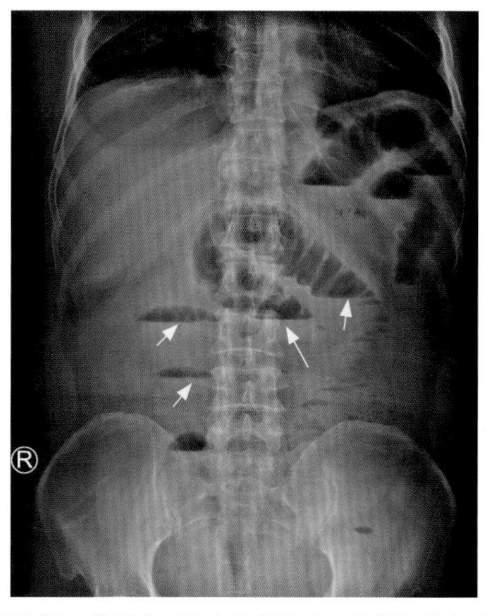

A. 立位腹部 X 线平片显示中腹部及左上腹部肠管扩张，内可见气液平面，呈阶梯状改变

图 2-4-31　肠梗阻

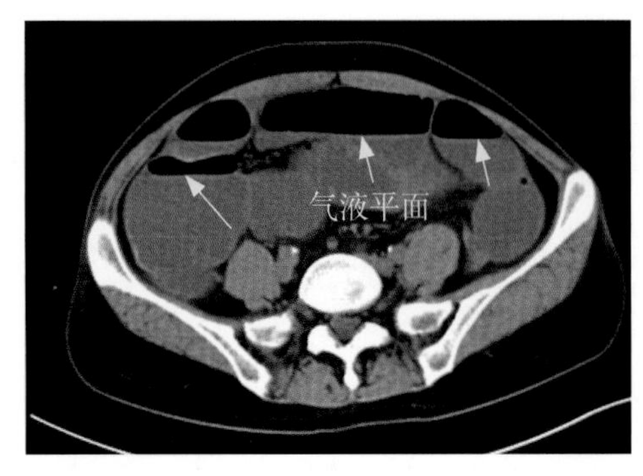

B. 腹部 CT 检查显示肠管明显扩张，内可见气液平面

图 2-4-31 肠梗阻（续）

CT 扫描时可显示点状的气体影（图 2-4-32B，箭头所示）。

3. 胆石症与胆囊炎 胆石症 CT 平扫发现高密度类圆形结节影，边界清楚，密度均匀（图 2-4-33）。结石在 CT 影像中并不一定都表现为高密度，根据结石成分的不同可表现为等密度、

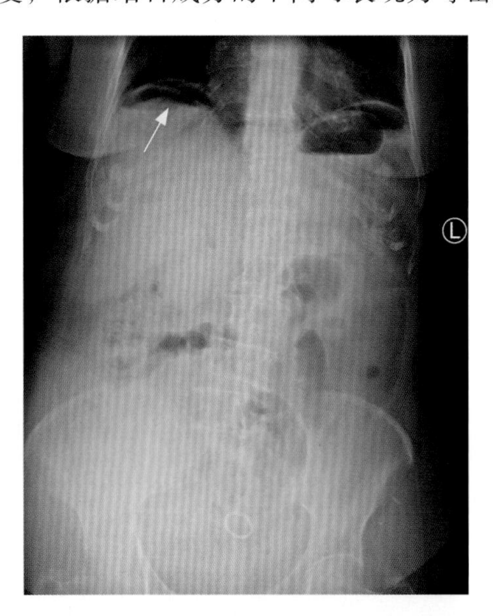

A. 立位腹部 X 线平片

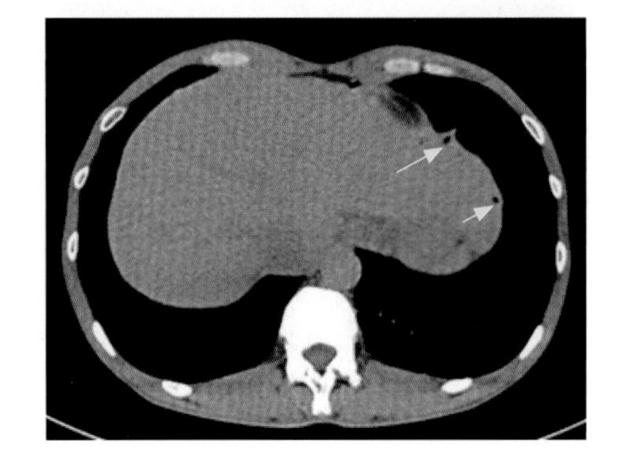

B.CT 显示膈下点状的气体影

图 2-4-32 肠穿孔

高密度等。胆石症往往同时伴有胆囊炎，患者表现为右上腹及后背部不适等。CT 增强扫描显示胆囊壁增厚、强化（图 2-4-34），为胆囊炎的 CT 强化表现。

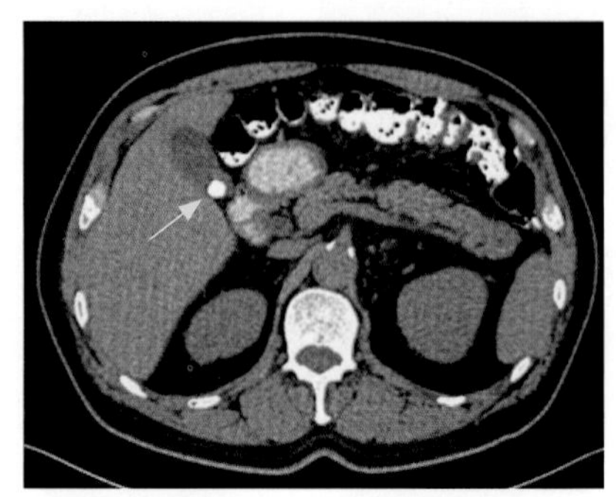

图 2-4-33 胆石症

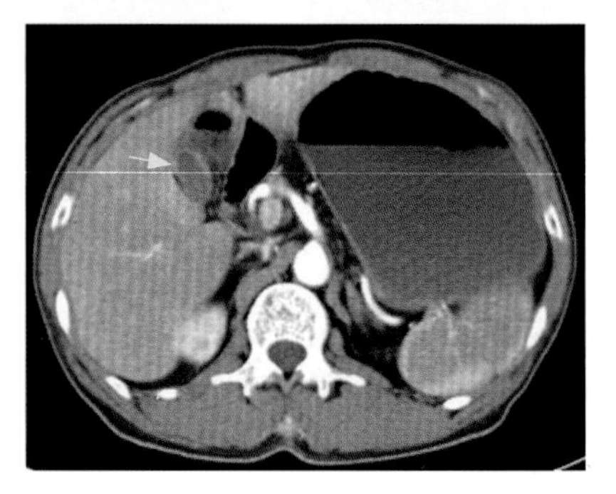

图 2-4-34 胆囊炎

（二）常见良性病变

1. 肝脓肿 患者无明显诱因出现高热，伴右上腹部疼痛，超声检查示肝占位，病变性质不确定。行腹部 CT 平扫进一步检查，显示肝右叶低密度灶，边界欠清（图 2-4-35A，箭头所示），单纯 CT 平扫能隐约显示病变，但无法清晰显示病变的边界、内部结构等细节。故进一步行增强扫描，显示肝右叶明显低密度灶，表现为不均匀低密度灶，壁似有轻度强化（图 2-4-35B，箭头所示）。肝脓肿早期由于病灶内未完全液化，往往不能显示典型的气液平面，平扫和增强扫描类似于软组织肿块表现。

2. 肝海绵状血管瘤 患者查体行超声检查时发现肝内多发占位，性质待定。行腹部 CT 进一步检查，平扫示病灶呈低密度（图 2-4-36A，箭头所示）。增强扫描后动脉期周边强化，延迟扫

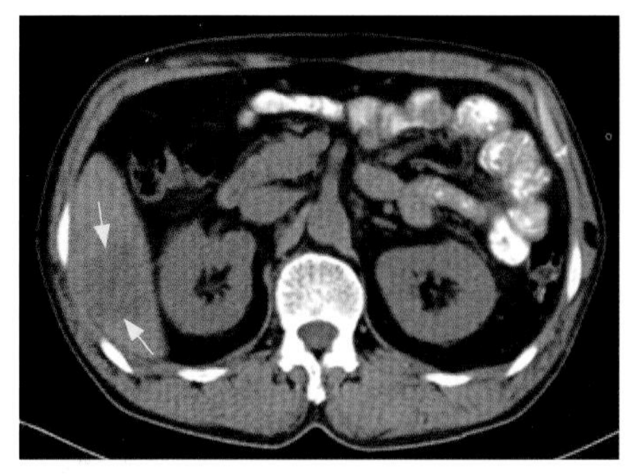

A. 肝脓肿 CT 平扫

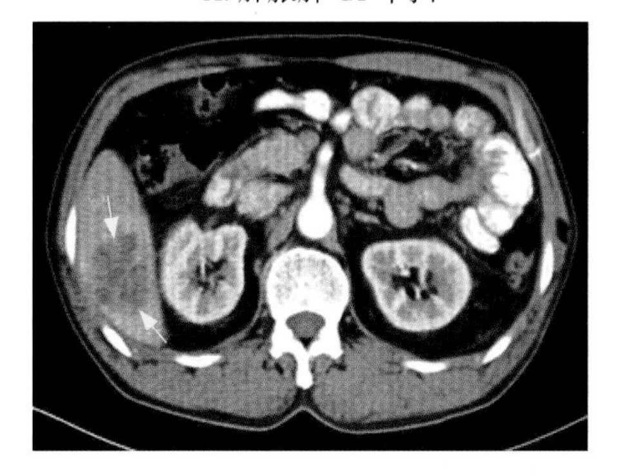

B. 肝脓肿 CT 增强扫描

图 2-4-35 肝脓肿

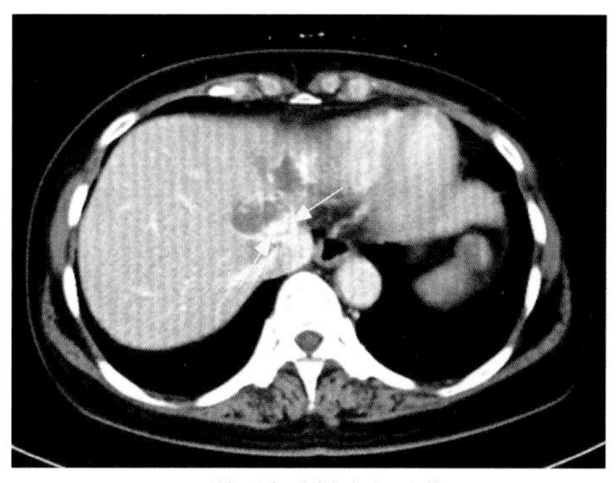

B. 增强扫描周边强化

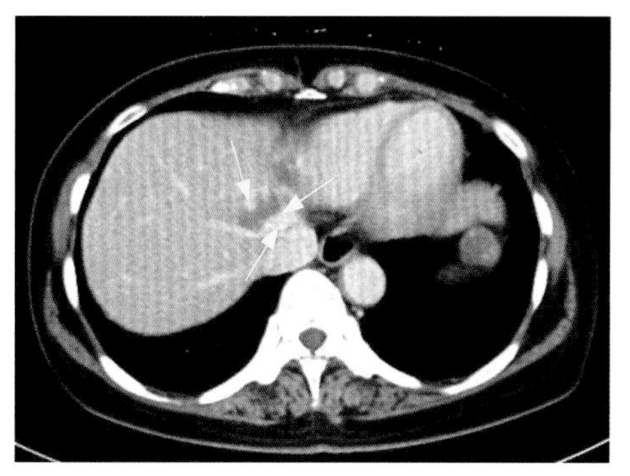

C. 延迟扫描病灶逐渐“向心性”强化

图 2-4-36 肝海绵状血管瘤

描呈渐进性强化（图 2-4-36B、C 所示），直至造影剂充填病变。这是血管瘤的典型表现，强化特点类似于“农村包围城市”。血管瘤多不需要处理，随访观察即可。体积较大时可采用介入栓塞、外科手术或者局部消融等治疗。

3. 急性胰腺炎　患者突发上腹部剧烈疼痛，以急腹症急诊就诊，行超声检查发现胰腺体积增大，考虑胰腺炎，行腹部 CT 平扫示胰腺弥漫肿大，形态不规则，密度不均性减低（图 2-4-37A，箭头所示）。增强扫描后动脉期胰腺明显强化，周围脂肪间隙消失，边缘尚清晰（图 2-4-37B、C），邻近肾前筋膜及肾周筋膜增厚。

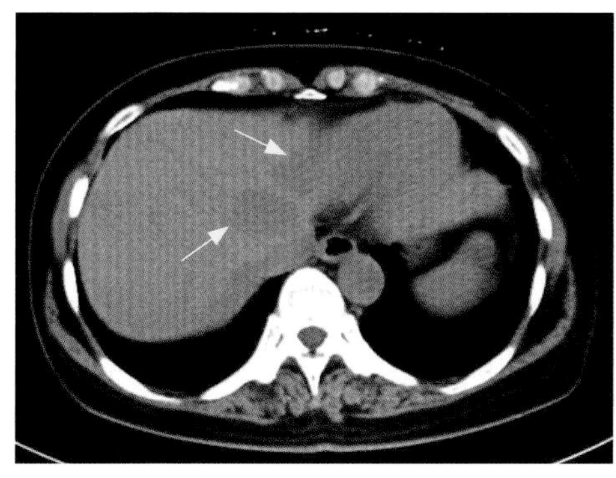

A.CT 平扫呈低密度灶

4. 慢性胰腺炎　慢性胰腺炎患者 CT 平扫显示胰腺萎缩，体积减小，沿胰管走行可见多发钙化，内可见假囊肿形成（图 2-4-38A）。增强扫描显示假囊肿更加清晰（图 2-4-38B）。

5. 脾脏血管瘤　脾脏血管瘤 CT 平扫未见明显异常，病灶表现为等密度（图 2-4-39A），增强扫描后病灶动脉期周边结节状强化（图 2-4-39B），延迟期造影剂逐渐向中心填充，最后呈等密度（图 2-4-39C）。

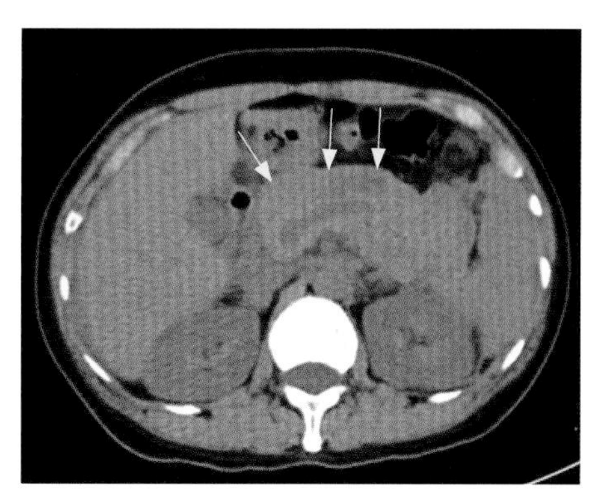

A.CT 平扫示胰腺体积弥漫性增大，胰管扩张

图 2-4-37 急性胰腺炎

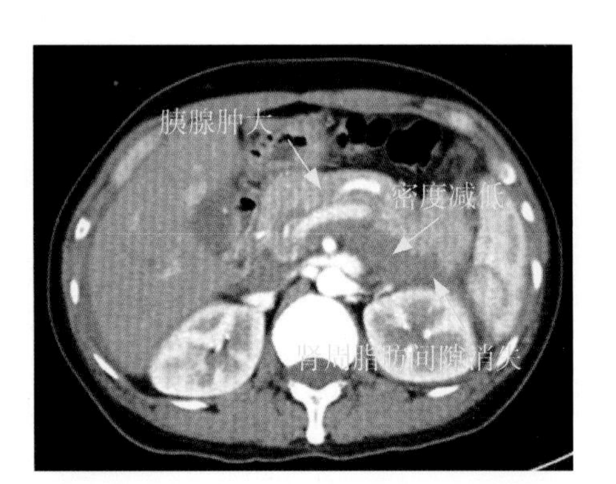

B. 增强扫描动脉期显示胰腺体积增大，明显强化，周边可见低密度区域，左侧肾周脂肪间隙消失

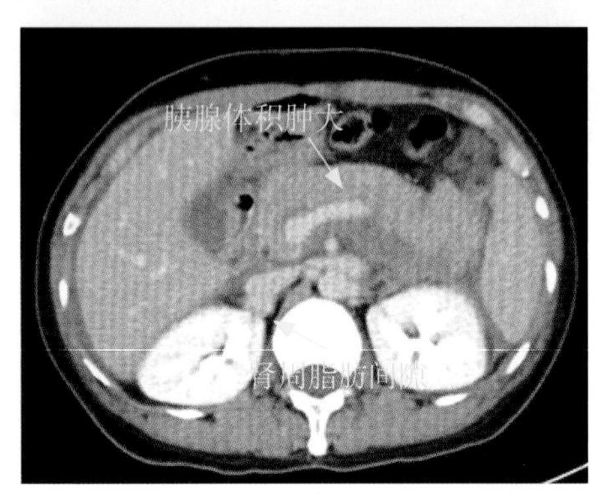

C. 增强扫描延迟期胰腺密度逐渐下降，形态肿大，右侧肾周可见少许正常脂肪间隙

图 2-4-37 急性胰腺炎（续）

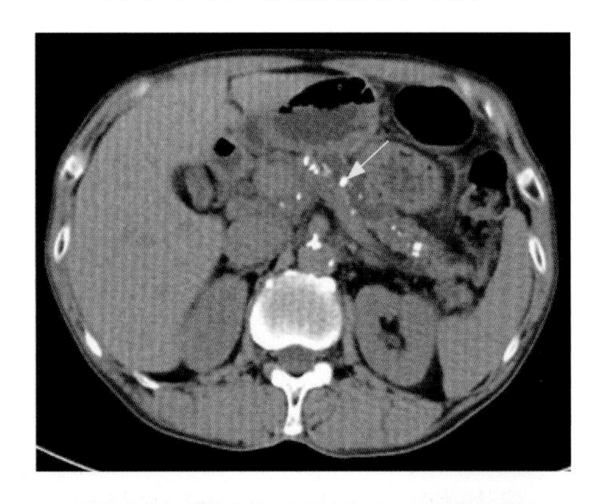

A.CT 平扫胰腺体积缩小，见多发钙化

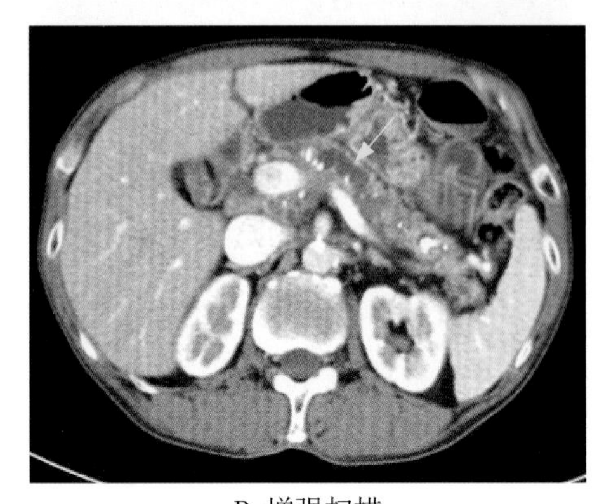

B. 增强扫描

图 2-4-38 慢性胰腺炎

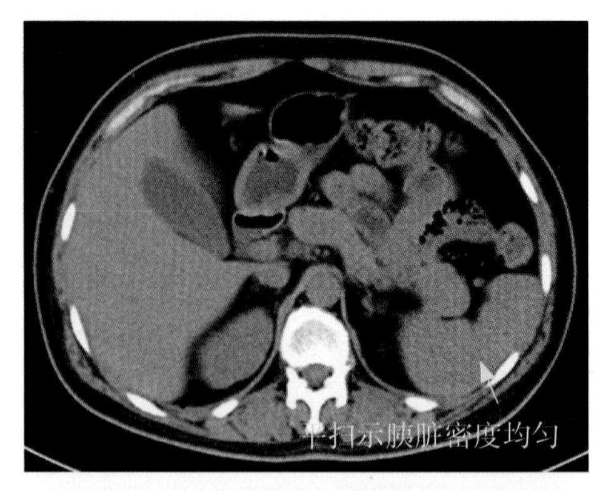

A. 平扫不易显示

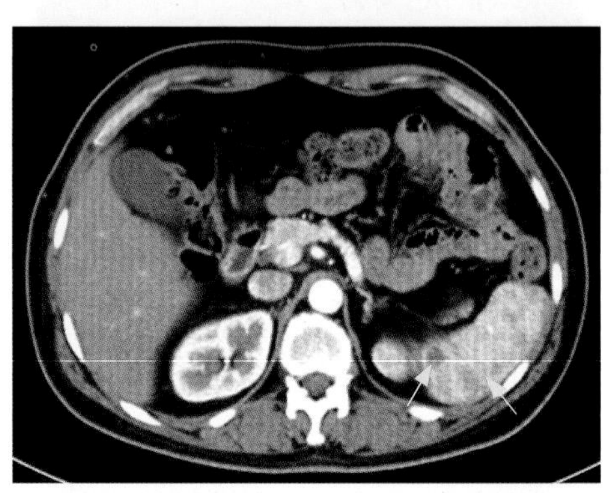

B. 增强扫描，动脉期脾脏强化明显，血管瘤相对低密度

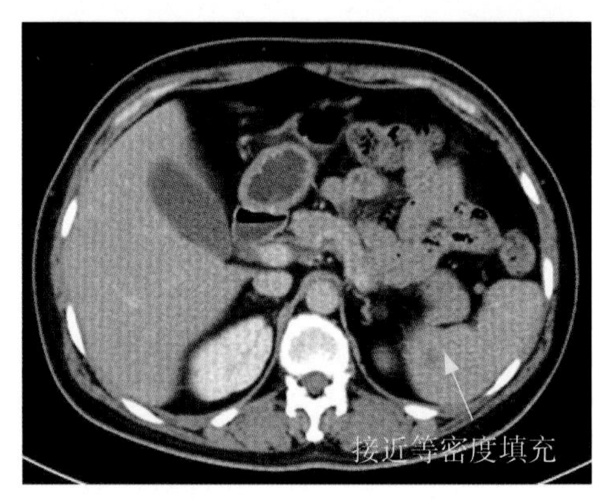

C. 延迟扫描，血管瘤等密度填充

图 2-4-39 脾脏血管瘤

（三）常见恶性肿瘤

1. 原发性肝癌 患者，男，慢性乙型肝炎病史 30 余年，实验室检查甲胎蛋白及癌胚抗原升高。行腹部 CT 检查，平扫示肝右叶低密度灶（图 2-4-40A，箭头所示）。增强扫描后动脉期（图 2-4-40B，黄色粗箭头所示腹主动脉呈高密度，提示为动脉期）造影剂快速进入病灶内，明显强化，呈现高密度改变（图 2-4-40B，红色细箭头所示）；门静脉期扫描，造影剂迅速

从病灶内廓清，呈现低密度改变（图 2-4-40C，红箭头所示），呈现为“快进快出”的典型肝癌的强化方式。

肝癌的 CT 表现要掌握。当中晚期的患者或肝癌侵犯腹壁的时候，患者会出现肝区疼痛。对待腹部疼痛的患者，尤其是有肝炎病史者，要结合实验室甲胎蛋白、腹部强化 CT 等检查，明确疼痛原因。

2. 肝转移瘤　患者，老年男性，胰腺癌术后，CT 平扫发现肝内多发大小不等的圆形低密度灶（图 2-4-41A），边界尚清。增强扫描后动脉期显示病灶强化不明显，门静脉期周边强化，中心低密度（图 2-4-41B、C）。

3. 胰腺癌　胰腺癌号称癌中之王，不仅是因为胰腺周围紧邻重要大血管、神经及重要脏器，且对放疗、化疗不敏感，更因为胰腺癌容易侵犯

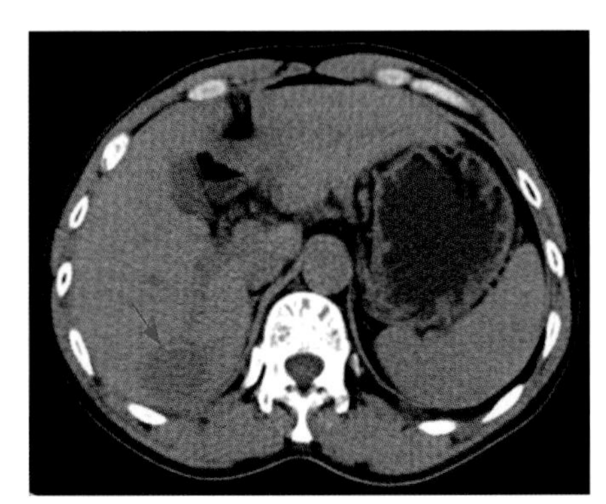

A.CT 平扫低密度灶

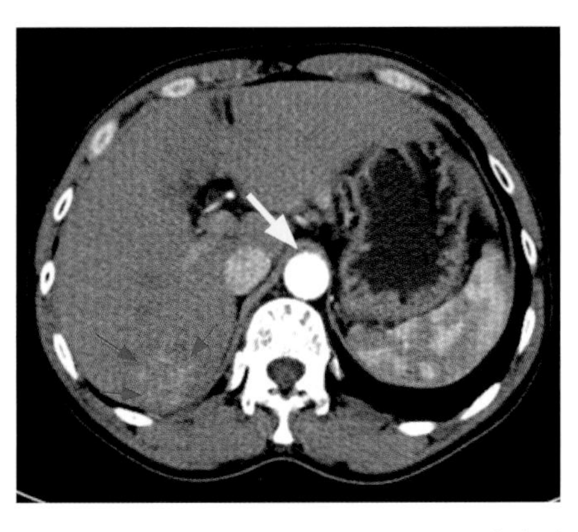

B. 增强扫描后动脉期病灶明显强化，呈现高密度改变

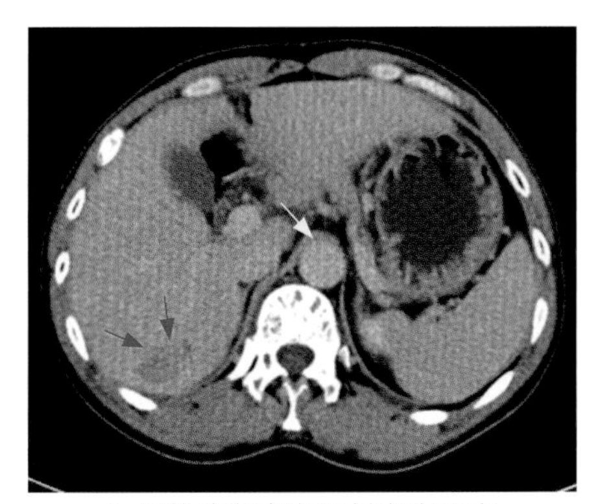

C. 门静脉期病变呈低密度改变

图 2-4-40　原发性肝癌

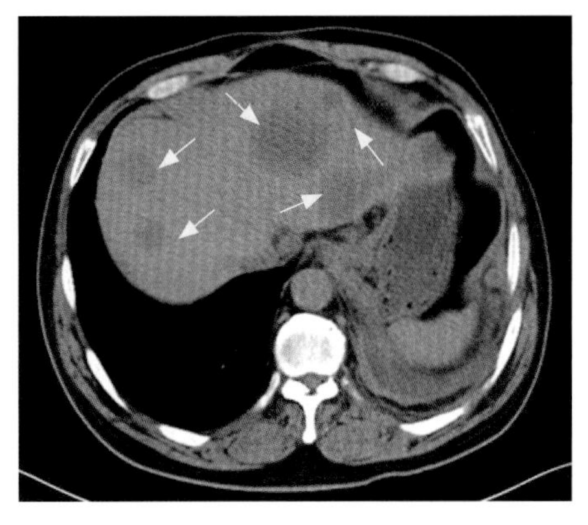

A.CT 平扫肝脏多发低密度灶

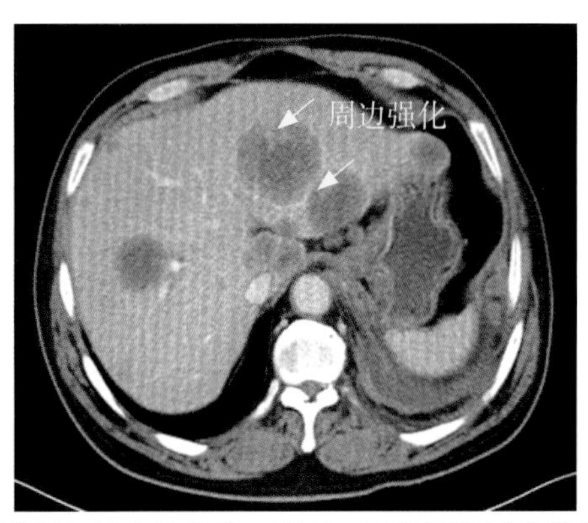

B. 增强扫描病灶强化不明显，门静脉期周边强化

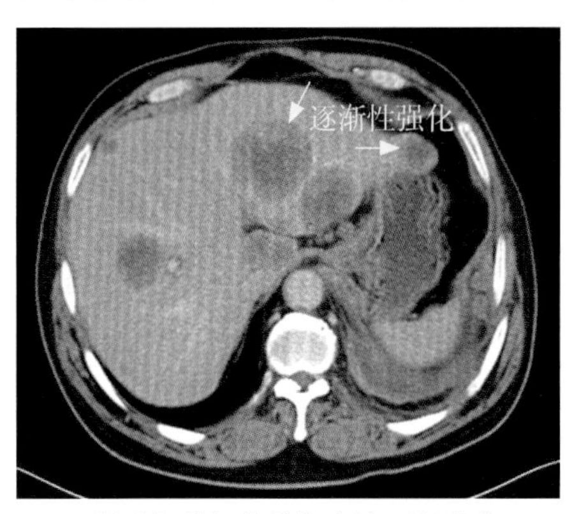

C. 增强扫描门静脉期病灶逐渐强化

图 2-4-41　肝转移瘤

腹腔神经丛，导致患者疼痛剧烈，口服止痛药物后导致的胃肠道反应更进一步影响了患者的生存质量。

CT 平扫胰腺癌呈等低密度，不易观察（图 2-4-42A）。胰腺癌为乏血供肿瘤，增强扫描时胰腺肿块强化低于周围正常的胰腺组织（图 2-4-42B）。因病灶位于胰头部，伴有胰管扩张（图 2-4-42C）。

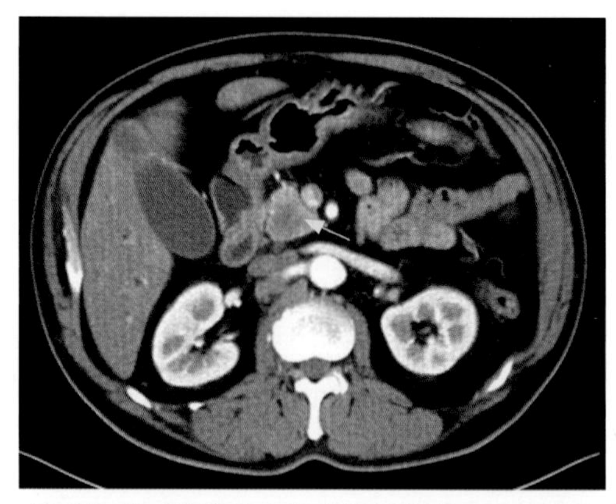

B. 增强扫描后肿块呈乏血供的低密度，与强化的胰腺形成鲜明对比，利于显示病变

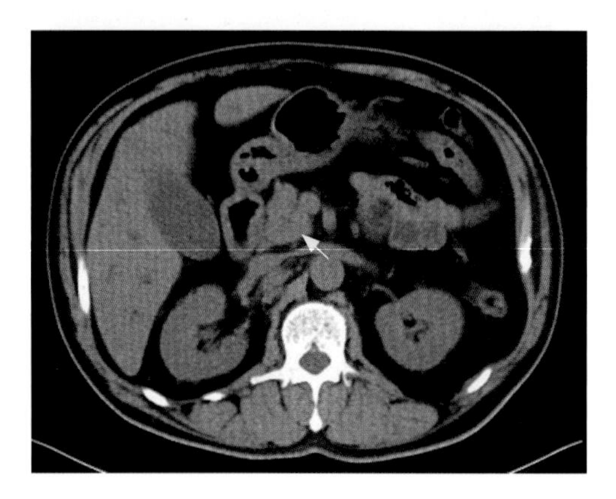

A.CT 平扫显示胰头占位，呈低密度，与周围结构显示不清

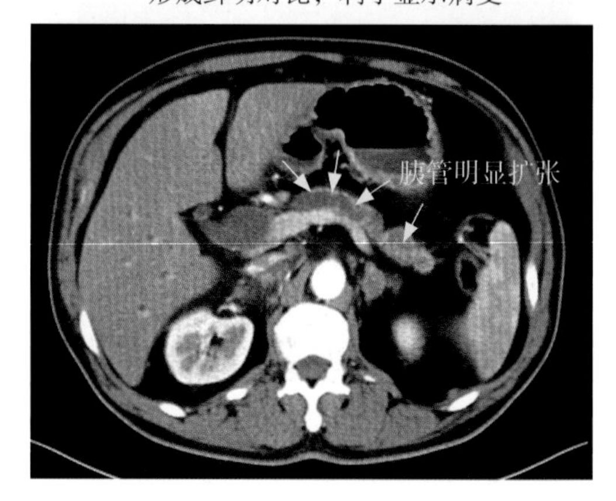

C. 胰管明显扩张

图 2-4-42 胰腺癌

第五节 PET/CT

PET/CT（positron emission tomography/computed tomography）即正电子发射断层显像 / 计算机断层显像。

PET 是利用正电子发射体放射性核素为示踪剂，标记糖类、蛋白质类、氨基酸类等化合物，如葡萄糖、氨基酸、胆碱、胸腺嘧啶，从分子水平显示机体结构及病灶组织细胞及标记化合物的代谢、功能、血流、细胞增殖和受体分布状况，为临床提供更多的生理和病理方面的诊断信息，因此也称为分子显像或生物化学显像。

CT 是利用 X 射线对人体进行体层检查，可以清晰显示人体的断层影像，准确描述病变的大小、位置、形态等解剖学特征。

PET/CT 将两个设备有机结合在一起（图 2-5-1），PET 与 CT 图像融合（图 2-5-2），可以同时反映病灶的病理生理变化及形态结构变化，明显提高了诊断的准确性。

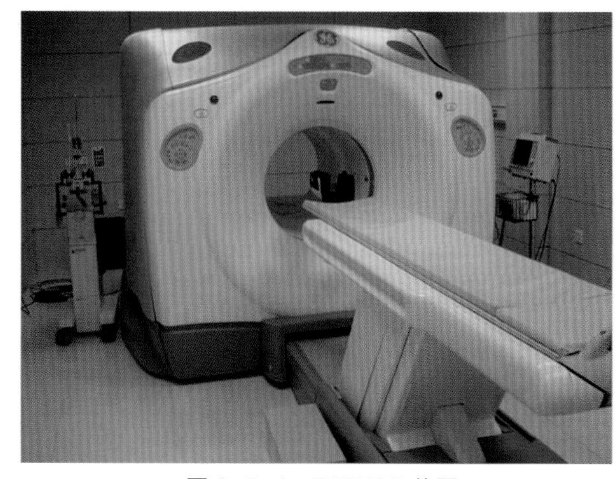

图 2-5-1 PET/CT 仪器

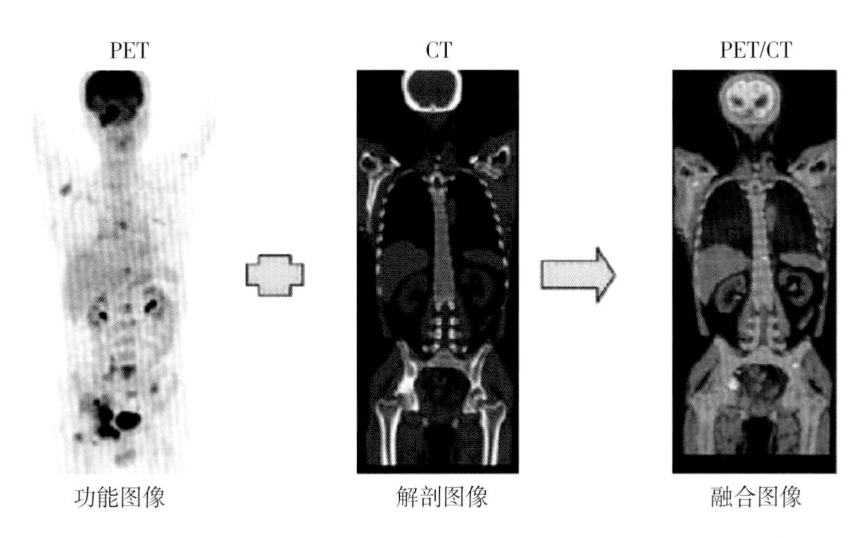

图 2-5-2　PET 功能图像与 CT 解剖图像融合后得到 PET-CT 图像

一、PET 显像原理

（1）PET 的物理原理是利用回旋加速器，加速带电粒子（如质子、氘核）轰击靶核，通过核反应产生正电子放射性核素（如 11C、13N、15O、18F 等），并合成相应的显像药物，引入机体后定位于靶器官，这些核素在衰变的过程中发射正电子，这种正电子在组织中运行很短距离后（＜ 1 mm），即与周围物质中的电子相互作用，发生湮没辐射，发射出方向相反、能量相等（511 keV）的两个光子。

（2）PET 显像采用探测器来探测湮没辐射光子，从而获得机体正电子核素的断层分布图，显示病变的位置、形态、大小和代谢功能，对疾病进行诊断。

二、PET/CT 示踪剂

1. 葡萄糖类　^{18}F-FDG 即氟代脱氧葡萄糖，完整的化学名称为 2- 氟 -2- 脱氧 -D- 葡萄糖。主要用于以下疾病的检查和研究。

（1）肿瘤：恶性肿瘤的诊断，良、恶性肿瘤的鉴别诊断，肿瘤的临床分期，评价疗效及检测复发等。

（2）神经系统疾病：癫痫灶定位，早老性痴呆、脑血管疾病、抑郁症的诊断及研究；大脑局部生理功能与糖代谢关系的研究，如视觉、听觉刺激、情感活动、记忆活动等引起相应的大脑皮质区域的葡萄糖代谢改变。

（3）心血管系统疾病：主要用于估测心肌存活情况。

2. 氨基酸类　蛋氨酸等。主要用于以下检查。

（1）用于肿瘤组织与炎症或其他糖代谢旺盛病灶的鉴别。

（2）与 ^{18}F-FDG 联合应用可弥补 ^{18}F-FDG 的不足，提高肿瘤的鉴别能力。

（3）用于鉴别肿瘤的复发与放疗后的改变。

3. 核苷酸类　^{11}C- 胸腺嘧啶、^{18}F-FLT（3’- 脱氧 -3’- ^{18}F- 氟代胸苷）等。

（1）^{11}C-TdR（^{11}C- 胸腺嘧啶）主要用于肿瘤显像。

（2）5-^{18}F-FU（5-^{18}F- 氟尿嘧啶）可用于评价化疗疗效。

4. 胆碱类　甲基 -^{11}C- 胆碱等。

甲基 -^{11}C- 胆碱是常用的胆碱代谢显像剂，主要用于前列腺癌、膀胱癌、脑瘤、肺癌、食管癌、结肠癌等显像。

5. 乏氧示踪剂　^{18}F-FMISO（^{18}F- 氟硝基咪唑）等。

^{18}F-FMISO 是一种硝基咪唑化合物，与乏氧细胞具有电子亲和力，可选择性与肿瘤乏氧细胞结合，用于预测放疗。主要用于头颈部肿瘤，尤其是鼻咽癌的放疗预测。另外，还可用于心肌存活状况的评估。

三、PET/CT 的临床应用

PET/CT 主要应用于肿瘤学（75%~90%）、心脏病学（10%~20%）、神经系统检查（10%~30%），以及生理和药理实验等。

（一）PET/CT 肿瘤显像

PET/CT 可用于肿瘤的定性与定位诊断，肿瘤的良、恶性鉴别诊断（图 2-5-3、图 2-5-4），肿瘤的临床分期（图 2-5-5），治疗效果的评价，转移灶的寻找（图 2-5-6）与复发的检测等。对于肿瘤标志物增高或者发现转移灶，而 CT、MRI 及纤维内镜等临床常规检查未发现原发灶的患者更具有优势。

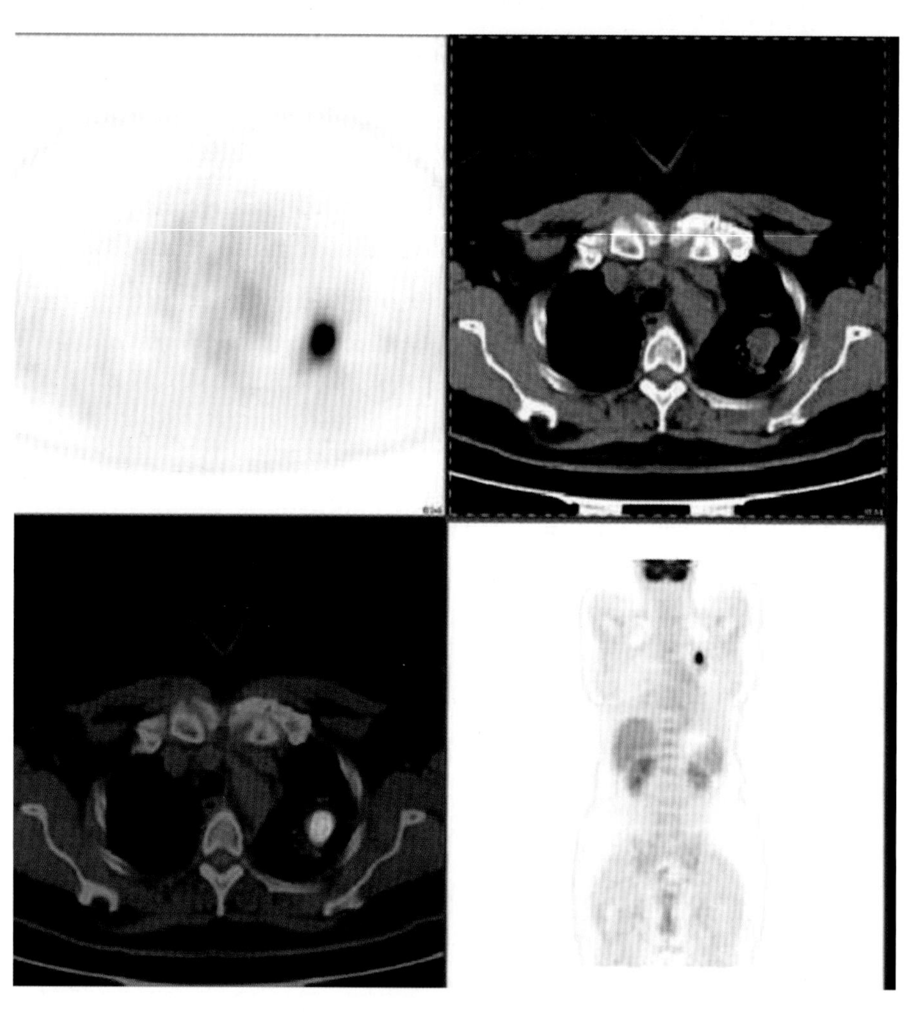

图 2-5-3 某患者左上肺占位 PET/CT 影像

患者，女，查体发现左上肺占位，PET/CT 检查 SUV_{max}11.8~14.7，考虑恶性肿瘤，全身无转移。术后病理示瘢痕癌

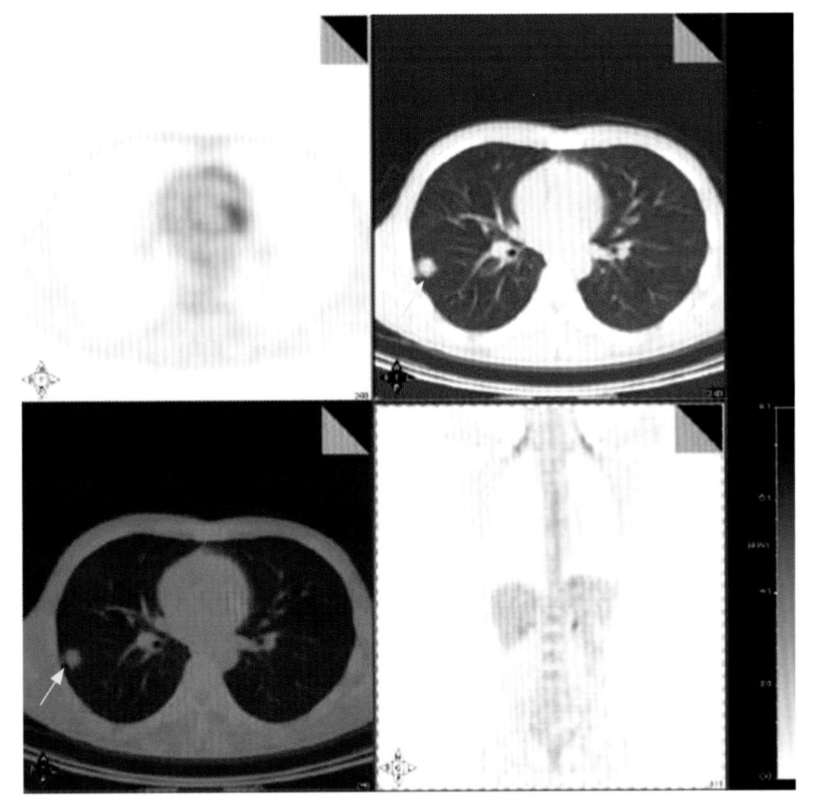

图 2-5-4　某患者右肺占位 PET/CT 影像

患者，男，查体发现右肺占位，PET/CT 检查 SUV 2.8，随访观察 1 年，病变无变化，提示为良性结节

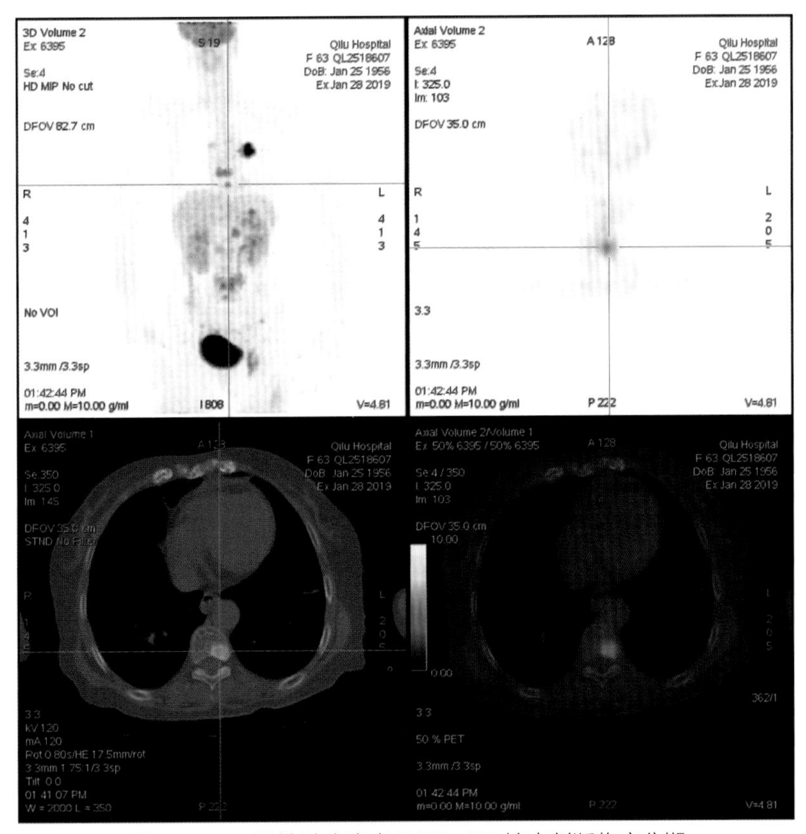

图 2-5-5　男性肺癌患者 PET-CT 检查判断临床分期

显示椎体摄取增高，提示椎体骨转移

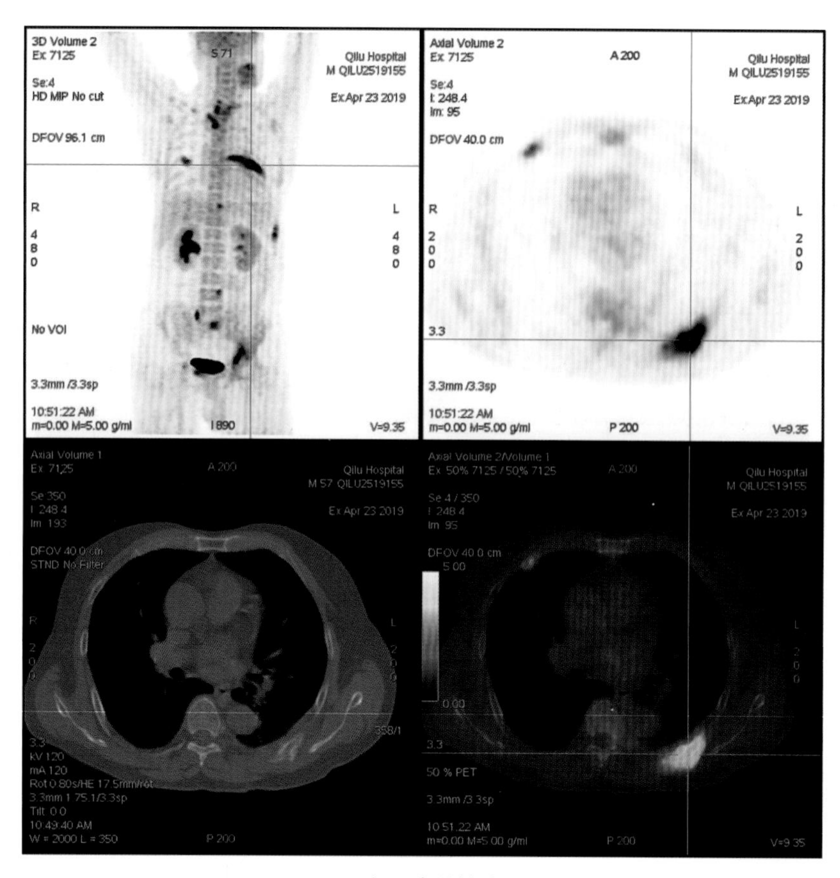

A. 发现肋骨转移

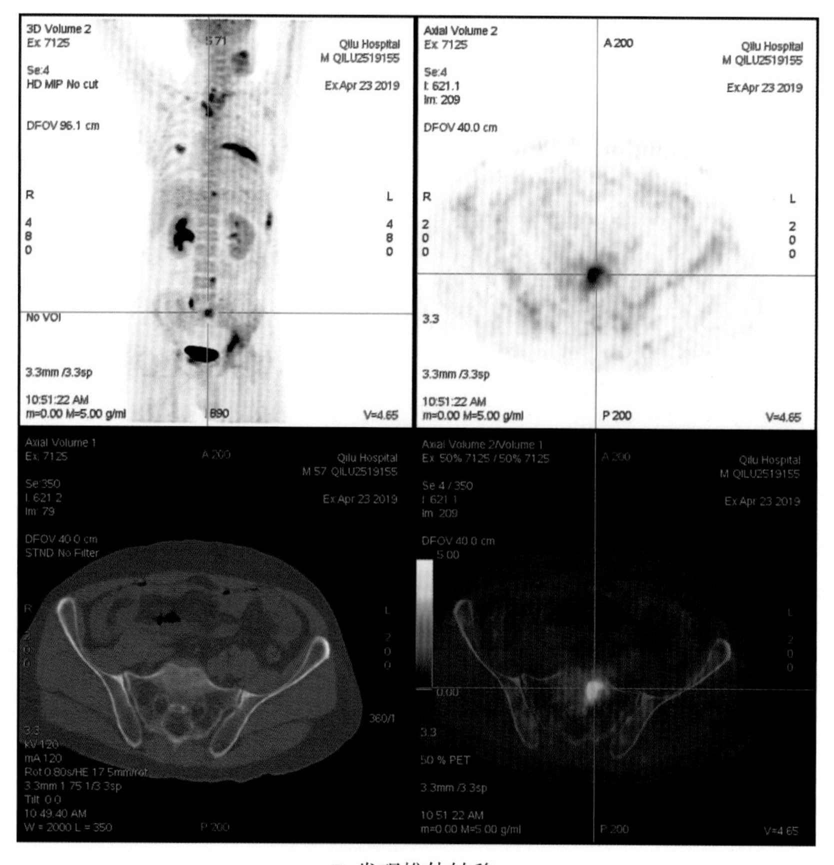

B. 发现椎体转移

图 2-5-6 食管癌患者 PET/CT 影像

临床多使用 ^{18}F-FDG 显像剂，恶性病灶表现为局限性放射性异常浓聚，即高代谢病灶。绝大多数良性病灶不摄取或轻度摄取 ^{18}F-FDG，但也有小部分良性病变（如活动性肺结核、急性炎症等）出现高摄取，出现放射性浓聚影，仔细分析病灶的形态有助于良、恶性的鉴别。

SUV 是衡量病灶摄取 ^{18}F-FDG 多少的最常用的半定量指标。SUV（标准摄取值）＞ 2.5 考虑为恶性肿瘤；SUV 介于 2.0~2.5 之间，为临界范围；SUV ＜ 2.0 可以考虑为良性病变。

（二）疗效评估

霍奇金淋巴瘤患者化疗前后 PET/CT 影像如图 2-5-7 所示。。

（三）健康体检（图 2-5-8）

适用人群：亚健康人群，生活不规律、工作压力大、有肿瘤家族史者及肿瘤患者。

特点：一次定位检查全身，省时省事；准确率高达 90% 以上；发现病变超前半年以上。

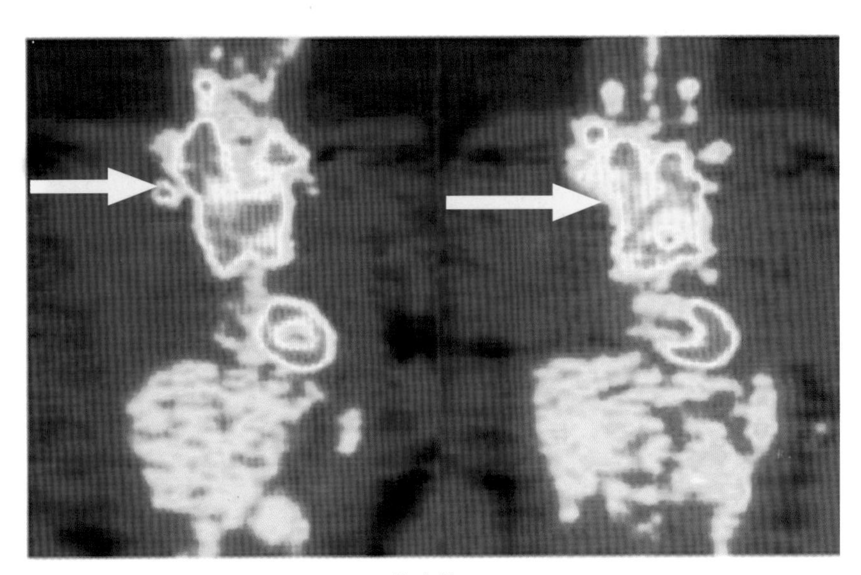

A. 化疗前

颈胸部淋巴结相互融合，摄取值明显升高

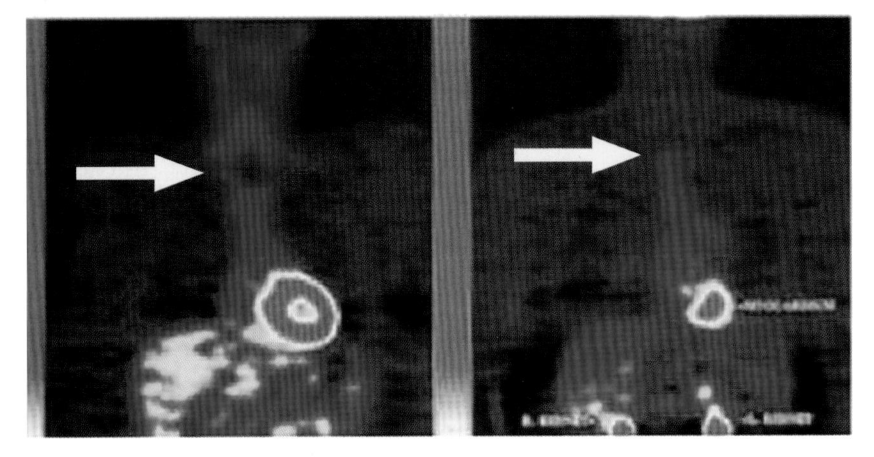

B. 化疗后

摄取值明显降低，提示治疗效果良好

图 2-5-7　霍奇金淋巴瘤患者化疗前后 PET/CT 影像

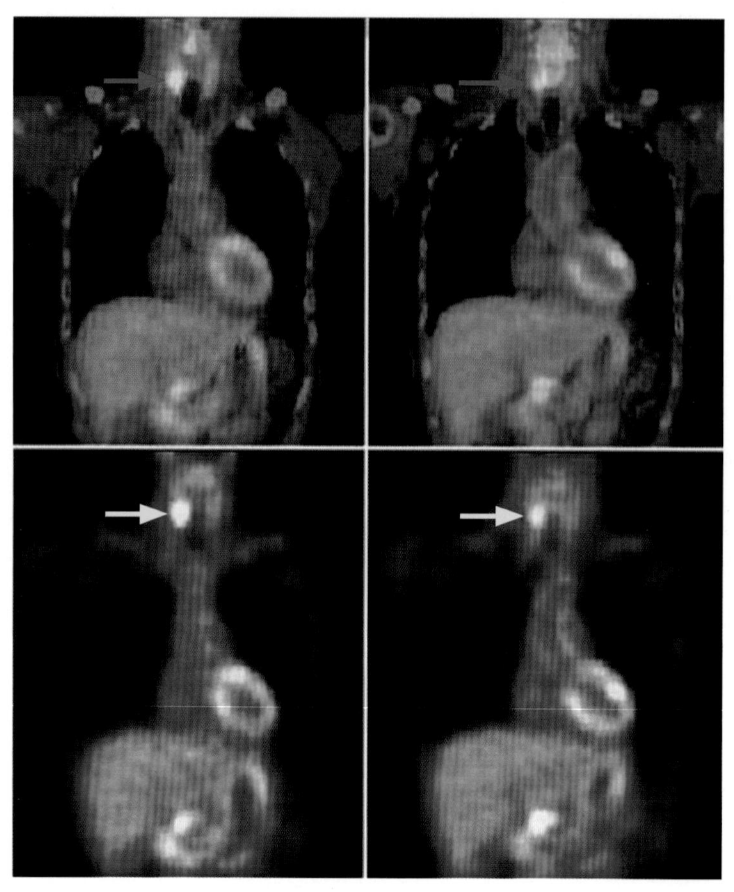

图 2-5-8 某患者健康体检 ^{18}F-FDG PET/CT 影像

（四）癫痫定位

PET/CT 可对脑癫痫病灶准确定位，为外科手术或伽玛刀切除癫痫病灶提供依据。

（五）痴呆早期诊断

PET/CT 可用于早老性痴呆的早期诊断、分期，并与其他类型痴呆如血管性痴呆进行鉴别。

（六）脑受体研究

PET/CT 可用于帕金森病的脑受体分析，进行疾病的诊断和指导治疗。

（七）脑血管疾病检查

PET/CT 可以敏感地捕捉到脑缺血发作引起的脑代谢变化，因此可以对一过性脑缺血发作（TIA）和脑梗死进行早期诊断和定位，并进行疗效评估和预后判断。

（八）药物研究

通过 PET/CT 可进行神经精神药物的药理学评价和指导用药，观察强迫症等患者脑葡萄糖代谢的变化情况，为立体定向手术治疗提供术前的依据和术后疗效随访依据等。

四、注意事项

检查前 7 d 内避免消化道钡餐透视检查；检查前 24 h 内避免剧烈运动；检查前禁食 6 h，其间可饮用白开水。

第六节　影像学检查方法的选择

医学影像学已经成为现代医学中一门极其重要的学科，它的飞速发展对疾病的诊断、治疗及预后起到了非常重要的作用。常用的影像学检查方法包括普通放射诊断学（X 线）、计算机 X 线成像（CR）/ 数字化 X 线成像（DR）、胃肠造影、CT、MRI、发射型计算机断层（ECT）/ 正电子发射断层（PET）、超声、血管造影及影像引导下的穿刺活检等。面对如此多的检查方法，临床医生必须重视病史的收集及详细的体检，充分了解病情后才能根据临床需求和各种影像技术的特点选择适宜的检查方法，并客观对待影像学检查结果，结合临床，做出高效、准确的诊断和治疗。

检查方法的选择应当遵循以下基本原则：①先常规再特殊。例如，胸部病变：胸部 X 线片→胸部 CT。②先便宜再昂贵。例如，骨骼病变：骨骼 X 线片→CT→MRI。③先无创再有创。例如，血管病变：计算机体层血管成像（CTA）→磁共振血管成像（MRA）→数字减影血管造影（DSA）。

一、神经系统检查

怀疑颅脑创伤、急性脑出血时首选 CT 检查；怀疑急性脑梗死时首选 MRI 检查；颅底及颅颈交界处病变首选 MRI 检查；椎管病变首选 MRI 检查；颅内动脉瘤首选 CTA 及 DSA 检查。

X 线主要用于眼部异物、鼻骨、鼻窦等检查，经济、迅速，但图像重叠较多，观察细微结构还要依赖于 CT 或 MRI 检查。CT 检查在头颈部检查中占有重要地位，加上其后处理技术，能够较好地显示正常解剖结构和病变，特别是骨性结构。MRI 具有较高的软组织分辨率，多参数成像，多方位成像。而超声检查简便易行，在头颈部多用于浅表器官如甲状腺、腮腺、颈部淋巴结等的检查。

（一）颅脑外伤

颅脑外伤首选的检查方法是 CT 检查，可以准确及时地发现骨折的部位、骨折的复杂程度及脑内出血情况。

一患者外伤后就诊，首选颅脑 CT 检查，判断有无骨折、骨折的位置和数目，以及颅内出血的位置。骨窗显示颅骨多发骨折，皮质中断（图 2-6-1A、B）。脑实质内、第四脑室及双侧大脑半球可见高密度出血影，双侧小脑幕增宽（图 2-6-1C）。

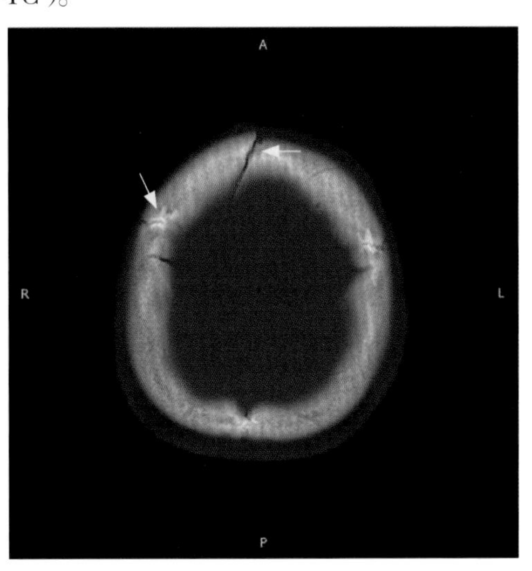

A. 骨窗显示颅骨皮质中断，可见异常透亮线（箭头所示）

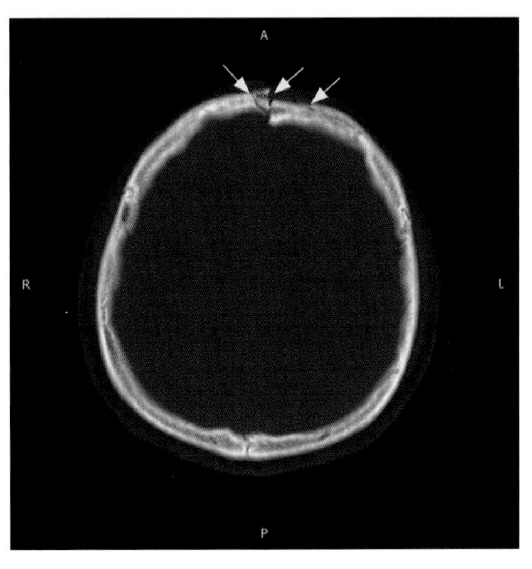

B. 显示多发颅骨骨折（箭头所示）

图 2-6-1　颅脑外伤患者 CT 影像

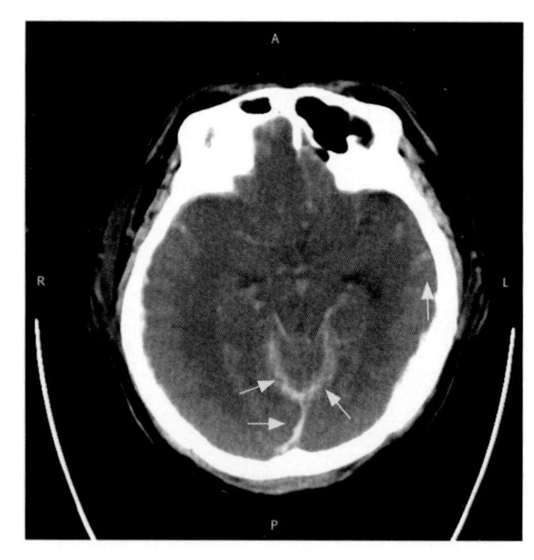

C. 颅内出血，脑沟内可见高密度影（箭头所示）

图 2-6-1 颅脑外伤患者 CT 影像（续）

（二）脑出血

临床上对于怀疑急性脑出血的患者首选 CT 检查，因为脑出血的患者往往伴有意识的丧失，无法配合保持体位不动，而 CT 检查扫描时间短，可以几秒钟完成扫描。另外，CT 可以清晰显示颅内血肿的位置、形态。

如图 2-6-2 所示，一 52 岁男性患者，有高血压病史，突发意识昏迷，急诊入院行颅脑 CT 检查示左侧基底核区高密度灶，诊断为脑出血。

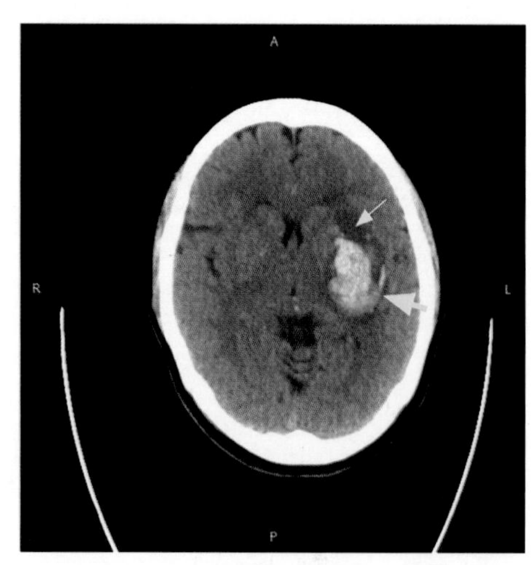

图 2-6-2 脑出血患者 CT 影像

左侧基底核区脑出血（粗箭头所示），周边可见水肿（细箭头所示）

（三）急性脑梗死

CT 及 MRI 均可以显示脑梗死，CT 在梗死发生后的 6 h 内几乎无阳性表现，6 h 后才表现为低密度改变，部分病例 24 h 后才出现低密度改变。而 MRI 对于急性期的脑梗死可清晰显示，尤其是配合 DWI 等功能序列的应用时。因此，临床怀疑超急性、急性脑梗死患者首选 MRI 扫描。

如图 2-6-3 所示，某患者脑干急性期梗死，T_1WI 扫描呈低信号，不易显示病灶；T_2WI 呈高信号；重要的是 DWI 扫描显示病灶为高信号，弥散受限，提示为急性期脑梗死。因此，MRI 扫描及 DWI 扫描是诊断急性期脑梗死的首选检查方法。

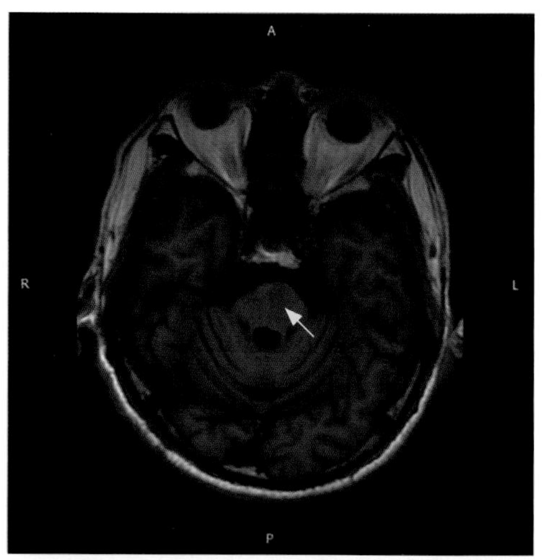

A.T_1WI 显示脑干病灶为低信号，不易显示

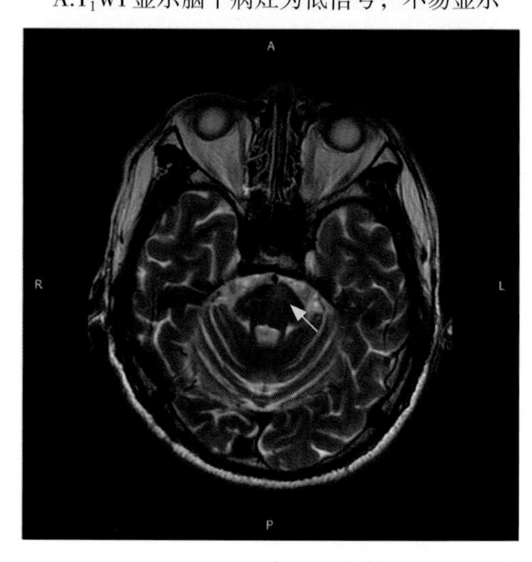

B.T_2WI 显示病灶为高信号

图 2-6-3 急性期脑梗死患者 MRI 影像

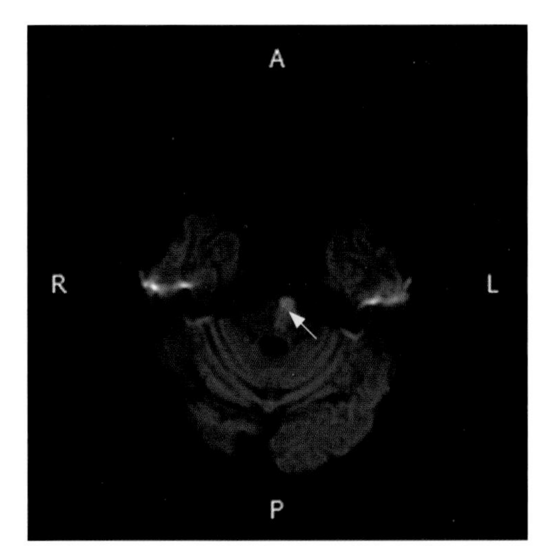

C.DWI 扫描梗死病灶为高信号，弥散受限，提示急性期脑梗死

图 2-6-3　急性期脑梗死患者 MRI 影像（续）

二、颅底检查

MRI 扫描可以清晰显示颅底及颅颈交界处的解剖结构，没有骨性伪影的干扰，不容易漏诊病变。如图 2-6-4 所示，MRI 常规 T_2WI 扫描清晰显示颅底的结构。

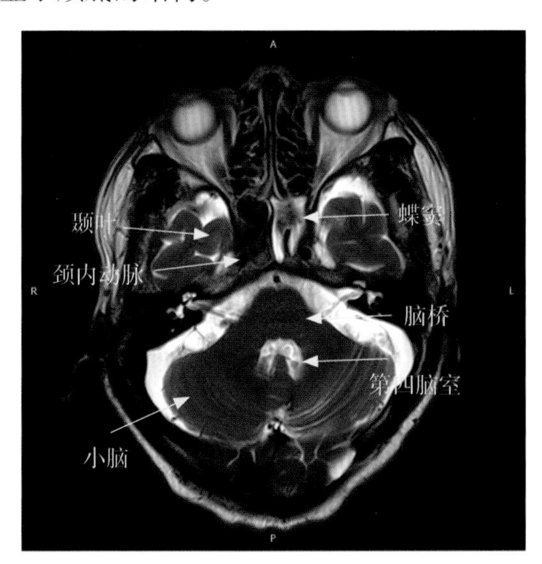

图 2-6-4　MRI 扫描清晰显示颅底结构

增强扫描的重要性：对于神经系统病变，增强扫描可以清晰显示病变，还可以显示平扫不易发现的病变，尤其是对于脑转移瘤的患者。另外，增强扫描后可根据病变的强化方式，判断肿瘤的来源及性质。

例如，一肺癌患者，颅脑 MRI 扫描显示右侧枕叶异常信号，T_1WI 呈低信号（图 2-6-5A），T_2WI 呈高信号（图 2-6-5B），周围可见水肿，增强扫描后病灶清晰可见，呈不规则强化，周边水肿未见强化，同时发现平扫未显示的病灶（图 2-6-5C）。

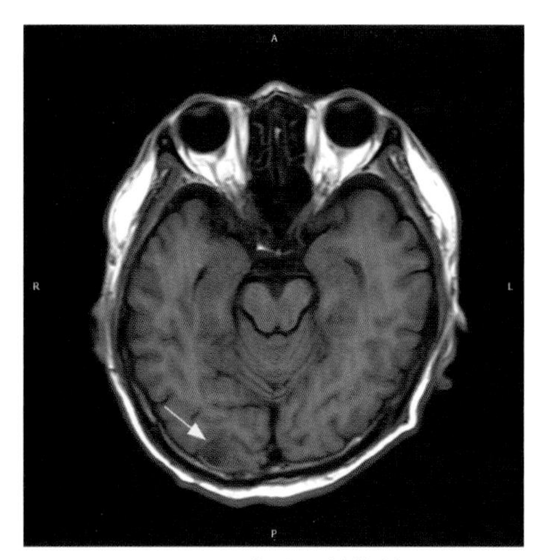

A.T_1WI 病灶呈低信号

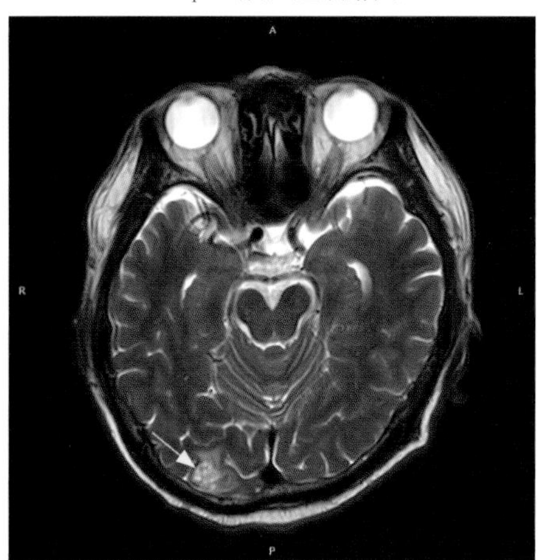

B.T_2WI 病灶呈高信号

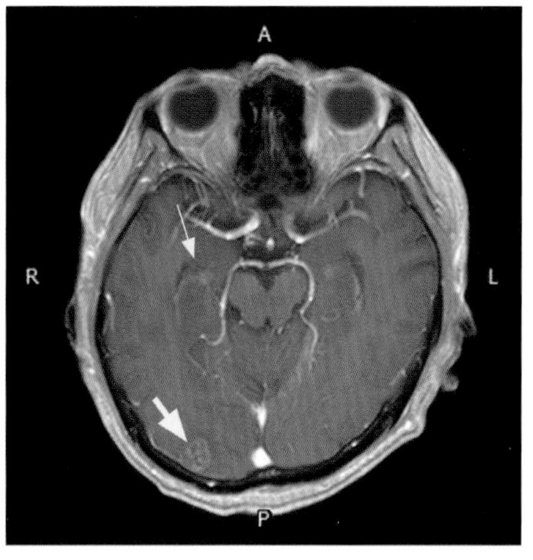

C. 增强扫描后病灶明显强化，同时发现平扫未显示的病灶（细箭头所示）

图 2-6-5　某肺癌患者 MRI 影像

三、呼吸系统检查

胸部 X 线摄影有优秀的空间分辨率，目前主要作为胸部疾病筛查和急诊胸部疾病的检查方法。CT 由于对肺部解剖结构细节的清晰显示和明显优于 X 线检查的密度分辨率，使得其显示肺部和纵隔细微病变的敏感性为各种检查手段中最优，对于病变的形态、密度、边缘等特点可清晰显示，是肺部和纵隔疾病诊断和鉴别诊断首选的、重要的检查方法，以增强扫描为最佳。MRI 对于纵隔疾病的显示较好，尤其适用于 MRI 引导下纵隔病变的穿刺活检，由于其具有优秀的软组织对比度、血管流空及任意方位成像等优点，为纵隔病变的病理学诊断提供了一种优秀的检查方法。

图 2-6-6 所示为一 75 岁女性患者 CT 影像，查体发现左肺上叶磨玻璃结节，CT 扫描可清晰显示病变，有浅分叶，随访观察，病灶内实性成分增多，行胸腔镜外科手术切除，术后病理示肺腺癌。

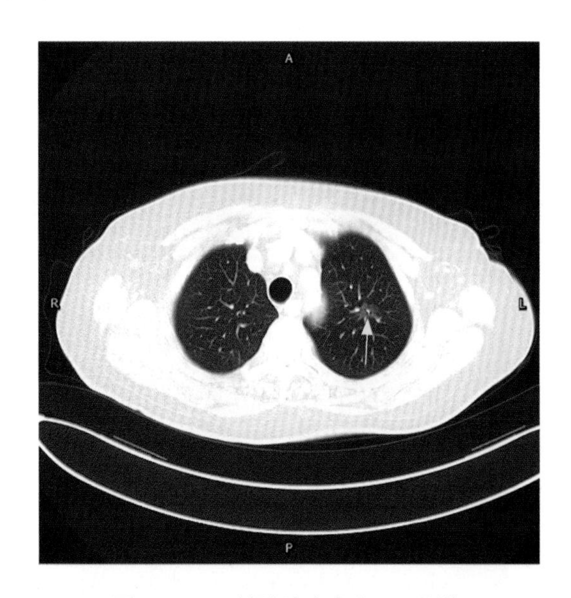

图 2-6-6 某肺腺癌患者 CT 影像

图 2-6-7 所示为一男性患者查体发现前纵隔占位，行 MRI 引导穿刺活检获取病理结果的病例。CT 增强扫描显示前上纵隔类圆形占位，边界清楚，密度均匀（图 2-6-7A）。MRI 扫描不需造影剂即可以显示病灶，利用流空的血管可清晰显示流空的胸廓内乳动、静脉等血管结构（图 2-6-7B），穿刺针清晰显示，准确穿刺至病灶内，切取病变组织获得病理学结果（图 2-6-7C、D）。

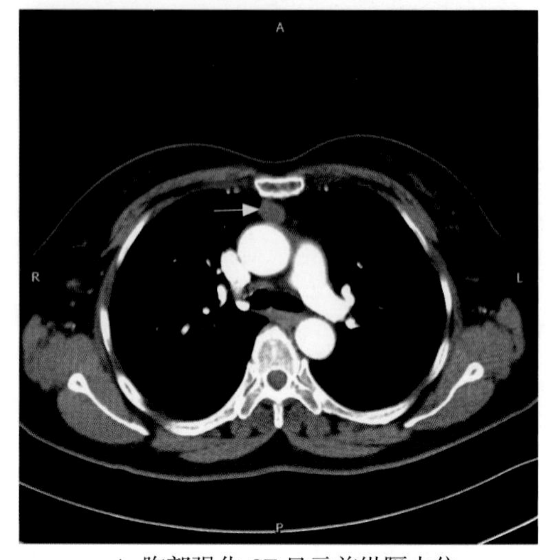

A. 胸部强化 CT 显示前纵隔占位

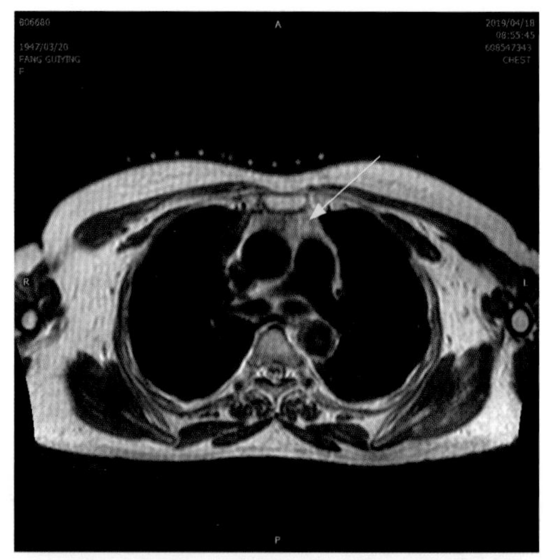

B.MRI 扫描显示病灶

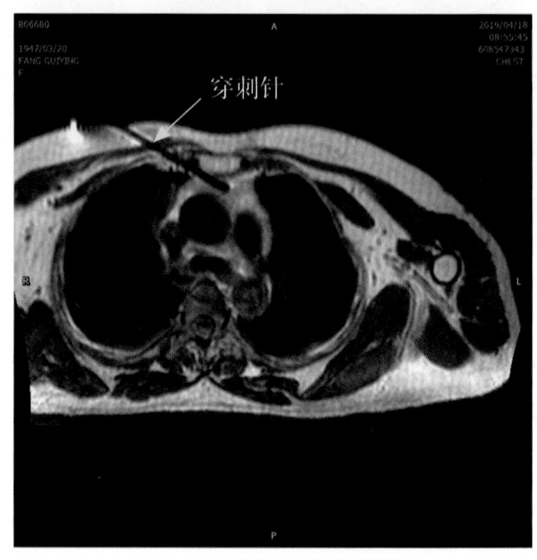

C.MRI 引导下穿刺到位

图 2-6-7 MRI 引导下穿刺活检病例

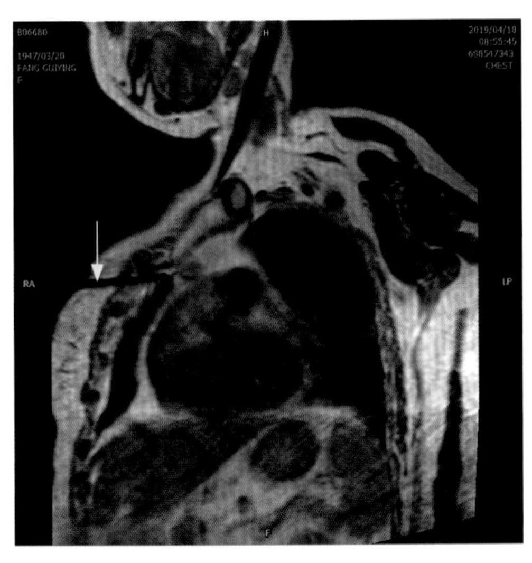

D. 沿穿刺针长轴扫描得到矢状位图像

图 2-6-7　MRI 引导下穿刺活检病例（续）

四、消化系统检查

（一）食管与胃肠道病变

食管与胃肠道病变首选气钡双重对比造影技术，其对于腔内及管壁受累病变有重要诊断价值。故对于怀疑消化道病变的患者，应首先进行消化道钡餐、气钡双对比造影、胃镜、肠镜等常规检查，若不能确诊，须进一步进行 ECT、选择性血管造影等检查。对于小肠病变的检查，全消化道钡餐仍是常用方法。CT、MRI 检查应用相对较少，尤其是 MRI 扫描，由于受限于线圈的使用，应用较少。

图 2-6-8 所示为一女性食管癌患者检查影像。该患者因吞咽困难 10 余天就诊，临床医生首先怀疑食管病变，行上消化道钡餐透视检查，于食管中段可见一环壁狭窄，管壁僵硬，中段黏膜破坏，钡剂通过受阻，其上端食管扩张，符合食管癌表现。

图 2-6-9 所示为一 80 岁女性克罗恩病患者检查影像。该患者无明显诱因出现大便带血 1 个月余，行小肠气钡双重对比造影检查示回肠及回肠末端可见多段异常狭窄区域，管壁僵硬，可见线样溃疡，钡剂通过受阻。诊断为克罗恩病。

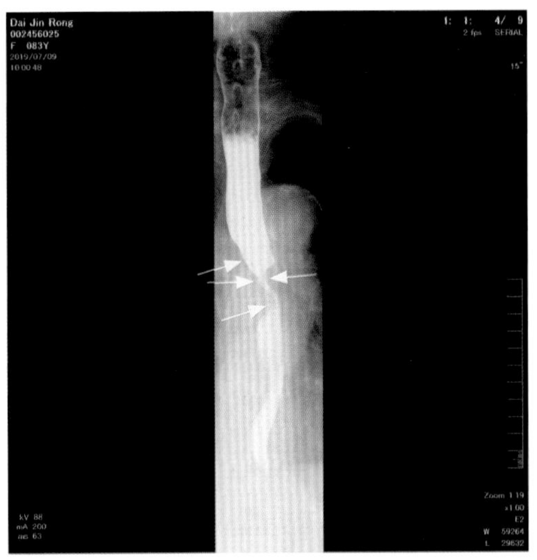

图 2-6-8　食管癌患者消化道钡餐透视检查影像
食管中段环壁狭窄，管壁僵硬，中段黏膜破坏，钡剂通过受阻

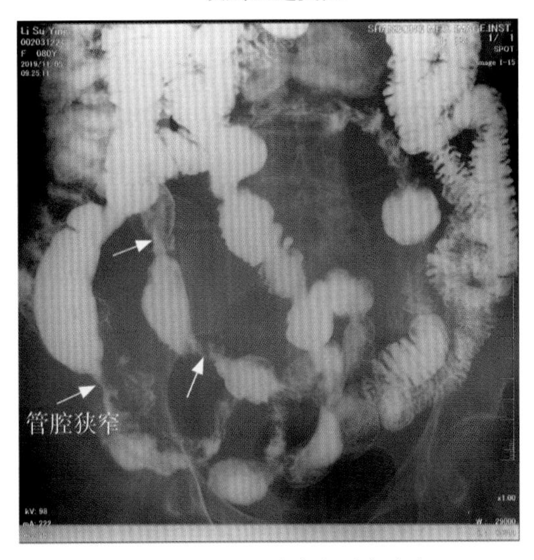

A. 回肠及回肠末端多发异常狭窄区

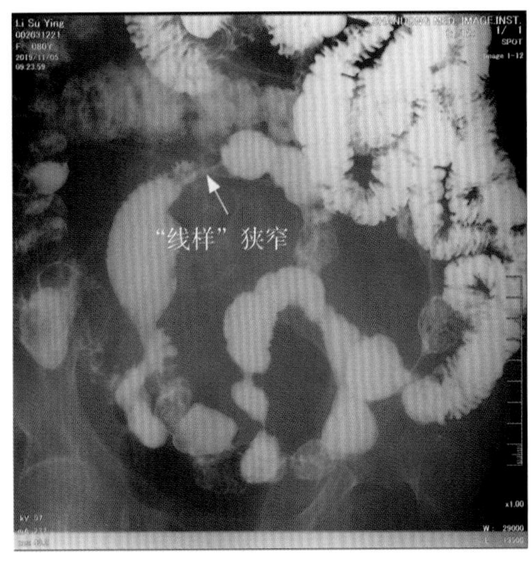

B. 可见线样溃疡（箭头所示）

图 2-6-9　克罗恩病患者气钡双重对比造影检查影像

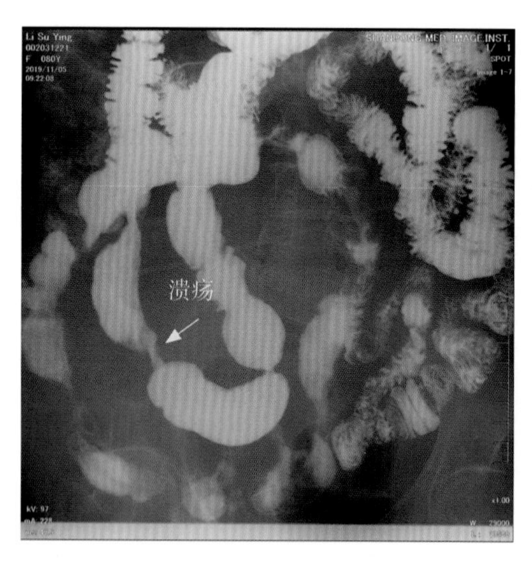

C. 狭窄区相邻肠管局限性扩张

图 2-6-9 克罗恩病患者气钡双重对比造影检查影像（续）

（二）肝脏、胆系、胰腺、脾脏病变

腹部影像学检查时注意以下几点。

（1）腹部 CT、MRI 检查时应常规增强扫描。

（2）注意少数肝癌可呈等密度。

（3）肝硬化结节的观察和随访 CT、MRI 均可，但 MRI 更加敏感。

（4）超声检查无创、廉价、使用方便，病灶定位准确，可作为筛查的有效手段和腹部脏器术前诊断的首选影像学检查方法。

（5）常见的急腹症怀疑胆结石、胆囊炎、肾结石等时可首选超声检查。

（6）对于怀疑胰腺炎、肿瘤等的患者，可先行超声检查，发现病变后，再行 CT 和 MRI 检查，敏感性和特异性更高，特别是 MRI 增强扫描，显著地提高了腹部疾病的诊断水平。

（7）对于临床怀疑肠梗阻、肠穿孔的患者，则首选腹部 X 线检查，如立位平片，显示梗阻及膈下游离气体，必要时可进一步行 CT 等检查以明确梗阻的部位、原因。

腹部疾病的影像学检查应该根据实际情况选择合适的检查方法，必要时多种方法结合。

一男性患者，有慢性长期饮酒史，暴饮暴食后出现上腹部剧烈疼痛，急诊行 CT 平扫发现胰腺体积增大、增粗，考虑急性胰腺炎，腹部 CT 增强扫描示胰腺体积明显增大，周围脂肪间隙消失（图 2-6-10）。结合临床检查血淀粉酶明显升高，诊断为急性胰腺炎。

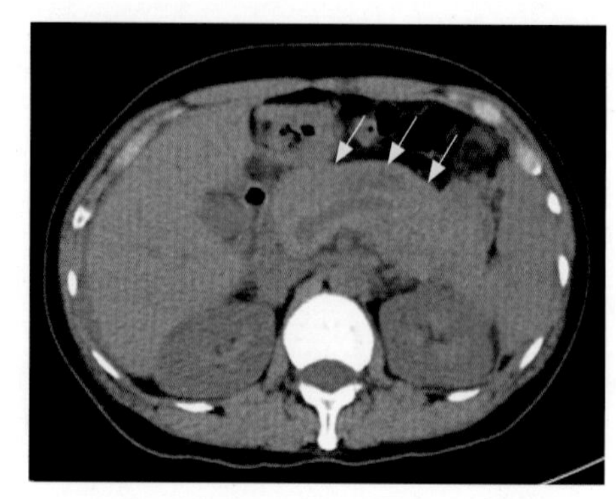

A.CT 平扫显示胰腺体积增大、增粗

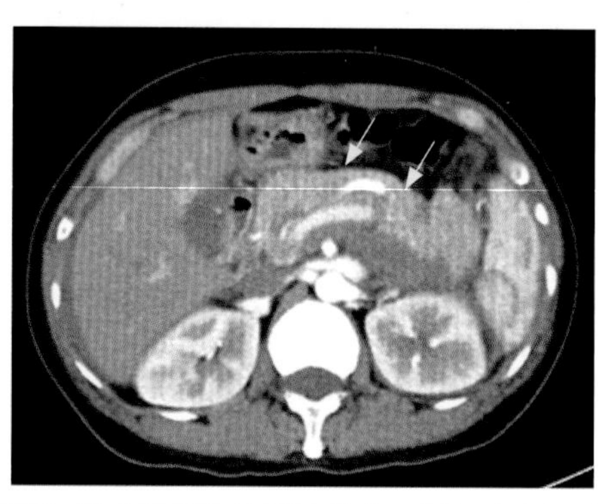

B. 增强扫描动脉期胰腺明显强化，周围脂肪间隙消失

图 2-6-10 某急性胰腺炎患者检查影像

对于临床怀疑肝脏肿瘤的患者，可以直接行增强 CT 或 MRI 检查。如图 2-6-11 所示，一 44 岁女性患者，有慢性乙型肝炎病史，查体示甲胎蛋白 163 ng/mL，考虑肝癌。行腹部 CT 平扫示肝右叶低密度灶，增强扫描示病灶轻度强化，略高于肝实质密度，门脉期病灶呈低密度，表现为肝癌的典型特征——造影剂“快进快出”的影像学表现。

一年轻女性患者，查体超声检查发现肝内多发占位，甲胎蛋白正常，否认肝病病史，行腹部 CT 平扫示肝左叶、右叶可见异常密度灶，增强扫描病灶明显强化，门脉期病变的密度略高于肝实质的密度，诊断为局灶性结节增生，随访观察，病变无明显变化（图 2-6-12）。

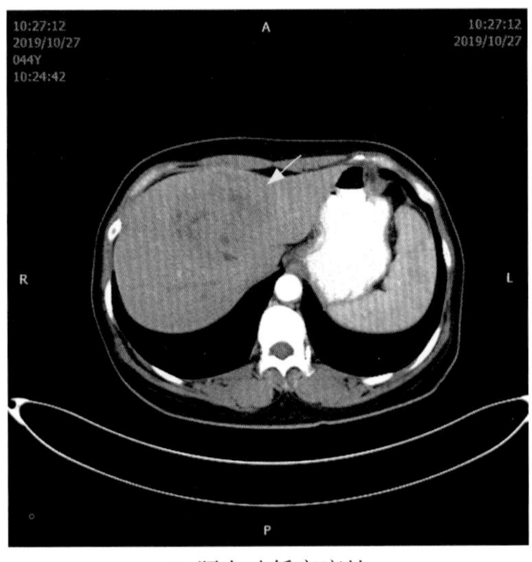

A. 肝右叶低密度灶

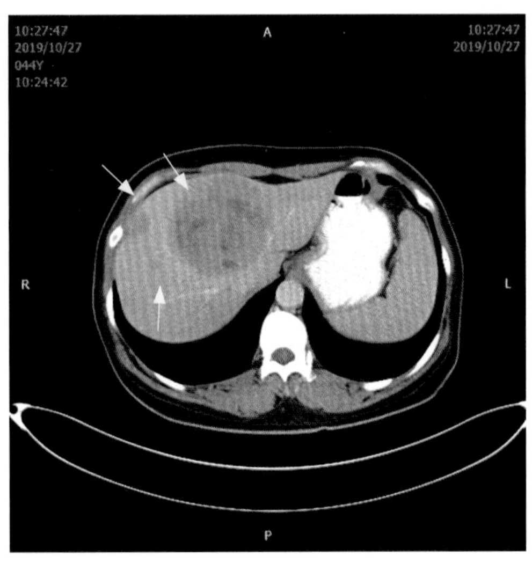

B. 肝脏多发病变

图 2-6-11　某肝癌患者 CT 影像

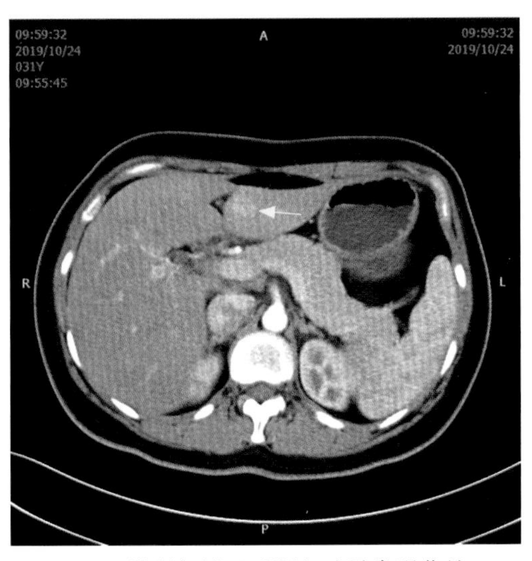

A. CT 增强扫描显示肝左叶异常强化灶

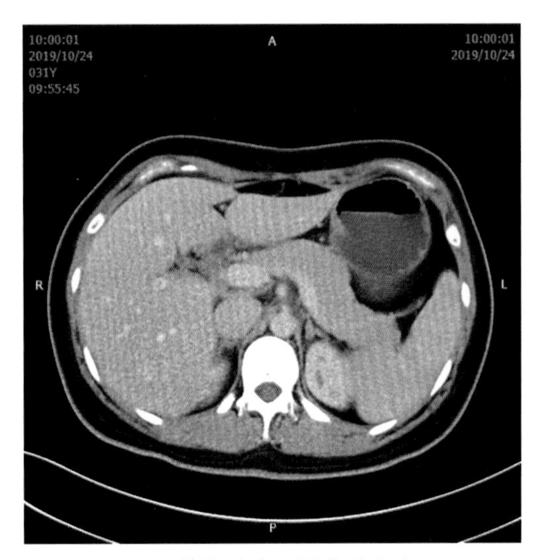

B. 门脉期略高于肝实质密度

图 2-6-12　某局灶性结节增生患者检查影像

五、泌尿生殖系统检查

对于泌尿系统及生殖系统疾病，主要依赖各种影像学检查对病变进行准确的定位、定性诊断，并且对肿瘤的分期、疗效等做出综合评估，影像学检查的地位无可替代。

超声检查是泌尿生殖系统疾病的首选检查方法，多种病变所致的泌尿系统的大体形态和内部结构的异常多可由超声检查检出，如泌尿系结石、肿瘤、先天畸形等。

X 线检查包括腹部平片、尿路造影、膀胱造影和血管造影等检查。随着数字化摄影技术的发展，腹部平片可显示肾脏及腰大肌轮廓、泌尿系统钙化灶和阳性结石等。

CT 图像的高空间和高密度分辨率使其成为目前诊断泌尿生殖系统病变的最佳检查手段，尤其是强大的三维后处理功能和对病变的多方位显示，提供了准确而直观的信息。常用的后处理技术包括多平面重组（MPR）、最大密度投影（MIP）、容积再现（VR）、曲面重组（CPR）等。

MRI 技术的快速发展和日趋完善，使其在泌尿生殖系统方面的应用越来越广泛，梯度回波序列的同相位和反相位成像技术，还能确定在细胞水平含水与脂质的病变，常用于肾上腺腺瘤的鉴别诊断。MRA 检查，可使肾动脉和肾静脉成像。磁共振尿路造影（MRU）用于检查尿路梗阻性病变，不用造影剂也能显示扩张的肾盂、输尿管及充盈的膀胱。因此，MRI 在泌尿生殖系统多作为 CT 检查的一个强有力的补充。

一 61 岁女性患者，无明显诱因下突然出现右下腹剧烈疼痛，可放射至右侧腹股沟区，超声检查示右侧肾盂积水，右侧输尿管扩张，考虑输尿管结石。行 CT 检查示右侧肾盂积水，输尿管轻度扩张，在输尿管下端近膀胱入口处可见一类圆形结石影，计算机体层摄影尿路造影（computed tomography urography，CTU）可清晰显示结石的位置、梗阻的部位、扩张的输尿管等结构（图 2-6-13）。

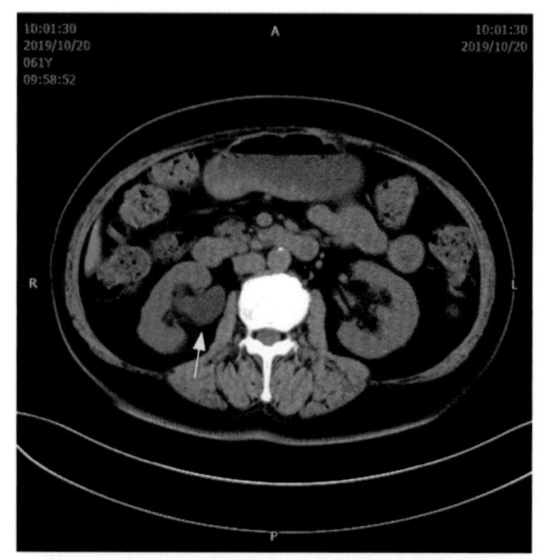

A. 右肾盂积水，右侧输尿管扩张

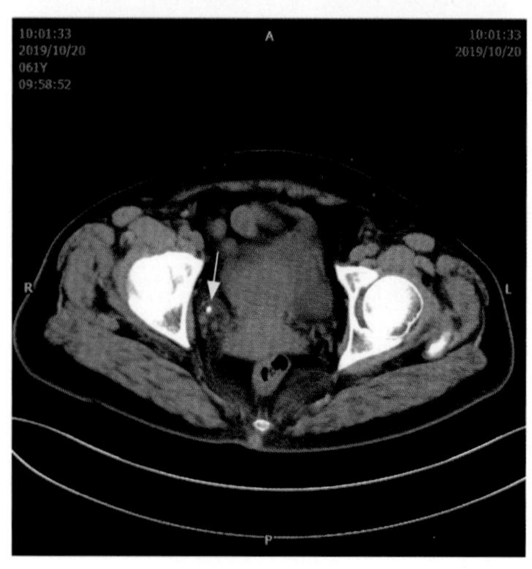

B. 输尿管末端结石

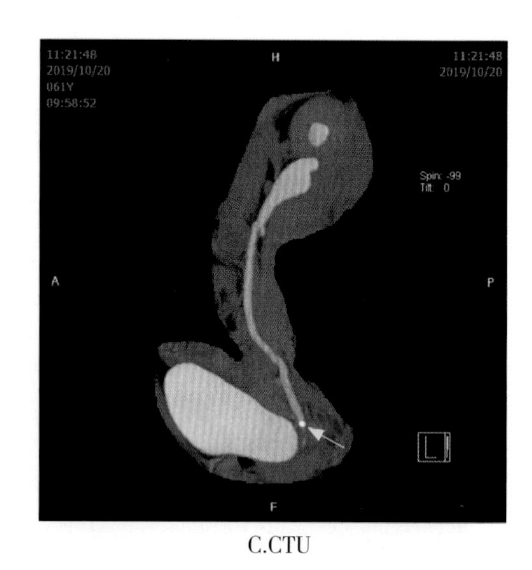

C.CTU

图 2-6-13 某输尿管结石患者 CT 影像

六、骨肌系统检查

（一）X 线检查

X 线检查是骨骼病变常规、基本的检查方法。解剖结构比较复杂的部位，如关节等，多采用 X 线检查联合 CT 检查，以提高准确率，避免漏诊和误诊。对于一些隐匿性骨折和骨挫伤，MRI 检查的检出率更高。骨关节及软组织病变，MRI 敏感性更高。X 线平片目前仍是骨骼肌肉系统疾病的首选影像学检查手段。

对于很多不同种类的骨关节疾病，X 线检查可以显示出病变的位置和范围，并且可以做出定性诊断。常规 X 线摄影时需要注意以下事项。

（1）每个部位的摄影至少包括正位、侧位（或斜位），某些特殊部位还需要采用切线位、轴位等。

（2）四肢长骨摄片时至少包括邻近的一个关节。

（3）骨骼摄片应包括邻近的软组织。

（4）两侧对称的部位，可在相同的技术条件下，摄对侧同一部位片作为比较。

（二）CT 检查

CT 检查密度分辨率高，没有图像的重叠，对细微病变和复杂部位的显示优于 X 线，因此是 X 线检查强有力的一种补充检查方法。观察时注意从骨窗扫描观察骨性结构，软组织窗观察软组织结构。对于骨肌软组织的肿块常进行增强扫描，对确定病变的范围和性质有很大的帮助。

（三）MRI 检查

MRI 检查软组织分辨率高，可以显示出 X 线和 CT 检查不能分辨的软骨、肌腱、韧带和骨髓等结构，对病变组织成分的显示能力强，可以区分出血、坏死和水肿等变化，使得对骨骼肌肉系统尤其是软组织病变的诊断能力明显提高，出现了一个飞跃性的进展。但是 MRI 对钙化和细小的骨化显示不如 X 线和 CT，所以，对大多数骨关节病变应该首选 X 线检查，再根据具体情况选择 CT、MRI 作为补充，对骨骼肌肉系统疾病的诊断非常重要。

一外伤患者，行骨盆 CT 扫描显示左股骨颈皮质中断（图 2-6-14A），断端错位成角，行 CT 后处理得到容积图像（图 2-6-14B），可以更直观地显示骨折。外科手术内固定术后，行 X 线摄影（图 2-6-14C）明确固定器的位置、有无错位等情况。

一左足外伤的患者，左足外伤后疼痛，行 X 线摄片清晰显示左侧第 5 跖骨底部皮质中断不连续，未见明显错位（图 2-6-15）。这种患者大部分给予石膏外固定即可恢复良好，无须外科手术。

对于单纯的骨性结构的检查，X 线可作为首选，CT 可作为一个补充。而对于软组织、肌腱、韧带及半月板等的检查，首选应该是 MRI，如膝关节的检查。

一膝关节外伤患者，行膝关节 MRI 检查，T_2WI 压脂扫描矢状位显示半月板前后角均可见异常高信号，上下可达关节面，如短箭头所示，诊断为半月板撕裂（图 2-6-16A）。同时可见髌上囊高信号的积液，如长箭头所示（图 2-6-16A、

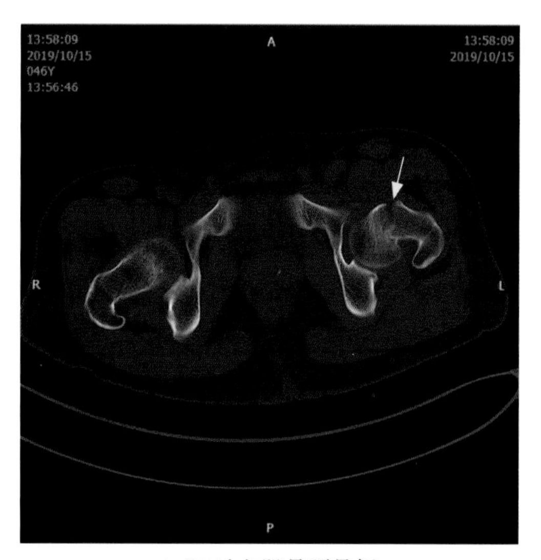

A.CT 示左股骨颈骨折

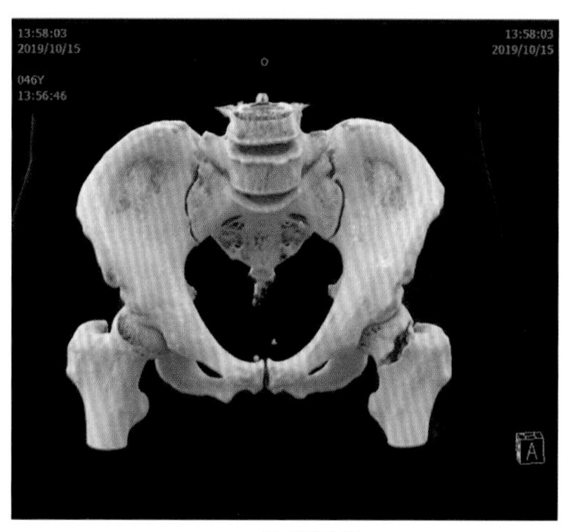

B.CT 容积图像

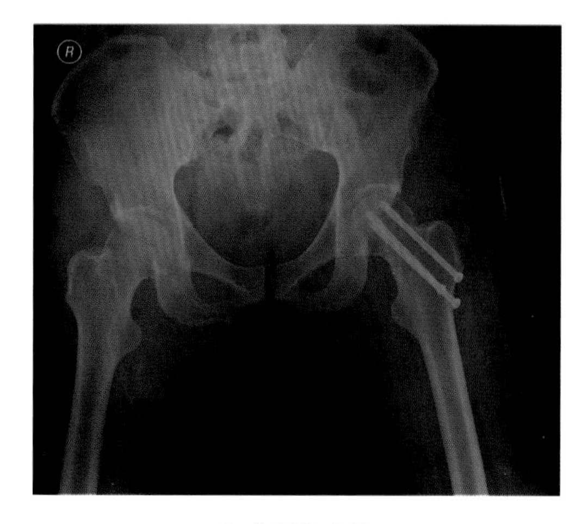

C. 内固定术后

图 2-6-14　左股骨颈骨折患者检查影像

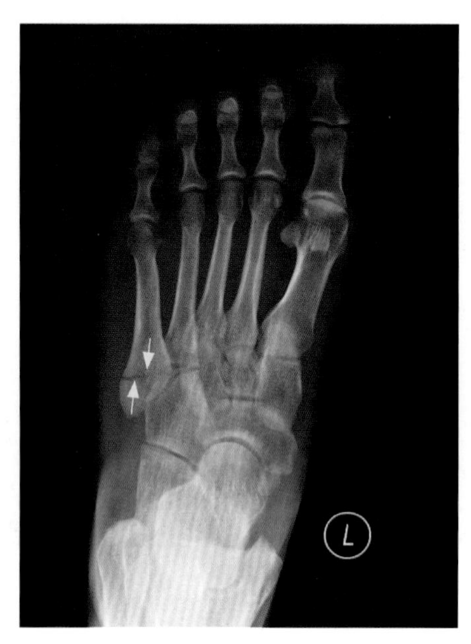

图 2-6-15 左第 5 跖骨底部骨折，皮质中断不连续，未见明显错位

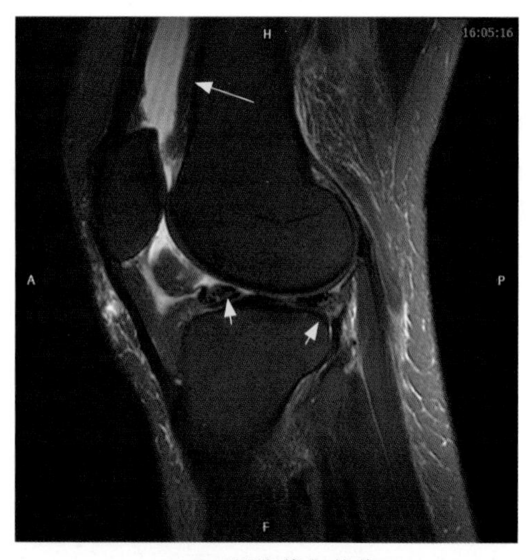

A.T_2WI 压脂像矢状位
显示髌骨上方高信号的关节积液（长箭头所示），半月板内可见异常高信号，上下可达关节面（短箭头所示），提示半月板撕裂

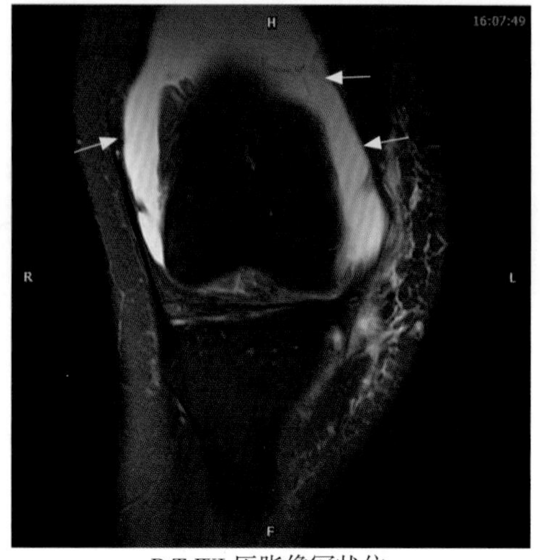

B.T_2WI 压脂像冠状位
高信号的关节积液在 T_2WI 压脂像显得特别清楚

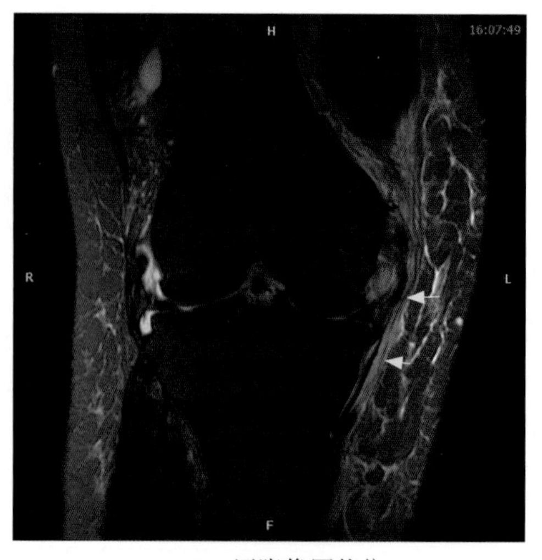

C.T_2WI 压脂像冠状位
内侧副韧带低信号的走行区内可见不规则的高信号影，提示内侧副韧带损伤

图 2-6-16 某膝关节外伤患者 MRI 影像

B）。冠状位可同时显示内侧副韧带损伤，表现为低信号的走行区见高信号影（图 2-6-16C，箭头所示），同时可见周围软组织肿胀，内可见不均匀高信号。

一男性患者，59 岁，因右前胸壁疼痛半年加重 2 周，行胸部 CT 平扫显示右侧第 5 肋骨局部骨质破坏，代之以不规则软组织肿块，突向胸腔，内可见不规则高密度，提示为钙化的软骨（图 2-6-17A），增强扫描后可见病变不均匀强化，内可见大片坏死（图 2-6-17B），CT 后处理可以清晰显示病变与周围结构的立体空间结构，利于外科医生设定手术方案（图 2-6-17C）。行外科手术，术后病理为软骨肉瘤，术后行常规 X 线正、侧位检查肿瘤消失，右胸壁可见手术高密度缝合器影，右侧胸膜增厚（图 2-6-17D、E）。

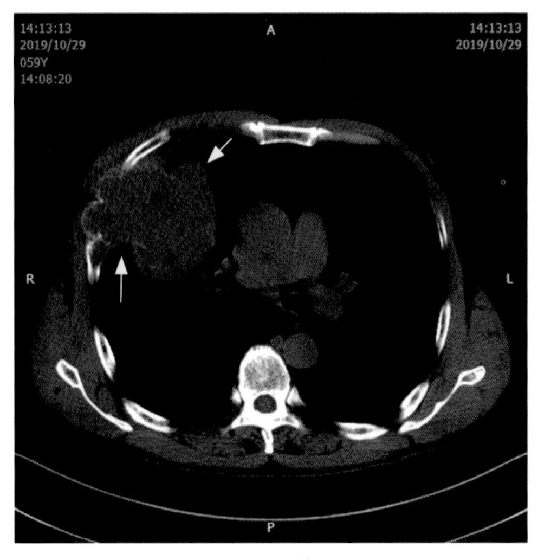

A.CT 平扫

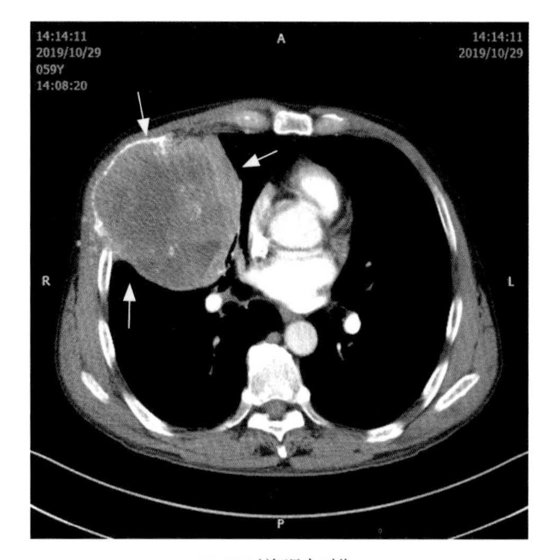

B.CT 增强扫描

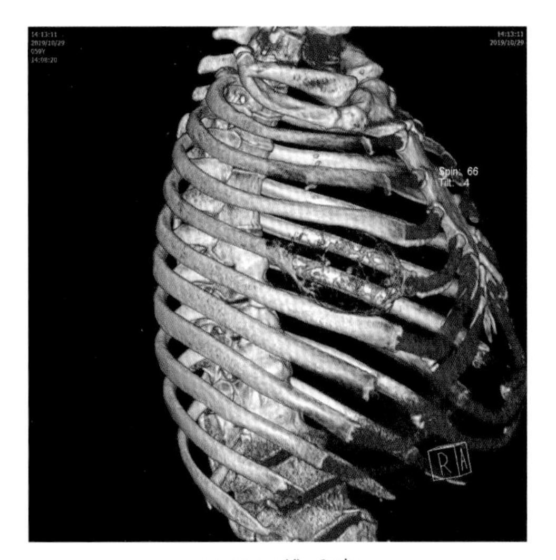

C.CT 三维重建

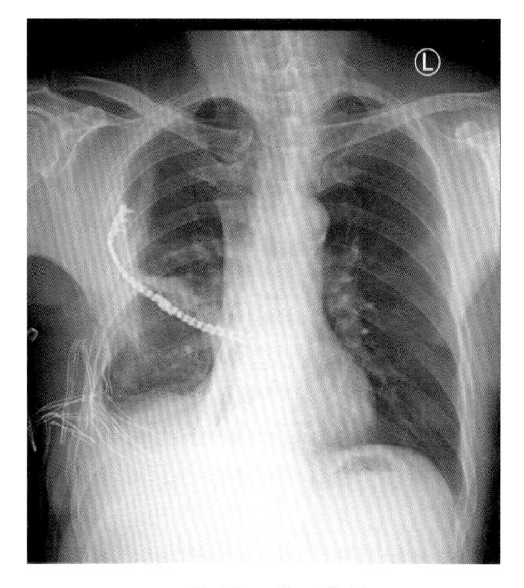

D. 胸部 X 线正位片
外科术后肿瘤消失，右侧胸壁可见缝合器影，右侧胸膜增厚、粘连

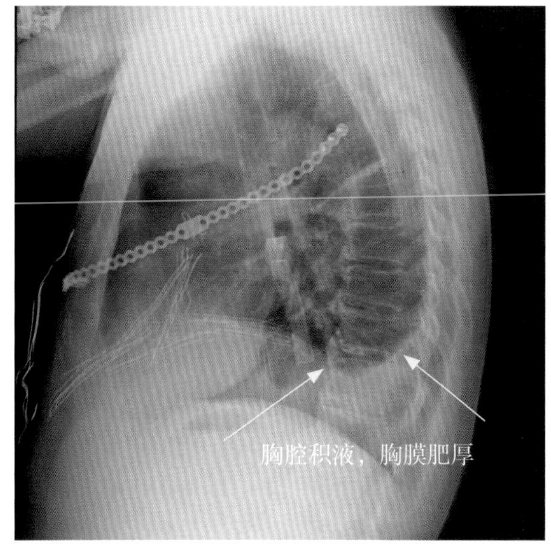

E. 胸部 X 线侧位片
进一步显示右侧后肋膈角变钝（箭头所示）

图 2-6-17 某软骨肉瘤患者检查影像

第七节 影像报告解读

临床医生根据患者的病情开具相应的影像检查申请单，得到影像报告。对报告的解读有三种情况：①普通临床医生——根据影像报告的诊断，结合患者的临床表现，为患者做出相应的最终诊断及治疗方案。②较好临床医生——不局限于影像报告的诊断，而是根据影像诊断，进一步从影像报告的描述中寻找详细的信息，比如对病灶的位置、大小、形态、密度结构、周围毗邻等，从而对疾病的诊断做出准确、详细的判断，有利于下一步的治疗。比如腰椎间盘突出导致的腰部疼痛及下肢疼痛、麻木，影像学 MRI 的检查报告往往提示 ×× 椎间盘突出并椎管狭窄等，具体的详细信息如椎间盘突出的方向、左侧还是右侧、神经根有无受压、椎间孔及侧隐窝的狭窄情况、黄韧带有无肥厚等，这些信息需要从影像报告的描述中才能得知。而这些信息往往是临床非常重要的信息，有助于判断导致患者症状的原因，做出精确的定位，判断疾病的严重程度，从而制订相应的治疗方案，得到良好的治疗效果。③优秀的临床医生——从影像资料中寻找进一步的证据。临床医生的一大优势就是对患者病史的详细了解和认真查体对疾病有了初步印象或疑点，故能带着问题更有针对性地观测影像学资料，从而发现影像医生可能发现不了的问题，进一步明确多发病变中导致患者临床症状的患病原因。

一、影像检查和影像报告解读的流程

熟悉影像检查流程及掌握影像阅片知识非常重要。实际工作中，我们应注意以下内容。

（1）熟悉影像检查申请的流程和原则（见本章第六节）。

（2）对患者症状的准确判断是开具影像申请单的前提。临床医生应当仔细询问患者病史和认真体格检查，根据怀疑的疾病诊断，开具相应的影像申请单。

（3）影像报告的解读。

1）患者基本信息。临床医生拿到影像报告后，首先要核对患者的基本信息，如姓名、性别、年龄，确定报告与患者为同一人。

2）要核对所做检查的位置与申请的位置是否一致，检查的一侧是否为患病的一侧，必要时联系影像科医生。

3）影像诊断。建议临床医生对完以上两项后，阅读患者的诊断报告，根据诊断报告得到一个大体诊断。

4）根据诊断去阅读报告的描述，掌握具体信息，因为很多信息不可能都在报告中体现。同时，影像医生和临床医生关注的重点可能存在差异，因此要进行下一步。

5）根据报告描述去观察影像图片，要具备基本的阅片能力。

二、常见影像报告分析

（一）X 线诊断报告解读

X 线诊断报告描述相对简单、易懂，X 线影像图片空间分辨率和密度分辨率都很高，部分病灶容易清晰显示，因此具备相应的解剖知识后大多容易理解、掌握。但由于 X 线检查前后解剖结构的重叠，许多病变容易遗漏，因此根据影像报告再去阅读影像描述和影像图片，会更有针对性，相对不容易遗漏。同时也应该意识到结合 CT、MRI 检查的重要性。

影像学描述病变的时候，往往从病灶的大小、位置、形态、结构以及与周围的解剖关系等几个方面描述。大小可以直接测量，影像报告多带有大小的描述。而要知晓病灶的位置就要对影像解剖有大体了解。以胸部为例,纵行分三等份,分为内带、中带、外带。以第 2、4 肋骨前端下缘水平分为上野、中野、下野（图 2-7-1）。

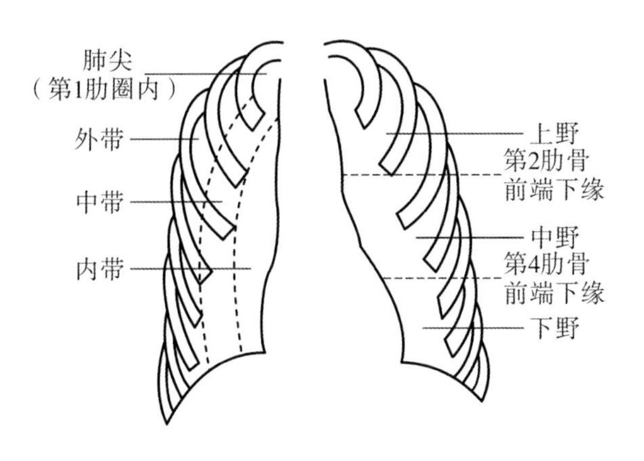

图 2-7-1　胸部纵向和横向分为上、中、下野和内、中、外带

纵隔的分区常采用侧位片九分法将纵隔纵向分为上、中、下纵隔，前后分为前、中、后纵隔。胸骨柄、胸骨体交界处与第 4 胸椎椎体下缘的连线为上纵隔和中纵隔分界；肺门下缘水平线为中纵隔和下纵隔分界线；气管、主动脉、心脏前缘的连线为前纵隔和中纵隔的分界线；食管前壁和心脏后缘的连线为中纵隔和后纵隔的分界线（图 2-7-2）。

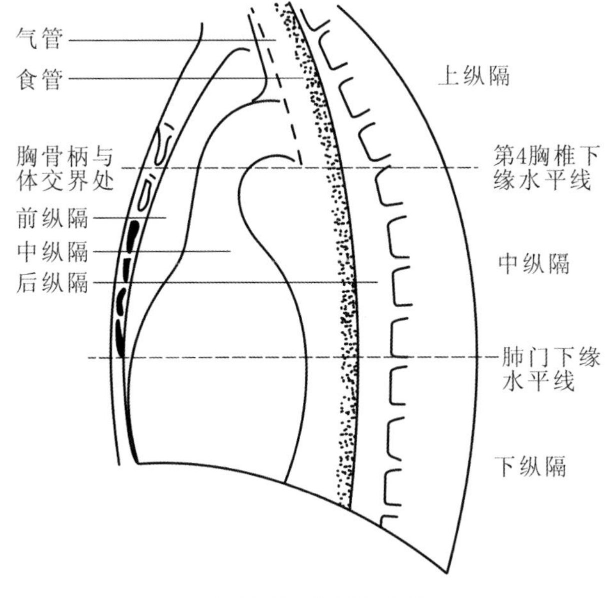

图 2-7-2　纵隔的分区

病例一：患者，男，66 岁，常规查体行胸部 X 线检查后报告如图 2-7-3 所示。当临床医生得到该报告后，第一步，核对患者的基本信息，包括影像号，患者的姓名、性别、年龄，摄片部位等，胸部摄片时多拍摄正侧位，以免遗漏病变。第二步，先看诊断意见：“符合右肺占位，建议进一步检查。”根据该诊断意见，可以明确，这是一个检查结果阳性的病例。第三步，回到影像描述中，寻找对于病灶的具体描述：病灶的大小、位置和形态。第四步，根据报告的描述，从胸部正、侧位片中寻找病灶（图 2-7-4，箭头所示）。这是一个学习的过程，也能做到对病变的进一步掌握。

通过该病例，我们也明白，X 线是一个初步的筛查，发现问题后还需要行 CT 或者 MRI 进一步定性。

山东省医学影像学研究所

医学影像学报告书

影像号：002450951

ACC：2019062900000457　　扫描获取云胶片

姓名		性别	男	年龄	66岁	检查类型	DR
科别	骨关节外科病房		床号	03		住院号	6485457

检查部位：　胸部　　检查日期：　2019-06-29

检查方法：　平片　　报告时间：　2019-06-30　08:15

影像学表现：

骨性胸廓对称，纵隔及气管居中，未见增宽。肺门形态、大小、位置未见异常。两肺纹理走行自然，右肺上野见一类圆形密度影，边缘光整。心脏形态、大小未见明显异常。两膈光整，两肋膈角锐利。

影像学诊断：

符合右肺占位，建议进一步检查。

图 2-7-3　胸部 X 线正、侧位片检查报告

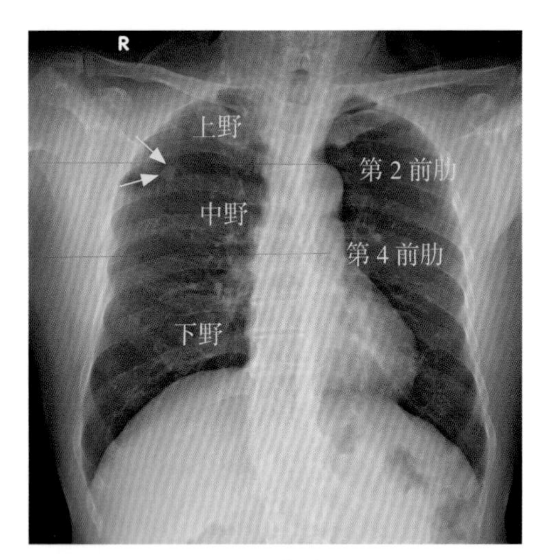

A. 正位片
显示右上肺结节灶（箭头所示）。根据肺的简单分区，明确病变位于右肺中上野外带

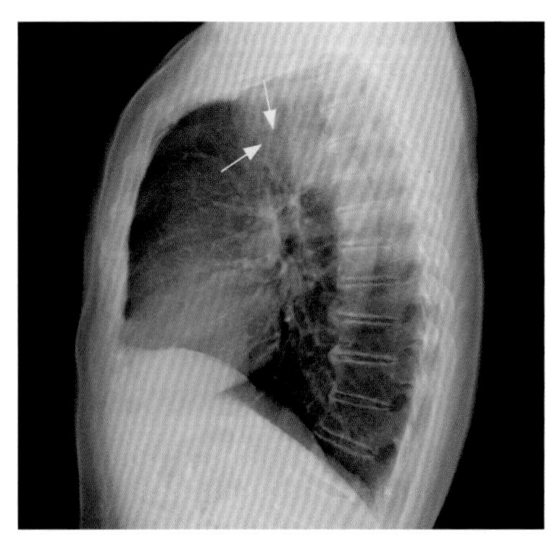

B. 侧位片
进一步显示病变。因为 X 线检查时器官会前后重叠，在该病例，可以看到病变与主动脉弓前后重叠，但仍然可见病变

图 2-7-4 胸部 X 线片

病例二：患者，男，56 岁，有恶性肿瘤病史。左下肢疼痛 1 个月余，加重 2 d，行左胫腓骨 X 线检查后报告如图 2-7-5。第一步，核对患者信息。第二步，看诊断意见：“左腓骨转移性骨肿瘤。”看到该诊断意见后，临床医生就会有疑惑，骨转移有成骨性骨转移和溶骨性骨转移，具体类型是哪种？范围有多大？第三步，查看报告描述：“虫蚀样骨质破损，骨密度减低（溶骨性骨质破坏）。”第四步，查看影像图像（图 2-7-6）。关节摄片时一定要至少包括一侧的关节（该图像包括了踝关节）。有了前面的三步，第四步就比较容易寻找病灶了。

山东省医学影像学研究所

医学影像学报告书

影像号：002432953
ACC：2019052500000395
扫描获取云胶片

姓名	■■■	性别	男	年龄	56岁	检查类型	X-RAY
科别	门诊		床号	/		住院号	/

检查部位： 股骨，胫腓骨　　检查日期： 2019-05-25
检查方法： 平片，平片　　报告时间： 2019-05-25 10:37

影像学表现：

左股骨上段骨皮质连续，髓腔内见不规则骨密度减低区，小转子骨密度减低，髋关节间隙正常。

左腓骨远端见虫蚀样骨质破损，骨密度减低，部分骨皮质缺如，踝关节间隙正常

影像学诊断：

1. 左腓骨转移性骨肿瘤；
2. 可疑左侧股骨上段骨转移，请结合临床。

图 2-7-5 左侧胫腓骨 X 线正、侧位片检查报告

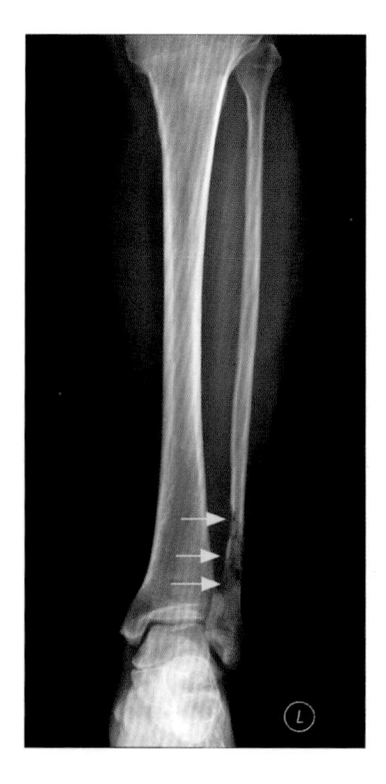

A. 正位片
左下角“L”显示为左侧，左腓骨远段密度减低，可见溶骨性破坏区，内侧骨皮质破坏中断（箭头所示）

图 2-7-6 左胫腓骨 X 线片

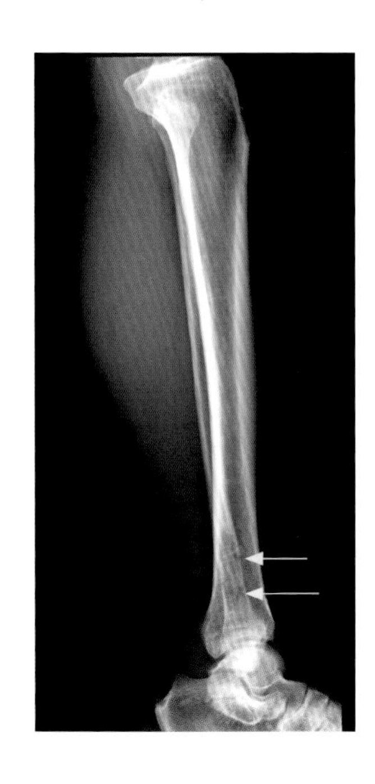

B. 侧位片
显示左腓骨远段前侧骨皮质破坏，呈“虫蚀样”改变（箭头所示）

图 2-7-6 左胫腓骨 X 线片（续）

（二）CT 报告解读

注意描述病变的位置、大小、数目、密度以及周围的毗邻。另外还要注意一些小细节：如观察胸部 CT 的时候往往包括两部分，肺窗和纵隔窗，顾名思义，肺窗主要是观测双肺的结构，纵隔窗主要是观测肺门和纵隔的结构。对于怀疑骨骼病变的时候，还需要观察骨窗。临床医生在开具申请单时要特别标明“打印骨窗片”，胸部 CT 图片一般为肺窗和纵隔窗两部分。

因为 CT 是横断位扫描，获得的图像是横断位图像，不和 MRI 一样进行横断位、矢状位及冠状位的扫描，但是通过后处理技术，可以得到相应的矢状位、冠状位图像，可以更加直观显示病变、利于手术方案的设计等。如果临床需要特殊的重建序列，需要提前在提交申请单的时候标注清楚。但是随着医院 PACS（picture archiving and communication systems）系统应用的普及，很多临床医生能从电脑联网得到影像学资料，电脑操作就能轻易调整窗宽、窗位的变化，从而得到肺窗、纵隔窗或软组织窗、骨窗等，也很容易实现对图像的三维重建。因此，当怀疑肺部疾病的时候，一定要肺窗和纵隔窗都要兼顾，得到病变的基本信息，以及肺门、纵隔的情况，如有无淋巴结转移等，有利于准确诊断。

胸部三窗（肺窗、纵隔窗、骨窗）的具体介绍已经在胸部 CT 检查有详细的描述，包括具体的参数及意义。

CT 扫描时多行增强扫描，目的是进一步显示病变信息。

病例一：患者，女，62 岁，无明显诱因下出现左后背部疼痛，逐渐加重，伴胸部疼痛。胸部 CT 报告单如图 2-7-7 所示。还是四步走的解读步骤：第一步，核对报告单的基本信息。第二步，看结论：“符合左肺下叶周围型肺癌并双肺、胸椎及肋骨多发转移 CT 表现。”明确患者为肺癌并多发转移。第三步，从报告描述中寻找具体的病变。仔细观察病变的位置、大小、形态以及邻近结构的关系。明确病变的强化特点，可以协助判断病变的性质；明确转移病灶的位置、数目以及纵隔、肺门有无淋巴结转移等。第四步，根

山东省医学影像学研究所

医学影像学报告书

影像号：**002520840**
ACC：**2019111100001256**　　　　扫描获取云胶片

姓名	■■■	性别	女	年龄	62岁	检查类型	CT
科别	门诊		床号	/		住院号	/

检查部位：胸部　　　　检查日期：2019-11-11
检查方法：增强　　　　报告时间：2019-11-12　09:59

影像学表现：

左肺下叶背侧段胸膜下见类圆形软组织肿块，边界尚清，大小约3.4×3.8cm，邻近左肺下叶背段亚段支气管截断，增强扫描病灶轻中度强化，肿块邻近胸膜分界不清；双肺内见多发类圆形结节灶，边界清；余双肺段及以上支气管尚通畅，双肺门及纵隔内未见明显肿大淋巴结。胸腔未见明显积液。扫描野内：胸椎椎体及肋骨多发类圆形骨质破坏，边界不清。

影像学诊断：

符合左肺下叶周围型肺癌并双肺、胸椎及肋骨多发转移CT表现。

图 2-7-7 胸部 CT 检查报告

据报告描述的信息到CT片中去验证、寻找进一步的信息（图2-7-8）。

病例二：患者，女，44岁。上腹部轻度疼痛6个月余，伴少许腹胀，无恶心、呕吐，无寒战、高热。丙型肝炎病史16年。行腹部CT检查后影像报告如图2-7-9所示，核对信息后，报告诊断提示为肝癌并肝内转移。从报告描述中发现病灶的位置、大小以及肝内多发转移灶，病变的强化特点等信息。腹部的强化CT扫描一般包括三期，在本章第四节有具体的介绍。简单地说,强化三期扫描的目的为进一步清晰显示病变，明确病变的强化特点，推测病变的成分、病变的性质。该患者平扫显示肝左叶巨大低密度灶，形态及边界欠清，肝内可见多个低密度灶，如图2-7-10A蓝色箭头所示。判断为平扫的一个方法，可见图2-7-10A黄色箭头所指为腹主动脉，为低密度，为平扫的一个提示。增强扫描后动脉期不均匀强化，门静脉期及延迟期密度降低，为肝癌的典型的增强扫描“快进快出”的表现，如图2-7-10B、C黄色箭头所指。

病例三：患者，男，67岁。腹背部疼痛3个月余，逐渐加重，NRS（数字评价量表评分）为8分，口服止疼药物效果欠佳。行腹部增强CT检查，检查报告如图2-7-11所示。核对完基本信息后，诊断报告提示：①符合胰腺癌并腹膜后淋巴结转移、周围血管侵犯CT表现；②肝多发小囊肿；③肝右叶点状钙化灶。三个诊断意见，能导致患者疼痛的，或者需要处理的、严重的，

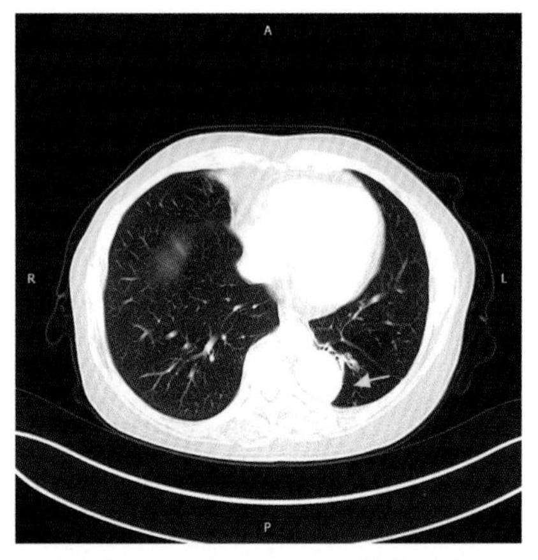

A. 肺窗显示左肺下叶近椎体旁增宽，似可见一肿块影凸向肺内（箭头所示）但仍然可见病变

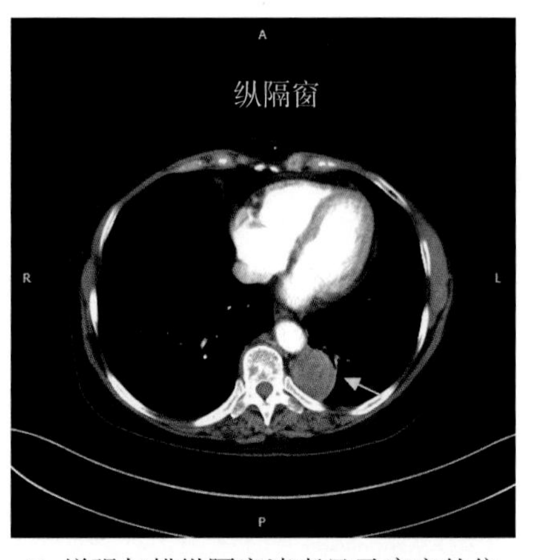

B. 增强扫描纵隔窗清晰显示病变的位置、形态、密度及与周围结构的关系

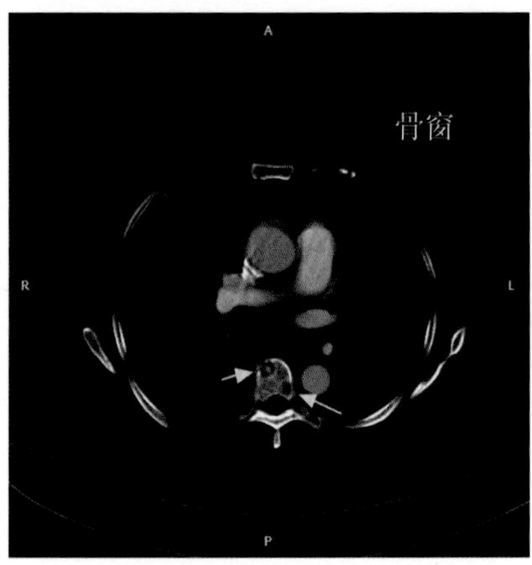

C. 骨窗显示椎体多发溶骨性骨质破坏，符合转移表现（箭头所示）

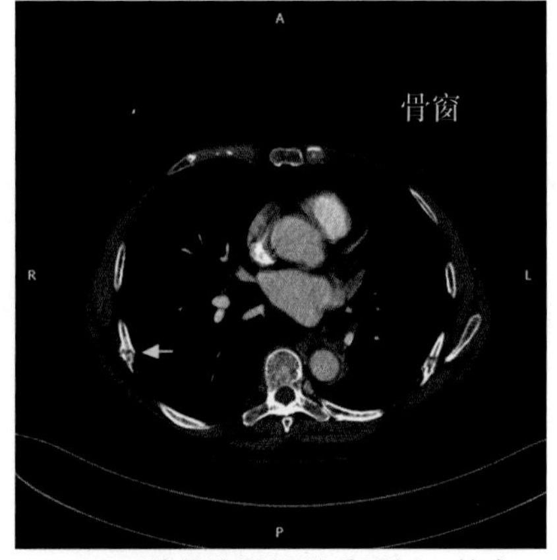

D. 显示肋骨溶骨性骨质破坏，符合转移表现（箭头所示）

图2-7-8 胸部CT影像

山东省医学影像学研究所

医学影像学报告书

影像号：002513115

ACC：2019102700000025　　　　扫描获取云胶片

姓名	■■■	性别	女	年龄	44岁	检查类型	CT
科别	门诊	床号	/			住院号	/

检查部位：　全腹部　　　　检查日期：　2019-10-27

检查方法：　增强　　　　报告时间：　2019-10-27　10:46

影像学表现：

肝脏体积略大，形态欠规则。肝实质密度不均匀，肝左内见巨大类圆形软组织密度肿块，边界欠清，大小约8.6×10.2cm，其密度不均匀，增强扫描动脉期呈不均匀明显强化，门脉期强化程度下降，延迟期呈相对低密度；相邻肝内静脉受压变形、移位；肝实质内另见多发大小不等类圆形低密度灶，大者位于肝左外叶，直径约2.7cm，其密度欠均匀，边界尚清晰，呈不均匀强化。肝内、外胆管无扩张；胆囊体积可，壁不厚，其内未见明显异常密度灶。胰腺、脾脏、双肾未见明显异常。腹腔及腹膜后未见明显肿大淋巴结。膀胱充盈尚可，壁不厚。子宫体积略大、饱满，未见明显异常密度灶及异常强化灶。盆腔内见少量液体密度灶。

影像学诊断：

1. 符合肝左内叶巨块型肝癌并肝内多发转移，盆腔少量积液CT表现；
2. 子宫体积增大，建议结合超声检查。

图 2-7-9　腹部强化 CT 检查报告

应该是胰腺的肿瘤。进一步到报告描述中寻找对病灶的描述，大小、位置、与周围重要结构的关系、强化的特点等。观察增强 CT 影像，CT 平扫可见腹部一不规则肿块，边界不清楚，形态欠规则，密度尚均匀，与周围的血管同呈现为低密度，无法区分（图 2-7-12A）。增强扫描后，病灶轻度强化（黄箭头所示），动脉明显高密度（蓝箭头所示），静脉略有强化（红箭头所示）（图 2-7-12B、C）。病灶明显包绕血管。门静脉期可见动脉密度略有下降，静脉明显呈高密度。胰腺癌患者发现时往往无法外科手术切除，肿瘤往往侵犯腹腔干与肠系膜上动脉之间，侵犯腹腔神经丛，导致患者腹背部疼痛剧烈，口服大量止痛药物后，疼痛控制欠佳，胃肠道副作用明显，严重影响患者的生存质量。影像引导下的胰腺癌放射性碘 -125 粒子植入配合腹腔神经丛毁损可以起到很好的病变局部控制及临床止痛作用，减少吗啡类药物的应用，从而提高患者的生活质量，延长生存时间。

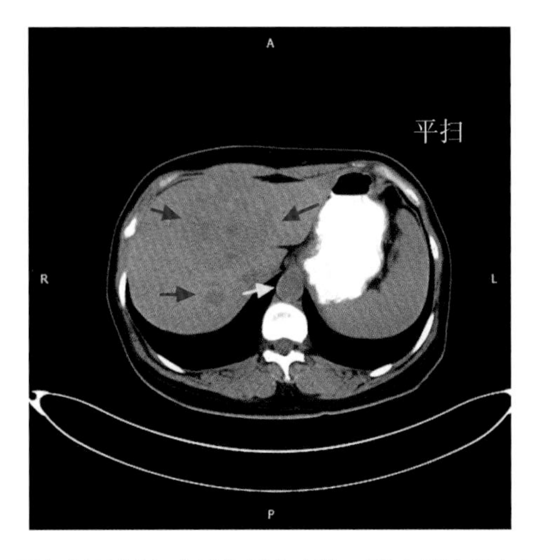

A.CT 平扫显示肝左叶巨大低密度灶，形态及边界欠清，肝内可见多个低密度灶（蓝色箭头所示）。黄色箭头所指为腹主动脉，为低密度影

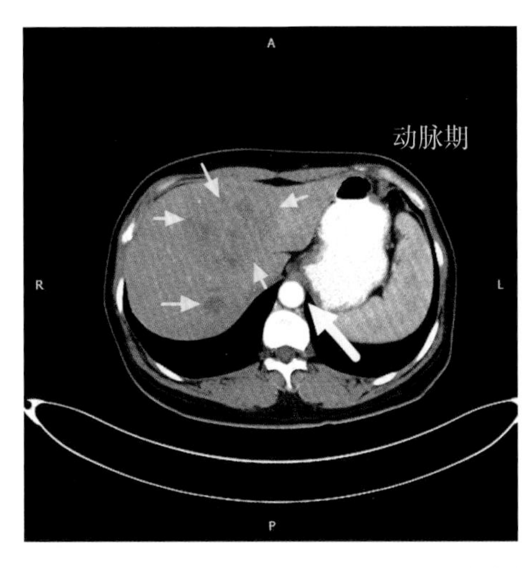

B. 增强扫描后动脉期不均匀强化。同时，白色箭头所示为腹主动脉明显强化，表现为高密度影

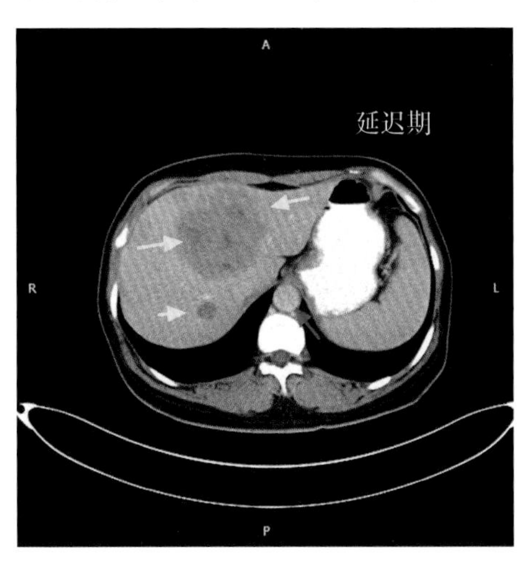

C. 增强扫描后门静脉期及延迟期密度降低，为肝癌典型的增强扫描“快进快出”的表现

图 2-7-10　腹部 CT 影像

山东省医学影像学研究所

医学影像学报告书

影像号: **002470651**

ACC: **2019080500000017**　　扫描获取云胶片

姓名		性别	男	年龄	67岁	检查类型	CT
科别	门诊		床号	/		住院号	/

检查部位: 上腹部 检查方法: 增强	检查日期: 2019-08-05 报告时间: 2019-08-05 09:11

影像学表现:

胰体部见不规则形软组织密度灶，边界不清，截面大小约4.9×3.9cm，周围脂肪间隙模糊，增强扫描病灶呈轻度强化，病灶包绕腹腔干、脾动脉、肝总动脉近段、肠系膜上动脉、肠系膜上静脉、脾静脉，部分管腔变窄，脾静脉迂曲并见侧支循环形成。病灶后方见多发肿大淋巴结，与胰腺病灶融合，边界欠清。病灶以远胰尾部体积变小，胰管扩张。肝右后叶下段及肝左外叶见类圆形无强化低密度灶，边界清晰，大者直径约0.8cm，肝右叶见点状钙化灶，肝内外胆管未见扩张，肝门未见肿大淋巴结。胆囊、脾、双肾未见明显异常。可见间位结肠。

影像学诊断:

1. 符合胰腺癌并腹膜后淋巴结转移、周围血管侵犯CT表现;
2. 肝多发小囊肿;
3. 肝右叶点状钙化灶。

图 2-7-11　上腹部增强 CT 检查诊断报告

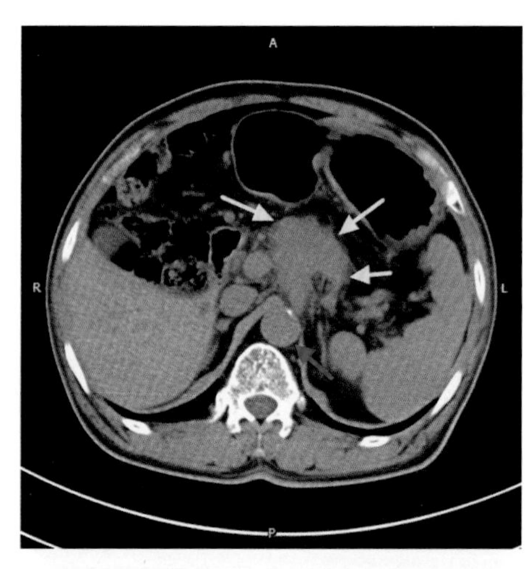

A. 平扫显示胰体部软组织肿块

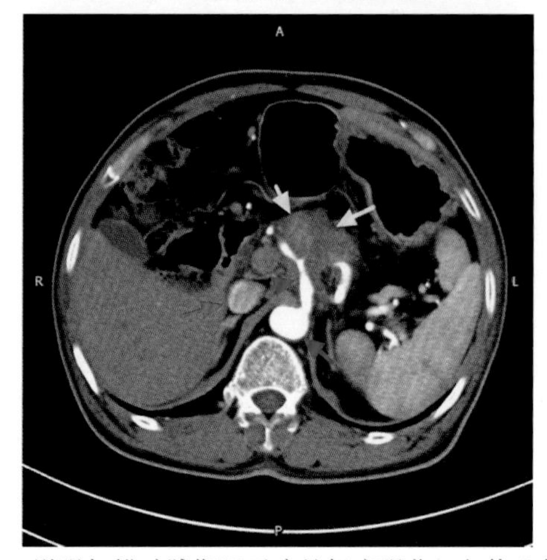

B. 增强扫描动脉期显示病灶轻度强化，包绕血管

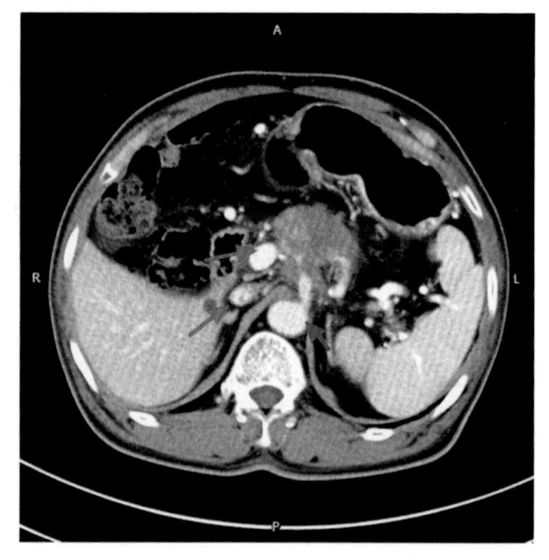

C. 静脉期显示病变与周围血管等结构的关系

图 2-7-12　腹部 CT 影像

（三）MRI 报告解读

MRI 检查报告相对复杂，因为包含了不同的序列、不同的部位以及一些功能成像。MRI 原理复杂，对于临床医生而言，掌握一些基础的阅片知识及技巧是很有必要的。因此，重点介绍一下 MRI 报告的解读。

一份 MRI 报告，我们可以从以下四个部分入手。

第一部分：患者的基本信息。包括姓名、性别、年龄、影像检查号、检查日期等。

第二部分：检查部位和检查方法。有的医院还包括检查用的序列以及扫描方位。

第三部分：影像描述。主要描述病变的位置，在不同序列上的表现，病变的范围，以及扫描范围内包括的其他结构的情况。

第四部分：影像诊断。患者检查信息最直接的体现,为临床医生提供简洁明了的诊断信息，或者可疑诊断，以及提供下一步的诊断或者治疗思路及方向。

临床医生拿到 MRI 检查报告后，与 CT 检查报告相似，先核对患者的基本信息。然后可以先看影像报告，直接明确问题所在，然后再去影像描述中寻找具体的信息，最后从磁共振图片中落实、确认（图 2-7-14）。

MRI 的相关基础知识，包括序列、扫描方法、扫描方位等，在本章第一节及第三节中已有具体叙述，可参考。

临床实际应用中，MRI 因为其优秀的软组织分辨率、多方位扫描等优势，在神经系统、腹部、盆腔、纵隔、骨骼肌肉及四肢关节有独特的优势。

病例一：患者，女，69 岁。左膝关节疼痛 1 年余，加重伴膝关节肿胀 2 个月余。行左膝关节 MRI 扫描后报告及影像学检查如图 2–7–13、图 2–7–14 所示。

①核对患者信息；②明确检查部位和检查方法；③诊断意见：符合左膝关节退行性变、骨软骨炎，外侧半月板前撕裂、内侧半月板损伤，左膝关节后外侧角及前交叉韧带损伤，关节积液。④回到影像报告描述中寻找具体详细信息。韧带的损伤往往从 FS–T_2WI 序列看，表现为正常的韧带走行中有异常的高信号，但韧带的连续性还存在，若出现中断现象，则可以诊断为断裂、

山东省医学影像学研究所

医学影像学报告书

影像号：**002522699**

ACC：**2019111500000170**　　　　扫描获取云胶片

姓名		性别	女	年龄	69岁	检查类型	MR
科别	门诊	床号	/			住院号	/
检查部位：　膝关节						检查日期：　2019-11-15	
检查方法：　平扫						报告时间：　2019-11-15　12:10	

影像学表现：

左膝关节间隙变窄，诸组成骨关节边缘可见骨质增生，关节面下可见片状长T1异常信号，FS-T2WI呈高信号。内侧半月板后角可见片状PDWI高信号，达关节面，外侧半月板前角见片状PDWI高信号，达关节面。前交叉韧带肿胀，可见条片状FS-T2WI高信号；外侧副韧带走行区结构紊乱，可见片状FS-T2WI高信号，腘肌腱复合体走行区可见囊状FS-T2WI高信号，内见多发分隔。后交叉韧带及内侧副韧带走行可，未见明显异常信号。左膝关节腔内及髌上囊少量积液。

影像学诊断：

符合左膝关节退行性变、骨软骨炎，外侧半月板前撕裂、内侧半月板损伤，左膝关节后外侧角及前交叉韧带损伤，关节积液MR表现。

图 2–7–13　左膝关节 MRI 检查诊断报告单

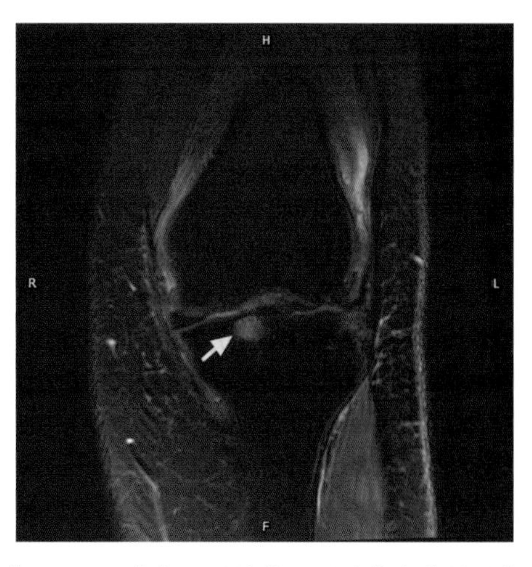

A. 冠状位 T_2WI 压脂象显示关节面下异常高信号（箭头所示）

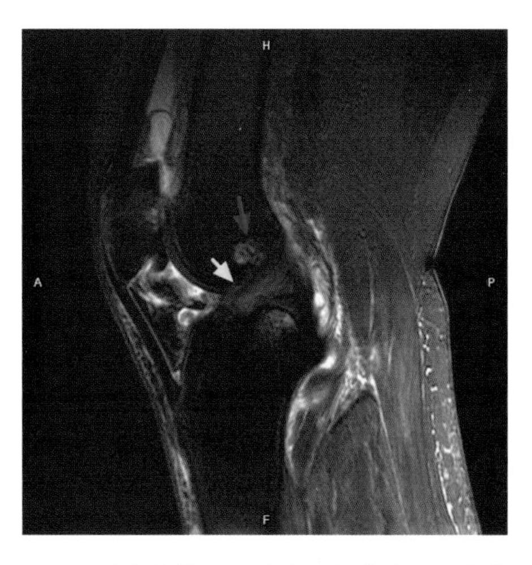

B. 股骨下端异常高信号，前交叉韧带内可见高信号，提示损伤（箭头所示）

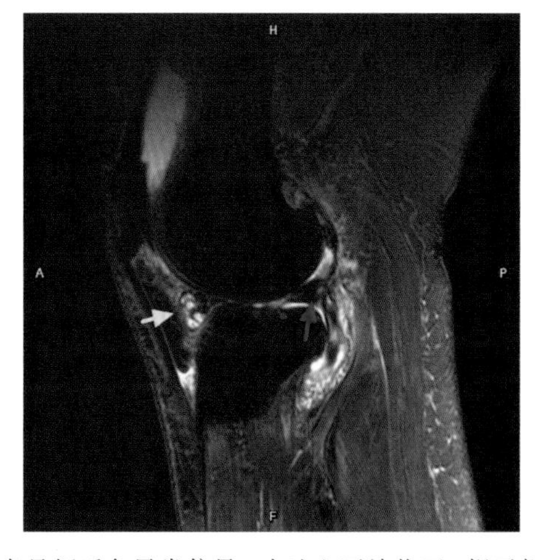

C. 显示半月板后角异常信号，未达上下关节面，提示损伤。前角异常信号，达关节面，提示撕裂（箭头所示）

图 2–7–14　左膝关节 MRI 影像

撕裂。半月板的损伤往往分为四级，具体可见第二章第二节中退行性骨关节病的介绍。

病例二：患者，男，52岁，右肩部疼痛半年余，逐渐加重。肩周炎行X线及CT检查往往无法明确肌腱损伤的情况，故对于颈肩痛严重的患者，需行MRI检查。核对完患者基本信息及检查方法后，注意以下三点：①符合右肩袖损伤，冈上肌腱撕裂表现（图2-7-15）；②冈上肌腱增粗迂曲，连续性欠佳；③冈上肌腱、肩胛下肌腱内见条片状异常高信号（图2-7-16）。

山东省医学影像学研究所

医学影像学报告书

影像号：001082692

ACC：2019112800000334

扫描获取云胶片

姓名	■■■	性别	男	年龄	52岁	检查类型	MR
科别	门诊		床号	/		住院号	/

检查部位：肩关节　　检查日期：2019-11-28

检查方法：平扫　　报告时间：2019-11-29 11:39

影像学表现：

右侧肩关节对位关系可，关节间隙正常，冈上肌腱增粗迂曲，连续性欠佳，冈上肌腱、肩胛下肌肌腱内见条片状FS-T2WI高信号，三角肌下滑囊、肩胛下滑囊见少量液性信号。右侧肩锁关节骨端边缘骨质增生，关节骨端、肩锁韧带内见片状FS-T2WI高信号。

影像学诊断：

1. 符合右肩袖损伤，冈上肌腱撕裂MRI表现；
2. 右肩三角肌下滑囊、肩胛下滑囊少量积液；
3. 右侧肩锁关节异常信号，符合损伤MRI表现。

图2-7-15　右肩关节诊断报告

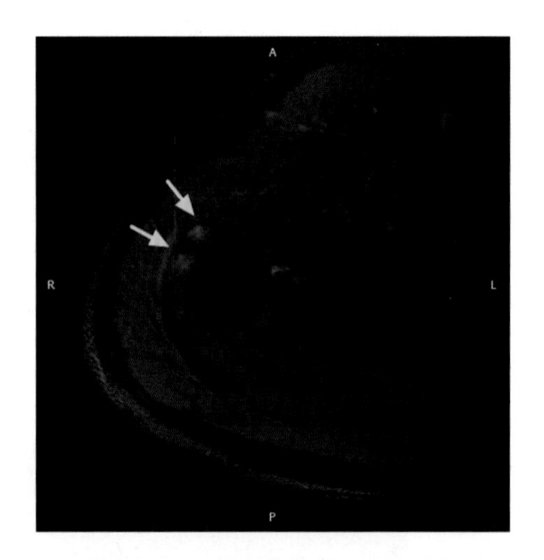

A. 箭头所示处异常高信号，为肩袖部位

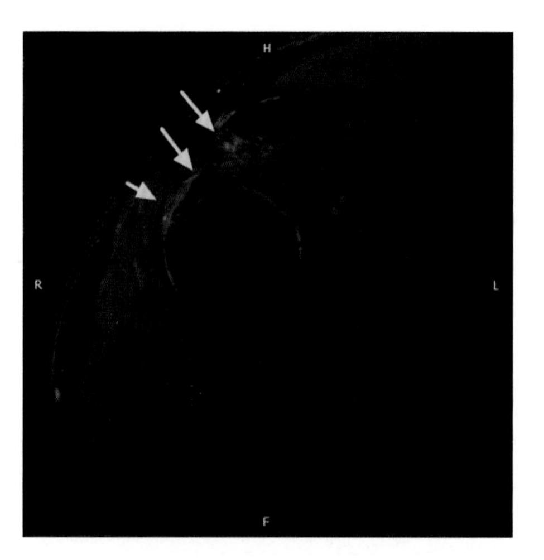

B. 箭头所示为冈上肌腱及肩胛下肌腱，内可见异常高信号，提示损伤

图2-7-16　右肩关节MRI影像

（许玉军　王　静　朱丽萍）

第二篇
疼痛的治疗

第三章 穿刺注射技术

本章内容主要包括疼痛临床常用的全身各部位的神经阻滞和病变局部的注射操作技术。

第一节 头面部

一、三叉神经

【应用解剖】

（一）颅底与三叉神经

颅底内面观，可见前、中、后三个颅窝，颅中窝有许多孔道与颅底外相通。从前向后，眶上裂内有眼神经、动眼神经、滑车神经、展神经和眼上静脉通过；其后外侧的圆孔有上颌神经通过；再向后外侧为卵圆孔，有下颌神经通过。卵圆孔的后内侧是破裂孔，为颈动脉管的内口；其后外侧是棘孔，有脑膜中动脉通过；卵圆孔、破裂孔和棘孔围绕三叉神经压迹，其为三叉神经节所在部位。最后方的颈静脉孔内有颈静脉、迷走神经、舌咽神经和副神经通过（图 3-1-1）。颅底外面观可见卵圆孔位于蝶骨翼突外侧板的后方，破裂孔和棘孔分别位于其后内方和后外方，颈动脉管外口在卵圆孔的正后方（图 3-1-2）。

三叉神经节又称半月神经节（semilunar ganglion），位于颞骨岩部上缘的前方，骨面上有三叉神经切迹。该节形似半月，由向前的凸缘发出三大分支，即眼神经、上颌神经和下颌神经。三叉神经根位于脑桥外侧部的腹侧面，有硬脑膜和蛛网膜包被，在节的近侧形成梅克尔腔（Meckel’s cave），腔内含有脑脊液并与后颅窝的蛛网膜下隙相连通。该腔终止于三叉神经节，但硬膜仍向前延伸，包被至三叉神经节分支的起始部，形成脑膜袖（图 3-1-3）。在行三叉神经节穿刺时，有时会有脑脊液流出，此为梅克尔腔损伤所致。有的患者虽无脑脊液流出，但注药后即刻出现头晕、恶心、血压降低等反应，或出现延迟性头晕等。这可能是穿刺损伤脑膜袖，药物渗漏入蛛网膜下隙所致。

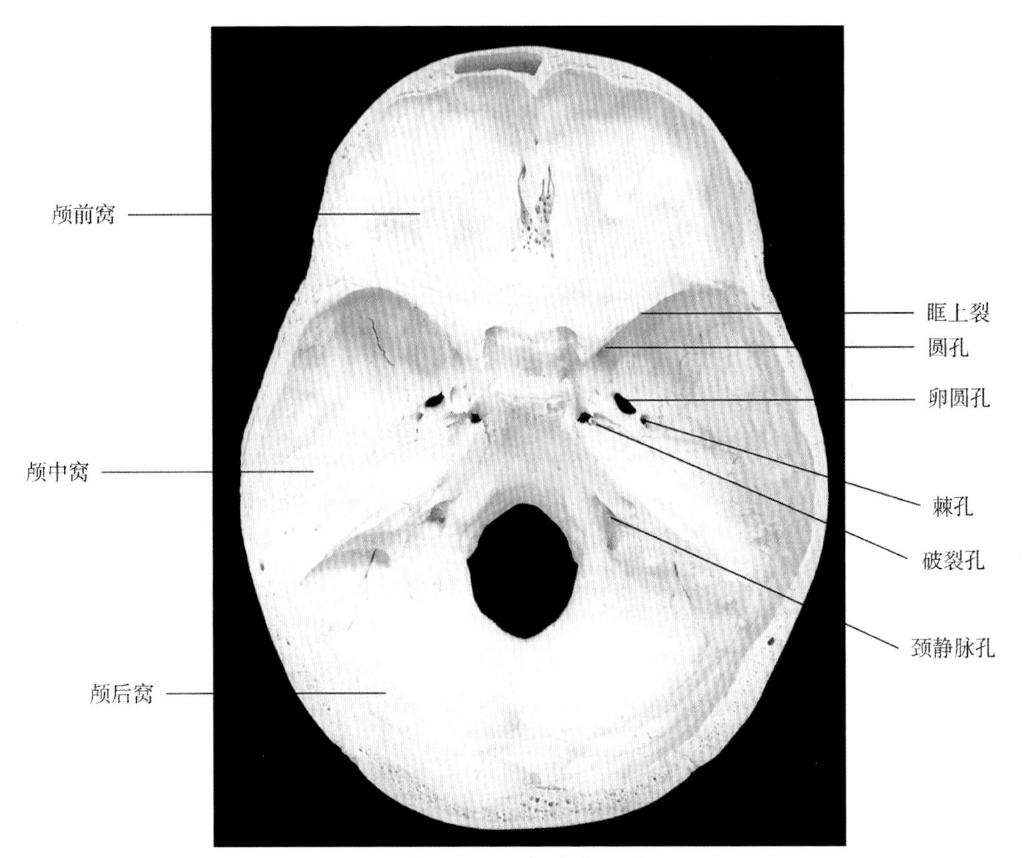

图 3-1-1　颅底内面观

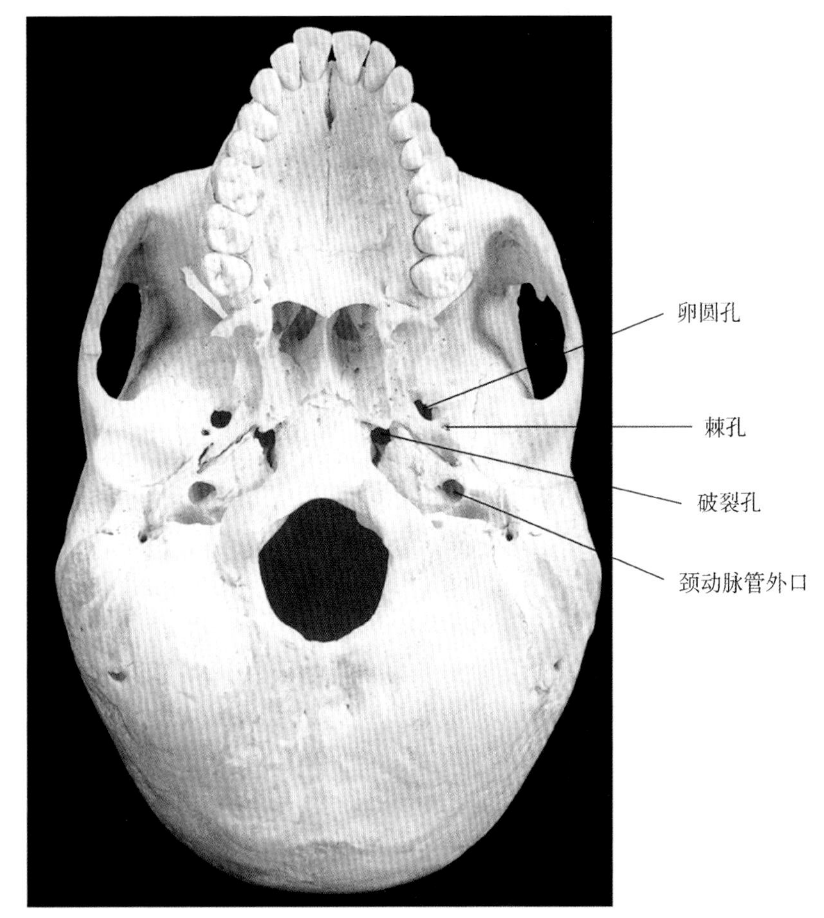

图 3-1-2　颅底外面观

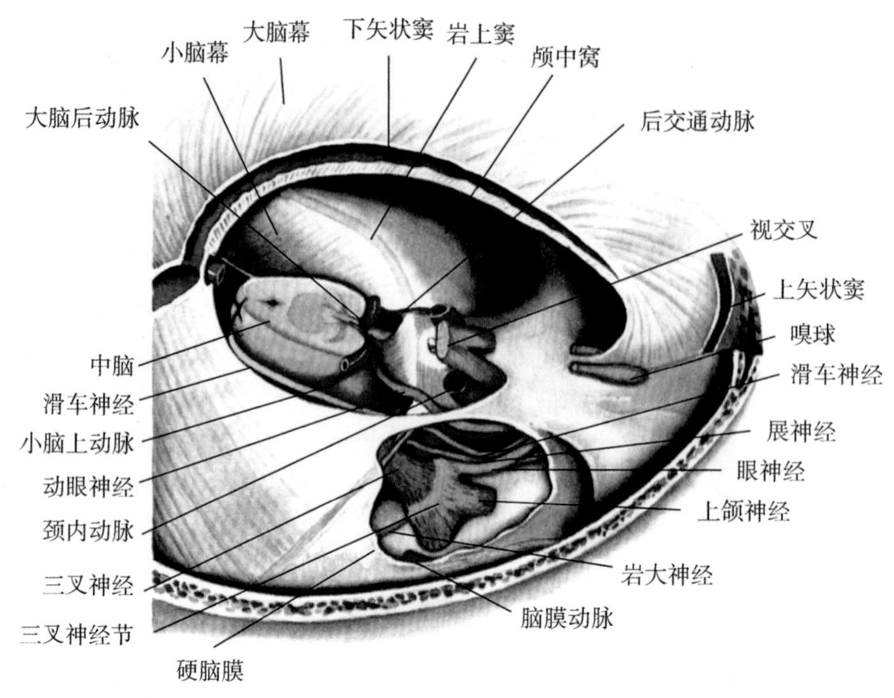

图 3-1-3 三叉神经节及其被膜

（二）三叉神经及毗邻关系

三叉神经是混合性神经，含有较大的感觉部分和较小的运动部分，并与自主神经有着广泛联系。眼神经经眶上裂出颅而入眼眶，共分出 3 个分支，即鼻睫神经、额神经和泪腺神经；上颌神经穿圆孔出颅而入翼腭窝，又发出颧神经、翼腭神经和上牙槽后支，后延续为眶下神经；下颌神经穿过卵圆孔出颅而入颞下窝，它有 4 个感觉支，即颊神经、耳颞神经、舌神经和下牙槽神经（图 3-1-4）。上颌动脉起自颈外动脉，在下颌颈

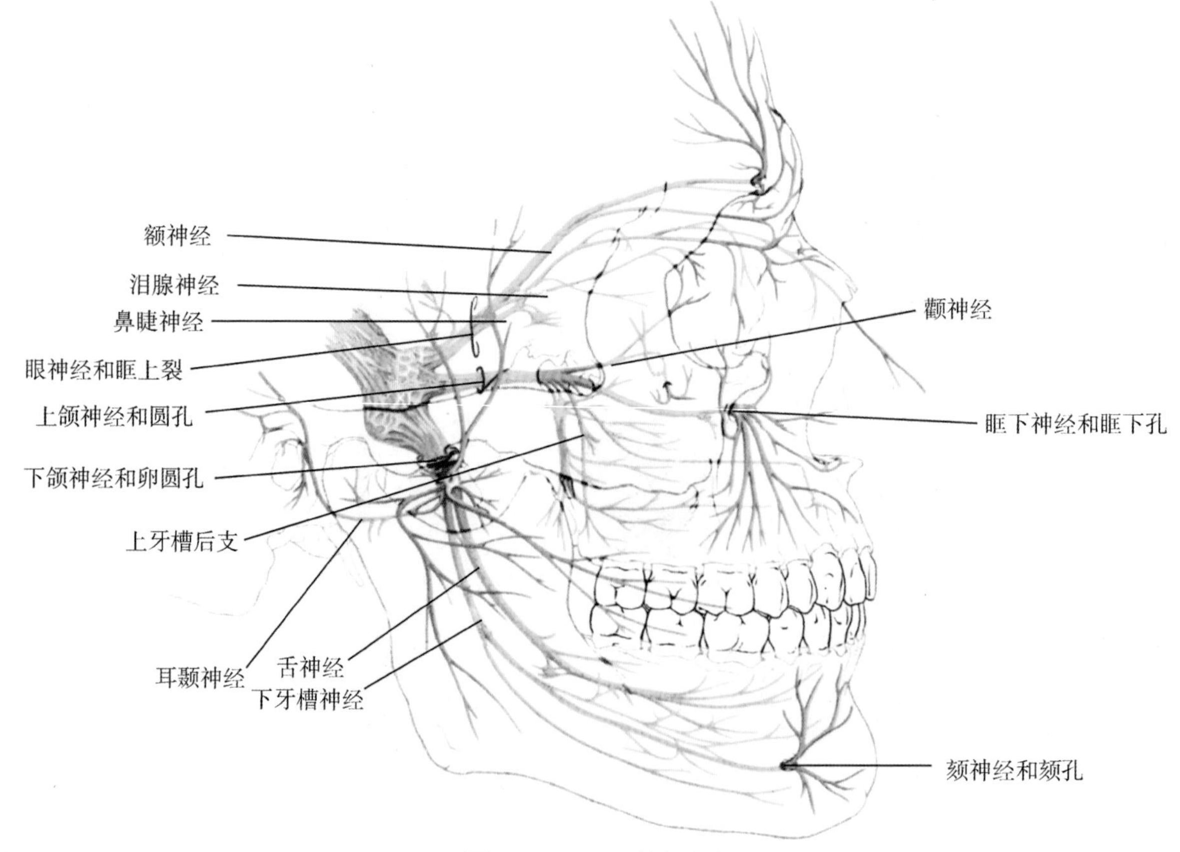

图 3-1-4 三叉神经分支

水平经其深面入颞下窝，行经翼外肌的浅面或深面，经翼突上颌裂入翼腭窝。脑膜中动脉是上颌动脉的一个分支，在下颌颈深面经翼升肌垂直上行，穿过棘孔入颅，少数可随下颌神经一起经卵圆孔入颅（图 3-1-5）。在行三叉神经穿刺时，有可能伤及该二动脉，造成出血及血肿；若误入棘孔或破裂孔，也可造成颅内血肿。另外，半月神经节周围的其他脑神经，如与眼神经一起穿过眶上裂的动眼神经、滑车神经、展神经，颈内动脉内侧的视神经和嗅神经，均有可能因局麻药或神经破坏剂注药过量，而出现暂时性或永久性的相应损害。

三叉神经的皮肤分布区如图 3-1-6 所示，眼神经分布区包括除鼻翼以外的鼻部、上睑及额区的皮肤；下颌神经分布区由下唇向下至颏区，向后至下颌角前方，向上经耳前、耳郭、外耳道至颞顶部；上颌神经分布区在位于上述两区之间的面颊部皮肤，包括鼻翼和上唇。

（三）三叉神经分支

眼神经（ophthalmic nerve）共有 3 个分支。额神经为其最大的终末支，经眶上裂入眶后前行，分出眶上神经、额支及滑车上神经（supratrochlear nerve）。眶上神经经眶上切迹（或孔）至额部，额支在眶上神经的内侧，经额切迹（或孔），分布于额部的皮肤及上睑；滑车上神经在额支的内侧，分布于额部中线附近皮肤。

鼻睫神经经眶上裂的内侧部入眶，其较大的终末支为滑车下神经，并发出交通支参与睫状

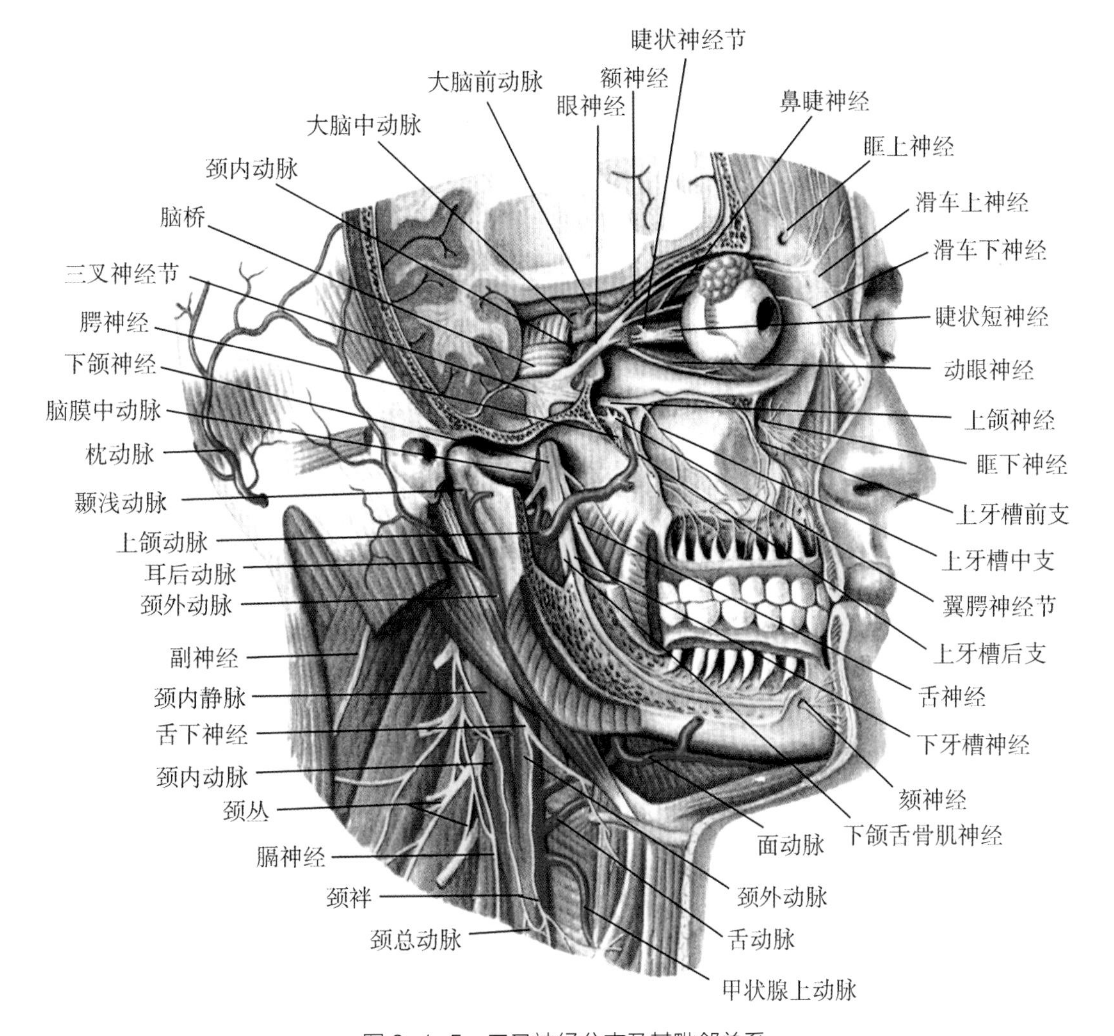

图 3-1-5　三叉神经分支及其毗邻关系

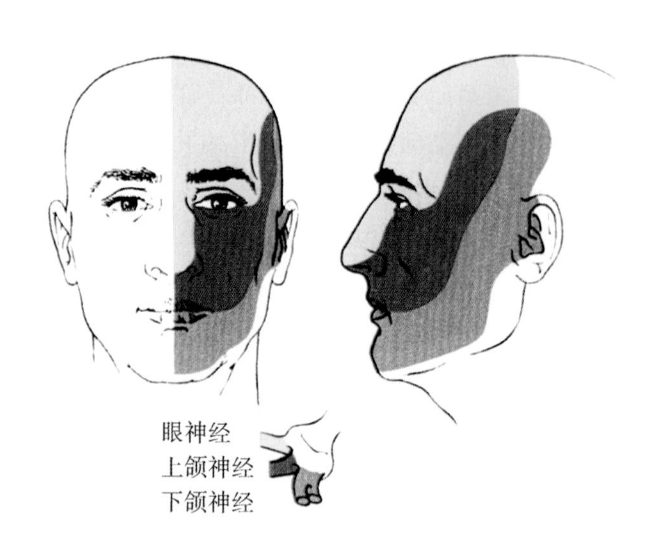

图 3-1-6 三叉神经皮肤分布区

神经节。

泪腺神经经眶上裂的外侧部入眶，与泪腺动脉伴行至泪腺，并分布于外眦附近的皮肤（图3-1-7）。

上颌神经（maxillary nerve）在翼腭窝内发出颧神经，经眶下裂入眶，沿眶外侧壁前行，分布至颊部和颞部前区的皮肤。眶下神经是上颌神经的直接延续，经眶下沟、眶下管，穿眶下孔至面部。上颌神经还发出翼腭神经连于翼腭神经节，其腭支经翼腭管分别穿过腭大孔和腭小孔，被称为腭大神经和腭小神经，主要分布于硬腭和部分软腭及扁桃体黏膜。上牙槽后神经自上颌神经发出后向外下方，经翼突上颌裂至上颌结节，穿后牙槽孔至上磨牙、牙龈及附近颊黏膜（图 3-1-8）。

下颌神经（mandibular nerve）属混合性神经，其运动支支配咀嚼肌，并发出 4 个感觉支。颊神经沿下颌支前缘的内侧下行至咬肌前缘，分布于

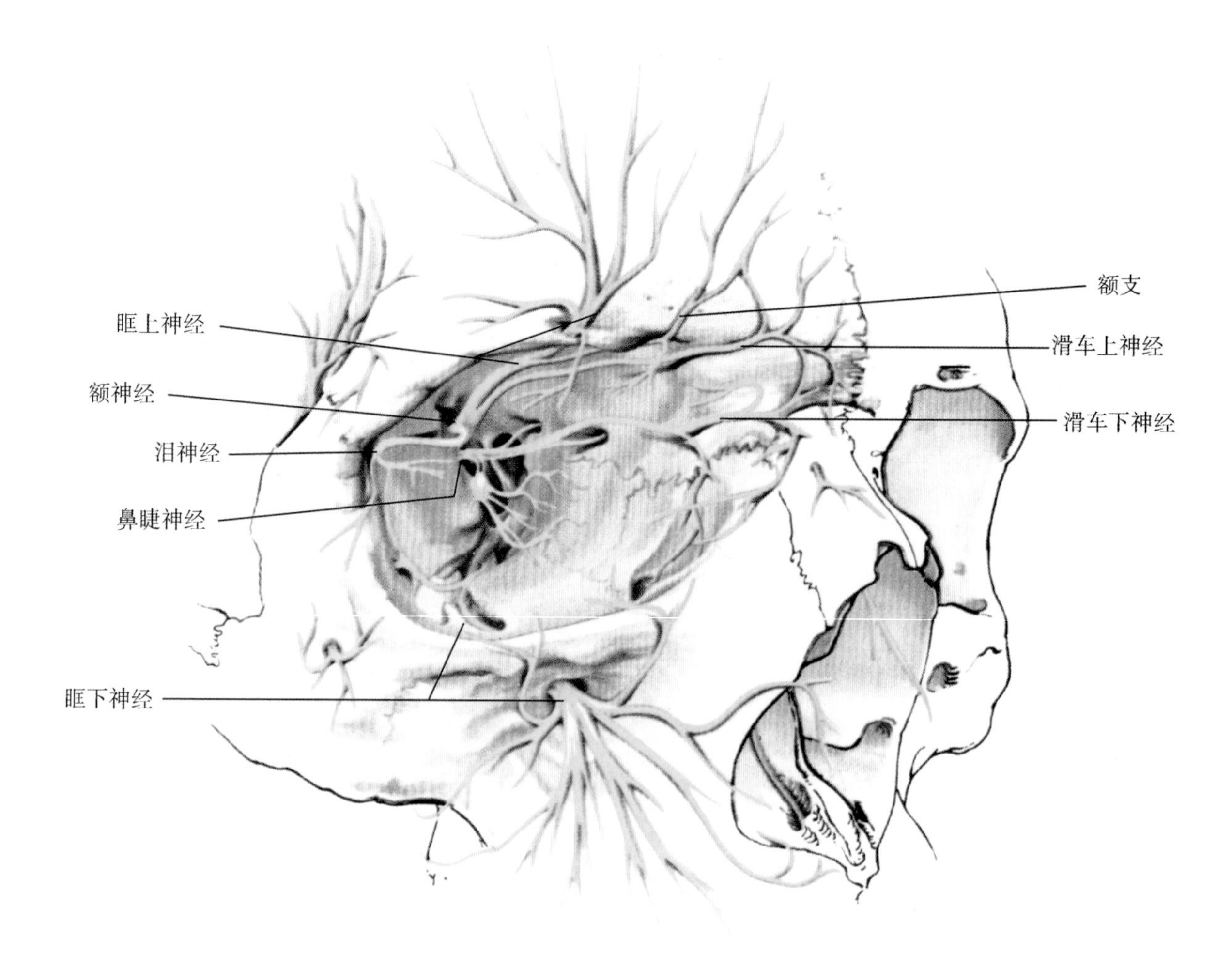

图 3-1-7 眼神经分支

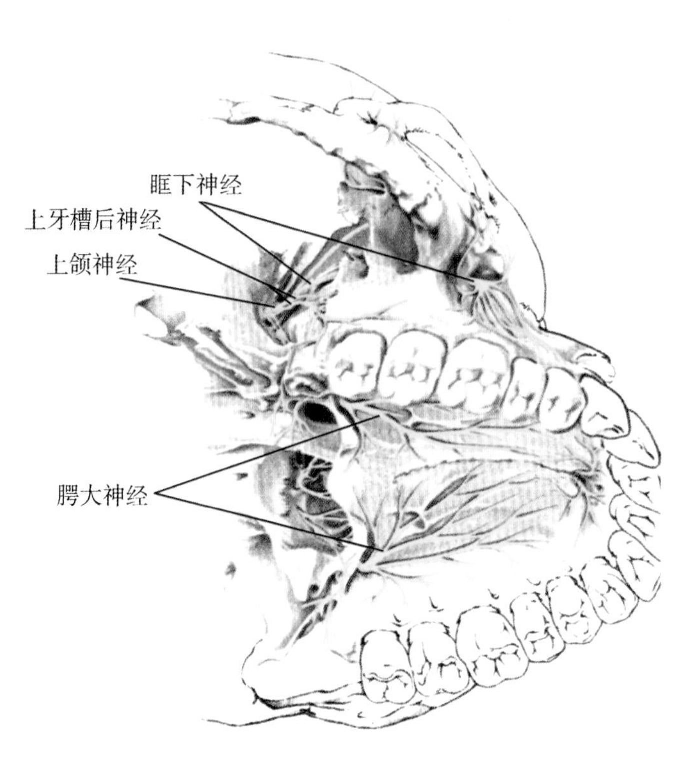

图 3-1-8　上颌神经分支

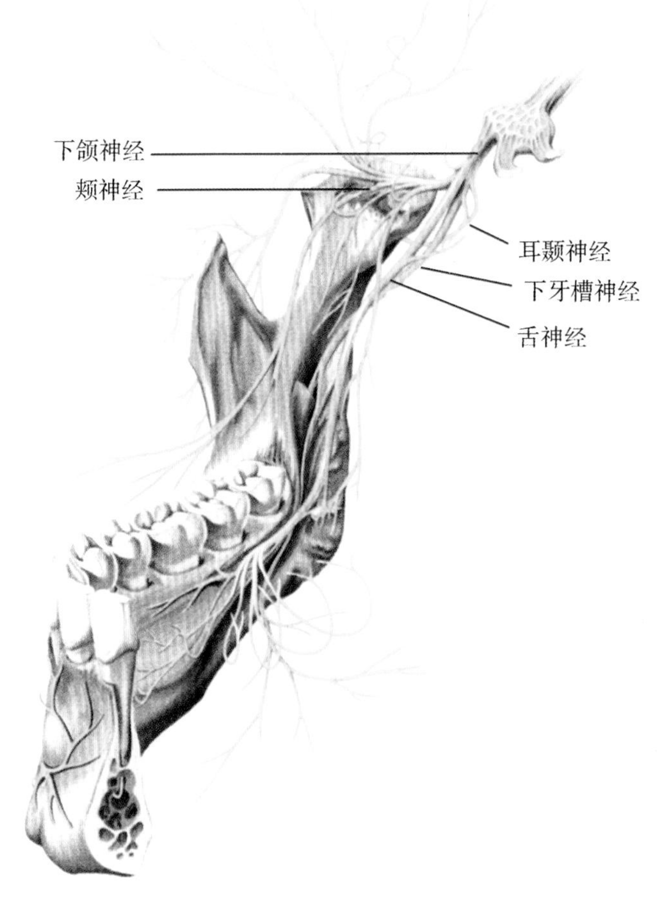

图 3-1-9　下颌神经分支

颊黏膜和口角的皮肤。耳颞神经绕下颌骨髁突的内侧至其后方转向上行，于腮腺上缘处浅出，分布于外耳道、耳郭及颞区皮肤。舌神经沿下颌支和翼内肌之间下行，达下颌下腺上方，再沿舌骨舌肌的浅面前行，分布于舌前 2/3 及口底的黏膜。下牙槽神经位于舌神经的后方，经下颌孔入下颌管，至颏孔处穿出，称为颏神经，分布于颏区皮肤（图 3-1-9）。

【操作技术】

（一）眶上神经、额支和滑车上神经阻滞

1. 体位　患者取仰卧位，头稍后仰。

2. 穿刺点　眶上神经阻滞定点在眼眶上缘中点或稍内侧，眶上切迹多可以从表皮触及，但眶上孔则难以触及。额支阻滞的定点位于眶上神经和滑车上神经之间的额切迹处。滑车上神经阻滞的定点在鼻根部的外侧缘。

3. 操作方法　眶上神经阻滞：操作者用一手按住眶缘保护眼球，另一手持带 5 号球后针头的注射器经眶上缘下快速刺入皮肤，进针方向朝向顶端，背离眼球方向（图 3-1-10）。如刺入眶上孔，则有进孔落空感，注入 2% 利多卡因 1~2 mL。

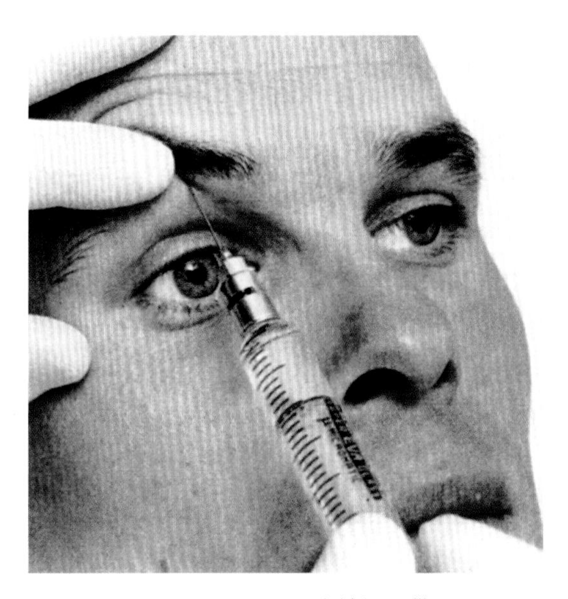

图 3-1-10　眶上神经阻滞

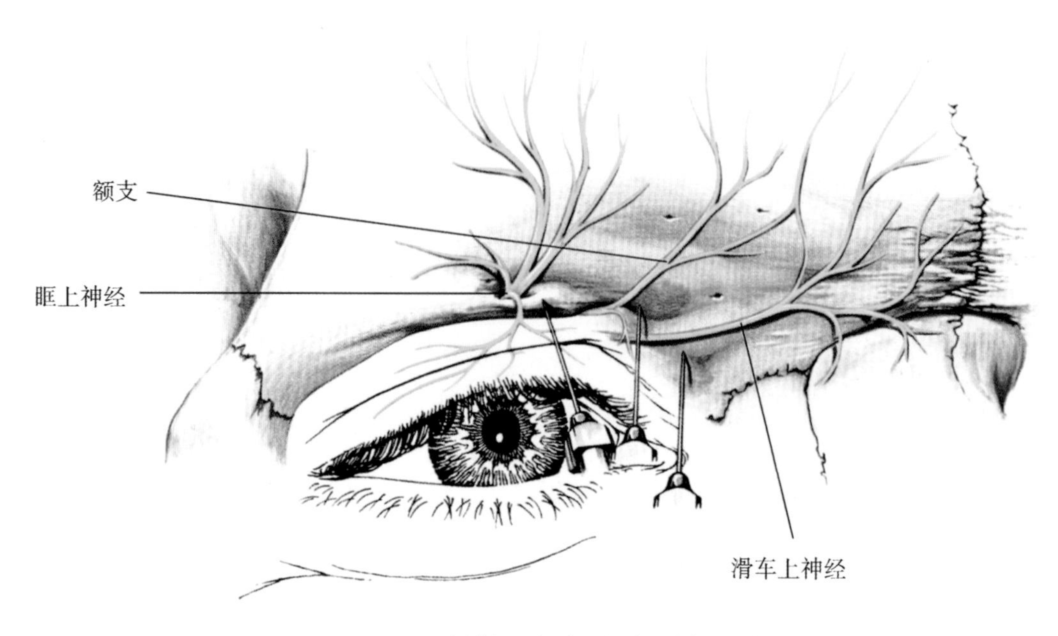

图 3-1-11 眶上神经、额支、滑车上神经阻滞

额支和滑车上神经阻滞穿刺的方法及用药同眶上神经阻滞（图 3-1-11）。上述三支神经阻滞后均可出现上眼睑水肿，应事先告知患者。

4. 超声引导下眶上神经注射技术 患者取仰卧位，采用高频（6~13 MHz）线阵探头。将超声探头平行置于眶上缘，可见连续的高回声皮质显像（图 3-1-12），缓慢移动探头直至扫描回声图像连续的高回声出现中断缺口，即眶上孔或眶上切迹（图 3-1-13）。以多普勒模式扫描可见眶上神经伴行的眶上动脉搏动（图 3-1-14）。采用平面外技术进针，可见针尖到达眶上孔处，注

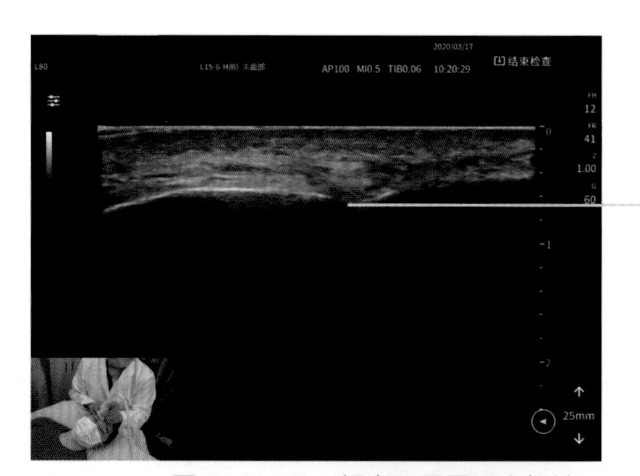

图 3-1-13 超声下显露眶上切迹

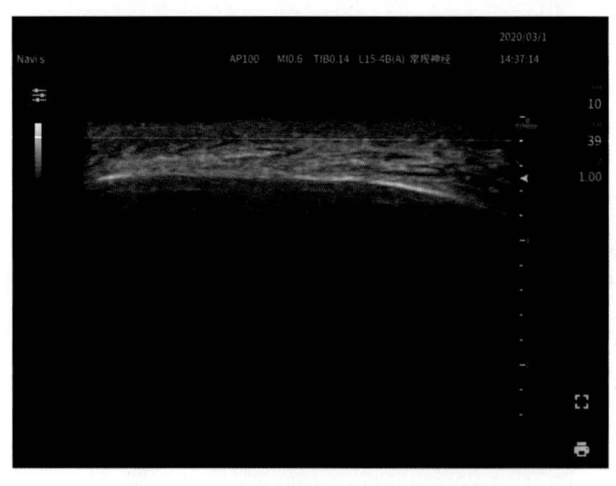

图 3-1-12 超声下眶上缘声像

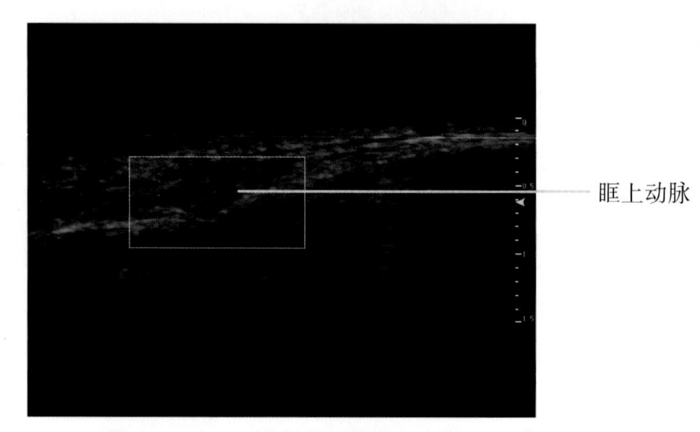

图 3-1-14 超声下显露眶上动脉

射药物时，可见药物在局部扩散。

（二）眶下神经阻滞

1. 体位　患者取仰卧位，头中立位。

2. 眶下孔进针点的定位　自患侧眶外缘至上唇中点做一连线，再经瞳孔做一垂线，两线的交叉点即进针点（图 3-1-15）。

3. 操作方法　操作者用一手按住眶下缘，防止针滑入眶内，另一手持带 5 号球后针头的注射器快速刺入皮肤（图 3-1-16）。进针方向朝向后外或后上方，因眶下孔开口方向变异较大，故需寻找进孔。多数开口在内下方，故进针方向多在眶外缘连线和瞳孔垂直线构成的夹角内（确定进针点的两条定位线夹角内），少数朝向内上方。当针尖有落空感并出现面部异感时，证实针尖进入眶下孔，避免进针过深。固定针头，注入 2% 利多卡因 1~2 mL。阻滞后可出现下眼睑水肿。

4. 超声引导穿刺方法　患者取仰卧位。采用高频线阵探头（6~13 MHz）。将超声探头水平放置于上述定点附近，小幅移动探头找到上颌骨表面高回声不连续的缺口，即眶下孔（图 3-1-17）。以多普勒模式扫描多数患者可见伴行的眶下动脉搏动（图 3-1-18）。采用平面外技术进针。

（三）翼腭神经节阻滞

1. 体位　患者仰卧，头圈固定。

2. 穿刺点　下颌切迹中点（图 3-1-19）。

3. 操作方法　用 7 号 10 cm 直针自穿刺点

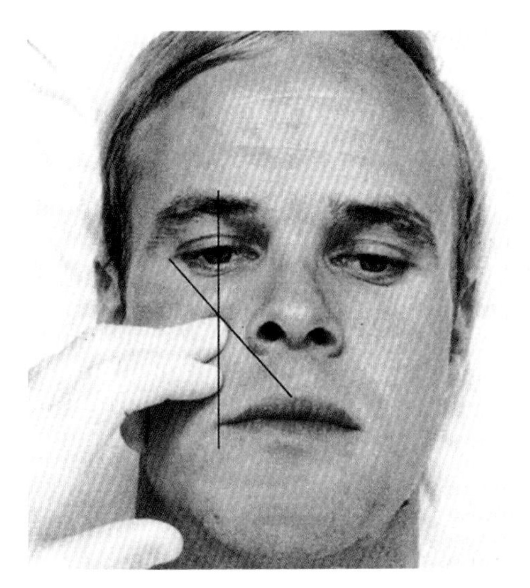

图 3-1-15　眶下神经阻滞定点

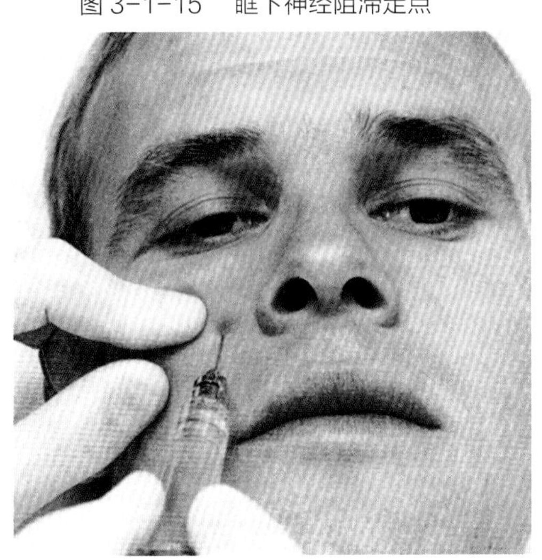

图 3-1-16　眶下神经阻滞

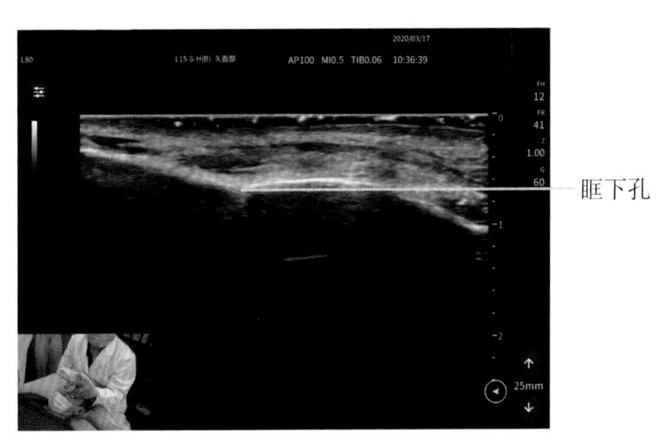

图 3-1-17　超声下显露眶下孔

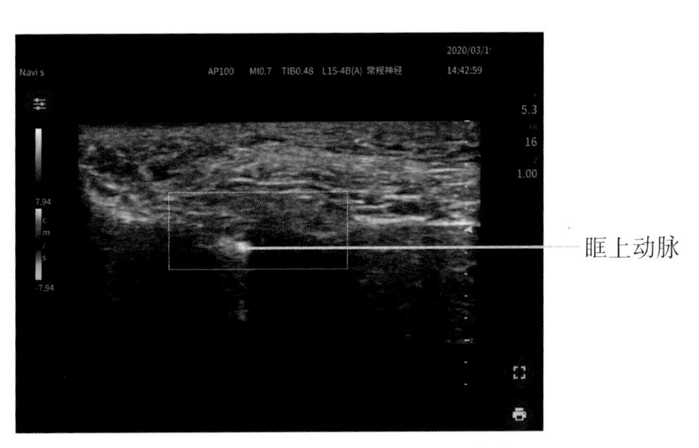

图 3-1-18　超声下显露眶下动脉

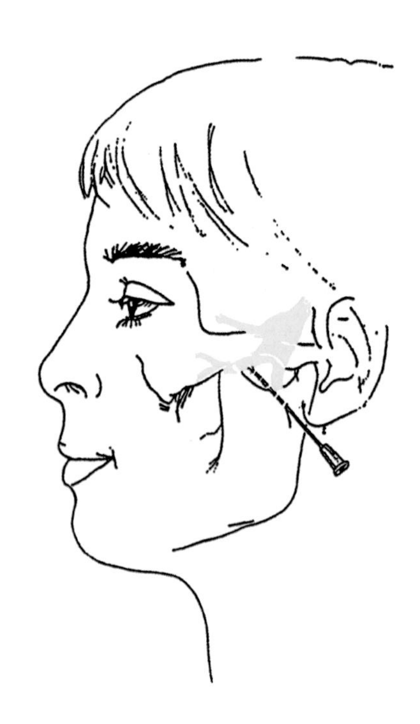

图 3-1-19 翼腭神经节阻滞皮肤定点

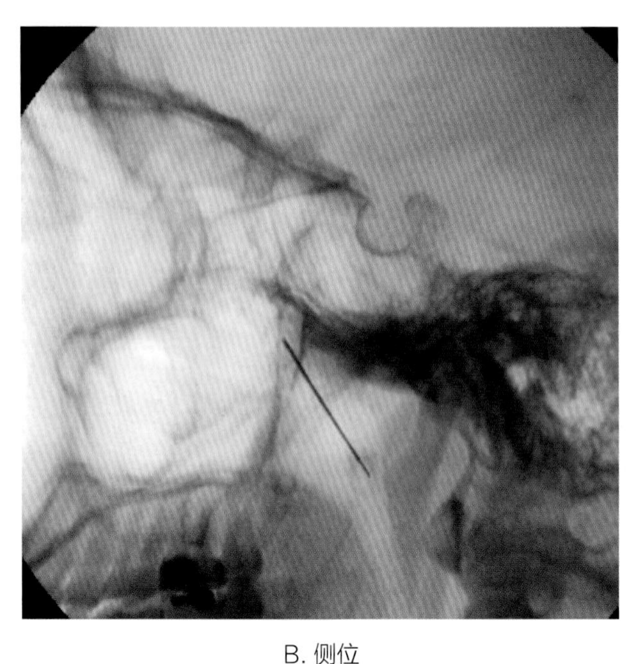

B. 侧位

图 3-1-20 翼腭神经节穿刺 X 线透视

进皮，朝向同侧内眦方向进针 3~5 cm 出现异感，X 线透视下正位像针尖位于中鼻甲外侧（图 3-1-20A），侧位像位于翼腭窝中份（图 3-1-20B）。固定针头，注入 2% 利多卡因 2 mL。

翼腭神经节阻滞也可经腭大孔（greater palatine foramen）入路进行。腭大孔穿刺点位于硬腭后部、上牙龈内侧缘，大部分正对第 3 磨牙，小部分平第 2 磨牙或第 2、3 磨牙之间（图 3-1-21）。用 120° 弯针自穿刺点向上并稍向后方穿刺，针尖进入腭大孔，在翼腭管内缓慢进针 3 cm 左右，抵达翼腭神经节（sphenopalatine ganglion）（图 3-1-22）。注射 2% 利多卡因 2 mL，出现阻滞平面，证明穿刺部位准确。

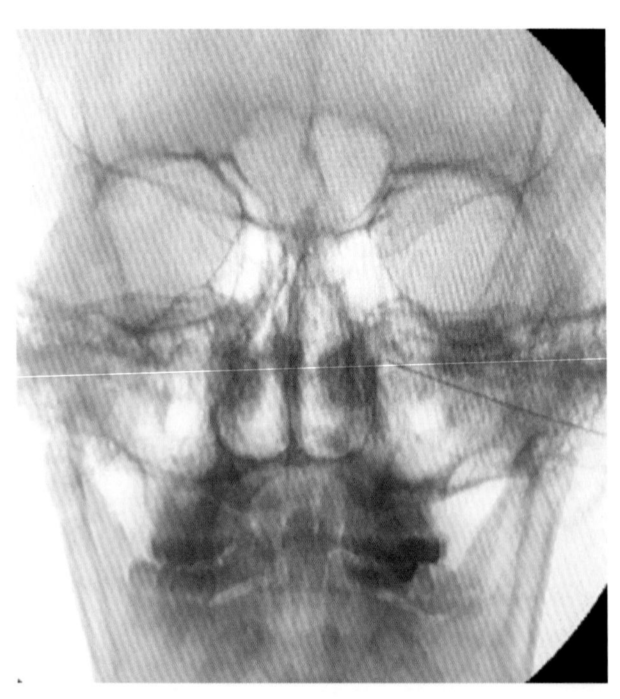

A. 正位

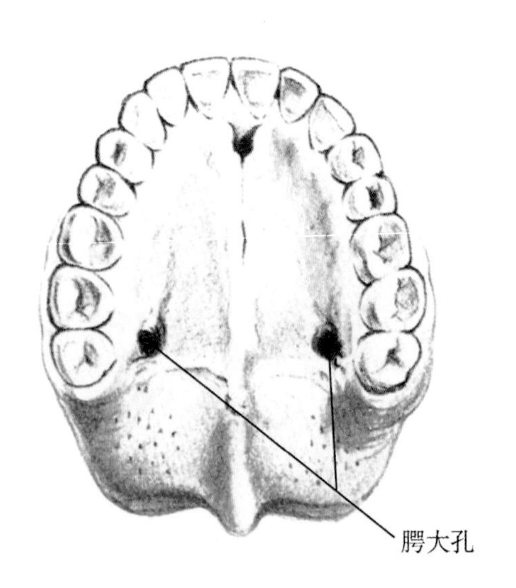

图 3-1-21 腭大孔定位

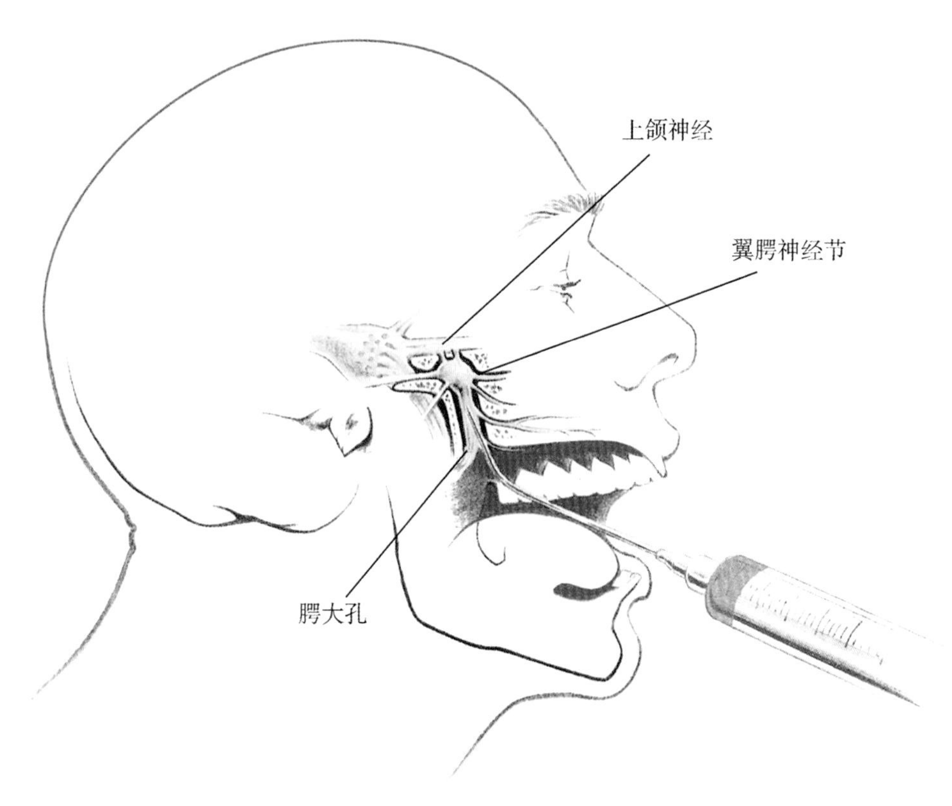

图 3-1-22　腭大孔穿刺

（四）上牙槽后神经阻滞

1. 体位　患者取仰卧位，口腔内严格消毒。

2. 穿刺点　第 2 磨牙或第 2、3 磨牙间的上齿龈外侧缘。

3. 操作方法　操作者左手拇、示指掀开患者上唇，右手持带 5 号球后针头的注射器自穿刺点刺入，沿上颌骨面向后向上进针 2~3 cm，即达上颌结节处（图 3-1-23）。一般无异感出现，注射 2% 利多卡因 2 mL 后磨牙麻木，说明阻滞准确。

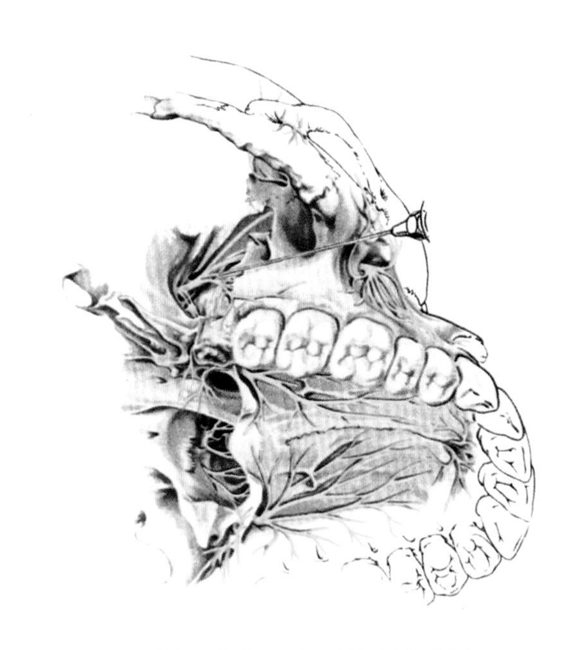

图 3-1-23　上牙槽后神经阻滞

（五）上颌神经阻滞（圆孔阻滞、翼腭窝阻滞）

上颌神经出圆孔经翼腭窝发出分支，因此既可在圆孔内行上颌神经阻滞（多使用弯针），又称圆孔阻滞，也可在圆孔周围翼腭窝处进行阻滞，又称翼腭窝阻滞。

1. 体位　患者取仰卧位，头转向健侧。

2. 穿刺点　进针点定位同翼腭神经节阻滞，但进针方向朝向同侧瞳孔。

3. 操作方法　用 7 号 8 cm 长针自进针点垂直皮面进针 3~4 cm 可触及蝶骨翼突外侧板，测量进针深度，然后退针至皮下，调整进针方向，针尖朝向同侧瞳孔，继续进针滑过翼突外侧板前缘约 0.5 cm 即达翼腭窝（图 3–1–24），此时可出现典型的第Ⅱ支三叉神经痛。X 线透视：正位像可显示针尖位于眼眶内下角的圆孔处（图 3–1–25A）；侧位像呈现倒三角形状的翼腭窝，形似“辣椒”，针尖位于翼腭窝基底部后缘（图 3–1–25B）。回抽无血，注入 2% 利多卡因 0.5~1 mL。

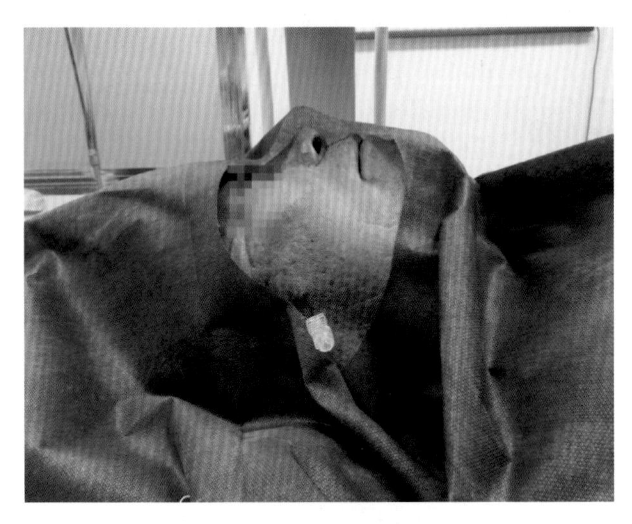

图 3–1–24 圆孔阻滞

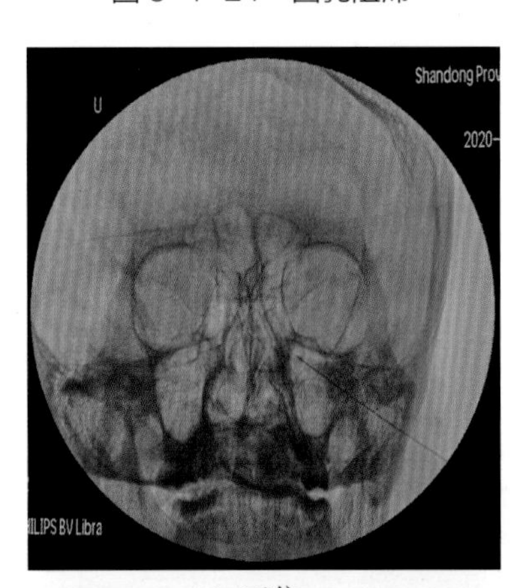

A. 正位

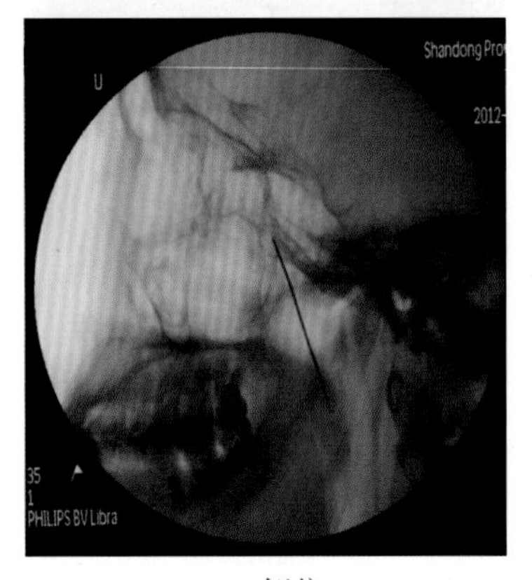

B. 侧位

图 3–1–25 圆孔阻滞 X 线透视

（六）下牙槽神经和舌神经阻滞

下牙槽神经（inferior alveolar nerve）和舌神经均为下颌神经的分支，二者关系密切，伴行下降于下颌支与翼内肌之间，舌神经位于下牙槽神经的前内侧，至下颌孔处，舌神经继续下行，而下牙槽神经入下颌孔。下颌孔（mandibular foramen）是下牙槽神经进入下颌管的入口，该孔位于下颌支内侧面，中央稍偏后，孔口开向上后方，这一解剖特点使穿刺针几乎不可能进入下颌孔（图 3–1–26），因此下牙槽神经和舌神经阻滞只能在下颌孔周围进行。

1. 体位 患者取仰卧位，头后仰，口张大。

2. 穿刺点 第 3 下磨牙后 1 cm 处。

3. 操作方法 操作者一手中指伸入口腔，在第 3 磨牙后可触及下颌支较锐利的前缘和较平坦的内侧面，另一手持注射器在第 3 磨牙后上 1 cm 处进针（图 3–1–27），沿下颌支内侧面向后并稍向上进针 2~3 cm，出现异感，表示针达下颌孔附近。回抽无血，注射局麻药，可阻滞下牙槽神经和舌神经，消除下颌牙齿和牙龈，以及舌

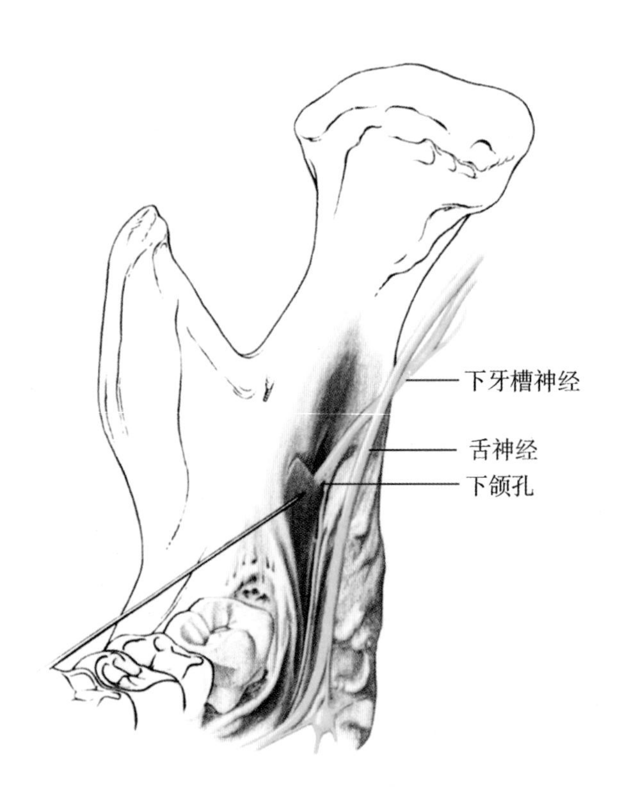

图 3–1–26 下牙槽神经和下颌孔

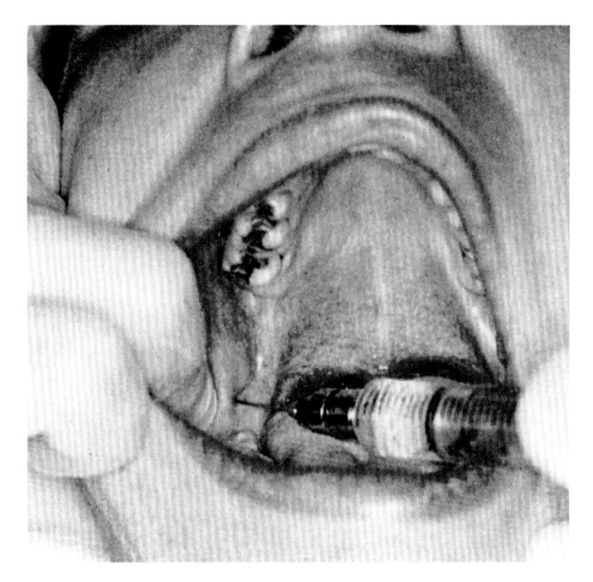

图 3-1-27　下牙槽神经和舌神经阻滞

前 2/3 和舌底黏膜的痛觉。

（七）颏神经阻滞

下牙槽神经经下颌孔入下颌管，出颏孔后称为颏神经，故颏神经阻滞在颏孔处进行。颏孔位于下颌骨的上、下缘之间，第 2 前磨牙的下方，孔口呈椭圆形，其外上方有一骨性凹陷，是穿刺定位的标志（图 3-1-28）。

1. 体位　患者取平卧位，头正中位。

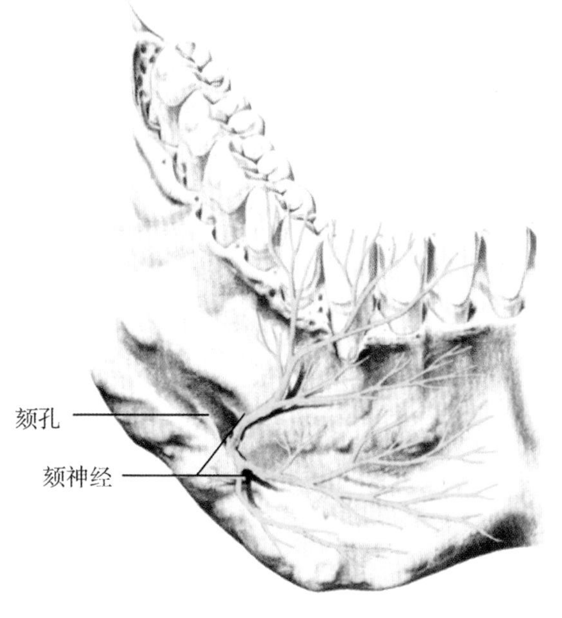

图 3-1-28　颏孔及颏神经

2. 穿刺点　位于下颌骨上、下缘之间，经同侧瞳孔的垂线上（图 3-1-29）。

3. 操作方法　操作者一手示指先触摸到颏孔的骨性凹陷，然后后移至瞳孔垂线的后方；另一手持带 5 号球后针头的注射器，与皮肤成 45° 斜行进针（图 3-1-29），并沿骨性凹陷向内下方进针，滑至孔口处可出现异感，注射局麻药。此方法可阻滞颏神经，出现下唇及颏部麻木。

4. 超声引导穿刺方法　患者取仰卧位。应用高频线阵探头，将超声探头沿下颌体中线方向放置，在穿刺点附近扫查，可以得到高回声的下颌骨超声图像，缓慢移动探头，找到骨皮质中断处，即颏孔（图 3-1-30）。采取多普勒模式时，可见

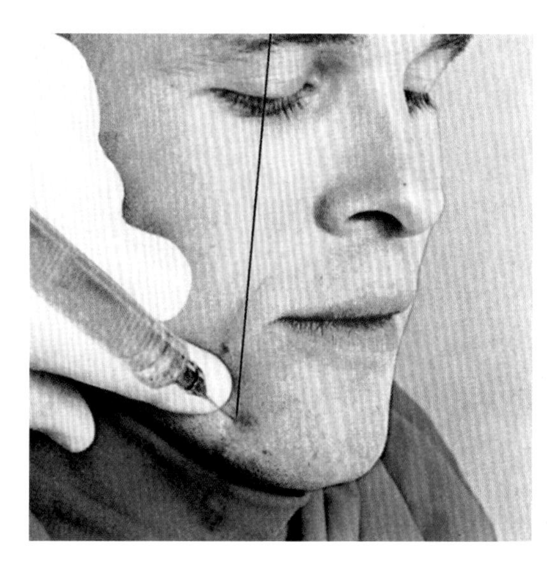

图 3-1-29　颏神经阻滞

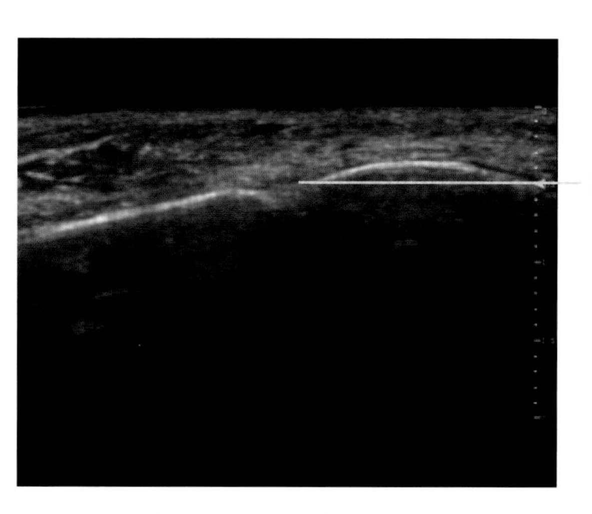

图 3-1-30　超声下显露颏孔

颏动脉搏动，它伴随颏神经一同穿出颏孔。采取平面内技术进针（图 3-1-31），当针尖到达颏孔后推注药液。

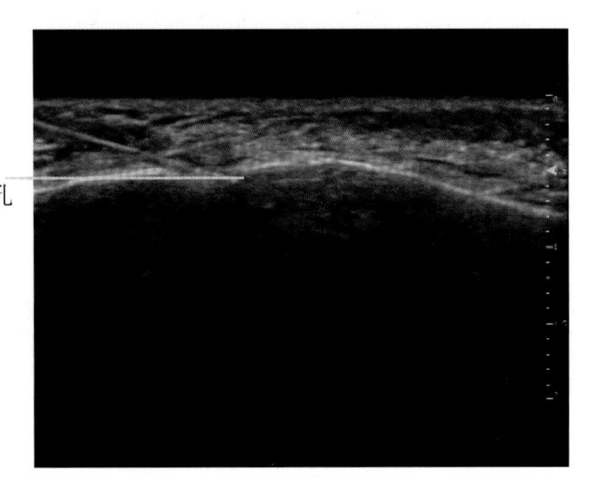

图 3-1-31 超声下颏神经阻滞

（八）耳颞神经阻滞

耳颞神经（auriculotemporal nerve）是下颌神经的一个分支，在外耳道和颞下颌关节之间穿过腮腺，然后伴随颞浅动脉绕过颧弓上升。

1. 体位 患者取仰卧位，头转向健侧。

2. 穿刺点 耳屏前、颧弓起始部近上缘处。

3. 操作方法 操作者用一手指指腹清楚触及颞浅动脉搏动，并按压之（加以保护），另一手持带有 5 号球后针头的注射器，沿按压指指甲垂直皮肤快速进针至皮下，回抽无血，注射局麻药 1~3 mL，可阻滞耳颞神经（图 3-1-32），使外耳道及颞区皮肤痛觉减退或消失。

（九）下颌神经阻滞

下颌神经阻滞是接近卵圆孔处的操作，虽然不进入孔内，但比其末梢支阻滞的危险性增加，因此操作者必须熟悉卵圆孔周围的解剖特点和毗邻关系，以避免重要结构的损伤。

1. 体位 患者取仰卧位，头转向健侧。

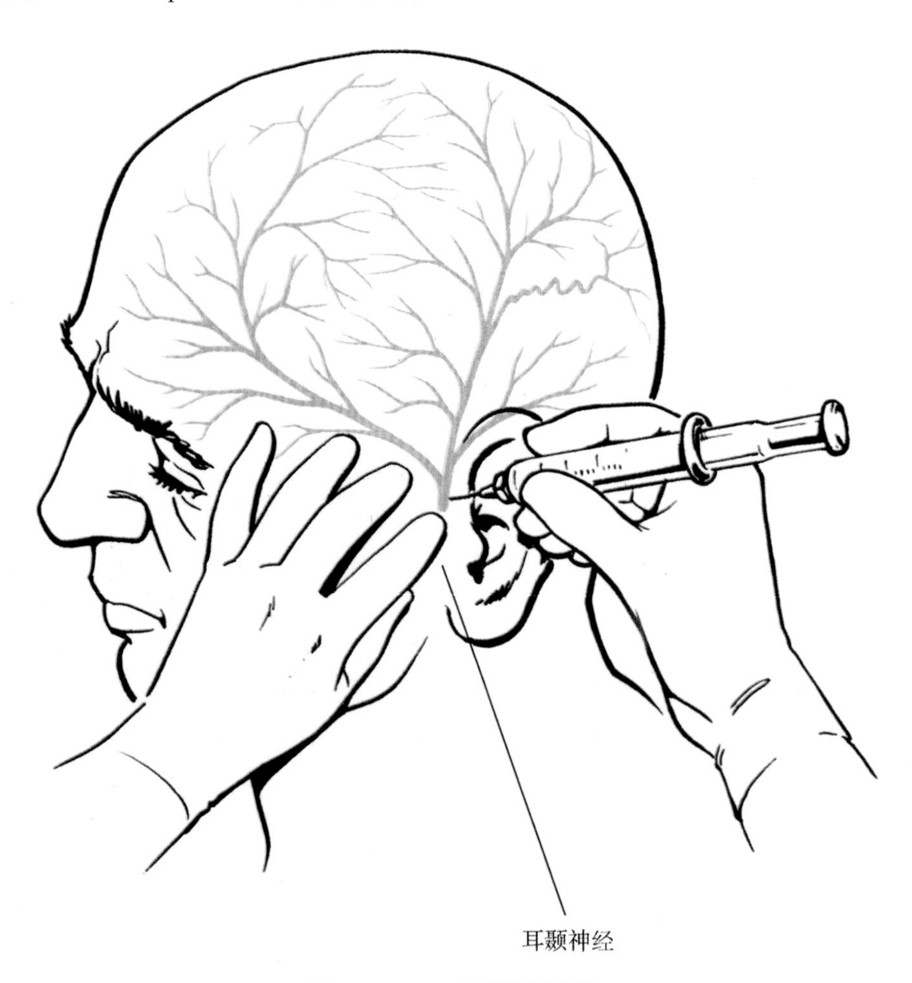

图 3-1-32 耳颞神经阻滞

2. 穿刺点　取下颌切迹中点，或稍偏向下颌骨髁突，以利于调整针的方向。

3. 操作方法　用 7 号 8 cm 长针，自进针点垂直皮面刺入皮肤，直达骨面，即蝶骨翼突外侧板根部，测量进针深度，然后退针至皮下，调整进针方向，向后 15°~20°、向上 5°~15°，缓慢进针，绕过翼突外侧板后缘约 0.5 cm，出现下颌神经分布区异感，表明针已达卵圆孔附近（图 3-1-33）。回抽无血、无脑脊液，固定针头，注入局麻药 0.5~1 mL，阻滞范围在下颌区及舌部而无第Ⅰ、Ⅱ支的阻滞征象则说明针的位置正确。舌体麻木是判断下颌神经阻滞完善的确切指标。

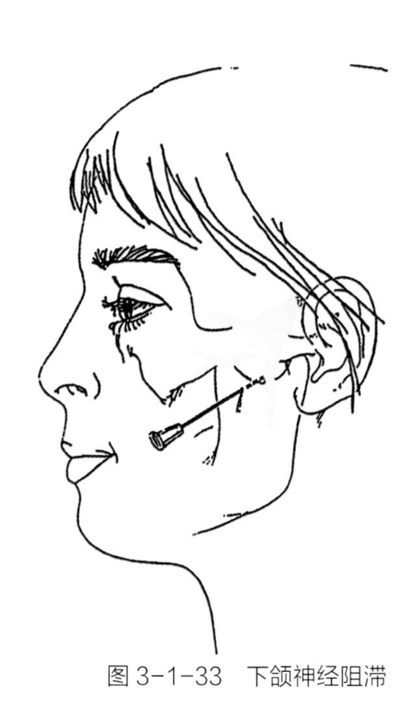

图 3-1-33　下颌神经阻滞

（十）三叉神经节阻滞

三叉神经节阻滞属于颅内操作，其进针点及进针方向的正确选定，是穿刺顺利、安全的保证。依据患者的骨性标志，确定进针点和进针方向，可以适应患者的个体差异，尽可能地减少因脸型及软组织不一致造成的干扰，提高穿刺准确性。三叉神经节阻滞有两种入路，即前入路和侧入路。

1. 前入路

（1）体位：患者平卧位，头取中立位，双眼正视天花板。

（2）穿刺点：经眶外缘的垂直线与同侧口裂的水平线的交点。

（3）进针方向：由经两条直线所做的垂直皮肤的两个平面的交线所决定。一条是经穿刺点向同侧直视的瞳孔所做的直线，另一条是经穿刺点向同侧颞骨的关节结节前缘所做的直线，见图 3-1-34。

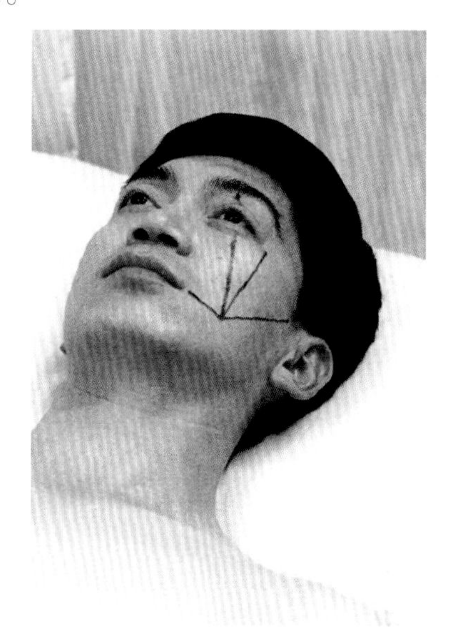

图 3-1-34　三叉神经节阻滞（前入路）定点定向

（4）穿刺方法：用 7 号 8 cm 长针经进针点快速进皮，沿上述进针方向缓慢进针，直至颅底卵圆孔附近，轻轻试探进孔。若定位准确，操作熟练，常可直接进孔（图 3-1-35）。当穿刺针进孔时有落空感，并有针头被吸住的感觉，同时

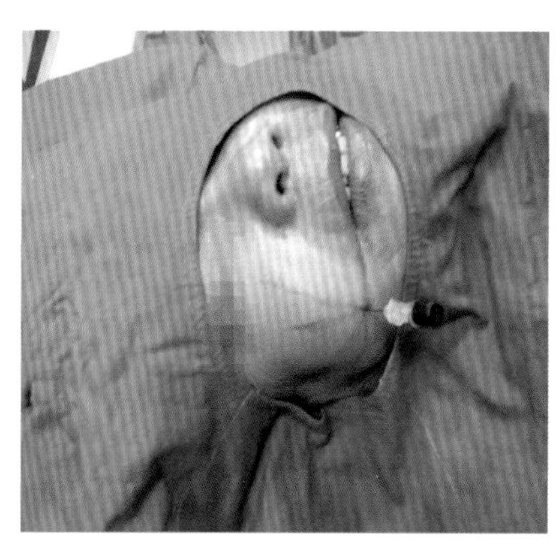

图 3-1-35　三叉神经节阻滞

患者出现较强烈的典型三叉神经痛发作表现。继续沿孔壁缓慢进针 0.3 cm 左右，回抽无血、无脑脊液，用两个手指固定好针头，注入 2% 利多卡因 0.5 mL（注药时有一定阻力），5 min 内出现阻滞平面。

（5）X 线透视下卵圆孔穿刺：首先是投照及显露卵圆孔（轴位），球管发生器健侧旋转 15°~20°，头端旋转 30°~45°，使显露的卵圆孔图像面积最大（图 3-1-37A）；其次在此图像上寻找与辨认卵圆孔，卵圆孔在左右方向上位于上颌窦外缘与下颌支前缘之间（图 3-1-37B），上下方向上位于下颌切迹与上牙根连线上（图 3-1-37C）。按照原穿刺定点和方向进行穿刺，其深度依据累及的三叉神经分支而定，具体针尖位置见表 3-1-1。

表 3-1-1 卵圆孔穿刺针尖位置（图 3-1-36）

目标神经	卵圆孔轴位针尖位置	标准侧位针尖位置
眼神经	卵圆孔内 1/3	越过斜坡 0.5 cm
上颌神经	卵圆孔中 1/3	斜坡上
下颌神经	卵圆孔外 1/3	斜坡下 0.5 cm

2. 侧入路

（1）体位：患者平卧位，头偏向健侧。

（2）穿刺点：下颌切迹的中点，同下颌神经阻滞定点。

（3）进针方向：进针点与同侧关节结节前缘的连线。

（4）穿刺方法：用 7 号 8 cm 长针，经进针点垂直刺入皮肤，直达骨面（3~5 cm），即蝶骨翼突外侧板，测量进针深度，然后退针至皮下，以下颌切迹为依托，调整进针方向，朝同侧关节

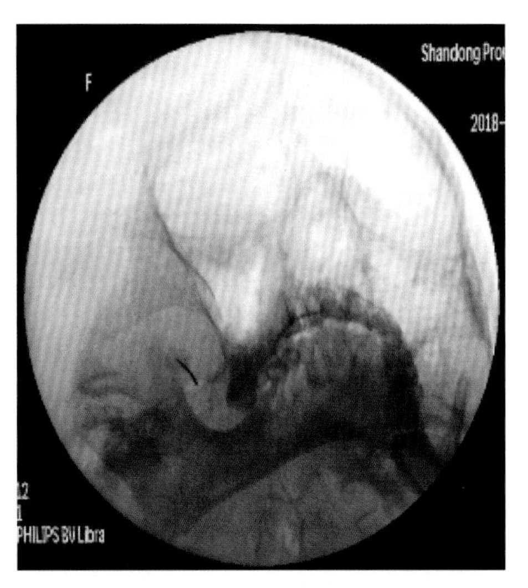

A. 轴位

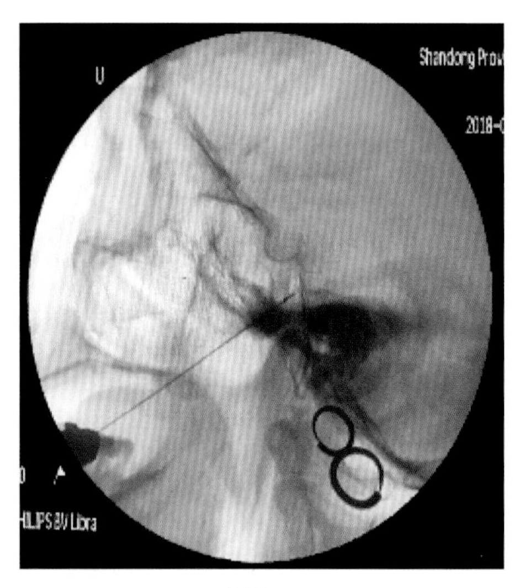

B. 侧位

图 3-1-36 三叉神经节阻滞 X 线透视

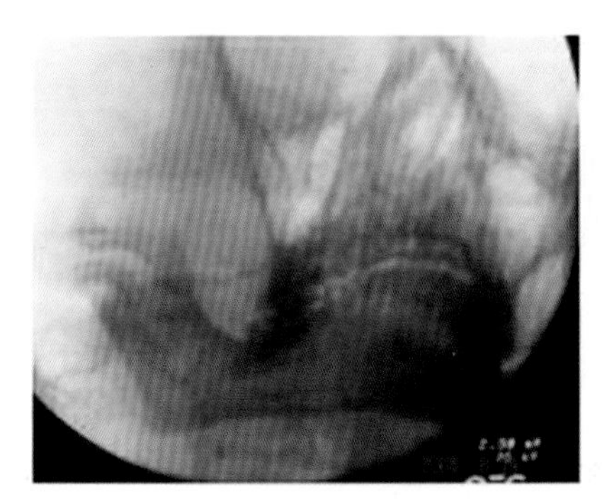

A. 卵圆孔显露

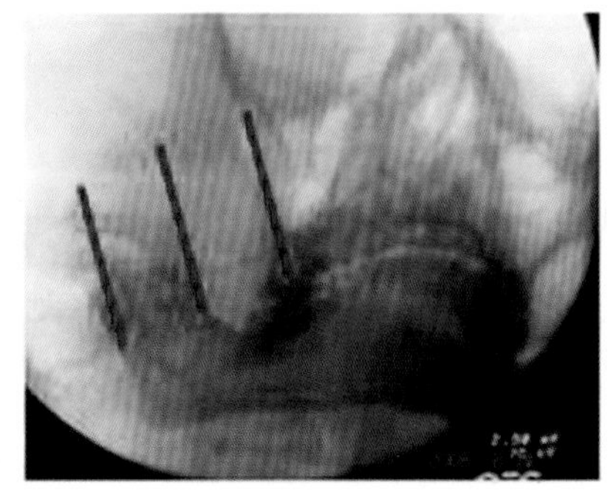

B. 辨认卵圆孔（左右）

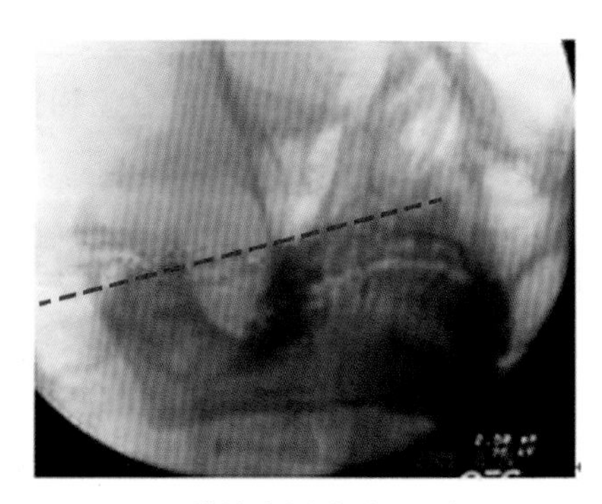

C. 辨认卵圆孔（上下）

图 3-1-37 X 线透视下卵圆孔穿刺

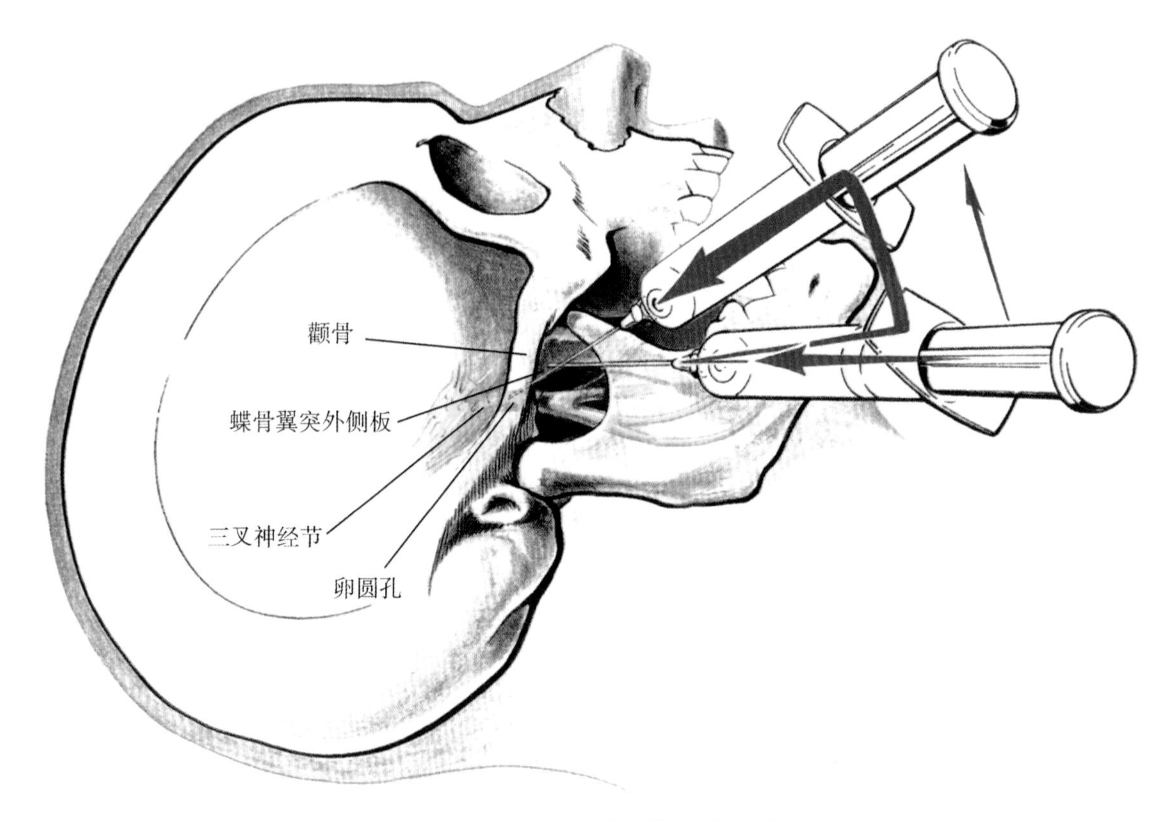

图 3-1-38　三叉神经节阻滞（侧入路）

结节的方向继续进针，若被翼突外侧板阻挡，难以通过时，可嘱患者轻轻张口，多可绕过翼突外侧板后缘。继续进针，常先出现下颌神经阻滞的异感，再进针 0.3 cm 左右，即可进入卵圆孔（图 3-1-38）。进孔的特征表现及局麻药注射同前入路。

二、舌咽神经

【应用解剖】

舌咽神经属于混合性神经，其中有特殊内脏传入、一般内脏传入、一般躯体传入、一般内脏传出和特殊内脏传出多种纤维。舌咽神经起自延髓，呈 4~6 支根丝由橄榄体外侧伸出，并斜向外前方，与迷走神经、副神经一起经颈静脉孔穿出颅腔。出颅后下降于颈内动、静脉之间，内侧有迷走神经，后侧有副神经和经舌下神经管出颅的舌下神经，经茎突及其附着肌内侧，并绕过茎突咽肌的浅面，弯向前行至舌咽部（图 3-1-39），司舌后 1/3 和咽部感觉。舌咽神经干有 2 个膨大——上神经节和下神经节；还有 5 个分支——咽支、颈动脉窦支、茎突咽肌支、扁桃体支和舌支，参与鼓室丛和耳神经节的构成。

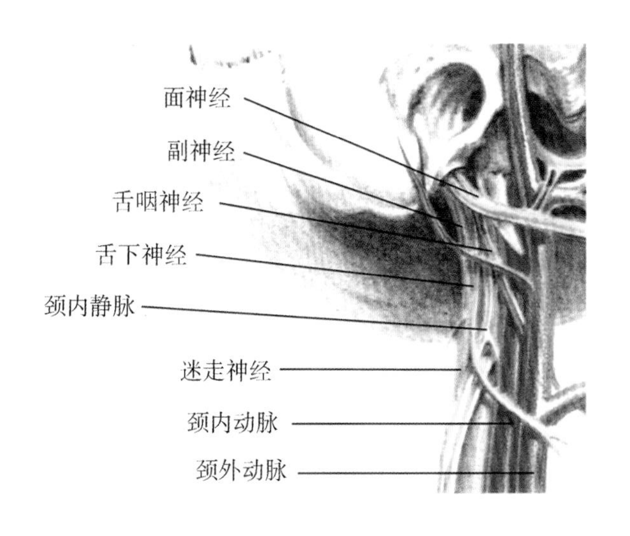

图 3-1-39　舌咽神经

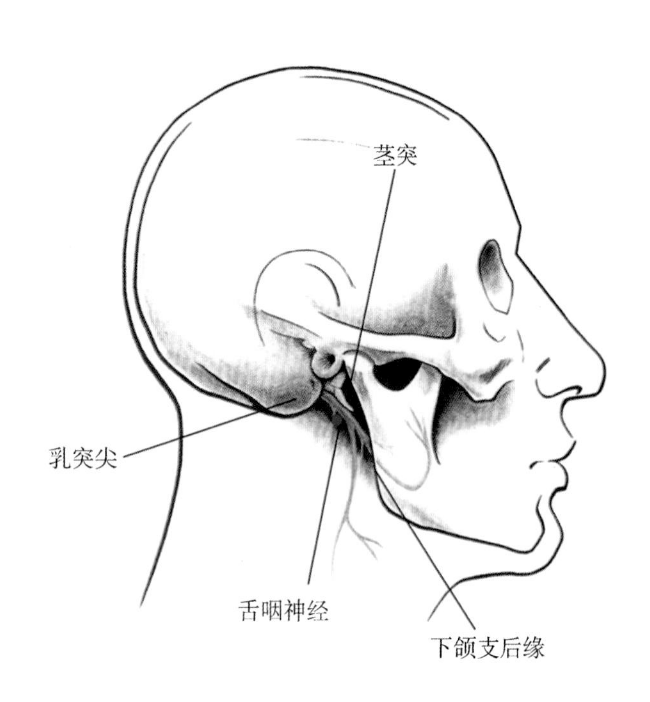

图 3-1-40 舌咽神经阻滞

【操作技术】

舌咽神经阻滞在茎突尖后内侧施行。

1. 体位 患者仰卧位，头转向健侧。

2. 穿刺点 取乳突尖部与下颌骨后缘水平连线的中点（图 3-1-40）。

3. 操作方法 用 5 号球后针头自进针点垂直皮肤进针，触及茎突后，沿茎突后缘向内侧稍偏前滑入 0.5 cm 左右，回抽无血，即可注入 2% 利多卡因或 0.75% 布比卡因 1 mL。如果穿刺位置正确，可即刻终止舌咽神经痛的发作。

4. X 线透视下舌咽神经穿刺方法 穿刺点标记同上。标记位置穿刺进针，触及茎突后，X 线透视下验证针尖位置及方向，侧位像针尖位于茎突背侧（图 3-1-41A），正位像针尖到达茎突附近（图 3-1-41B），但通常正位显示较为困难。

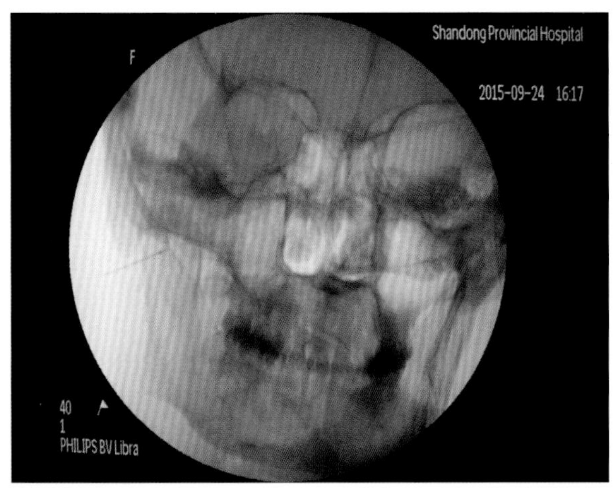

A. 侧位

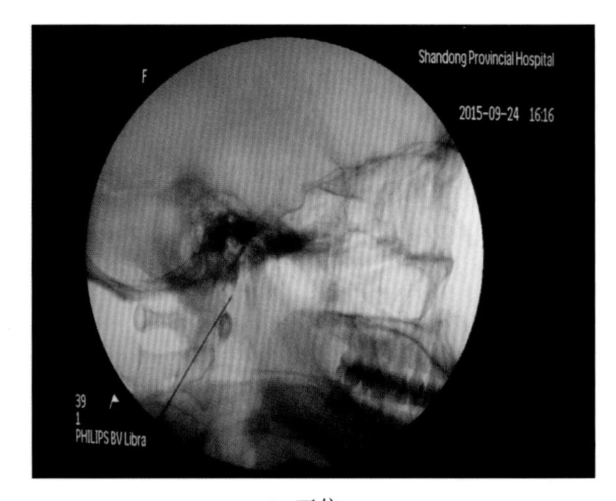

B. 正位

图 3-1-41 X 线透视下舌咽神经穿刺针尖位置

后续调针及注药同前。

5. 注意事项 舌咽神经与迷走神经、副神经及舌下神经在延髓起始部及颅外并行，关系非常密切，所以当舌咽神经受损时，可同时损害迷走神经、副神经及舌下神经。同样，在进行舌咽神经阻滞治疗舌咽神经痛时，也可伴有邻近神经阻滞的表现，因此在进行舌咽神经阻滞时，应常规进行心电监测，备好氧气、急救物品和药品，操作要轻柔，避免反复穿刺。

三、面神经

【应用解剖】

面神经为混合性脑神经。①特殊内脏运动纤维发自面神经核，主要支配面部表情肌；②一般内脏运动纤维起自上泌涎核，分别经翼腭神经节和下颌下神经节换神经元，节后纤维分布于泪腺、舌下腺、下颌下腺以及鼻腔、口腔黏膜的腺体；③特殊内脏感觉纤维的神经元胞体位于膝神经节，其周围突分布于舌前2/3的味蕾，中枢突入脑后止于孤束核；④一般躯体感觉纤维主要传导耳部小块皮肤的浅感觉和面肌的本体感觉。

面神经自脑桥下部向外侧出脑，与听神经伴行，经内耳门及内耳道进入面神经管，在管内由于走行方向不同，可将其分为三段：第一段向前外；第二段则在水平位上，呈直角转向后外，于转折处变粗大，名膝神经节，自节上发出岩浅大神经；第三段垂直下降，经茎乳孔出颅（图3-1-42），继续弓形向前，从颈突外侧穿腮腺至下颌颈的浅面，发出5个终支，即颞支、颧支、颊支、下颌缘支和颈支。

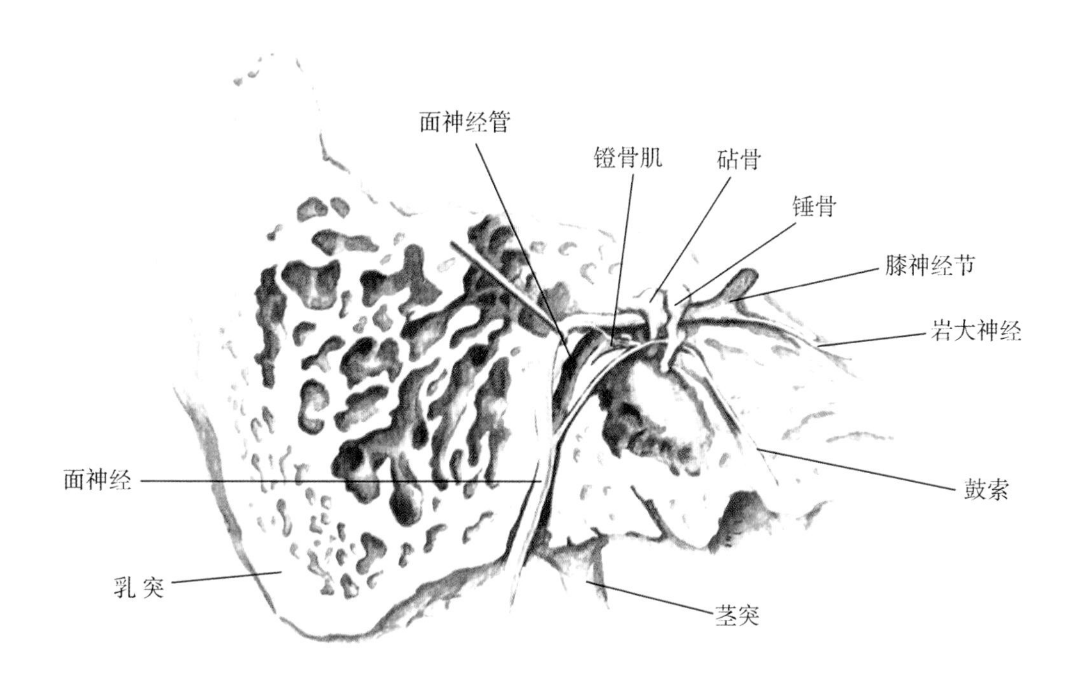

图3-1-42　面神经走行

【操作技术】

面神经阻滞可在以下两个部位进行。

（一）茎乳孔注射

患者取仰卧位，头转向健侧，穿刺进针点的定位同舌咽神经阻滞，但进针方向不同。茎乳孔穿刺的方向朝向顶端，基本与额面平行。欲获得满意的穿刺方向，操作者须用一手指紧贴乳突下向内侧压紧，另一手持带5号球后针头的注射器，在乳突前缘进皮，并向顶端进针（图3-1-43、图3-1-44），进入茎乳孔后，即使不注药，也会不同程度地终止面肌痉挛，故可应用此法进行面神经压榨。注射局麻药时，阻力很大，在孔内注射很少超过0.5 mL。也可以在CT下重建茎突及茎乳孔，更加方便穿刺。

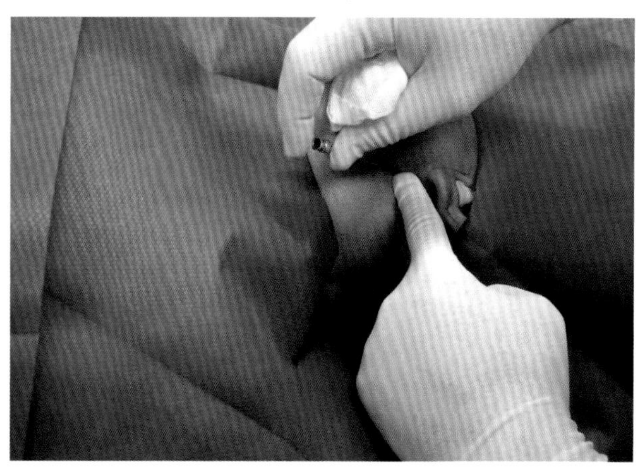

图3-1-43　茎乳孔穿刺

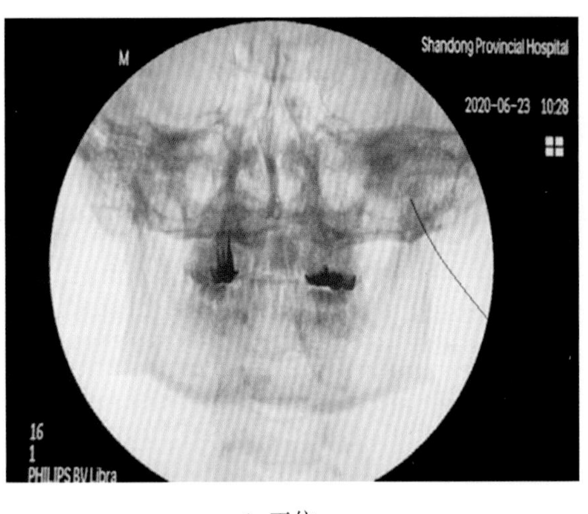

A. 正位

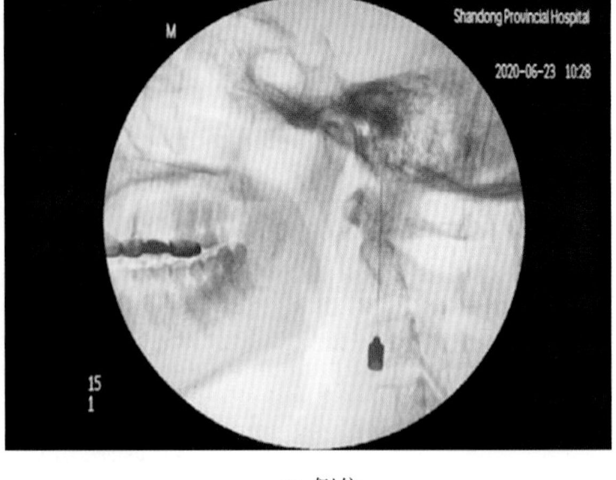

B. 侧位

图 3-1-44 茎乳孔穿刺 X 线透视

（二）下颌颈注射

患者体位同前。下颌颈的定位取下颌骨髁突下 1 cm，或下颌切迹后 1 cm 均可（图 3-1-45）。用带 5 号球后针头的注射器垂直进皮，直达下颌颈，回抽无血，即可注射 2% 利多卡因 1~3 mL，在该部位的穿刺应注意避免面横动脉的损伤。

四、颞下颌关节

【应用解剖】

颞下颌关节有两个内衬滑膜的关节腔，中间隔有软骨关节盘（图 3-1-46）。下关节由关节盘与下颌头构成，上关节由关节盘与下颌窝构

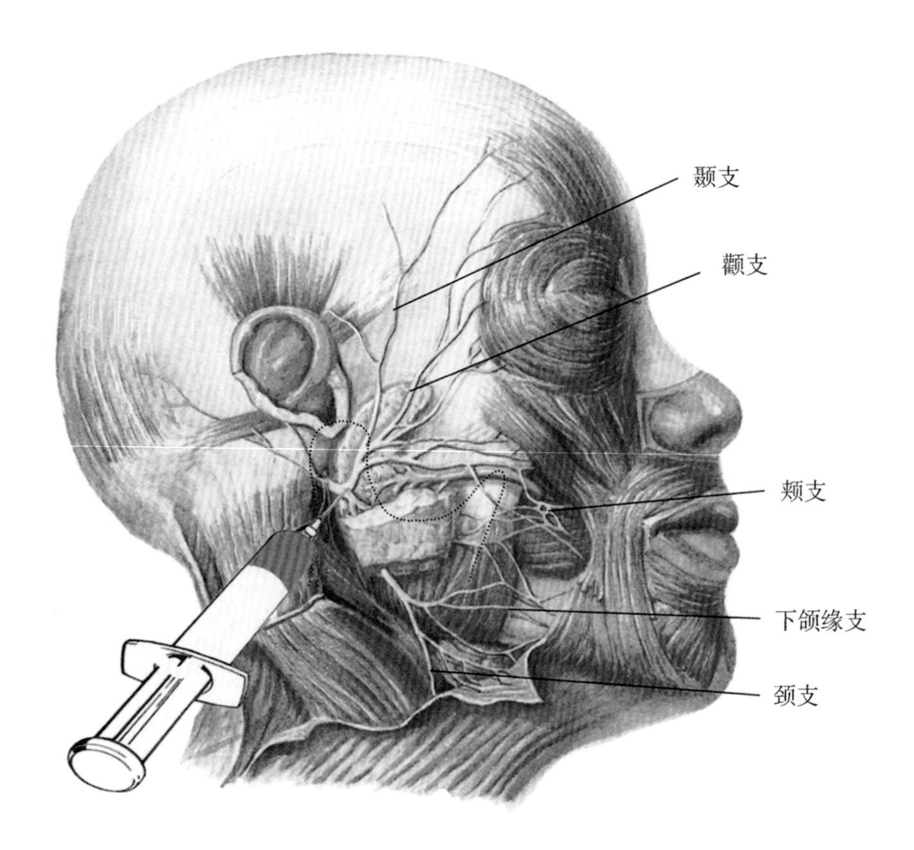

图 3-1-45 面神经阻滞

成。关节囊相对薄而松弛，有外侧韧带予以加强。从功能上来说，张口时，下关节做旋转运动，而上关节向前移动。主导移动的主要肌肉为翼外肌。在刚一张口时，关节运动主要发生在下关节腔。随着张口度的增加，上关节腔开始作用，并向前下方移动。除张口运动外，颞下颌关节还可以进行侧向运动和磨切运动（咀嚼）。

关节盘功能紊乱、肌肉原因和关节囊外原因均可引起颞下颌关节疼痛。与颞下颌关节功能障碍有关的肌肉包括颞肌、咬肌、翼外肌和翼内肌，均由下颌神经的运动纤维支配；其他相关肌肉还包括斜方肌和胸锁乳突肌。颞下颌关节痛的患者也可能主诉耳痛和头痛，通常晨起较重。

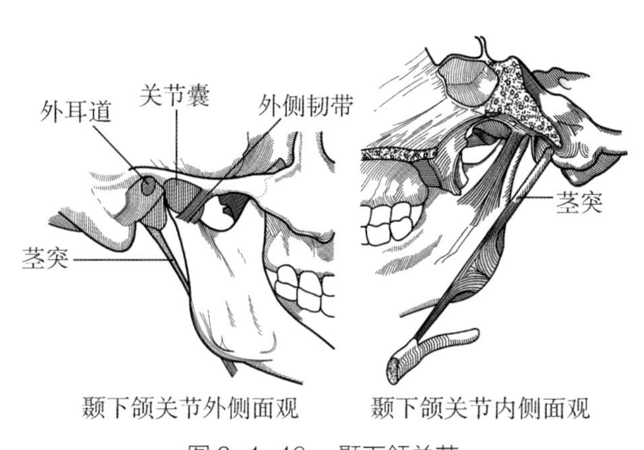

图 3-1-46　颞下颌关节

【操作技术】

1. 体位　患者仰卧位，头偏向健侧。

2. 进针点　操作者示指放于患者耳屏前、颞骨颧突下方，嘱患者反复缓慢张口、闭口，可以感受到下颌骨髁突的移动，以此定位颞下颌关节。

3. 穿刺方法　嘱患者略微张口，以球后针头在颞下颌关节处垂直进皮，到达关节腔后，注射消炎镇痛液 0.5 mL（图 3-1-47）。

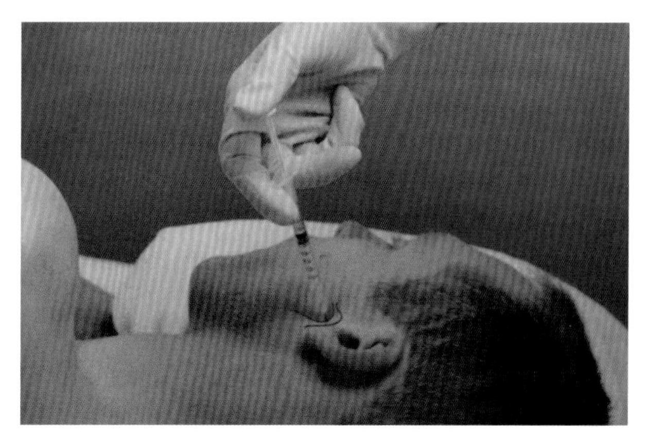

图 3-1-47　颞下颌关节注射

4. 超声引导下颞下颌关节阻滞　患者仰卧位，将高频探头沿耳屏到鼻翼的连线放置，在耳屏前方探查颞下颌关节。在弧形的髁突和下颌颈的声影上方可以清晰地显现颞下颌关节（图 3-1-48）。为了能够更清楚地看到关节间隙，超声探头可能需要略向头端或尾端倾斜，采用平面内技术或平面外技术向关节腔穿刺。

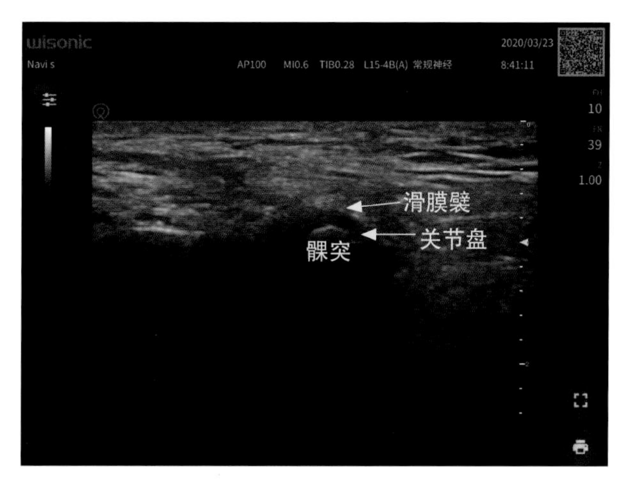

图 3-1-48　超声下显露颞下颌关节

第二节 颈前部

一、星状神经节

【应用解剖】

星状神经节（stellate ganglion）呈椭圆形，有许多放射状分支，形如海星，故名星状神经节。上下长 1.5~2.5 cm，左右宽 0.5~0.75 cm，它是颈下交感神经节（inferior cervical sympathetic ganglion）和第 1 胸交感神经节（first thoracic sympathetic ganglion）的结合体，故又叫颈胸节（cervicothoracic ganglion），该神经节位于第 7 颈椎横突结节和第 1 肋骨头的前方。在神经节内侧或神经节与横突之间有颈长肌；在神经节的后方有 C_8 脊神经前支经过；神经节的下方是胸膜顶；神经节的前下方紧贴椎动脉在锁骨下动脉的起始处；神经节的外侧是斜方肌；神经节的前方是颈总动脉鞘（内有外侧的颈内静脉、内侧的颈总动脉及两者后方的迷走神经）；神经节的内侧是椎体。椎动脉及椎静脉紧靠神经节的上端。此外，肋颈干、胸廓内动脉、甲状腺下动脉、头臂静脉、膈神经、淋巴导管（右侧）及胸导管（左侧）等结构也往往在星状神经节前侧通过。

星状神经节接受来自 T_1 有的也包括 T_2 的白交通支，星状神经节或锁骨下袢常与膈神经、迷走神经或喉返神经有交通，最后分布至心脏、食管和喉。

星状神经节发出分支至 C_6~C_8 的灰交通支，至椎动脉丛并可进颅，至锁骨下动脉丛、颈下心神经，故星状神经节可调节颅内、上肢、心脏的血管功能（图 3-2-1）。

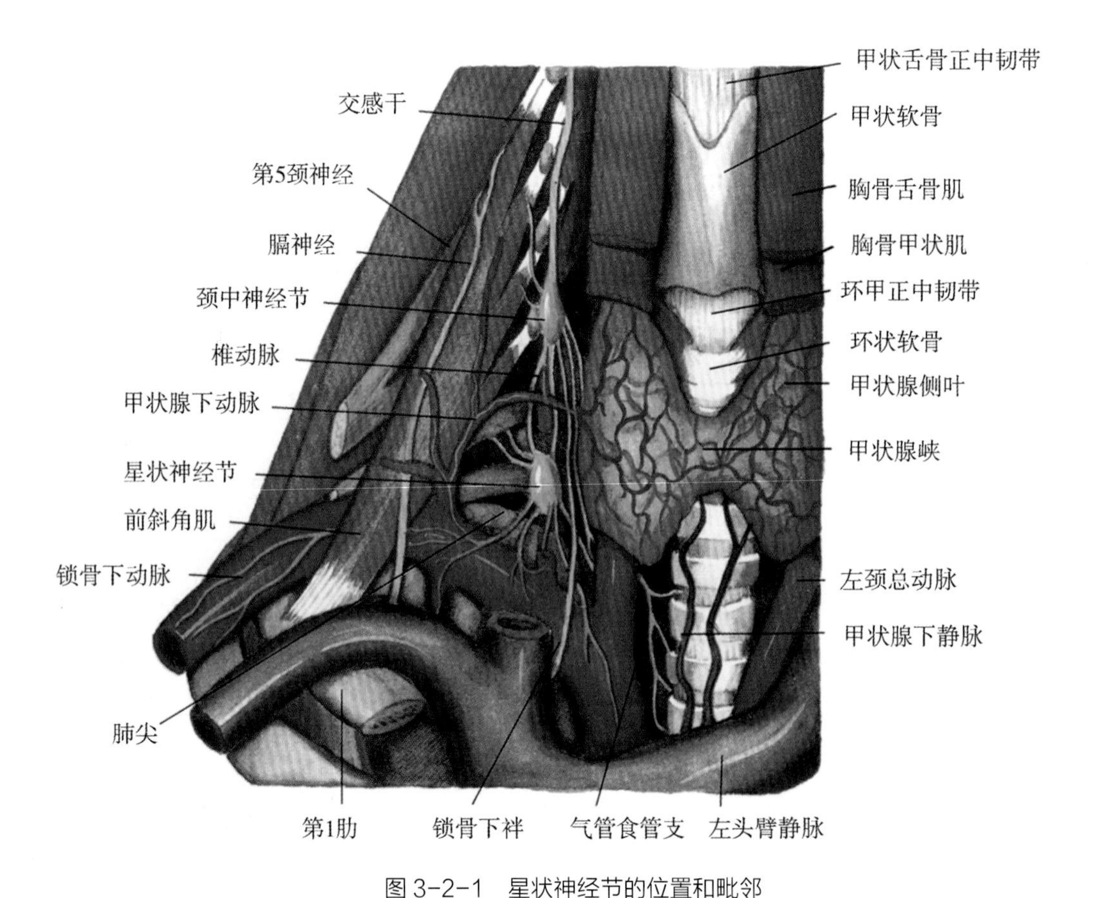

图 3-2-1 星状神经节的位置和毗邻

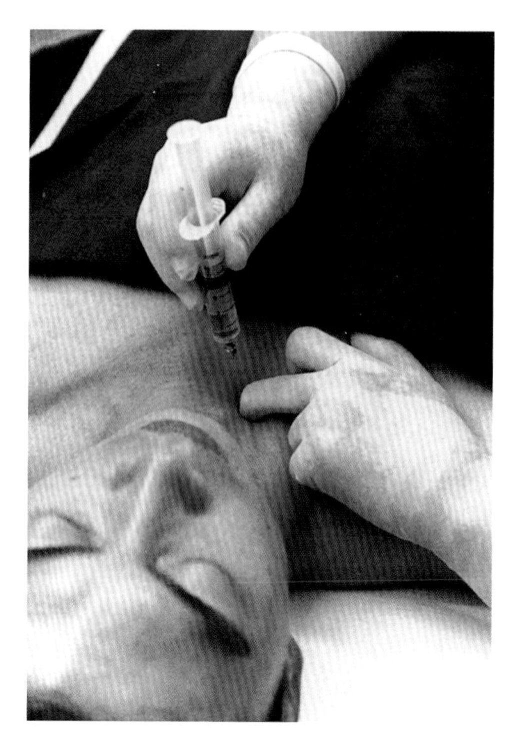

图 3-2-2　星状神经节阻滞的下抠手法

【操作技术】

1. 体位　患者仰卧，枕下垫薄枕，稍屈颈收下颌，使颈前肌放松。

2. 操作方法　左手示指或中指指尖紧贴胸锁关节上缘，沿气管侧壁轻轻下抠（图 3-2-2），将胸锁乳突肌及其深面的颈总动脉鞘拉向外侧。指尖下压，可触及第 7 或第 6 颈椎横突，手指固定不动，右手持接 5 号球后针头的注射器，垂直皮面沿示指或中指指甲，快速刺透皮肤并继续进针。遇到骨质即第 7 或第 6 颈椎横突。稍退 2 mm，使针尖离开颈长肌，回抽无血、无脑脊液，注入 1% 的利多卡因或 0.375% 的布比卡因或 0.2% 的罗哌卡因 8~10 mL；一般左右交替，连续注射 10~15 d。

3. 超声引导下星状神经节阻滞　患者仰卧位，头略偏向健侧；在环状软骨水平摸到胸锁乳突肌内侧缘并标记。将高频线性探头横向放置于此处，并向外侧平移，在平移过程中，可以看到 C_6 椎体和它特有的驼峰状横突前结节、C_6 神经根、颈总动脉、颈长肌及短的横突后结节（图 3-2-3A）。上下平移探头，可以发现 C_6 横突前结节一般较其他节段高，横突基底部较其他节段宽。注射生理盐水 2 mL，可见椎前筋膜和颈长肌分离、颈长肌下压征象，验证针尖位置恰当，在超声引导下注射局麻药，通常为 2~5 mL，浓度和种类同上（图 3-2-3C）。

需要注意的是，在进行星状神经节注射时，

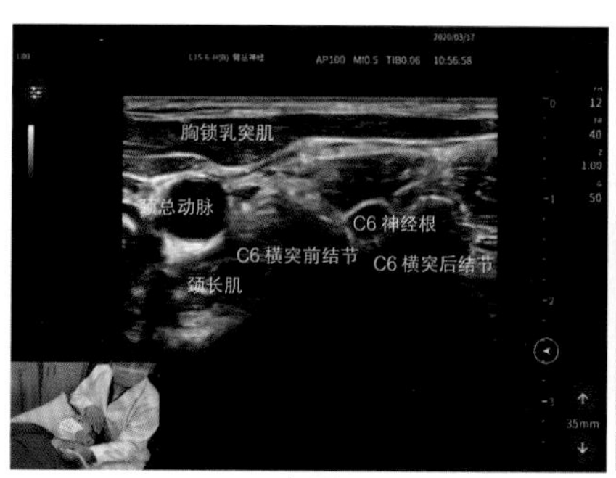

A. C_6 水平

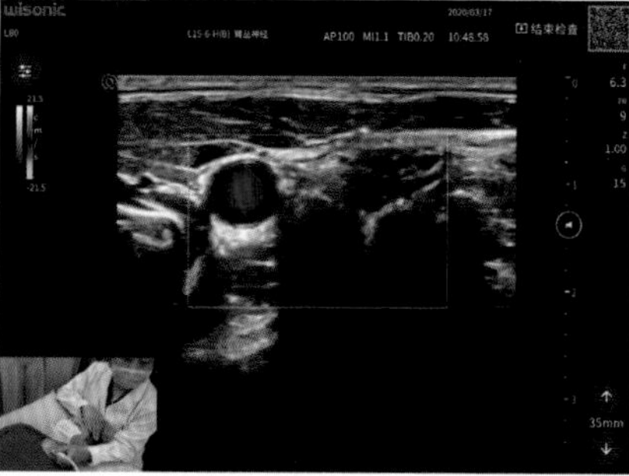

B. 多普勒模式显示血流信号

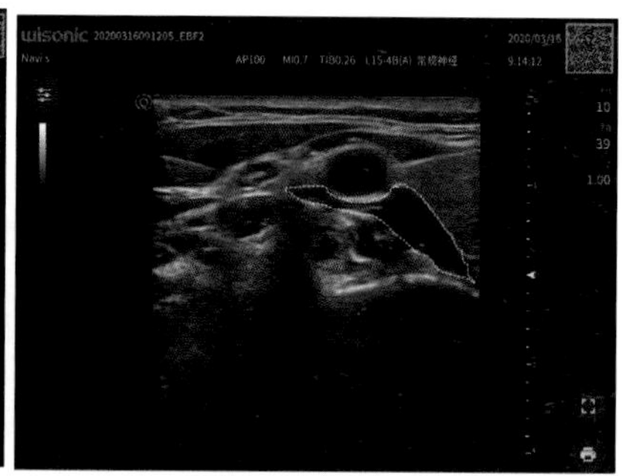

C. 药物扩散情况

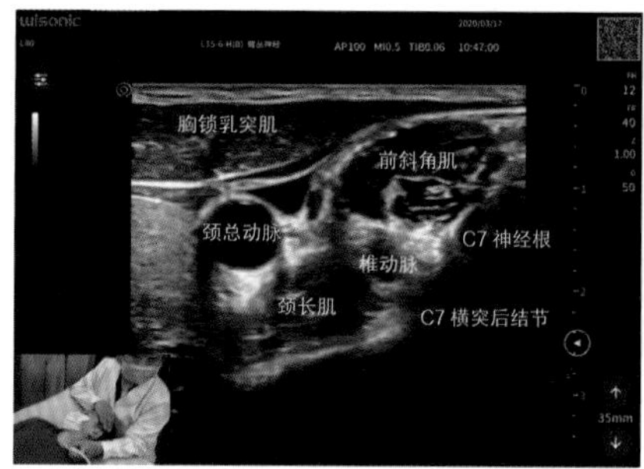

D. C_7 水平

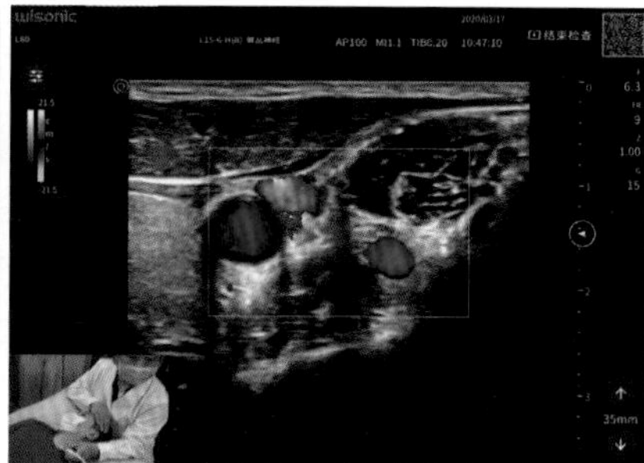

E. 多普勒模式显示血流信号

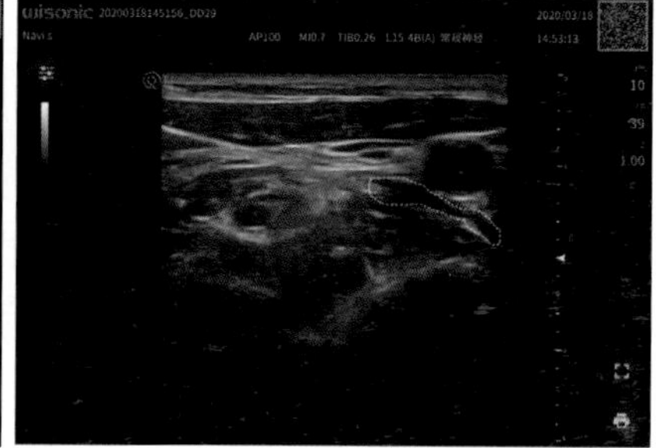

F. 药物扩散情况

图 3-2-3　超声引导下星状神经节阻滞

严格平面内技术进针，需注意避免刺激椎动脉；可在注射局麻药物之前，注射生理盐水，观察液体扩散情况。

二、膈神经

【应用解剖】

膈神经（phrenic nerve）由第3~5（主要是第4）颈神经前支组成。其中含有大量运动纤维及少量感觉纤维，并与交感神经节间有交通支，因此膈神经内亦有无髓的交感神经纤维加入。无髓纤维来自同侧颈胸神经节及第2胸神经，在腹部也可能有腹腔神经节的纤维参加。膈神经在颈部，自前斜角肌上份的外缘，沿该肌的前面，于椎前筋膜的深侧，以近似垂直的方向下降。在颈根部被胸锁乳突肌及颈内静脉遮盖，并有肩胛舌骨肌中间腱、颈横动脉和肩胛上动脉横过其表面，左膈神经的前面还有胸导管通过。膈神经的内侧有颈升动脉、迷走神经（椎前筋膜的浅面），后外侧有胸膜顶，后侧有锁骨下动脉。

膈神经路经胸部时发出分支至心包、胸膜。膈神经分出许多终末支，为膈腹腔支，其肌支分布于膈（图3-2-4）。

膈上侧有胸膜，下侧有腹膜覆盖，其中央部由膈神经支配，周围部由下7对肋间神经支配。这种双重支配可引起不同的牵涉性疼痛。急性腹膜炎若引起膈中央部发炎，患者可能出现C_4、C_5分布区的疼痛和压痛，容易误诊为肩关节或锁骨上区的病变。急性胸膜炎或肺炎引起的膈周围部的炎症，可能出现腹部疼痛、压痛，甚至腹肌强直，而误诊为腹膜炎。

【操作技术】

1. 体位　同星状神经节阻滞。

2. 进针方法　用左手拇指、示指贴在胸锁关节上缘，相对捏住并上提胸锁乳突肌，右手持接5号球后针头的注射器，沿外侧指甲背侧平行向内刺入，不要朝向足端，进针深度达内侧手指

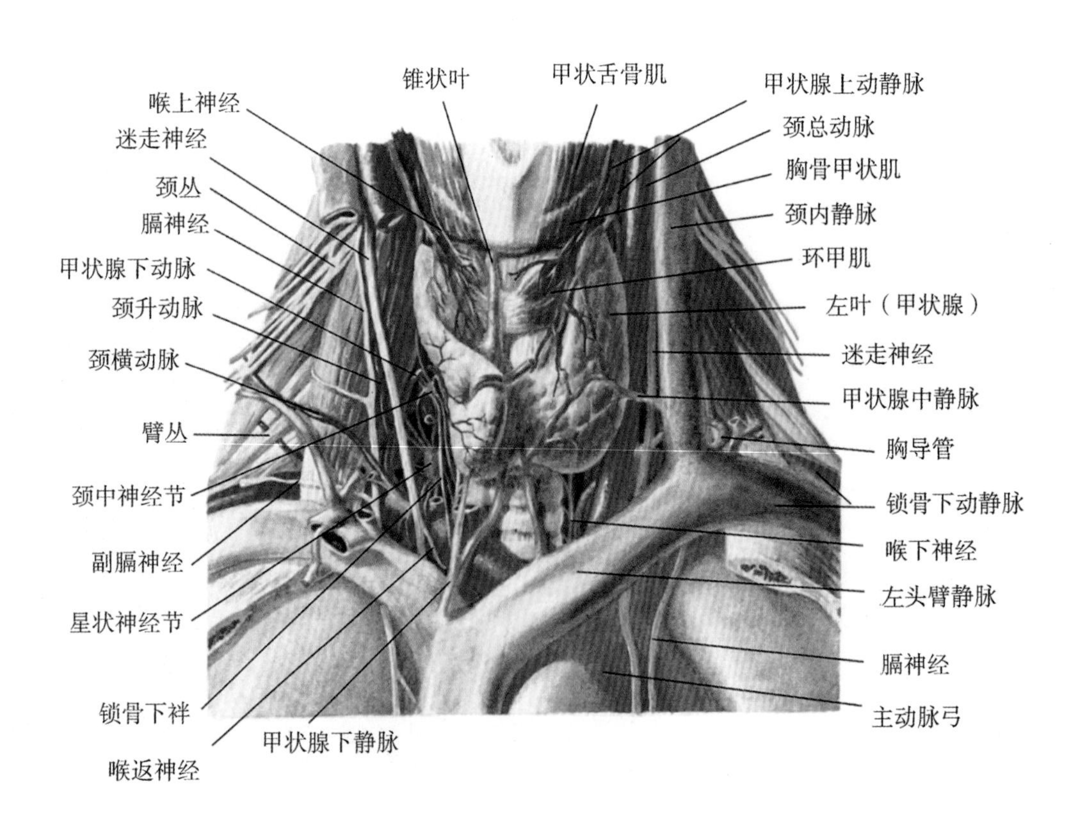

图3-2-4　膈神经解剖

尖深层，针尖恰位于前斜角肌浅面的膈神经处（图3-2-5），回抽无血、无气，注射 1.5% 利多卡因 6~8 mL。若需双侧阻滞膈神经，其间隔要大于 0.5 h。

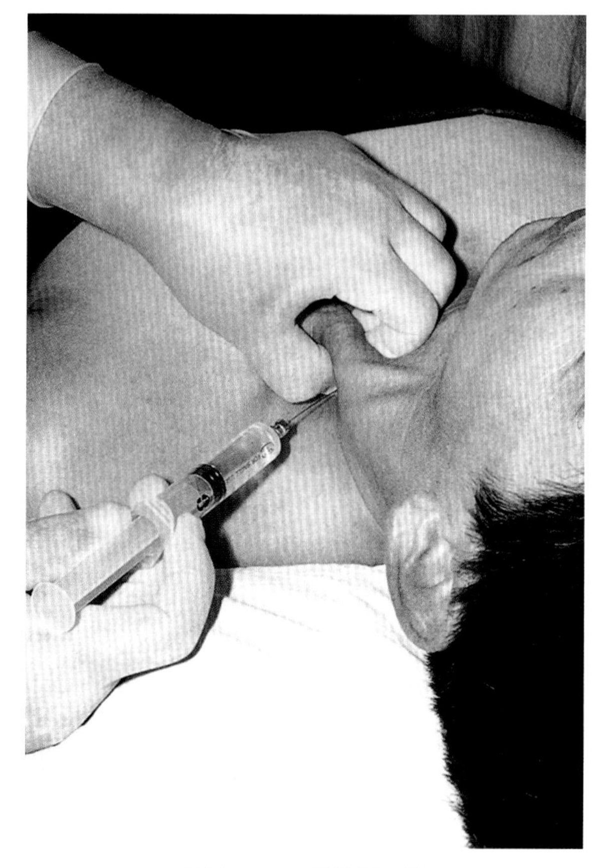

图 3-2-5 膈神经阻滞

三、颈椎椎间孔与神经根

【应用解剖】

1. 椎间孔 颈椎椎间孔是由相邻椎上、下切迹构成的骨性管道，更为确切的名称应叫“椎间管”。

其前内壁为椎体钩的后面、椎间盘和椎体的下部，后外壁有椎间关节的内侧部和关节突的一部分。椎间孔矢状切面呈椭圆形或卵圆形。孔的矢状径为纵径的 2/3，而孔的纵径为椎体长度的 3/5。其横径平均为 5 mm，纵径为 10 mm。我国成人椎间孔平均值：矢状径为（6.68 ± 0.50）mm，纵径为（7.85 ± 0.54）mm。其最小数值：男女矢状径平均值分别为 5.8 mm 和 5.7 mm，平均高度（纵径）分别为 7.5 mm 和 6.0 mm。若小于此数值，可能产生椎间孔狭窄。

颈椎间孔底部有颈神经根通过，其余为血管、淋巴管和脂肪组织所占据。在椎间孔中部，后根在上，前根在下。神经根与椎间孔的大小比例为 1：（2~8）。

颈椎的椎体钩、横突和关节突构成一个复合体。神经根由上一椎弓下切迹穿出，在椎动脉后方斜行交叉后，自下一椎体横突沟内向外走行。复合体的任何组成结构的病变均可压迫神经和血管。如颈椎病患者由于椎间盘退行性变，椎间关节及钩椎关节骨质增生，颈部软组织挫伤、劳损引起的椎间关节囊肥厚、肿胀，均可压迫神经和血管而出现相应的症状和体征（图 3-2-6）。

2. 脊神经根 脊神经根分后根（posterior root）[也叫背侧根（dorsal root）] 和前根（anterior root）[也叫腹侧根（ventral root）]。后根是由感觉神经纤维组成，以连续排列成行的根丝附着于脊髓的后外侧沟。在后根上有脊神经节（spinal ganglion），即背根神经节，呈纺锤形膨大，长 4~6 mm，一般位于椎间孔内、后根硬膜鞘之外。前根主要由脊髓前角发出的躯体运动纤维组成。胸部及腰上部的前根内有来自脊髓灰质侧柱内的交感内脏运动纤维。第 2、3、4 骶神经前根

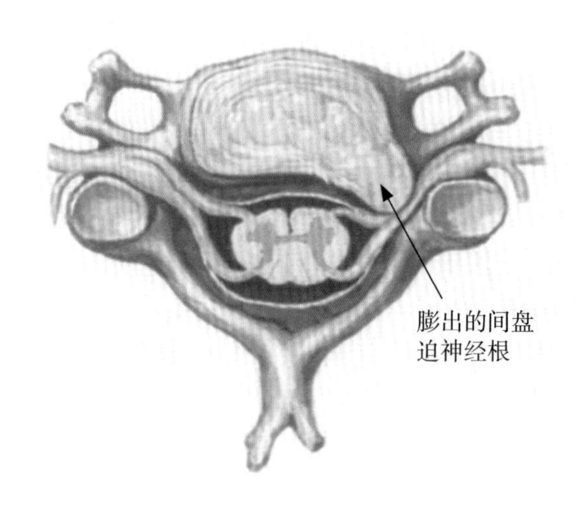

图 3-2-6 椎间盘压迫神经根

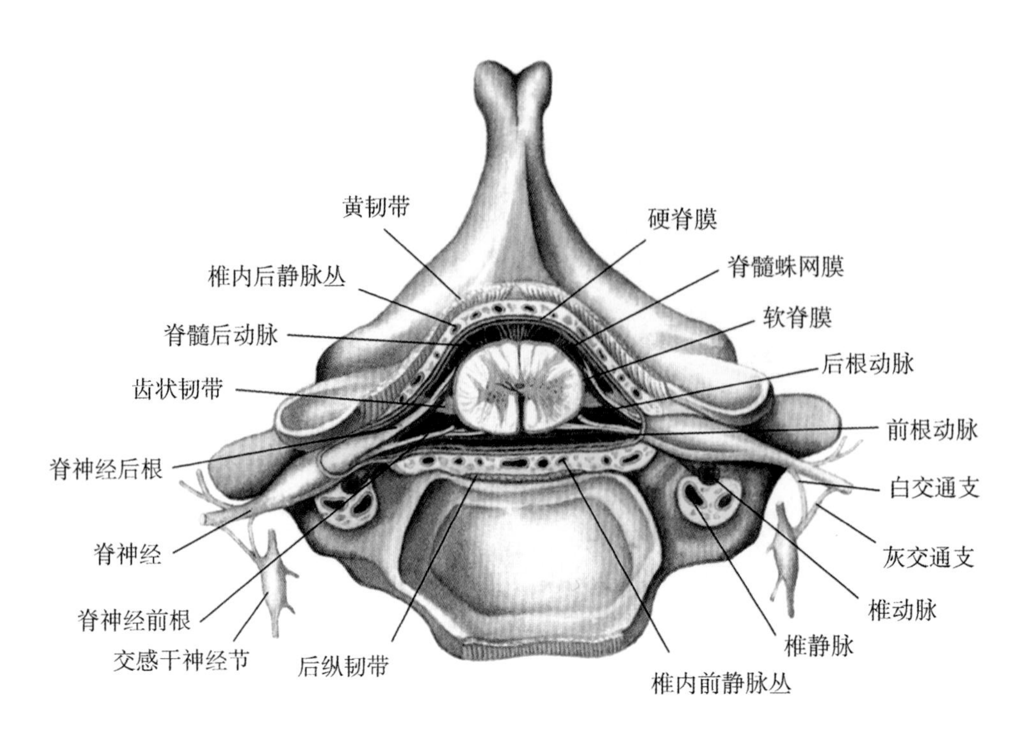

图 3-2-7 椎间孔与神经根

内有来自脊髓灰质中间带的副交感性内脏运动纤维（图 3-2-7）。

神经根穿蛛网膜囊和硬脊膜囊，行于硬膜外腔，经侧隐窝，自同序数椎骨的上方，入椎间孔内口，出椎间孔外口。故颈椎间盘突出时，受压的神经序数应为突出的椎间盘序数加 1。

脊神经根离开脊髓时包以软脊膜，穿出蛛网膜和硬脊膜时，带出此二膜形成蛛网膜鞘和硬脊膜鞘，合称为神经根袖。此三层膜向外延伸达椎间孔处与脊神经内膜、束膜和外膜相延续。在脊神经根周围延伸的蛛网膜下隙至脊神经节近端附近即封闭，有时可延伸至脊神经近侧部，因而在进行脊柱旁注射时，药液可进入硬膜外隙或蛛网膜下隙，出现高平面阻滞甚至全脊麻。

3. 神经根的血管　神经根有根动脉和根静脉伴行（图 3-2-8），根动脉（radicular artery）起自节段性动脉的脊支，颈段根动脉主要来自椎动脉和颈升动脉。

根动脉穿椎间孔入椎管分为前后根动脉脊膜支，前根动脉沿脊神经前根至脊髓，发出分支与脊髓前动脉吻合，并分出升、降支连接相邻的前根动脉。后根动脉沿脊神经后根动脉至脊髓，与脊髓后动脉吻合，分支营养脊髓外侧索后部。

【操作技术】

经前路椎间孔注射风险极大，操作者必须掌握好椎间孔解剖及操作要领。

1. 体位　患者仰卧，枕后垫一薄枕，使颈前肌群放松。

2. 进针点　颈横纹可以清楚看到，环状软骨可较容易触及，两者一般在同一水平面，平 C_6 椎体棘突根部。此标志可作为标定病变椎间孔体表投影的依据。在患者正位颈椎 X 线平片上找到病变椎间孔，该孔上缘与椎体外缘的交点定位为 A 点，经 A 点画一条水平线，与正中线相交处定为 B 点，C_6 棘突分叉基底部定为 C 点，测量 BC 可确定病变椎间孔上缘的高度，测量 AB 可得到其宽度，若 X 线平片不是等比例的，则换算成等比例的 AB 值、BC 值。从患者身上触及环状软骨，中点即相当 C 点，根据 BC 长度确

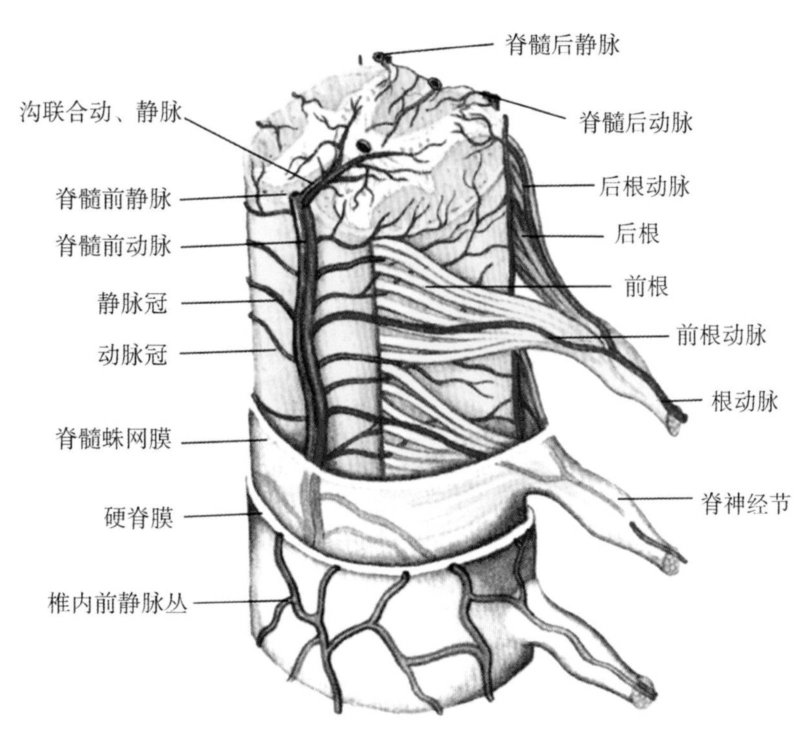

图 3-2-8　神经根的血管

定 B 点位置，再根据 AB 长度确定 A 点位置，即进针点（图 3-2-9）。

3. 注射方法　医生在患者患侧，左手中指或示指指尖置于进针点，沿气管侧壁轻轻下滑、下按，可触及椎体外缘。末节手指屈曲，与皮肤垂直，指甲朝内。右手持接 5 号球后针头的注射器，使针头沿中指或示指指甲垂直皮面，快速进针，直达骨面，针尖向外上倾斜，滑到横突基底部的下缘，稍抬针尾进针，可有落空感，即达椎间管外口，回抽无血、无液，注射消炎镇痛液 2~3 mL，边退针边注药 2 mL（图 3-2-10）。

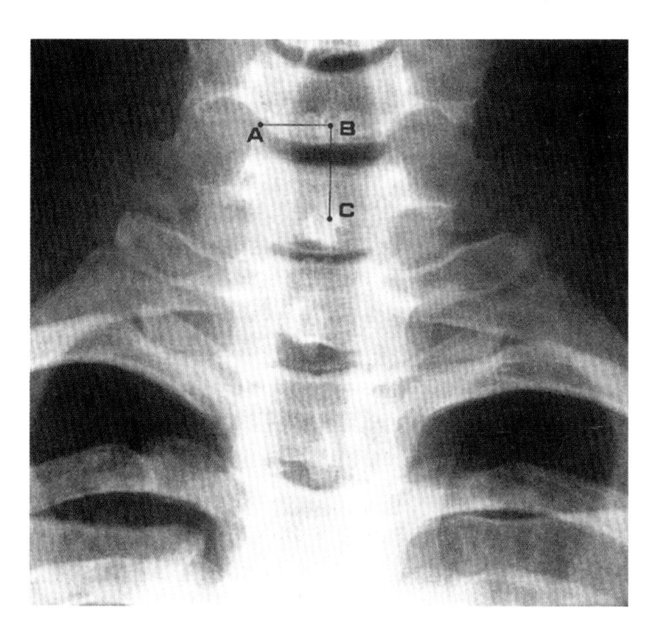

图 3-2-9　颈椎 X 线正位片测量进针点

4. 超声引导下选择性颈神经根注射（图 3-2-11）　患者取仰卧位，头略偏向健侧，触

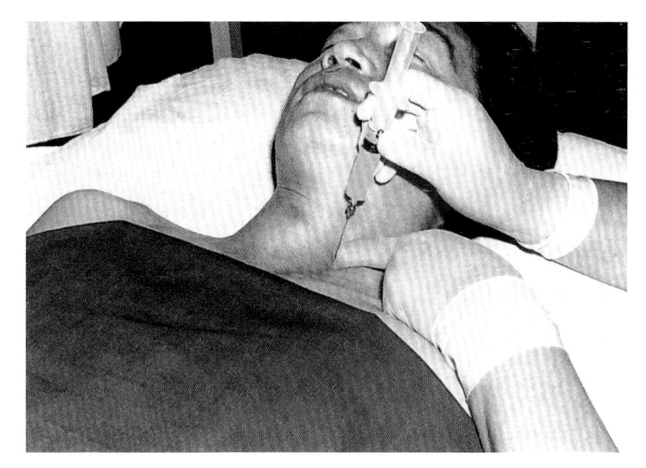

图 3-2-10　经前路椎间孔注射

摸环状软骨，将线性高频超声探头横向放置于此平面，并向外侧平移，在平移过程中，可以看到 C_6 椎体和它特有的驼峰状横突前结节、C_6 神经根、颈总动脉、颈长肌及短的横突后结节，C_6 神经根位于前后结节之间，进针时从身体背侧进针，穿刺至后结节前方，针尖到达神经根深面，使注射的药物在神经根深面或周围扩散（图3-2-11A）。目标神经为其他节段时，探头向头端或尾端平移。上下平移探头，可以发现 C_6 横突前结节一般较其他节段高，横突基底部较其他节段宽。颈总动脉一般在 C_4 水平附近分成颈内动脉和颈外动脉，可以作为辅助定位的方法。脖子较短的患者在仰卧位时不易暴露 C_3，可改为侧卧位进行。在 C_7 水平进行阻滞时，椎动脉在神经根附近，须注意穿刺时避开（图3-2-11B）。在超声引导下通常注射药物的容量为 3~5 mL。

四、颈神经丛

【应用解剖】

颈神经丛由 C_1~C_4 脊神经前支组成，除第1颈神经主要为运动神经外，其他几对均为感觉神经。第1颈神经又名枕下神经，在寰椎后弓与枕骨之间，行于椎动脉之下。其他三对脊神经前支离开椎间孔后，从椎动脉和椎静脉后面横过，到达横突尖端的结节间沟分为升支和降支，这些分支与相邻的颈脊神经分支相连接，形成一系列的环状神经，称为颈神经丛（简称颈丛）（图3-2-12）。

颈丛位于胸锁乳突肌深面，中斜角肌和肩

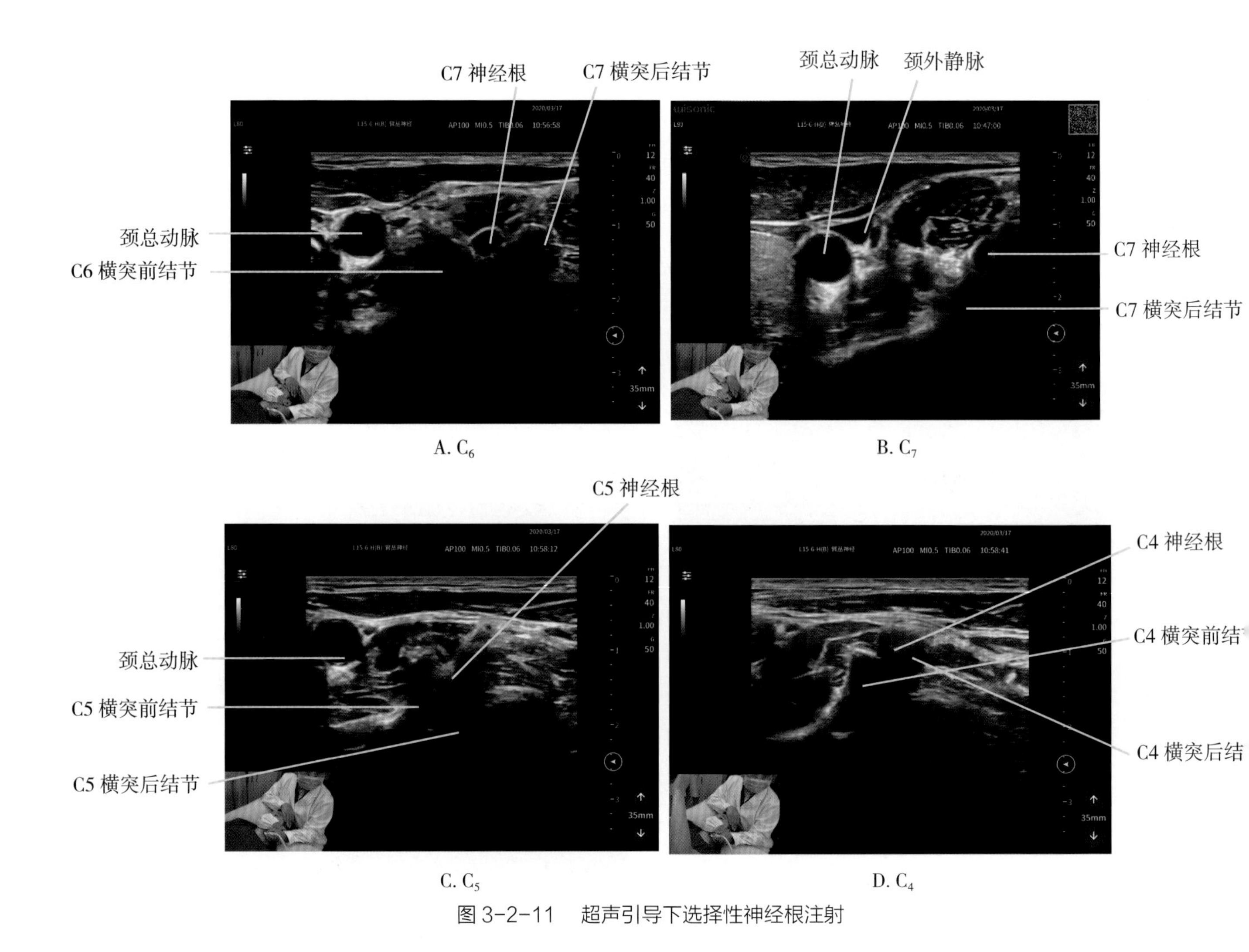

图 3-2-11 超声引导下选择性神经根注射

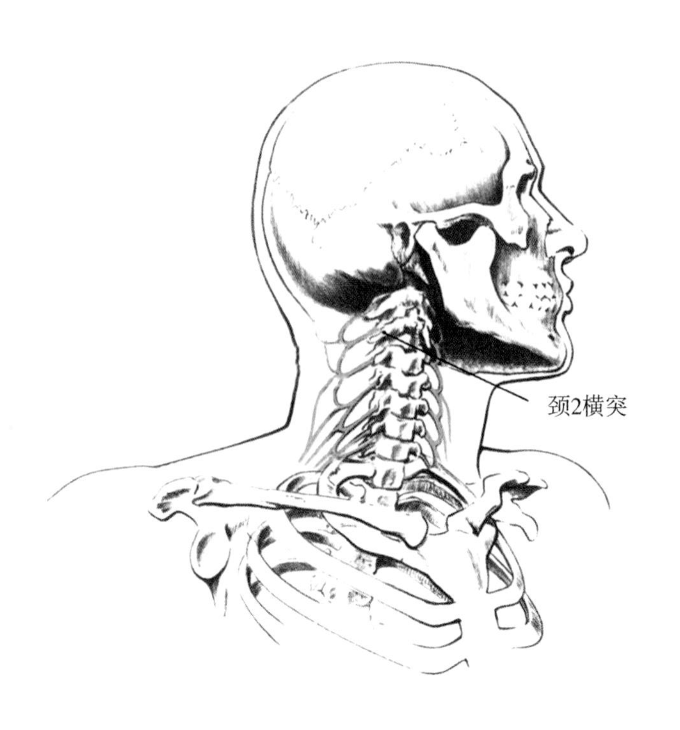

图 3-2-12　颈丛解剖示意

胛提肌的浅面。

颈神经丛分为深丛和浅丛。深丛主要支配颈深部的肌肉及部分膈肌，并有交通支与舌下神经、副神经、迷走神经的交感神经连接，主要分布于颈前、侧面的深层组织。浅丛沿胸锁乳突肌后缘中点穿出深筋膜，在颈阔肌筋膜浅层分为四支，支配头颈部及胸肩后部的皮肤感觉；其分布区呈披肩状。

颈浅丛：①枕小神经（C_2）：绕过副神经，沿胸锁乳突肌的后缘上升，在颈后三角的上方穿过深筋膜，分布于乳突部及乳突后上方枕部和耳郭背部上方皮肤；②耳大神经（C_2~C_3）：是颈丛中最大的皮支，经胸锁乳突肌中点并跨过此肌向下颌角方向行走，分布于耳郭及其附近的皮肤；③颈横神经（C_2~C_3）：横过胸锁乳突肌的浅面沿水平方向前行，走在颈外静脉的深表（达胸锁乳突肌前缘时，穿出深筋膜）支配颈前区皮肤；④锁骨上神经（C_3~C_4）：在胸锁乳突肌的后缘，直接由主干分出，由此再发出内、中、外三支，在锁骨的上方穿出深筋膜，跨过锁骨支配胸骨上

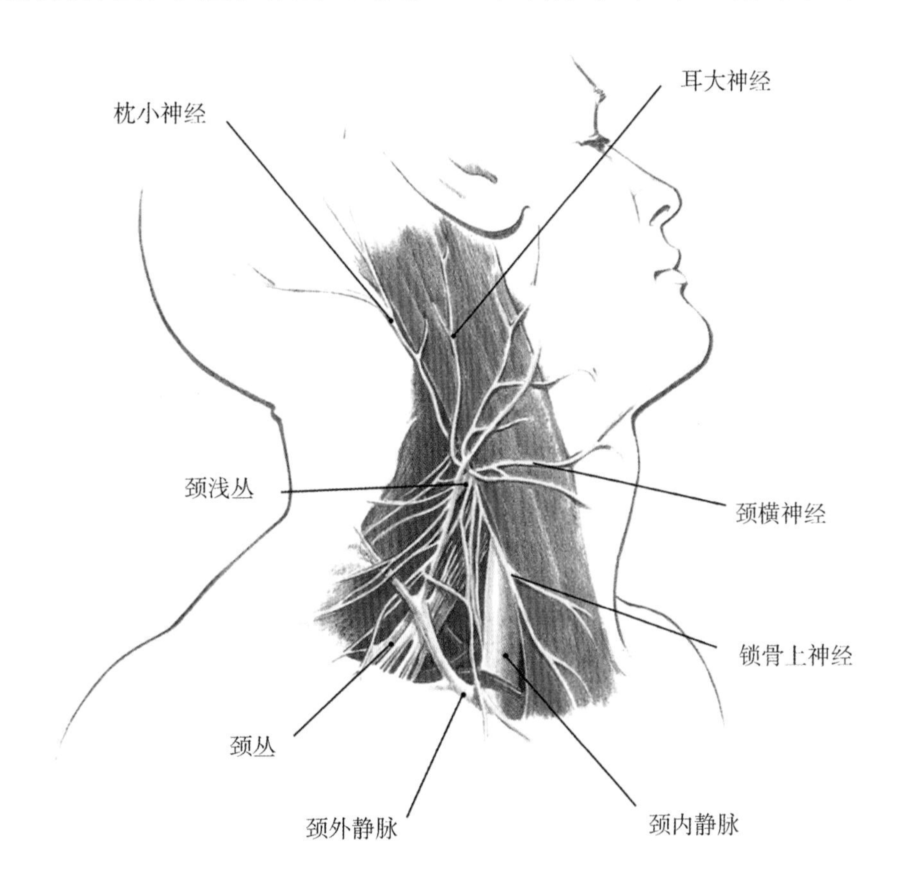

图 3-2-13　颈浅丛解剖示意

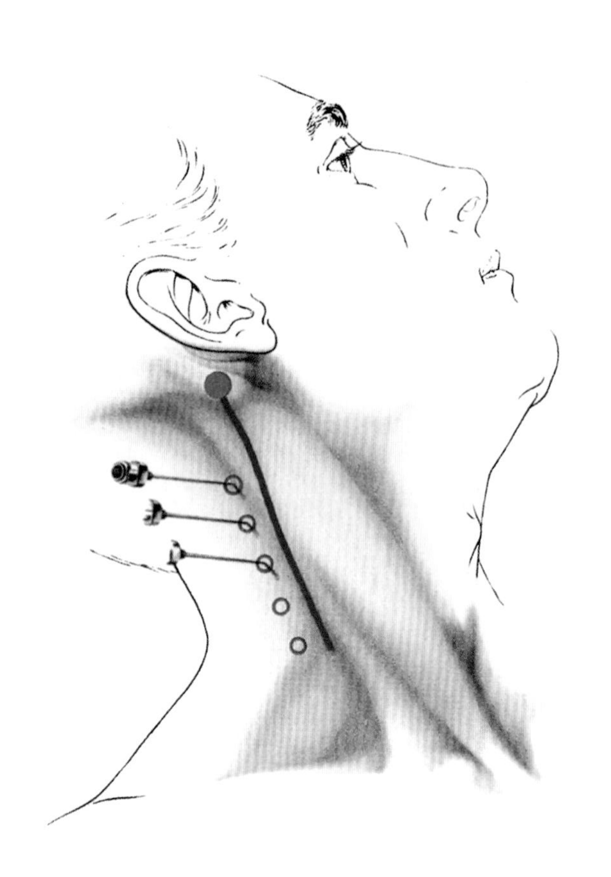

图 3-2-14 颈丛阻滞穿刺点定位

部（第 3 肋水平以上）和三角肌上部所覆盖的皮肤（图 3-2-13）。

【操作技术】

1. 患者体位 取仰卧位，头偏向对侧。

2. 进针点 在环状软骨水平，胸锁乳突肌后缘可扪及 C_6 横突，从乳突尖到 C_6 横突做一连线，在此线上乳突尖下 1.5 cm 为颈 2 横突，C_2 和 C_6 之间为 C_4 横突（相当于甲状软骨上缘水平），胸锁乳突肌中点后，即胸锁乳突肌后缘与颈外静脉的交叉点上，C_2 和 C_4 之间为 C_3 横突，分别做出标记（图 3-2-14），C_2、C_3、C_4 为进针点。

3. 操作方法 左手示指按压 C_4 横突标记点，轻轻前后推拉，分离开浅层组织，多可扪及横突，用指尖抠住横突尖部，右手持带 5 号球后针头的注射器，沿左手示指指甲垂直快速刺入皮肤，继续进针至横突尖部，此时患者可有酸胀的异感（不必寻找异感），回抽无血及脑脊液，即可注入局麻药 3~4 mL，并以同样的方法在 C_2 和 C_3 横突尖部各注入局麻药 3~4 mL，此方法可使颈丛深浅支全部阻滞。

颈丛浅支阻滞时，在胸锁乳突肌后缘中点，也就是 C_4 横突标记点，进针至颈阔肌深面，向局部内侧及头向和足向浸润注射局麻药 10~15 mL。也可以在 C_4 横突尖部阻滞后，直接退针至颈阔肌深面、颈深筋膜处，阻滞浅丛（图 3-2-15）。

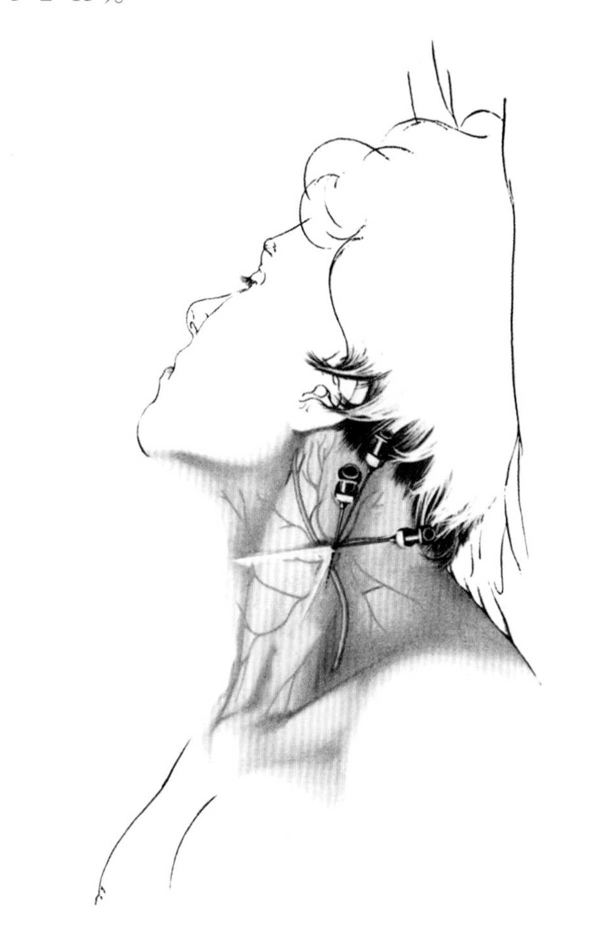

图 3-2-15 颈丛浅支阻滞

五、臂丛

【应用解剖】

1. 臂丛的组成 臂丛是由 C_5~C_8 及 T_1 脊神经的前支组成，是支配整个手、臂运动和绝大部分手、臂感觉的混合神经。有时 C_4 和 T_2 脊神经小分支也加入臂丛。按臂丛神经的行程与锁骨相对应的位置，可分为锁骨上部和锁骨下部。在锁骨上部 C_5 至 T_1 脊神经前支在前、中斜角肌间隙内组成三干，并伴同锁骨下动脉穿过前、中斜角肌间隙，从下缘穿出，向前、外、下方伸展。到锁骨后第 1 肋骨外缘每个神经干分成前后两股，通过第 1 肋骨和锁骨中点，经喙突下窝进入腋窝，在腋部各神经干的前后两股又重新组合成束。3 个后股在腋动脉的后侧合成为后束，延伸为桡神经，上干和中干的前股在腋动脉的外侧组成外侧束延伸为正中神经，下干的前股称内侧束，延伸为尺神经（图 3-2-16）。

2. 毗邻结构　锁骨上部分：组成臂丛的脊神经前支出椎间孔后走行在颈椎横突的前后结节间沟内，离开横突之后在前、中斜角肌之间下降，前斜角肌起于 C_3~C_6 横突前结节，中斜角肌起于 C_2~C_7 横突后结节，前、中斜角肌都止于第 1 肋骨，其间有臂丛神经干和锁骨下动脉通过（图 3-2-17）。覆盖这两个斜角肌的筋膜来自椎前筋膜，它裂开包裹两肌，然后在其外侧缘又互相融合，形成一个封闭的斜角肌间隙。臂丛神经穿行其中，并与锁骨下动脉一起跨过第 1 肋骨，共同进入锁骨下血管旁间隙，此间隙上连斜角肌间隙，经喙突下窝、下通腋窝血管旁间隙。

3. 喙突下窝　是由外上方的喙突，内下方的第 2、3 肋及肋间肌，以及前面的胸小肌及喙肱肌，共同围成的自内上斜向外下的三角形裂隙，内有臂丛和锁骨下动静脉通过，上通锁骨下血管神经鞘，向下组成腋窝漏斗的顶部（图 3-2-18）。

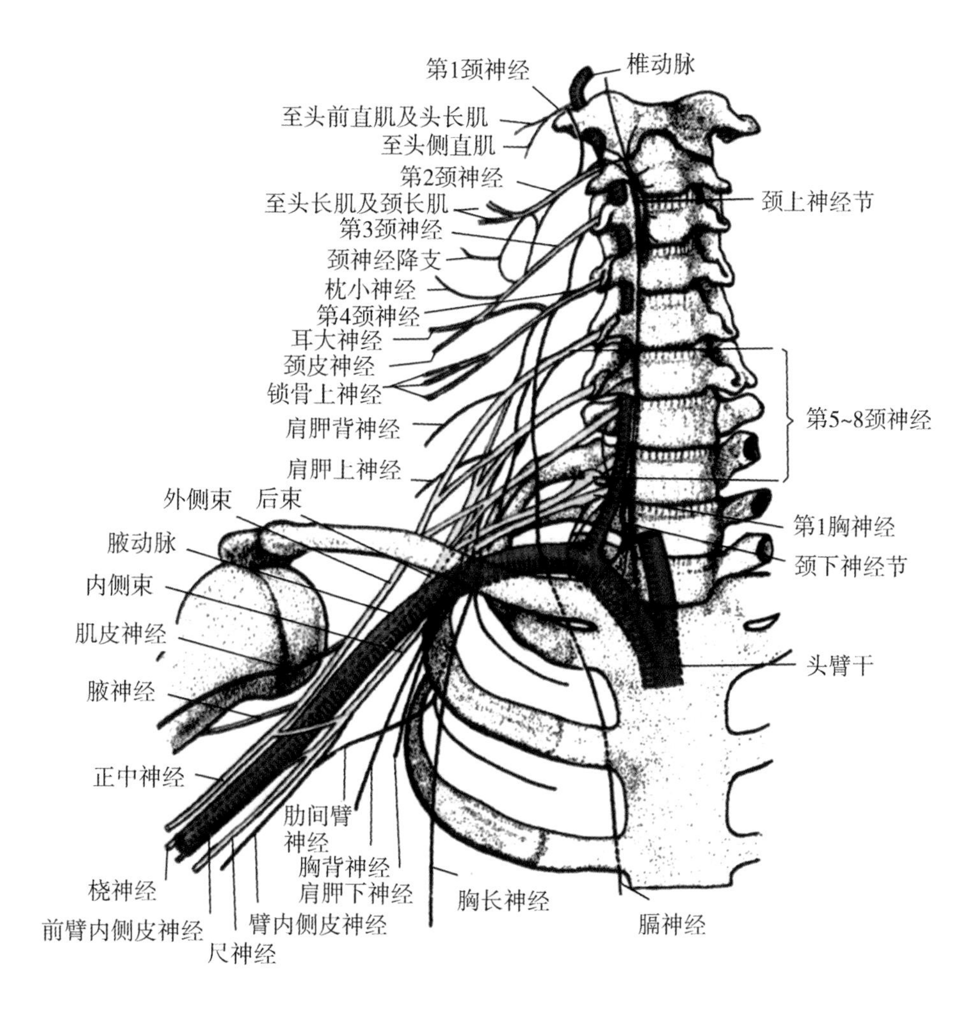

图 3-2-16　臂丛解剖示意图

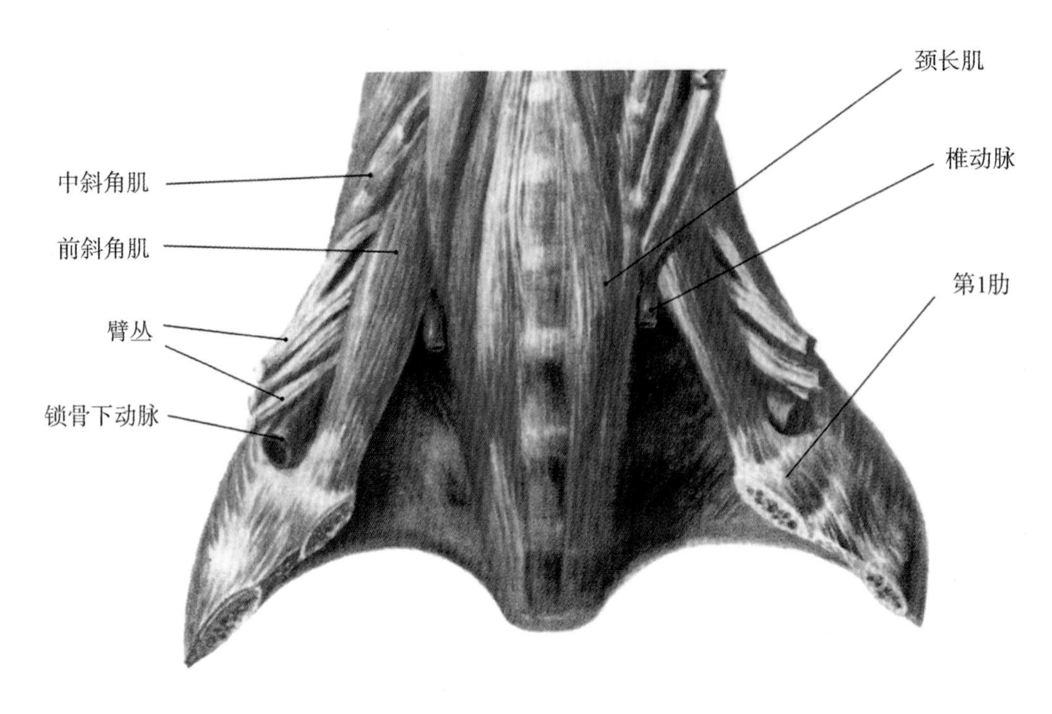

图 3-2-17 臂丛锁骨上部分

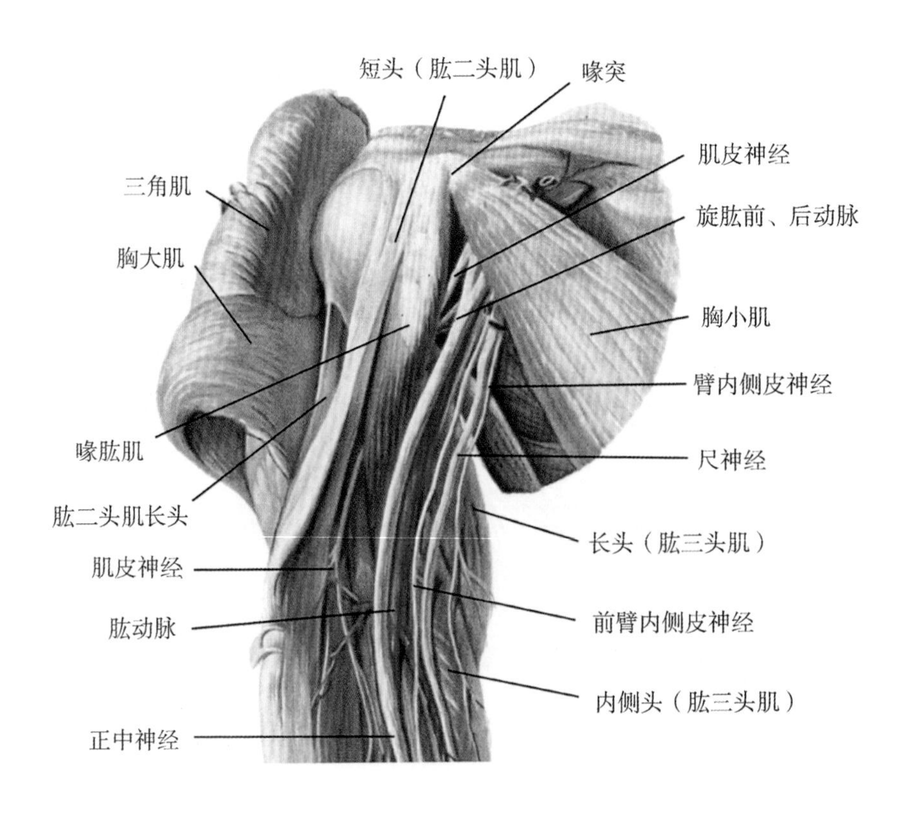

图 3-2-18 喙突下窝

4. 腋窝　形如一倒置的漏斗，位于上臂内侧和上胸壁的外侧。腋窝前壁由胸大肌和胸小肌构成，深处有胸筋膜；后壁由肩胛下肌、大圆肌及背阔肌所组成；内壁由第 2~6 肋骨、肋间肌及前锯肌所形成，上覆胸侧筋膜；外侧壁由胸大肌及背阔肌在肱骨上的止点部，加上肱骨上端、喙肱肌及肱二头肌短头构成；底部由皮肤、浅筋膜及腋筋膜（胸筋膜的延续）所构成；顶部经喙突下窝连于锁骨下血管神经间隙（图 3-2-19、图 3-2-20）。

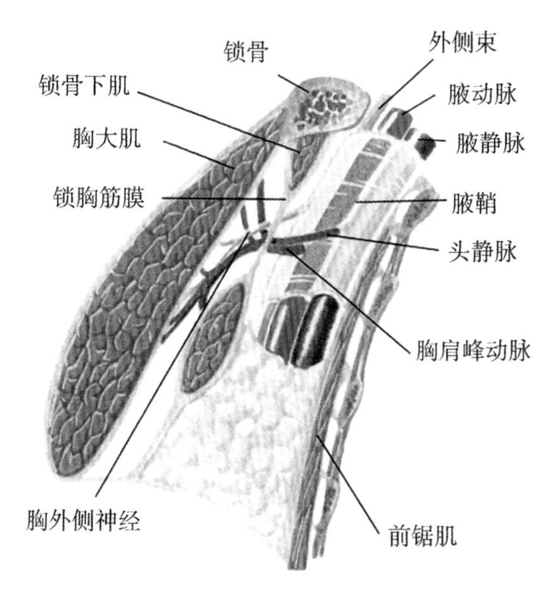

图 3-2-19　腋窝矢状面

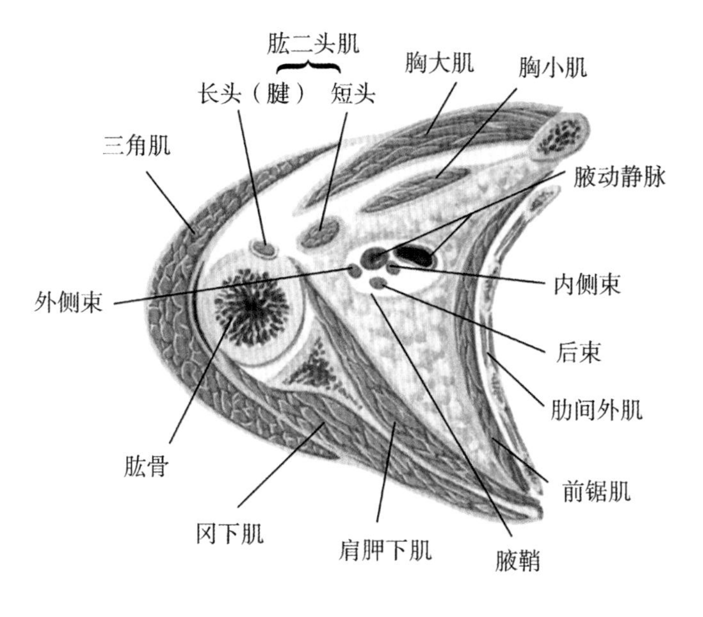

图 3-2-20　腋窝横断面

【操作技术】

（一）肌间沟臂丛阻滞

1. 体位　患者仰卧位，头稍偏向对侧，手臂贴体旁，手尽量下垂。

2. 进针点　在环状软骨水平（相当于 C_6），胸锁乳突肌后缘可摸到 2 条小肌肉，即前斜角肌和其外侧的中斜角肌，两肌间的凹陷为前、中斜角肌肌间沟，即进针点。

3. 操作方法　用带 5 号球后针头的注射器，快速垂直刺入皮肤，然后向内下方（对侧脚跟方向）慢慢推进，进针 2~3 cm，常可出现异感，固定好针头，回抽无血、无脑脊液，即可注入局麻药或消炎镇痛液 20 mL，如进针到 3 cm 或触及横突而没有出现异感，不可再进针，应退针至皮下稍调整方向再重新穿刺（图 3-2-21）。

4. 超声引导下肌间沟臂丛阻滞　将线性高频探头放在环状软骨水平（相当于 C_6），胸锁乳突肌后缘，可以看到在前、中斜角肌之间，臂丛上、中、下干的截面显示为圆形或类圆形中间低回声、外周高回声的超声图像（图 3-2-22）。采用平面内技术，从探头后方进针。针尖到达前中斜角肌之间，先注射 2 mL 生理盐水，观察扩散情况，液体在臂丛神经周围分布，而不注入肌肉内。然后注射局麻药。

（二）锁骨上（血管旁）臂丛阻滞

1. 患者体位　取仰卧位，头偏向对侧，手臂尽量下垂，使锁骨和肩部压低。

2. 进针点　摸到锁骨的两端，在锁骨中点上 1.5 cm，或从前、中斜角肌肌间沟向下摸，在肌间沟最低处可摸到动脉搏动，在动脉搏动的外侧，约在锁骨的上方 1.5 cm 处（图 3-2-23）。

3. 操作方法　操作者立于患者头端，用左手拇指放在锁骨下动脉搏动处，轻轻下压，右手持带 5 号球后针头的注射器，沿拇指指甲处即紧靠锁骨下动脉明显搏动点的外侧，快速刺入皮肤，然后朝后、下方缓慢进针，遇到异感时，固定好

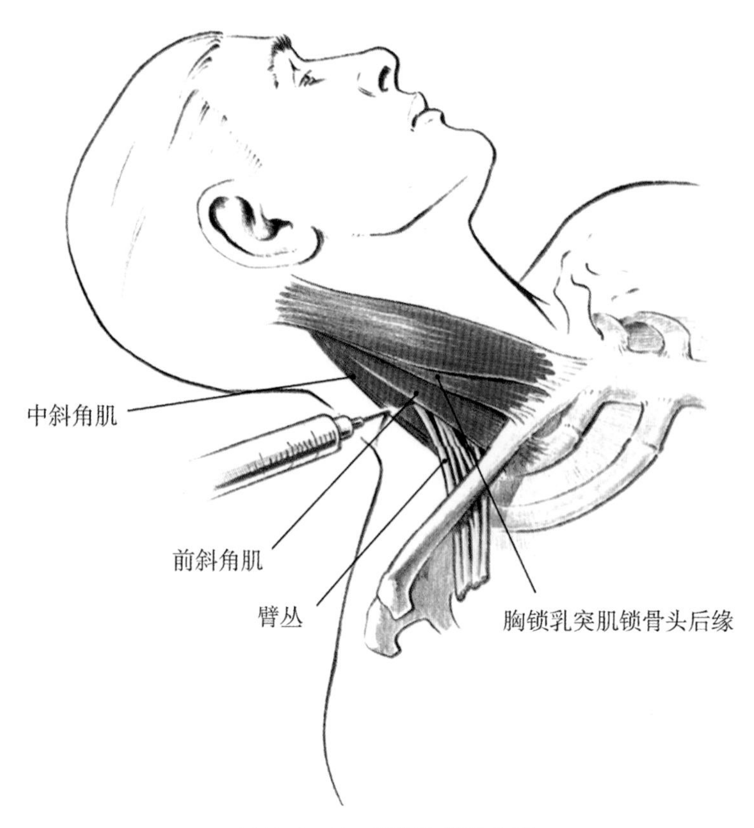

图 3-2-21 肌间沟臂丛阻滞

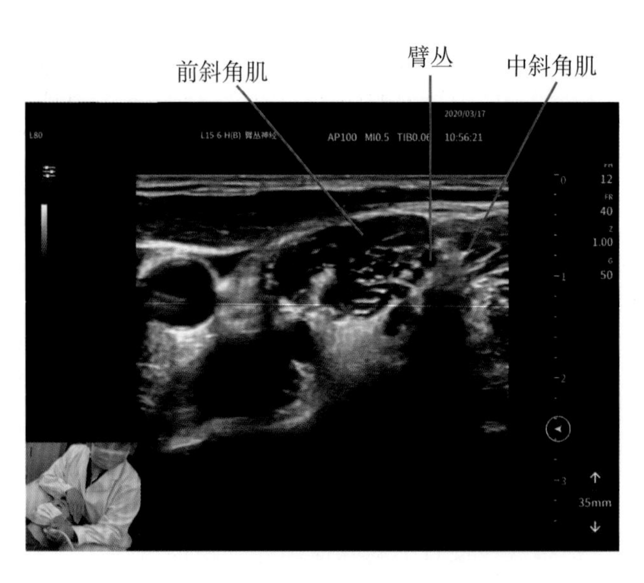

图 3-2-22 超声引导下肌间沟臂丛阻滞

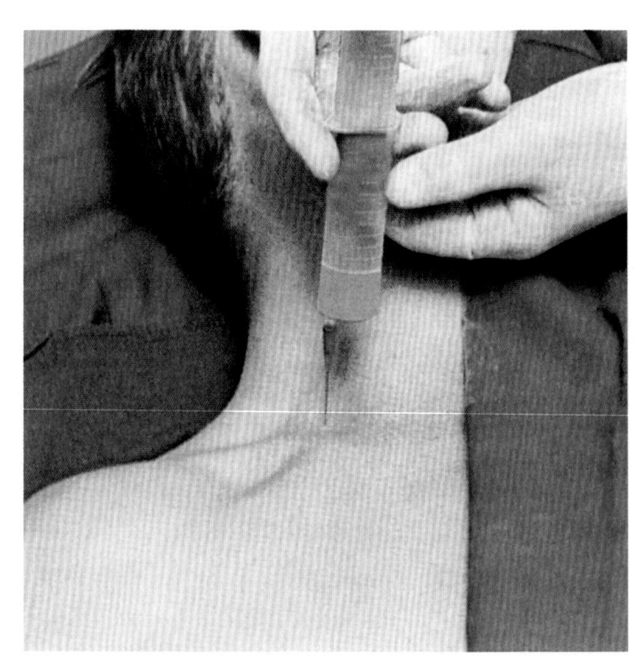

图 3-2-23 锁骨上臂丛阻滞

针头，回抽无血、无气时即可注入局麻药或消炎镇痛液 20 mL。如果进针 2~3 cm 碰到第 1 肋骨（不可再深刺，以免刺破胸膜或肺尖），患者无异感，退针到皮下，稍改变方向，沿第 1 肋骨方向寻找异感（图 3-2-24）。

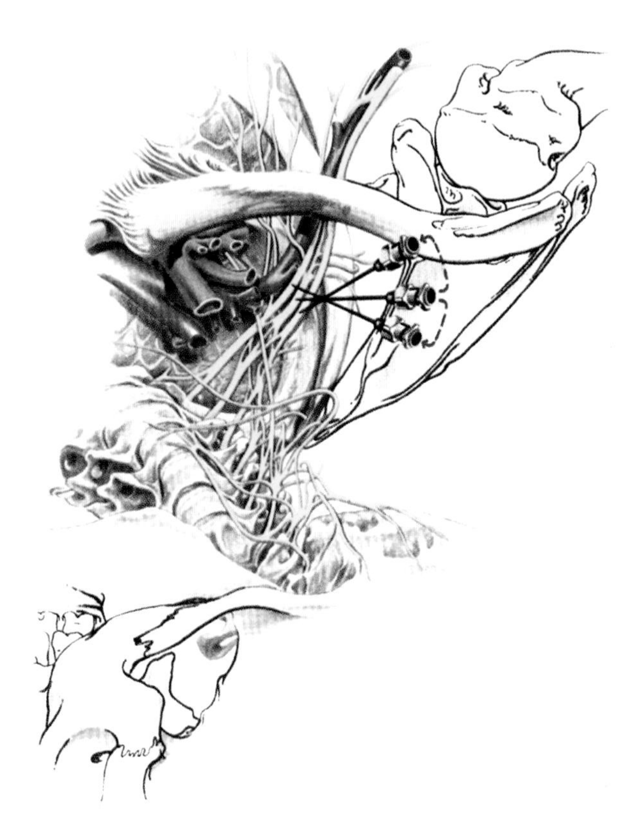

图 3-2-24　锁骨上臂丛阻滞示意

（三）喙突下臂丛阻滞

1. 体位　患者取仰卧位，上肢外展 45° 自然悬垂于治疗床边。

2. 进针点　在肩胛喙突（图中画上 × 处）直下 1.5 ~2 cm 处（图中画下 × 处）（图 3-2-25），此点相当于三角肌与胸大肌间沟处。

3. 操作方法　操作者立于患侧，面向患者，左手拇指摸清喙突，右手持带 5 号球后针头的注射器，自标记点快速刺入皮肤，然后针尖稍向外倾斜，朝肩胛颈方向缓慢进针。针尖刺破胸大肌、胸小肌时可有两次突破感，当针尖刺入胸小肌与肩胛下腔，患者出现异感时固定针头，回抽无血、无气时即可注入局麻药或消炎镇痛液 15~20 mL（图 3-2-26）。

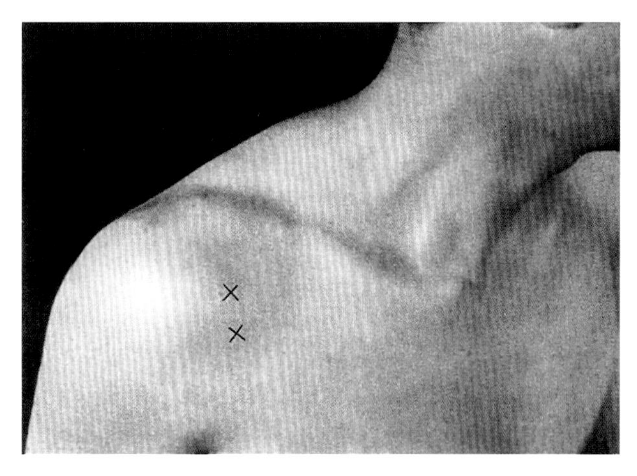

图 3-2-25　喙突下臂丛阻滞定点

（四）腋路臂丛阻滞

1. 体位　患者仰卧位，头偏向对侧，被阻滞的上肢外展 90°，肘屈曲，前臂外旋，手背贴床上靠近头部做行军礼状，或枕于头下。

2. 进针点　先在患者腋窝触摸到腋动脉搏动，再沿动脉走向，向上摸到胸大肌下缘，然后略向下取动脉搏动最高点（图 3-2-27）。

3. 操作方法　左手示指、中指固定动脉，右手持 5 号球后针头，在动脉搏动最高点外侧，垂直刺入皮肤，缓慢进针，突破腋动脉鞘时，可有一落空感，松开右手可见针头随动脉搏动而摆动，若患者有异感则更加明确，但不必寻找异感，固定针头，回抽无血注入局麻药 20~30 mL。由于上臂外展，腋鞘被肱骨头压迫，局麻药不易上行扩散，常阻滞不到肌皮神经。弥补方法是在注药前于上臂绑一止血带压迫腋鞘远端，注药完毕后，立即回收上肢，贴于躯干旁，以利于药液上行扩散。

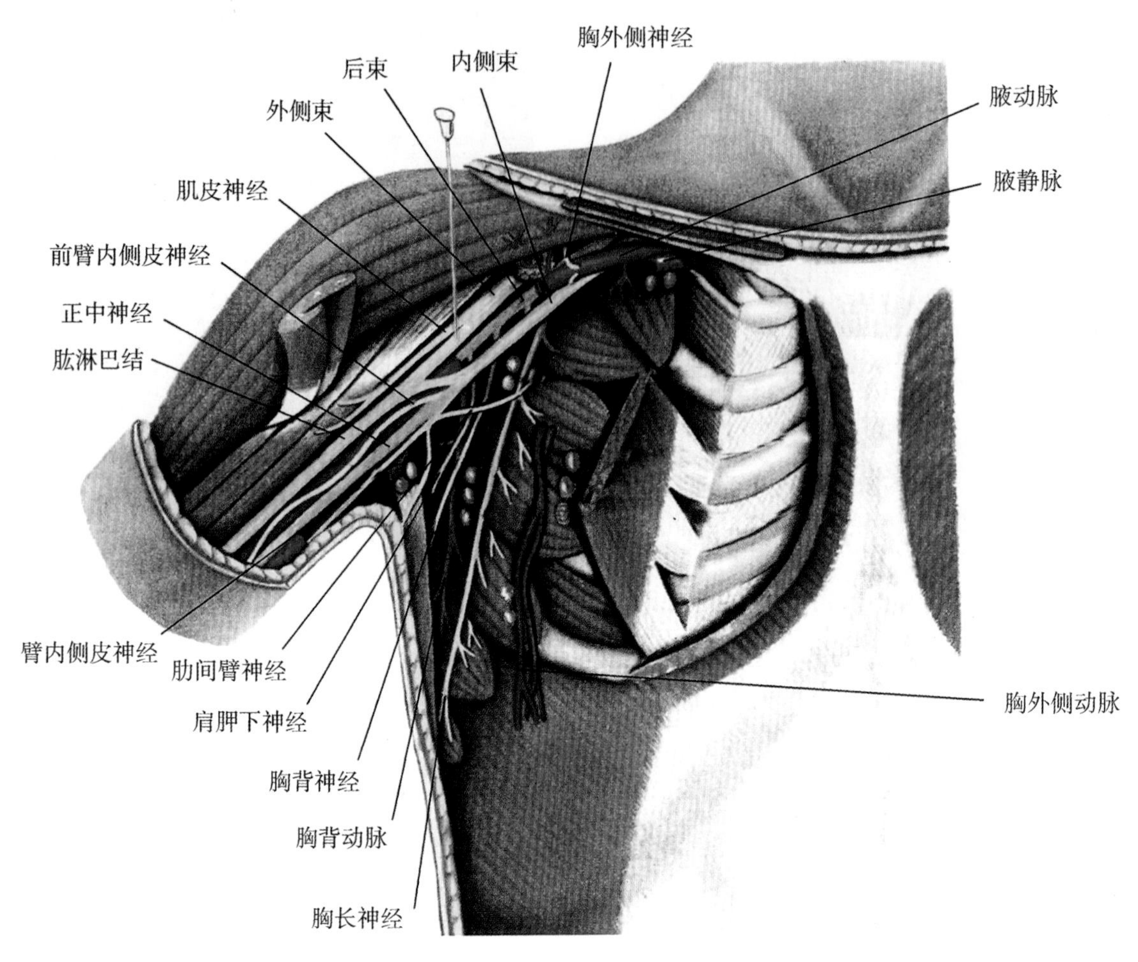

图 3-2-26 喙突下臂丛阻滞

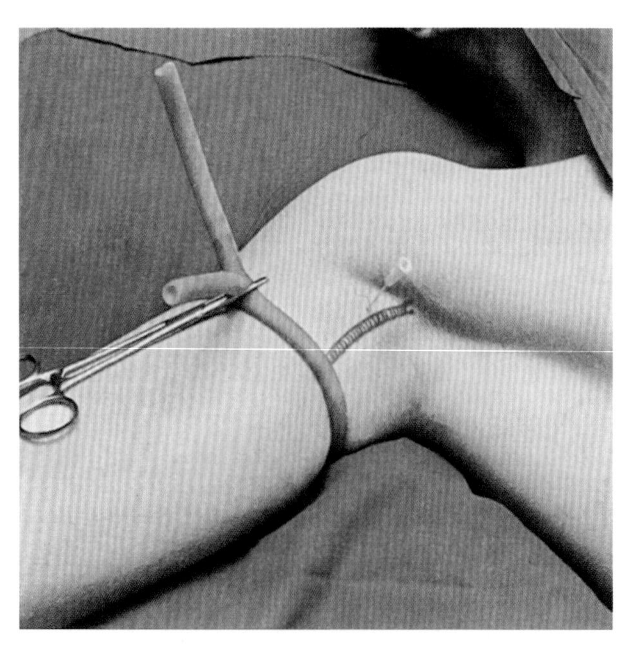

图 3-2-27 腋路臂丛阻滞

第三节　枕项部

一、枕大神经、枕小神经及耳大神经

【应用解剖】

枕大神经（greater occipital nerve）由 C_2 脊神经后支的主支和 C_3 脊神经后支的小部分支组成。该神经在上项线水平、胸锁乳突肌及斜方肌之间穿出深筋膜，分布到枕后中份皮肤。

枕小神经（lesser occipital nerve）由 C_2 及 C_3 脊神经的前支组成，是颈丛的分支。由胸锁乳突肌后缘中点上升，分布到耳后枕部皮肤（图 3-3-1）。

耳大神经（greater auricular nerve）亦由 C_2、C_3 脊神经的前支组成，属颈丛分支。循胸锁乳突肌后缘上升，分布到耳、下颌角及腮腺部的皮肤（图 3-3-2）。

【操作技术】

阻滞疗法　患者骑坐在治疗椅上，双前臂重叠放在椅背枕上，额部置于前臂上。①枕大神经穿刺点取枕骨外隆凸与乳突连线中点（相当于风池穴处），用 5 号球后针头垂直皮面快速进针，直达枕骨（图 3-3-1），边注射镇痛液边退针，每点注液 3~5 mL。②枕小神经进针点在乳突尖水平，乳突尖与枕大神经进针点连线的中点，注射方法同枕大神经阻滞。③耳大神经进针点在胸锁乳突肌后缘中点（图 3-3-2），进针深度突破深筋膜后，即可注射镇痛液 3~5 mL。

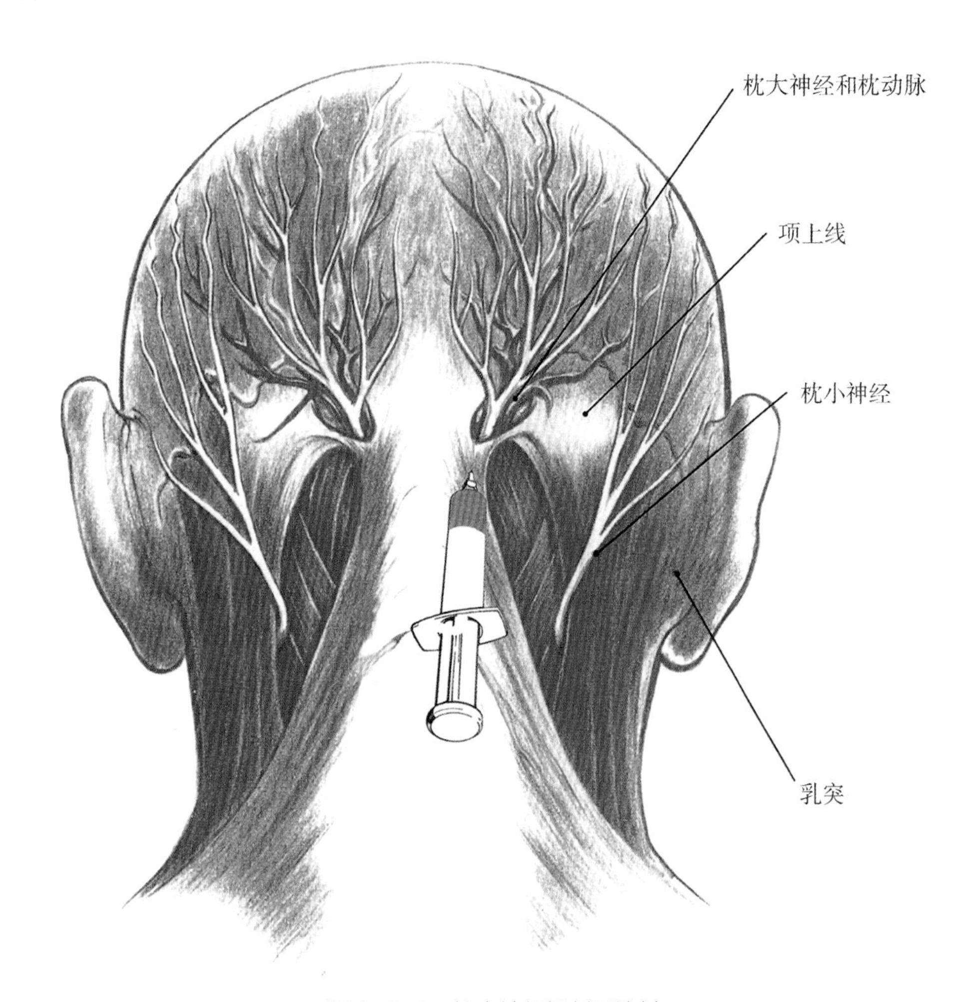

图 3-3-1　枕大神经解剖及注射

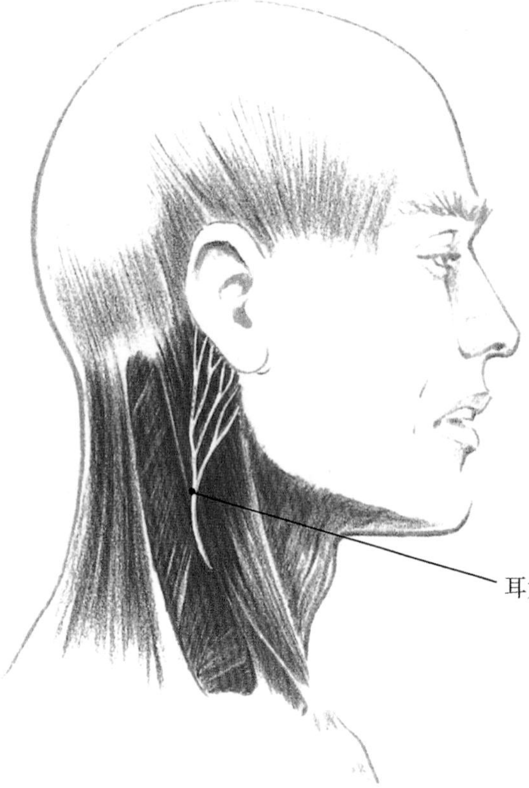

耳大神经

图 3-3-2 耳大神经解剖及注射

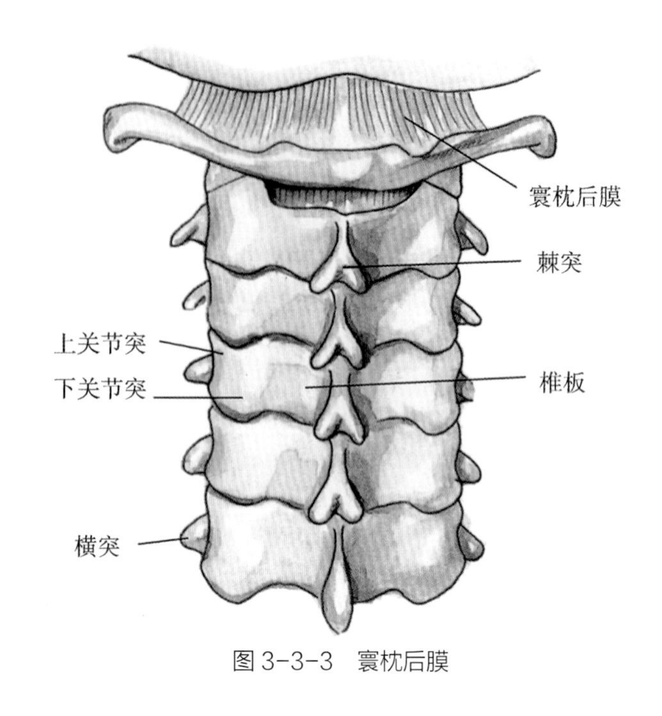

图 3-3-3 寰枕后膜

二、寰枕后膜

【应用解剖】

寰枕后膜（posterior atlanto occipital membrane）连结枕骨大孔后缘与寰椎后弓上缘（图 3-3-3），该膜中部较厚，相当于黄韧带的层次，其前面与硬膜紧密相连，后面接头后小直肌，两侧移行于关节囊，其内有椎动脉和枕下神经（C_1 神经）通过。故该膜挛缩可产生头晕、头痛及枕部不适等症状。

【操作技术】

1. 体位 患者骑坐在治疗椅上，剃去下枕部头发。

2. 注射方法 进针点取枕外隆凸与 C_2 棘突连线的中、下 1/3 交界处。用 5 号球后针头垂直皮面快速进针，直达枕骨平面（斜坡），注射镇痛液 2~3 mL，稍退针后，再向足端倾斜进针，达枕骨大孔后缘上，注射镇痛液 2~3 mL，出针（图 3-3-4）。

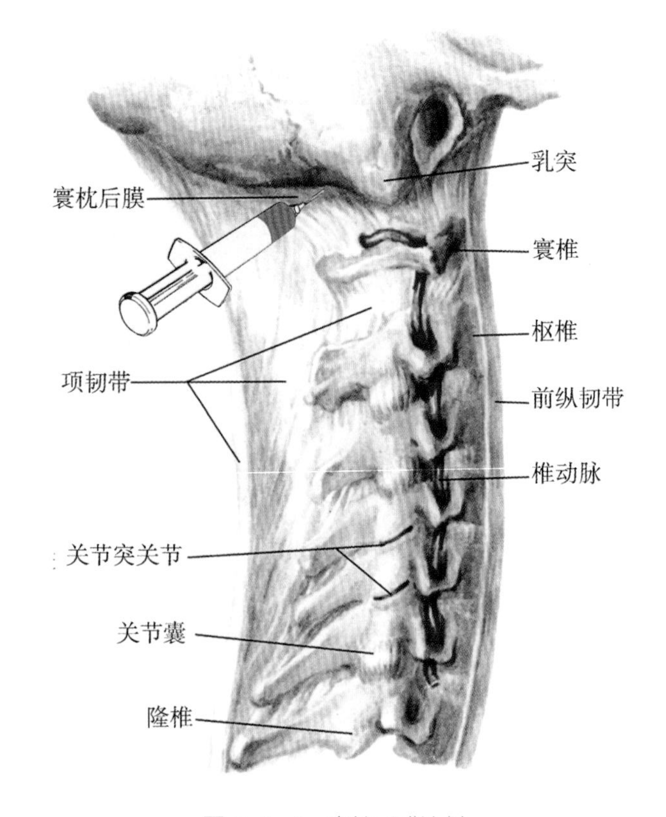

图 3-3-4 寰枕后膜注射

三、寰枢后膜与 C_2 脊神经节

【应用解剖】

寰枢后膜（posterior atlantoaxial membrane）是连结寰椎后弓下缘与枢椎椎弓上缘的膜状组织，其中部略厚，两侧有 C_2 神经穿过，C_2 脊神经节正位于寰枢外侧关节的后方（图 3-3-5）。该膜挛缩可致神经卡压，两侧枕部肌力失衡、外伤劳损引起的寰枢关节位置关系改变甚至半脱位，难以自然复位，出现头晕、颈源性头痛和枕部不适等寰枢关节紊乱综合征。

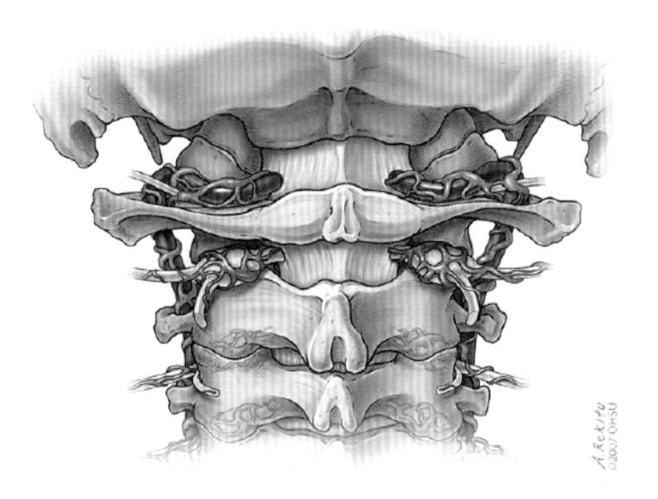

图 3-3-5　寰枢后膜与 C_2 脊神经节

【操作技术】

患者俯卧位。颈椎正位透视可见双侧寰枢外侧关节（图 3-3-6），其中点即进针点。用 5 号球后针经进针点垂直皮面快速穿过皮肤后，垂直进针达寰枢外侧关节中点，注射镇痛液 2 mL，如继续进针穿过寰枢后膜则接近 C_2 脊神经节（图 3-3-7，A. X 线正位片示针尖到达寰枢外侧关节中份，B. X 线侧位片示针尖到 C_1、C_2 之间）。注射消炎镇痛液后如疗效不能巩固，可考虑脉冲射频治疗，详见第七章第三节。

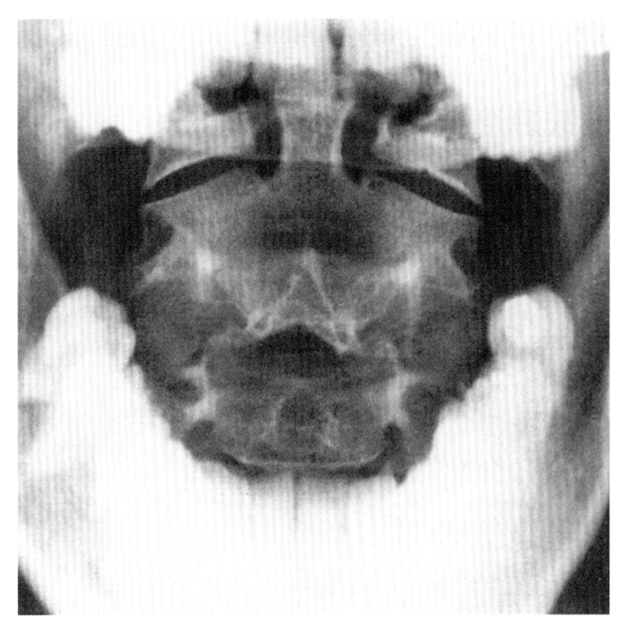

图 3-3-6　寰枢外侧关节

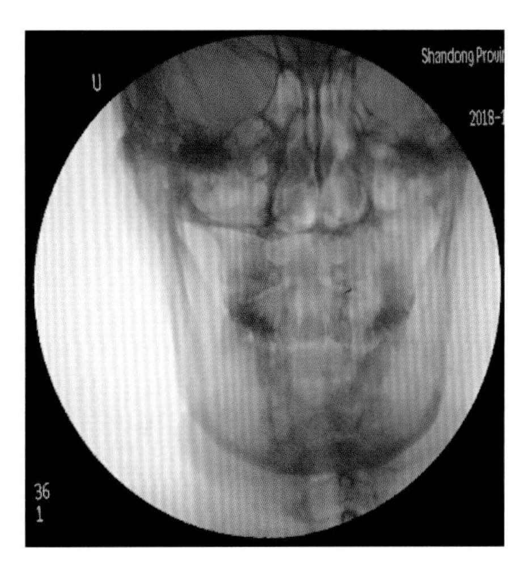

A. 正位

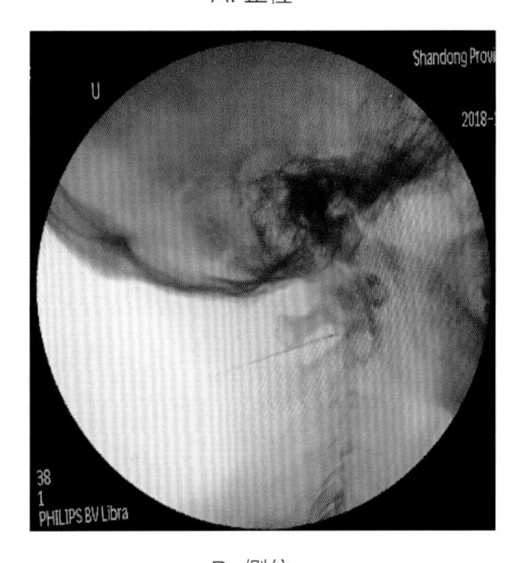

B. 侧位

图 3-3-7　C_2 脊神经节注射

四、项韧带

【应用解剖】

项韧带（ligamentum nuchae）为三角形的弹力纤维膜，其底部向上方，附着于枕外隆凸和枕外嵴；尖部向下方，与寰椎后结节及下 6 个颈椎棘突尖部相连；其后缘游离而肥厚，为斜方肌的附着部（图 3–3–4）。长时间伏案工作的人容易产生项韧带的劳损、钙化，出现项部不适、僵硬及硬物支撑感。

【操作技术】

1. 体位 患者骑坐在治疗椅上，尽量低头位。

2. 注射方法 根据触诊和 X 线侧位片显示确定病变水平，左手拇、示指捏住病变处棘突，右手持接 5 号球后针头的注射器，在左手拇指、示指间垂直皮面快速进针，直达棘突，在棘突尖及棘突头侧、足侧注射镇痛液 5 mL。

五、C_2 横突

【应用解剖】

颈椎的横突很特别，它由两个小的突起结合而成，总称为肋横突。前方的突起是肋的遗迹，叫作肋突；后方的突起才是真正的横突。两者在外侧份结合后围成一孔，叫作横突孔，上位 6 个颈椎均有横突孔，中间有椎动脉穿过。两突起超出结合部以外的部分称为前结节及后结节（图 3–3–8）。C_2 横突（transverse process of second cervical vertebra）虽然较小，但是项背部许多肌肉（如肩胛提肌、颈夹肌、半棘肌、横突间肌）的起止点，故 C_2 横突是项背部痛的最常见敏感点。由 C_2 横突病变引起的疼痛、酸胀、僵硬、压痛等临床表现可称为 C_2 横突综合征。

【操作技术】

1. 体位 患者骑坐在治疗椅上，尽量低头位。

2. 进针点 在 C_2 棘突水平患侧，纵行肌肉

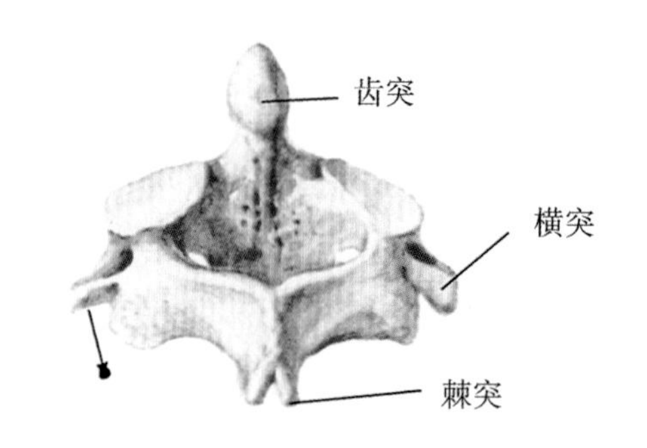

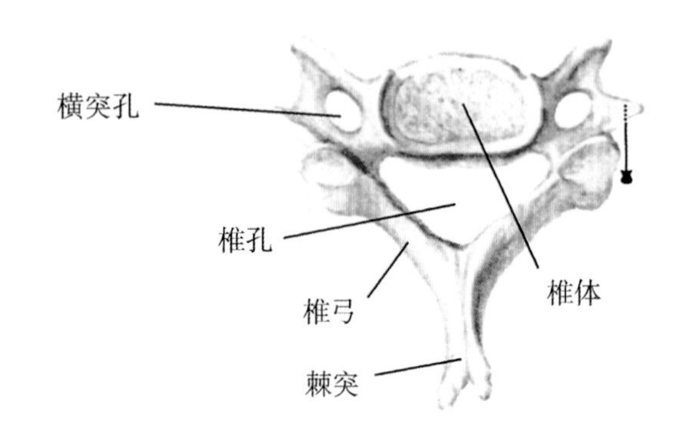

图 3–3–8 C_2 横突注射

（头半棘肌）隆起的外侧缘，可触及 C_2 横突的后结节，质硬，压痛明显，并向枕及背部放射。此处即进针点。

3. 穿刺方法 用 5 号球后穿刺针垂直皮面经标记点快速刺透皮肤，缓慢进针，遇到骨质，即 C_2 横突后结节，向头侧缘、足侧缘及外侧端注射镇痛液 5 mL，但针必须不离开横突骨面，避免向前、向内滑动过深，以免刺激或损伤横突孔内的椎动脉。

六、颈关节突关节

【应用解剖】

关节突关节（zygapophysial joint）是上位椎体的下关节突与下位椎体的上关节突构成的平面关节（plane joint），包绕在关节囊内。颈椎的关节突较小，由椎板外缘延续而成。椎板外上缘稍突出，构成上关节突，关节面朝上后，椎板外下缘稍突出构成下关节突，关节面朝前下。其关节囊较松弛，容易劳损或脱位，关节囊变肿胀、肥厚，压迫其前方的神经根。

【操作技术】

1. 体位　患者骑坐在治疗椅上，尽量低头位。

2. 进针点　先在正位颈椎 X 线片上测量病变关节突的高度（BC，其水平线与后正中线的交点多在上位棘突下缘）与宽度（AB，其与后正中线的距离）并画线，测定结果换算成等比例数值后，按此数值在患者体表找到小关节投影点（图 3-2-9），并用触诊方法（触及硬结，压痛明显）加以确认并进行标记。也可在 X 线透视下直接定位标记。

3. 穿刺方法　用 5 号球后针经标记点垂直皮面快速穿过皮肤后，缓慢进针，遇骨质即下位椎板外上份，压低针尾，使针体与皮肤约成 30°，朝头端稍进针（图 3-3-9），可触及橡皮样组织即关节囊，注射镇痛液 0.5 mL。再进针有阻力消失感，即进入关节腔，注射镇痛液 2 mL。

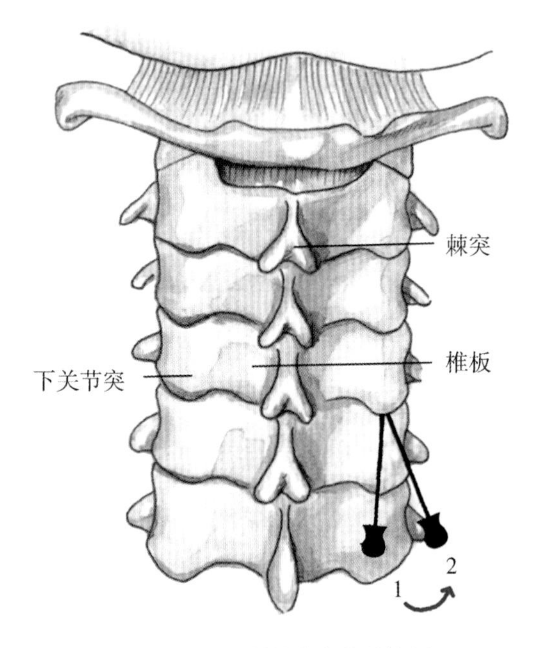

图 3-3-9　颈关节突关节注射

七、项背肌

【应用解剖】

颈项部疼痛与背部疼痛往往是同时存在的，其解剖基础就在于项背部肌肉的紧密联系。与项背部疼痛密切相关的肌肉如下。

（一）颈浅肌群

1. 斜方肌（trapezius）　斜方肌位于项部和背上部的皮下，呈三角形，底向脊柱，尖在肩峰。自上而下，该肌以腱膜起自上项线内 1/3、枕外隆凸、项韧带全长及全部胸椎棘上韧带。上部肌纤维斜向外下方，止于锁骨外 1/3 的后缘；中部肌纤维平向外方，止于肩峰内侧缘和肩胛骨上缘的外侧份；下部肌纤维斜向外上方，止于肩胛冈下缘的内侧份。该肌受副神经支配（图 3-3-10）。

2. 背阔肌（latissimus dorsi）　背阔肌以腱膜起自下 6 个胸椎棘突、全部腰椎棘突、骶中嵴、髂嵴外侧唇后 1/3。肌纤维斜向外上方逐渐集中，经腋窝的后壁、肱骨的内侧绕至大圆肌的前面，于大圆肌腱外侧移行为扁腱，止于肱骨小结节嵴。在此二肌腱间有一恒定的滑膜囊，即背阔肌腱下囊（subtendinous bursa of latissimus dorsi）。该肌受胸背神经（C_6~C_8）支配（图 3-3-10）。

（二）颈中肌群

1. 肩胛提肌（levator scapulae）　肩胛提肌起自上位 4 个颈椎横突的后结节，肌纤维斜向后下稍外方，止于肩胛骨的内上角和内侧缘的上份。该肌受肩胛背神经（C_2~C_5）支配（图 3-3-11）。

2. 菱形肌（rhomboideus）　菱形肌分小菱形肌和大菱形肌。前者起于下 2 位颈椎棘突，后者起于上 4 位胸椎棘突，肌纤维斜向外下方止于肩胛骨内侧缘下半部。该肌受肩胛背神经（C_4~C_6）支配（图 3-3-11）。

（三）颈深肌群

1. 头夹肌（splenius capitis）　起自项韧带的下部（C_3 以下）及 T_3 棘突，肌纤维斜向外上，止于上项线的外侧份，部分肌束在胸锁乳突肌的深面止于乳突的后缘。

2. 颈夹肌（splenius cervicis）　颈夹肌起自 T_3~T_6 棘突，止于 C_2~C_3 横突的后结节。头夹肌及颈夹肌受 C_2~C_5 神经的后支的外侧支支配。

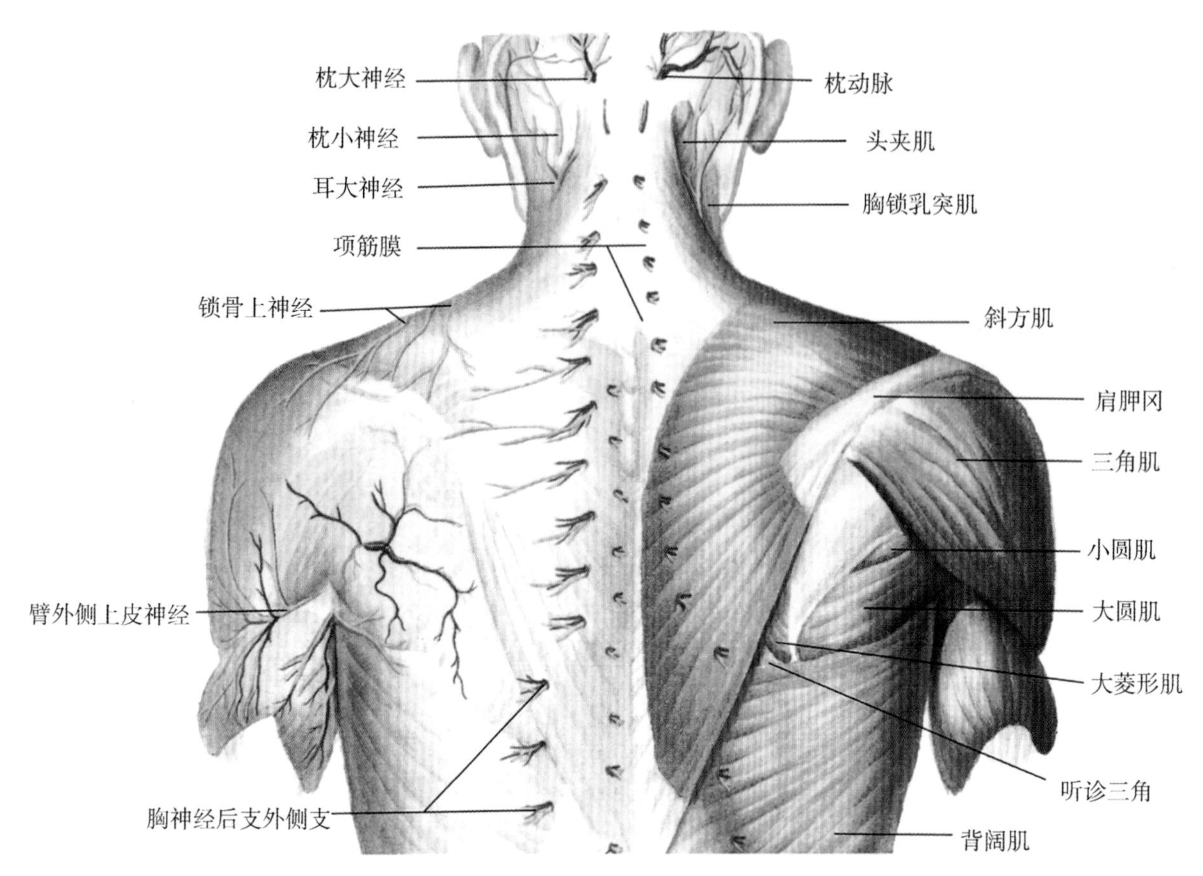

图 3-3-10 颈浅肌解剖

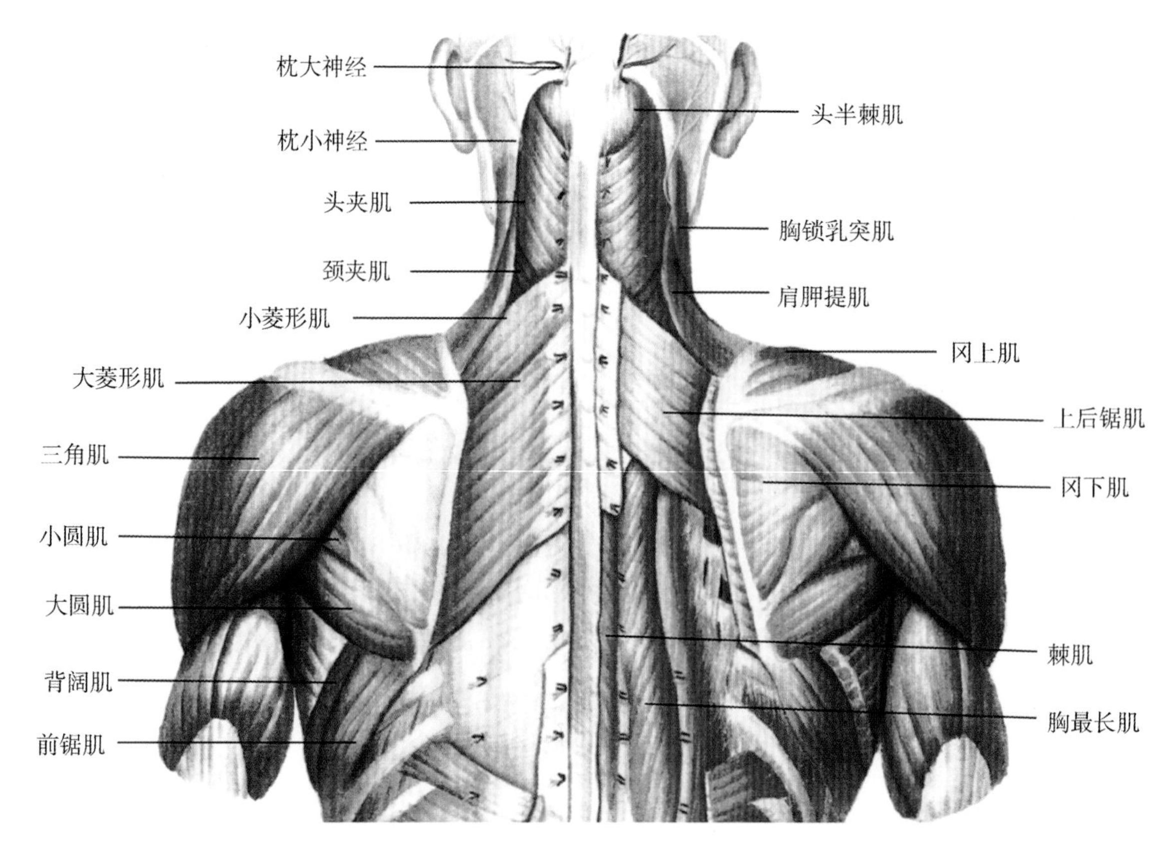

图 3-3-11 颈中肌解剖

3. 颈半棘肌（semispinalis cervicis）　位于头半棘肌的深面，起自 C_1~C_6 横突，大部分肌束止于 C_2 棘突。

4. 头半棘肌（semispinalis capitis）　位于头和颈夹肌的深侧，瘦人项部两条纵行的凸隆即头半棘肌的表面投影。该肌起自上部颈椎横突，止于枕部的上、下项线之间（图 3-3-12）。

5. 枕下肌（suboccipital muscle）包括 4 对短小、发育良好的肌肉，即两对直肌和两对斜肌，皆位于头半棘肌的深面，作用于寰枕及寰枢关节，均由枕下神经（C_1~C_2）后支支配。

（1）头后大直肌（rectus capitis posterior major）：呈三角形，起于 C_2 棘突，止于枕下项线的外侧份。

（2）头后小直肌（rectus capitis posterior minor）：呈三角形，起于寰椎后结节，止于下项

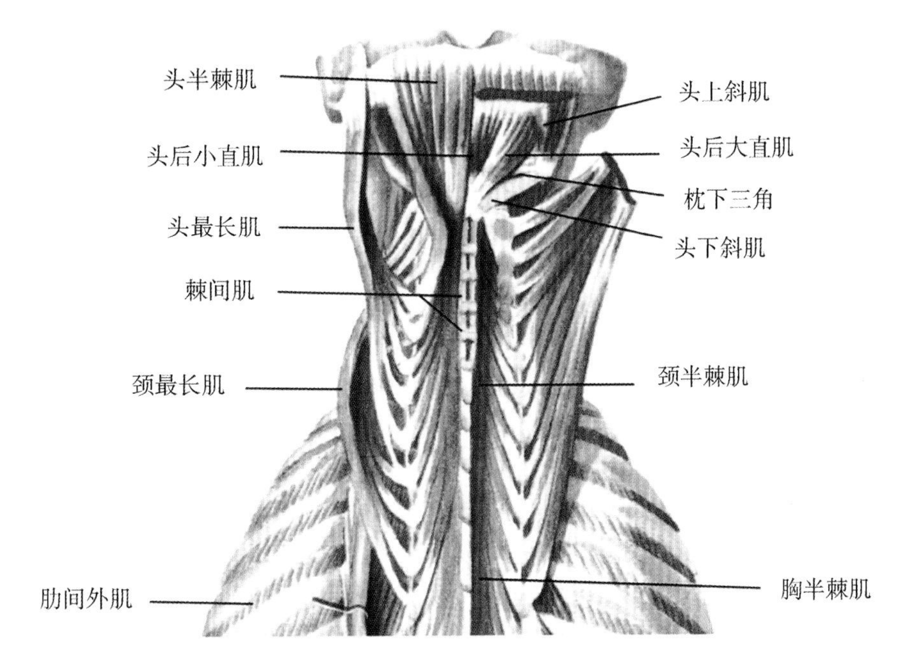

图 3-3-12　颈深肌解剖

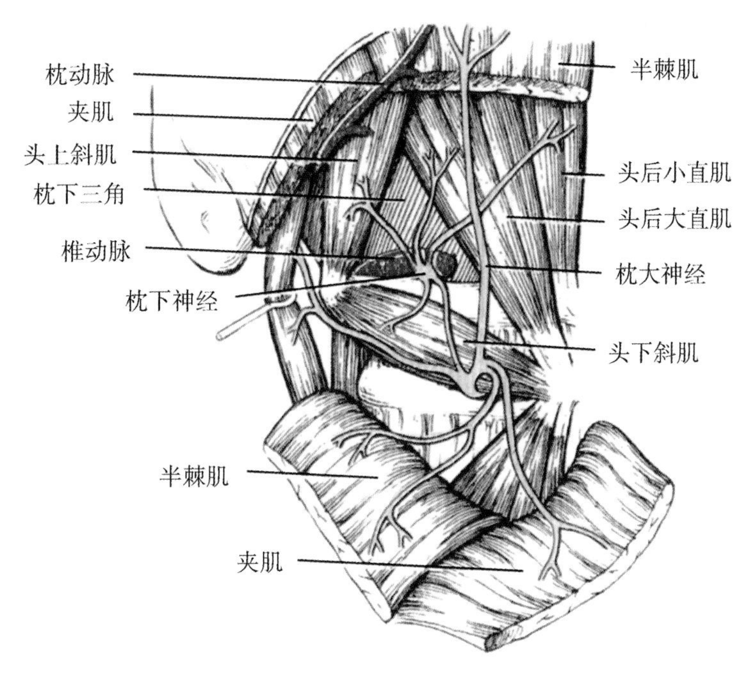

图 3-3-13　枕下三角

线的内侧份。

（3）头上斜肌（obliquus capitis superior）：呈粗柱状，起自寰枢横突，止于下项线上方外侧份。

（4）头下斜肌（obliquus capitis inferior）：呈粗柱状，起自枢椎棘突，止于寰椎横突（图3-3-13）。枕下三角（suboccipital triangle）位于枕下，项区上部深层，是由枕下肌围成的三角。其内上界为头后大直肌，外上界为头上斜肌，外下界为头下斜肌。三角的底为寰枕后膜和寰椎后弓，浅面借致密结缔组织与夹肌和半棘肌相贴，枕大神经行于其间。三角内有枕下神经和椎动脉通过。头部过分旋转或枕下肌痉挛可压迫枕下神经、枕大神经和椎动脉，引起颅内供血不足症状（图3-3-13）。

【操作技术】

1. 体位　患者骑坐在治疗椅上，尽量低头位。

2. 注射疗法　进针点根据症状压痛点的位置而定，进针深度根据病变肌肉的解剖层次而定。病变肌肉根据功能受限、抗阻试验而定。注射镇痛液的量根据病变范围和注射点多少而定，总量一般不超过20 mL。

第四节　上　肢

一、肩带肌

【应用解剖】

肩带肌（上肢带肌）（图3-4-1）是指起自肩胛骨或锁骨，抵止于肱骨，从各方面包绕肩关节，收缩时皆作用于肩关节的一群肌肉（图3-4-2）。

1. 三角肌（deltoid）　三角肌起自锁骨外1/3的前缘、肩峰外侧缘、肩胛冈下唇和冈下肌筋膜，肌纤维向外下方逐渐集中，止于肱骨体外侧面的三角肌粗隆。该肌自前而后，依次遮盖喙肱肌、肱二头肌、肱三头肌的外侧头和长头的上部，小圆肌和冈下肌的外侧部。其深面，三角肌筋膜深层与肱骨大结节之间，有一恒定的较大的滑膜囊为三角肌下囊（subdeltoid bursa）。该囊向肩峰下突入成为肩峰下滑膜囊。该囊变性、损伤、粘连，可引起肱骨头向上移位固定，臂上举困难。三角肌的主要作用是使肩外展，该肌受腋神经（C_4~C_6）支配。

2. 冈上肌（supraspinatus）　位于斜方肌的深面，起自冈上窝及冈上筋膜，肌束斜向外上方经肩峰及喙肩韧带的深面止于肱骨大结节，并和肩关节囊愈着。该肌与肩峰深面之间隔有肩峰下滑囊。该肌收缩使臂外展并稍外旋。冈上肌受肩胛上神经（C_4~C_6）支配。

3. 冈下肌（infraspinatus）　位于三角肌和斜方肌的深面，起自冈下窝及冈下筋膜，肌纤维向外集中，经肩关节囊的后面，止于肱骨大结节和关节囊。其腱与关节囊之间可能有一滑膜囊，即冈下肌腱下囊（subtendinous bursa of infraspinatus）。此肌收缩使臂外旋，冈下肌受肩胛上神经（C_4~C_6）支配。

4. 小圆肌（teres minor）　位于冈下肌的下方及三角肌深面。起自肩胛骨外缘上2/3的背面，以扁腱止于肱骨大结节的下压迹和肩关节囊，可使臂后伸、旋外，受腋神经（C_5）支配。

5. 大圆肌（teres major）　起自肩胛骨下角后面，肌纤维向上外，过肱三头肌长头和肱骨的前面，移行于扁腱，于背阔肌腱的下方，止于肱骨小结节嵴，两肌之间有背阔肌囊。在该肌与肱骨内侧之间有大圆肌腱下囊（subtendinous bursa of teres major）。此肌作用与背阔肌相似，使臂后伸、

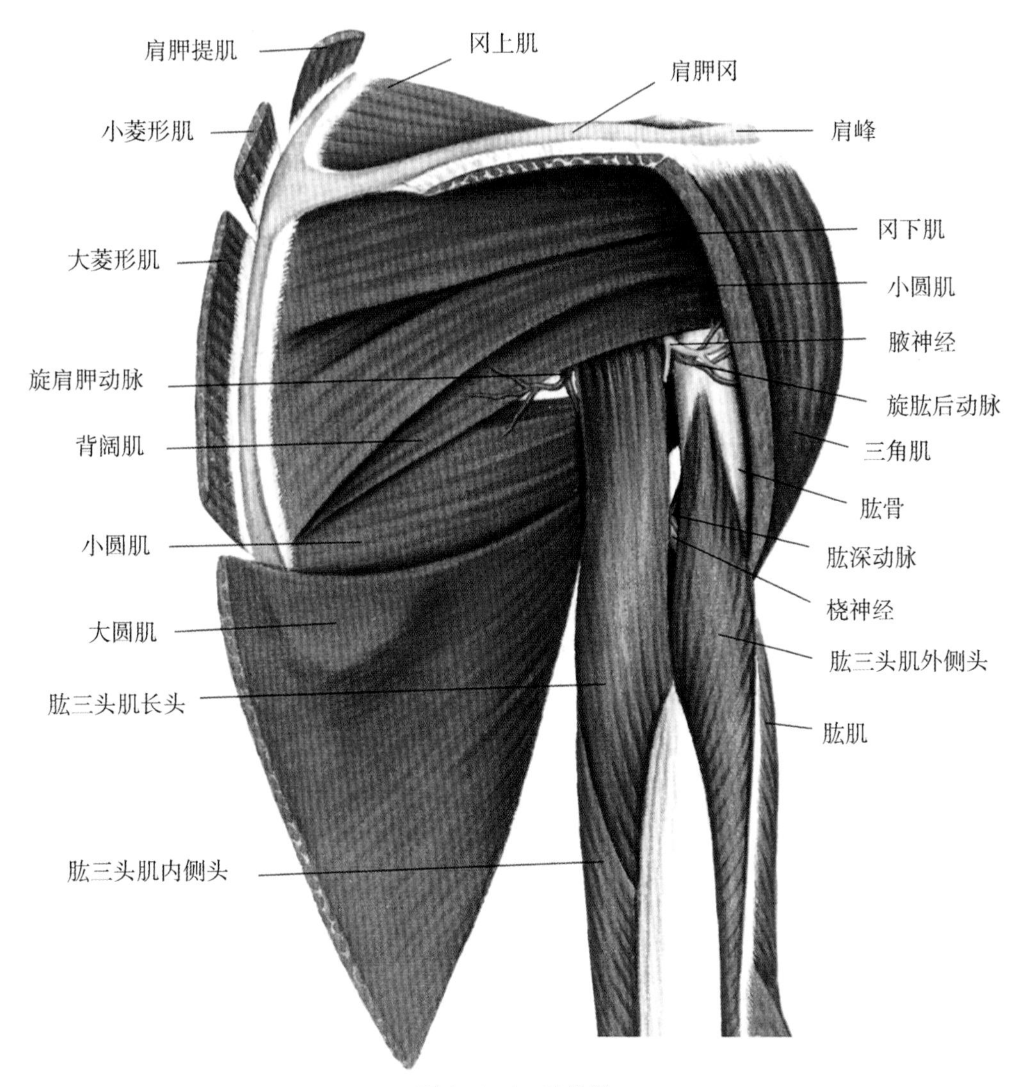

图 3-4-1 肩带肌

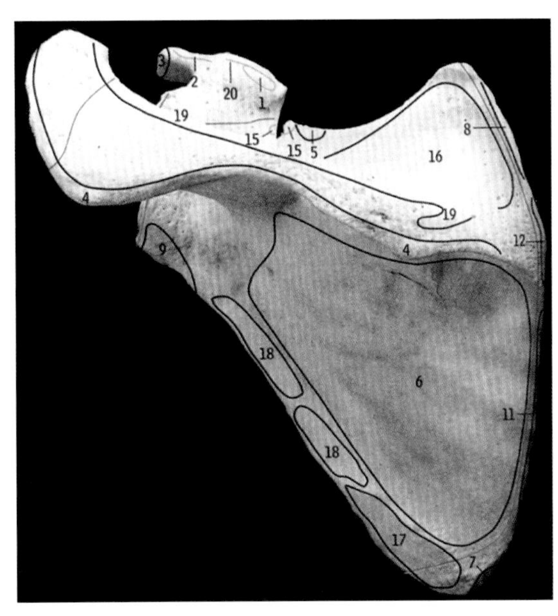

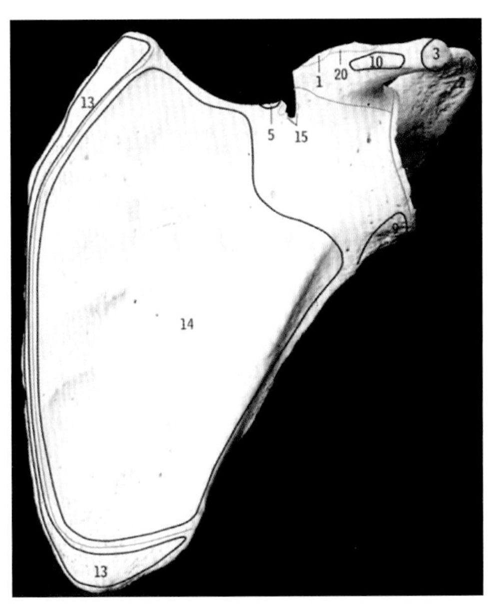

图 3-4-2 肩胛、肱骨肌起止点

1. 喙锁韧带的锥状韧带 2. 喙肩韧带 3. 喙肱肌和肱二头肌的短头 4. 三角肌 5. 肩胛舌骨肌下腹 6. 冈下肌 7. 背阔肌 8. 肩胛提肌 9. 肱三头肌长头 10. 胸小肌 11. 大菱形肌 12. 小菱形肌 13. 前锯肌 14. 肩胛下肌 15. 肩胛上横韧带 16. 冈上肌 17. 大圆肌 18. 小圆肌和旋肩胛动脉沟 19. 斜方肌 20. 喙锁韧带的斜方韧带

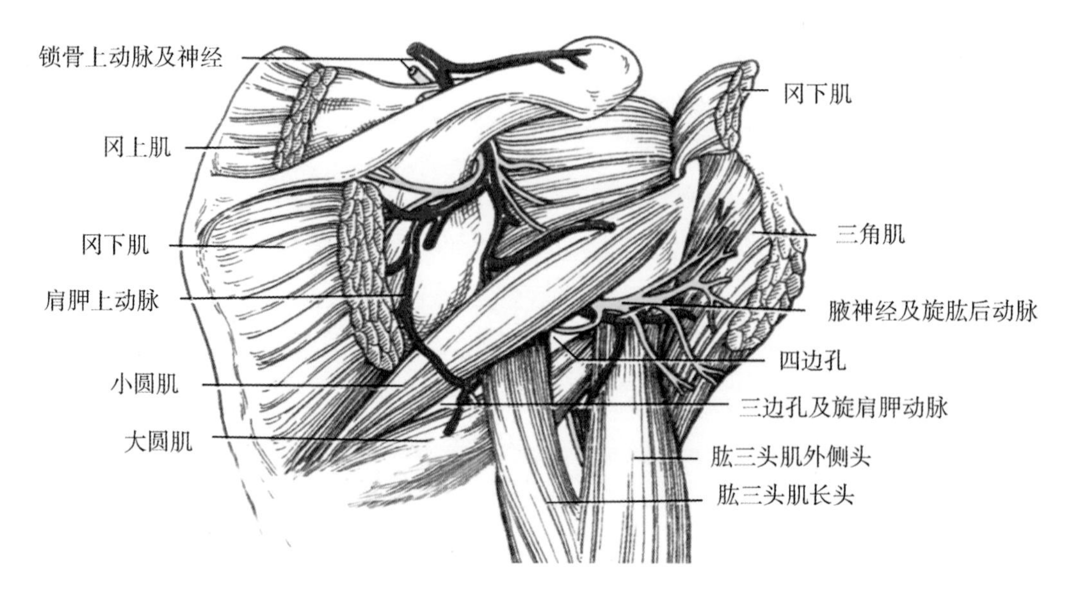

图 3-4-3 四边孔

内收、内旋。大圆肌受肩胛下神经（C_5~C_7）支配。

6. 肩胛下肌（subscapularis） 肌纤维起自肩胛骨前面的肩胛下窝及肩胛下筋膜，肌纤维向上外集中，移行于扁腱，经关节囊前面，抵止于肱骨小结节、肱骨小结节嵴的上份及肩关节囊前壁。肩与肩关节囊前面之间有一肩胛下肌腱下囊（subtendinous bursa of subscapularis），该囊与肩关节囊交通。该肌收缩使臂内收并内旋，受肩胛下神经支配。

肩带肌与肩关节活动密切相关，且多有肌下滑膜囊，肌及囊的劳损、变性可引起肩周疼痛及肩关节活动受限。

由大圆肌、肩胛下肌、肱三头肌长头及肱骨外科颈围成四边孔（图 3-4-3），内有腋神经和旋肱后动脉穿出，是肩周痛的常见敏感区，但却往往难以被医生认识。

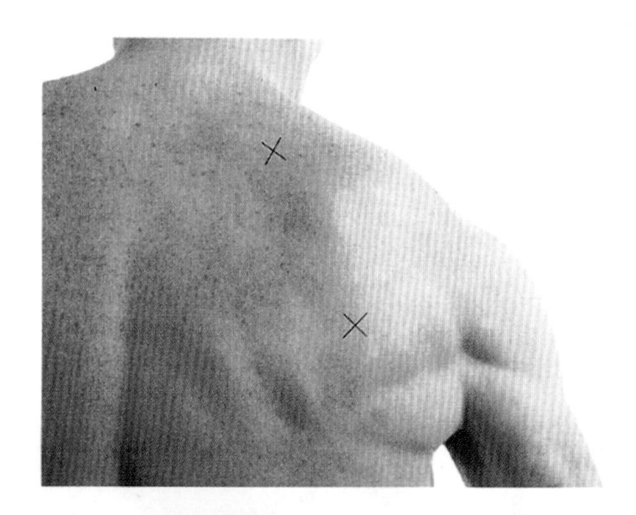

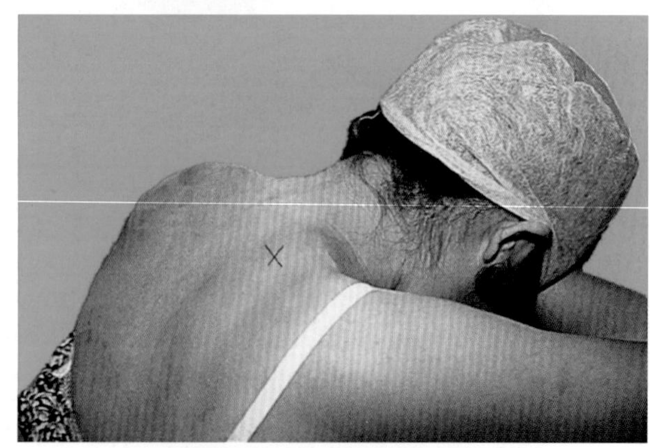

图 3-4-4 定点

【操作技术】

1. 体位 患者取坐位。

2. 进针点 先根据压痛点、痛性硬结及抗阻试验确定病变肌肉或滑膜囊，标出进针点（图 3-4-4）。

3. 注射方法 根据病变和解剖确定进针的

深度，每个病变处注射镇痛液 3~5 mL（图 3-4-5）。

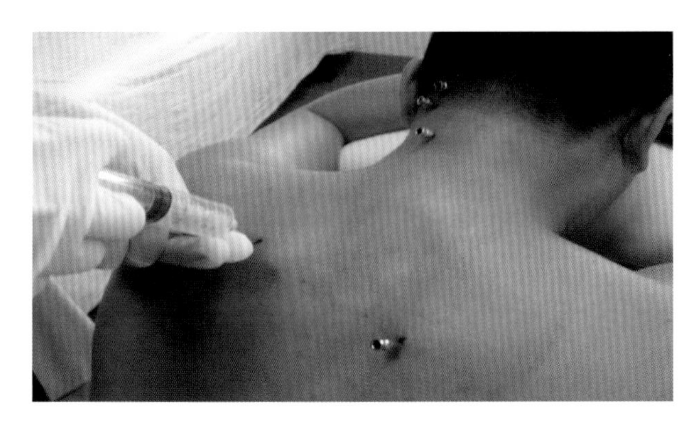

图 3-4-5　肩带肌注射

二、肩胛上神经

【应用解剖】

肩胛上神经（suprascapular nerve）是臂丛的一个分支，由 C_4、C_5、C_6 颈神经前支组成。它穿过肩胛上切迹处的骨纤维管到达冈上窝，支配冈上肌，另一分支继续绕过肩胛颈支配冈下肌，还有感觉支分布到肩关节及其周围结构（图 3-4-6）。

【操作技术】

1. 体位　患者取坐位，手臂自然放在大腿上，全身放松。

2. 进针点　经肩胛冈中点做一条后正中线的平行线，该线与肩胛冈相交，形成 4 个角。做外上角的平分线，在该平分线上距角 1.5~2 cm 处为进针点（图 3-4-7）。

3. 注射方法　经注射点垂直皮面快速刺入 7 号 8 cm 长针达冈上窝（骨质感）。提插、调向、探测肩胛上切迹，一旦无骨质并有坚韧感，即说明针已达肩胛上切迹，不要进针过深，一般不超过 3 mm，回吸无气、无血，注射镇痛液 5~8 mL。

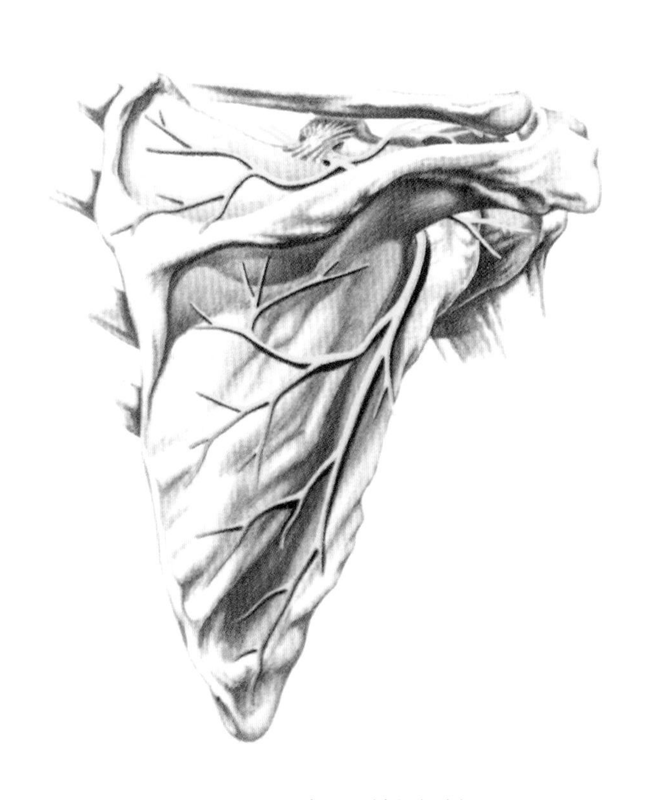

图 3-4-6　肩胛上神经解剖

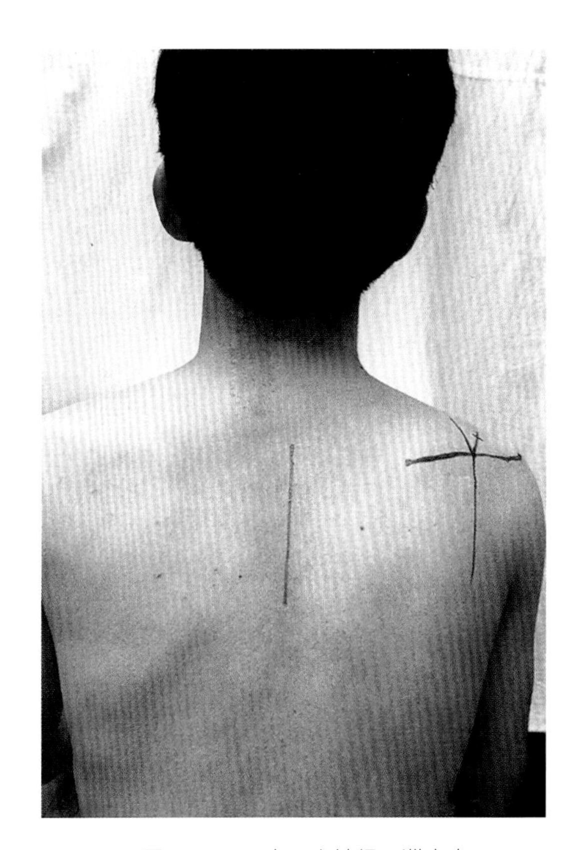

图 3-4-7　肩胛上神经阻滞定点

三、肩前及上臂

【应用解剖】

（一）体表标志

肩前及上臂可触到的体表标志有喙突（coracoid process）、肱骨小结节（lesser tuberosity of humerus）、结节间沟（intertubercular sulcus）、大结节（greater tubercle）、大结节嵴（crest of greater tubercle）、三角肌粗隆（deltoid tuberosity）、桡神经沟（sulcus for radial nerve）（位于上臂后侧，介于外上方的肱三头肌长头及内下方的肱三头肌短头之间，内有桡神经及肱深动脉通过）。

这些体表标志也是肩臂痛的常见压痛点（图3-4-8）。

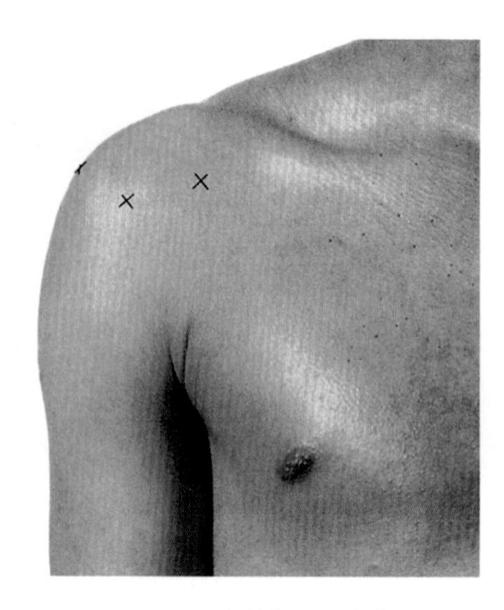

图3-4-8 肩前常见压痛点

（二）该处的肌肉

1. 肱二头肌（biceps brachii）（图3-4-9） 位于上臂前面皮下，小部分被三角肌和胸大肌遮盖。长头以长腱始于肩胛骨的盂上粗隆及关节盂的后缘，经肱骨结节间沟、结节间韧带的深面穿出肩关节囊，并包以结节间腱鞘（intertubercular tendinous sheath）。此鞘与肩关节囊相通，由关节囊的滑膜突出而成。此鞘经常由于损伤或变性造成周围组织粘连，导致上肢外展、上举、后伸

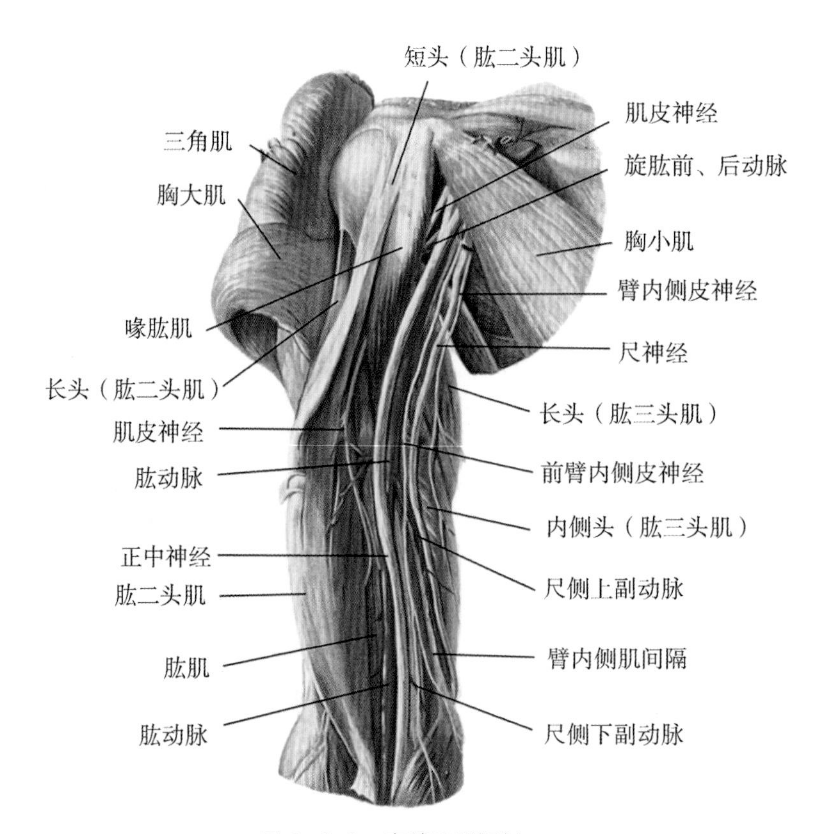

图3-4-9 肩臂肌群解剖

受限和肩部疼痛。短头与其内侧的喙肱肌共同起自喙突尖，长、短两头于肱骨中点处汇合，形成一纺锤状的肌腹，向下移行于肌腱和肱二头肌腱膜（bicipital aponeurosis），经肘前和旋前、后圆肌之间向后，抵止于桡骨粗隆的后侧，该肌受肌皮神经（C_5~C_7）支配。

2. 喙肱肌（coracobrachialis）　位于上臂上1/2的内侧、肱二头肌短头的深面，以短的肌腱与肱二头肌短头合并起于喙突尖，肌束向外下方止于肱骨中部的内侧。该肌仅使肩内收，受肌皮神经支配。

3. 肱三头肌（triceps brachii）　位于上臂后侧，长头居中间，起自肩胛骨的盂下粗隆，肌束下行，经小圆肌的前面、大圆肌的后面，居外侧头的内侧，并掩盖部分内侧头。外侧头起自肱骨上方的外侧桡神经沟以上的区域。内侧头起自肱骨后面桡神经沟以下的区域，位置较深。3个头向下，在肱骨后面的下1/2处移行于扁腱，抵止于尺骨鹰嘴上缘和两侧缘。肱三头肌收缩时可伸肘，后伸、内收上臂。该肌受桡神经（C_6~C_8）支配（图3-4-10）。

运动肩关节的肌肉：

外展：三角肌、冈上肌。

内收：背阔肌、冈下肌、肩胛下肌、胸大肌（在三角肌、肱二头肌长头间止于肱骨大结节嵴）。

前屈：三角肌前部、胸大肌、肱二头肌、喙肱肌。

后伸：三角肌后部、背阔肌、大圆肌、冈下肌、小圆肌。

内旋：肩胛下肌、胸大肌、背阔肌、大圆肌。

外旋：三角肌后部、冈下肌、小圆肌。

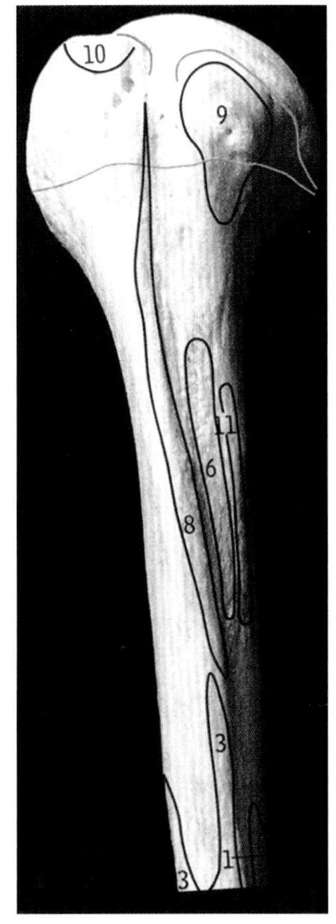

A. 前面观

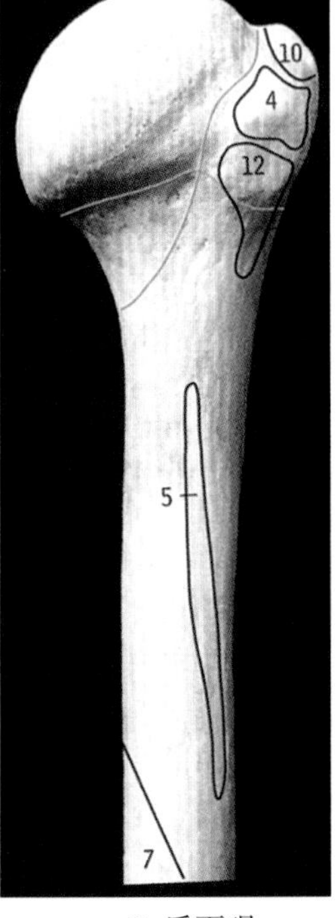

B. 后面观

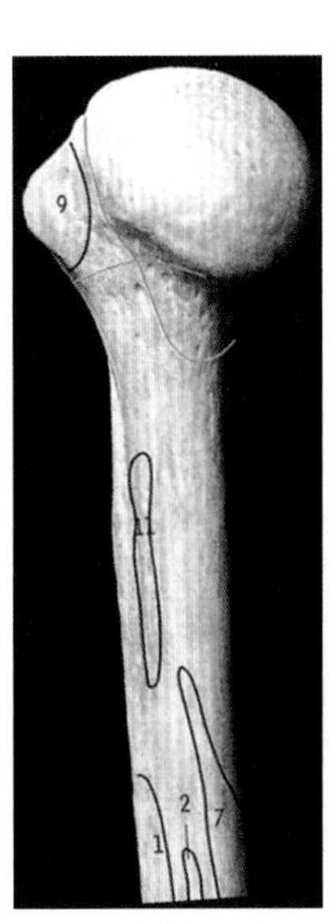

C. 内侧面观

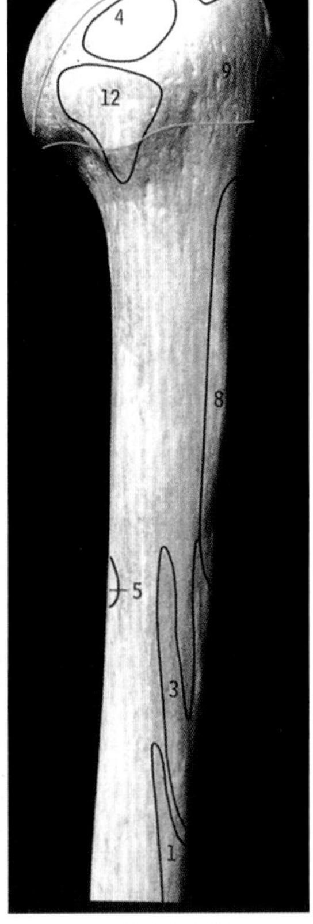

D. 外侧面观

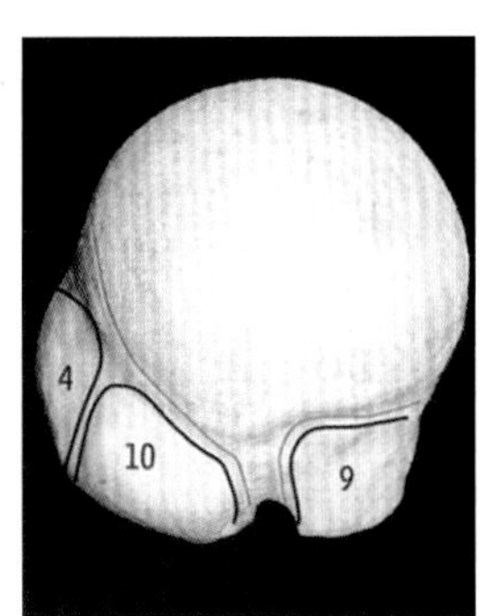

E. 上面观

图3-4-10　肱骨上的肌肉起止点

1. 肱肌　2. 肱肌　3. 三角肌　4. 冈下肌　5. 肱三头肌外侧头　6. 背阔肌　7. 肱三头肌内侧头　8. 胸大肌　9. 肩胛下肌　10. 冈上肌　11. 大圆肌　12. 小圆肌

蓝线为骨后线，绿线为肩关节囊附着线

（三）肩前及上臂的局部结构

1. 三角胸大肌间沟（deltopectoral groove） 三角肌锁骨部与胸大肌锁骨部抵止于肱骨处，两肌相互紧贴；在起自锁骨处两肌彼此分离，故在两肌之间形成一狭窄裂隙，称为三角胸大肌间沟，内有头静脉穿过。因该裂隙在锁骨和喙突的下方，故又叫锁骨下窝（infraclavicular fossa）。此裂隙内有头静脉通过。

2. 喙突下窝（infracoracoid fossa） 胸小肌及喙肱肌在喙突的止点下方，彼此分离形成一个顶朝上、底在下的三角形裂隙，称为喙突下窝。该间隙内有锁骨下动、静脉及臂丛通过。

3. 肱二头肌内侧沟（medial bicipital groove） 位于肱二头肌的内侧，较长，向上延伸到腋窝。该沟内有肱动、静脉及臂丛的重要分支，如正中神经、尺神经、臂内侧皮神经及前臂内侧皮神经等。

4. 肱骨肌管（humeromuscular tunnel） 也叫桡神经管（tunnel of radial nerve），在臂后面，肱三头肌各头与肱骨桡神经沟之间。管有上、下两口：上口（入口）位于肱骨上、中1/3交界处的内侧，在大圆肌、背阔肌腱下缘的下方，由肱骨和肱三头肌内、外侧围成；下口（出口）位于肱骨中、下1/3交界处的外侧，肱肌与肱桡肌所构成的肘前外侧沟的深处。该管内通过桡神经及肱深动脉。

5. 主要韧带（图3-4-11）：

（1）肩胛上横韧带（superior transverse scapular ligament）：连接肩胛骨背侧面的上缘与喙突根部之间，横跨肩胛切迹的上方，将切迹围成一孔，其内有肩胛上神经通过。

（2）喙锁韧带（coracoclavicular ligament）：连接锁骨下面的喙突粗隆与肩胛骨的喙突。

（3）肩锁韧带（acromioclavicular ligament）：连接锁骨肩峰端与肩峰上面。

（4）喙肩韧带（coracoacromial ligament）：连接喙突外侧缘与肩峰尖部的前缘之间。

（5）喙肱韧带（coracohumeral ligament）：连

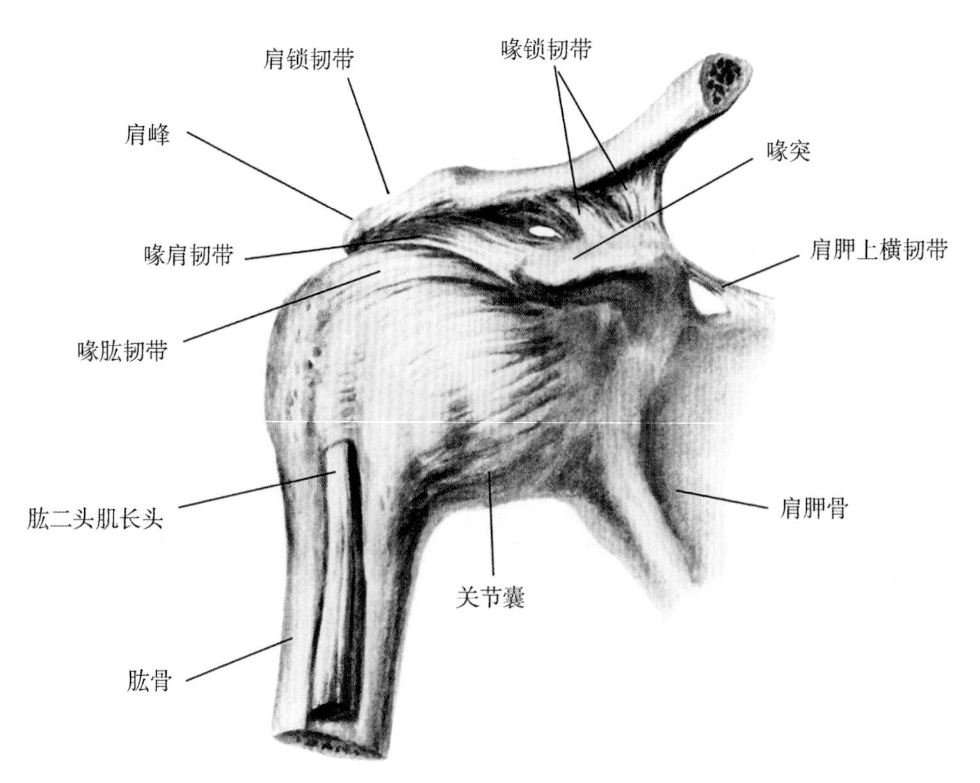

图3-4-11 肩关节前方的韧带

接喙突根部的外侧与肱骨大结节的前面，并与冈上肌腱愈合。

【操作技术】

1. 体位 患者通常取坐位，也可取仰卧位。

2. 注射疗法 每次选择 3~5 个敏感点。进针方法与前述相同，针到达病变层次后，患者多有放射痛出现。每点注射镇痛液一般为 3~5 mL，总量不大于 20 mL。

四、肘及前臂

【应用解剖】

（一）前臂前肌群

1. 浅层肌 共 6 块，均为屈肌（图 3-4-12），并有一个共同的起点——肱骨内上髁（肱桡肌除外，其起于肱骨外上髁上方），但旋前圆肌还起自尺骨喙突，尺侧腕屈肌还起自尺骨鹰嘴，指浅屈肌还起自尺骨喙突及桡骨体。上述各肌皆有自己的止点、作用、支配神经（附表 1）。

2. 深层肌 共 3 块，其起止点、作用、支配神经见附表 2。

（二）前臂后肌群

1. 浅层肌 共 5 块浅层肌，皆为伸肌，并借一伸肌总腱起于肱骨外上髁。但它们各有独立的止点（附表 3）。

2. 深层肌 见附表 4。

（三）肘窝

肘窝（cubital fossa）位于肘前，呈三角形，

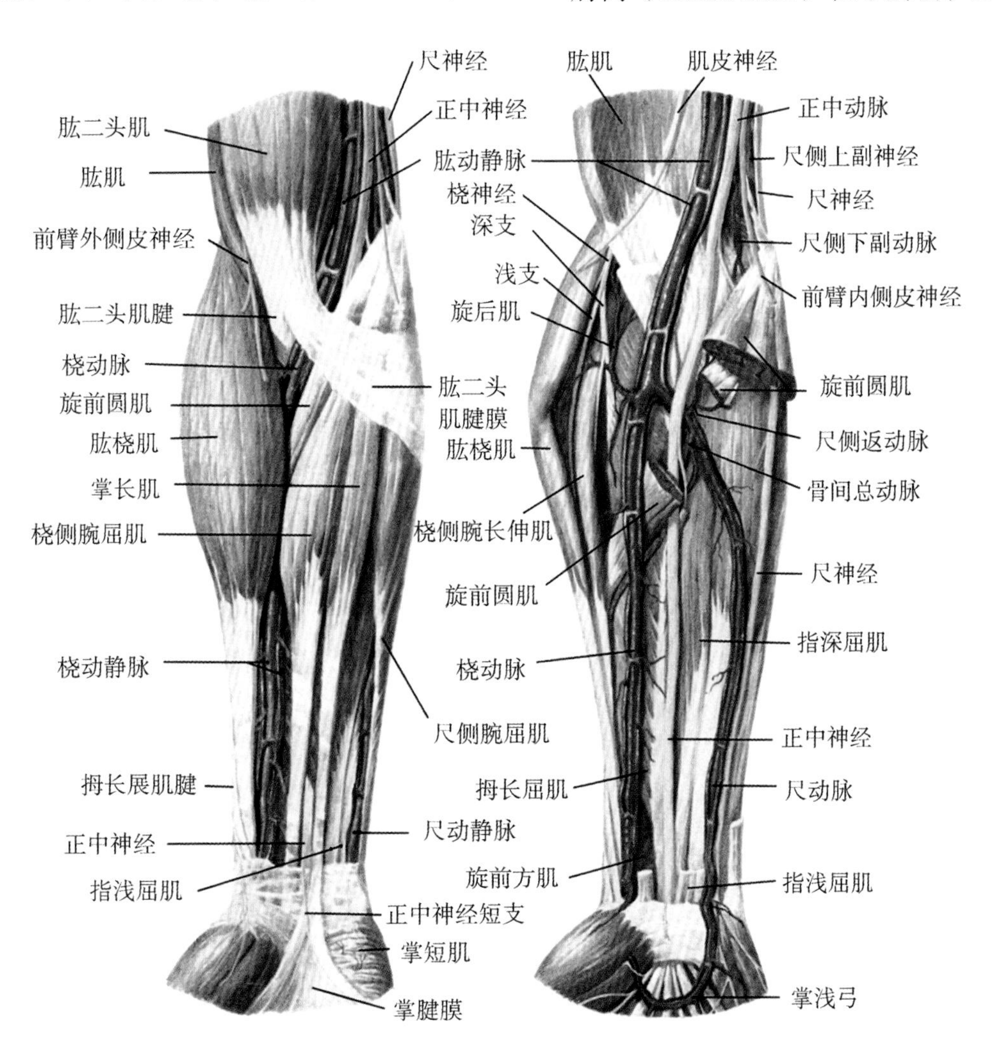

图 3-4-12 肘及前臂前面解剖

底边在上，尖朝下。其上界（底）为肱肌。内侧为旋前圆肌，外侧是肱桡肌，尖为旋前圆肌及肱桡肌的交点。窝内主要结构自外向内为肱二头肌腱、肱动脉、桡动脉和尺动脉及其伴行静脉、正中神经（图 3-4-12，图中三角形为肘窝）。

（四）前臂桡侧沟

前臂桡侧沟（radial groove）界于肱桡肌与桡侧腕屈肌之间，内有桡动脉及伴行静脉。

（五）前臂尺侧沟

前臂尺侧沟（ulnar groove）界于指浅屈肌与尺侧腕屈肌之间，内有尺动、静脉和尺神经（神经居尺侧）。

【操作技术】

肘及前臂的疼痛疾患较常见，治疗的操作技术不难，关键是要对病变的准确部位、深浅及局部结构了如指掌。如肱骨外上髁炎的治疗，因肱骨外上髁被肱桡肌遮盖，必须在屈肘 90° 时才能使肱桡肌前移，将肱骨外上髁暴露在皮下最浅位置（图 3-4-13）。

再如肱二头肌桡骨囊滑囊炎的治疗，必须清楚地了解肱二头肌桡骨囊（bicipitoradial bursa）是肱二头肌腱膜在抵止到桡骨粗隆后面之前，与粗隆之间形成的一个固定滑膜囊（图 3-4-14）。该囊浅面有肱动脉、肱静脉，再浅面有肱桡肌，操作时用辅助手指下压，起到钝性分离作用（图 3-4-15）。

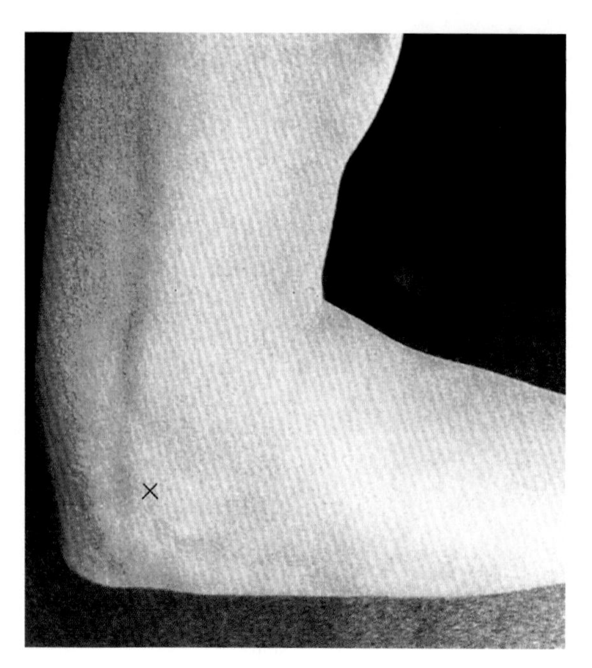

图 3-4-13 肱骨外上髁定点

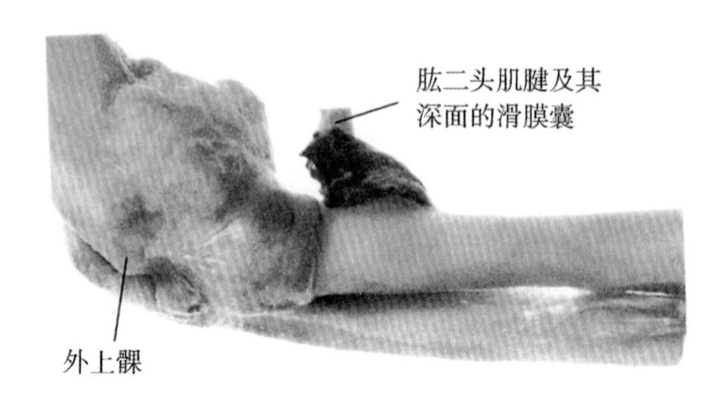

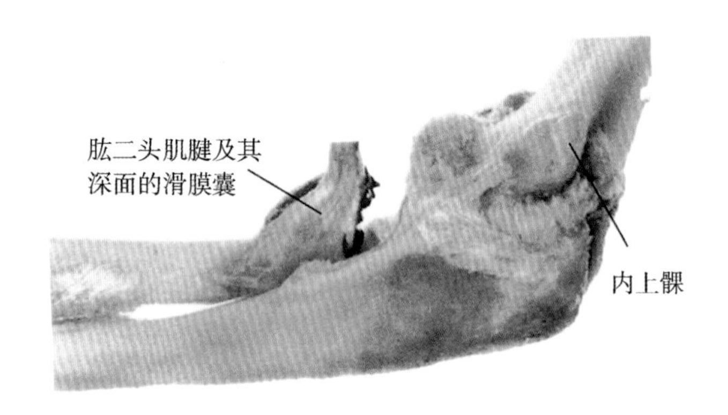

图 3-4-14 肱二头肌桡骨囊

附 1 桡管

【应用解剖】

桡管（radial tunnel）是由肌肉及骨关节组成的长约 5 cm 的狭窄管道。始于肱桡关节前方，止于旋后肌浅层远端。管的内壁是旋后肌（附表 4），外侧壁是桡侧腕长、短伸肌及肱桡肌，后壁是肱骨小头、桡骨头及肘关节囊。管内重要结构是桡神经深支，它经旋后肌弓下方进入旋后肌两层之间，并分出骨间背神经。其肌支支配指伸总肌、拇短伸肌、拇长展肌、桡侧腕短伸肌、小指固有伸肌及示指固有伸肌（图 3-4-16）。若因创伤、劳损使桡管周围软组织发生无菌性炎症、组

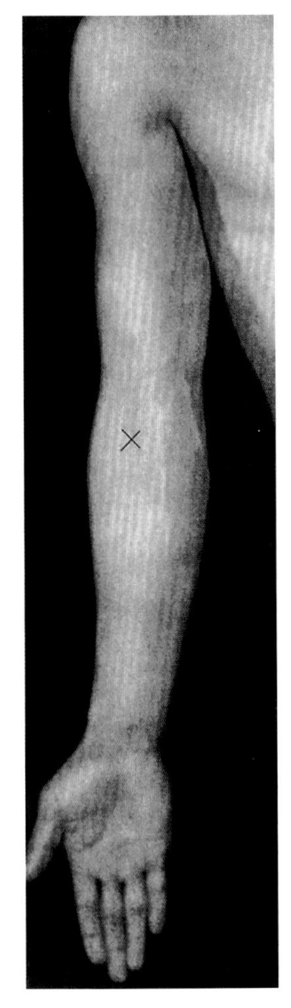
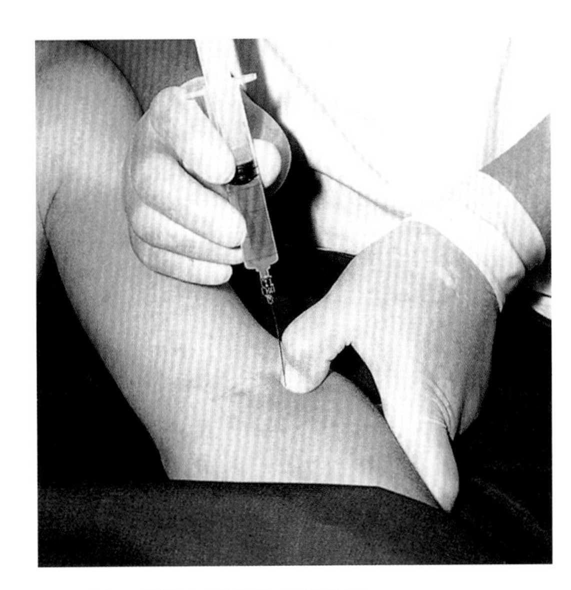

图 3-4-15　肱二头肌桡骨囊定点和进针

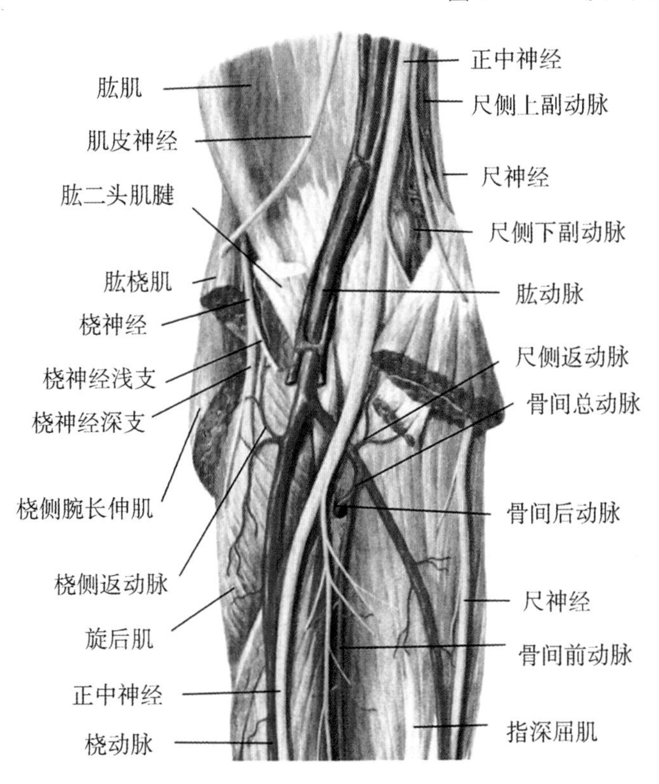

图 3-4-16　桡管相关解剖

织增生、粘连等，可引起肘关节肱桡部疼痛，并随前臂旋前、旋后及屈腕等动作而加重，桡神经深支及骨间背神经所支配肌肉的肌力减弱、消失，进而出现腕下垂、不能伸腕及外展拇指，以上多种表现临床上称为桡管综合征（syndrome of radial tunnel）。

【操作技术】

1. 体位　患者取伸肘位，前臂置于治疗台上。

2. 进针点　肱桡关节前外侧明显压痛处，按压此处出现沿前臂外侧向下放射痛，有时可扪及痛性肌束（图 3-4-17）。

3. 注射方法　在进针点快速垂直刺入球后针头，直达骨面，稍退针注入镇痛液 3~5 mL，注射时应出现局部胀痛和前臂外侧放射痛。

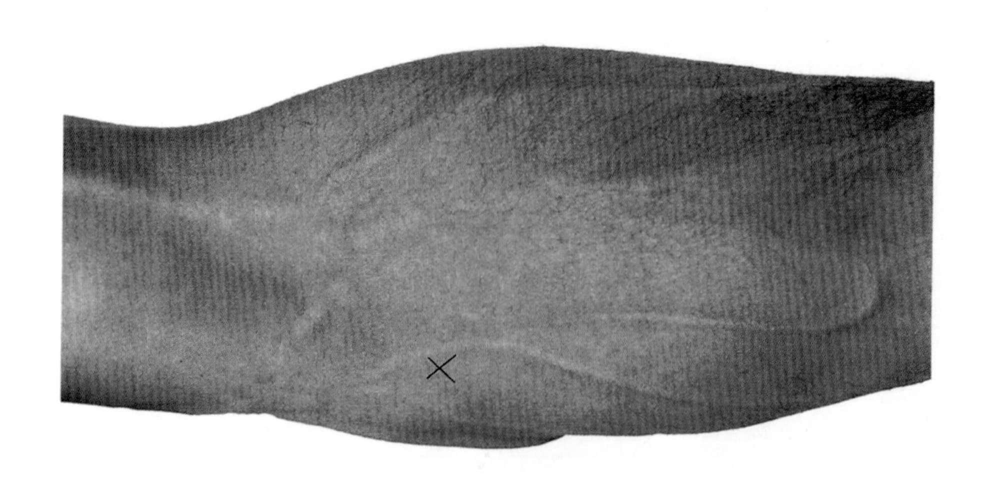

图 3-4-17 桡管穿刺定点

附 2 肘管

【应用解剖】

肱骨内上髁、尺骨鹰嘴与二者之间的弓状韧带（位于皮下的一层较坚韧的纤维膜），三者围成一骨性纤维鞘管，叫肘管（elbow tunnel）。该管长 1.5~2 cm。上端开口于肱三头肌短头的下极，下端开口于尺侧腕屈肌的尺头和肱头中间，外侧紧贴肘关节囊、尺侧副韧带及鹰嘴。尺神经在此管中伴以由尺侧上、下副动、静脉和尺侧返动、静脉组成的吻合系统（图 3-4-18）。

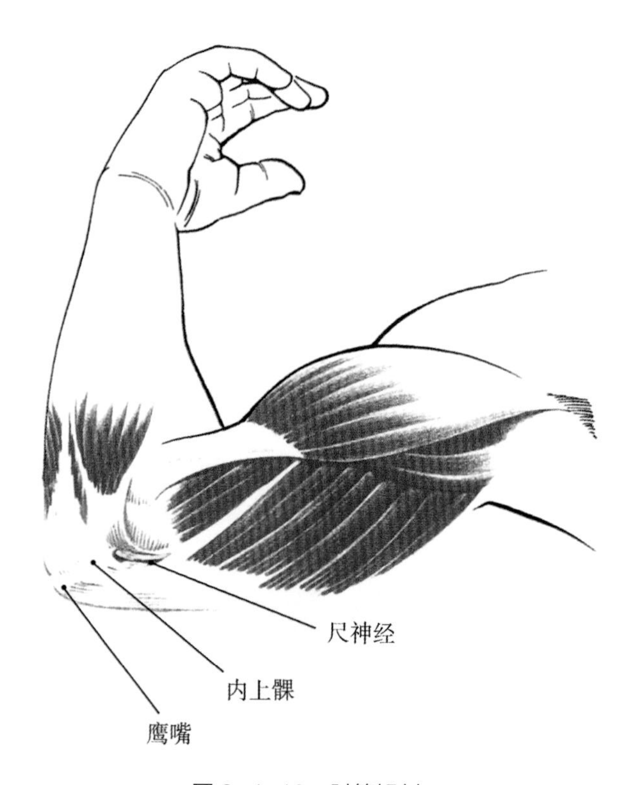

图 3-4-18 肘管解剖

尺神经（ulnar nerve）由 C_7、C_8 与 T_1 脊神经前支组成。尺神经在前臂发出的分支：①掌皮支：很细，至手掌皮肤；②肌支：至尺侧腕屈肌及指深屈肌的内侧份；③手背支：分布于小指、环指的背侧及中指尺侧份的皮肤。

尺神经在腕部分为浅深二支：①掌浅支：分布于小指掌侧面及环指尺侧半的皮肤；②掌深支：为肌支，支配小鱼际、拇收肌、拇短屈肌深头、全部骨间肌与第 3、4 蚓状肌。因此，当肘管因多种原因引起狭窄，致尺神经受卡压时，可出现小指、环指感觉迟钝及刺痛，握物无力及手指分离无力，晚期则发展为尺神经麻痹，骨间肌及蚓状肌瘫痪，小鱼际及前臂上部尺侧肌肉萎缩，甚至形成前臂尺侧凹陷，以上多种表现临床上称为肘管综合征（syndrome of elbow tunnel）。

【操作技术】

1. 体位 患者仰卧，患肢外展，肘关节屈曲，前臂平放于床面，肘部置于床缘，呈行军礼状

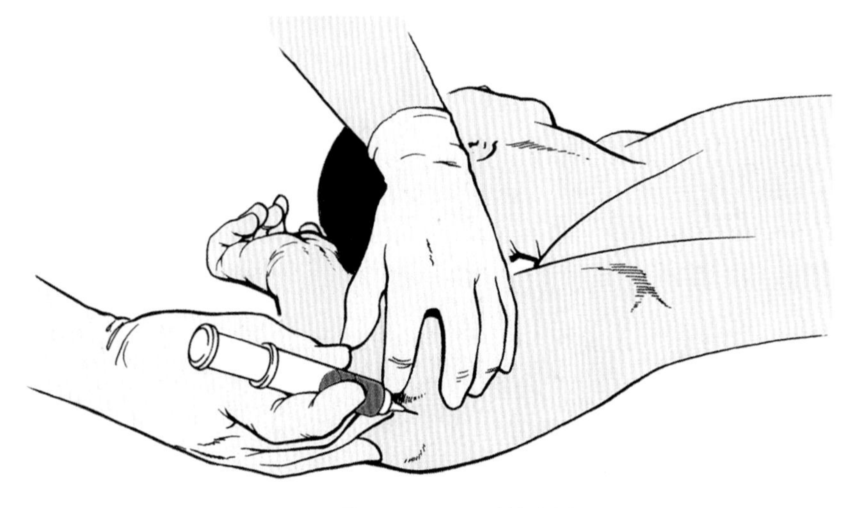

图 3-4-19　肘管注射

（图 3-4-19）。

2. 阻滞疗法　于尺骨鹰嘴与肱骨内上髁间垂直刺入皮肤，达骨面，注入镇痛液 3 mL，注药后出现掌侧小指、环指内面，背侧小指、环指及中指尺侧感觉减退或消失。

五、腕及手

【应用解剖】

手的运动最为灵巧多样，所以解剖极其复杂，现仅将与疼痛临床中关系最为密切的内容按层次叙述如下。

（一）掌侧浅层结构

掌侧浅层有尺神经掌支、正中神经掌支和桡神经浅支、掌短肌（palmaris brevis），位于小鱼际近侧部的浅筋膜内（图 3-4-20）。

（二）掌侧深层结构

1. 筋膜与肌肉

（1）屈肌支持带（腕横韧带）（flexor retinaculum）是腕前深筋膜增厚而形成的坚韧扁带，桡侧附着于手舟骨和多角骨的结节，尺侧附着于豌豆骨和钩骨钩。近侧续臂深筋膜，远侧连掌腱膜（palmar aponeurosis）（掌长肌腱在掌心增厚部分），其近侧位于腕远侧横纹深部。该韧带长 2.5~3 cm，宽 1.5~2 cm（图 3-4-21）。

（2）腕管（carpal canal）由屈肌支持带及腕骨沟共同组成。管的入口与远端腕横纹相齐，距入口 1 cm 处管径开始变小，到 2.5 cm 处管径最小。然后逐渐变大，总长度约 4 cm。腕管内通过的结构有指浅、深屈肌腱和拇长屈肌腱、正中神经及滋养动脉。

（3）手内肌（附表 5）自前臂到达手指的指浅屈肌抵止到第 2~5 指中节指骨体掌面两侧，收缩时主要屈掌指关节及近侧指间关节，而指深屈肌抵止到第 2~5 指末节指骨掌侧面，收缩时主要屈远侧指间关节。

2. 手掌的血管　手的血液来自桡动脉和尺动脉的分支。两动脉在手掌吻合成掌浅弓和掌深弓。

（1）掌浅弓（superficial palmar arch）：由尺动脉终支和桡动脉掌浅支吻合而成，并有静脉伴行，位于掌腱膜肌腱及掌短肌的深面、小指短屈肌、正中神经和尺神经的指掌侧总神经、指屈肌腱以及蚓状肌等结构的浅面。自弓的凸侧发出 3 条指掌侧总动脉，分布至第 2~5 指相对缘的掌侧，还发出小指尺掌侧动脉，至小指尺侧缘（图 3-4-22），拇外展位时，自其基底部的远侧缘画一条横过手掌的直线，即相当于该弓的体表投影。

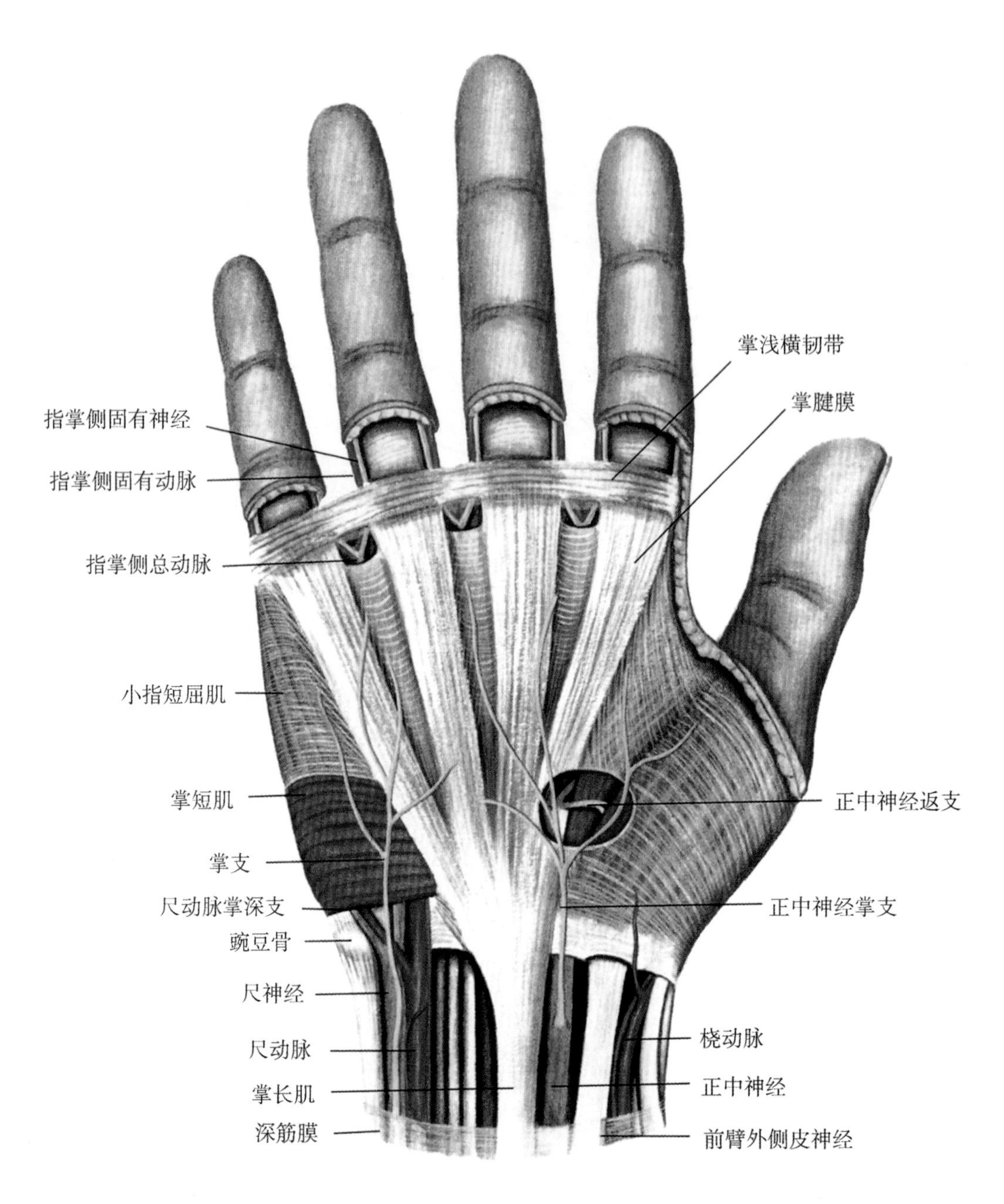

图 3-4-20 掌侧浅层结构

（2）掌深弓（deep palmar arch）：由桡动脉末端与尺动脉的掌深支组成。位置较深，在指深、浅屈肌腱，蚓状肌，拇短屈肌短头和小指短屈肌与骨间肌之间，横位于第 1 骨间隙至第 6 掌骨底之间。自弓的凸侧发出 3 条掌心动脉（图 3-4-23）。自钩骨的远侧缘向桡侧画一条横线，即该弓的体表投影。

3. 手掌的神经　手掌面由尺神经、正中神经和它们的分支分布。

（1）尺神经（ulnar nerve）主干经屈肌支持带浅面，伴行于尺动脉尺侧入手掌，在豌豆骨下方分为浅、深两支。

（2）正中神经（median nerve）经腕管进手掌，位于掌浅弓与指屈肌腱之间。首先发出一支，绕屈肌支持带远侧缘行向近侧，支配拇收肌以外的鱼际诸肌。返支表浅，易受损伤，使拇指丧失对掌功能。正中神经再发出 3 条指掌侧总神经（common palmar digital nerve），与同名动

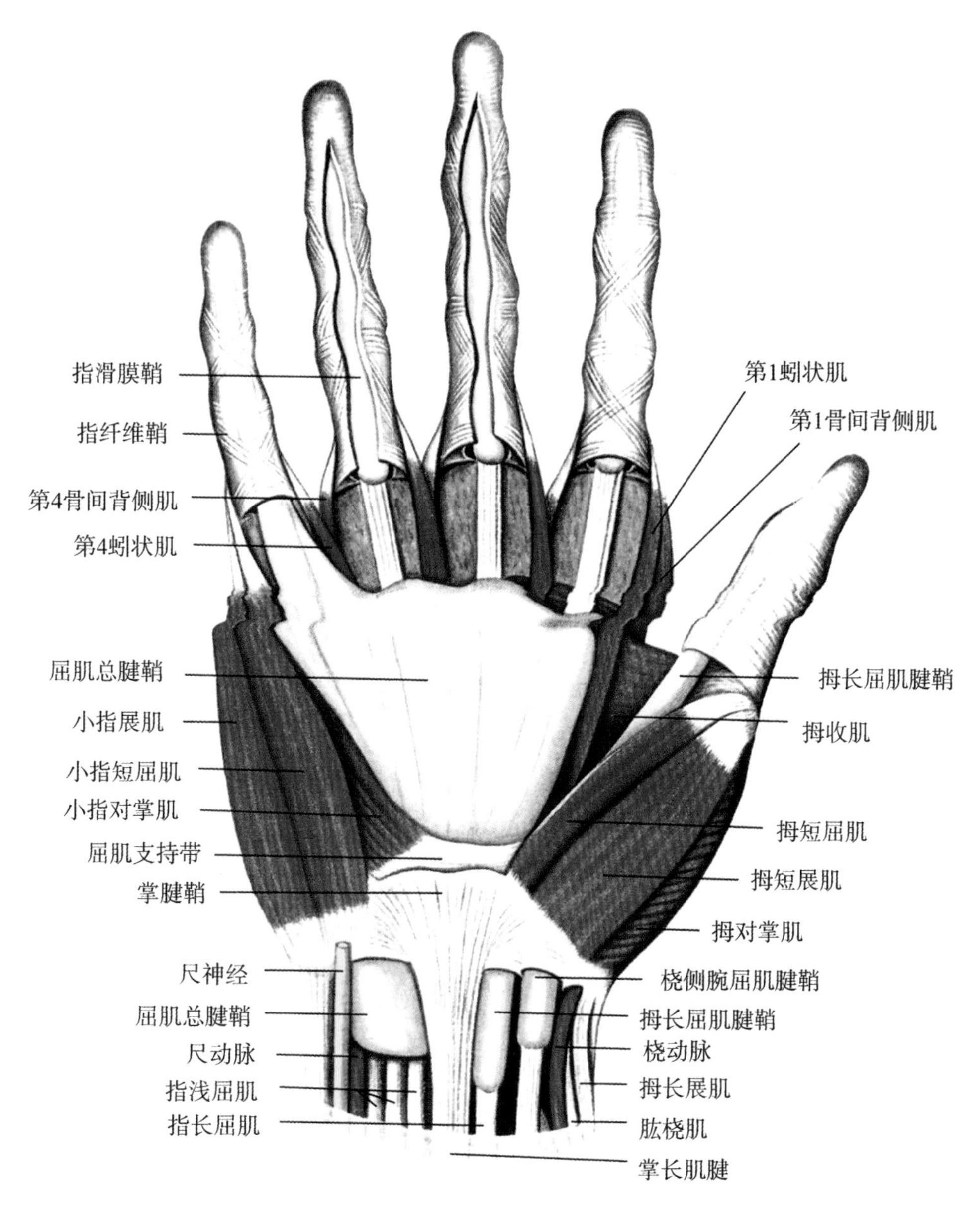

图 3-4-21　掌侧深层结构

脉伴行，平掌骨头处分为两支指掌侧固有神经，分布于桡侧三个半指掌侧及其中、远节背侧皮肤，并发出分支支配第 1、2 蚓状肌。

（三）手背表面标志

1. 骨性标志　腕背部可触及桡骨、尺骨茎突（styloid process）。在桡骨茎突的根部及末端，分别为肱桡肌及腕关节桡侧副韧带的附着部，其桡背侧有拇长展肌及拇短伸肌通过。尺骨茎突的后面有浅沟，通过尺侧腕伸肌腱，其尖端圆隆，为腕尺侧副韧带的附着处。

2. 解剖学 “鼻烟窝”（nasopharyngeal fossa），拇指充分外展和后伸时，位于手背外侧的浅凹。其桡侧界为拇长展肌腱及拇短伸肌腱，尺侧界为拇长伸肌腱，近侧界为桡骨茎突，窝底为手舟骨及大多角骨，并可触及桡动脉搏动。

3. 肌性标志　在腕侧体表由桡侧向尺侧，可依次辨认出拇长展肌腱、拇短伸肌腱和背伸肌腱。

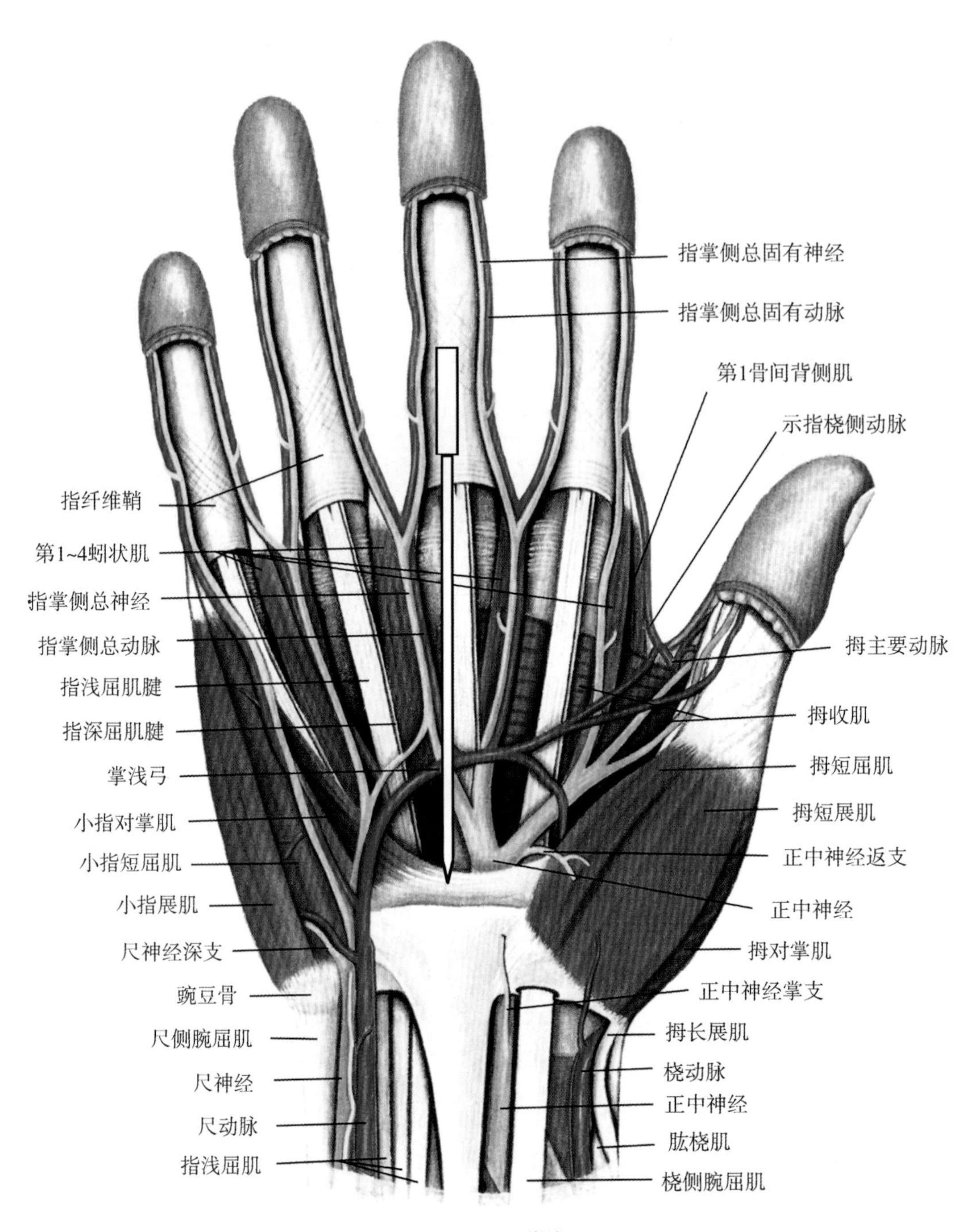

图 3-4-22 掌浅弓

在拇指伸展时，拇长展肌腱可一直追踪到拇指末节指骨底。当拇指内收时，第 1 骨间背侧肌形成隆起，其近端为桡动脉入掌处。

（四）手背浅层结构

1. 手背浅层结构 手背浅静脉丰富，吻合成手背静脉网（dorsal venous rete of hand），收集手指及手背浅、深部静脉血。该网的桡侧和尺侧分别与拇指和小指的静脉合成头静脉和贵要静脉的起端。手掌的静脉血一般由掌侧流向背侧，从深层入浅层静脉，自手背静脉回流（图 3-4-24）。手背浅淋巴管与浅静脉伴行，淋巴回流与静脉相似，故当手掌、手指感染时，手背较手掌肿胀明显。

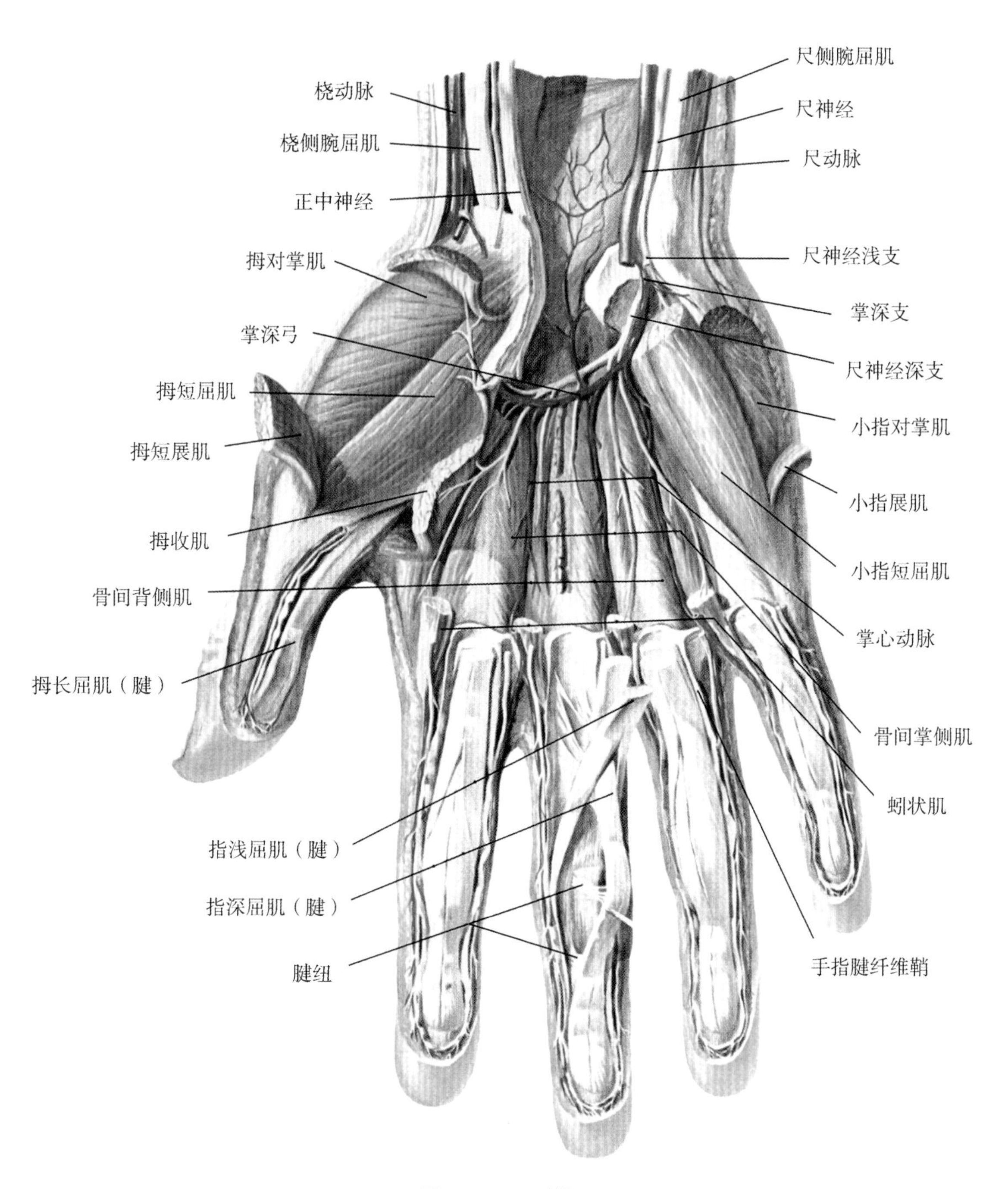

图 3-4-23　掌深弓

2. 皮神经　由桡神经浅支和尺神经手背支各发 5 条指背神经（dorsal digital nerve），分别布于手背桡侧半及两个半手指背侧皮肤（示、中指及环指中远指节桡侧手背侧皮肤除外）。

（五）手背深层结构

1. 伸肌支持带（extensor retinaculum）　又名腕背侧韧带，由腕背深筋膜增厚而成。其内侧附于尺骨茎突和三角纤维软骨，外侧附于桡骨远端外侧缘。它向深面发出 5 个隔，附于尺、桡骨背面，形成 6 个骨纤维管，有 9 条背伸肌腱及腱鞘通过。从桡侧至尺侧依次为拇长展肌及拇短伸肌腱，桡侧腕长、短伸肌腱，拇长伸肌腱，指伸肌与示指伸肌腱，小指伸肌腱，尺侧腕伸肌腱（图 3-4-25）。

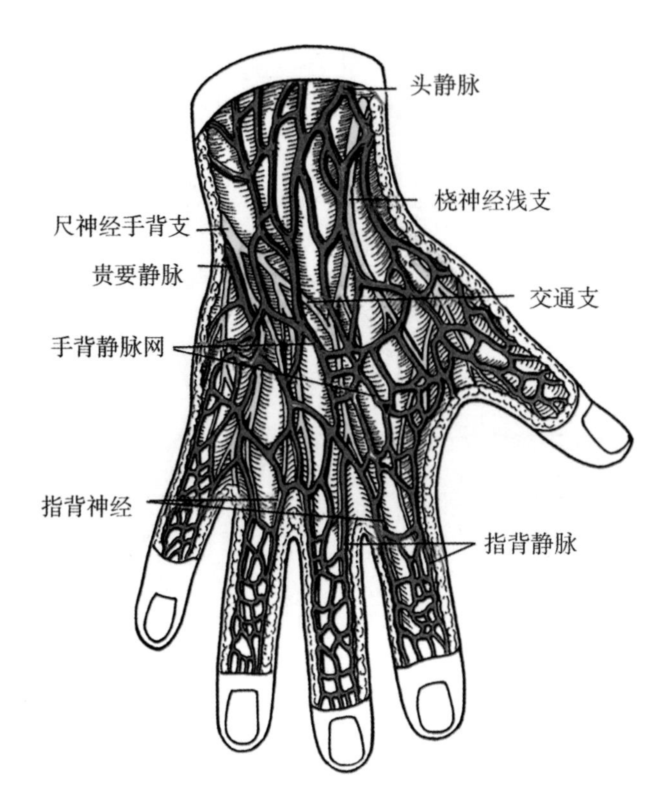

图 3-4-24 手背浅层结构

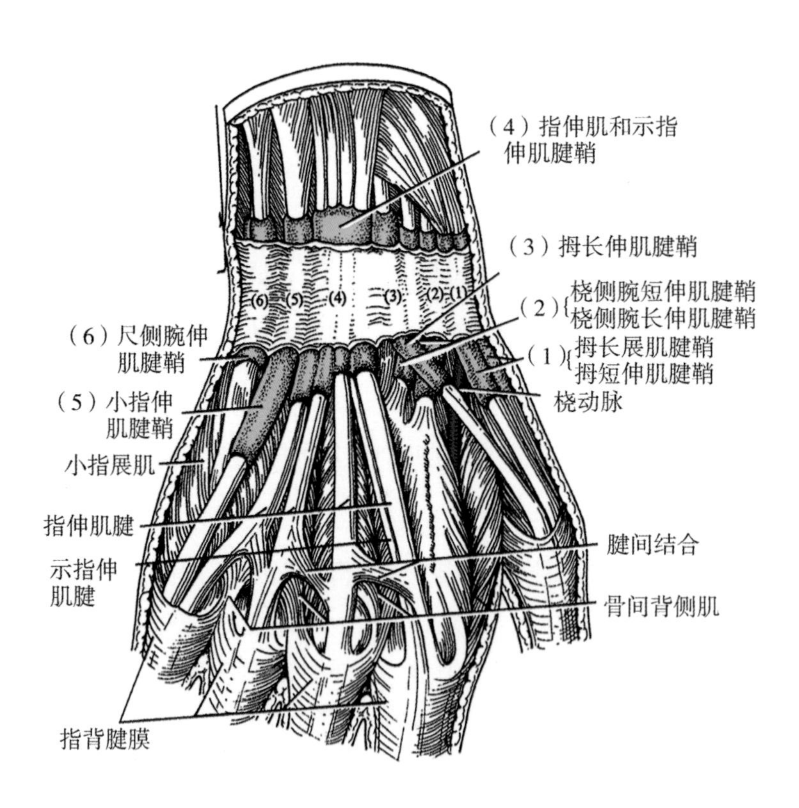

图 3-4-25 手背深层结构

2. 手背筋膜间隙　手背深筋膜分深、浅两层。浅层是伸肌支持带的延续，并与指伸肌腱结合，形成手背腱膜（aponeurosis dorsalis manus），且两侧分别附于第 2、5 掌骨。手背深筋膜深层又名骨间背侧筋膜，覆盖第 2~5 掌骨及第 2~4 骨间背侧肌表面。它在掌骨近端以纤维隔与手背腱膜相结合，远端在指蹼处两层筋膜彼此结合。

（六）腕副韧带

在腕关节囊的周围有坚固的韧带增强，这些韧带是腕掌侧、背侧韧带（前已述及），腕桡侧副韧带和尺侧副韧带，它们大都起自桡、尺骨下端而止于近侧列腕骨上。

（七）手指的结构

1. 皮肤　手指掌侧皮肤比背侧皮肤厚，有汗腺，无皮脂腺。

2. 浅筋膜　指掌侧的皮下组织积聚成球，且有纤维隔介于其间，将皮肤连于指屈肌腱鞘。在指横纹处无皮下组织，皮肤与腱鞘直接相连；当刺伤感染时，易导致腱鞘炎。

3. 指髓间隙（pulp space）　又称指髓，位于远节指骨远侧 4/5 的皮肤和骨膜之间，有纤维隔连于指远纹的皮下和指深层肌腱末端，形成指端的密闭间隙。纤维隔将指腹的脂肪分成小叶，其间有血管和神经末梢分布。指端感染时，肿胀压迫血管和神经末梢，引起剧烈疼痛。若行指端侧方切开引流减压时，必须切断纤维隔引流才能通畅。

4. 手指的血管和神经　每指均有两条指掌侧固有动脉和两条指背动脉，分别与同名神经伴行，均位于指掌、背面与侧面的交界上。手指的静脉主要位于背侧；浅淋巴管与指腱鞘、指骨骨膜淋巴管相交通，故感染可互相蔓延（图 3-4-26）。

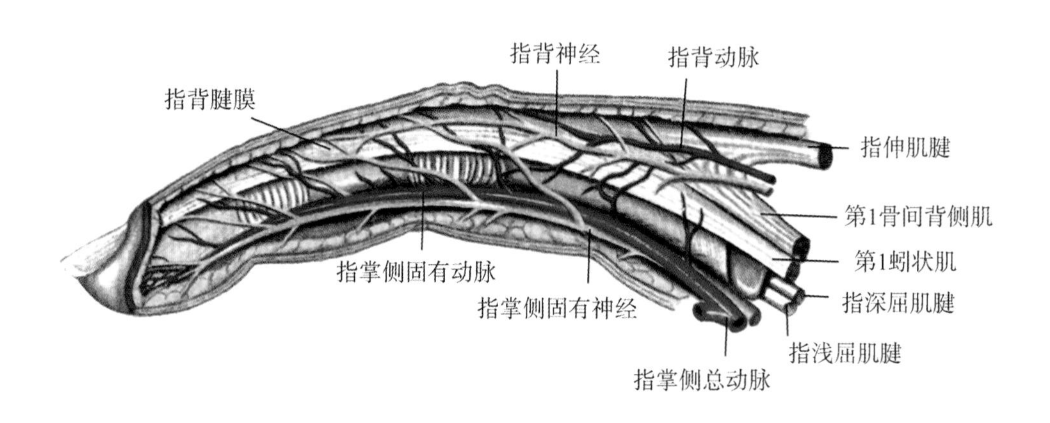

图 3-4-26　手指的血管和神经

5. 深层结构

（1）指浅、深屈肌腱：指浅屈肌腱在近节指骨处覆盖并包绕指深屈肌腱，并向远侧分为两股附着于中节指骨中部的两侧缘，形成腱裂孔，容纳深腱穿过。指深屈肌腱穿裂孔后，止于远节指骨底。浅腱主要屈近侧指骨间关节，深腱主要屈远侧指骨间关节，两腱有独立的滑动范围，又互相协同增强肌力（图 3-4-27）。

（2）指腱鞘（tendinous sheaths of fingers）：是包绕指深、浅屈肌腱的鞘管，由两部分组成。①腱纤维鞘：由手指深筋膜增厚而成，附着于指骨关节囊的两侧，形成一骨性纤维管。②腱滑膜鞘：位于腱纤维鞘内，系包绕肌腱的双层套管状结构，分脏、壁两层，脏层包绕在肌腱表面，壁层贴在腱纤维层的内面和骨面。腱滑膜两端封闭，在骨面移行到肌腱的两层滑膜部分称为腱系膜，即腱纽（vincula tendinum），内有出入肌腱的血管和神经（图 3-4-28）。

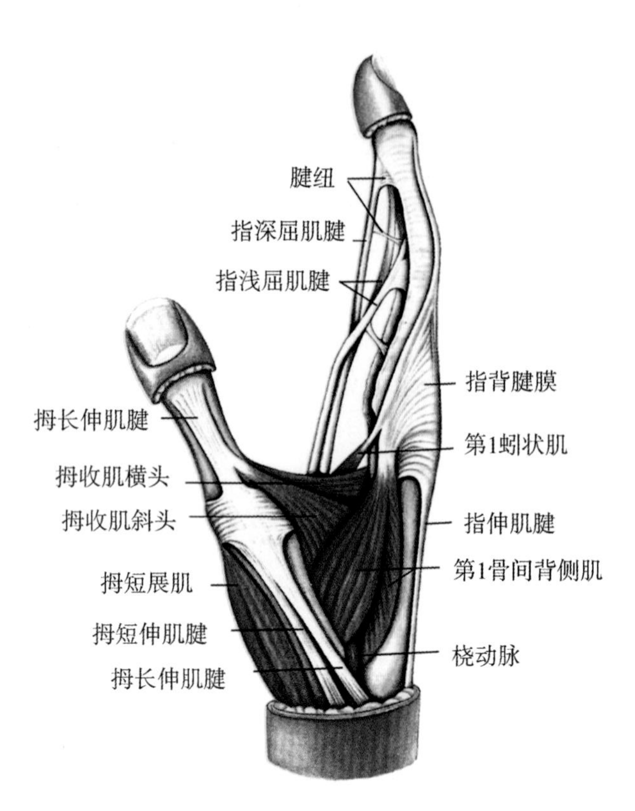

图 3-4-27 手指的屈肌腱

（3）指伸肌腱：指伸肌腱越过掌骨头后向两侧扩展，包绕掌骨头和近节指骨的背面，称为指背腱膜，又称腱帽。它向远侧分成两束：中间束止于中节指骨底，两条侧束在中节指骨背侧合并后，止于远节指骨底。侧束近侧部有骨间肌参与；中间部有蚓状肌加强。指伸肌腱可伸全部指关节；在骨间肌和蚓状肌协同下还可屈掌指关节、伸指关节。当中间束断裂时不能伸近侧指关节，两侧束断裂时远侧指关节不能伸直（图 3-4-29）。

【操作技术】

腕手部的疼痛疾病很多，如腕管综合征、腱鞘炎、滑囊炎、韧带损伤、关节损伤等。这些病的治疗方法并不复杂，有些病注射一针或松解一刀，就可使疼痛等症状迅速解除。但腕手部解剖非常复杂，神经血管密布，肌肉肌腱错综复杂，治疗准确到位而不损伤周围结构，的确不是轻而易举的。

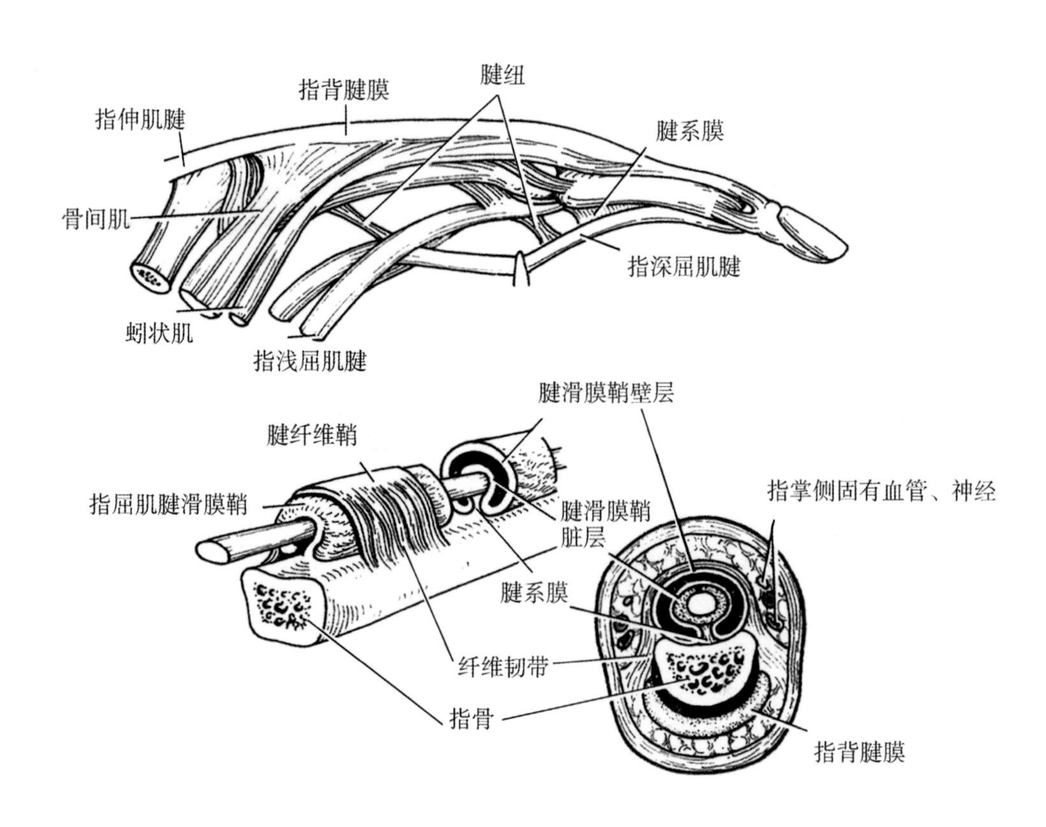

图 3-4-28 指腱鞘

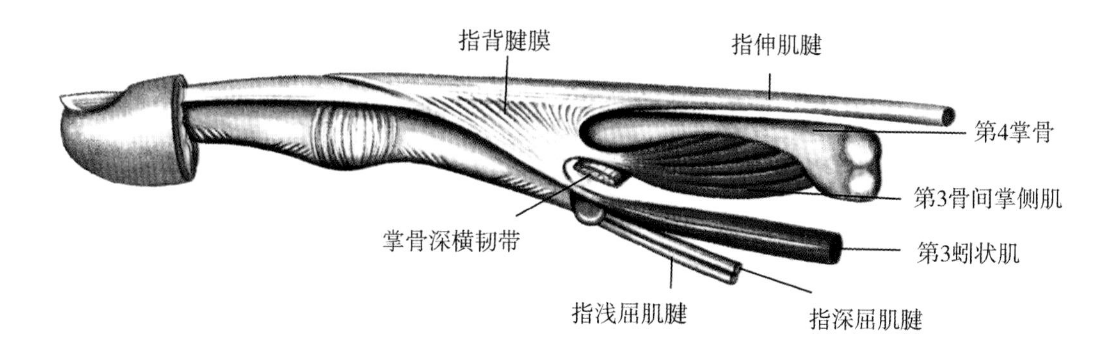

图 3-4-29　手指的伸肌腱

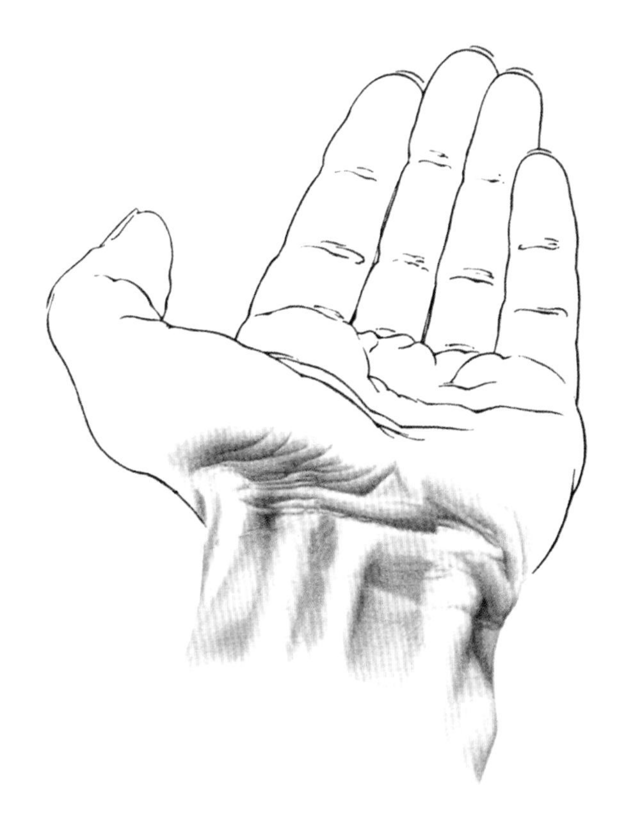

图 3-4-30　腕管综合征治疗定点

（一）腕管综合征

1. 进针点　患侧用力握拳，屈腕，在腕掌侧皮下可看到 4 条隆起：自桡侧向尺侧，依次为桡侧腕屈肌腱、掌长肌腱、指浅屈肌腱及尺侧腕屈肌腱（图 3-4-30）。进针点在掌长肌腱和指浅屈肌腱之间，腕横纹的近、远端。

2. 注射方法　在腕横纹近指浅屈肌腱处，经进针点快速进皮后，直达骨面，稍退针，回抽无血，注射镇痛液 2~5 mL（图 3-4-31）。

（二）腱鞘炎

1. 进针点　根据不同部位的腱鞘炎确定进

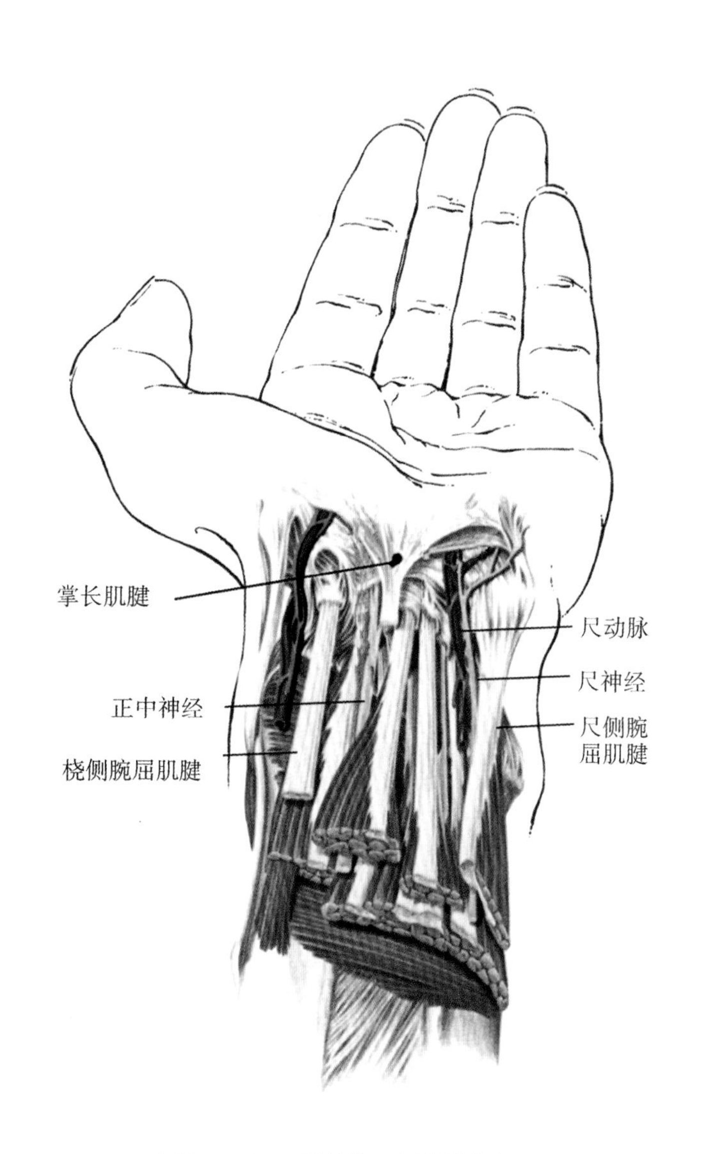

图 3-4-31　腕管综合征注射治疗

针点。如桡骨茎突处腱鞘炎，是拇长展肌及拇短伸肌的腱鞘通过狭窄的桡骨茎突桡、背侧的骨纤维管时受到卡压引起的，该处肿胀、压痛明显，故进针点就选在桡骨茎突桡、背侧。

2. 注射治疗　经上述进针点用 5 号球后针头朝向茎突桡背侧快速刺入，直达骨面，稍退针，回抽无血，注射镇痛液 2 mL，再朝向拇长展肌及拇短伸肌腱鞘进针，突破鞘膜脏层，各注射镇痛液 1 mL。

以上述两个病的治疗为借鉴，可举一反三，利用腕手部的解剖知识，正确诊断，安全而有效地治疗腕手部的疼痛病症。

第五节　胸腹部

一、胸肋关节

【应用解剖】

肋软骨与胸骨的连结（joint of costal cartilage and sternum）由第 1~7 肋的内侧端与胸骨的肋切迹构成。第 1 肋软骨直接与胸骨柄的肋切迹相连，第 2~7 肋软骨与胸骨之间则形成胸肋关节（sternocostal joint）。靠上方的胸肋关节一般均有关节囊及关节腔，其关节囊是肋软骨膜的变形物，薄而松弛，附着于关节的周围，囊的前、后皆有韧带加强；中部的关节腔常常不完整；下部则常无关节腔。随着年龄的增长，组织退变，关节腔多渐消失，只有第 2 胸肋关节可保持终生。胸肋辐状韧带呈三角形，薄而宽阔，自肋软骨内侧端的前面放散于胸骨的前、后面。其浅层纤维与对侧同名韧带的上、下方纤维相交错。于胸骨的前面，此韧带与胸大肌的起始腱相愈合，并形成胸骨膜，被附于胸骨骨膜的表面（图 3-5-1）。胸肋关节一般只能做轻微的滑动。在临床上胸肋关节的损伤并不多见，但肋软骨的无菌性炎症、风湿活动和胸肋关节的劳损等，可引起胸肋关节腔肿胀，渗出增多，刺激关节囊及周围韧带，引起疼痛，多发生在第 2 胸肋关节。临床诊断为肋软骨炎或胸肋关节炎。

【操作技术】

1. 体位　患者取平卧位。

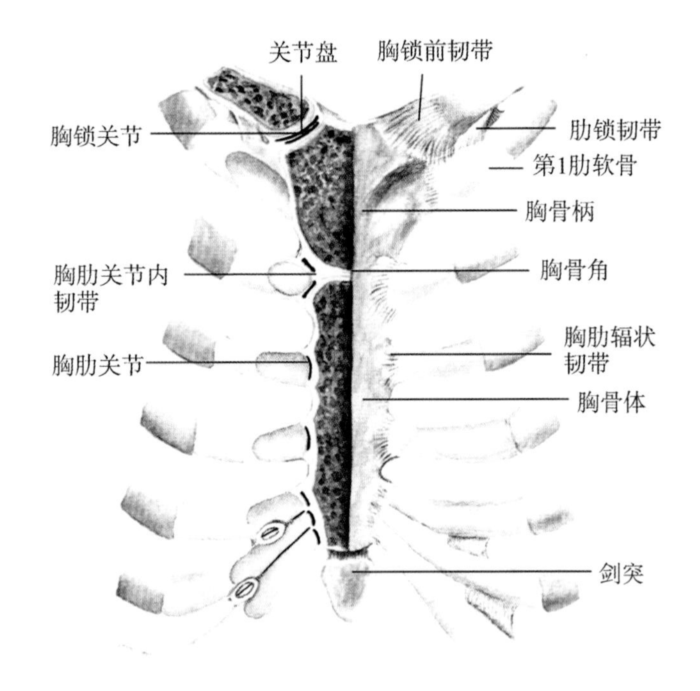

图 3-5-1　肋软骨与胸骨的连结

2. 穿刺点　胸骨旁、胸肋关节前面（图 3-5-2）。

3. 操作方法　操作者用一手的两手指固定于病变胸肋关节的肋软骨内侧端两旁，另一手持带 5 号球后针头的注射器，垂直皮肤快速进针，直达软骨面，注意预防气胸的发生，分别于关节囊内、外注射消炎镇痛液共 5 mL。

二、肋间神经

【应用解剖】

胸神经共 12 对，各胸神经穿出椎间孔后皆

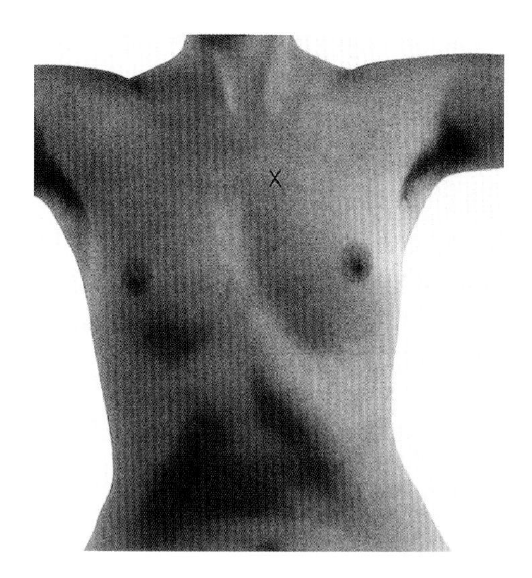

图 3-5-2　胸肋关节进针点

分为前、后两支。前支在接受交感干的灰交通支后，沿着相应肋骨的下缘，介于肋间内肌和肋间最内肌之间，弓形向前，称为肋间神经。第 12 对胸神经经 12 肋的下侧，特称肋下神经。除第 1 胸神经前支有纤维参加臂丛和第 12 胸神经前支（50%）有纤维参加腰丛外，其余均各自独立走行。肋间神经发出肌支至肋间内外肌、胸横肌及腹内外斜肌、腹横肌、腹直肌等腹部肌肉。在腋前线附近发出外侧皮支，分布于胸外侧区和胸前区外侧部皮肤，在胸骨两侧发出的前皮支，分布于胸前区内侧部皮肤（图 3-5-3）。肋间神经的皮支分布呈明显的节段性，自上而下按神经序数排列，呈环形条带状，且相邻皮神经的分布互

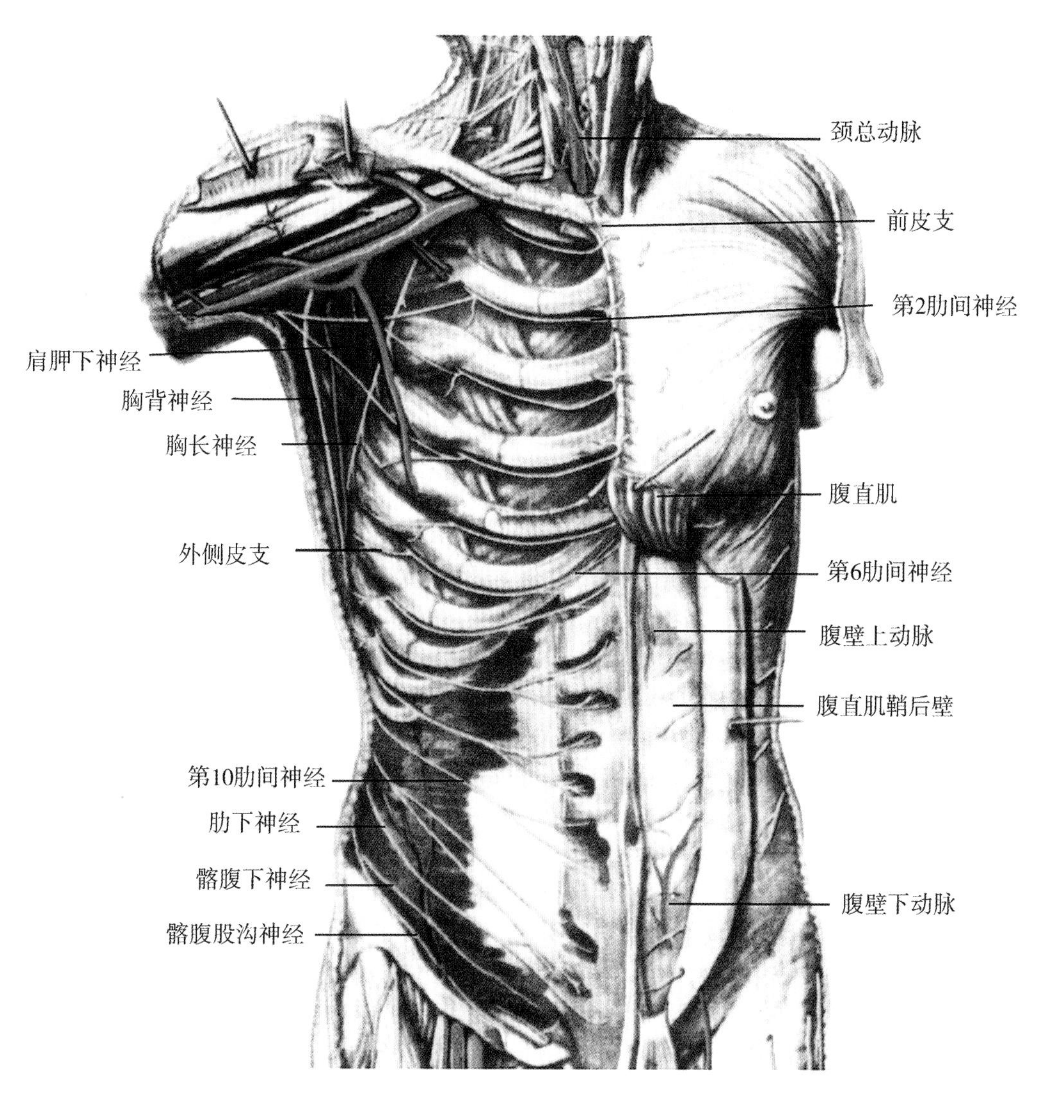

图 3-5-3　肋间神经的分布

相重叠，共同管理一带状区的皮肤感觉。如第4肋间平面的皮肤除接受第4肋间神经皮支外，尚接受来自第3、5肋间神经的皮支。当肋间神经发生病变（如带状疱疹）或其他病变侵及肋间神经（如肿瘤、骨折）时，临床常表现典型的单侧带状区胸痛或腹痛。根据痛区的皮神经分布，可明确诊断受损的肋间神经节段，进行针对性治疗。

【操作技术】

1. 体位　患者取侧卧位，患侧向上，患侧上肢上举。

2. 穿刺点定位　根据痛区部位确定。胸前区及胸外侧区的疼痛多选在腋后线上、肋骨下方。

3. 操作方法　操作者用一手的拇指和示指固定肋骨，另一手将带5号球后针头的注射器经穿刺点在拇指、示指间垂直皮肤进皮，触到肋骨面后，固定肋骨的拇、示指及穿刺针一起向肋骨下缘滑动，穿刺针头在滑动过程中始终不离开骨面。当穿刺针有落空感时，表明针到达肋下缘。再进针2~3 mm，即达肋沟内（图3-5-4），回抽无血、无气，注射局麻药3~5 mL。

4. 超声引导下肋间神经阻滞　患者体位同上或俯卧位。通过触诊确定目标肋骨节段，将线性高频超声探头纵向置于肋角（肋角是指肋骨走行方向由向外转为向前的拐弯处，一般在腋中线后方，可以通过触诊判断）处，将超声探头上极向外侧旋转15°，进行超声扫描（图3-5-5）。在超声影像上肋骨表现为高回声曲线，下方伴声影。相邻肋骨间的肋间隙具有良好的声窗视野，可清晰辨认肋间肌及其下方的胸膜。相邻肋骨和肋间组织共同形成“蝙蝠展翅”图像。大多数情况下，肋间神经和血管受肋沟阻挡，显示不清。进针采用平面内穿刺技术，当针尖到达肋间

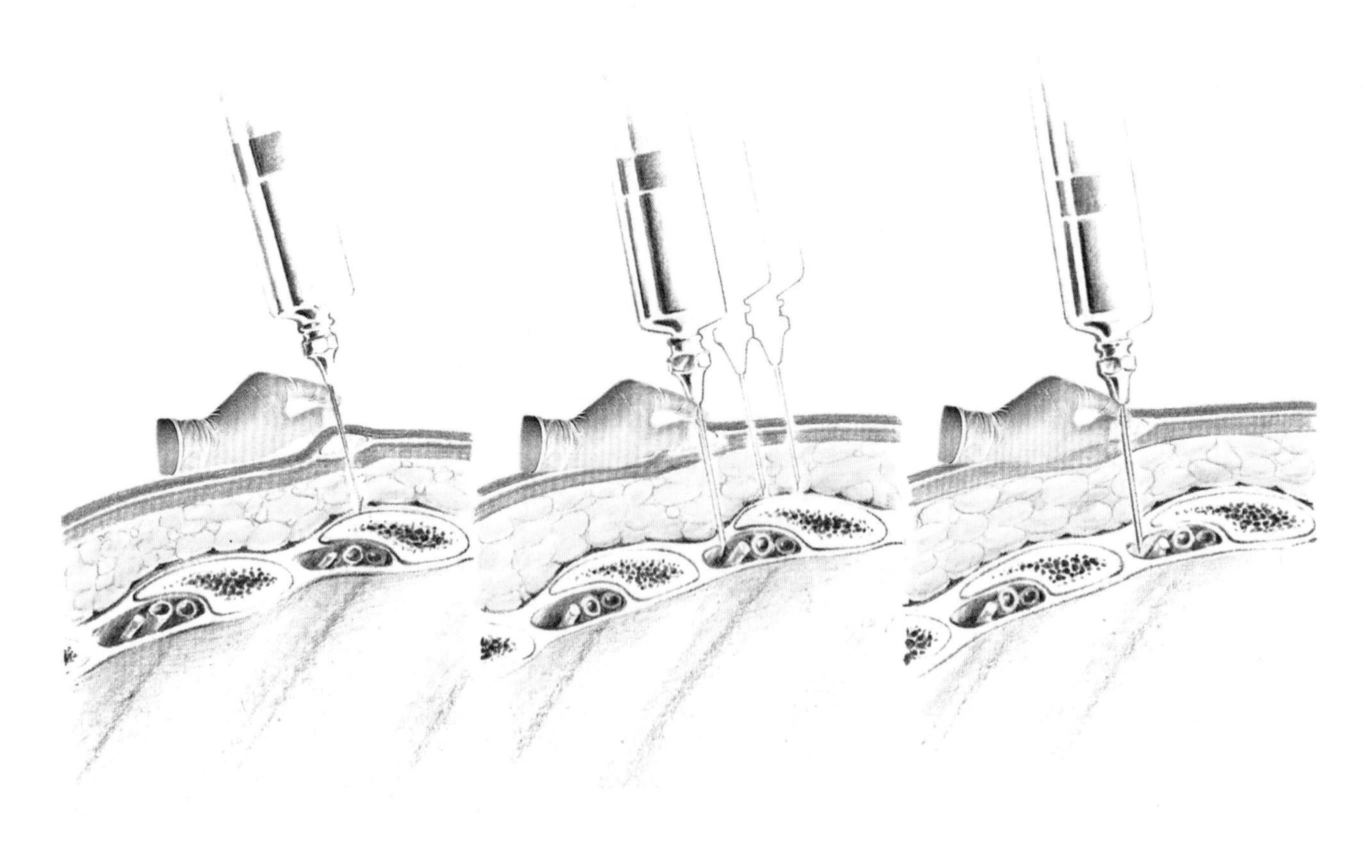

图3-5-4　肋间神经阻滞

1. 体位 患者取俯卧位，胸下以病变处为中心垫薄枕。

2. 穿刺点 取压痛最明显的棘突及其上、下各 1 个棘突进行标记，其关节突关节的定位在病变棘突上缘与上位棘突下缘连线中点旁开 1.5 cm 左右处（图 3-5-9），或透视下定位。

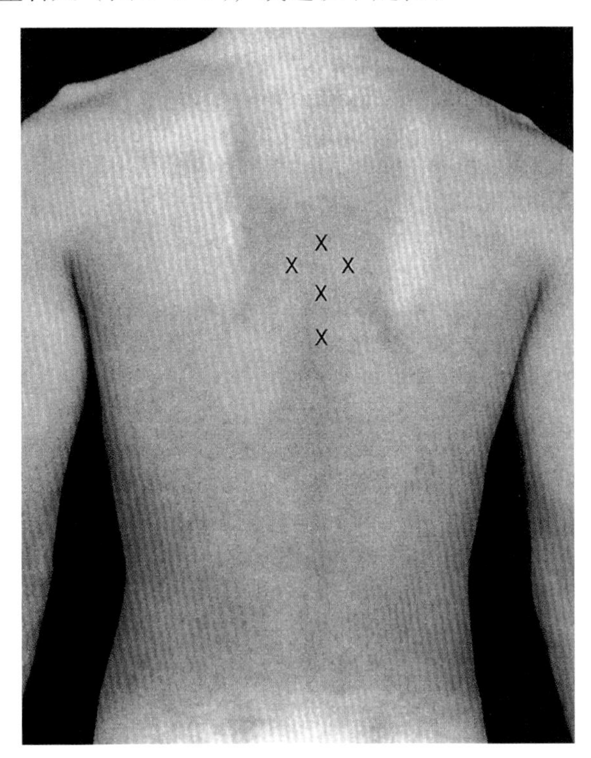

图 3-5-9 棘上和棘旁治疗定点

3. 注射治疗 用 5 号球后针头在每个标记处垂直皮肤而快速进皮，转向头端进针分别达棘上韧带、棘间韧带、黄韧带、关节突、小关节囊注射镇痛液各 2~3 mL（图 3-5-10）。

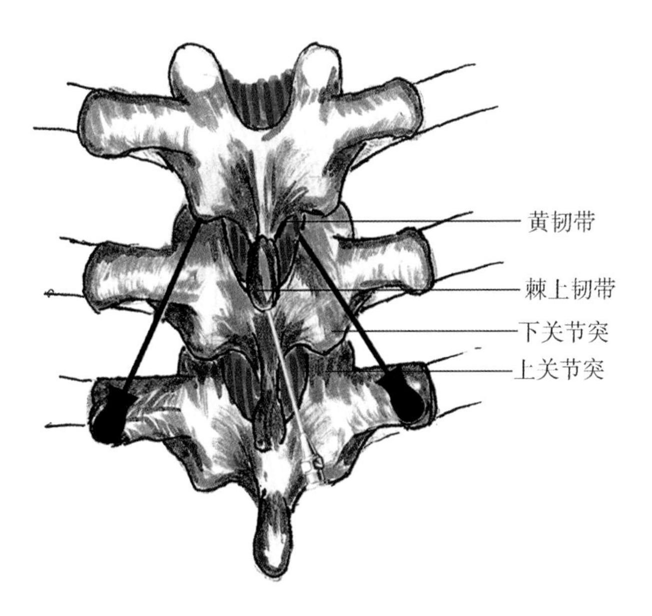

图 3-5-10 棘上和棘旁治疗

四、肋椎关节

【应用解剖】

肋椎关节（costovertebral joint）由肋骨的后端与胸椎之间的关节构成，可分为肋头关节和肋横突关节（图 3-5-11）。肋头关节由肋骨头关节面与胸椎的肋凹及椎间盘构成。关节面被覆一层纤维软骨。关节囊附着于关节的周围，向上延伸至椎体的后面，向下达下位椎骨肋凹附近，向后移行于肋颈韧带，在前方表面有肋头辐状韧带。肋横突关节由肋结节关节面与横突肋凹构成。关节面被覆一层透明软骨。关节囊薄而松弛，附着于关节面的周围，其内侧与肋颈韧带愈合，上方则连结肋横突韧带；外侧移行于肋结节韧带。肋椎关节的动脉主要来自肋间后动脉的分支，肋椎关节的神经主要为肋间神经的后支。肋椎关节均为平面关节，虽为两个独立的关节，但在功能上为一联合关节，关节的活动使肋骨呈升降运动，

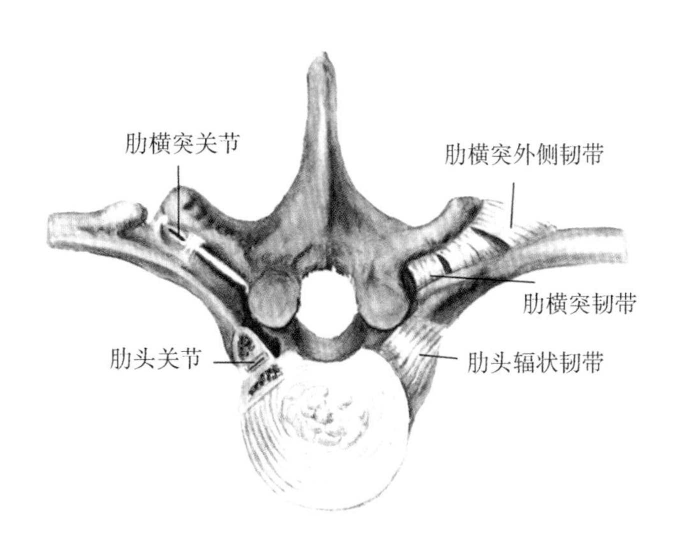

图 3-5-11 肋椎关节

但活动范围有限，一般情况下不易损伤。在胸椎突然后伸，或同时伴上肢过度上举时，可引起该关节的损伤。

脊神经节（spinal ganglion）位于后根上，近前、后根结合处的神经节，呈纺锤形膨大（图3-5-12）。此脊神经节自椎间孔发出后分成前支、后支和脊膜支。胸神经前支不同于其他脊神经前支,它保持着明显的分支性。胸神经的后支经上、下两横突之间，其内侧支以感觉纤维为主，分布于背部皮肤，其外侧支以运动纤维为主，支配背部深层肌肉。脊膜支很小，在脊神经分为前支和后支之前分出，反向行进，经椎间孔入椎管，分布于脊膜、椎骨、椎骨的韧带及脊髓的血管。因此在椎间孔外口处即可进行椎旁阻滞，也可进行背根节阻滞或选择性神经根阻滞。在阻断前支的痛觉传导的同时，也可浸润后支和脊膜支及交感神经节，主要解除背部深部痛。

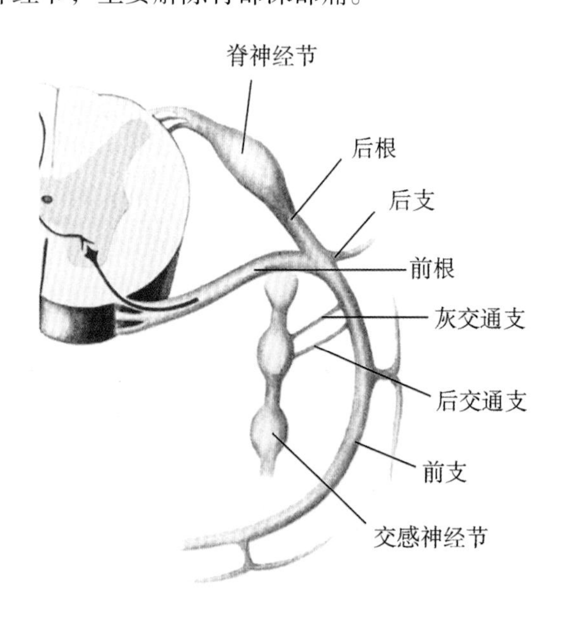

图 3-5-12 胸脊神经局部解剖

【操作技术】

1. 体位 患者取俯卧位，胸下垫一薄枕。

2. 穿刺点 根据胸椎平片，测量横突基底部至后正中线的距离。因胸椎棘突向足端倾斜，从后面观呈叠瓦状排列，故横突高度平上位棘突的下缘。穿刺定点在病变上位棘突的下缘，旁开实测距离处。现多透视下定位。

3. 穿刺方法 经穿刺点垂直快速进皮，直达横突，测量进针深度，然后退针至皮下，调整进针方向，稍向下向内（约 30°），经横突下缘滑过不超过原进针深度 2 cm，有放射痛出现，回抽无血、无液、无气，注射镇痛液 5~10 mL（图3-5-13）。在透视下穿刺到位（图 3-5-14）。

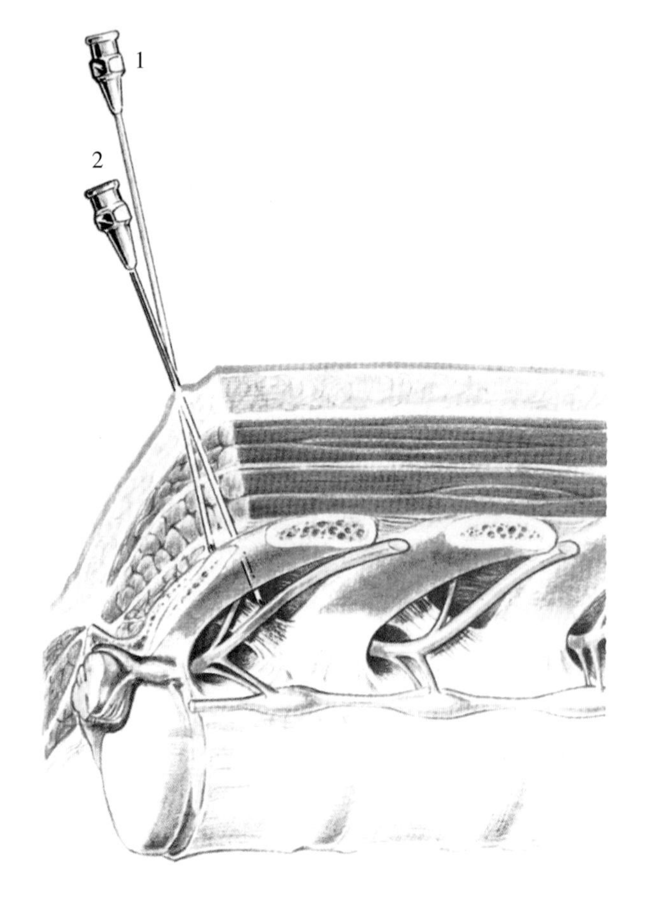

图 3-5-13 胸椎旁阻滞

4. 超声引导下胸椎神经根（椎间孔外口）阻滞 体位同前，选用 2~5 MHz 低频凸阵探头。先将探头垂直脊柱置于目标阶段横突上方，观察到肋横突关节（图 3-5-15A）。再将探头向尾侧移动直至肋骨、横突相继消失，即可显示胸椎小关节平面（图 3-5-15B）。该界面超声图像显示中间为目标节段胸椎椎板及小关节下关节突外侧缘，小关节下方即神经根穿过的椎间孔。外侧为深面高亮的胸膜线，因胸膜在靠近椎体处出现转折，超声扫描下胸膜线由外向内逐渐黯淡。

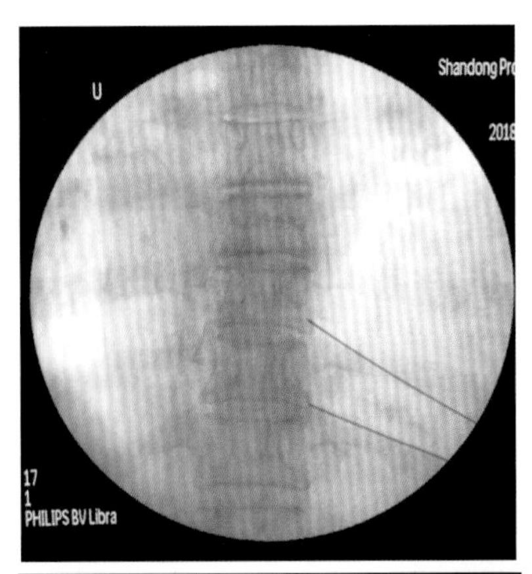

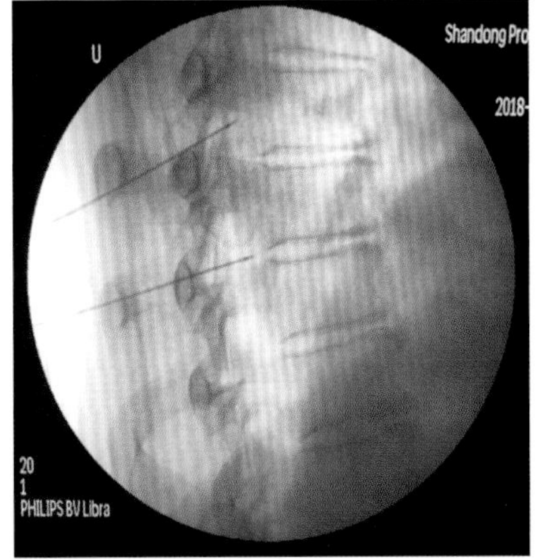

图 3-5-14　胸脊神经节穿刺

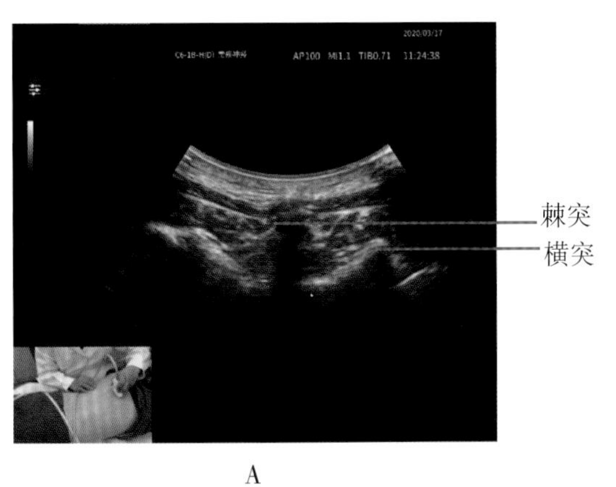

A

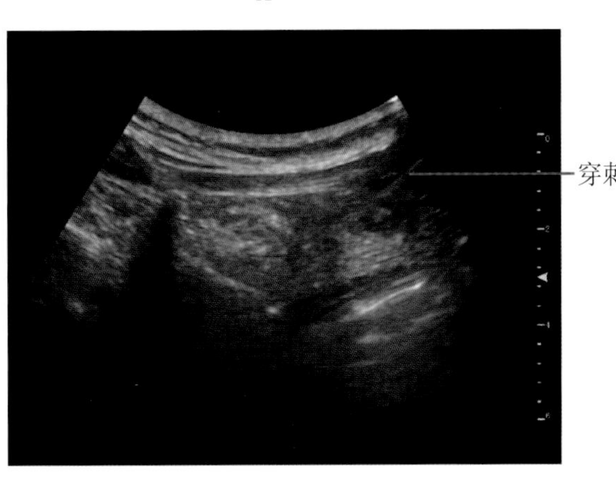

B

图 3-5-15　超声引导下胸椎神经根阻滞

选用小关节突横断切面平面内入路。从探头外侧向内采用平面内技术进针（中线外侧 4~6 cm），针尖触及下关节突后外侧缘，然后调整进针方向朝下关节突深面，继续向前再进 0.5~1 cm（至椎体外侧），注射药液 5 mL。

五、腹腔神经丛

【应用解剖】

腹腔神经丛（celiac plexus）位于第 12 胸椎及第 1 腰椎上部，上与胸主动脉神经丛连续，下与肠系膜上丛及腹主动脉丛相连。腹腔丛位于小网膜及胰的后侧，膈内侧脚及主动脉的前侧，左右肾上腺之间，包绕于腹腔动脉及肠系膜上动脉根部的周围。此丛由两侧的内脏大、小神经，腰上部交感节的分支及右迷走神经腹腔支所组成。丛内有左右两个腹腔神经节，自腹腔丛（节）发出分支，随腹主动脉的分支分布于各脏器。成对的有膈丛、肾上腺丛、肾丛、睾丸丛（或卵巢丛）；不成对的有腹主动脉丛、肝丛、脾丛、胃上丛、胃下丛、肠系膜上丛及肠系膜下丛。用腹腔神经丛阻滞的方法可以解决这些内脏的疼痛或血管痉挛。腹后壁解剖见图 3-5-16。

【操作技术】

1. 体位　患者取侧卧位或俯卧位，俯卧位时腹下垫一薄枕。

2. 穿刺点　取第 1 腰椎棘突上缘向外旁开 5~6 cm（图 3-5-17）。

3. 操作方法　用 7 号 10 cm 长针，从穿刺点稍微向内倾斜快速刺入皮肤，缓慢进针 3~4 cm，可触及第 1 腰椎横突，然后退针至皮下，再把针尖向内侧、向上方倾斜 10° ~15° 重新刺入，紧靠第 1 腰椎横突上缘滑过直达第 1 腰椎椎体的侧面，使针沿椎体侧面骨面滑过，如阻力较大，则将针稍向外侧重新穿刺直至滑过椎体，待滑动感消失后，再进针 1~1.5 cm，即可达腹腔神经丛（图 3-5-18）。回吸无血、无脑脊液，即可注入局麻药 1% 利多卡因 10~15 mL。若阻滞效果良好，

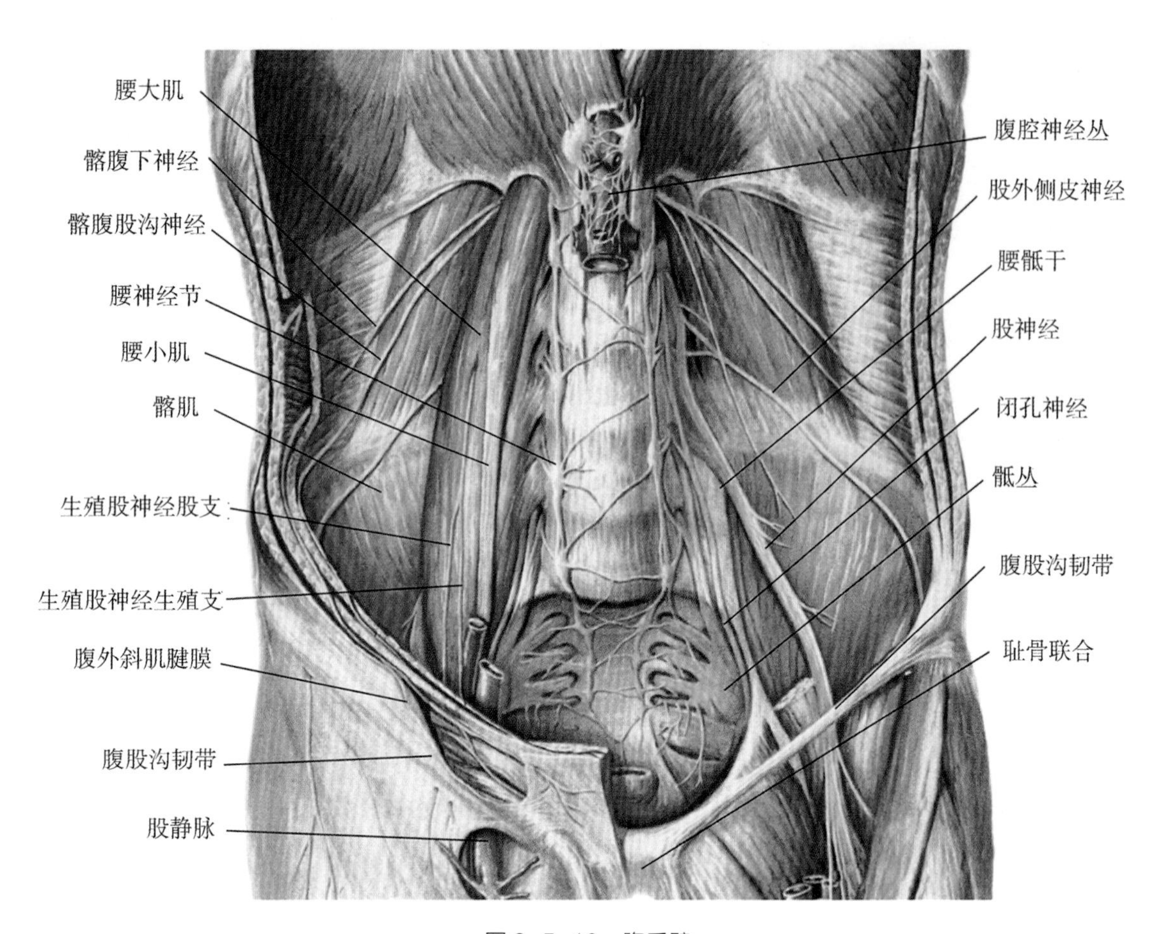

图 3-5-16 腹后壁

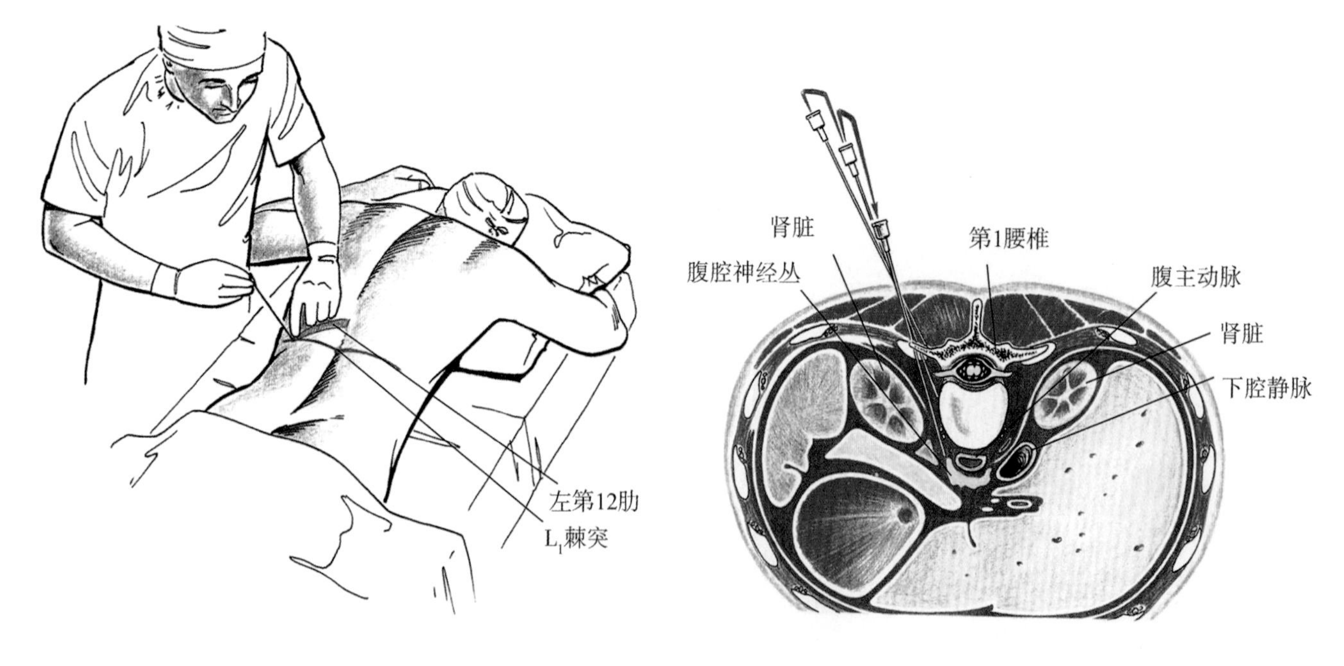

图 3-5-17 腹腔神经丛阻滞定点

图 3-5-18 腹腔神经丛阻滞

数分钟后，原有的疼痛应减轻，腹部出现温暖感，血压下降等。

4. CT引导下腹腔神经丛阻滞　患者俯卧于治疗台上，将标记物置于中线外7 cm、第12肋下缘下方1 cm的体表处，而后每隔3 mm做CT轴位扫描。以这种方式，将穿刺针入路调整定位成直接到达主动脉前外侧面的路径，而不会穿过其相邻结构。穿刺过程中，每进针1~2 cm重复进行CT扫描，调整针尖方向，使之朝向主动脉前侧缘（图3-5-19）。穿刺针到位后，注入碘海醇造影剂观察药物的扩散情况，若造影剂扩散到主动脉前方中线的两侧，则只需要一根穿刺针即可；反之，需要双侧穿刺。

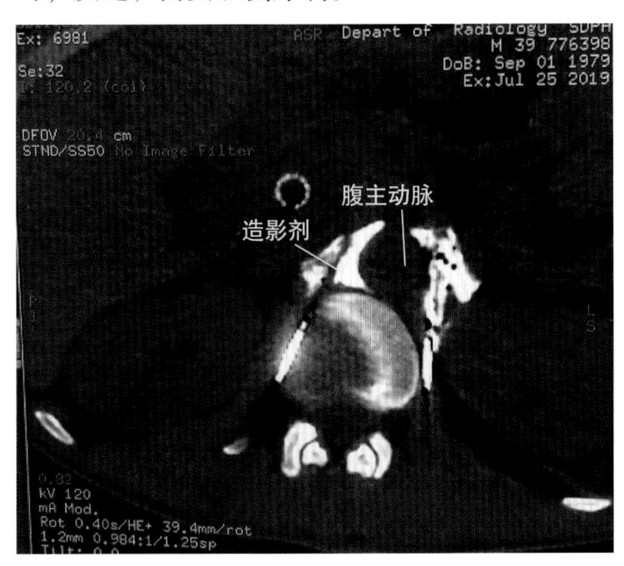

图3-5-19　CT引导下腹腔神经丛阻滞

六、髂腹下神经、髂腹股沟神经、生殖股神经

【应用解剖】

髂腹下神经（iliohypogastric nerve）起于L_1神经，T_{12}的纤维亦加入其中。该神经自腰大肌上部外侧缘穿出，斜经肾下部的背侧，在腰方肌腹侧、髂嵴上方，穿过腹横肌后部的腱膜，经腹横肌与腹内斜肌之间，分为前皮支（腹下支）和外侧皮支（髂支），分布于耻骨和臀前部的皮肤。

髂腹股沟神经（ilioinguinal nerve）较髂腹下神经细小，含有L_1和T_{12}的纤维，此神经自腰大肌外侧缘穿出，与髂腹下神经共干，位于该神经的下侧。沿腰方肌前面、肾脏后面，向外、下、前行，当行至髂嵴前部时，则穿腹横肌，于髂前上棘下侧稍前处，穿腹内斜肌，进入腹股沟管，沿精索的外下侧下降，穿出该管皮下环至浅筋膜，分布于大腿上部内侧的皮肤。

生殖股神经（genitofemoral nerve）由小部分L_1神经和大部分L_2神经纤维组成。穿腰大肌，沿其前面下降。在髂总动脉外侧、输尿管后侧分为股支和生殖支，股支分布于股三角部的皮肤，生殖支分支至阴囊（或大阴唇）的皮肤（图3-5-20）。

【操作技术】

1. 体位　患者取仰卧位。

2. 穿刺点　髂前上棘向内2~3 cm处为髂腹下神经和髂腹股沟神经阻滞的进针点，而生殖股神经阻滞的进针点位于耻骨结节（耻骨联合外侧1 cm左右的骨性隆起处），见图3-5-21。

3. 操作方法　用5号球后针头经穿刺点垂直皮肤快速进针至皮下，稍进针在腹横肌深度，回抽无血，分别向内、向足端方向注射消炎镇痛液15~20 mL，可同时阻滞髂腹下神经和髂腹股沟神经，消除下腹部、耻骨区及大腿上部内侧的疼痛。

在耻骨上缘耻骨结节处分别向外、向头端注射5~10 mL消炎镇痛液，可阻滞生殖股神经，消除外阴痛（图3-5-22）。

4. 超声引导下髂腹下神经和髂腹股沟神经阻滞　患者取仰卧位，将线性高频探头放置在髂前上棘至肚脐水平的连线上，可见图3-5-23所示的声像图，髂前上棘表现为伴有声影的高回声结构，注意识别从髂前上棘延伸的腹外斜肌、腹内斜肌和腹横肌，寻找腹内斜肌和腹横肌筋膜层之间的髂腹股沟神经和髂腹下神经。在超声引导下，采用平面内技术进针，使针尖接近目标神经，注药时需观察到腹横肌出现下压的迹象，避免将药物注射入肌肉内。

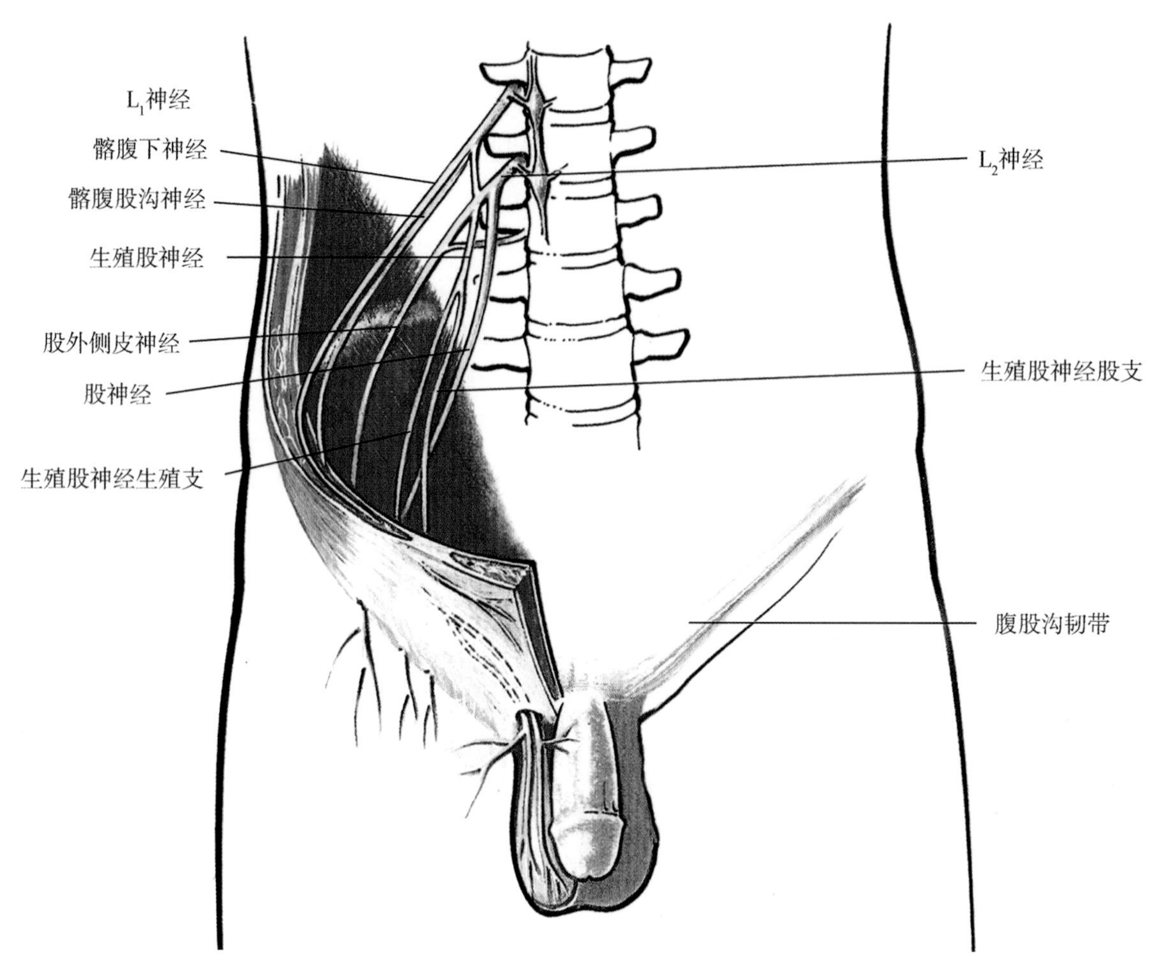

图 3-5-20 髂腹下神经、髂腹股沟神经、生殖股神经

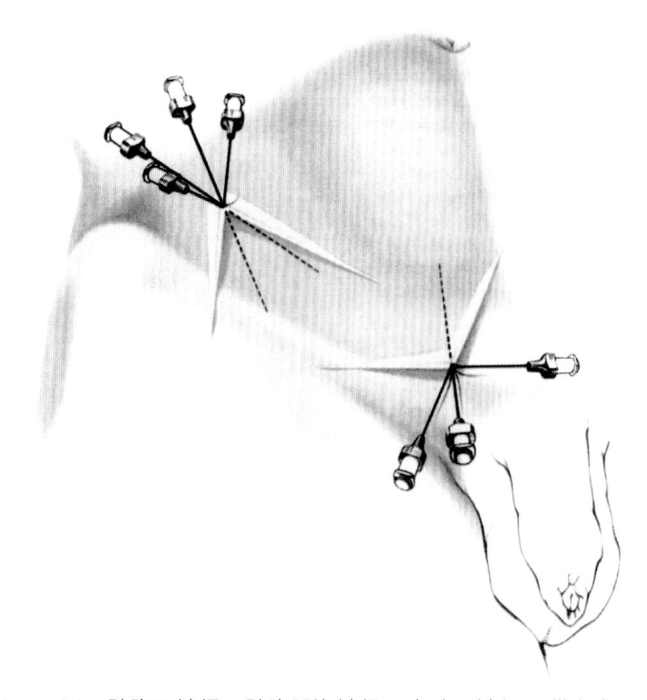

图 3-5-21 髂腹下神经、髂腹股沟神经、生殖股神经阻滞定点、进针

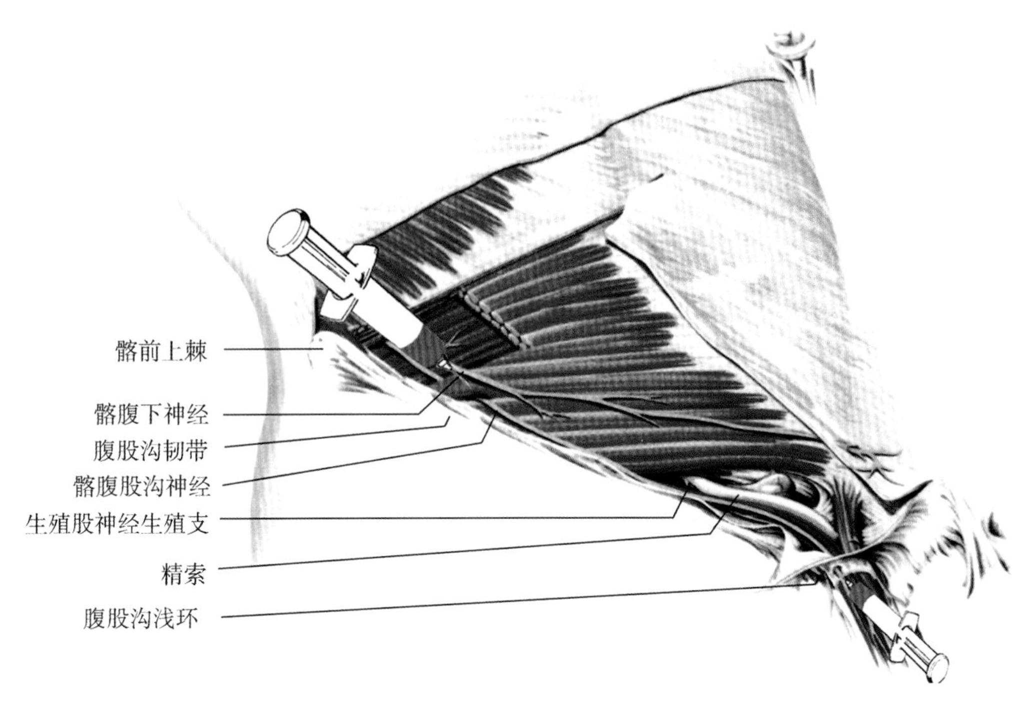

图 3-5-22　髂腹下神经、髂腹股沟神经、生殖股神经阻滞

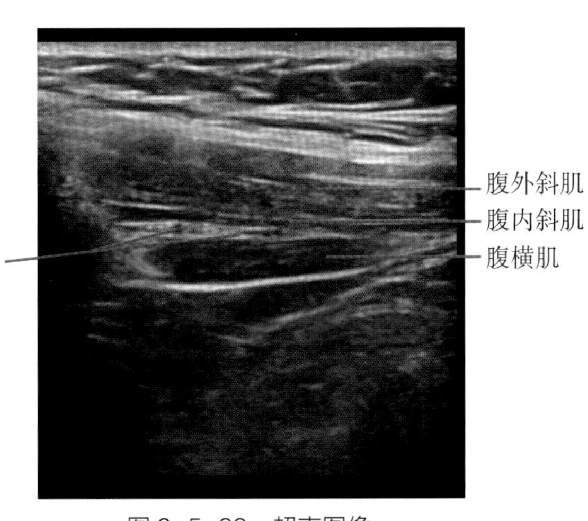

图 3-5-23　超声图像

第六节　腰骶部

一、侧隐窝及侧隐窝穿刺路径

【应用解剖】

（一）脊柱骨性结构

成人脊柱共有 26 节椎骨，即颈椎 7 节，胸椎 12 节，腰椎 5 节，骶骨 1 块，尾骨 1 块（骶尾骨均为融合而成）。骶骨前面是骨盆腔，左右有 4 对骶前孔；后面正中稍隆起，形成骶中嵴，左右有 4 对骶后孔。第 5 骶椎一般无骶前孔，骶后孔左右融合成为骶裂孔。有时成人第 1、2 骶椎未能融合，第 1 骶椎有移行为腰椎之趋势（骶椎腰化），则腰椎增为 6 节；若第 5 腰椎一侧或双侧横突与骶骨和（或）髂骨相结合，有移行为骶椎之趋势（腰椎骶化），则腰椎减为 4 节。这一解剖特点在临床椎管内治疗穿刺定位时应加以注意，必要时借助 X 线检查辅助定位。除第 1、2 颈椎及骶骨、尾骨外，其余各椎骨之解剖结构大致相同，均由椎体、椎弓、关节突（上下各 2 个）、横突（左右各 1 个）及棘突等组成。

正常脊柱各段均具有一定弧度，称为生理曲度，颈、腰段凸向前方，胸、骶段凸向后方。脊柱的生理曲度使不同部位的棘突倾斜度不同，上胸段的倾斜角度最大，腰段则水平位。此解剖特点决定了生理情况下穿刺进针的角度因部位而异；在病理情况下，若破坏了脊柱的生理曲度，则进针的角度因病变而异（图 3-6-1）。

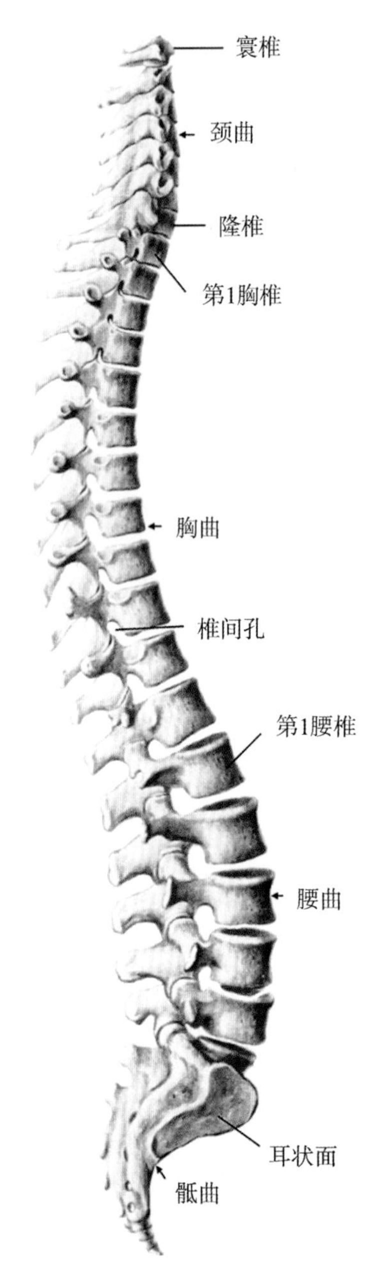

图 3-6-1 脊柱右侧面观

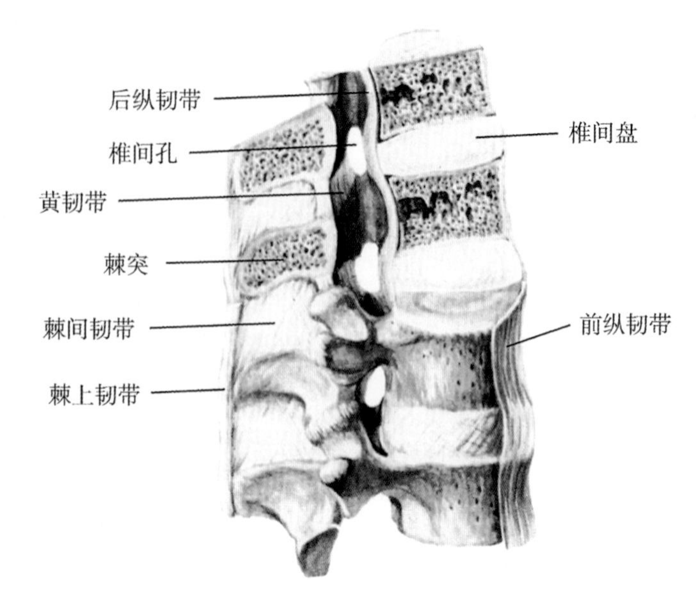

图 3-6-2 椎骨间的连结

（二）椎骨的韧带

连结椎骨的韧带（图 3–6–2）从后向前依次为棘上韧带、棘间韧带、黄韧带、横突间韧带、后纵韧带和前纵韧带，这些韧带与临床疼痛关系密切。

1. 棘上韧带 起于枕外隆凸，终于骶中嵴，此韧带在颈部最为粗厚，称为项韧带。棘上韧带为质地坚实的纤维束，与黄韧带一起可保护脊柱，避免过度屈曲。但在腰骶交界处此韧带较薄，有时甚至缺如，是解剖上的薄弱点。

2. 棘间韧带 位于相邻两棘突间的较薄弱的韧带，棘间韧带的前方为黄韧带，后方为棘上韧带。

3. 黄韧带 为连结椎板间的韧带，由弹性结缔组织构成，黄韧带起自上位椎板的前缘下方，止于下位椎板之上缘。外侧止于关节突，此韧带颈部较薄，向下渐增厚，在腰部最为发达，因弹性强，当脊柱前后运动时不变形，但黄韧带发生变性、肥厚时其弹性减弱，脊柱背伸时可发生皱褶，产生脊髓压迫症状。穿刺时针抵黄韧带时有韧性感，突破黄韧带时有阻力消失感，即进入硬膜外隙；如继续向前进针突破硬脊膜或蛛网膜，则分别进入硬膜下间隙或蛛网膜下隙，临床上虽不容易进入硬膜下间隙，但也应引起警惕。

（三）脊髓、脊神经、脊髓被膜及周围间隙

1. 脊髓 为细长、前后稍扁平的圆柱状结构，位于椎管中央，全长 42~54 cm，其上端平枕骨大孔与延髓相连，下端平第 1 腰椎呈倒置圆锥而终，故名脊髓圆锥。圆锥向下延续为细长的终丝，止于尾骨背面（图 3–6–3）。

2. 脊神经 共有 31 对，包括颈神经 8 对、胸神经 12 对、腰神经 5 对、骶神经 5 对和尾神

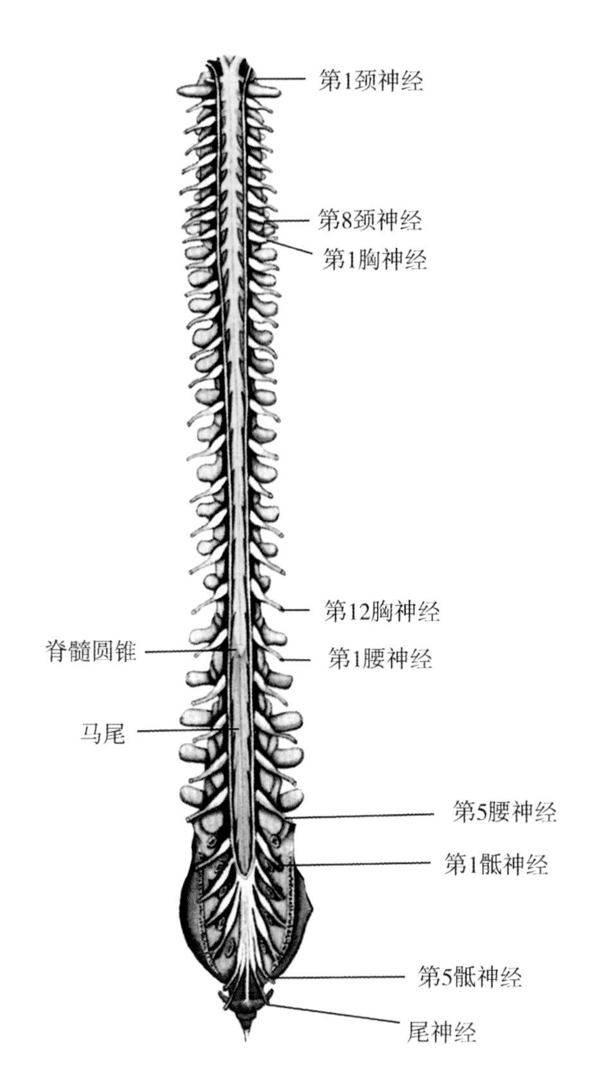

图 3-6-3　脊髓后面观

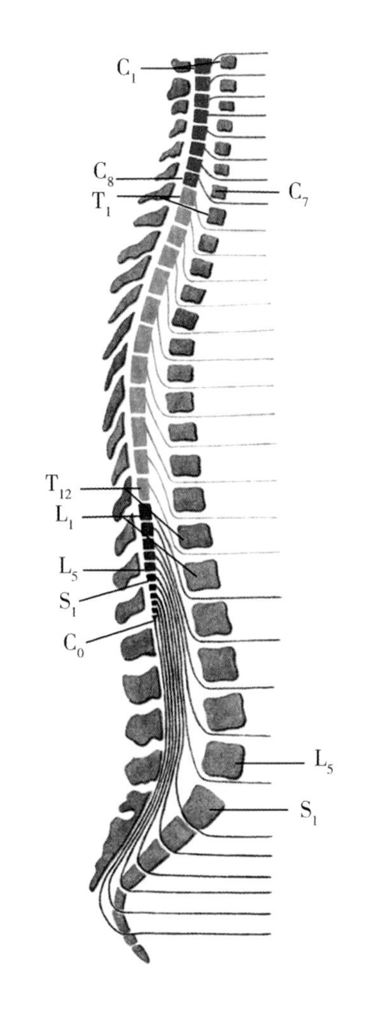

图 3-6-4　脊髓节段与椎骨对应关系示意

经1对。每对脊神经前后根在相应的椎间孔相遇，合成脊神经，出椎间孔，按节段分布于身体各部。因脊髓比脊柱长度短得多，脊髓节段的位置并不与其相同序数的椎骨相对应。愈向下方愈远离相应椎骨高度。第2腰椎以下的脊神经根聚集成束，围绕终丝形成马尾（图 3-6-4）。

3. 脊髓被膜　脊髓包有三层被膜，从外向内分别为硬脊膜、蛛网膜和软脊膜，三层被膜之间与椎管骨膜、韧带之间又分别构成硬膜外隙、硬膜下隙和蛛网膜下隙。硬脊膜由致密结缔组织构成，包绕脊髓形成圆筒状的硬脊膜囊。其上方附于枕骨大孔边缘及第 2、3 颈椎体的后面，并与硬脑膜延续；下端紧裹脊髓终丝，形成盲端，终止于第 2 骶椎下缘平面，并与骨膜融合。硬脊膜包围脊神经和脊神经根，并随之至椎间孔之外，形成“根袖”，并与神经外膜连续。蛛网膜由松散的胶原纤维、弹性纤维和网状纤维组成。软脊膜柔软而富于血管，紧覆于脊髓表面，并随表面的沟裂深陷其中，供给其营养。

4. 周围间隙　包括硬膜下隙、硬膜外隙和蛛网膜下隙。

（1）硬膜外隙是硬脊膜和椎管骨膜、韧带之间的腔隙，上起自颅脑外的枕骨大孔，下连于骶骨，终止于骶管裂孔。内含疏松结缔组织、脂肪组织、淋巴管和静脉丛，脊神经前后根从中穿过。硬膜外隙随同脊神经根向外，直至椎间孔内口，硬膜外隙呈负压，这种负压是针尖进入硬膜外隙的证据之一。骶管是硬膜外隙的连续，两者的交界一般呈 40°，骶管腔的上缘在骶 1~2 交界处下端为骶管裂孔。

（2）蛛网膜下隙是蛛网膜与软脊膜之间的腔隙，较为宽阔。内含透明的脑脊液，并有脊髓血管通过。蛛网膜下隙的下部即脊髓圆锥，此处至第 2 骶椎间的蛛网膜下隙特别宽大，特称终池。此处无脊髓，但有马尾浸泡在脑脊液中。

（3）硬膜下隙是介于前两者之间的潜在性腔隙。

侧隐窝是硬膜外隙的外侧部间隙，即靠近椎弓根或椎间孔的空间。由于椎间盘突出多占据侧隐窝而造成侧隐窝狭窄，神经根受卡压后出现淤血、水肿、渗出等炎性反应，也发生在侧隐窝，所以侧隐窝是治疗腰腿痛的常用部位。因此疼痛临床将其原有解剖范围略有扩大，即其前方为椎体或椎间盘的后外侧缘，后方为椎间关节或椎板外缘，外侧界是椎弓根内缘或椎间孔内口，内界是经硬膜囊侧壁的矢状面。L_4~L_5 及 L_5~S_1 段因硬膜囊变细，侧隐窝空间变大。侧隐窝有穿出硬膜囊即将穿出椎间孔的神经根（出孔根）及根动、静脉（椎间孔上部水平）（图 3-6-5），也有穿出硬膜囊下降的神经根（穿行根：椎间孔下部及椎弓根水平），还有硬膜外静脉丛。进入侧隐窝的穿刺有椎板外切迹、小关节间隙和小关节内缘三条路径。

椎板外切迹（lateral notch of lamina）是椎弓板外缘中份向中线弧形凹陷的部分。该处的深部投影在椎体后缘的外侧份，与椎弓根内缘在同一矢状面上，故经该点垂直穿刺可进入侧隐窝或椎间孔上部。但 L_5 椎板外切迹偏外，其深部投影在椎体外缘，经该点垂直穿刺不易进入侧隐窝。

椎间关节也叫小关节。当其排列呈矢状位时，可利用小关节间隙穿刺到达前方的侧隐窝；下腰椎的关节突（上关节突）内缘与该处硬膜囊之间往往有一定的空间，因此经小关节内缘垂直穿刺，也可直达侧隐窝（图 3-6-6）。

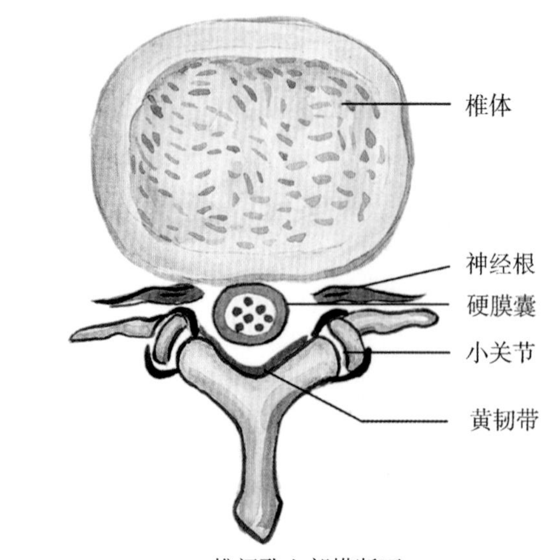

A. 椎间孔上部横断面

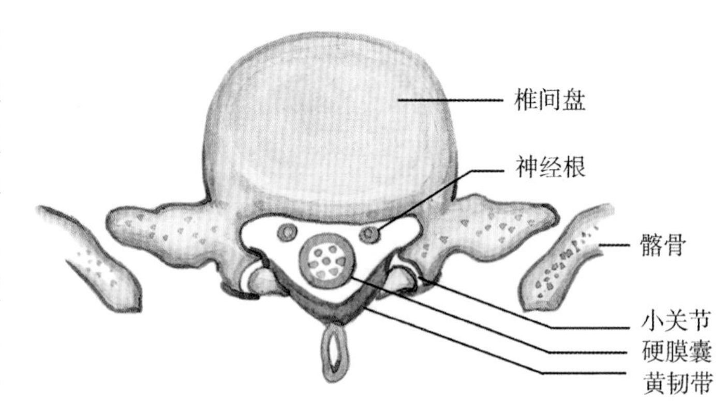

B. 椎弓根水平横断面

图 3-6-5

【操作技术】

椎管内阻滞

1. 硬膜外隙阻滞（侧隐窝注射）穿刺方法依据病变部位、患者情况及操作者的习惯不同而异。在疼痛临床，由于侧隐窝注射的靶向性更强且可提高安全性（用药量更小），目前已逐渐取代了传统的硬膜外穿刺方法，此处仅介绍侧隐窝注射方法。

（1）小关节内缘进路（approach via medial marge of facet joint）：

1）体位：患者取俯卧位，下腹部垫枕，双髁下垫薄枕。

2）C 臂下确定进针点及皮肤上标定（图 3-6-7）。

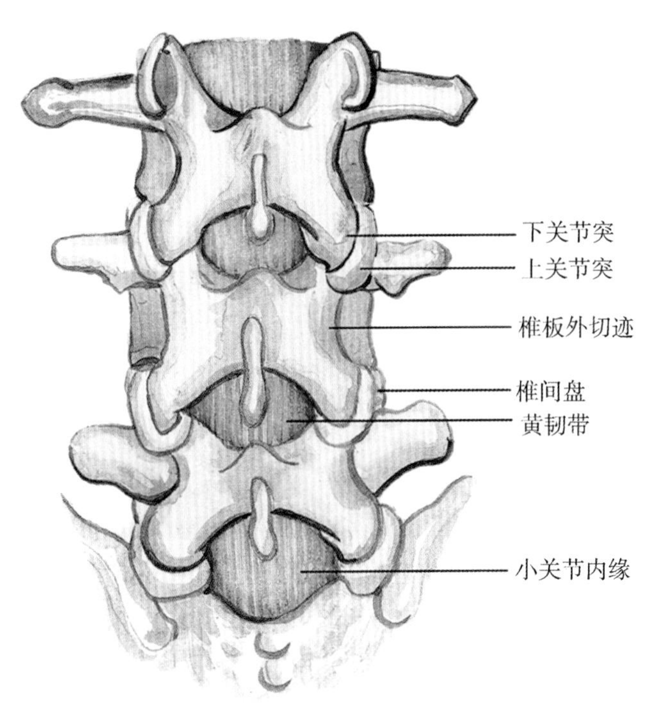

图 3-6-6　侧隐窝穿刺路径

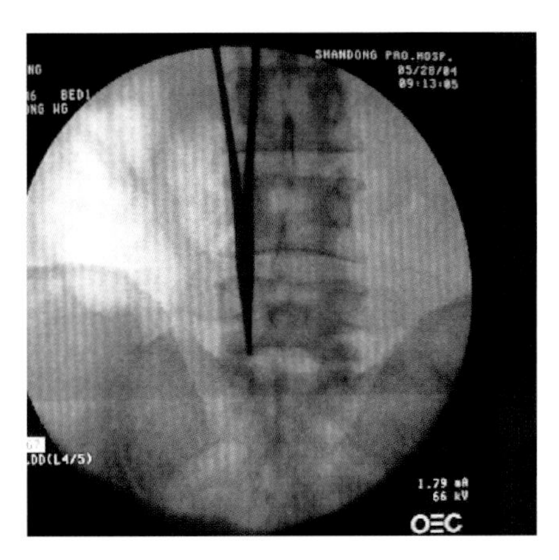

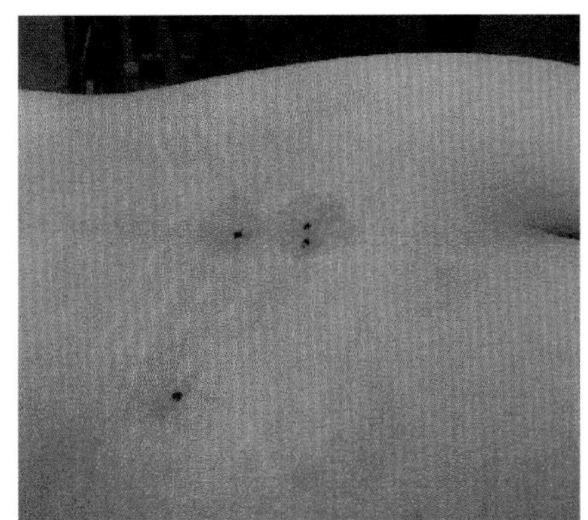

图 3-6-7　小关节内缘进路定点和标记

3）穿刺注射：用 7 号 8~10 cm 针头经皮垂直快速进针，穿透皮肤后，稍向外倾斜 5° ~10° 进针，直达上关节突内缘骨质，然后稍退针后垂直进针，针尖斜面紧贴关节内缘继续进针，遇到阻力即黄韧带，边加压边进针，一旦阻力消失，针尖便进入侧隐窝（图 3-6-8）。轻轻回抽，无血、

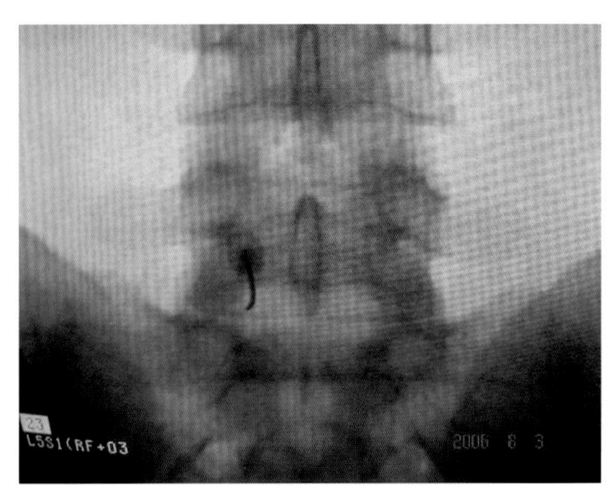

A. 正位

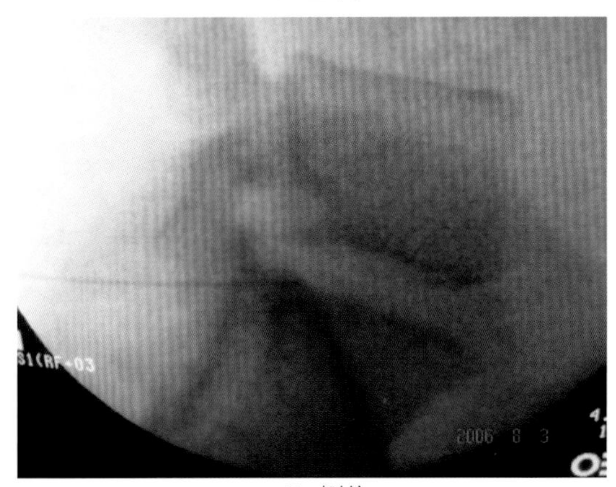

B. 侧位

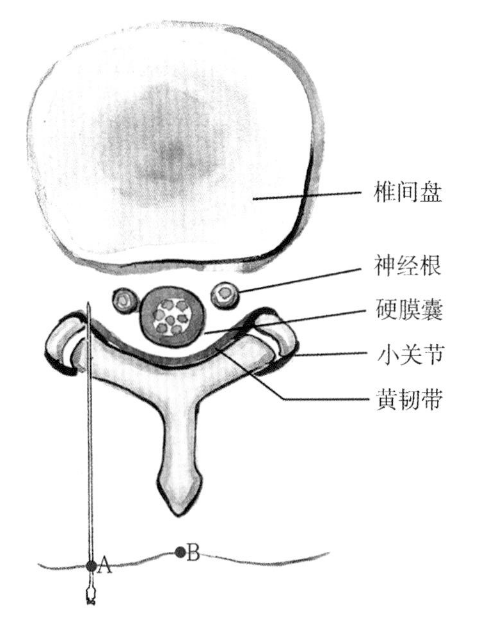

C. 进针到位示意

图 3-6-8　经小关节内缘侧隐窝穿刺到位

无液，可注入消炎镇痛液 10~15 mL。注药过程中患者可出现神经根刺激现象，则进一步验证针尖位置的正确性。

（2）椎板外切迹进路（approach via lateral notch of lamina）：

1）体位：同小关节内缘进路。

2）C 臂下确定进针点及皮肤上标定（图 3-6-9）。

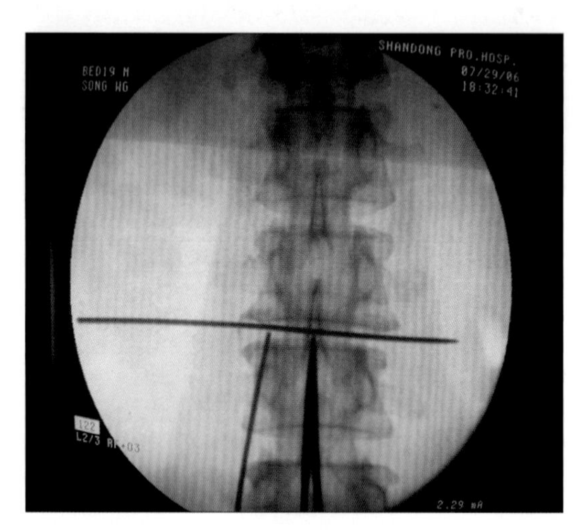

图 3-6-9 椎板外切迹进路定点

3）穿刺注射：经皮肤标定点快速进针，进皮后向内倾斜 5° 进针，遇骨质为椎板外缘，稍退针沿外缘垂直进针，遇到阻力和韧感为黄韧带，边加压边进针，一旦阻力消失，针尖即达侧隐窝（图 3-6-10）。注药同前。

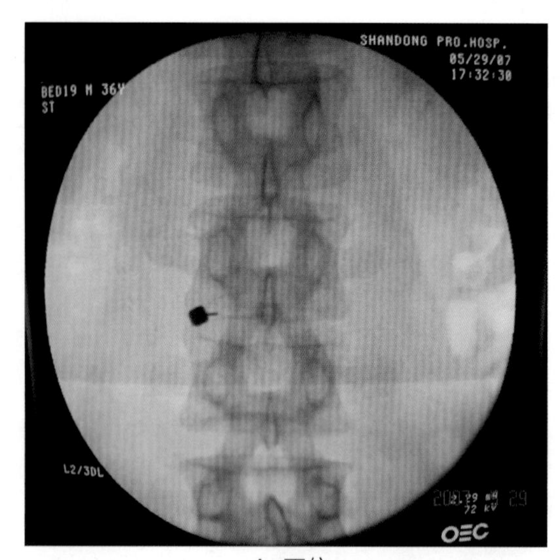

A. 正位

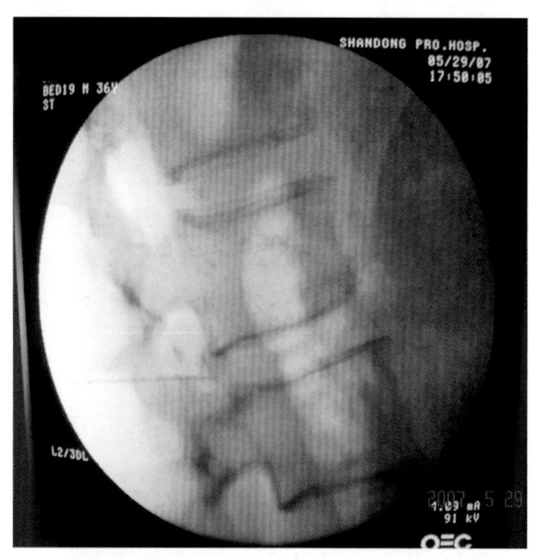

B. 侧位

图 3-6-10 经椎板外切迹侧隐窝穿刺到位

（3）小关节间隙进路（approach via space of facet joint）：

1）体位：同小关节内缘进路。

2）C 臂下确定进针点及皮肤上标定（图 3-6-11）。

3）穿刺方法：经皮肤定点垂直进针，分别向内、外倾斜 5° 进针，确定上、下关节突，然后稍退针后沿上下关节突之间垂直进针达有韧感，即小关节囊后壁，继续进针进入小关节间隙，再次遇到韧感为关节囊前壁和黄韧带，边加压边进针，一旦阻力消失即进入侧隐窝（图 3-6-12）。

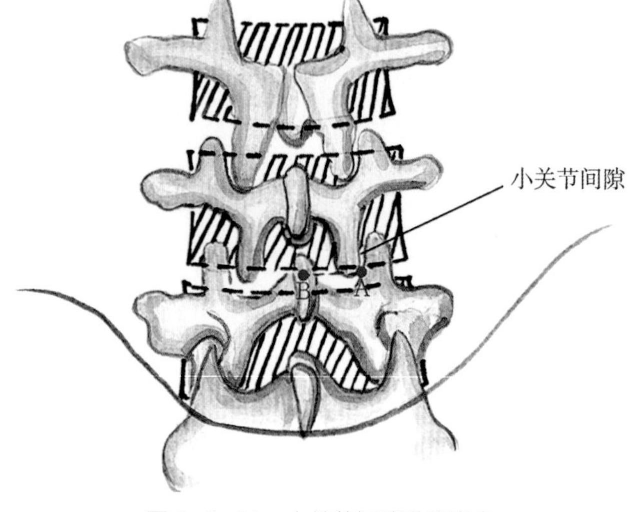

图 3-6-11 小关节间隙进路定点

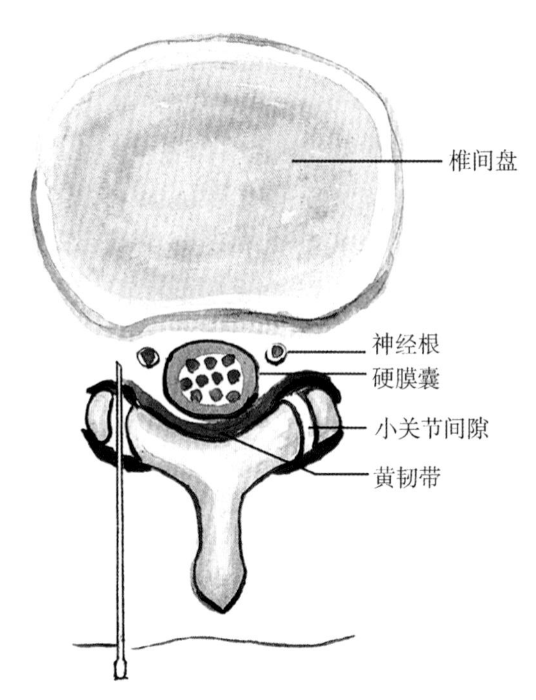

图 3-6-12　经小关节间隙进路侧隐窝穿刺到位示意

2. 骶管阻滞

（1）体位：患者取屈膝侧卧位或俯卧位，俯卧位时，腹下垫枕。

（2）进针点：骶裂孔位于骶角之间的凹陷处。确定方法有三种：①先确定尾骨尖端位置，然后用拇指沿骶骨中线向上摸，在距尾骨尖端约 5 cm 的部位，可触到"A"形的凹陷点，其两侧为骶角，此凹陷点为骶管裂孔。②以拇指沿骶骨正中线的骶正中嵴从上向下滑落，摸到凹陷点，即骶裂孔。③以髂后上棘连线为底边向下画一倒等边三角形，三角形的顶点（女性）或顶点偏下（男性）的凹陷处即骶管裂孔（图 3-6-13）。

（3）操作方法：在进针点快速垂直刺入皮肤，进皮后针尖向头端倾斜 30°，缓慢进针（图 3-6-14）。当遇到韧性阻力时，即骶尾韧带，继续进针，突破骶尾韧带时有阻力消失感，回抽无血、无脑脊液，注气通畅且无皮下气囊感，说明针尖位于骶管腔内（图 3-6-15），注入 5 mL 试验量，证实针尖确实在骶管内而非皮下或蛛网膜下隙，方可注入全量药物。如需置管，则选用 Touhy 针，方法及步骤同上，到位后置入硬膜外导管，拔出穿刺针，固定导管即可。

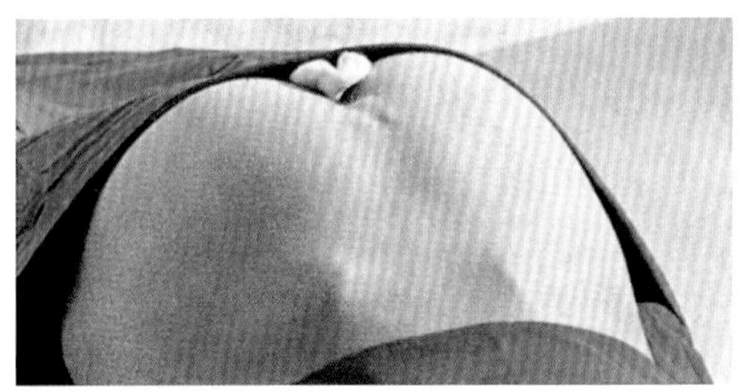

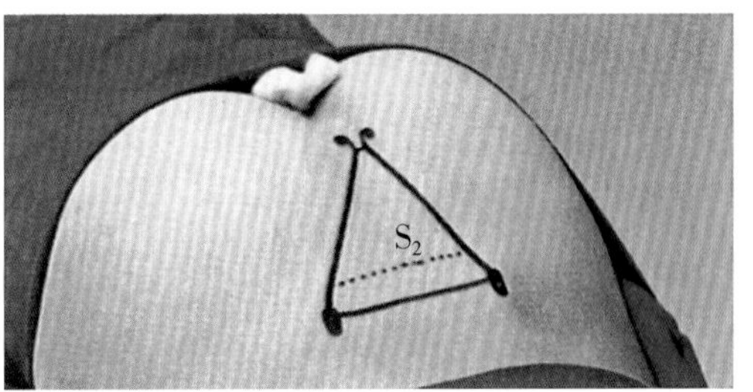

图 3-6-13　骶管阻滞体位及穿刺点定位

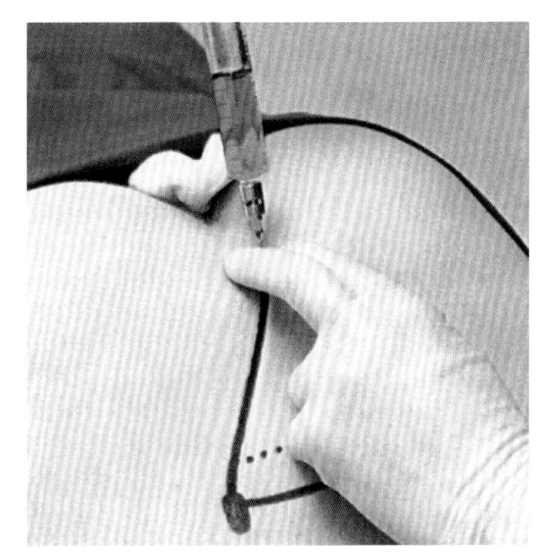

图 3-6-14　骶管阻滞

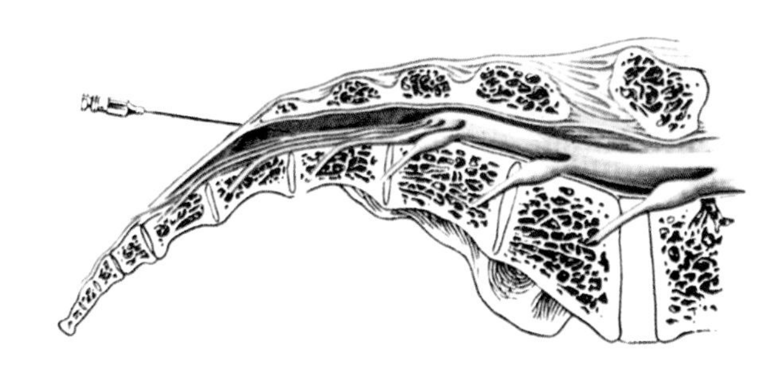

图 3-6-15　骶管阻滞穿刺到位示意

3. 蛛网膜下隙阻滞

（1）体位：患者取屈膝侧卧位或坐位。

（2）进针点：一般选用 L_2~L_3 或 L_3~L_4 棘突间隙穿刺（图 3-6-16）。

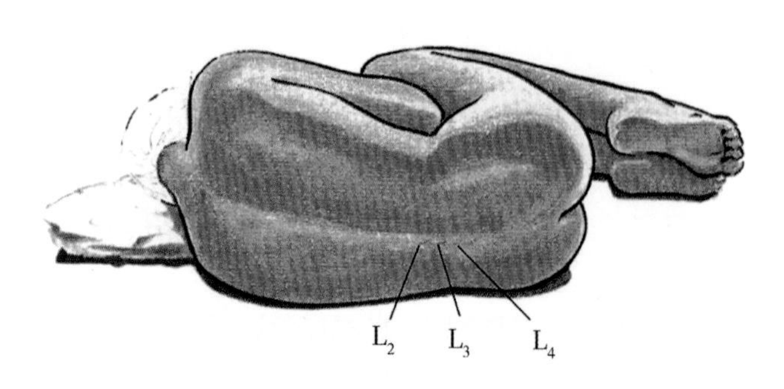

图 3-6-16 蛛网膜下隙阻滞体位及进针点

（3）操作方法：用带针芯的 7 号腰麻穿刺针，进针方法同单次硬膜外阻滞法，当针到达硬膜外隙时，继续进针，会再次遇到阻力感，继续把针推进，待阻力感消失，有落空感时（穿透硬脊膜及蛛网膜）轻轻旋转针体，以使针尖斜面完全进入蛛网膜下隙，拔出针芯，应有脑脊液流出（图 3-6-17）。如无脑脊液时，采用轻轻回抽或压迫颈静脉、让患者屏气等增加颅内压的措施，促使脑脊液流出。经上述处理仍无脑脊液流出应重新穿刺，直至有脑脊液流出时，即可根据不同需要注入局麻药。

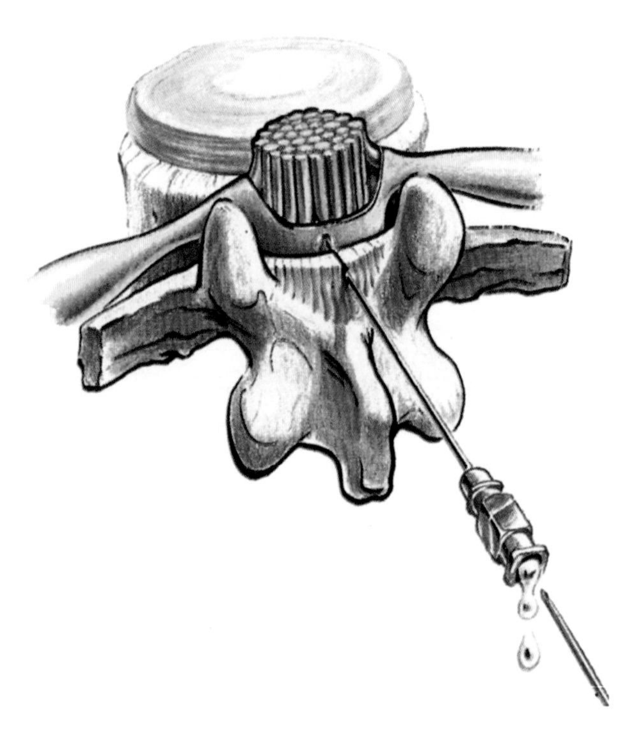

图 3-6-17 蛛网膜下隙穿刺到位示意

二、腰交感神经节

【应用解剖】

腰交感神经干位于腹膜后的腹膜外组织内，在脊柱的前外侧，沿腰大肌的内侧缘下降，其上端经膈的内侧腰肋弓与胸交感干相连，下端经髂总血管后侧入盆腔，与交感干的盆部相连结。右侧腰交感干沿下腔静脉外侧下降，左侧则在腹主动脉外侧。腰交感神经节（lumbar ganglia）一般为 4 个，左右两侧的数目、大小、位置以及交通支不完全对称，但位于 L_2~L_4 水平的两个节比较恒定，其中 L_2 神经节临床意义较大。腰交感神经节的主要分支有交通支、内脏支、血管支等，除发出分支至腹主动脉丛、肠系膜丛等外，还有纤维伴随血管分布至下肢。腰交感神经节主要分支支配下肢的交感神经，因此下肢的血管性疾病及下肢的凉麻等交感症状可进行腰交感神经阻滞来治疗（图 3-5-16）。

【操作技术】

1. 体位　患者取俯卧位，腹下垫薄枕。

2. 穿刺点　取 L_2 横突尖部下缘（图 3-6-18）。

3. X 线引导下腰交感神经节阻滞　用 9 号 15 cm 穿刺针，于穿刺点垂直刺皮后，斜向椎

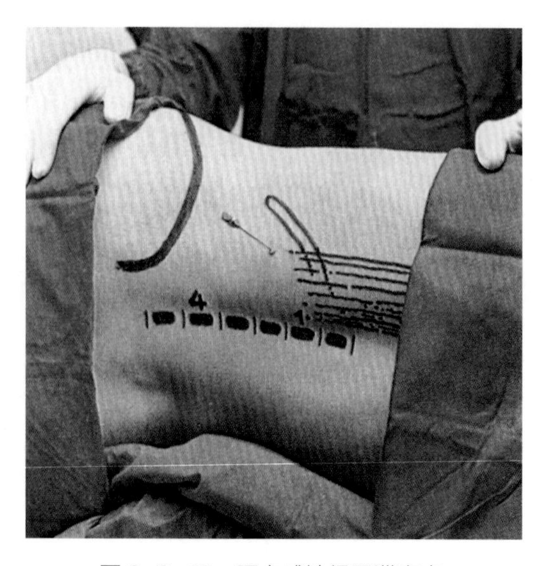

图 3-6-18 腰交感神经阻滞定点

体前侧缘穿刺。穿刺过程中注意反复透视，及时调整针尖位置及方向，直至针尖正位到达 L_2 椎体侧缘，侧位到达 L_2 椎体中下部的前缘。注射 1 mL 造影剂，观察造影剂分布（图 3-6-19）。回吸无血、无脑脊液，注入低浓度局麻药 15~20 mL；观察有无下肢皮温逐渐升高、皮肤潮红等血管扩张的征象。

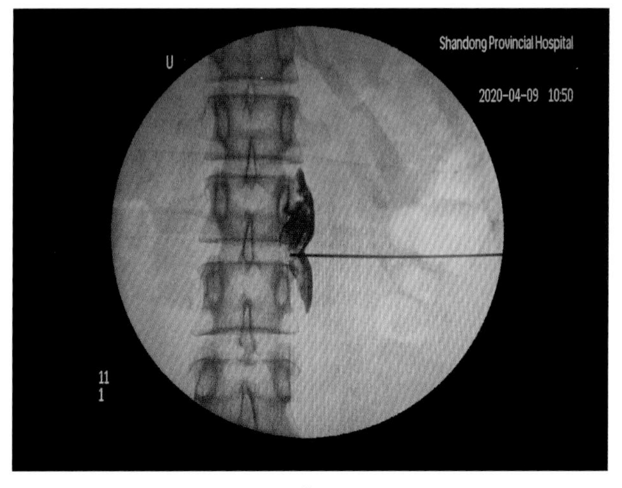

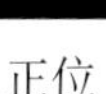
正位

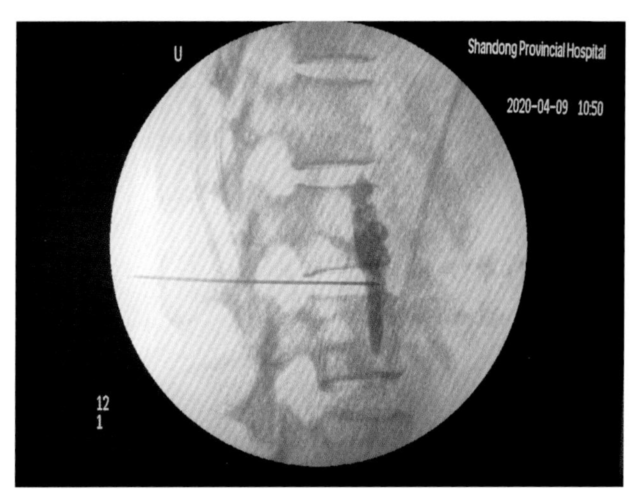

侧位

图 3-6-19　X 线引导下腰交感神经阻滞 + 造影剂分布（正侧位）

三、L_3 横突

【应用解剖】

L_3 横突综合征是腰痛或腰腿痛中常见的一种疾病。腰椎呈正常生理性前凸，第 3 腰椎在前凸的顶点，而成为这 5 个椎体活动的中心和腰椎前屈、后伸、左右侧弯和左右旋转时的活动枢纽，因此两侧横突所受牵拉应力最大。再之，横突上附着的韧带、肌肉较多，如横突间有横突间韧带，在尖部附着有腰方肌、横突间肌、骶棘肌和腰背筋膜深层（图 3-6-20）。横突前方有 L_2 脊神经前支（闭孔神经的主要来源）、髂腹下神经（L_1）及髂腹股沟神经（L_1）通过，后方有 L_1~L_3 脊神经后支（臀上皮神经）穿行。

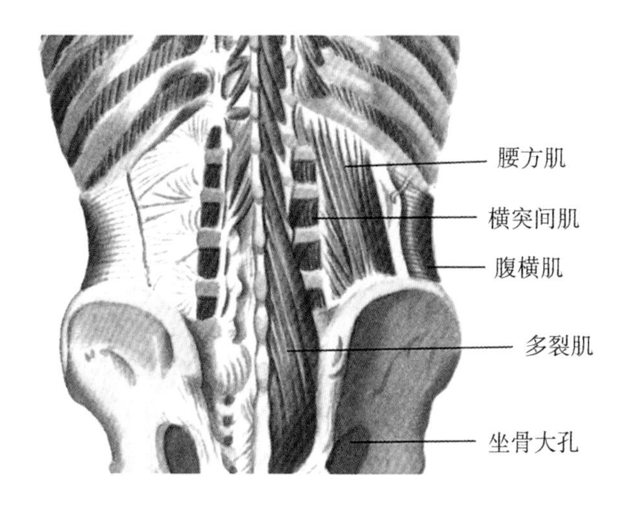

图 3-6-20　腰背部深层肌肉

【操作技术】

1. 体位　患者取俯卧位，腹下垫枕。

2. 进针点　在 L_3 棘突上缘水平，骶棘肌外侧缘压痛明显处（图 3-6-21）。

3. 操作方法　左手拇指按压进针点外侧，右手持带 7 号 8 cm 长针注射器，沿拇指指甲从进针点快速刺入皮肤，针尖略向内倾斜，缓慢进针达横突尖部，注入消炎镇痛液 5 mL，并分别在横突尖部及上、下和外侧缘各注入消炎镇痛液 3~5 mL，注药时患者可有向下放射的麻胀感。

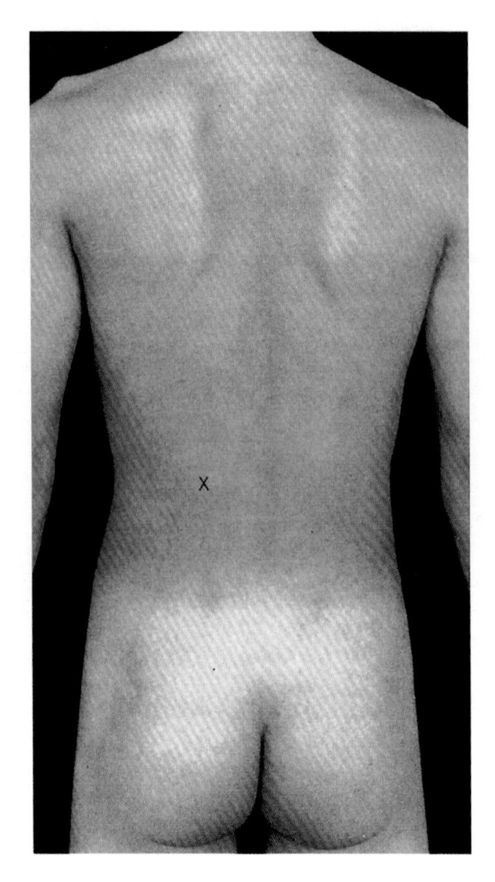

图 3-6-21 L_3 横突注射定点

四、臀上皮神经

【应用解剖】

臀上皮神经由 T_{12}~L_3 脊神经后外侧支的皮支组成，臀上皮神经从起始到终止，大部分行走在软组织中，将其行走过程分为四段，在四段中有 6 个固定点。第一段从椎间孔发出后穿骨纤维孔，称为“出孔点”，再沿肋骨或横突的背面和上面行走，称为“骨表段”；在横突上被纤维束固定称为“横突点”，这段行程较短，由里向外。第二段走行于骶棘肌内，称为“肌内段”，向下向外，并与第一段成钝角，约 110°，将进入骶棘肌处称为“入肌点”。第三段走行于腰背筋膜浅层深面，称为“筋膜下段”；向下向内走行，与第二段也构成钝角，约 95°，其走出骶棘肌的部位称为“出肌点”。第四段为走出深筋膜并穿行于皮下浅筋膜层，称为“皮下段”，此点为“出筋膜点”，皮下段要跨越髂嵴进入臀部，又称“入臀点”（图 3-6-22）。

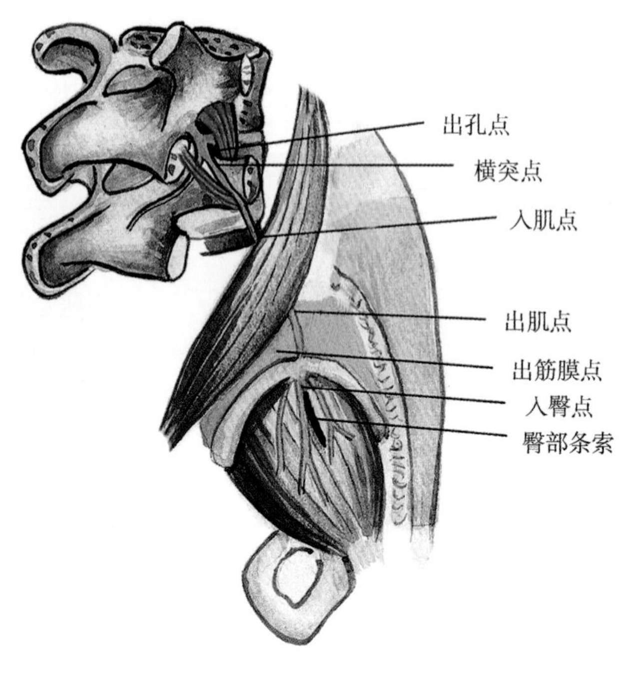

图 3-6-22 臀上皮神经走行示意

【操作技术】

临床上常应用入臀点阻滞。

1. 体位　患者取俯卧位。

2. 进针点　在髂嵴中点下 2~3 cm 明显压痛处。

3. 注射方法　用 7 号 8 cm 长针，在进针点快速刺入皮肤，垂直骨面进针，直达病变部位，患者可有放射性酸胀感，回抽无血，注入消炎镇痛液 5~10 mL（图 3-6-23）。

五、梨状肌下孔

【应用解剖】

梨状肌综合征是引起坐骨神经痛的常见原因之一，梨状肌起于 S_2~S_4 水平骶骨侧方骨盆面上，有一部分起自骶髂关节的关节囊前方及骶棘韧带和骶结节韧带的骨盆部分，向外侧走行成为肌腱，止点在大转子的上部内侧面，几乎完全充满坐骨大孔。坐骨神经来自第 4 腰段到第 3 骶段的脊神经前支，并沿骨盆后壁走行，通过坐骨大

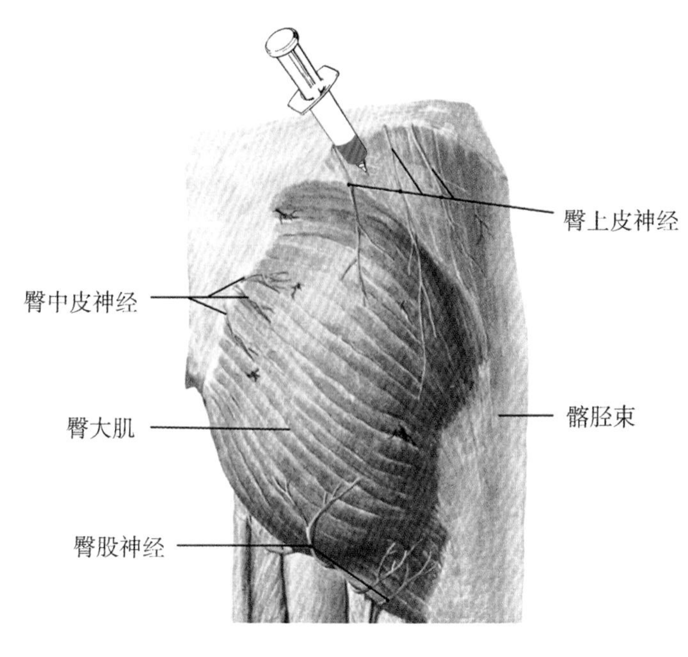

图 3-6-23　臀上皮神经阻滞

孔时紧贴梨状肌的下缘穿出（图 3-6-24）。由于解剖上的变异，坐骨神经主干可穿过梨状肌或经其上缘出骨盆，有时坐骨神经在骨盆内提前分为腓总神经和胫神经，它们可穿过梨状肌上缘或下缘出骨盆。坐骨神经和梨状肌的这种关系决定了梨状肌的病变对坐骨神经的影响很大。当梨状肌受到外伤或慢性劳损及炎症等不良刺激后发生痉挛、水肿、增生，甚至挛缩、粘连、瘢痕形成时，可导致坐骨神经卡压或牵拉而出现症状。当神经根周围各种原因引起的粘连、瘢痕使神经的移动范围变小，导致神经张力增大时，患者行走使髋关节从伸展到屈曲，造成坐骨神经反复牵拉、刺激，在临床上可出现一系列坐骨神经痛的症状和体征。

【操作技术】

1. 体位　患者取俯卧位。

2. 进针点　在髂后上棘与股骨大转子连线中点下垂线约 3 cm 明显压痛处（图 3-6-25）。

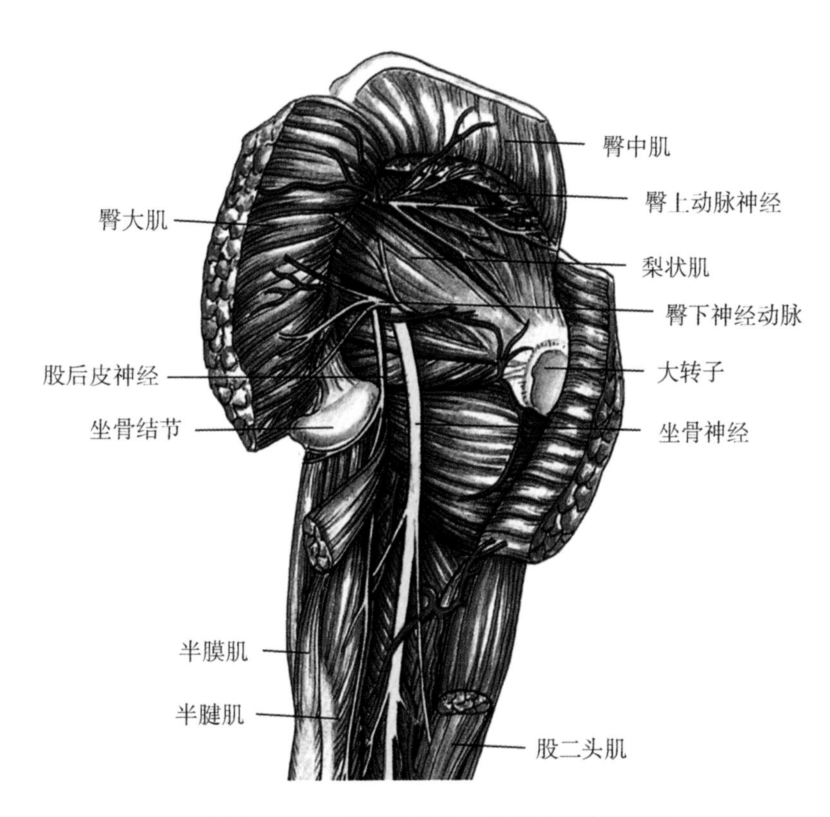

图 3-6-24　梨状肌下孔与坐骨神经位置关系

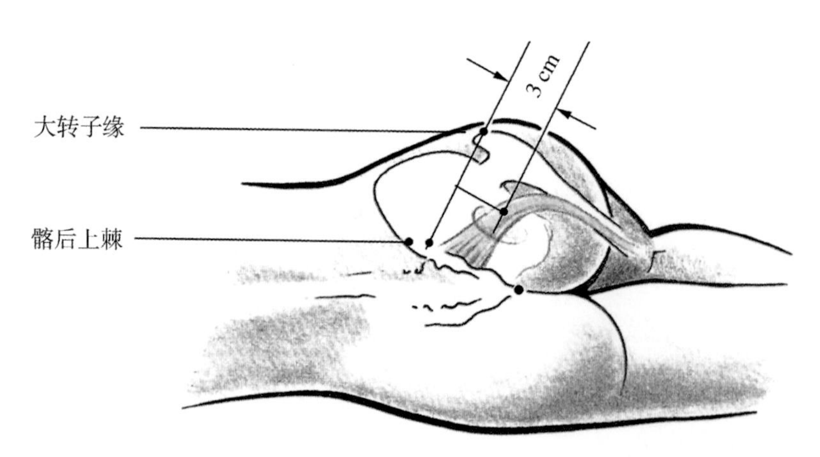

图 3-6-25 梨状肌下孔穿刺定点

3. 注射方法 从皮肤定点处快速刺入皮肤，垂直缓缓进针，在针穿过筋膜进入臀大肌深处时，可感到一定阻力，继续进针出现阻力突然减小时，针已进入梨状肌区。如出现向小腿至足部放射的刺痛或电击感，说明针已进入梨状肌下孔坐骨神经处，回抽无血即可注入消炎镇痛液 10~ 15 mL。

六、腰神经后支

【应用解剖】

（一）腰神经后支

腰神经后支（posterior rami of lumbar spinal nerve）较细，于椎间管外口处脊神经节的外侧发出，向后行经骨纤维孔，在下位上关节与横突根部上缘交界处，至横突间肌内缘分为（后）内侧支和（后）外侧支。腰神经后支的长度以 L_5 最长、L_1 最短，平均 6 mm 左右，其直径以 L_2 最粗、L_5 最细。L_1~L_5 一般 1~1.5 mm。腰神经后支间有吻合。

1. 后内侧支 直径以 0.5~0.9 mm 居多，在下位腰椎上关节突根部的后侧，横突的后面斜向后下，经骨纤维管至椎弓板后面转而向下行，跨越 1~3 个椎骨，重叠分布于关节连线内侧的关节囊、韧带及背伸肌，内侧支在进入骨纤维管前发出细小的关节支，在管内也发出数支细小的关节支，二者支配椎间关节的外下部。出管后又发出细小关节支，支配该关节的内上部。L_4~L_5 的内侧支向下跨越 2~3 个椎骨，抵达骶骨背面，还分布到骶髂关节。后内侧支在腰背肌肉内分支与上下平面来的分支相连，紧与椎板相贴，一直到棘突的下缘，棘上韧带受上一平面后内侧支支配。

2. 后外侧支 直径以 0.8~1.4 mm 居多，与血管伴行，两者沿横突背面向外下斜行，经骶棘肌，穿胸腰筋膜至皮下，支配椎间关节连线以外的组织结构。L_1~L_3 的外侧支较长，其于骶棘肌表面向下走行一段较长距离后，再穿胸腰筋膜至皮下，构成臀上皮神经。

3. 脊膜支 多为腰神经后支或腰神经总干的分支，经椎间孔返回椎管内（也叫返神经），分布到椎间盘的纤维环、后纵韧带、硬膜结缔组织、血管和脊髓被膜（也叫脊膜支）。脊膜支仅包含脊神经的躯体感觉纤维，与交感神经纤维汇合后组成窦椎神经，椎管内的软组织感受器如受到强烈的伤害性刺激，可通过窦椎神经传入中枢，与腰腿痛的发生密切相关。由于窦椎神经在相邻段之间有广泛吻合，因此伤害性刺激必然会跨节段和跨侧别传入中枢，引起腰部及股后肌群反射性痉挛及腰腿痛。

（二）骨纤维孔

骨纤维孔又称脊神经后支骨纤维孔。该孔位于椎间孔外口的后外方，开口向后，两者方向垂直。其上界是横突间韧带的镰状缘，下界为下位椎骨横突的上缘，内界为下位上关节突的外缘，外界为横突间韧带的内侧缘。骨纤维孔的表面投影为同序数棘突顶点水平线与下述两点连线的交点：L_1 平面后正中线外侧 2.3 cm，L_5 平面后正中线外侧 3.2 cm。

（三）骨纤维管

骨纤维管又称腰神经后内侧支骨纤维管。该管位于腰椎乳突（上关节突后缘的突起）与副突（横突根部后下方的突起）间的骨沟处。前壁为乳突副突间沟，后壁为乳突副突韧带，上壁为乳突，下壁为副突。骨纤维管的体表投影为同序数腰椎棘突下缘水平线与下述两点连线的交点：L_1 平面后正中线外侧 2.1 cm，L_5 平面后正中线外侧 2.5 cm（图 3-6-26~ 图 3-6-28）。

【操作技术】

腰神经后支及其分出的内、外侧支在各自的行程中，都分别经过骨纤维孔、骨纤维管或穿胸腰筋膜裂隙。由于孔道细小，周围结构坚韧缺乏弹性，且腰部活动度大，易被拉伤；或因骨质

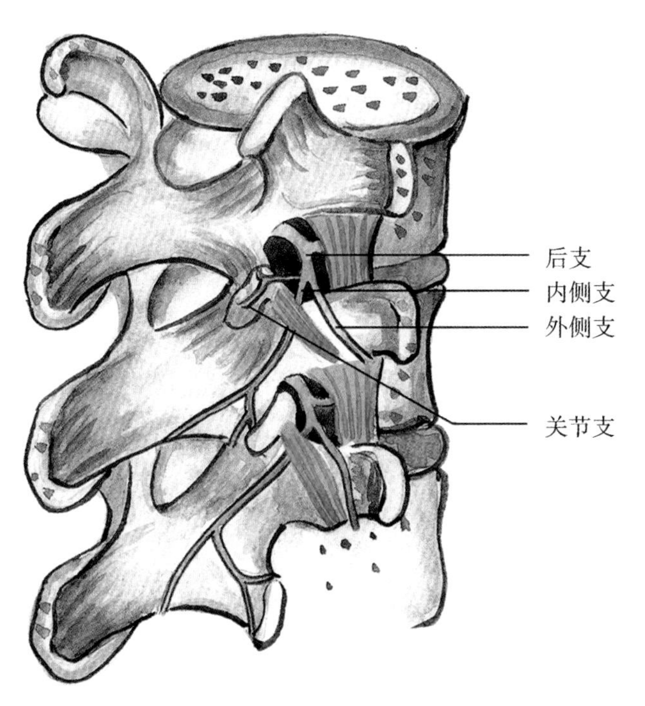

图 3-6-26　腰神经后支解剖（斜位）

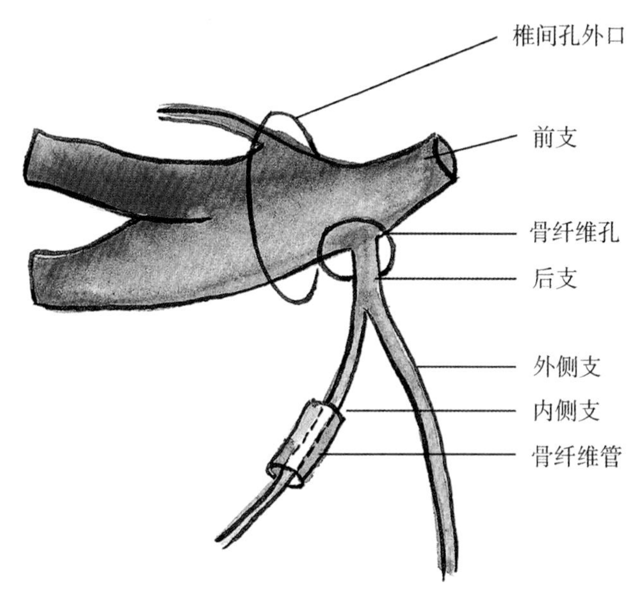

图 3-6-27　腰神经后支解剖示意

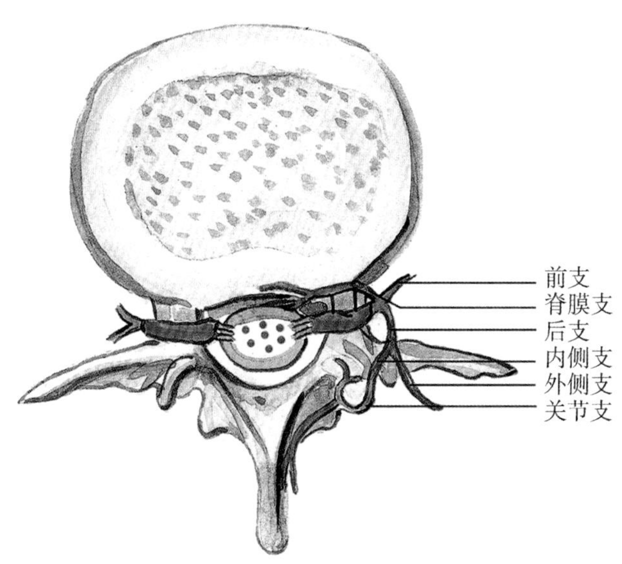

图 3-6-28　腰神经后支解剖（俯视）

增生、韧带骨化，使孔道变形变窄，压迫通过的血管神经而引起腰腿痛。腰神经后支及其分支的损伤和受卡压，是引起不过膝的腰腿痛的主要原因。

1. 体位　同侧隐窝注射。

2. 进针点标定　C 臂透视下腰椎横突与上关节突的夹角处（图 3-6-29）。

3. 穿刺方法　经皮肤定点垂直穿刺，遇骨质即横突基底部，稍退针，再稍向头端和内侧倾斜进针，遇到骨质，即上关节突外缘（图 3-6-

30）。回抽无血、无液，注射消炎镇痛液或 1% 利多卡因 3~5 mL。

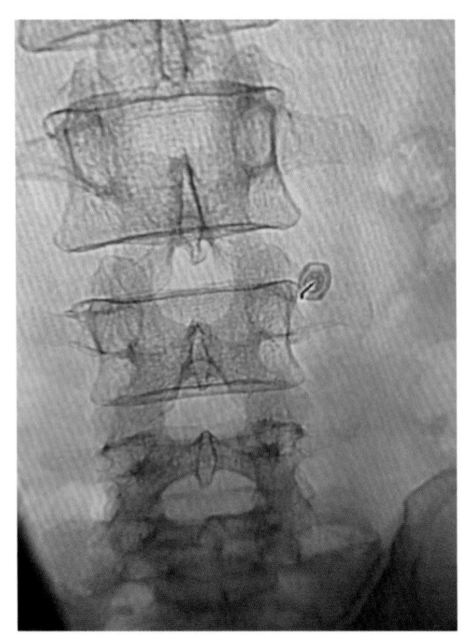

图 3-6-29 腰神经后支阻滞（正位）

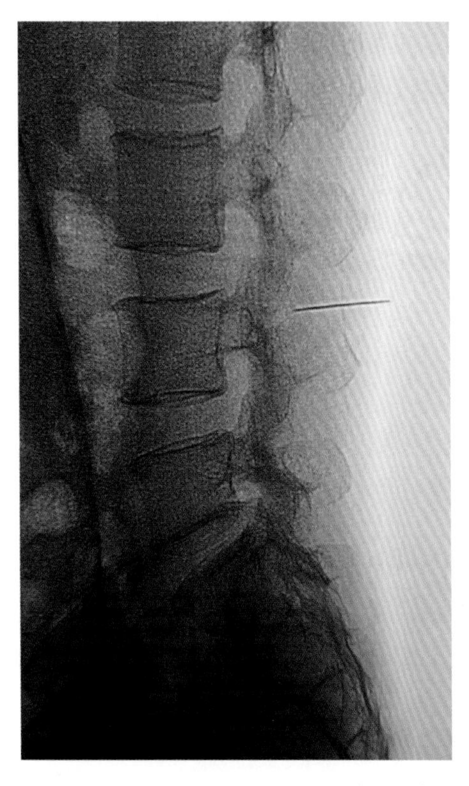

图 3-6-30 腰神经后支阻滞（侧位）

4. 超声引导下腰脊神经后内侧支阻滞 患者俯卧位，腹下垫软枕，将低频探头横向置于目标节段的腰椎棘突正中水平，可以轴位显示棘突、小关节及横突的声像图。在此基础上，缓慢向上

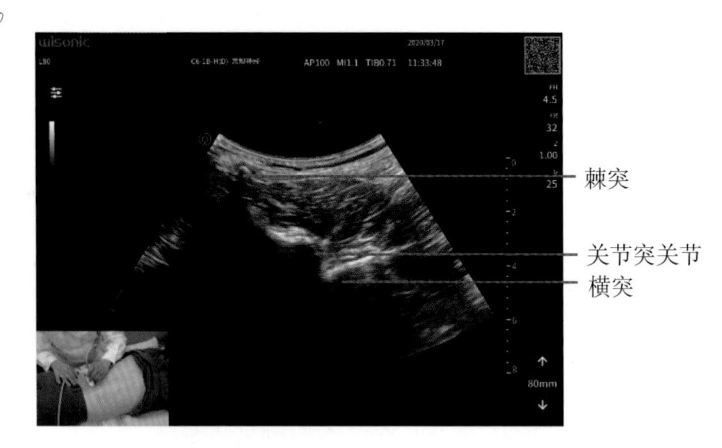

图 3-6-31 超声引导下腰脊神经后内侧支阻滞

移动探头，寻找横突消失的层面，即横突根部上缘与小关节的交界处，此即目标位置（图 3-6-31），采用平面内技术进针，使针尖到达目标位置附近。需要注意的是，因横突上缘的走行方向并不是完全水平的，可以将探头外侧轻微旋转，使其与目标侧别的横突走行方向平行。

七、骶髂关节

【应用解剖】

骶髂关节（sacro-iliac joint）是微动关节，由骶骨耳状面和髂骨耳状面组成，其中骶骨的关节面由深层的透明软骨和浅层的纤维软骨覆盖，而髂骨的关节面仅由纤维软骨覆盖。关节面粗糙不平，多点连接，可做极轻微的上、下及前、后运动，前后运动时可伴随关节的旋转（微动关节）。妊娠期骶髂关节运动范围可增加。关节囊比较紧密，附着于关节面周缘，由骶髂前韧带、骶髂骨间韧带和骶髂后韧带加固。连接髂骨和腰椎的髂腰韧带以及骶结节韧带和骶棘韧带也间接加强骶髂关节，使其稳定性更强（图 3-6-32）。

骶髂关节的神经：前面主要为 L_5 神经和 S_1 神经的前支分布；下面有臀上神经和 S_2 神经的后支分布；L_5 神经和 S_1 神经的后支则分布到关节的后面。

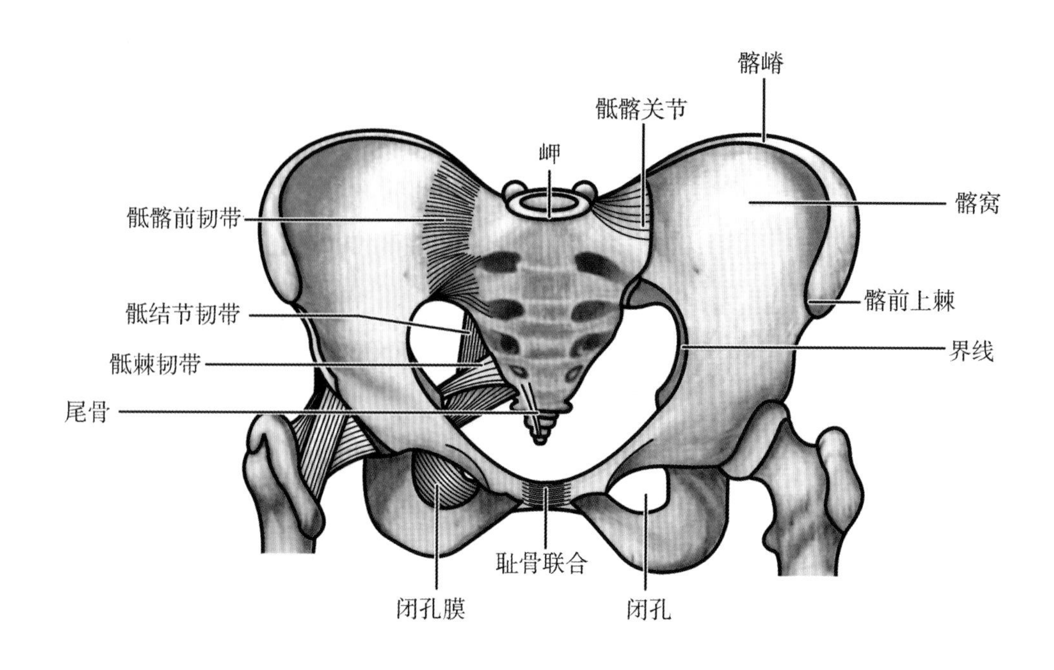

图 3-6-32　骶髂关节及韧带连结

【操作技术】

1. 体位　患者取俯卧位。

2. 穿刺点　用手指触及髂后上、下棘，确定骶髂关节的体表定位，进针点选择在骶髂关节下份（图 3-6-33）。同时需要检查骶髂关节周围结构，如关节囊、臀中肌的压痛点，大部分患者需要同时进行骶髂关节周围结构的注射。

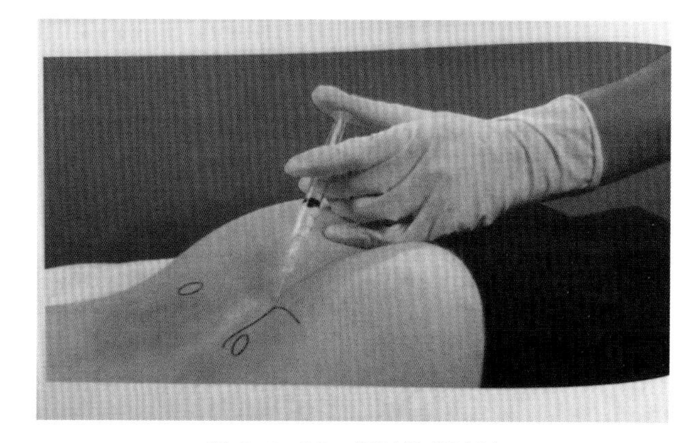

图 3-6-33　骶髂关节注射

3. 操作方法　皮肤局部麻醉后，用 7 号 8 cm 长针自穿刺点垂直进皮，针尖斜向头端、外侧，注意避开髂骨的阻挡，当针尖到达关节囊时，常有质韧感觉，突破质韧感（有时不明显）注射消炎镇痛液 5 mL，退针时关节囊周围一并注射，不超过 10 mL。

4. 超声引导下骶髂关节注射　患者体位同前，将低频超声探头置于骶正中嵴的横断面上，可见骶正中嵴表现为高回声，形似蝙蝠头，定位骶正中嵴后，缓慢将超声探头向外侧移动，直至可见病变侧髂骨内侧缘（图 3-6-34）。骶髂关节即位于骶骨外侧缘和髂骨内侧缘之间。确认关节间隙后，从超声探头正中下方 1 cm 皮肤处采用平面外技术进针，超声引导下调整针的方向，感觉针尖进入关节间隙后，在超声实时观察下向关节内注射少量药液，确定关节内穿刺成功，后缓慢注射药物，总计 5 mL，注射过程中会存在一定阻力，移动针尖位置确保药物到达整个骶髂关节。

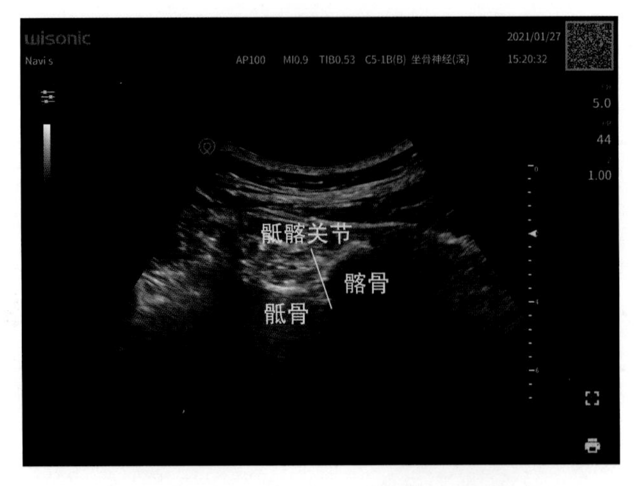

图 3-6-34 超声引导下骶髂关节注射

第七节 下 肢

一、髋关节

【应用解剖】

髋关节由股骨头和髋臼构成。股骨头的关节约占球面的 2/3，关节软骨覆盖股骨头和髋臼的月状面，髋臼窝内有脂肪充填，在髋臼的周缘有髋臼唇附着，故使关节窝的深度加深。髋关节的关节囊厚而坚韧，起于髋臼周缘和髋臼横韧带，止于股骨上端转子间线（前面）和转子间嵴上内侧（后面）。因此，股骨颈的前面完全包在关节囊内，后面有一部分则在关节囊外。关节囊周围的韧带较多而强大，有前面的髂股韧带、内上侧的耻股韧带和后上侧的坐股韧带，其中以髂股韧带最为坚韧（图 3–7–1、图 3–7–2）。股骨头韧带起于髋臼横韧带及髋臼切迹，止于股骨头凹，当大腿前屈及内收时，此韧带紧张，外展时松弛。

【操作技术】

1. 体位 患者取仰卧位。

2. 穿刺点 穿刺点定位于腹股沟韧带中点向足端 2~2.5 cm，再向外 2~2.5 cm 处（图 3–7–3）。

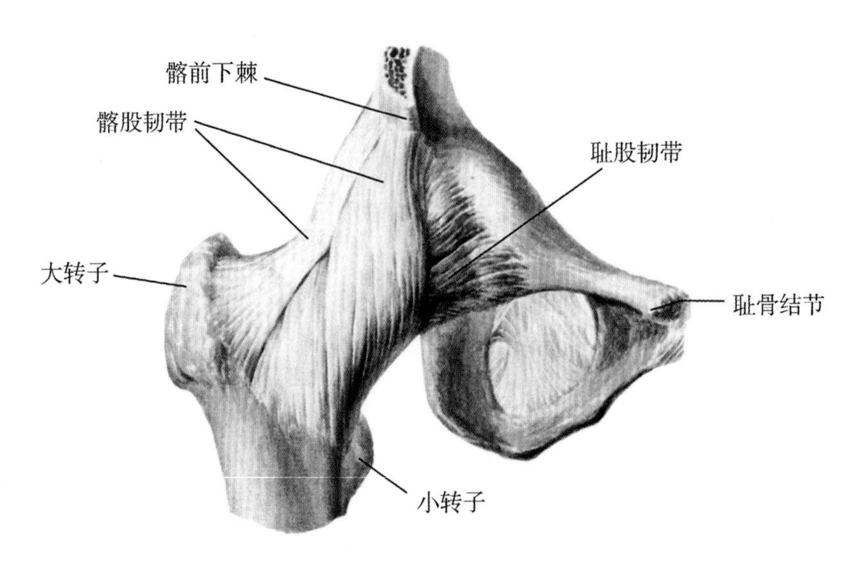

图 3-7-1 髋关节前面观

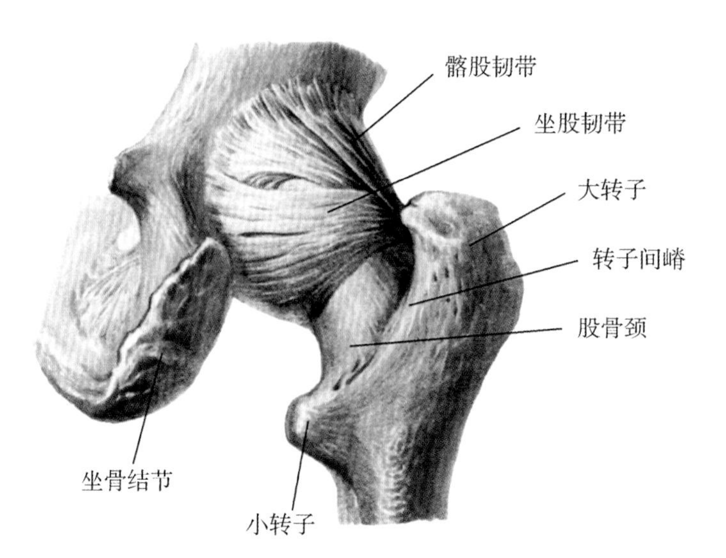

图 3-7-2　髋关节后面观

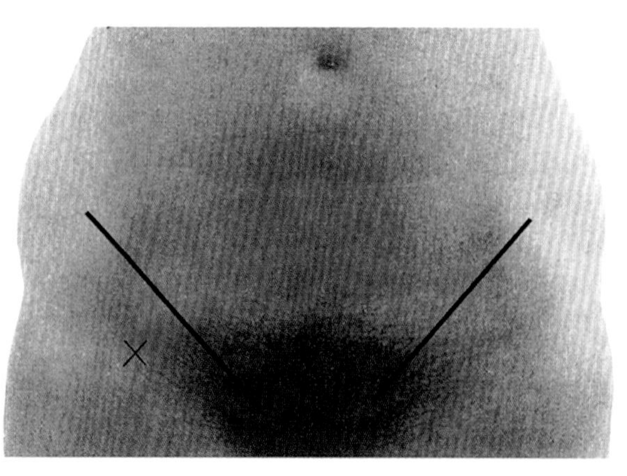

图 3-7-3　髋关节注射定点

3. 操作方法　用一手示指触及股动脉并加以保护，另一手持 7 号 8 cm 长针垂直皮肤快速刺入达关节腔。关节腔内如有积液，可先将积液抽出，再注射消炎镇痛液 10~15 mL（图 3-7-4）。注射后可被动活动髋关节，以利于药物扩散。

4. 超声引导下髋关节注射　体位同前，下肢轻度外旋，将低频超声探头垂直于腹股沟韧带方向，放置于上述进针点附近，可见弧形的股骨头声像，以及其尾端的股骨颈，进针目标点为股骨颈与股骨头交界处（图 3-7-5），可以向内侧平移探头，选择在股骨颈内侧缘附近进针，采用平面内技术，至针尖进入髋关节腔内。

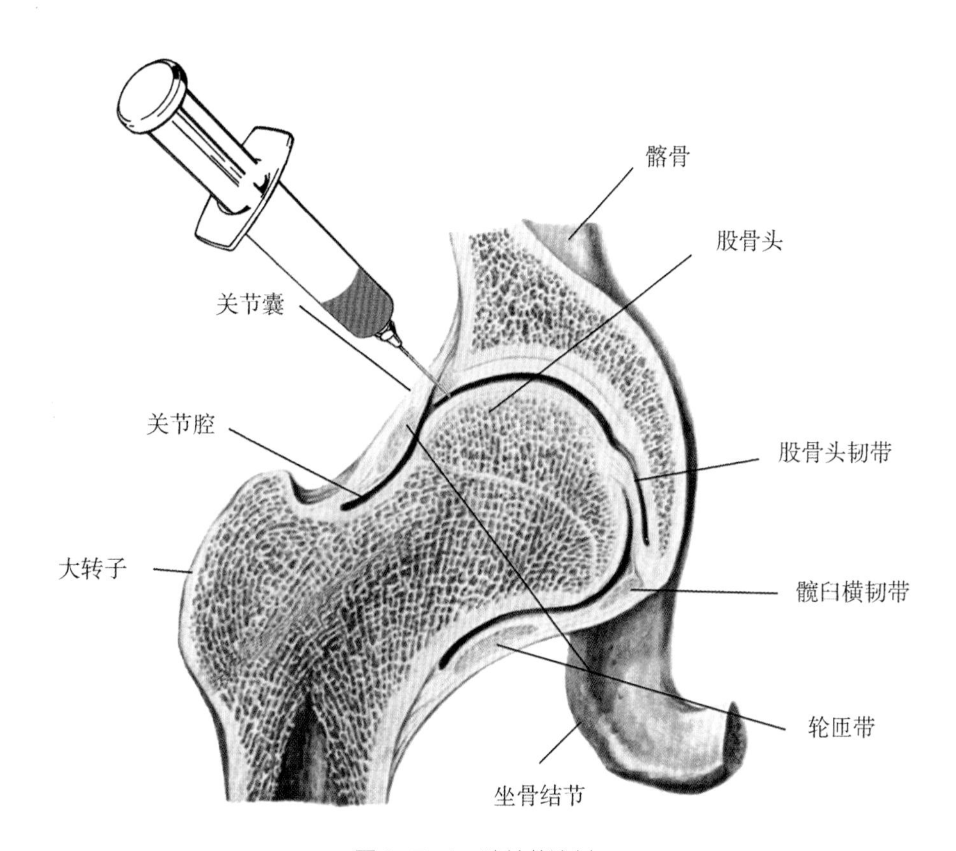

图 3-7-4　髋关节注射

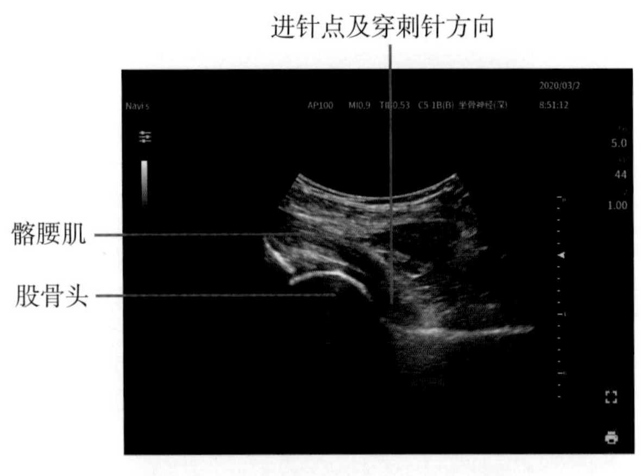

图 3-7-5 超声引导下髋关节注射

二、闭孔神经阻滞

【应用解剖】

股部的上界前为腹股沟，后为臀沟，内侧与会阴相邻。股部的下界为经髌骨底上方两横指处的环行线。股部的肌群分前群、后群和内侧群（附表 6）。与疼痛临床关系密切的股部解剖结构有股三角和闭孔血管神经束，支配股部肌群和司理股部感觉的神经除坐骨神经外，还有股外侧皮神经、股神经和闭孔神经。

股三角位于股前区上 1/3 段，呈一底边在上尖朝下的三角形，下续收肌管。上界为腹股沟韧带，外侧界为缝匠肌的内侧缘，内侧界为长收肌的外侧缘；前壁为阔筋膜，后壁凹陷，其外侧是髂腰肌，内侧为耻骨肌及其筋膜。股三角内有股鞘、股管、股神经、股动脉、股静脉、淋巴管、淋巴结及脂肪组织等。这些结构的位置关系从内向外依次为股静脉、股动脉和股神经（图 3-7-6）。在疼痛治疗中，明确该处神经、血管的关系，

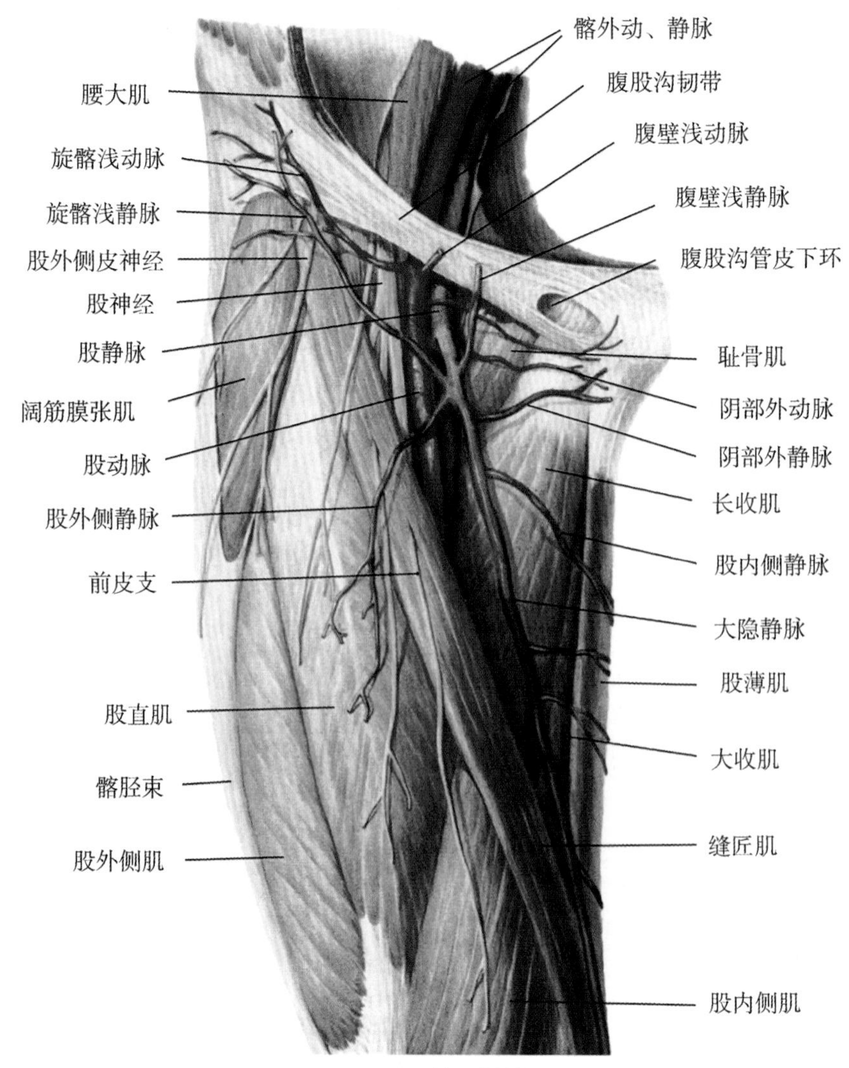

图 3-7-6 股前区解剖

可减少损伤，避免严重并发症的发生。

闭孔血管神经束经闭膜管出骨盆至股部。其重要结构有闭孔动、静脉和闭孔神经。闭孔动脉起自髂内动脉前干，与同名静脉、神经伴行。出盆后分前、后两支骑跨短收肌，前支分布于股内侧肌群，并与旋股内侧动脉的分支吻合，后支分布于髋关节与股方肌等。闭孔神经为混合性神经，起于 L_2~L_4 前支的前股，沿腰大肌内侧缘，在髂总动脉后侧，穿盆筋膜入小骨盆；沿骨盆侧壁，在髂内动脉与输尿管外侧前行，于耻骨上支下面斜行向前内方的闭孔沟内，至闭孔膜的上部，与闭孔血管共同穿闭膜管至股部（图 3-7-7）。在闭膜管内，分为前、后两支。前支行于短收肌浅面，分支至长收肌、股薄肌及髋、膝关节。后支行于短收肌深面，分支支配闭孔外肌和大收肌，其皮支由前支发出，分布于股前区内上部的皮肤。因此，股内侧皮肤的疼痛和股内收肌群紧张及髋关节疼痛等，均可通过闭孔神经阻滞而缓解。

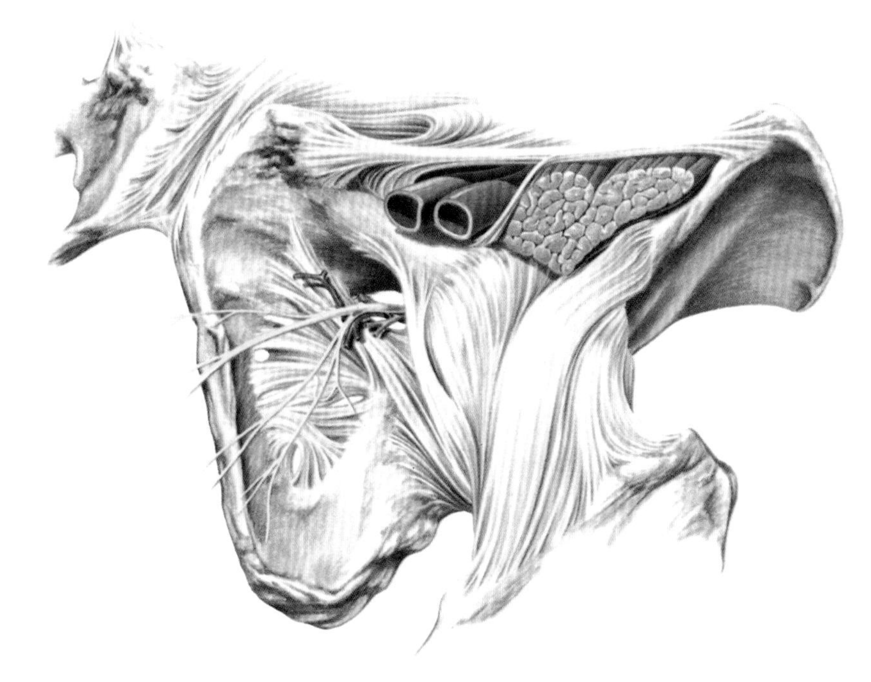

图 3-7-7　闭孔血管神经束

【操作技术】

1. 体位　患者取仰卧位，两手放于头后，大腿稍外展外旋，小腿稍屈曲。

2. 穿刺点　位于耻骨结节下方和外侧各 1.5~2 cm 处，依患者身高而定（图 3-7-8）。

3. 操作方法　用 7 号 8 cm 长针，经进针点垂直皮面快速进针，直达耻骨升支，然后退针到皮下，调整进针方向，使针尖向上（头端）、向后、向外，继续进针，反复调整进针角度，直至针尖沿耻骨升支下缘滑入闭孔（图 3-7-9），此时有进孔落空感，然后向腹侧和背侧几个方

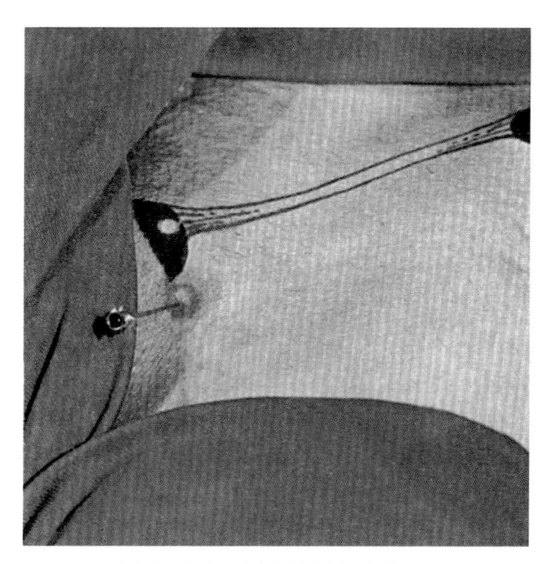

图 3-7-8　闭孔神经阻滞定点

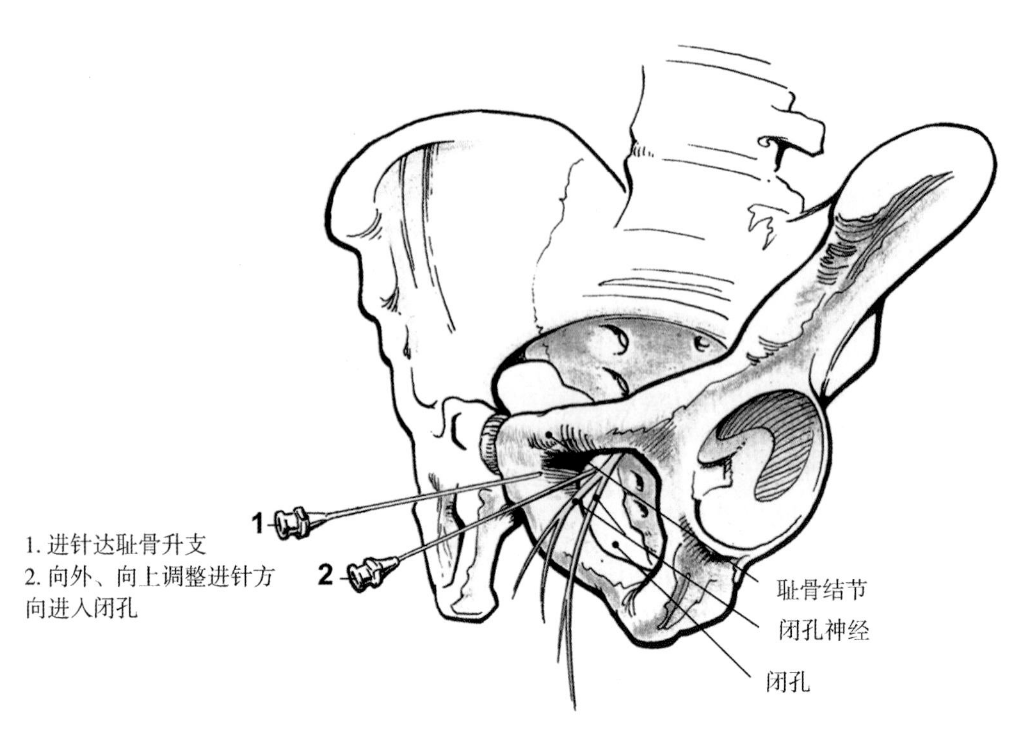

图 3-7-9 闭孔神经阻滞

向注药 10 mL，边退针边注药 3~5 mL，总量不超过 15 mL。

三、股神经阻滞

【应用解剖】

股神经是腰丛最大的分支，由 L_2~L_4 脊神经前支的后股组成，其起始段位于腰大肌背面，自腰大肌外侧缘穿出，沿髂肌前方下降，经腹股沟韧带中点稍外侧进入股三角。在股三角内，股神经位于股动脉外侧（图 3-7-6），并由此发出许多分支。其肌支支配股四头肌、耻骨肌和缝匠肌，关节支分布于髋关节和膝关节，皮支分布于股前区皮肤。临床可见腹股沟区或股前区疼痛患者，疼痛多向会阴部、股前内侧、小腿内侧甚至足内侧放射。检查发现在股动脉外侧有压痛，直腿伸髋试验阳性，屈髋、屈膝无力。引起股神经痛的原因很多，如腰椎结核、腰大肌脓肿、肿瘤、外伤等腰部疾患，以及髋关节炎、股骨头缺血坏死等髋部疾患，均可引起上述临床表现。在治疗这些原发疾病时，可应用股神经阻滞缓解疼痛症状，改善运动功能，促进疾病康复。

【操作技术】

1. 体位　患者取仰卧位，患侧大腿稍外展、外旋。

2. 穿刺点　在腹股沟韧带中点下方 1 cm、股动脉搏动点外侧 0.5 cm 处做标记（图 3-7-10）。

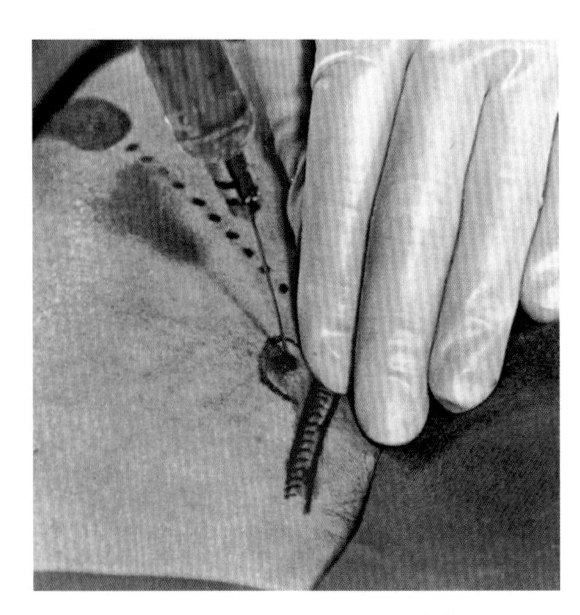

图 3-7-10 股神经阻滞定点

3. 操作方法　操作者立于患者的健侧，左手示指指尖触清股动脉搏动，轻轻向下并稍向内侧按压，以保护血管；右手持注射器沿左手示指的外侧于标记处快速进针至股三角深筋膜深层水平（图 3-7-11），出现异感，回抽无血，注入镇痛液 5~10 mL。

4. 超声引导下股神经穿刺　将线性高频探头沿腹股沟韧带走行方向，放置于腹股沟韧带中点附近，辨认声像图上的股静脉、股动脉、股神经以及附近的髂肌、浅表的髂筋膜（图 3-7-12），超声引导下以平面内技术进针，使针尖到达股神经附近。

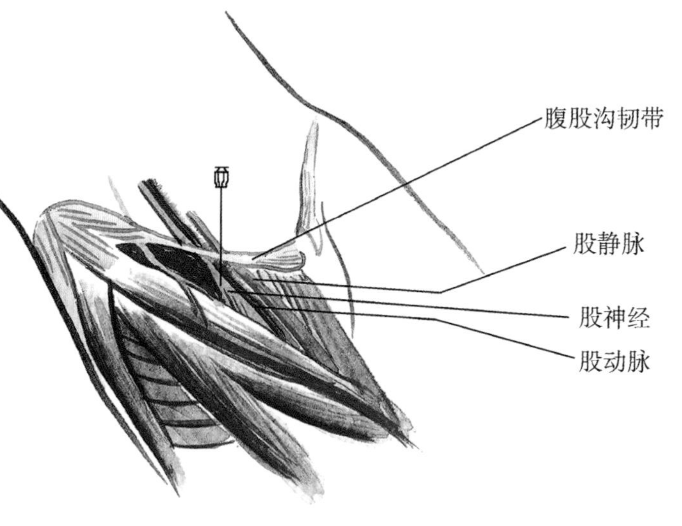

图 3-7-11　股神经阻滞

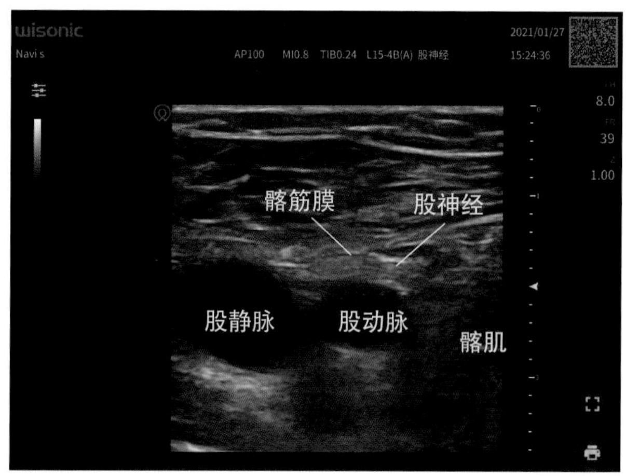

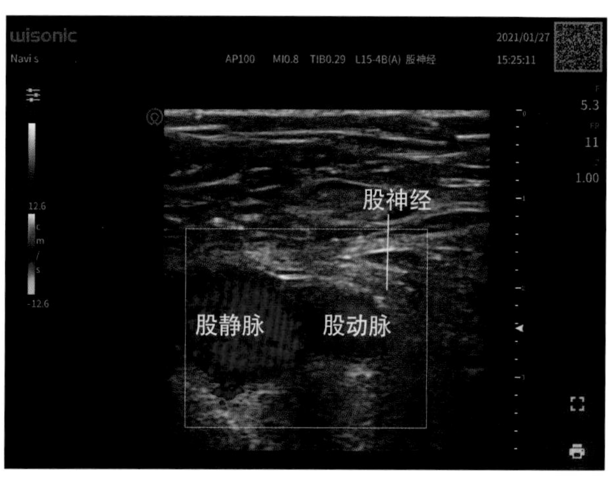

图 3-7-12　超声引导下股神经穿刺

四、股外侧皮神经阻滞

【应用解剖】

股外侧皮神经起自第 2、3 腰神经前支的后股，在腰大肌中份外侧缘穿出，斜向外下方，经髂肌前面，于髂前上棘内下方，穿经腹股沟韧带深面至股部分为两支，前支分布于大腿前外侧，直到膝关节的皮肤，后支穿出阔筋膜，分布于自大转子至大腿中部的皮肤（图 3-7-13）。临床上以股外侧疼痛和感觉异常为主要特点的股外侧皮神经炎并不少见，有人认为该病是股外侧皮神经在髂前上棘内侧经腹股沟韧带处的骨纤维管或穿出阔筋膜处遭受卡压所致。该骨纤维管的出口较入口小，位置接近髂前上棘，周围结构较紧。故出口处易受卡压。

【操作技术】

1. 体位　患者取仰卧位，患侧上肢上举。

2. 穿刺点　在髂前上棘向内再向下各 1.5~2 cm 处做标记（图 3-7-14）。

3. 操作方法　用 5 号球后针头经标记处垂直皮肤快速进针到皮下然后再缓慢持续进针达阔筋膜深层（图 3-7-15），该手法可得到穿刺针通过阔筋膜的手感，穿刺准确患者可有异感，回抽无血，即可分别向外侧和足端注射镇痛液 5~8 mL。

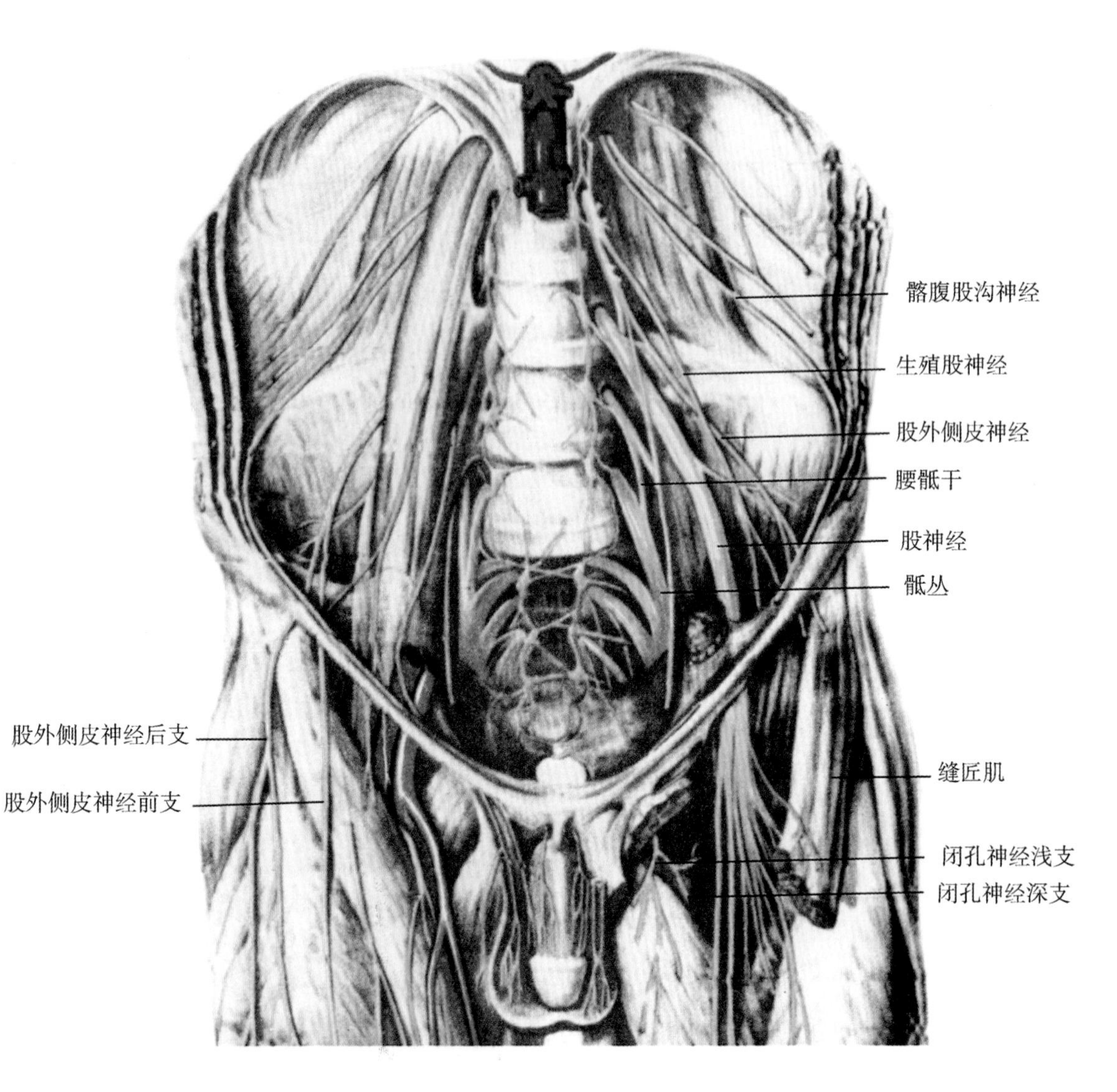

图 3-7-13 股外侧皮神经

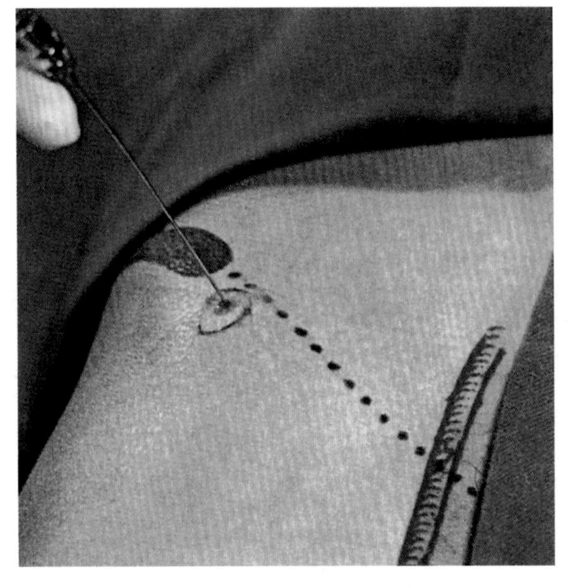

图 3-7-14 股外侧皮神经阻滞定点

4. 超声引导下股外侧皮神经穿刺 患者仰卧位，将线性高频探头沿腹股沟走行方向放置，上极放于髂前上棘，下极指向耻骨联合，将探头沿腹股沟韧带走行方向缓缓向内下移动，在缝匠肌表面、阔筋膜下寻找股外侧皮神经（图 3-7-16），超声引导下以平面内技术进针，至针尖到达股外侧皮神经附近。

五、膝部

【应用解剖】

膝部介于股部和小腿之间，其上界为经髌骨底上方两横指处的环行线，下界为平胫骨粗隆

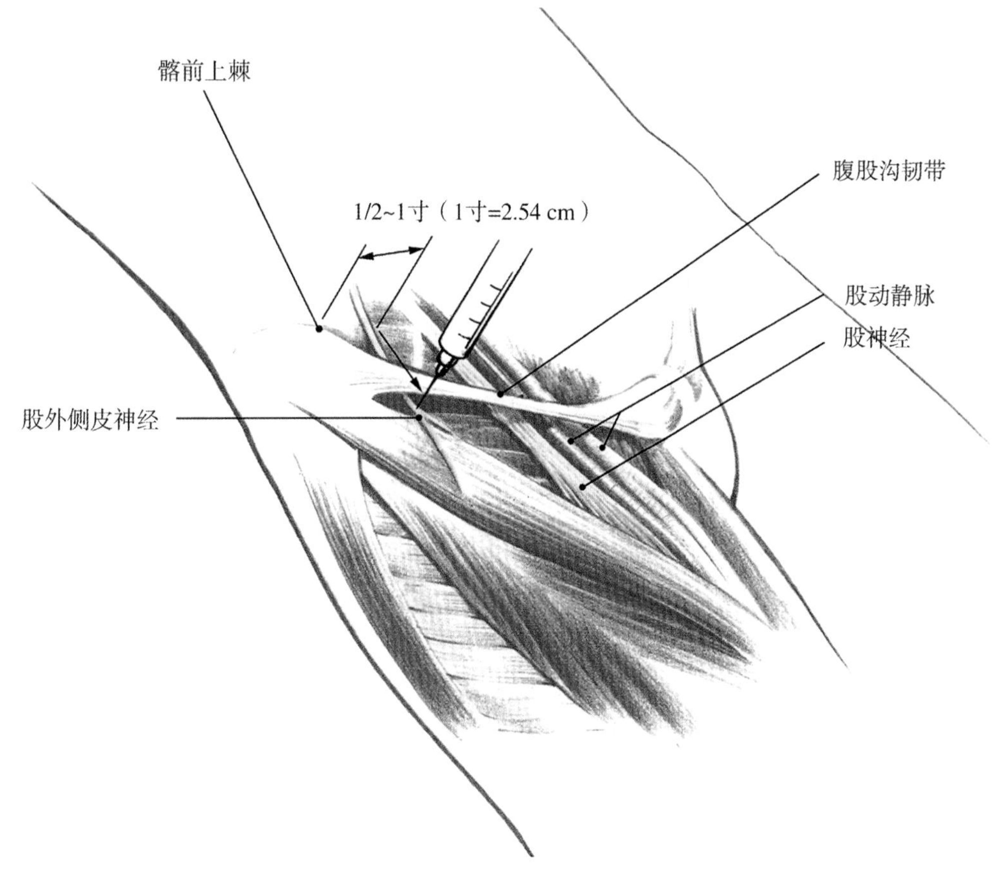

图 3-7-15　股外侧皮神经阻滞

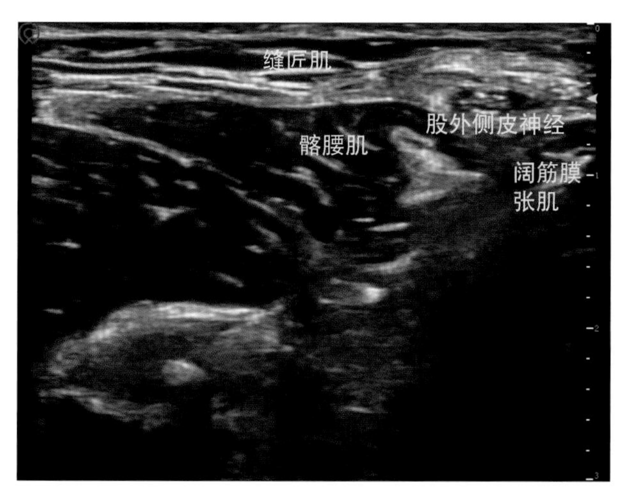

图 3-7-16　超声引导下股外侧皮神经穿刺

的环行线，通过股骨内、外上髁的纵行面，可将膝部分为膝前区和膝后区。

（一）膝前区

伸膝时可见膝前区的股四头肌腱、髌骨及髌韧带的轮廓，髌韧带两侧隆起的深面有髌下脂肪，又名髌下脂肪垫。屈膝时该处呈现凹陷，名为“膝眼”，是关节腔穿刺的常用部位。股四头肌腱附着于髌骨底及两侧缘，向下延续为髌韧带，止于胫骨粗隆。股四头肌腱在髌骨两侧的纤维向下，与阔筋膜一起形成髌支持带，附着于髌骨、髌韧带的两侧缘及胫骨内、外侧髁，具有防止髌骨移位和加强膝关节囊前部的作用。髌韧带是膝跳反射的叩击部位，沿髌韧带两侧的浅凹向后可扪到膝关节间隙，此处正对半月板。当半月板损伤时，膝关节间隙处可有压痛。在髌支持带的后方，分别有胫侧副韧带和腓侧副韧带。胫侧副韧带起自股骨内上髁，止于胫骨内侧髁及胫骨体的内侧面。腓侧副韧带起自股骨外上髁，止于腓骨头外侧面的中部。胫、腓侧副韧带有限制膝关节过度伸展及旋外的作用。当两侧副韧带松弛时，受到膝部过度外展和内收的暴力，均可导致相应韧带的损伤（图 3-7-17）。打开关节囊，可见内、外侧半月板和横行连接两个半月板前端的膝横韧带，再向后即膝交叉韧带（图 3-7-18）。前交叉韧带起自胫骨髁间前区的内侧，斜向后外上方，止于股骨外侧髁内侧面的上部。此韧带分别与内外侧半月板的前端相愈合。后交叉韧带居前交叉韧带的后内侧，起自胫骨髁间后区与外侧半月板的后端，斜向内上方，止于股骨内侧髁的外侧面。膝交叉韧带的主要功能是防止胫骨的前、后移位，还可限制膝关节的过伸、过屈及旋转活动。由于膝交叉韧带位居关节深处，并在关节周围的韧带与肌腱的保护下，很少损伤，尤其是后交叉韧带的损伤更为少见。如一旦损伤，则常与胫侧副韧带或半月板同时发生损伤。

膝关节的关节囊薄而松弛，但很坚韧，上方起自股间两髁关节面的周缘与髁间窝的后缘，向下止于髌骨的上面及其内外侧缘，并延伸至胫骨两髁的前缘；外侧与肌腱相连；内侧与胫侧副韧带配合。关节囊的滑膜宽阔，除关节软骨与半月板的表面外，纤维膜的内面、交叉韧带、髁间窝和髁间隆起等处均被覆一层滑膜。关节腔宽广，由交叉韧带及髌滑膜襞分为内外两部，并由半月板分为上下两层，彼此间均互相交通。关节腔与附近的一些滑膜囊也相通。

（二）膝后区

膝后区主要有腘窝，屈膝时，深筋膜松弛，腘窝界线清楚。腘窝呈菱形，上外侧壁为股二头肌；上内侧壁为半腱肌和半膜肌；下内、外侧壁

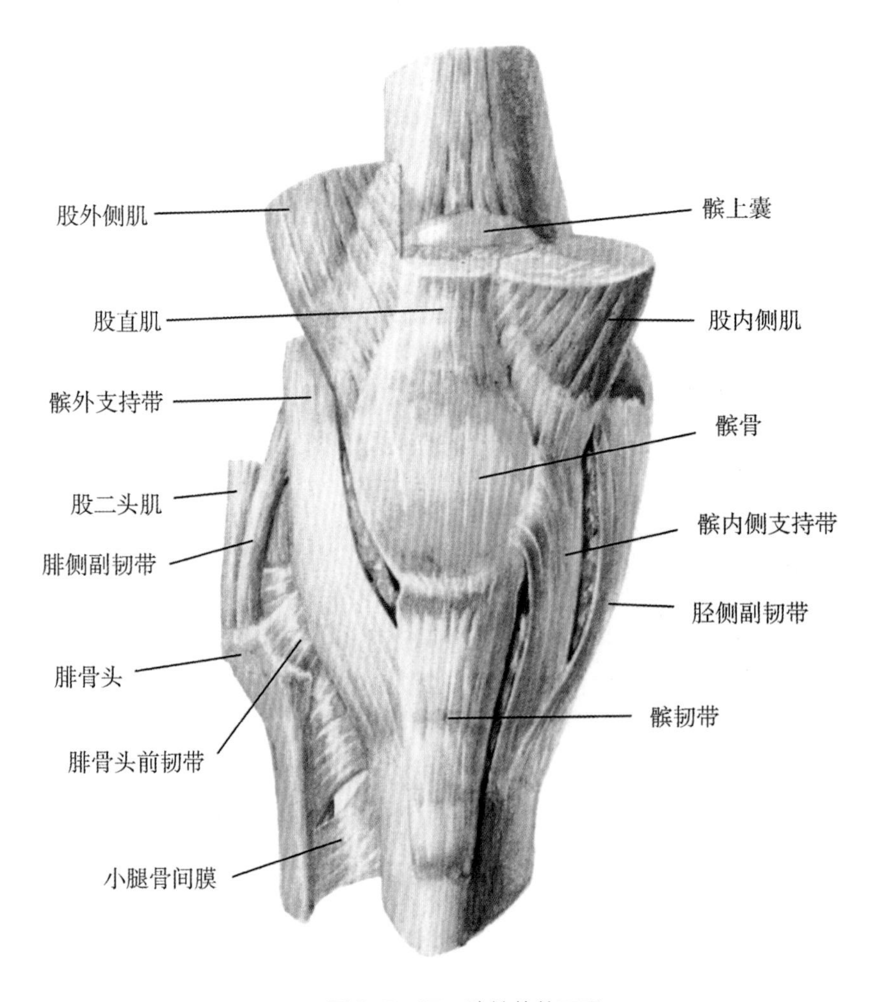

图 3-7-17 膝关节前面观

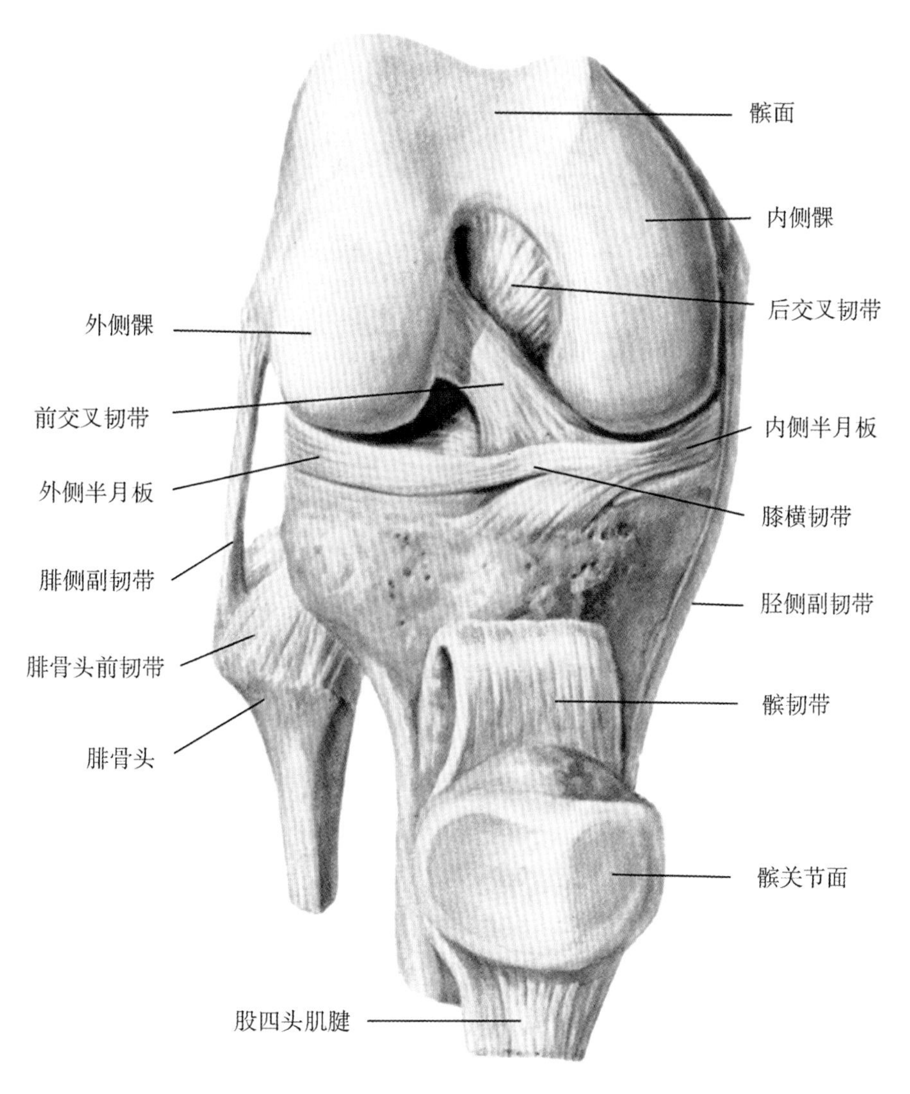

图 3-7-18　膝关节腔前面观

分别为腓肠肌内、外侧头。腘窝的顶为腘筋膜；腘窝的底自上而下分别为股骨腘面、膝关节囊后部及腘斜韧带、腘肌及其筋膜（图 3-7-19）。腘斜韧带为半膜肌腱的延续部分，起自胫骨内侧髁的后部，沿关节囊后方斜向外上方，止于股骨的外上髁。该韧带有防止膝关节过伸的作用（图 3-7-20）。腘窝的内容由浅入深为胫神经、腘静脉、腘动脉以及腘窝上外缘的腓总神经。因腘动脉自上内斜向下外走行，故胫神经上段位于腘动脉的外侧，中段在腘动脉浅面，下段位于腘动脉内侧（图 3-7-19）。了解构成腘窝的肌腱、韧带和腘窝内血管神经的走行，对于腘窝痛的治疗具有指导意义。

（三）膝关节血液供应与神经支配

膝关节的血液供应十分丰富，由股动脉发出的旋股外侧动脉降支、膝降动脉，腘动脉发出的膝上内、外侧动脉，膝中动脉和膝下内、外侧动脉，胫前返动脉，以及股深动脉发出的第 3 穿支等，均在膝关节的近侧和远侧吻合成关节动脉网。膝关节的前部由股神经的肌皮支、闭孔神经前支及隐神经支配，后部由坐骨神经、胫神经、腓总神经和闭孔神经后支等支配。腓浅、深神经发出的返支,除分布于胫骨前外侧及胫腓关节外，还有一些小分支分布于髌下脂肪垫及其邻近的关节囊。

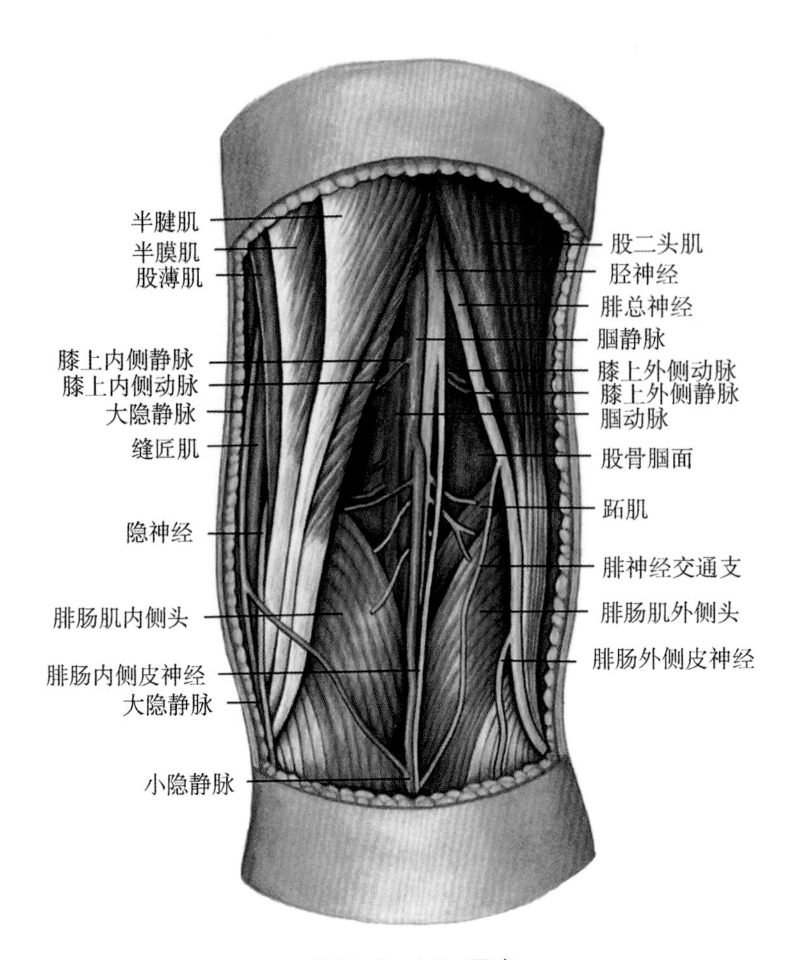

图 3-7-19 腘窝

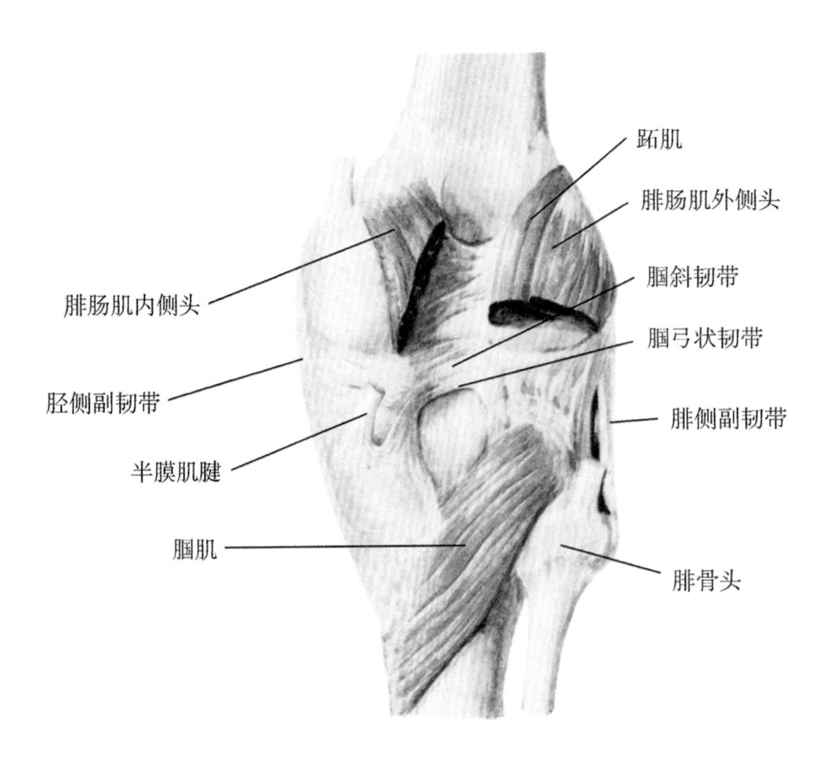

图 3-7-20 膝关节后面观

（四）膝关节周围滑膜囊

膝关节周围有许多滑膜囊，有的与关节腔相交通，有的则不通（图 3-7-21）。

1. 髌前皮下囊　较大，位于髌骨前面的皮下，与关节腔不相通。当髌前部经常受摩擦时，此囊可因刺激过度而肿大。

2. 髌下深囊　位于髌韧带内面与胫骨之间，于胎儿时期即已出现。

3. 髌下皮下囊　位于胫骨粗隆的下部与皮肤之间，与关节腔不交通。

4. 髌上囊　为膝部最大的滑膜囊，位于髌底的上方及股四头肌腱的内面。于胎儿时期及大部分儿童中，均为独立的滑膜囊，与关节腔不通；成年后，与关节腔之间则广泛相通，构成关节腔的一部分，因此，关节腔的上部可向上延伸至髌上方 7~8 cm 处。

与关节腔相通的还有腓肠肌内侧囊、外侧囊及半膜肌囊、半膜肌固有囊、腘肌囊、股二头肌囊、鹅足囊等。膝关节周围的滑膜囊对肌腱的运动有一定的协助作用。在外伤或劳损情况下，可发生滑膜炎和黏液囊肿。另外，有些滑膜囊与关节腔相通，因此关节腔内的脓液可进入囊内，蔓延成为关节囊脓肿。

膝关节负重多，运动量大，受重力劳损及创伤的机会居全身关节之首。膝关节又是人体最复杂的关节，它不仅具备关节面、关节腔和关节囊，以及半月板韧带、滑膜囊、脂肪垫等，而且与周围肌腱、肌肉关系密切。这些解剖特点，使膝关节周围痛不仅发生率高，而且原因复杂繁多。归纳起来，主要是创伤和劳损，如半月板损伤、各种韧带损伤、滑膜滑囊炎及髌韧带末端病等。

【操作技术】

（一）痛点注射疗法

1. 膝前体位和进针点

（1）体位：患者取仰卧位，膝下垫枕使关节屈曲（髌尖注射时取膝关节伸直位）。

（2）进针点：根据不同的病变部位选取，如侧副韧带起止点附着部、交叉韧带（髌韧带正中）、半月板（内、外膝眼）、髌上囊（髌骨上）、脂肪垫（髌韧带两侧）、内外关节间隙等（图 3-7-22）。

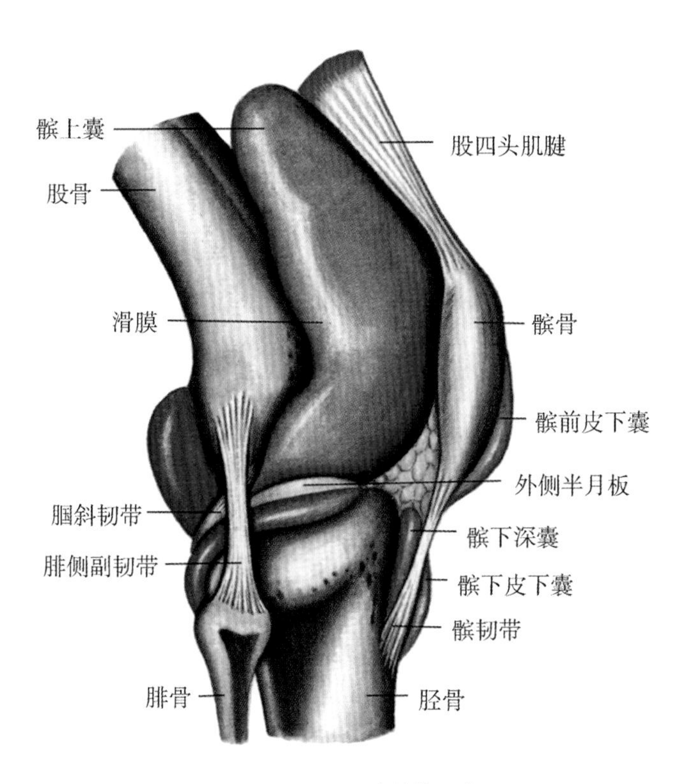

图 3-7-21　膝关节滑囊

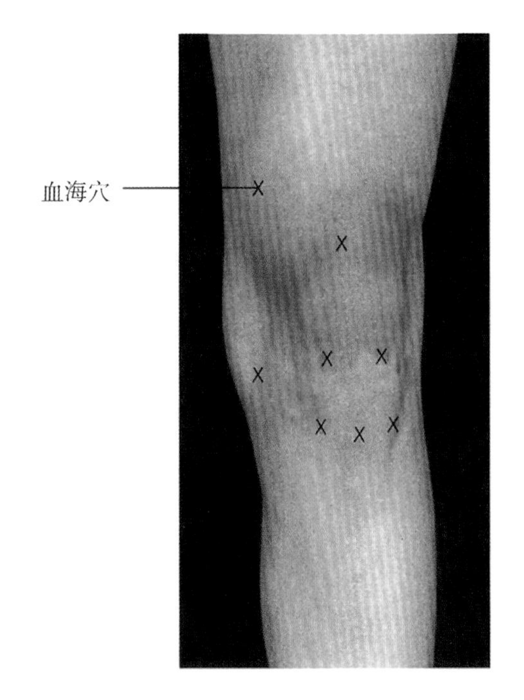

图 3-7-22　膝前痛点

2. 膝后体位和进针点

（1）体位：患者取俯卧位，膝前垫枕。

（2）进针点：根据压痛部位选取。多取在构成腘窝的诸肌与其肌腱的移行处或止点处，如股二头肌止点即腓骨头，半膜肌止点即胫骨内侧髁下缘，腓肠肌内外侧头止点即股骨内、外上髁（图 3-7-23）。

3. 注射方法 经进针点快速进皮达病变处，向肌腱、韧带的起止点方向注射，或注射至病变的滑膜囊、脂肪垫，每点注射镇痛液 5 mL 左右。

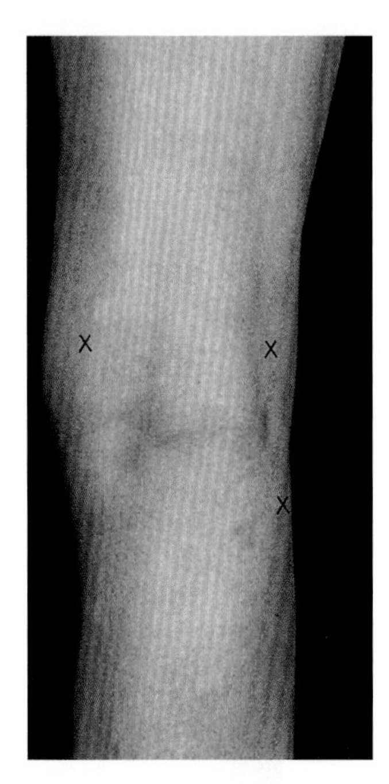

图 3-7-23 膝后痛点

（二）关节腔注射疗法

1. 体位 同前。

2. 进针点 膝前进针点可取内、外膝眼或髌上囊入路（髌骨外上缘外），膝后进针点取腘窝中点上。

3. 注射方法 用 7 号 8 cm 长针经进针点垂直皮面快速进针，遇关节囊时稍有韧感，突破关节囊有落空感，注液注气无阻力，有积液时先抽出后注射镇痛液 10 mL。

六、胫神经和腓总神经

【应用解剖】

胫神经为坐骨神经在腘窝上角处的粗大分支，居腘窝最浅面。胫神经经腘窝中间垂直下降，初位于腘动脉外侧，至腘窝中点，跨过动脉背面至其内侧；下达腘肌下缘，与腘动脉共同穿过比目鱼肌腱弓深侧，至小腿后侧的上部，神经位于深浅屈肌之间；至小腿后侧下 1/3 以下，该神经仅被皮肤及固有筋膜覆盖（图 3-7-24）。在内踝后侧，胫神经与胫后动脉一同穿过屈肌支持带（分裂韧带）的深侧，并行进入足底，于此分为足底外侧神经及足底内侧神经。胫神经发出分支至膝、踝、跗骨、跖骨间的关节和小腿诸肌，以及小腿和足底的皮肤。

腓总神经是坐骨神经在腘窝上角处的另一分支，较胫神经小，斜向外下侧，沿腘窝的上外侧缘、股二头肌的内侧下降，至腓骨头向后并绕过腓骨头，在腓骨长肌起始部深侧分为腓浅神经和腓深神经两终支。腓总神经绕行腓骨颈处位置表浅，且与骨膜紧贴，既是神经阻滞的定位所在，也是神经易损部位。腓深神经穿过腓骨前肌间隔及趾长伸肌与胫前血管伴行下降，经踝关节前方至足背第 1、2 趾间。腓浅神经在腓骨长、短肌之间下行，在小腿中、下 1/3 交界处穿出深筋膜分布于小腿下 2/3 外侧面及足背皮肤（图 3-7-25）。

小腿诸肌分为前群、后群及外侧群，其起止、作用及支配神经详见附表 7。

【操作技术】

（一）胫神经阻滞

1. 体位 患者取仰卧位，膝关节屈曲，大腿外旋，膝关节腓侧垫枕。

2. 进针点 内踝尖至跟腱内侧缘的垂直线的中点（图 3-7-26）。

3. 阻滞方法 用 5 号球后针头经进针点垂直

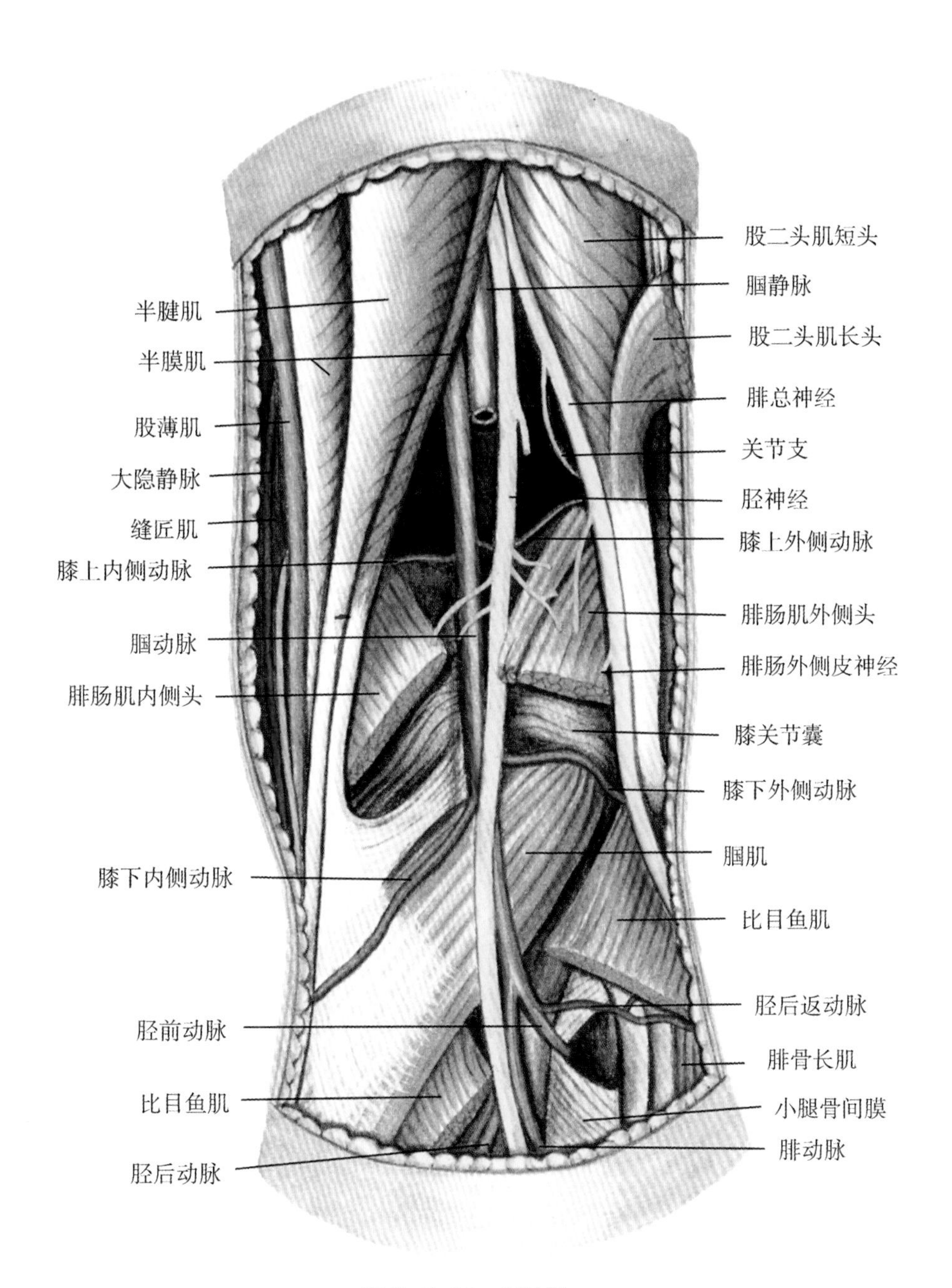

图 3-7-24　胫神经

皮肤快速进针，直达骨面，然后退针 0.5~1 cm 回抽无血，注射镇痛液 5 mL，可解除足底部疼痛。

（二）腓总神经阻滞

1. 体位　取侧卧位，患侧在上，健侧膝关节屈曲，患侧膝关节伸直，其胫侧垫枕。

2. 进针点　定位于腓骨颈（图 3-7-27）。

3. 阻滞方法　用带 5 号球后针头的注射器经进针点垂直皮肤快速进针达骨面，即腓骨颈，回抽无血，注射镇痛液 5 mL，出现足下垂及小腿外侧至足背皮肤痛觉消失，说明阻滞部位正确。

七、踝足部

【应用解剖】

（一）踝前区与足背

踝前区与足背的表面可见轮廓清楚的三根肌腱，由外侧至内侧分别为趾长伸肌腱、跗长伸肌腱及胫骨前肌腱。前两者之间可扪及足背动脉

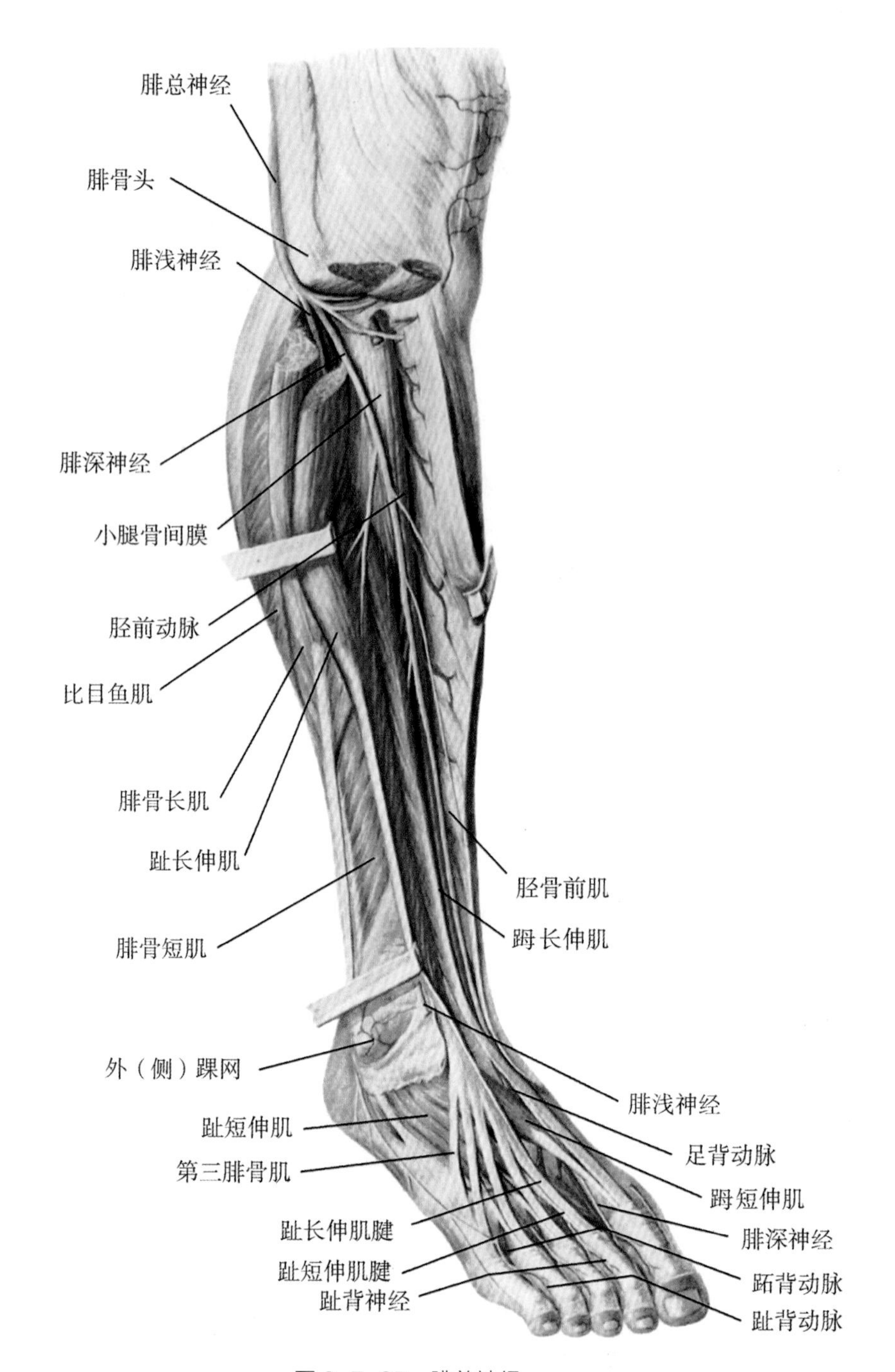

图 3-7-25 腓总神经

的搏动，内踝前方可见大隐静脉经过。

1. 踝前区与足背浅层 浅筋膜内有浅静脉——足背静脉弓及其属支，以及皮神经等。分布于足背内侧的皮神经为隐神经，外侧者为腓肠神经延续的足背外侧皮神经，两者之间的部分有腓浅神经的皮支——足背内侧皮神经和足背中间神经，第 1、2 趾相对面的背侧皮肤为腓神经的皮支分布（图 3-7-28）。

2. 踝前区与足背深层 踝部的筋膜向上续于小腿筋膜，在踝部增厚形成支持带，并向深部发出纤维隔，附着于骨面，形成骨纤维性管，限制经过踝关节小腿诸肌的肌腱并保护深部血管、神经。

（1）伸肌上支持带（superior extensor retinaculum）：又名小腿横韧带，位于踝关节稍上份，由小腿下部的深筋膜增厚而成，横向附着

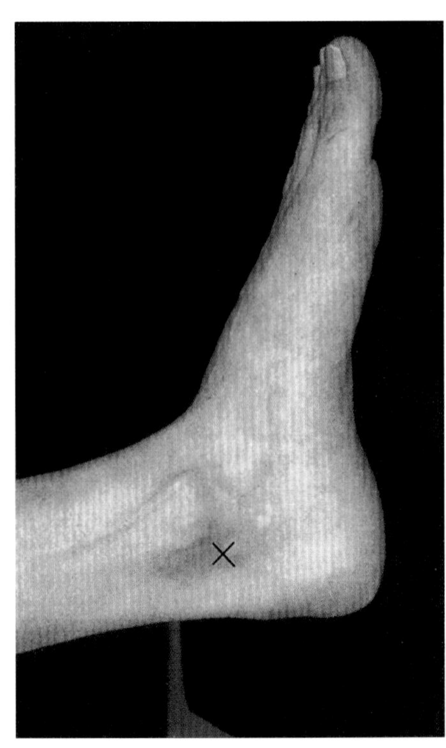

图 3-7-26　胫神经阻滞

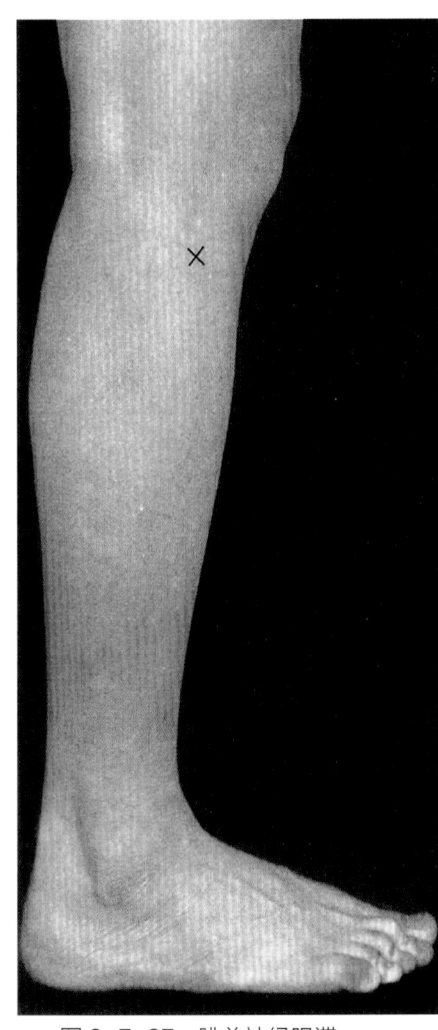

图 3-7-27　腓总神经阻滞

于胫、腓骨前缘。

（2）伸肌下支持带（inferior extensor retinaculum）：又名小腿十字韧带，位于踝关节的前方及足背，伸肌上支持带的远侧，呈横置的“Y”形。外侧束附着于跟骨外侧面的前份，内侧分远、近两束，近侧束附着于内踝，远侧束向内下方与足底腱膜相续。伸肌下支持带向深部发出 2 个纤维隔，围成 3 个骨纤维性管：内侧管容

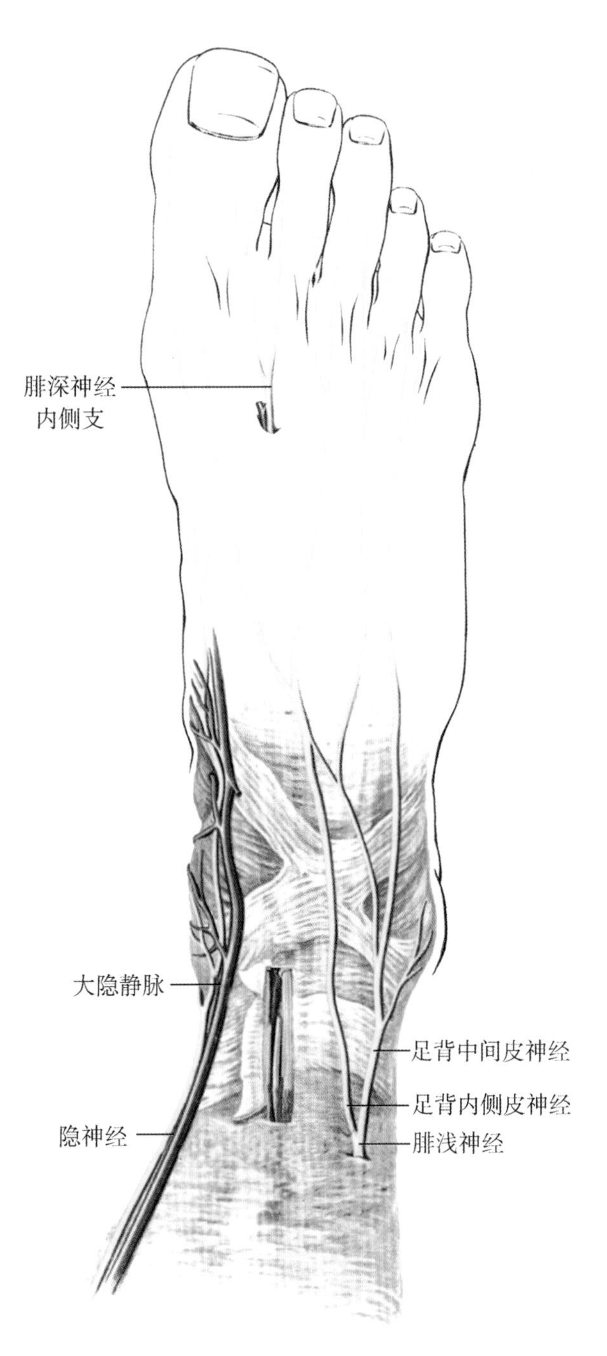

图 3-7-28　踝前区与足背（浅层）

纳胫骨前肌腱；中间管容纳跗长伸肌腱、足背血管及腓深神经；外侧管容纳趾长伸肌腱及第3跖骨肌腱。诸肌腱均有腱鞘包绕（图3-7-29）。

（3）足背筋膜（dorsal fascia of foot）：分为深、浅两层。浅层是小腿筋膜的延续，近侧直接与伸肌下支持带相续，此层很薄，但甚坚韧，与足两侧缘的骨膜愈合。深层又名骨间背侧筋膜，覆盖于骨间背侧肌的背面，并与跖骨背面的骨膜相愈着。深、浅两层构成足背筋膜间隙（dorsal space of foot），其内通过趾长伸肌腱、趾短伸肌腱，腓深神经的分支及足背动、静脉。

（二）踝后区

踝后区中线深面有跟腱，跟腱向下附着于跟骨结节。跟腱与内、外踝之间各有一浅沟，内侧沟深部是胫骨后肌、趾长屈肌和跗长屈肌腱及小腿后区的血管、神经进入足底的通道；外侧沟皮下有小隐静脉及其深部的腓骨长、短肌腱等穿行。在跟腱与皮肤之间有跟皮下囊，在跟腱止端与跟骨之间有跟腱囊（图3-7-30）。

1. 踝管及其内容　屈肌支持带（flexor retinaculum）又称分裂韧带，为深筋膜增厚所形

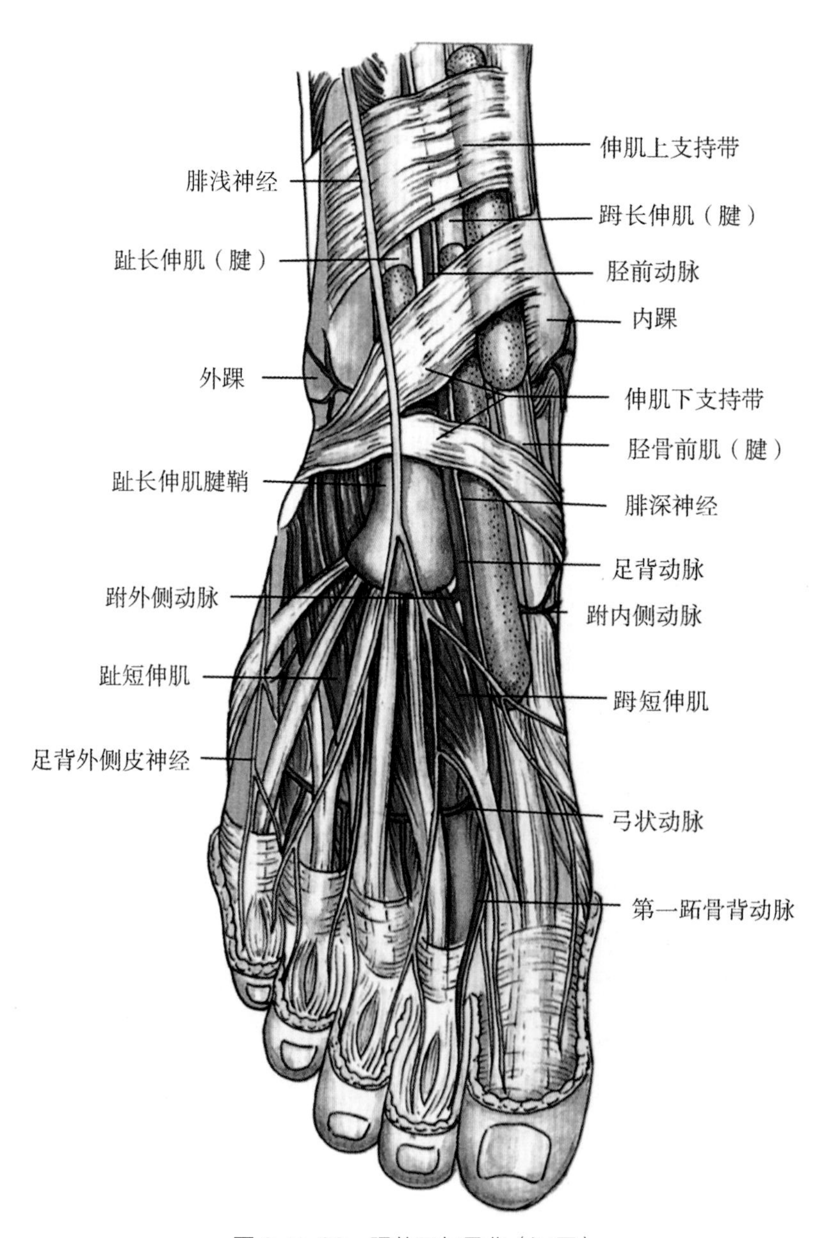

图3-7-29　踝前区与足背（深层）

成。位于踝关节内侧，起于内踝后下方，止于跟骨内侧面。它与内踝、跟骨内侧面之间共同构成踝管（malleolar canal）。支持带向深部发出 3 个纤维隔，将踝管又分隔成 4 个骨纤维性管。其内容纳的结构由前向后依次为：①胫骨后肌腱；②趾长屈肌腱；③胫后动、静脉及胫神经；④跗长屈肌腱。上述各肌腱均有腱鞘。踝管内有疏松结缔组织，踝后区的外伤、出血或肿胀、炎症等均可压迫踝管内容物，引起踝管综合征（图 3-7-31）。

2. 腓骨肌上、下支持带　为外踝下外侧的深筋膜增厚而成。腓骨肌上支持带（superior peroneal retinaculum）位于踝关节的外侧面，起自外踝后缘，止于跟骨外侧面。有固定腓骨长、短肌腱于外踝后下方的作用。腓骨肌下支持带（inferior peroneal retinaculum）位于跟骨外侧面，其前上方续于伸肌下支持带的外侧束，后下方附着于跟骨前部的外侧面，限制腓骨长、短肌腱于跟骨的外侧面（图 3-7-32）。

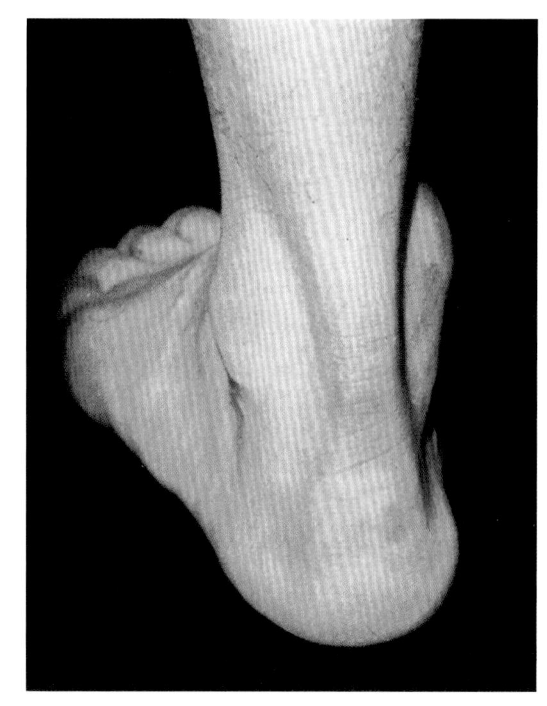

图 3-7-30　踝后区

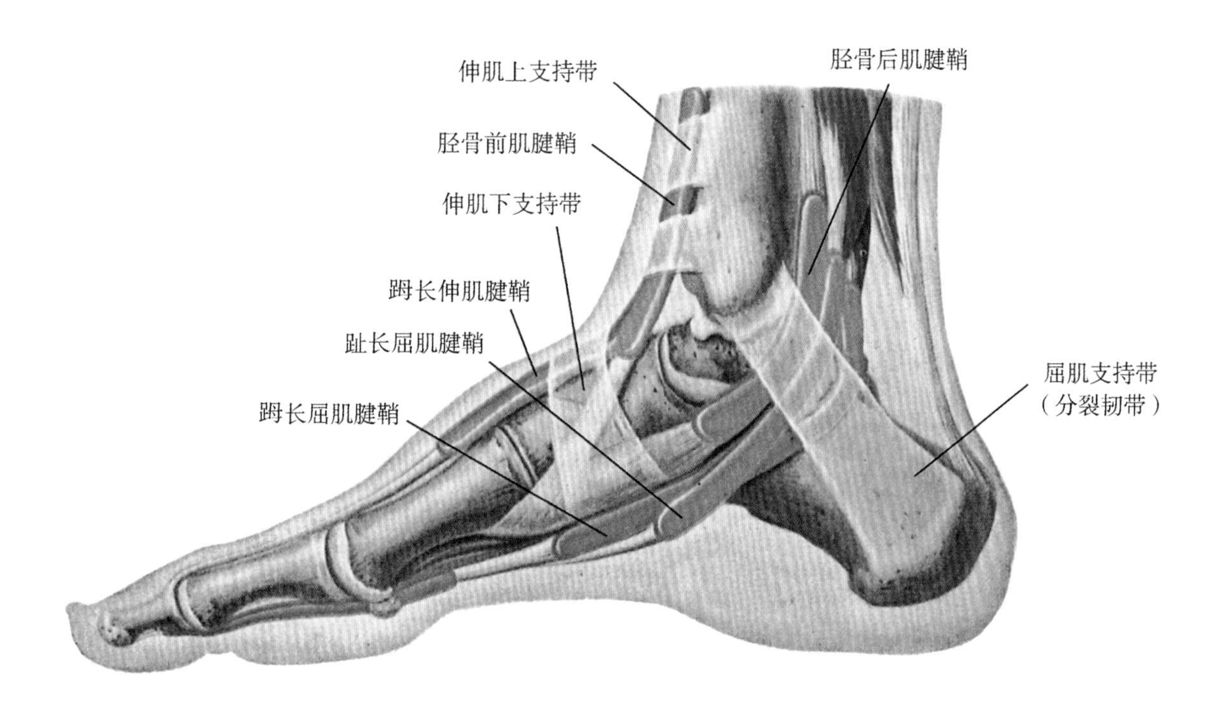

图 3-7-31　足的腱鞘及支持带（内面观）

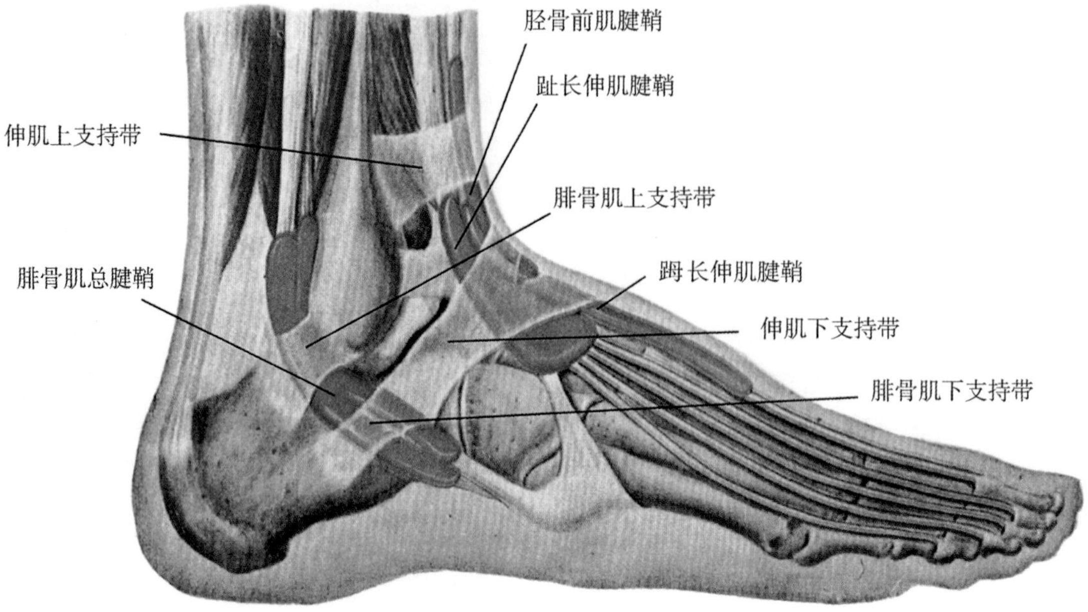

图 3-7-32 足的腱鞘及支持带（外面观）

3. 内、外侧韧带　内侧韧带（medial ligament）位于踝关节内侧，呈三角形，又称三角韧带。起自内踝下缘，呈扇形向下，分别止于舟骨、距骨和跟骨的前内侧面。外侧韧带（lateral ligament）位于踝关节外侧，由 3 条韧带组成，即附着于外踝前缘与距骨前外侧面之间的距腓前韧带、外踝后缘与距骨后突之间的距腓后韧带，以及外踝尖与跟骨外侧面中部之间的跟腓韧带。踝关节损伤时，内、外侧韧带均可受累，尤其外侧韧带较薄弱，故损伤机会较多。

（三）足底

1. 足底筋膜　分深、浅两层。浅层覆盖在足底的表面，中间部增厚，称为足底腱膜（plantar aponeurosis），深层叫骨间足底筋膜。足底腱膜呈三角形，其尖端向后附着于跟骨结节，狭窄且厚，向前逐渐增宽变薄，于跖骨头处分成五束，分别伸向第 1~5 趾。平跖趾关节处各束分为深、浅两层。浅层止于足底前端的皮肤，深层又各分为两束，分别向深处包绕各趾的屈肌腱，并向前移行于各趾的腱鞘（图 3-7-33）。足底腱膜具有保护足底血管、神经，加强足纵弓的作用，其两侧缘向深部发出两个肌间隔，分别附着于第 1、5 跖骨，将足底分为 3 个肌纤维鞘。内侧鞘内含有跗展肌、跗短屈肌、跗长屈肌腱及分布于各肌的血管、神经等；中间鞘容纳趾短屈肌、趾长屈肌、蚓状肌、足底方肌和跗收肌，以及足底动脉弓和足底外侧神经的深支等；外侧鞘有小趾展肌、小趾短屈肌及分布各肌的血管、神经等通过（图 3-7-34）。足底长韧带（long planter ligament）强韧而肥厚，起自跟骨结节，大部分纤维向前，附着于骰骨下面的锐嵴上；另一部分纤维止于第 2~4 跖骨底（图 3-7-35）。此韧带对维持足外侧纵弓起重要作用。足底长韧带的劳损、退变及足底腱膜的病变是引起跟痛症的原因之一。

2. 足底的血管与神经　胫后动脉及胫神经穿踝管至足底，分为足底内、外侧动脉和足底内、外侧神经。足底内侧动脉与同名静脉、神经经跗展肌深面前行，末端与第 1~3 跖足底动脉吻合。足底外侧动脉与同名静脉、神经行于趾短屈肌与小趾展肌之间的足底外侧沟中，其终支与足背动脉的足底深支吻合成足底弓。弓上又发生 4 支跖

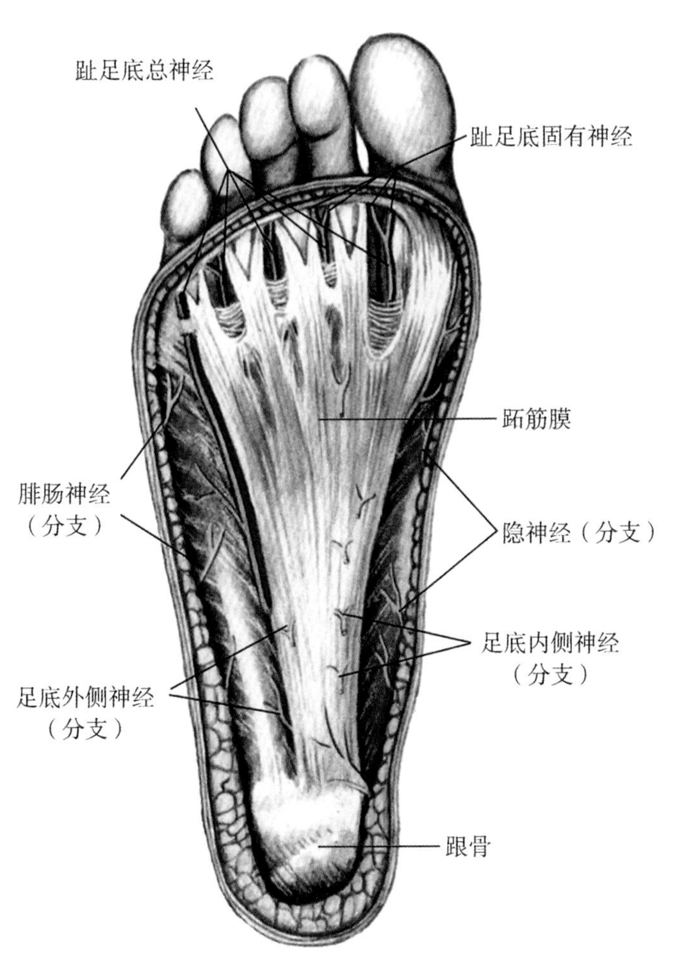

图 3-7-33　足底腱膜

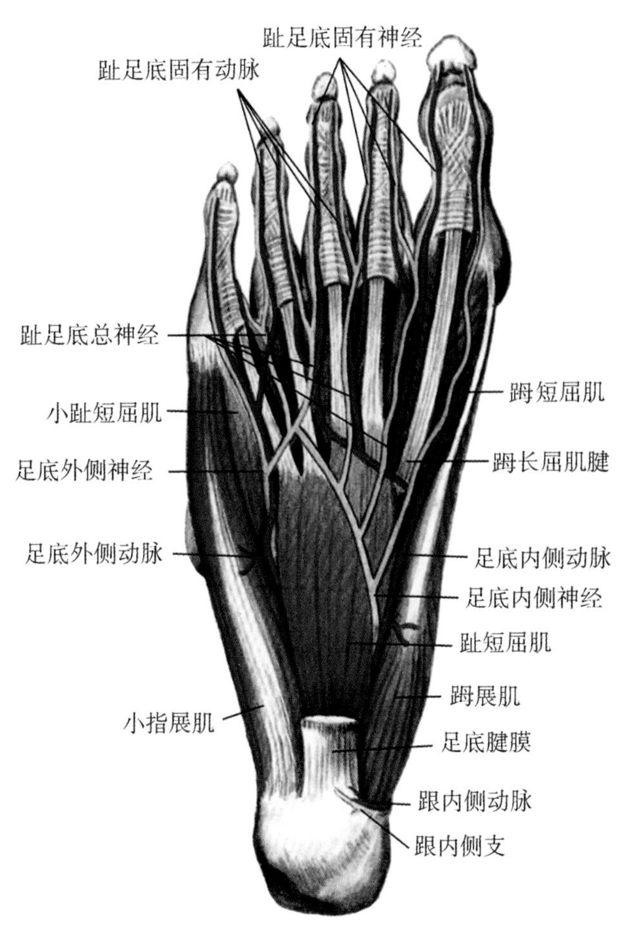

图 3-7-34　足底肌腱、血管、神经（浅层）

足底动脉，向前行至跖趾关节附近，各分成两支趾足底固有动脉分布于各趾。足底内侧神经发出分支分布于邻近诸肌和关节，皮支分布于足底内侧半及内侧 3 个半足趾底面的皮肤。足底外侧神经发出分支至邻近诸肌和关节，皮支分布于足底外侧半及外侧 1 个半足趾底面的皮肤（图 3-7-34、图 3-7-35）。

3. 足底腱鞘　足底除可见踝管内的胫骨后肌、趾长屈肌、姆长屈肌腱鞘和外踝处腓骨长、短肌腱鞘外（前已述及），还可见远端的姆长屈肌腱和趾长屈肌腱及其趾腱鞘，该处是劳损发生腱鞘炎的部位之一（图 3-7-36）。

【操作技术】

引起踝足部疼痛的疾病很多，如踝管综合征、跟痛症、韧带损伤、腱鞘炎、滑囊炎等。

（一）踝管综合征

1. 体位　患者取仰卧位，大腿外旋，膝关节屈曲，膝外侧垫枕。

2. 穿刺点　踝管的体表标志不像腕管那么清楚，但仔细触摸仍可扪及 3 条肌腱，由后向前依次为姆长屈肌腱、趾长屈肌腱和胫骨后肌腱。屈肌支持带介于内踝后下方与跟骨内侧面之间，呈带状，故踝管治疗的穿刺点应在屈肌支持带的两缘上各取两点，即 4 个穿刺点：①内踝下缘；②内踝后缘；③位于内踝下缘与跟骨内侧面前缘连线上，姆长屈肌腱后缘处；④位于内踝后缘与跟骨内侧面后缘连线上，姆长屈肌腱后缘处（图 3-7-37）。

3. 注射治疗　经上述 4 个进针点，用带 5 号球后针头的注射器快速进皮，直达骨面，稍退针，

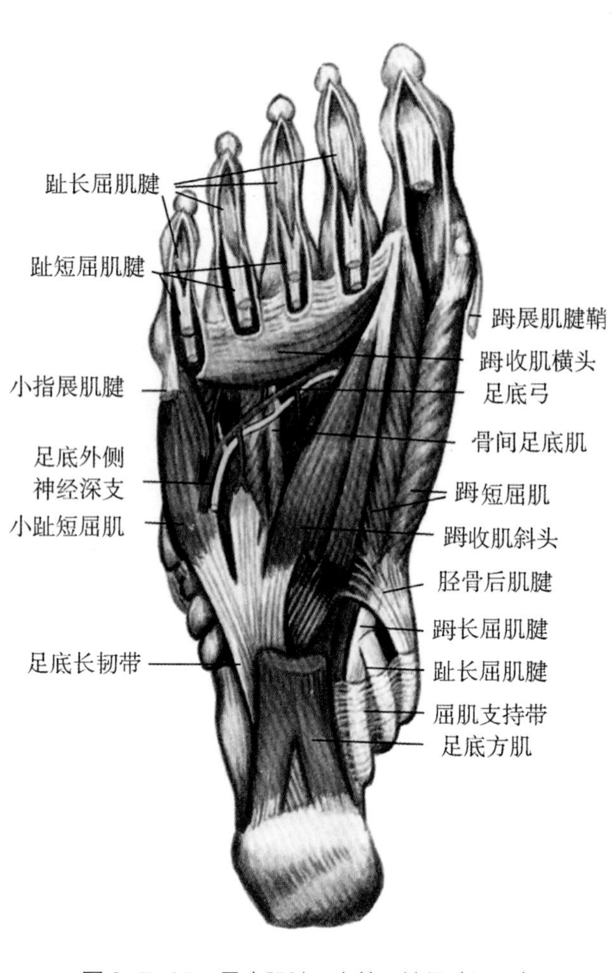

图 3-7-35 足底肌腱、血管、神经（深层）

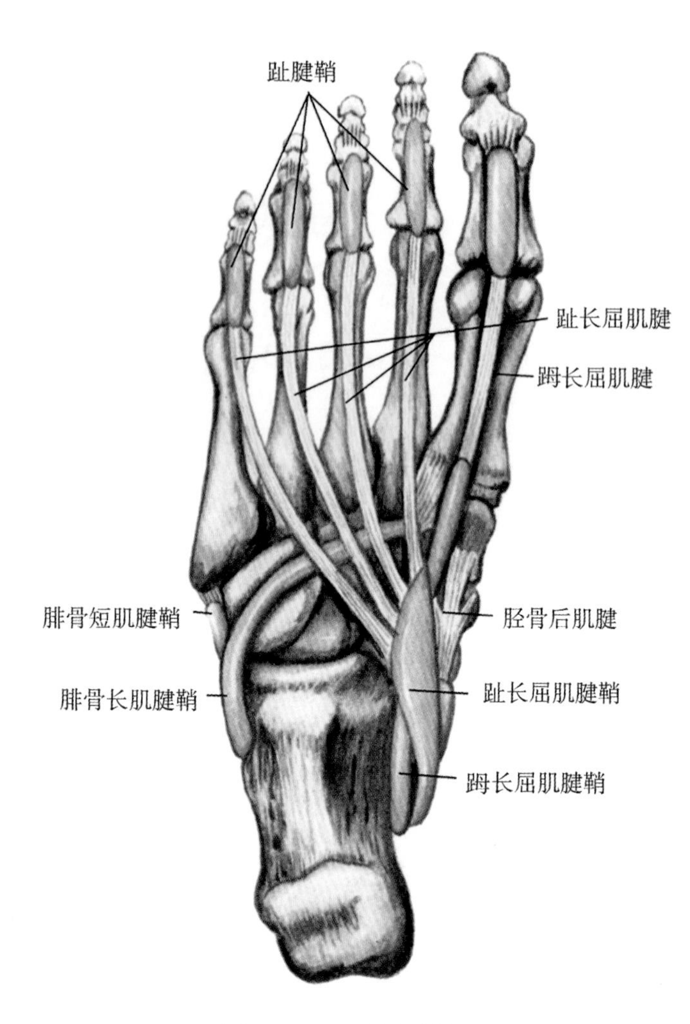

图 3-7-36 足底腱鞘

回抽无血，每点注射镇痛液 2~3 mL（图 3-7-38）。

（二）跟痛症

引起跟痛症的疾病很多，这与跟骨的解剖特点有关。除足底腱膜和足底长韧带起自跟骨外，许多足肌如踇展肌、小趾展肌、趾短屈肌及足底方肌均自跟骨结节起始，故上述诸肌、韧带、腱膜的劳损、挛缩或炎症均可刺激跟骨结节发生骨质增生，日久形成骨刺。引起跟痛的最常见原因还是足底腱膜和足底长韧带的劳损炎症，因此其治疗主要在这两个组织层次上实施。

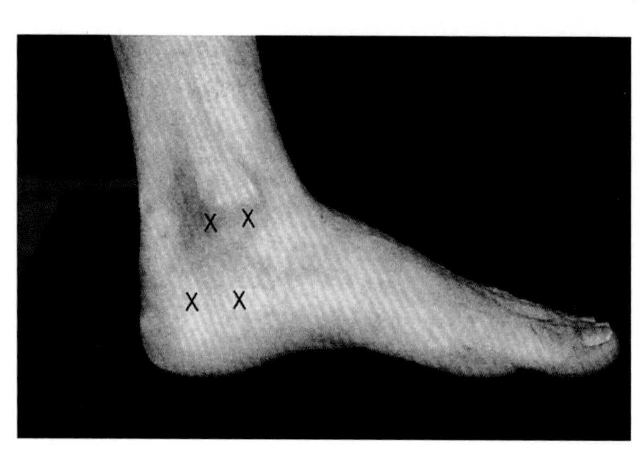

图 3-7-37 踝管治疗定点

1. 体位　患者取俯卧位，踝下垫枕。

2. 穿刺点　跟骨结节前缘中份（足底腱膜的起点偏内侧，而足底长韧带的起点偏外侧）（图 3-7-39A 点）。

3. 注射治疗　经穿刺点用带 7 号针头的注射器快速进皮直达跟骨结节前缘，稍退针，回抽无血，注射消炎镇痛液 3~5 mL，再退针至皮下，

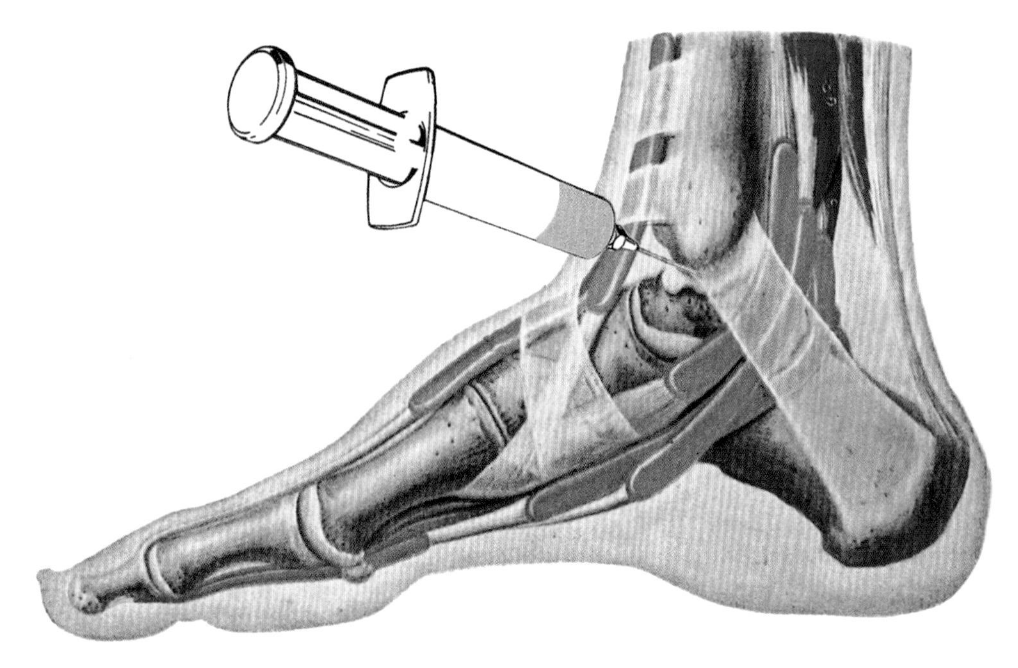

图 3-7-38　踝管注射

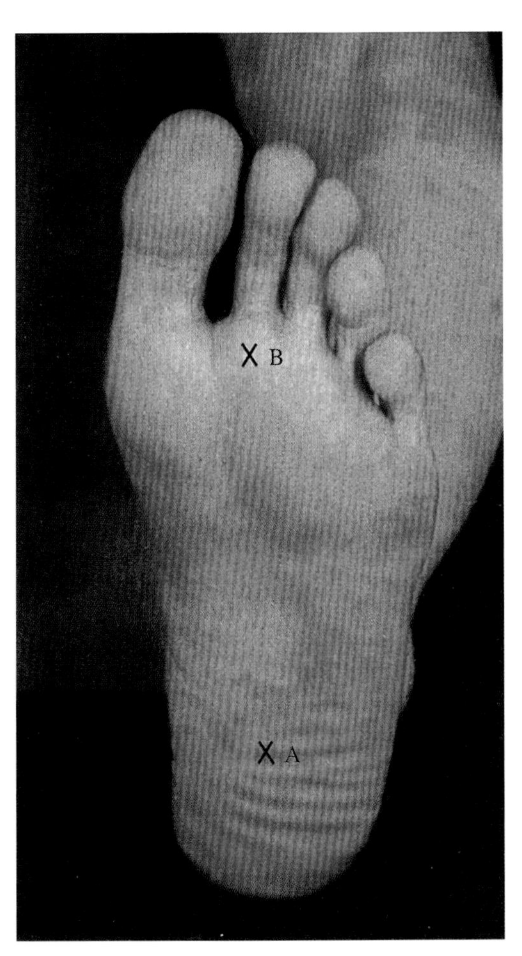

图 3-7-39　足底注射定点

稍向内侧进针至足底腱膜处（图 3-7-40），回抽无血，再注射消炎镇痛液 3~5 mL。

（三）足趾腱鞘炎

足趾的腱鞘炎不如手指腱鞘炎那么多见，而且不具“弹响”，但有疼痛，影响行走。

1. 体位　同前。

2. 穿刺点　跖趾关节压痛最明显处（图 3-7-39B 点）。

3. 注射治疗　经穿刺点用 5 号球后针头朝向跖趾关节跖骨头处快速刺入，直达骨面，稍退针，回抽无血，注射消炎镇痛液 2 mL，再朝向趾腱鞘进针，突破鞘膜脏层，注射消炎镇痛液 1 mL（图 3-7-41）。

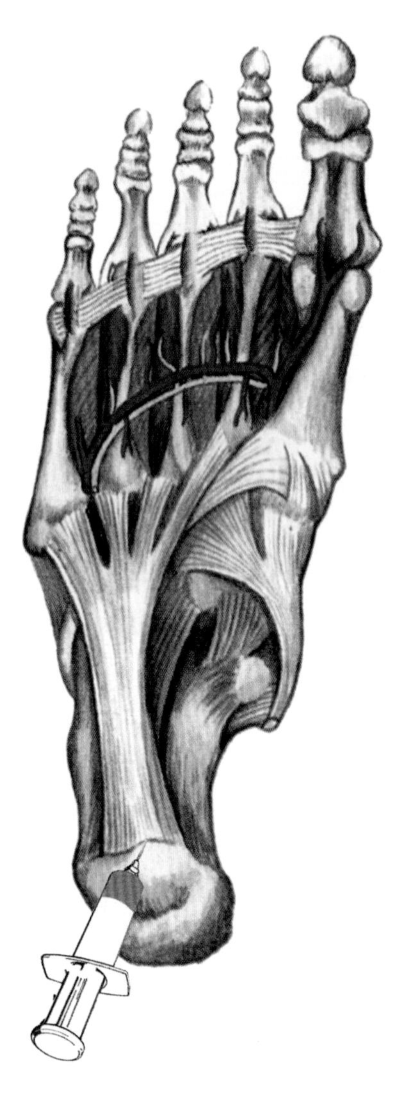

图 3-7-40 跟痛症注射

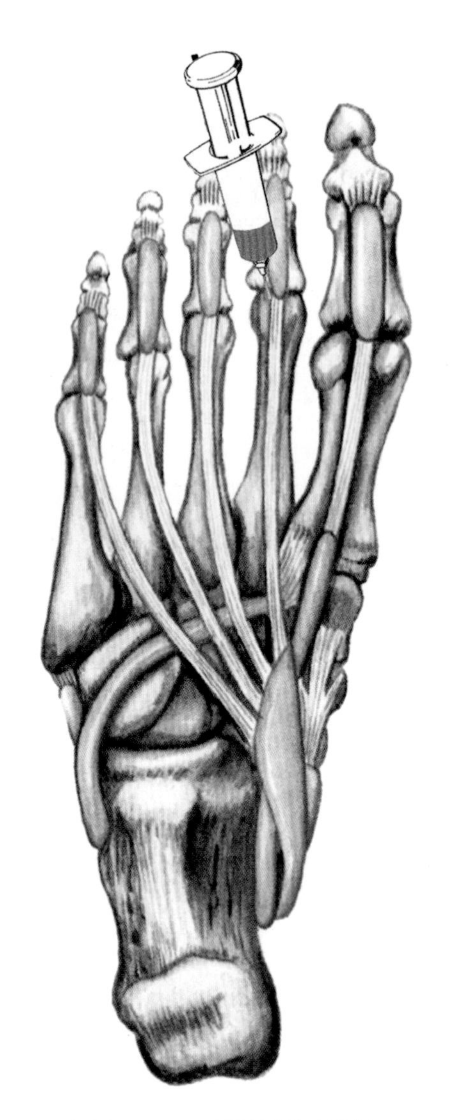

图 3-7-41 足趾腱鞘炎注射

附表 1　上肢带肌的起止点、主要作用和神经支配简表

<table>
<tr><th>肌群</th><th>名称</th><th>起点</th><th>止点</th><th>主要作用</th><th>神经支配</th></tr>
<tr><td>浅层</td><td>三角肌</td><td>锁骨外侧 1/3、肩峰和肩胛冈</td><td>肱骨三角肌粗隆</td><td rowspan="2">使肩关节外展</td><td>腋神经</td></tr>
<tr><td rowspan="5">深层</td><td>冈上肌</td><td>肩胛骨冈上窝</td><td rowspan="3">肱骨大结节</td><td>肩胛上神经</td></tr>
<tr><td>冈下肌</td><td>肩胛骨冈下窝</td><td rowspan="2">使肩关节旋外</td><td></td></tr>
<tr><td>小圆肌</td><td>肩胛骨外侧缘上 2/3 背面</td><td>腋神经</td></tr>
<tr><td>大圆肌</td><td>肩胛骨下角背面</td><td>肱骨小结节嵴</td><td>使肩关节后伸、内收、旋内</td><td>肩胛下神经</td></tr>
<tr><td>肩胛下肌</td><td>肩胛下窝</td><td>肱骨小结节</td><td>是肩关节内收、旋内</td><td></td></tr>
</table>

附表 2　臂肌的起止点、主要作用和神经支配简表

<table>
<tr><th>肌群</th><th>名称</th><th colspan="2">起点</th><th>止点</th><th>主要作用</th><th>神经支配</th></tr>
<tr><td rowspan="4">前群</td><td rowspan="2">肱二头肌</td><td>长头</td><td>肩胛骨盂上结节</td><td rowspan="2">桡骨粗隆</td><td rowspan="2">屈肘关节，使前臂旋后；协助屈肩关节</td><td rowspan="4">肌皮神经</td></tr>
<tr><td>短头</td><td>肩胛骨喙突</td></tr>
<tr><td>喙肱肌</td><td colspan="2">肩胛骨喙突</td><td>肱骨中部内侧</td><td>使肩关节屈和内收</td></tr>
<tr><td>肱肌</td><td colspan="2">肱骨体下半前面</td><td>尺骨粗隆</td><td>屈肘关节</td></tr>
<tr><td rowspan="3">后群</td><td rowspan="3">肱三头肌</td><td>长头</td><td>肩胛骨盂下结节</td><td rowspan="3">尺骨鹰嘴</td><td rowspan="3">伸肘关节；协助肩关节伸及内收（长头）</td><td rowspan="3">桡神经</td></tr>
<tr><td>内侧头</td><td>桡神经沟内下方骨面</td></tr>
<tr><td>外侧头</td><td>桡神经沟内上方骨面</td></tr>
</table>

附表 3　前臂肌的起止点、主要作用和神经支配简表

<table>
<tr><th colspan="2">肌群</th><th>名称</th><th>起点</th><th>止点</th><th>主要作用</th><th>神经支配</th></tr>
<tr><td rowspan="9">前群</td><td rowspan="5">第一层</td><td>肱桡肌</td><td>肱骨外上髁上方</td><td>桡骨茎突</td><td>屈肘关节</td><td>桡神经（C5–C7）</td></tr>
<tr><td>旋前圆肌</td><td rowspan="4">肱骨内上髁、前臂深筋膜</td><td>桡骨外侧面中部</td><td>使前臂旋前；屈肘</td><td>正中神经（C5–C7）</td></tr>
<tr><td>桡侧腕屈肌</td><td>第 2 掌骨底掌面</td><td>屈和外展腕；屈肘</td><td>正中神经（C6–C8）</td></tr>
<tr><td>掌长肌</td><td>掌腱膜</td><td>屈腕；紧张掌腱膜</td><td>正中神经（C7–T1）</td></tr>
<tr><td>尺侧腕屈肌</td><td>豌豆骨</td><td>屈和内收腕；屈肘</td><td>尺神经（C7–T1）</td></tr>
<tr><td>第二层</td><td>指浅屈肌</td><td>肱骨内上髁和尺、桡骨前面</td><td>第 2–5 指中节指骨体两侧</td><td>屈第 2–5 指近侧指骨间关节和掌指关节；屈腕和屈肘</td><td>正中神经（C7–T1）</td></tr>
<tr><td rowspan="2">第三层</td><td>指深屈肌</td><td>尺骨上端前面、附近骨间膜</td><td>第 2–5 指远节指骨底掌面</td><td>屈第 2–5 指指骨间关节和掌指关节；屈腕</td><td>正中神经支配 2、3 指，尺神经支配 4、5 指</td></tr>
<tr><td>拇长屈肌</td><td>桡骨上端前面、附近骨间膜</td><td>拇指远节指骨底掌面</td><td>屈拇指指骨间关节和掌指关节</td><td rowspan="2">正中神经（C6–C8）</td></tr>
<tr><td>第四层</td><td>旋前方肌</td><td>尺骨下 1/4 的前面</td><td>桡骨下端前面</td><td>使前臂旋前</td></tr>
</table>

续表

肌群		名称	起点	止点	主要作用	神经支配
后群	浅层	桡侧腕长伸肌	肱骨外上髁及邻近深筋膜	第 2 掌骨底	伸和外展腕	桡神经（C5–C7）
		桡侧腕短伸肌		第 3 掌骨底		桡神经（C7、C8）
		指伸肌		第 2–5 指中节和远节指骨底	伸第 2–5 指和伸腕	桡神经（C6–C8）
		小指伸肌		小指中节和远节指骨底	伸小指	桡神经（C6–C8）
		尺侧腕伸肌		第 5 掌骨底	伸和内收腕	桡神经（C7、C8）
	深层	旋后肌	肱骨外上髁、尺骨近侧端	桡骨上 1/3 的前面	使前臂旋后	桡神经（C5–C8）
		拇长展肌	桡、尺骨和骨间膜的背面	第 1 掌骨底	与名称一致	桡神经（C6–C8）
		拇短伸肌		拇指近节指骨底		桡神经（C5–C8）
		拇长伸肌		拇指远节指骨底		桡神经（C6–C8）
		示指伸肌		示指指背腱膜		桡神经（C7、C8）

附表 4　手肌的起止点、主要作用和神经支配简表

肌群	名称	起点	止点	主要作用	神经支配
外侧群	拇短展肌	屈肌支持带、舟骨	拇指近节指骨底	外展拇指	正中神经（C6–C7）
	拇短屈肌	屈肌支持带、大多角骨		屈拇指近节指骨	
	拇对掌肌		第 1 掌骨	使拇指对掌	
	拇收肌	屈肌支持带、头状骨、第 3 掌骨	拇指近节指骨	内收拇指、屈拇指近节指骨	尺神经（C8）
内侧群	小指展肌	屈肌支持带、豌豆骨	小指近节指骨底	外展小指	
	小指短屈肌	屈肌支持带、钩骨		屈小指	
	小指对掌肌		第 5 掌骨内侧	使小指对掌	
中间群	蚓状肌	指深屈肌腱	第 2–5 指指背腱膜	屈第 2–5 指掌指关节和伸其指骨间关节	正中神经（C6、C7） 尺神经（C8）
	骨间掌侧肌	第 2 掌骨内侧面和第 4、5 掌骨外侧面	第 2、4、5 指指背腱膜	内收第 2、4、5 指；屈第 2、4、5 指掌指关节和伸其指骨间关节	尺神经（C8）
	骨间背侧肌	第 1–5 掌骨相邻侧	第 2–4 指指背腱膜	固定第 3 指、外展第 2、4 指；屈第 2–4 指掌指关节和伸其指骨间关节	

附表 5　髋肌的起止点、主要作用和神经支配简表

<table>
<tr><th>肌群</th><th colspan="2">名称</th><th>起点</th><th>止点</th><th>主要作用</th><th>神经支配</th></tr>
<tr><td rowspan="3">前群</td><td rowspan="2">髂腰肌</td><td>髂肌</td><td>髂窝</td><td rowspan="2">股骨小转子</td><td rowspan="2">使髋关节前屈和旋外；下肢固定时，可时躯干前屈</td><td rowspan="2">腰丛神经</td></tr>
<tr><td>腰大肌</td><td>腰椎体侧面、横突</td></tr>
<tr><td colspan="2">阔筋膜张肌</td><td>髂前上棘</td><td>胫骨外侧髁</td><td>紧张阔筋膜和屈髋关节</td><td>臀上神经</td></tr>
<tr><td rowspan="7">后群</td><td colspan="2">臀大肌</td><td>髂骨翼外面、骶骨背面</td><td>髂胫束、臀肌粗隆</td><td>使髋关节伸和旋外</td><td>臀下神经</td></tr>
<tr><td colspan="2">臀中肌</td><td rowspan="2">髂骨翼外面</td><td rowspan="3">股骨大转子</td><td rowspan="2">使髋关节外展、旋内（前部肌束）和旋外（后部肌束）</td><td rowspan="2">臀上神经</td></tr>
<tr><td colspan="2">臀小肌</td></tr>
<tr><td colspan="2">梨状肌</td><td>骶骨前面、骶前孔外侧</td><td>使髋关节外展和旋外</td><td rowspan="3">骶丛分支</td></tr>
<tr><td colspan="2">闭孔内肌</td><td>闭孔膜内面及其周围骨面</td><td>股骨转子窝</td><td rowspan="3">使髋关节旋外</td></tr>
<tr><td colspan="2">股方肌</td><td>坐骨结节</td><td>股骨转子间嵴</td></tr>
<tr><td colspan="2">闭孔外肌</td><td>闭孔膜外面及其周围骨面</td><td>股骨转子窝</td><td>闭孔神经</td></tr>
</table>

附表 6　大腿肌的起止点、主要作用和神经支配简表

<table>
<tr><th>肌群</th><th>名称</th><th colspan="2">起点</th><th>止点</th><th colspan="2">主要作用</th><th>神经支配</th></tr>
<tr><td rowspan="2">前群</td><td>缝匠肌</td><td colspan="2">髂前上棘</td><td>胫骨上端内侧面</td><td colspan="2">屈髋、屈膝关节，使已屈的膝关节旋内</td><td>股神经（L2、L3）</td></tr>
<tr><td>股四头肌</td><td colspan="2">髂前下棘、股骨粗线内外侧唇、股骨体前面</td><td>胫骨粗隆</td><td colspan="2">屈髋关节和伸膝关节</td><td>股神经（L2–L4）</td></tr>
<tr><td rowspan="5">内侧群</td><td>耻骨肌</td><td colspan="2" rowspan="4">耻骨支和坐骨支前面</td><td>股骨的耻骨肌线</td><td colspan="2" rowspan="5">使髋关节内收和旋外</td><td>股神经与闭孔神经（L2–L4）</td></tr>
<tr><td>股薄肌</td><td>胫骨上端内侧面</td><td rowspan="4">闭孔神经（L2、L3，大收肌的坐骨部分为坐骨神经内侧支配）</td></tr>
<tr><td>长收肌</td><td>股骨粗线</td></tr>
<tr><td>短收肌</td><td></td></tr>
<tr><td>大收肌</td><td colspan="2">耻骨支、坐骨支、坐骨结节</td><td>股骨粗线和收肌结节</td></tr>
<tr><td rowspan="4">后群</td><td>股二头肌</td><td>长头</td><td>坐骨结节</td><td rowspan="2">腓骨头</td><td rowspan="4">屈膝、伸髋</td><td rowspan="2">使已屈的膝关节旋外</td><td rowspan="4">坐骨神经（L4–S2）</td></tr>
<tr><td></td><td>短头</td><td>股骨粗线</td></tr>
<tr><td>半腱肌</td><td colspan="2" rowspan="2">坐骨结节</td><td>胫骨上端内侧</td><td rowspan="2">使已屈的膝关节旋内</td></tr>
<tr><td>半膜肌</td><td>胫骨内侧髁后面</td></tr>
</table>

附表 7 小腿肌的起止点、主要作用和神经支配简表

<table>
<tr><th colspan="2">肌群</th><th>名称</th><th>起点</th><th>止点</th><th colspan="2">主要作用</th><th>神经支配</th></tr>
<tr><td colspan="2" rowspan="3">前群</td><td>胫骨前肌</td><td>胫骨外侧面</td><td>内侧楔骨内侧面、第 1 跖骨底</td><td rowspan="3">伸踝关节（背屈）</td><td>使足内翻</td><td rowspan="3">腓深神经</td></tr>
<tr><td>踇长伸肌</td><td>胫、腓骨上端和骨间膜前面</td><td>踇趾远节趾骨底背面</td><td>伸踇趾</td></tr>
<tr><td>趾长伸肌</td><td>腓骨前面、胫骨上端和小腿骨间膜</td><td>第 2–5 趾中、远节趾骨底</td><td>伸第 2–5 趾</td></tr>
<tr><td rowspan="6">后群</td><td rowspan="2">浅层</td><td>腓肠肌</td><td>股骨内、外上髁后面</td><td rowspan="2">跟骨</td><td colspan="2" rowspan="2">屈踝关节和膝关节</td><td rowspan="6">胫神经</td></tr>
<tr><td>比目鱼肌</td><td>腓骨后面上部、胫骨比目鱼肌线</td></tr>
<tr><td rowspan="4">深层</td><td>腘肌</td><td>股骨外侧髁外侧面上缘</td><td>胫骨比目鱼肌线以上骨面</td><td colspan="2">屈膝关节和使小腿旋内</td></tr>
<tr><td>趾长屈肌</td><td>胫骨后面中 1/3</td><td>第 2–5 趾远节趾骨底</td><td rowspan="3">屈踝关节</td><td>屈第 2–5 趾</td></tr>
<tr><td>胫骨后肌</td><td>小腿骨间膜后面和胫、腓骨</td><td>足舟骨粗隆及楔骨</td><td>使足内翻</td></tr>
<tr><td>踇长屈肌</td><td>腓骨后面下 2/3</td><td>踇趾远节趾骨底</td><td>屈踇趾</td></tr>
<tr><td colspan="2" rowspan="2">外侧群</td><td>腓骨长肌</td><td rowspan="2">腓骨外侧面</td><td>内侧楔骨、第 1 跖骨底</td><td colspan="2" rowspan="2">屈踝关节（跖屈）和使足外翻</td><td rowspan="2">腓浅神经</td></tr>
<tr><td>腓骨短肌</td><td>第 5 跖骨粗隆</td></tr>
</table>

（杨聪娴　林小雯　李　芸）

第四章 针刀疗法

第一节 概 述

“针刀疗法”自朱汉章教授1976年首创，已初步发展成为一门具有完整理论和实践体系的新学科——“针刀医学”。针刀疗法，把针灸针与手术刀的两种长处融为一体，使骨伤科的切割、剥离、松解等手术由开放变成闭合，明显提高了慢性软组织损伤、骨质增生等疾病的治疗效果。针刀医学是中医现代化的一个成功范例，它具有中医“简、便、验、廉”的优点，既是古为今用的典范，也是洋为中用的典范，更是中西医结合的典范（图4-1-1、图4-1-2）。

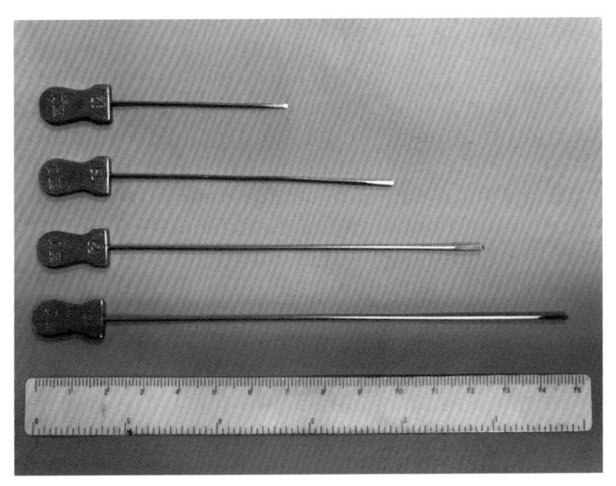

图4-1-1　可重复使用的针刀

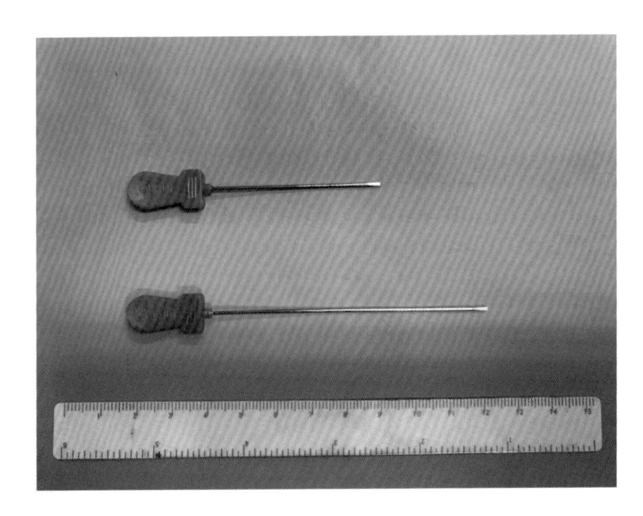

图4-1-2　一次性针刀

第二节 针刀疗法的实施要点

一、针刀疗法中针和刀的作用

针刀具有针和刀两种作用。正确理解和恰当应用这两种作用，可以起到单独依靠手术刀和针灸针难以达到的治疗效果。

（一）刀的作用

针刀的刀刃犀利，可迅速穿透皮肤，到达病变层次，进行剥离、松解、穿透、切割、削平等不同刀法和刀法组合，治疗不同病变。凡固定痛点的肌筋膜综合征、肩周炎（图 4-2-1、图 4-2-2）、网球肘、肱桡滑囊炎（图 4-2-3）、腕管综合征（图 4-2-4、图 4-2-5）、缩窄性腱鞘炎、强直性脊柱炎、棘突滑囊炎、膝关节骨性关节炎、跟骨刺、腰神经后支疼痛综合征（图 4-2-6）等均是用针刀行闭合性手术治疗的适应证。

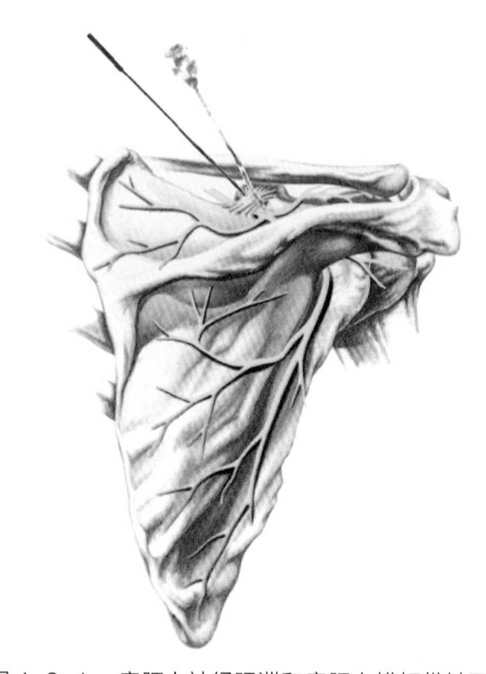

图 4-2-1 肩胛上神经阻滞和肩胛上横韧带针刀松解

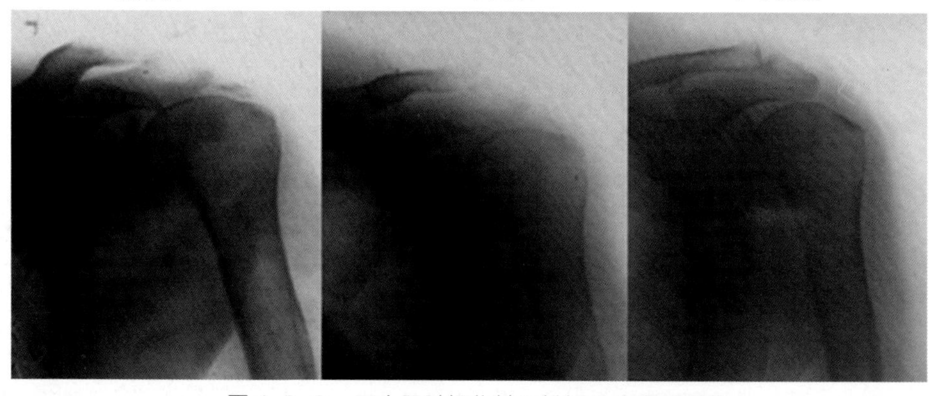

图 4-2-2 冈上肌腱钙化针刀松解 3 个月后吸收

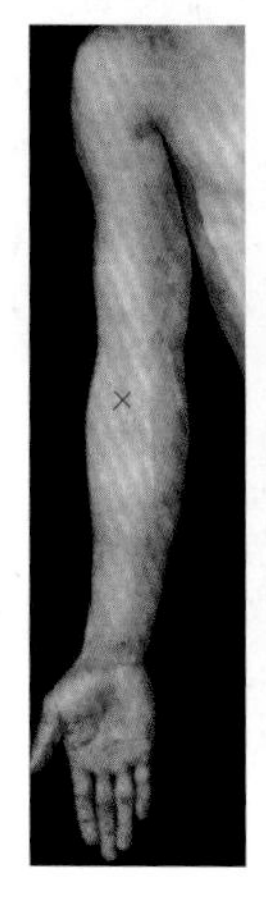

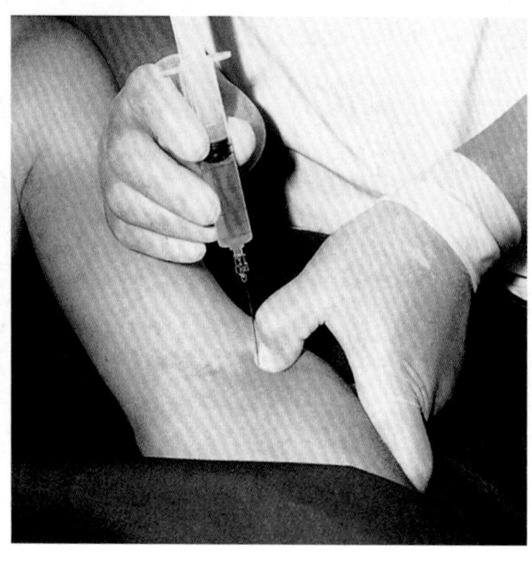

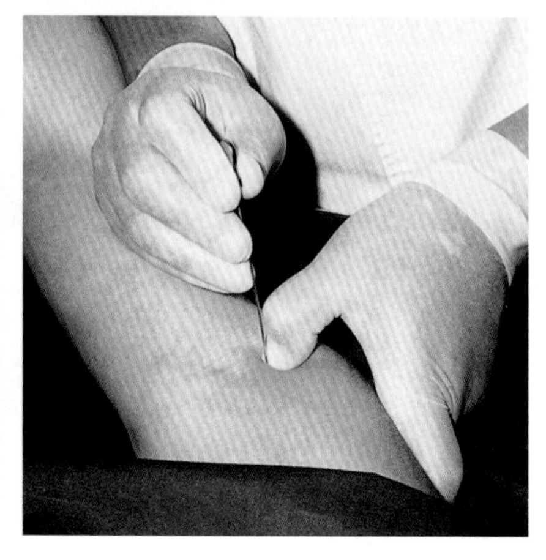

图 4-2-3 肱二头肌腱桡骨滑囊注射和针刀松解

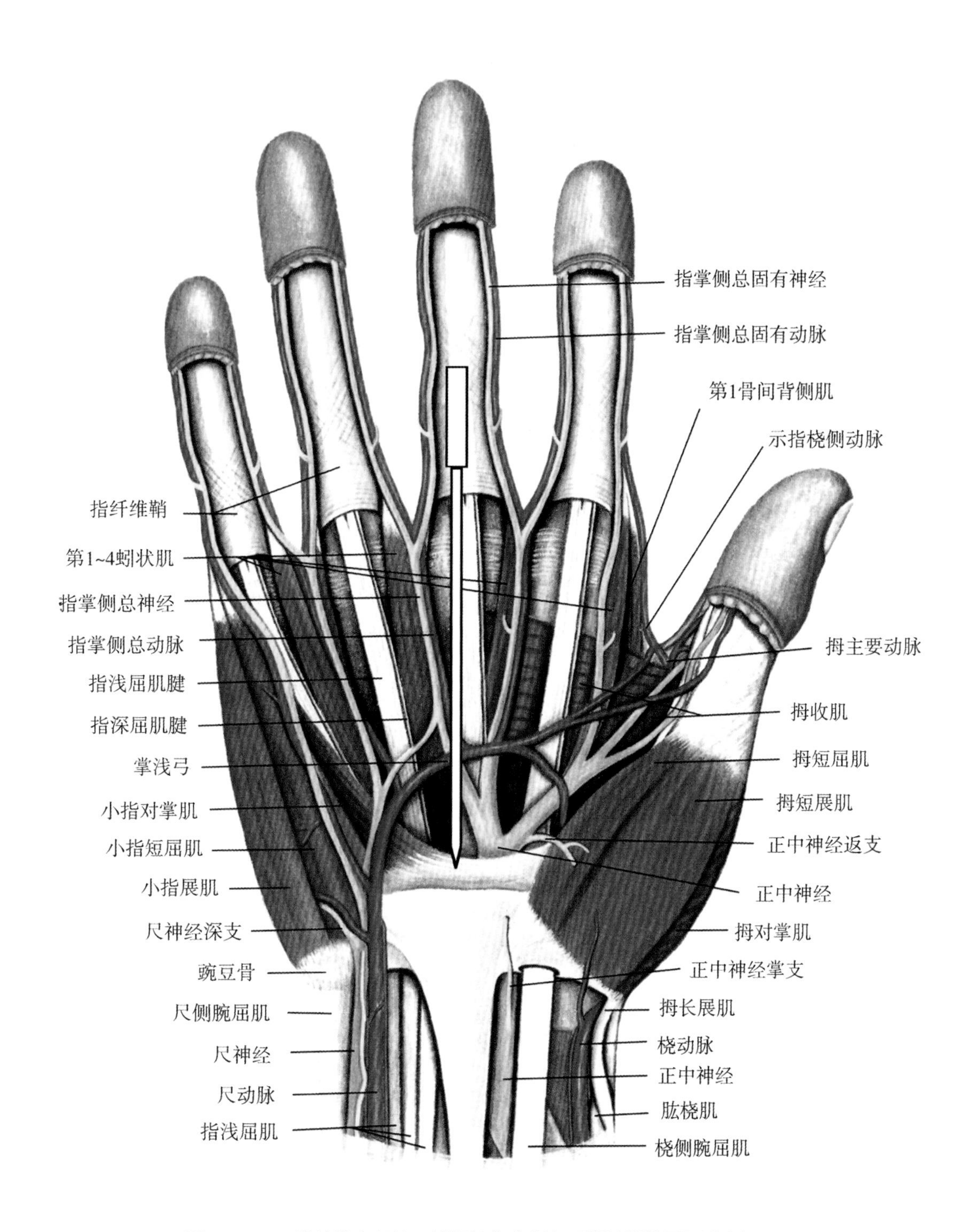

图 4-2-4　腕管综合征针刀松解处为中指和环指的指浅屈肌腱之间

（二）针的作用

针刀比普通针灸针稍粗稍硬，进针容易，操作灵活，患者感应大，疏经通络、活血理气、平衡阴阳的作用比针灸针强。遵循中医理论，选择经络和穴位，发挥针的作用。针刀疗法治疗的病种有：压痛点不局限的肌筋膜疼痛综合征（MFPS）（图 4-2-7）、膝关节滑膜炎（图 4-2-8）、颈椎病、腰椎间盘突出症等。

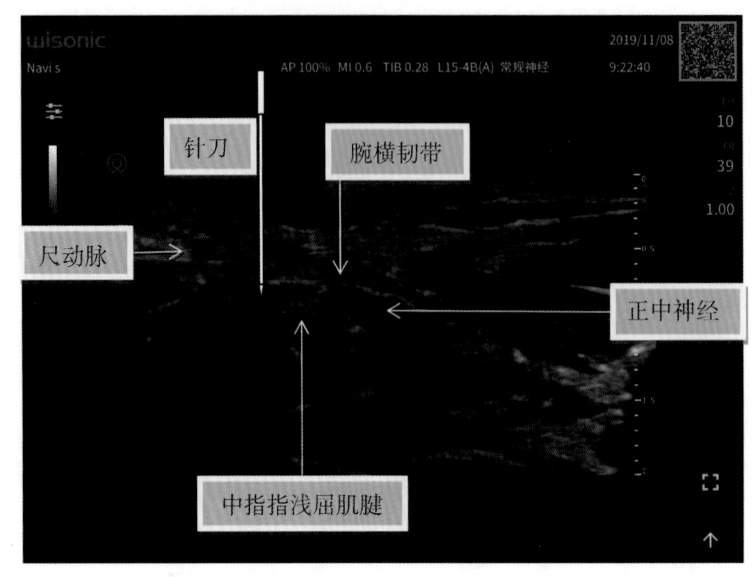

图 4-2-5 B 超引导下针刀松解腕横韧带处（中指和环指的指浅屈肌腱之间）

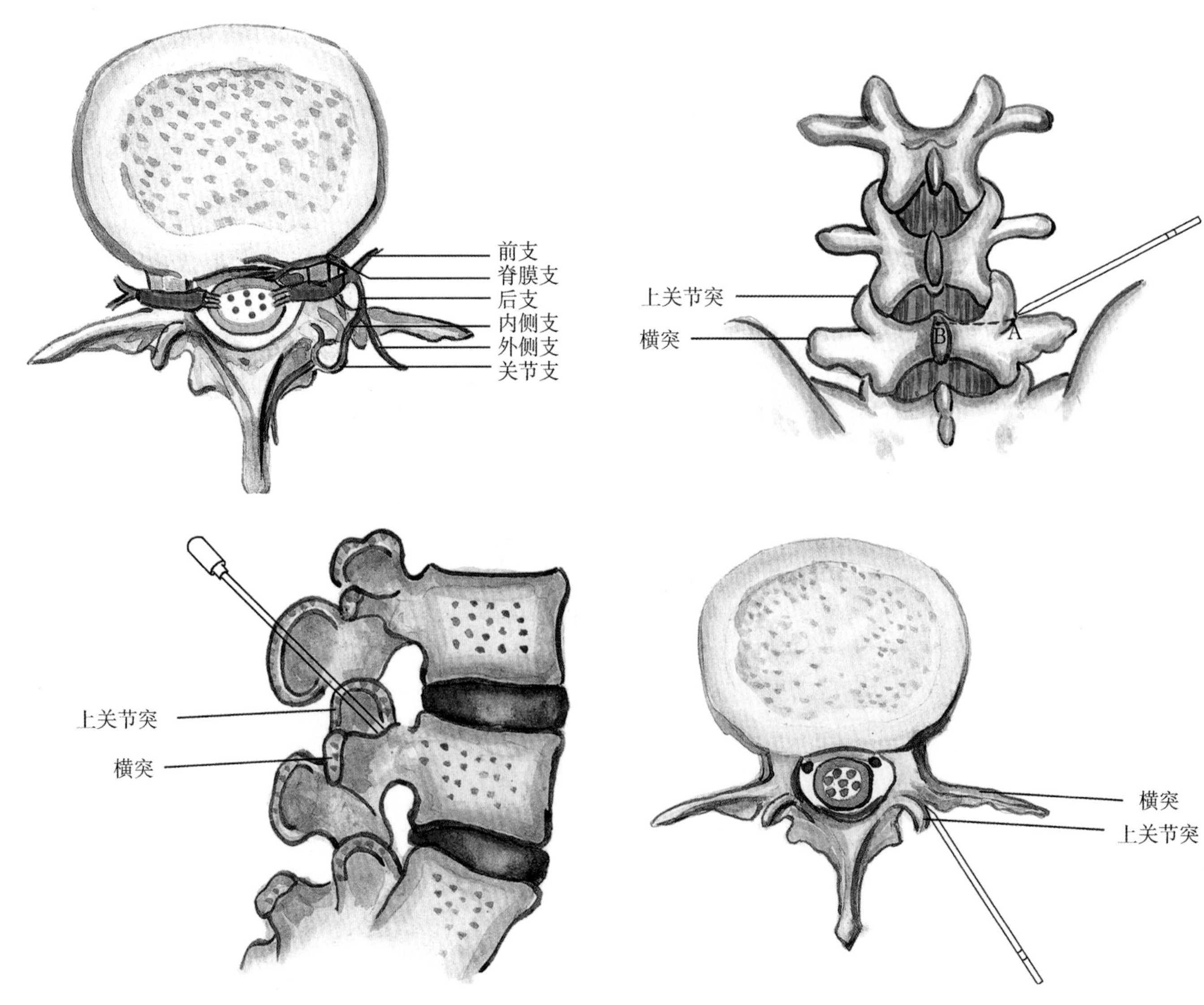

图 4-2-6 腰神经后支针刀松解示意图

（三）针、刀作用并用

有些病种的治疗，适合针、刀两种作用配合，如骨性膝关节炎，除松解侧副韧带、肌肉起止点和滑膜囊外，对有积液的病例我们还可选择血海穴，针刀刺激该穴 1~3 次后，能很快使积液消退。腰椎间盘突出症的治疗，除松解病变的棘间韧带、横突间肌和腰部压痛点外，还可针刺患侧风市穴、秩边穴，效果明显提高。

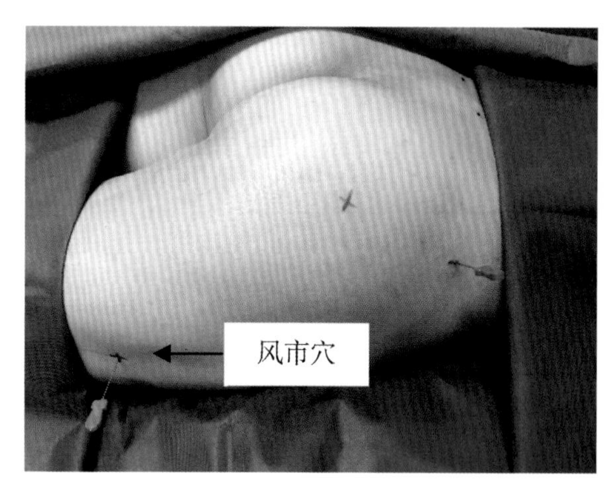

图 4-2-7　风市穴、臀上皮神经针刀治疗下肢 MFPS

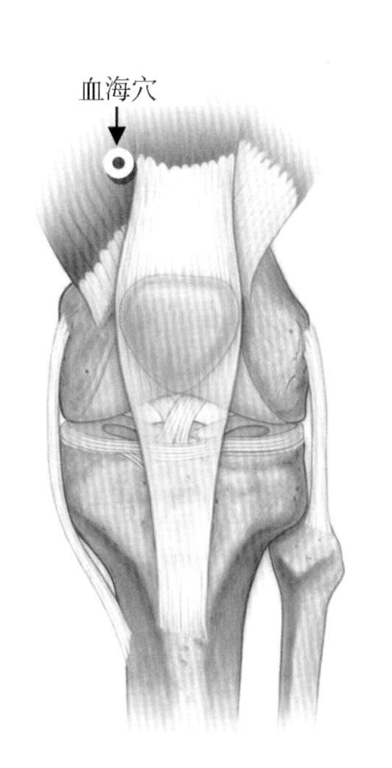

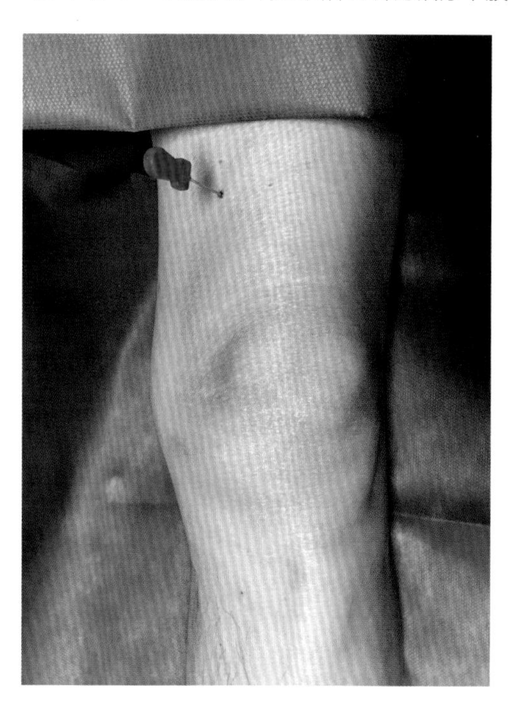

图 4-2-8　血海穴针刀治疗膝关节滑膜炎

二、进针刀四步规程

所谓四步规程，就是针刀疗法在刺入时必须遵循的四个步骤。

1. 定点　根据病变部位和层次及周围解剖关系确定进针刀点。

2. 定向　根据血管、神经和肌纤维走向确定进针刀及针刀运行方向，与针刀的刀口线平行；当血管、神经与肌纤维三者不能兼顾时，应首先保护血管和神经。

3. 加压分离　用手指下按进针刀点，使深层组织分离，并缩短进针刀深度。

4. 刺入　首先快速刺透皮肤，然后缓慢探索进针，如患者感到剧痛（可能针刀尖端触及血管壁）或窜麻（可能触及神经），则须稍退针，并调整进针方向。直到患者上述异常感觉消失，再继续进针，直达病变层次，进行治疗，即“一片之中找一点，一点之中辨深浅”。针刀只有到达病变层次，正确施术，方能刀到病除；过与不及，不仅治不了病，反而有可能损伤正常的组织和结构。

第三节 实施方法

一、椎间关节针刀松解术治疗颈椎病

颈椎小关节内缘距后正中线距离为10~12 mm，小关节外缘距后正中线距离为23~25 mm，关节柱的宽度为11~14 mm，故后正中线旁开15 mm处位于颈椎小关节柱内。

颈椎小关节是椎间孔的后壁，小关节的炎症和肿胀可压迫和（或）刺激椎间孔内的神经根，产生根性症状和体征；颈椎小关节由脊神经后支的内侧支支配，故小关节的炎症和肿胀又可刺激脊神经根的后内侧支，产生枕、项、背部疼痛。

（一）操作步骤

（1）备皮：术前枕部备皮至发际线上约5 cm。

（2）体位：俯卧位，双手下垂置于身体两侧，胸前垫薄枕。

（3）定点：在项部患侧与后正中线平行画一条纵线（距后正中线1.5 cm），沿患侧椎旁触及的横行有压痛的隆起（小关节体表投影处）画一条与上述纵线垂直的横线，两线交点即进针（针刀）点；最好在透视下显示小关节体表投影，加以标记，作为进针点（图4-3-1）。

（4）常规消毒铺巾。

（5）麻醉：0.5%利多卡因局部浸润麻醉。

（6）椎间关节注射：常用7号8 cm注射针或一次性带针芯的10 cm穿刺针。经进针点垂直皮肤快速进针透皮，然后向正前方与冠状面垂直、与矢状面平行进针。进针2~3 cm时建议行一次正侧位透视以发现和校正可能出现的穿刺错误。接近关节柱时应缓慢进针，在没有X线透视时，针尖达关节柱后，应上下试探，触及关节囊韧性感，继续进针有落空感时提示针尖进入关节腔，在关节囊内注射消炎镇痛液0.5 mL；在有X线监视时，可于侧位透视下朝向小关节间隙的后缘进针到达关节腔，不可越过小关节（图4-3-2）。

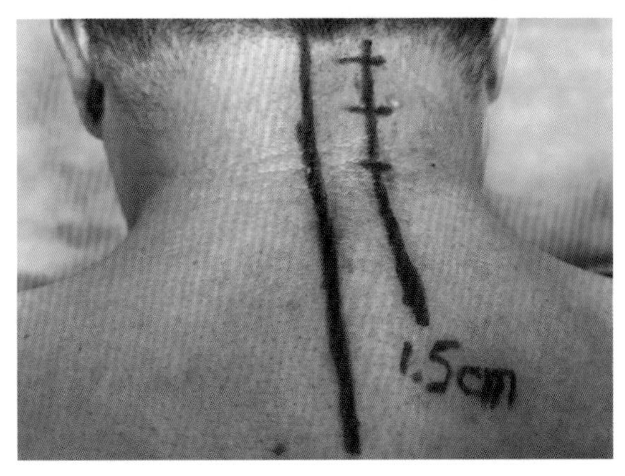

图4-3-1 颈椎小关节针刀松解体表定点图

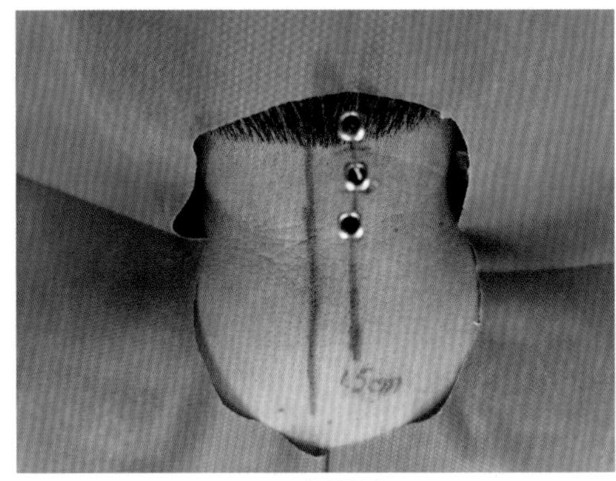

A. 术野图

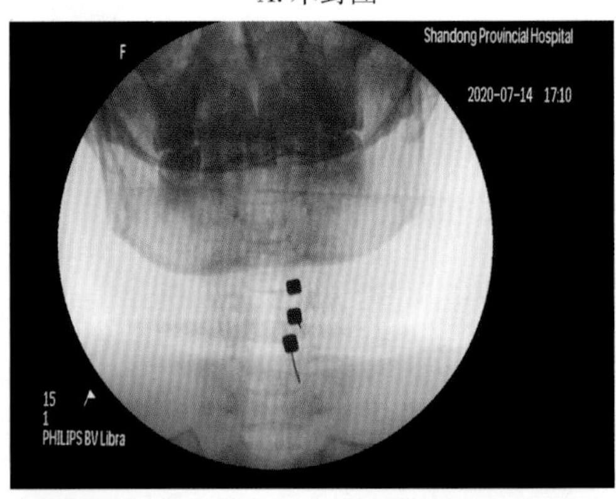

B.X线正位图

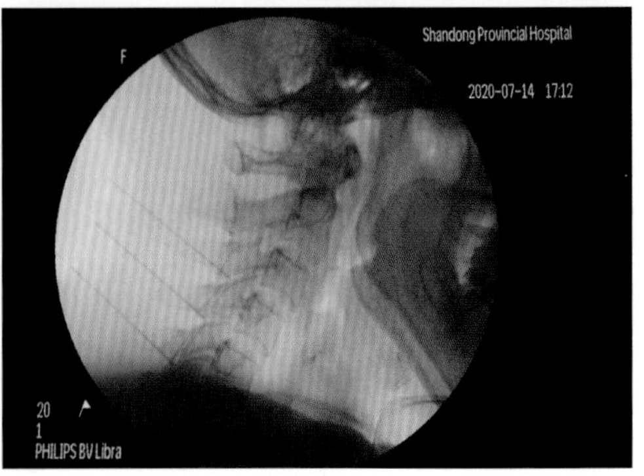

C. X线侧位图

图4-3-2 颈椎小关节注射

切记进针方向可以上下调整，但向内、外侧调整须格外谨慎。向内可进入椎管，损伤脊髓；向外可刺激或损伤椎动脉及神经根。穿刺过程中，应密切观察患者的反应，一旦其反应异常，应立即停止操作，查明原因并立即处理。

（7）椎间关节针刀松解：开始进针刀时，刀口线应与矢状面平行以免损伤颈部肌肉（图4-3-3A）。当针刀达关节柱时，应将刀口线旋转90°（图4-3-3B），平行于横行的关节腔，行关节囊松解，一般一刀即可切透关节囊，但切忌损伤关节面（图4-3-4）。

（8）操作完成后拔除针刀，局部压迫止血3 min，无菌敷贴覆盖穿刺点。观察30 min无异常送回病房。

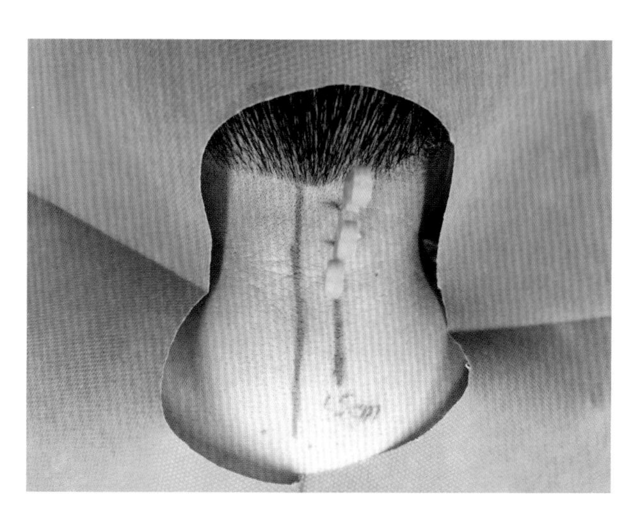

A. 进刀

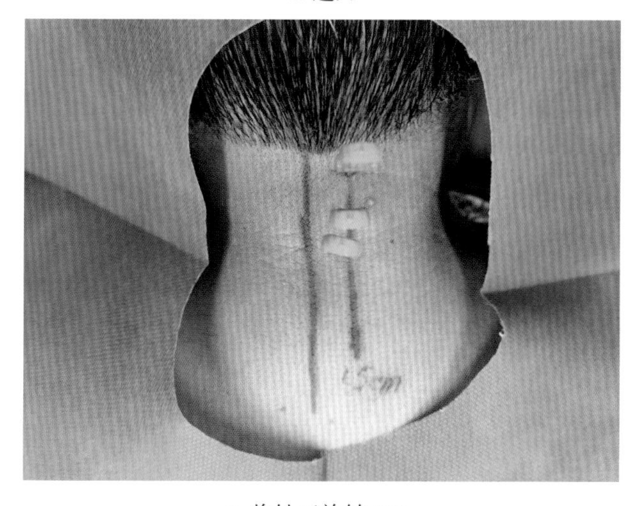

B. 将针刀旋转90°

图4-3-3　颈椎小关节针刀松解术野

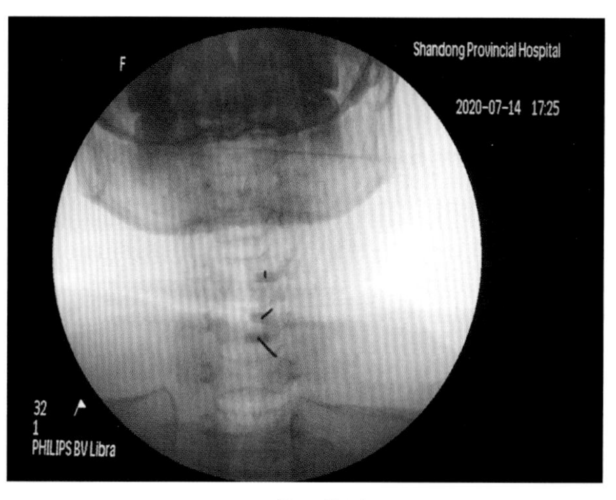

A.X线正位图

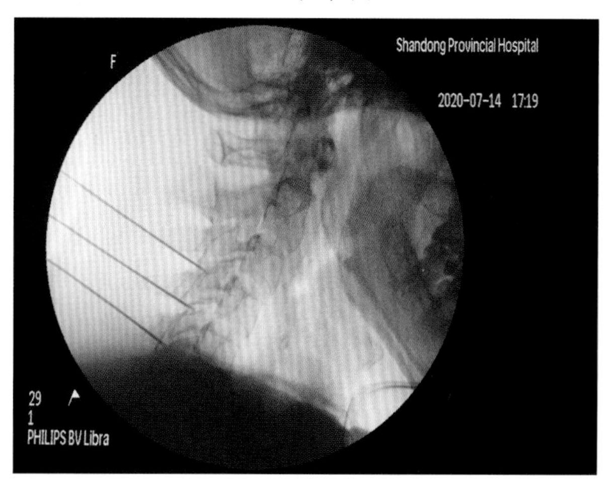

B. X线侧位图

图4-3-4　颈椎小关节针刀松解

（二）术后

（1）20%甘露醇125 mL，静脉滴注，每日2次，3 d。

（2）地塞米松磷酸钠注射液5 mg，静脉注射，每日1次，3 d。

（3）术后避免受凉和大范围颈部活动。

二、序贯五法腰神经根粘连松解术

椎间孔的上1/3是神经根、根动脉和根静脉进出椎管的必经之路，且孔内存在多条韧带和纤维隔，将其分离成数个腔隙，对其内容物起到隔离和保护作用。反复发作的腰腿痛或腰椎术后疼痛综合征则可能是突出的髓核压迫、刺激局部的神经根和软组织产生充血、水肿、粘连或手术后的组织粘连机化造成腰神经根粘连、卡压而出现的临床表现。

（一）操作步骤

下面以椎间孔内口针刀松解术为例简述序贯五法（步骤 4、5、6、7、8）腰神经根粘连松解术。

1. 体位　俯卧位，腹下及双侧踝下垫枕。

2. 定点　病变椎间隙患侧下位椎体上关节突内缘距后正中线最宽处内侧 3~5 mm 处，最好在透视下显示椎间孔内口体表投影，加以标记，作为进针点（图 4-3-5）。

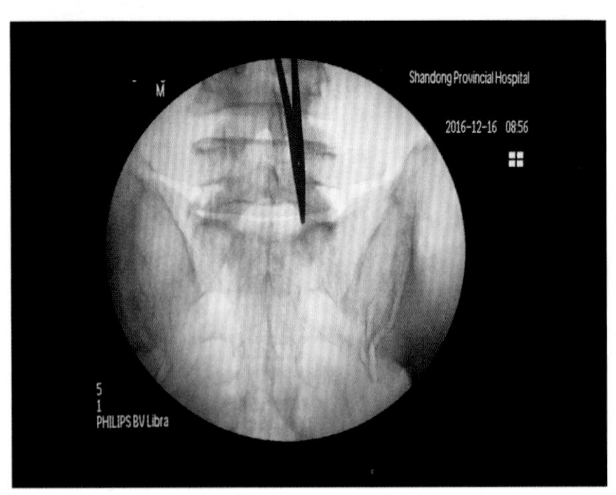

图 4-3-5　定点

3. 消毒、铺巾、麻醉　同上。

4. 侧隐窝阻滞　同前，见第三章（图 4-3-6）。

5. 臭氧注射　注射 30 μg/mL 臭氧 5~10 mL（图 4-3-7）。

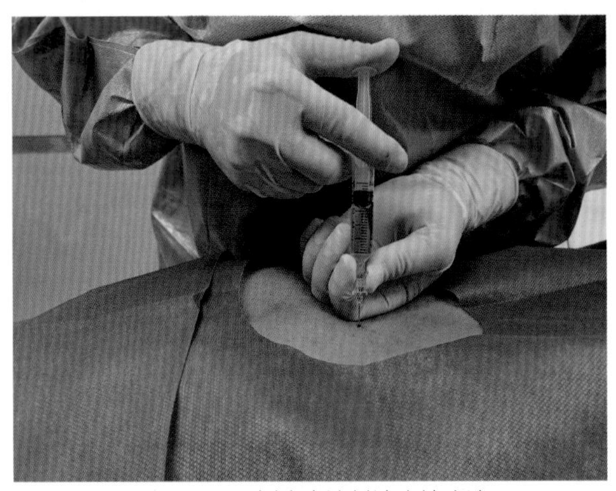

图 4-3-6　侧隐窝注射消炎镇痛液

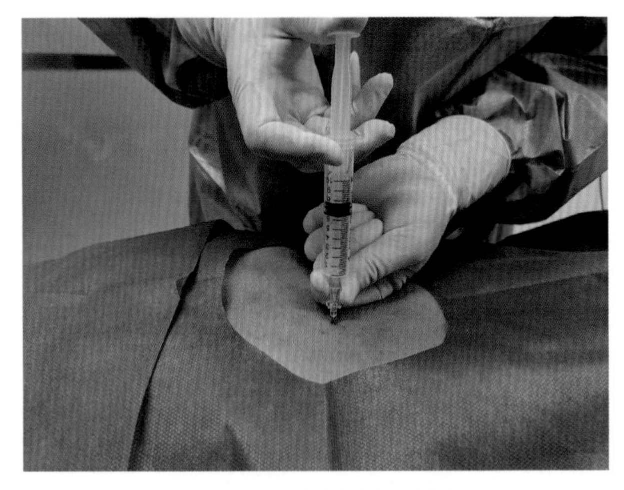

图 4-3-7　侧隐窝注射臭氧

6. 玻璃酸钠注射　注射玻璃酸钠 1~2 mL（图 4-3-8）。

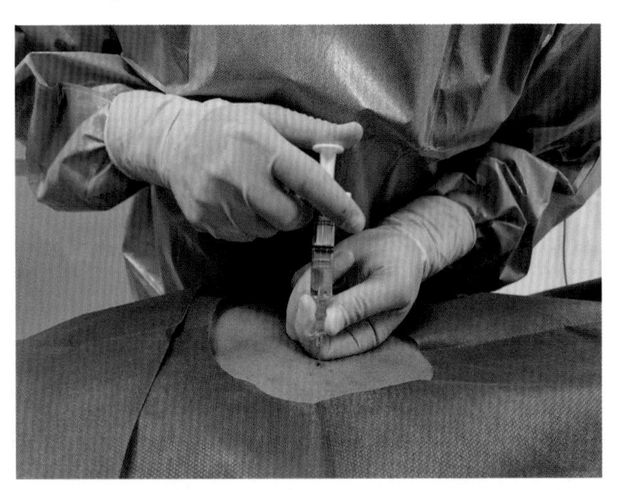

图 4-3-8　侧隐窝注射玻璃酸钠

7. 针刀松解　经皮肤进针点，针刀刀口线与矢状面平行、向外侧倾斜 5° 进3 号针刀直达上关节突内缘，稍退针刀，然后针刀（前端）不离骨面，沿上关节突内缘缓慢滑至前内缘，方向前外，提插切割 3~5 刀，深度约 2 mm，手下有松动感时退出针刀（图 4-3-9）。

8. 手法　术毕，通过屈颈牵拉硬膜囊（图 4-3-10），通过直腿抬高牵拉神经根（图 4-3-11），达到进一步松解腰神经根的作用。

注：椎间孔外口松解的方法与椎间孔内口松解类似，区别在于前者一般采取后外侧安全三角入路，病变椎间隙中点向患侧旁开 6~8 cm 为进针（针刀）点（图 4-3-12）。椎间孔内、外口

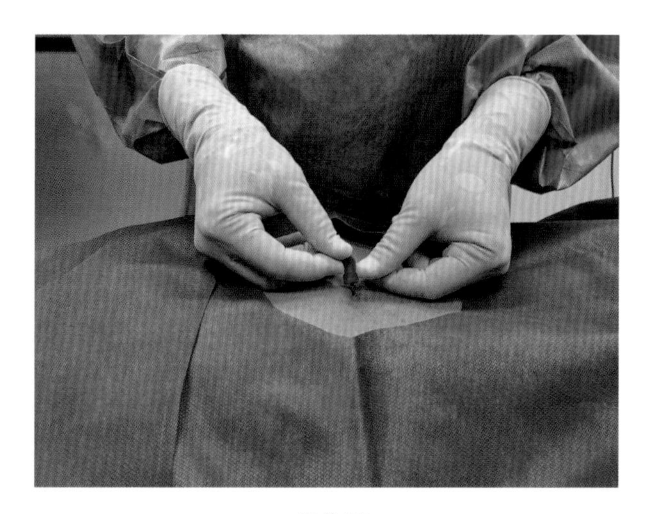

A. 操作图

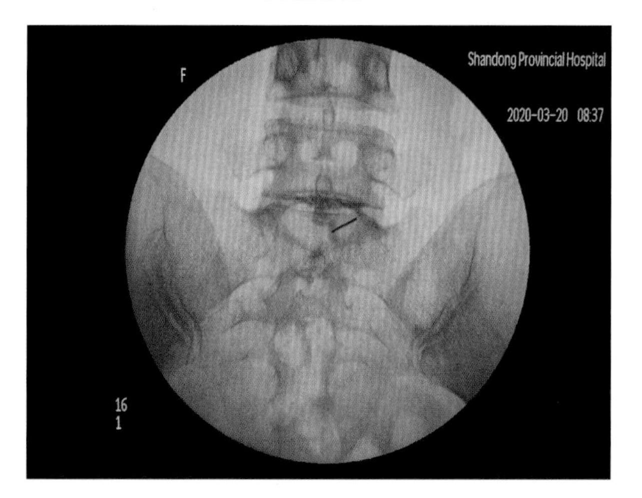

B.X 线正位图

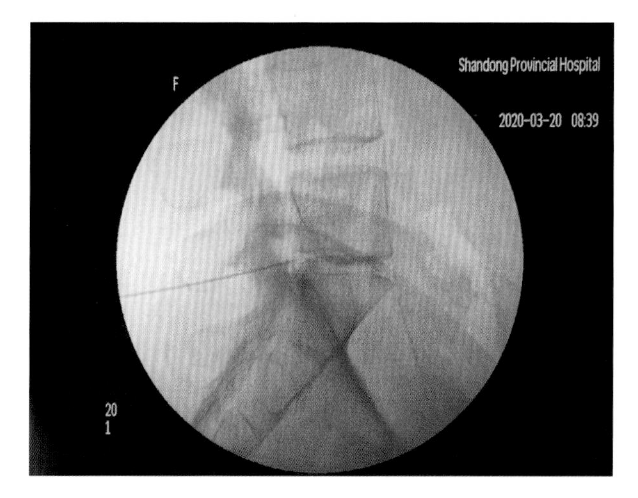

C. X 线侧位图

图 4-3-9　椎间孔内口针刀松解

松解部位均是椎间孔后壁的下 1/3。椎间孔内口松解主要松解穿行根，椎间孔外口松解主要松解出孔根，而病变涉及穿行根和出孔根时，则行椎

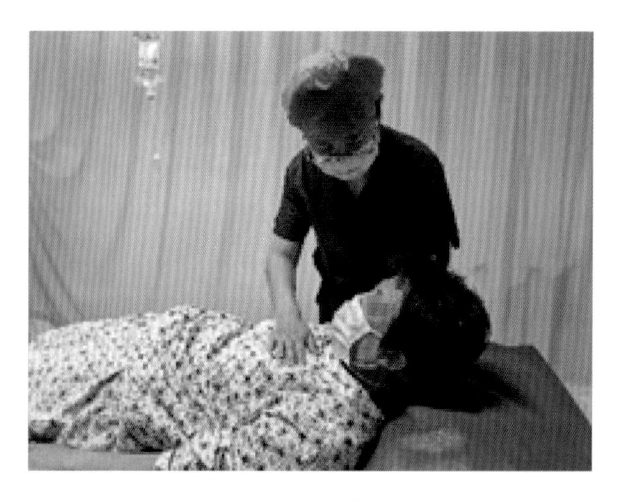

图 4-3-10　屈颈牵拉硬膜囊

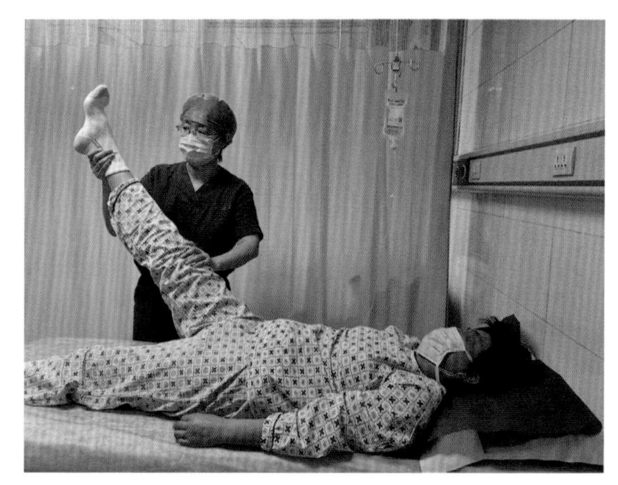

图 4-3-11　直腿抬高牵拉神经根

间孔内、外口联合松解（图 4-3-13）。该操作主要适用于 L_4/L_5、L_5/S_1 间隙。

（二）术后

同颈椎小关节针刀松解。

三、黄韧带松解术治疗腰椎管狭窄症

黄韧带作为腰椎管后壁的重要组成部分，起自上位椎板的前下缘，止于下位椎板的后上缘。黄韧带出现肥厚时会占据椎管的空间，导致腰椎管狭窄（图 4-3-14）。腰椎后伸时，黄韧带发生折叠突入椎管内，导致椎管容积进一步变窄，所以后伸试验阳性是腰椎管狭窄症的重要体征。

（一）操作步骤

单侧症状松解单侧（少见），双侧症状松解

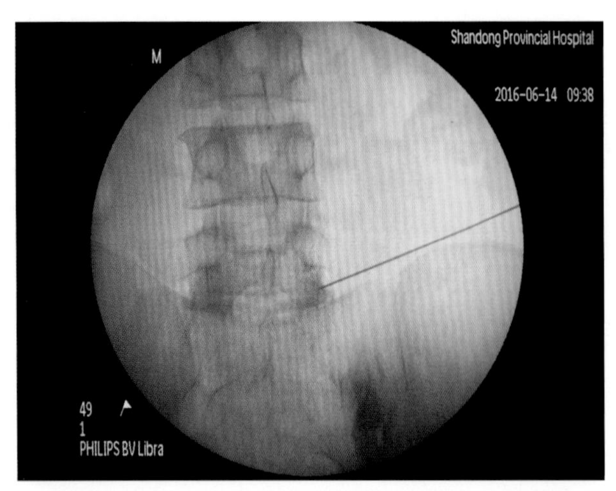

A.X 线正位图

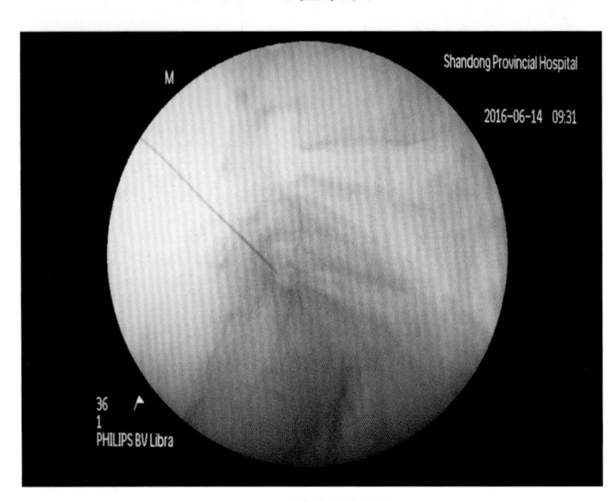

B.X 线侧位图

图 4-3-12 椎间孔外口针刀松解

双侧（多见）。下面以双侧松解为例阐述操作过程。

1. 体位 俯卧位，腹下及双侧踝下垫枕。

2. 定点 病变间隙双侧下位椎板距上缘 3~5 mm 水平线与上关节突内缘交界处。最好在透视下显示下位椎板上穿刺点的体表投影，加以标记，作为进针点。

3. 消毒、铺巾 同前。

4. 黄韧带浸润 用 0.5% 利多卡因或消炎镇痛液从皮肤至黄韧带逐层浸润（图 4-3-15）。

5. 针刀松解 经皮肤进针点，针刀刀口线与矢状面平行、垂直皮面进针刀直达椎板；然后针刀旋转 90°，与椎板间隙平行向前上推进，至椎板上缘时遇到“橡皮”样韧感即黄韧带，继续推进数毫米出现落空感时提示针刀已突破黄韧

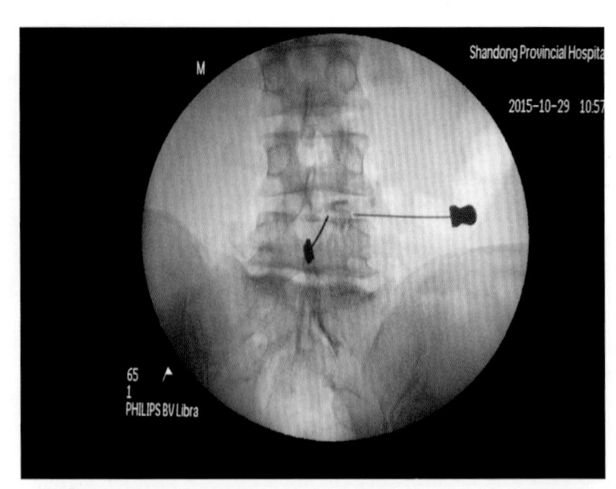

A. X 线正位图

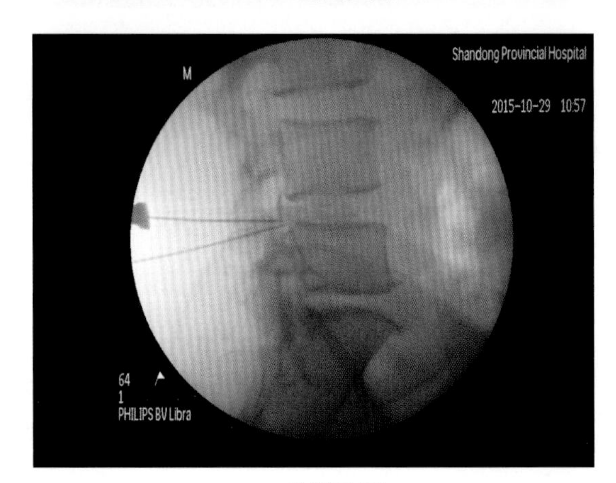

B.X 线侧位图

图 4-3-13 椎间孔内外口联合针刀松解

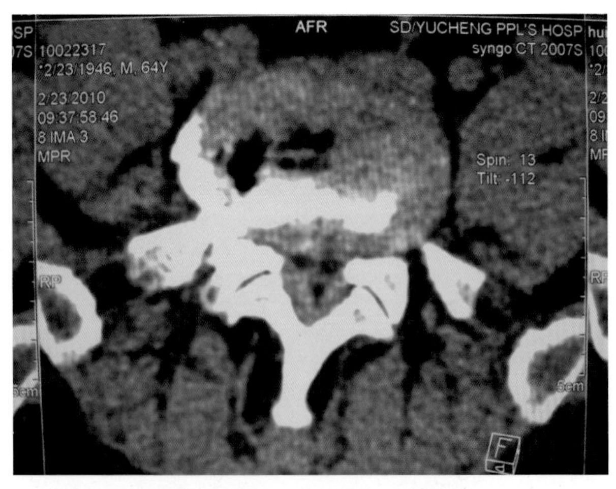

图 4-3-14 腰椎黄韧带肥厚

带，如此在椎板上缘提插、切割 3~5 刀（每个椎间隙每侧）即可（图 4-3-16）。

6. 手法 患者取侧位，术者协助患者做腰部屈曲，以牵拉松解后的黄韧带。

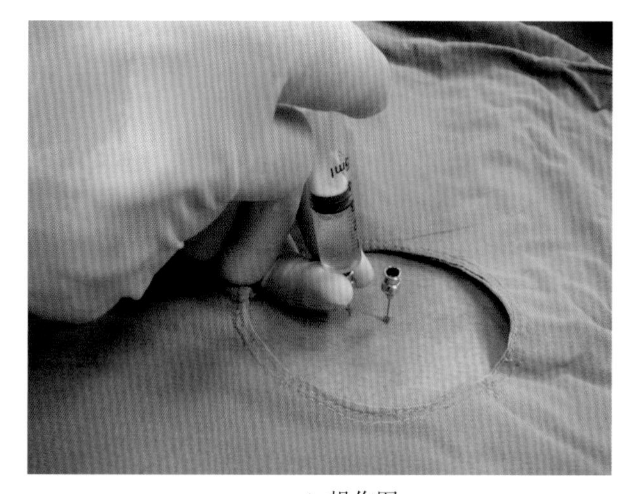

A. 操作图

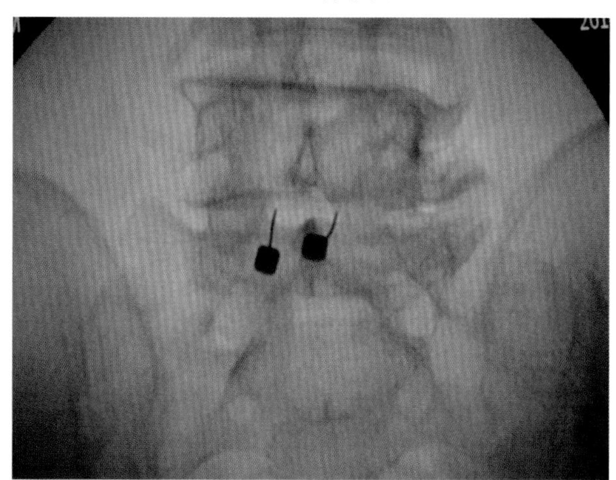

B.X 线正位图

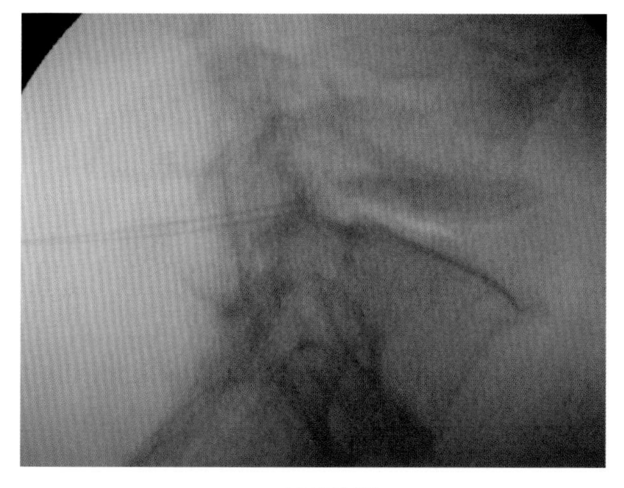

C. X 线侧位图

图 4-3-15　黄韧带浸润

（二）术后

根据患者情况，循序渐进进行腰部功能锻炼。

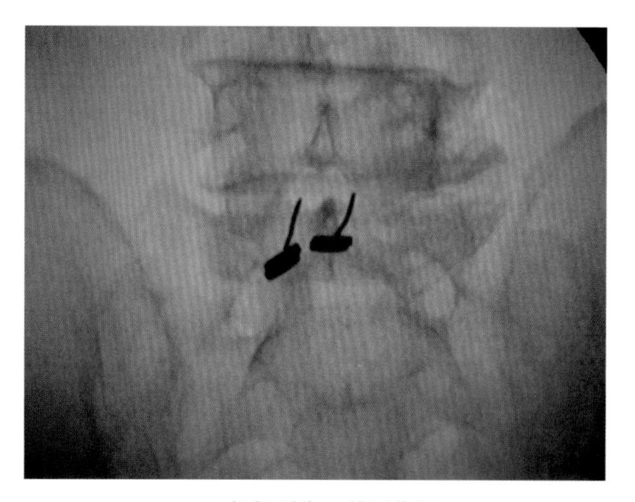

A. 松解到位 X 线正位图

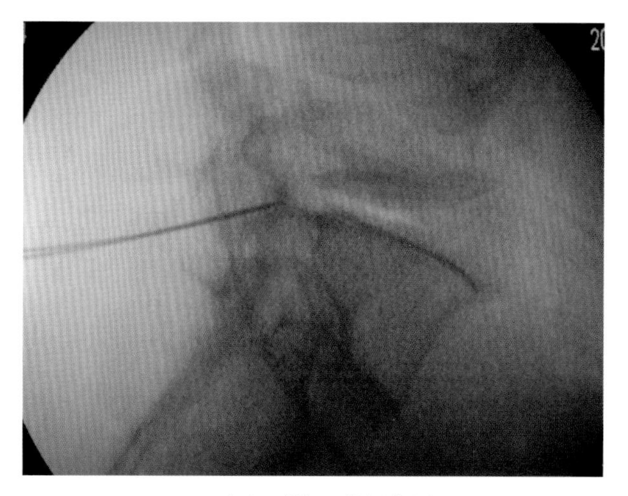

B. 松解到位 X 线侧位图

图 4-3-16　黄韧带针刀松解

第五节　针刀疗法的并发症及其防治

一、针刀折断

（一）预防

（1）术前认真检查，不合格的针刀弃之不用。

（2）嘱患者放松，术中不可随意改变体位。

（3）医生应手法熟练，做到稳、准、轻、巧，切不可用蛮力。

（二）处理

（1）嘱患者不要紧张，勿动，以免针刀断端移位。

（2）设法将断端取出。

（3）必要时，借助 X 线定位取出。

二、其他

其他并发症有出血、神经损伤、感染、晕针、气胸、内脏损伤等，处理方法同其他微创操作。

（赵学军 魏广福 邱 凤）

第五章

臭氧注射疗法

目前臭氧在脊柱源性疼痛、神经病理性疼痛、骨关节软组织疼痛及其他学科疾病的治疗中得到了广泛的应用。医用臭氧是指臭氧和氧气的混合物。它可以通过扩张血管，增加氧供，减轻水肿，促进炎症吸收，刺激内啡肽等镇痛物质的释放起到消炎镇痛的效果。但是，当臭氧浓度过高时，生成的氧自由基超过机体的清除能力则对人体有害，因此，臭氧具有治疗和细胞毒性双重作用。相关研究证实，医用臭氧对中枢神经系统有神经毒性作用，并呈浓度相关性（图 5-1、图 5-2）。一般认为，高浓度医用臭氧（50~80 μg/mL）可导致组织结构破坏，中低浓度医用臭

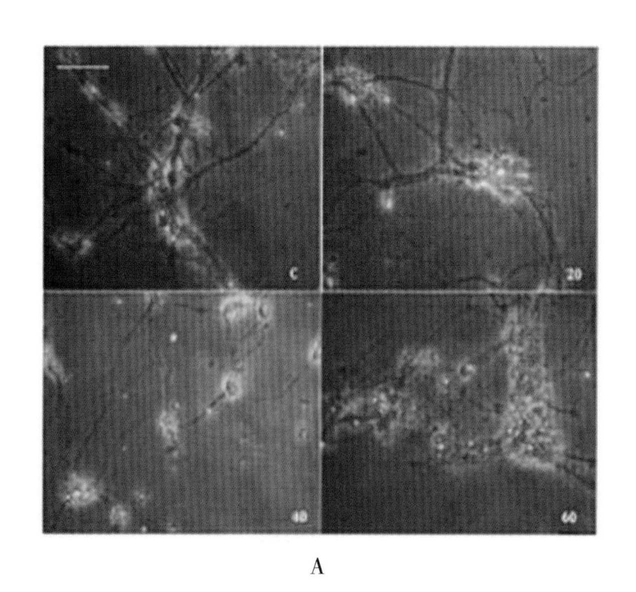

A

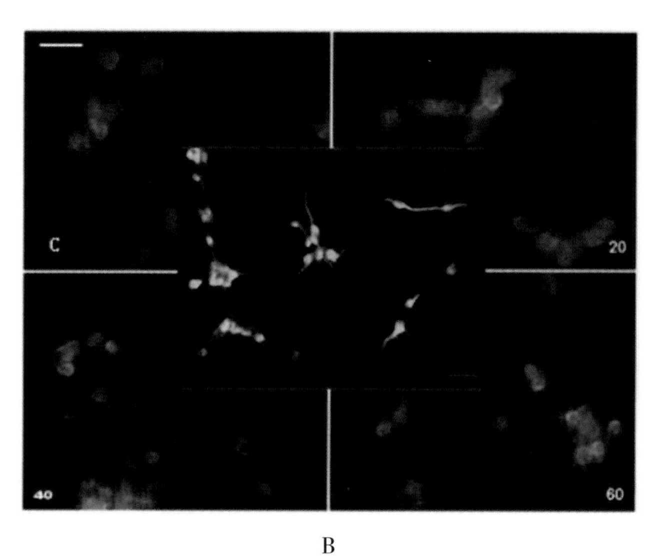

B

图 5-1　臭氧干预后神经细胞形态变化

倒置相差显微镜下观察（A）臭氧干预后神经细胞形态由原有的椭圆或三角形变为圆形，在 20 μg /mL O_3 组，仍残存部分形态正常细胞；从 40 μg /mL O_3 组开始，神经突起扭曲断裂，呈串珠样；60 μg /mL O_3 组可见少量细胞立体感消失，形态扁平，颜色变暗及细胞轮廓不清（Bars-30 μm）。Hoechst33258 染核（B）后，正常对照组细胞核呈现均匀的淡蓝色，在臭氧干预下细胞核体积缩小但亮度增加，可见多个浓缩亮染的染色质团块，呈现出典型的核碎裂及核固缩，且该变化具有浓度依赖性（Bars-20 μm）。

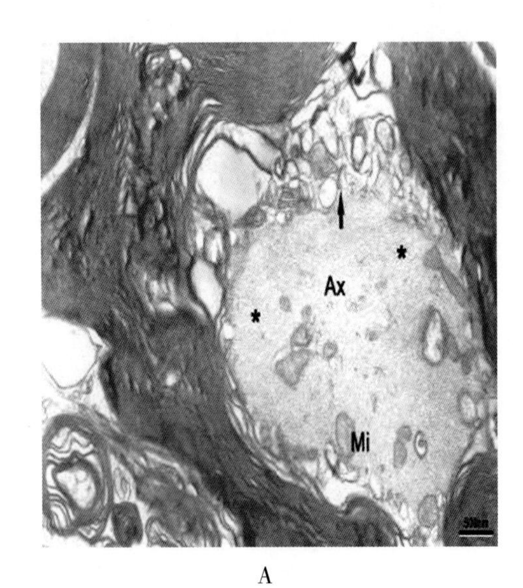

A

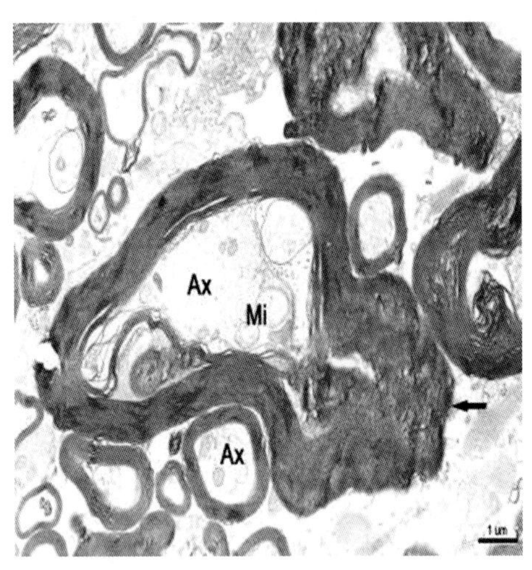

B

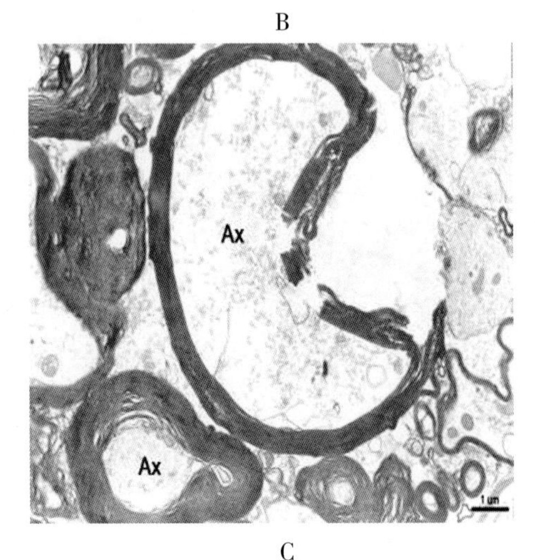

C

图 5-2 脊髓组织电镜图

30 μg/mL O_3 组（A）示：轴索中微丝和微管结构紊乱（星花），变性细胞器聚集于轴索一侧（箭头）所示。
50 μg/mL O_3 组（B）示：轴索中微丝和微管结构少见，线粒体空化，髓鞘膜皱缩扭曲（箭头）。
80 μg/mL O_3 组（C）示：轴索中微丝和微管结构缺失，髓鞘膜断裂。

氧（10~40 μg/mL）可发挥治疗作用。因此，针对不同的疾病和组织，应选用不同浓度的医用臭氧。但国内外臭氧的应用还缺乏相关的统一标准和规范。

因此为安全起见，臭氧在临床应用中应注意以下几点。

（1）避免直接吸入肺内。

（2）禁用于甲状腺功能亢进者。

（3）禁用于葡萄糖-6-磷酸脱氢酶缺乏症者。

（4）禁止进入蛛网膜下腔，避免产生不可逆性神经损伤。

（5）禁用于臭氧过敏者。

（6）臭氧注射前必须回抽无血，避免发生气体栓塞。

一、椎间盘臭氧消融术

颈、腰椎间盘突出症是临床上常见的疼痛性疾病之一。2002 年椎间盘臭氧消融术开始在我国应用，国内外报道有效率为 66%~86% 不等，有效率的差异可能与臭氧注射的浓度、剂量和方法有关。

（一）适应证和禁忌证

椎间盘臭氧消融术的适应证与禁忌证与椎间盘射频消融术（第七章第二节“四、腰椎间盘靶点射频”）相似。

1. 适应证

（1）明确诊断的颈、腰椎间盘突出症患者。

（2）保守治疗 3 个月无效者。

2. 禁忌证

（1）髓核游离。

（2）出现高位肌麻痹或马尾神经症状。

（3）脊柱骨折或肿瘤。

（4）出凝血功能障碍。

（5）穿刺部位或全身感染。

（6）有精神疾患的患者。

（二）实施方法

具体穿刺实施方法可根据突出部位及突出程度采用间隙内穿刺（图 5-3、图 5-4）或突出物靶点穿刺（图 5-5），具体方法参照第三章穿刺注射疗法。建议注射浓度为 40 μg/mL，容量为颈椎 3~5 mL、腰椎 5~10 mL。

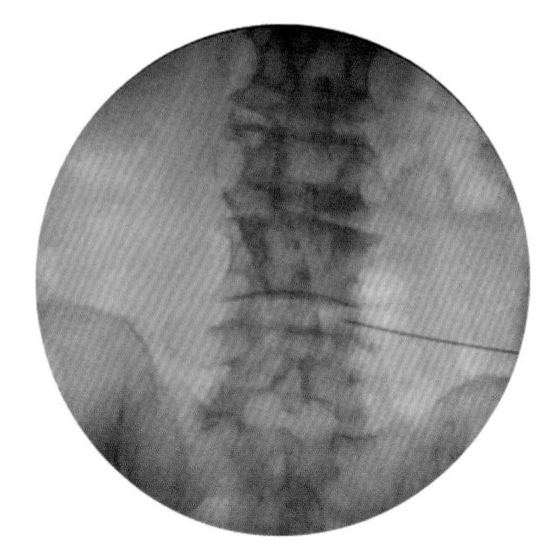

A. 穿刺针到位正位图

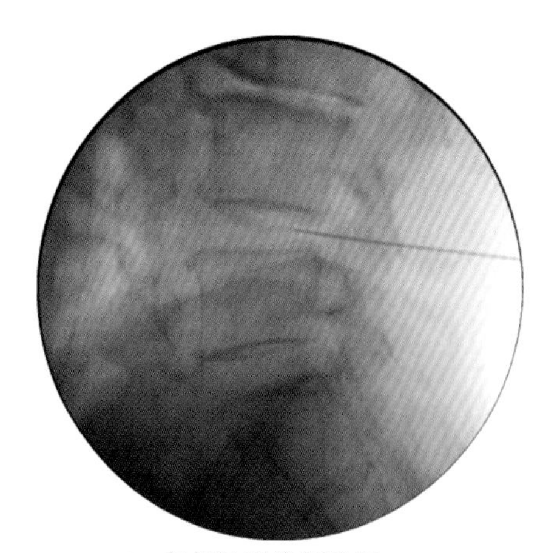

B. 穿刺针到位侧位图

图 5-3　腰椎间盘臭氧消融术（间隙内穿刺）

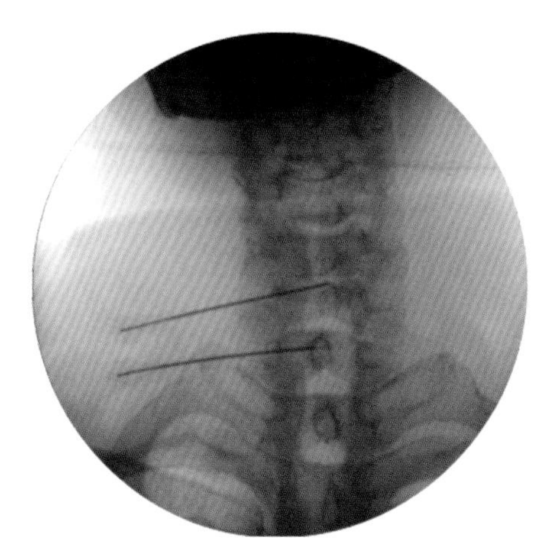

A. 穿刺针到位正位图

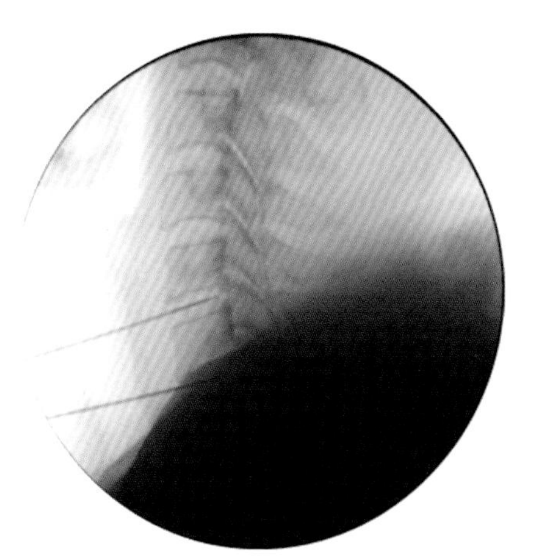

B. 穿刺针到位侧位图

图 5-4　颈椎间盘臭氧消融术（间隙内穿刺）

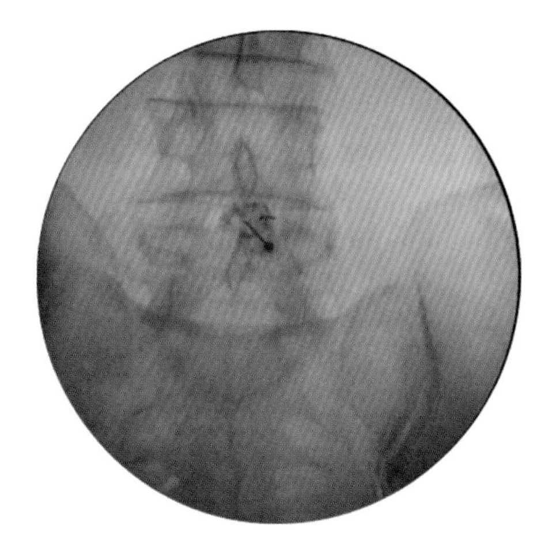

A. 穿刺针到位正位图

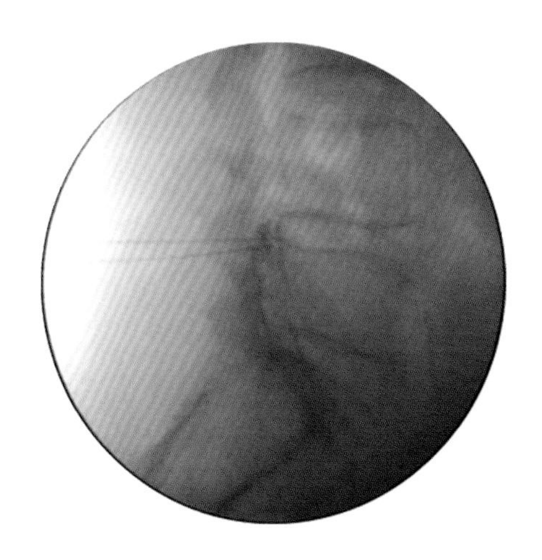

B. 穿刺针到位侧位图

图 5-5　靶点臭氧消融术

二、臭氧注射治疗神经根炎

对于神经根炎症状典型的患者可行硬膜外隙或者侧隐窝阻滞及臭氧注射（图 5-6、图 5-7、图 5-8）。建议注射浓度不高于 30 μg/mL，容量不大于 10 mL。穿刺到位注射臭氧前，须先行局麻试验或注射消炎镇痛液，观察确定硬脊膜完整方可缓慢注入。

三、臭氧注射治疗骨关节炎

骨关节炎（osteoarthritis，OA）是一种关节的慢性退行性病变，其主要的病理改变是关节软骨的降解。常见部位是膝关节、髋关节和肩关节（图 5-9、图 5-10）。目前骨关节炎治疗的共识是消除炎症，改善症状，尽可能维持关节功能，改善患者的生活质量。穿刺到位注射臭氧前，需先注射局麻药或消炎镇痛液，以减轻臭氧的局部刺激和疼痛，建议注射浓度不高于 30 μg/mL，容量在大关节不超过 10 mL，小关节酌减。关节周围多点注射总量不超过 30 mL。

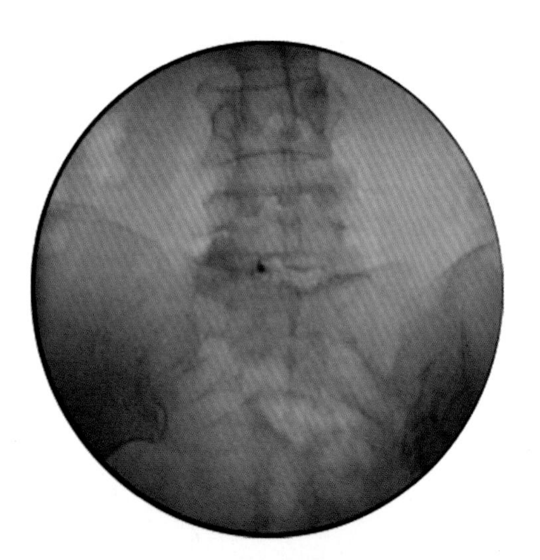

A. 正位图

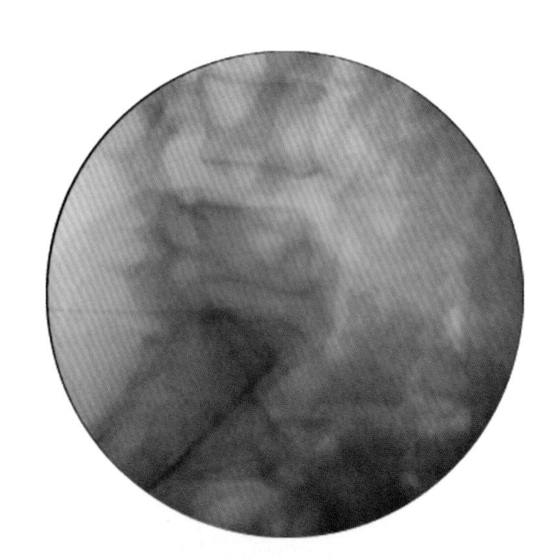

B. 侧位图

图 5-6 L_5/S_1 侧隐窝臭氧注射

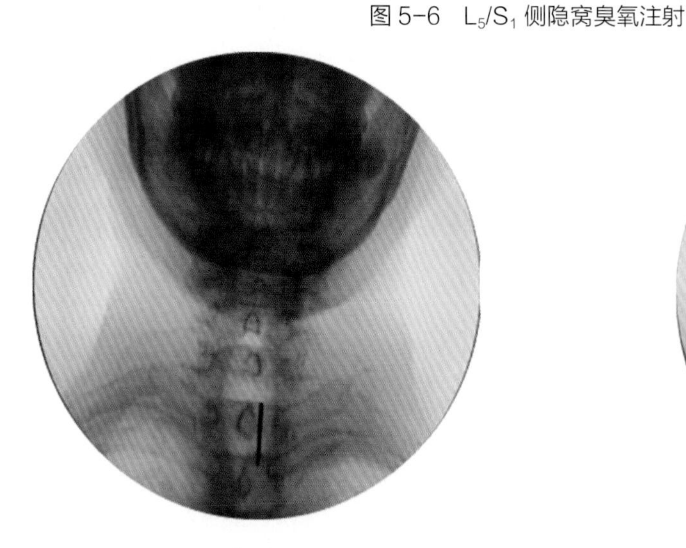

A. 正位图

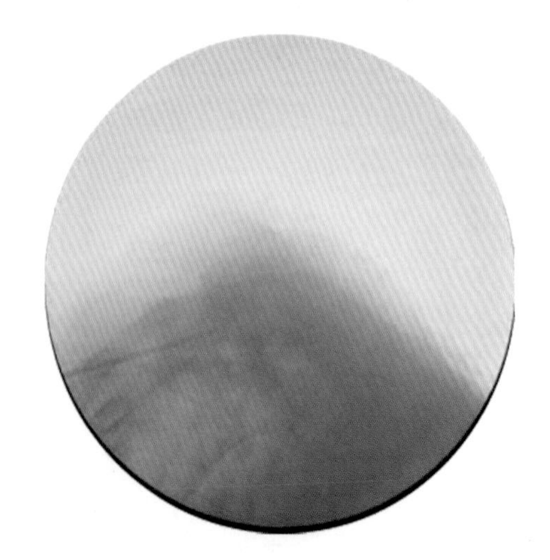

B. 侧位图

图 5-7 颈椎硬膜外隙臭氧注射

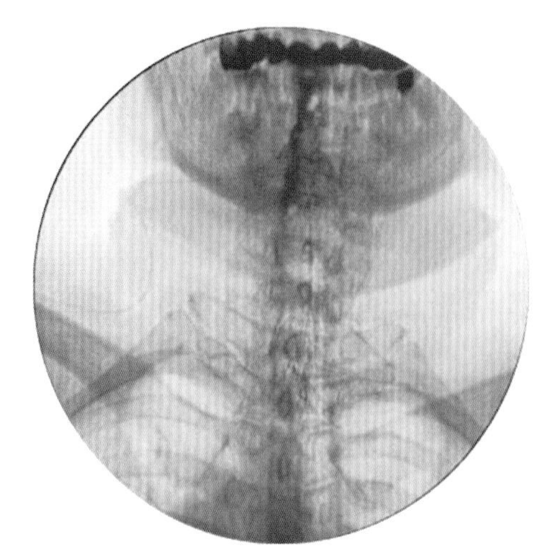

A. 正位图

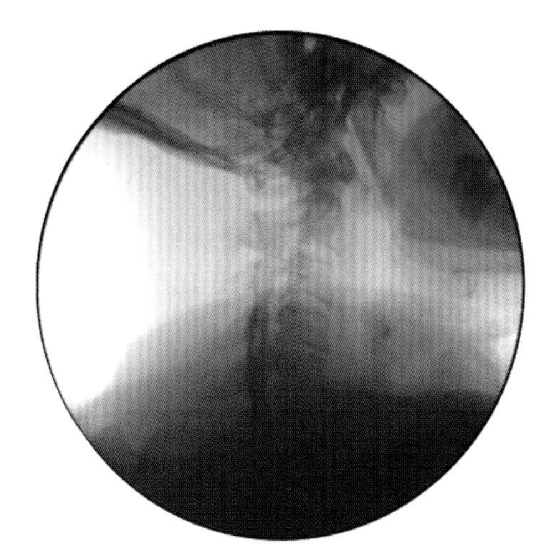

B. 侧位图

图 5-8　颈椎硬膜外腔造影剂分布

四、臭氧注射治疗软组织疼痛

软组织疼痛包括肌肉、肌腱、韧带、筋膜、关节囊等多种软组织因慢性劳损产生炎症而出现的不同疼痛。1988 年，Verga 首先将臭氧注入椎旁肌肉治疗腰腿痛。其作用机制与阻断痛觉传导、活化镇痛系统、减少炎症因子、促进抗炎因子的释放等因素有关。建议注射浓度不高于 30 μg/mL，容量一个部位不大于 5 mL。注射前，同样先注射局麻药或消炎镇痛液（图 5-11、图 5-12）。

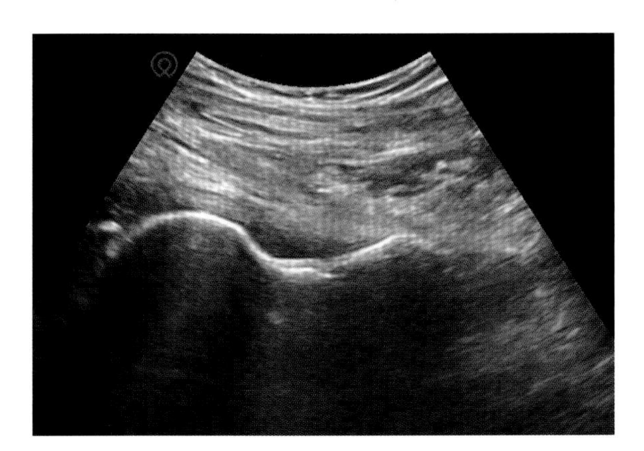

图 5-9　超声引导下髋关节腔内臭氧注射

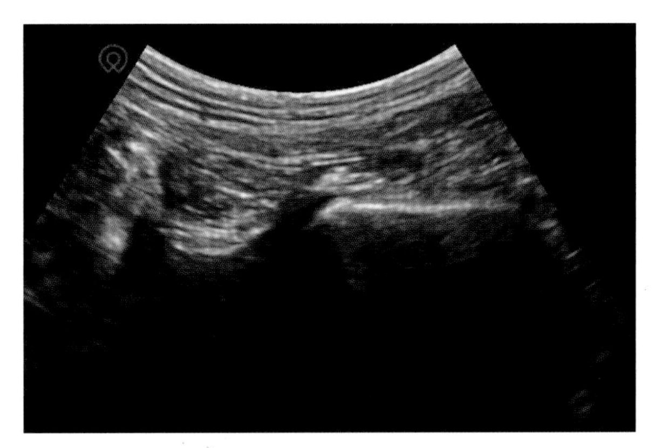

图 5-11　臀部软组织筋膜臭氧注射

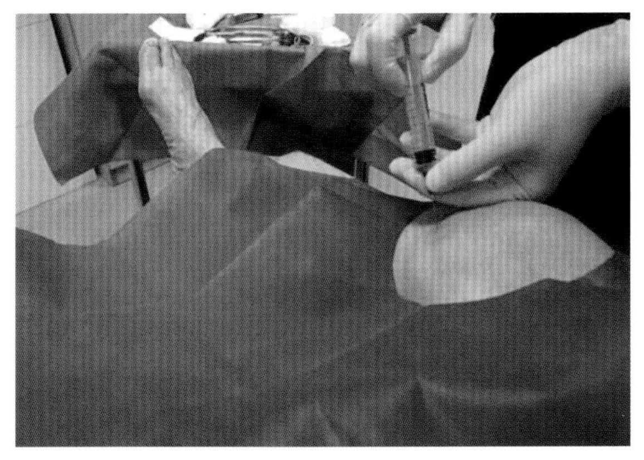

图 5-10　膝周局部臭氧注射

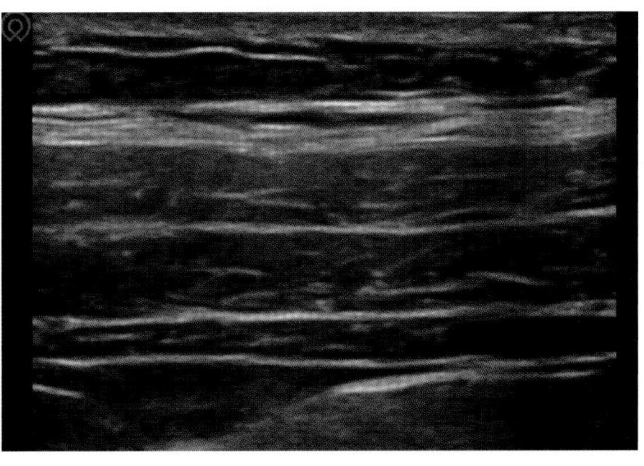

图 5-12　超声引导下腹横肌筋膜臭氧注射

五、臭氧自体血疗法

臭氧自体血疗法最早在意大利使用和报道，从 21 世纪初开始逐渐传入我国，用于改善血液流变学指标、改善微循环、抗炎、促进组织修复。治疗血栓、中风后康复、冠状动脉硬化、高血脂、慢性病毒性肝炎等（图 5–13、图 5–14 ）。

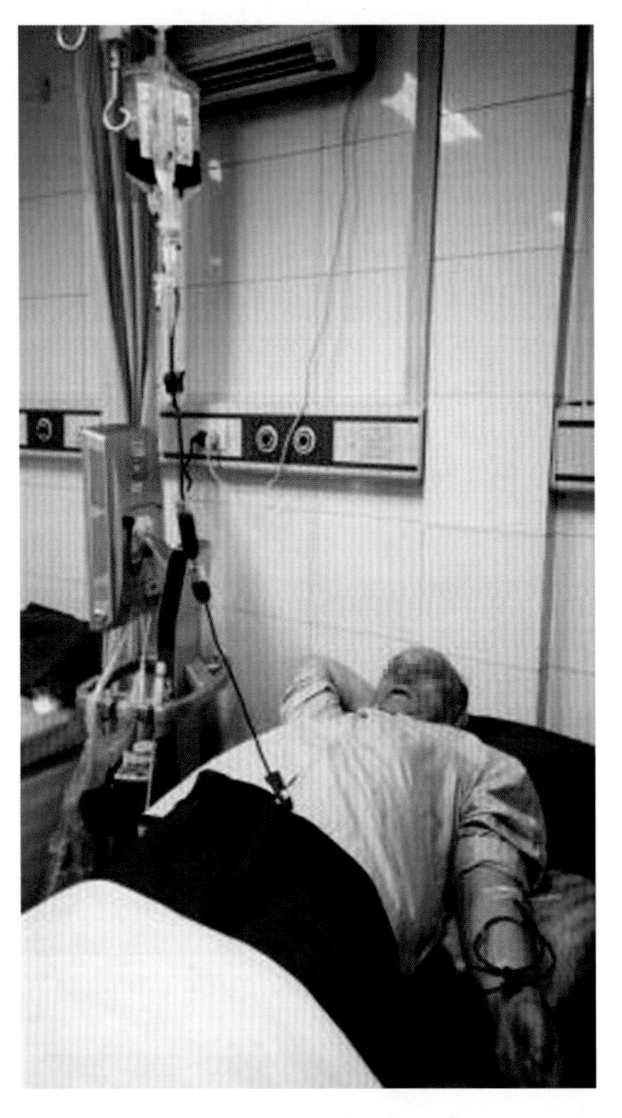

图 5–13 臭氧自体血疗法

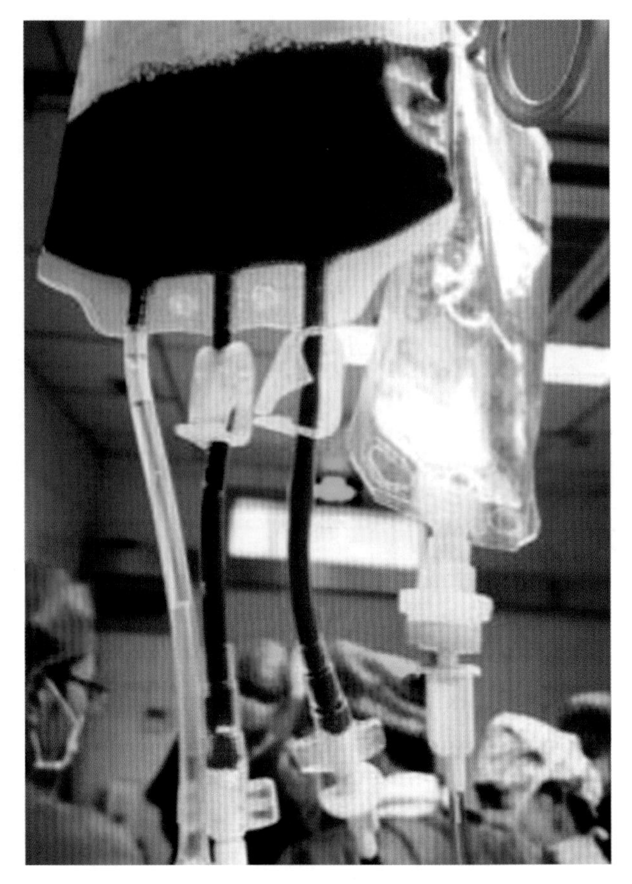

图 5–14 臭氧处理之后静脉血颜色变红

2018 年，《三氧自体血疗法专家共识》发布。共识显示臭氧自体血疗法缺乏 A 级证据支持，有 B 级证据支持的疾病有慢性肝炎、下肢动脉缺血、突发性耳聋、年龄相关性黄斑变性（萎缩性）等，其余均为 C 级证据或效果不确定疾病。

共识推荐臭氧浓度为 10~40 μg/mL，建议按 1.2~1.3 mL/kg 计算采血量。并对回输速度、治疗频率及疗程做了详细规定。但臭氧自体血疗法还需要更多的临床试验和基础研究提供更高水平的证据。

（王珺楠 林小雯）

第六章
胶原酶溶盘疗法

应用胶原蛋白水解酶（collagenase，简称胶原酶）注射技术治疗椎间盘突出症简称溶盘术（discolysis）。胶原酶是指在生理 pH 值及温度条件下能水解天然胶原的蛋白水解酶，为白色或类白色的冻干块状物或粉末。对其酶学性质研究表明，胶原酶最适作用温度为 40 ℃，最适作用 pH 值为 8.0。胶原酶冻干制剂一旦配制成水溶液后，在常温下放置 2 h，其活性降低 40%，6 h 后活性降低 75%，所以只能即用即配。配制时，将抽好生理盐水的注射器经瓶盖中心刺入，瓶内负压自然将针管内盐水吸入，松开针管，瓶内负压消失，药物迅速溶解，接上针管，轻缓倒置药瓶，边抽药液边退针，直至完全抽尽（图 6–1）。整个过程不可摇晃振荡药瓶，以免激起泡沫。

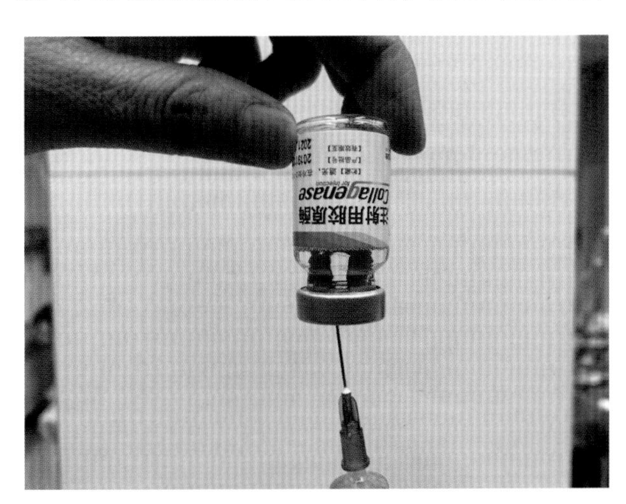

图 6–1　胶原酶溶液配制

胶原酶能有效地溶解髓核和纤维环中的Ⅰ型和Ⅱ型胶原蛋白，使其降解为相关的氨基酸并被血浆所吸收（图 6–2），因此胶原酶可以有效溶解突出髓核组织，使突出物减小或消失，对神经组织的压迫得以缓解或消除。

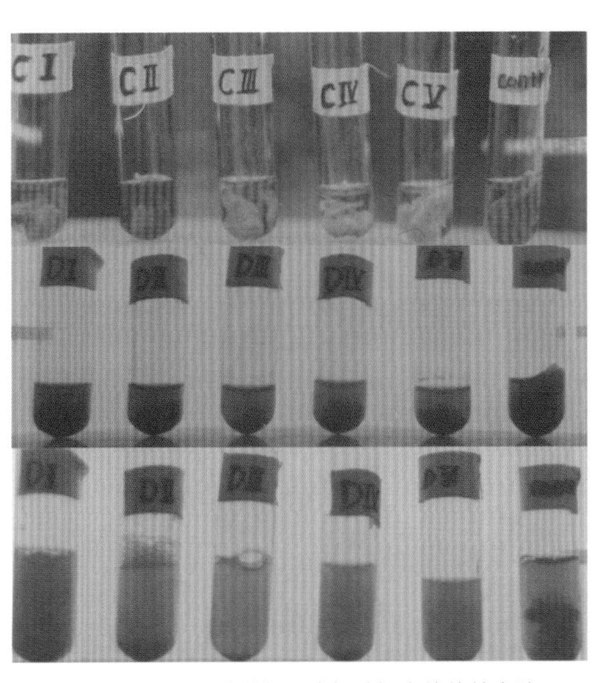

图 6–2　胶原酶溶解手术切除间盘的体外实验

一、适应证和禁忌证

（一）适应证

临床症状、体征与影像学表现相一致的颈、腰椎间盘突出症，经 3 个月常规保守治疗无效，并能充分理解溶盘术，求治心情迫切者。

（二）禁忌证

（1）突出间盘钙化或突出物游离于椎管内。

（2）骨性椎管狭窄或椎体滑脱。

（3）症状、体征突然加重，已出现运动障碍和马尾神经综合征。

（4）脊柱间盘炎或椎间隙感染者。

（5）合并感染或重要脏器功能不全者。

（6）有严重过敏史者。

（7）孕妇、精神疾病者及 16 岁以下儿童。

二、实施方法

根据酶促反应动力学基本理论和胶原酶注射疗法的作用机制，“药达病处，酶达底物”是胶原酶化学溶解术治疗的基本要求。安全性和微创性是该疗法存在的基础，而影像学监视和局麻药试验是重要的保证手段。无论采用何种穿刺途径和注射方法，都应该遵循这三个要素。胶原酶注射方法可分为盘内注射法和盘外注射法。突出物较大时，可椎间盘内、外联合注射溶盘。因篇幅所限，本章以颈椎后路盘外溶盘和腰椎盘内外联合溶盘为例，介绍溶盘术的操作步骤和方法。

（一）术前准备

（1）术前检查、谈话及签署知情同意书等：同其他微创治疗。

（2）术前 2 d 训练床上排便；术前 1 d 口服开瑞坦。

（3）术前禁食 4~6 h。

（4）开放静脉通道备用；术中监测血压、脉搏、呼吸等生命体征。

（二）颈椎盘外溶盘

（1）体位：俯卧位或侧卧位。

（2）常规消毒铺巾。

（3）穿刺：穿刺间隙位于病变间隙下移 1~2 个节段。X 线下定位穿刺间隙患侧小关节内侧缘，下位椎板上缘为穿刺进针点（图 6–3、图 6–4）。先垂直穿刺至椎板，然后沿椎板上缘，紧贴小关节内缘，向头端进针直至突破黄韧带。穿刺成功后置入硬膜外导管，注入少量造影剂，X 线正、侧位观察造影剂分布，确认覆盖的病变间隙及侧别（图 6–5、图 6–6）。

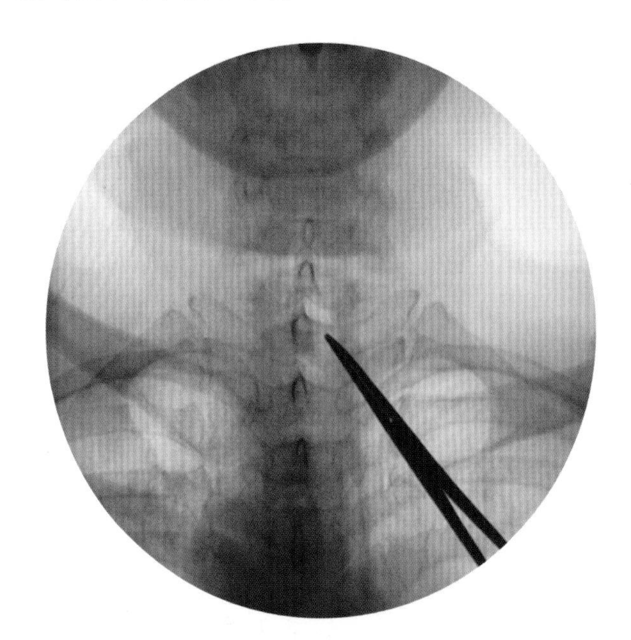

图 6–3　X 线透视下穿刺定点

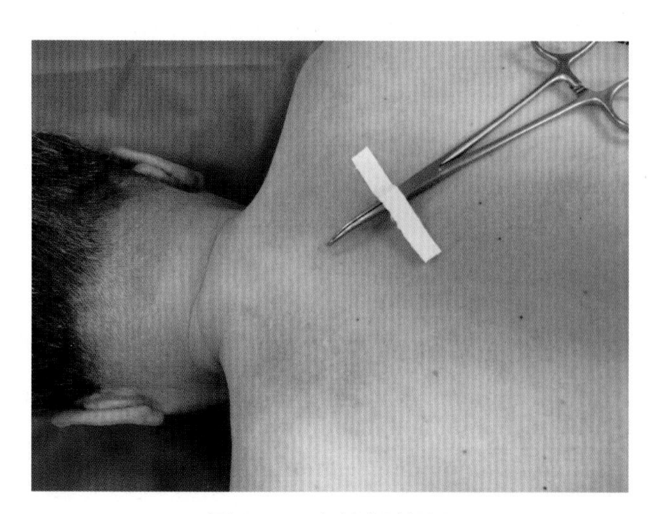

图 6–4　穿刺皮肤标记

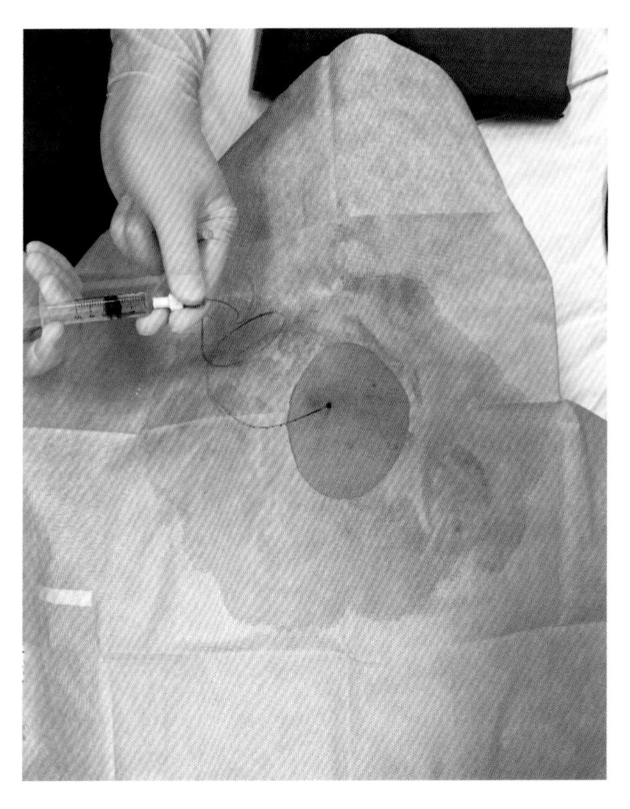

图 6-5　置管后推注造影剂

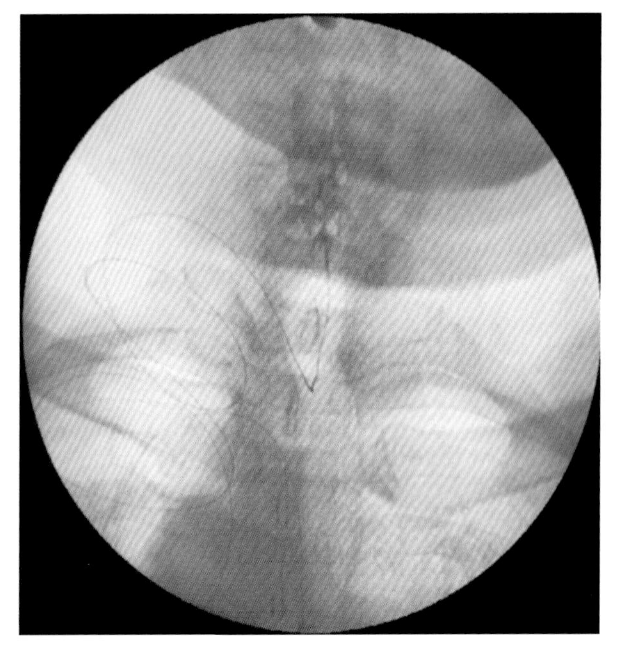

A.X 线正位图

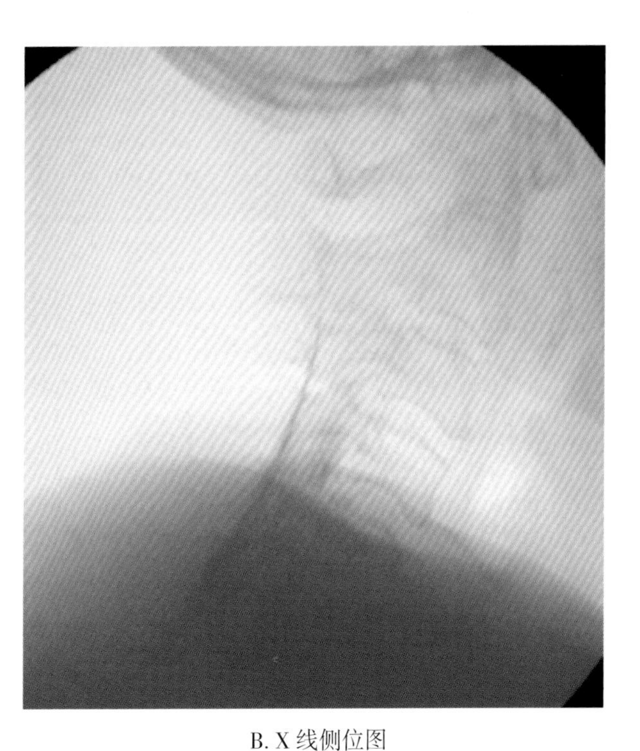

B. X 线侧位图

图 6-6　置管后造影剂分布

（4）局麻药试验：注入局麻药试验量 3 mL（试验量配制：2% 利多卡因 2 mL+ 生理盐水 2 mL+ 地塞米松 5 mg），观察 15 min 以上，测试阻滞平面，与治疗前对照如患肢出现痛觉减退但无运动障碍，证实针尖到达病变侧隐窝而无硬脊膜损伤（图 6-7）。

（5）将胶原酶 600 U 溶于生理盐水 3 mL 中缓慢注入。注射胶原酶前，常规静脉推注 20% 葡萄糖 20 mL（糖尿病患者以生理盐水替代）+ 地塞米松 5 mg，以避免过敏反应的发生。

（6）术后处理：术后保持平卧或患侧卧位 2~4 h，直立位时戴颈领固定 3 周。如术后仍有疼痛，可经硬膜外管注入消炎镇痛液治疗。导管保留时间＜ 3 d。

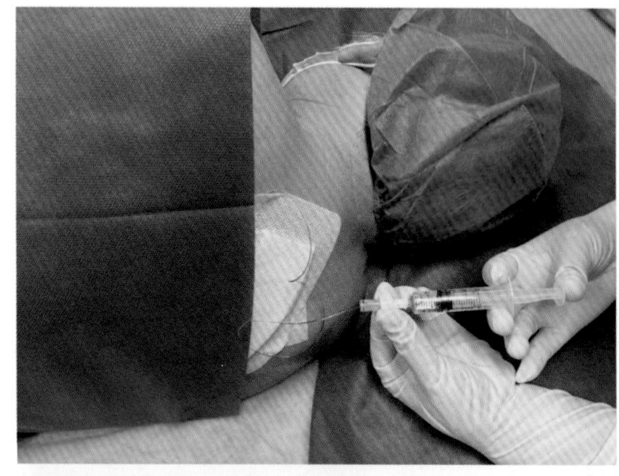

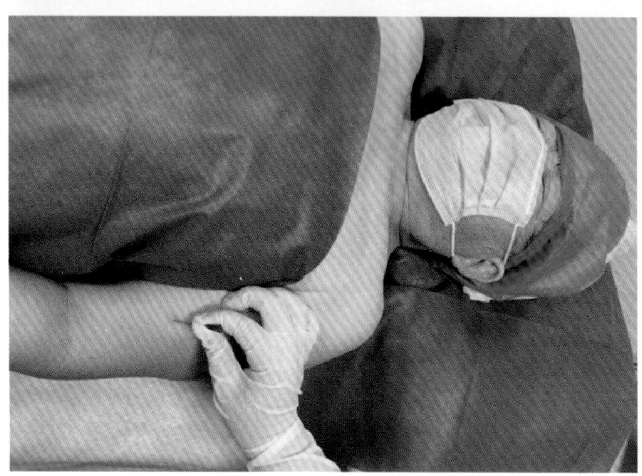

图 6-7 局麻药试验

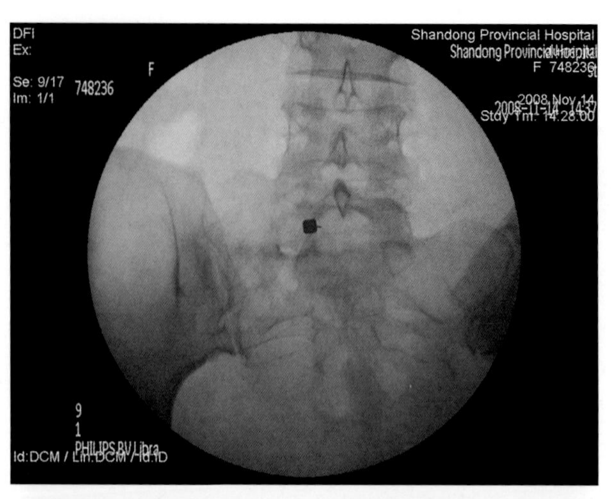

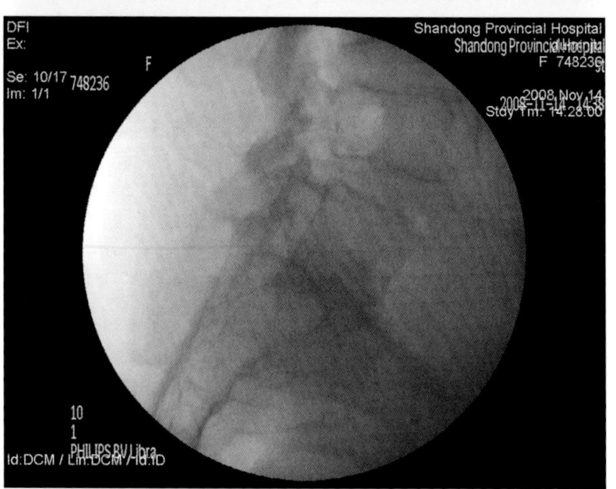

图 6-8 X 线下经腰椎小关节内缘穿刺到位

（三）腰椎盘内外联合溶盘

（1）体位：俯卧位，腹下垫枕，双踝关节置于薄垫上。

（2）常规消毒铺巾。

（3）穿刺：先经小关节内缘进路行病变水平侧隐窝穿刺（图 6-8）；穿刺到位后，回抽无血、无脑脊液。继续缓慢进针直达突出物内，以突出物的韧感和注射器的阻力为据，必要时可造影证实（图 6-9）。然后再加压退针至突出物外。

（4）局麻药试验：注入试验量 3 mL（试验量配制：2% 利多卡因 4 mL+ 地塞米松 5 mg）后，即刻缓慢推针进入突出物内，观察 15 min 以上，测试阻滞平面、下肢肌力，必要时检查跟腱反射，以判断硬膜囊是否有损伤，避免胶原酶误入蛛网膜下隙。

（5）将胶原酶 600 U 溶于生理盐水 3 mL 中，缓慢注入突出物内 0.5~1 mL，剩余注入突出物外。注射胶原酶前，常规静脉推注 20% 葡萄糖 20 mL（或生理盐水）+ 地塞米松 5 mg，以避免过敏反应的发生。

（6）术后处理：术后保持俯卧位或患侧卧位 4~6 h；注意观察患者的生命体征和意识状态，有无疼痛、麻木加重，有无肌力、运动的变化，以及排便功能障碍；3 d 后，缓慢起床活动，直立位时戴腰围固定 3 周。3 个月内避免久坐和重体力活动。

三、并发症及其防治

1. 化学性脑脊膜炎　胶原酶进入蛛网膜下隙可发生化学性脑脊膜炎，导致截瘫甚至死亡，是溶盘术最严重的并发症。因此应严格进行局麻药试验，一旦有腰麻征象，应果断放弃治疗。术后

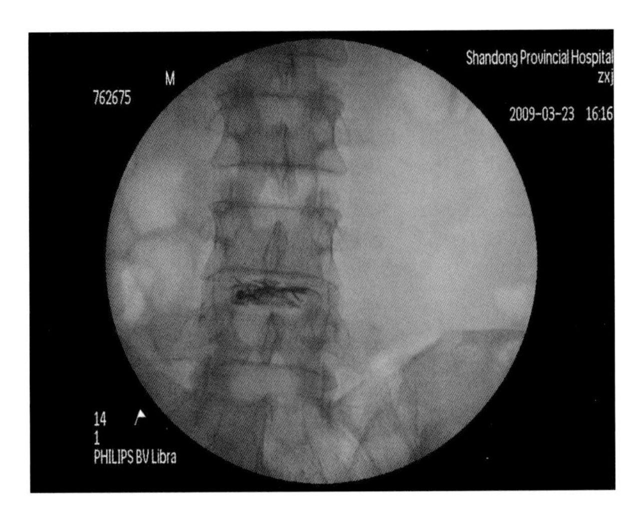

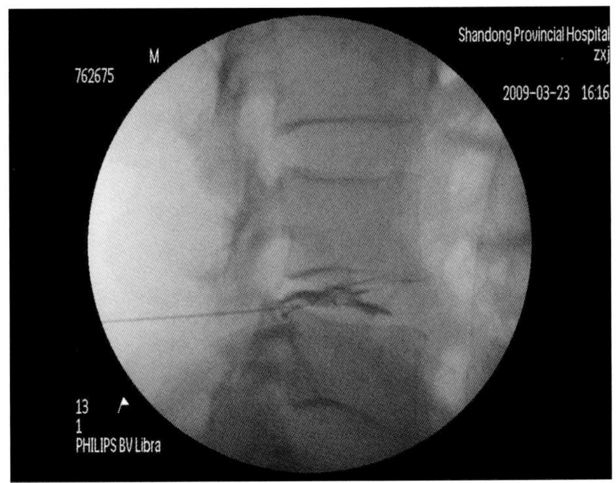

图 6-9　X 线下经侧隐窝入路突出物内造影

严密观察患者有无头痛、呕吐、脑膜刺激征，一旦出现异常，应立即给予神经脱水和神经营养药物，并根据情况决定是否行脑脊液置换，同时密切注意生命体征和意识变化。

2. 过敏反应　胶原酶是一种异体蛋白生物制剂，有发生过敏反应的可能。因此应术前采取抗过敏措施，术中注射胶原酶前静脉注射地塞米松 5 mg，术后严密观察，保持静脉通路通畅，一旦发生意外及时抢救。

3. 疼痛加剧　单纯盘内注射较易发生。应限制盘内注射的剂量和容积，侧隐窝预先进行局麻药试验，也有减轻术后疼痛之作用。

4. 神经损伤　穿刺过程中直接损伤神经根或脱落物卡压造成神经根损伤。应熟悉解剖，操作轻柔、规范，如有严重神经根刺激，应放弃治疗。术后严密观察，一旦出现神经系统损害，应立即给予神经脱水和神经营养药物，并配合辅助治疗，必要时急诊手术解除神经根卡压。

5. 椎间隙感染　严格无菌操作，预防应用抗生素。一旦发生椎间隙感染，应全身注射足量、敏感抗生素，腰部制动，配合应用中药、理疗等。

颈椎置管胶原酶溶盘术

腰椎间盘内胶原酶溶盘术

（孙　涛　陈　阳）

第七章 射频疗法

第一节 概 述

射频（radio frequency，RF）是一种高频交变电流，对生物组织具有热效应，常用于治疗神经病理性疼痛和脊柱相关性疼痛，是疼痛科最常用的微创技术之一。

射频仪由主机、负极板、射频电极、穿刺针等部分组成（图 7-1-1）。

根据临床常用的射频模式，射频可分为刺激定位模式、连续射频模式、脉冲射频模式和双极连续射频模式等。

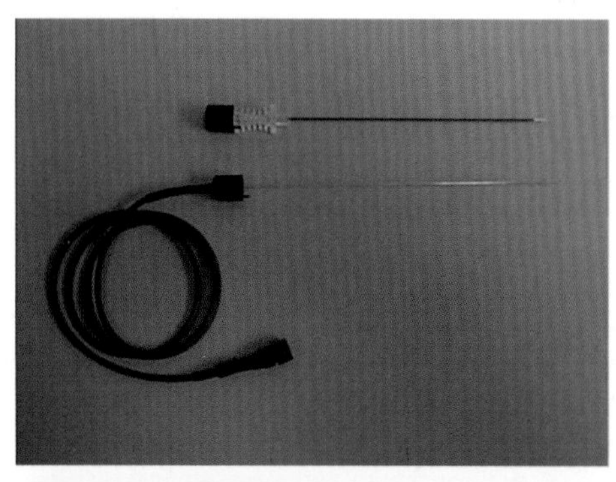
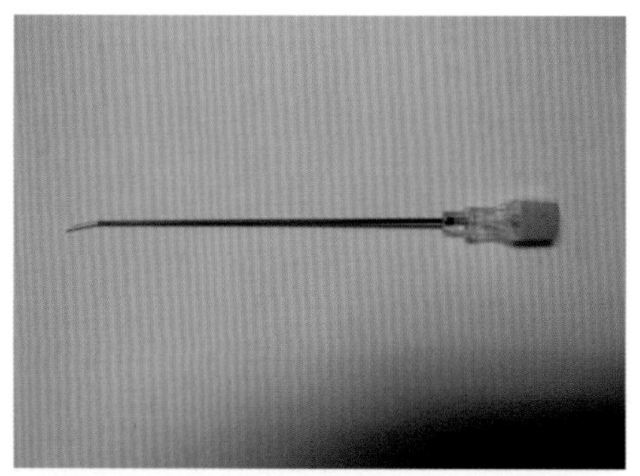
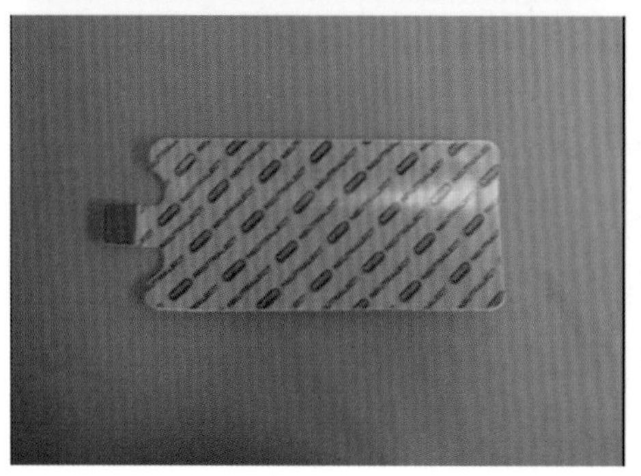
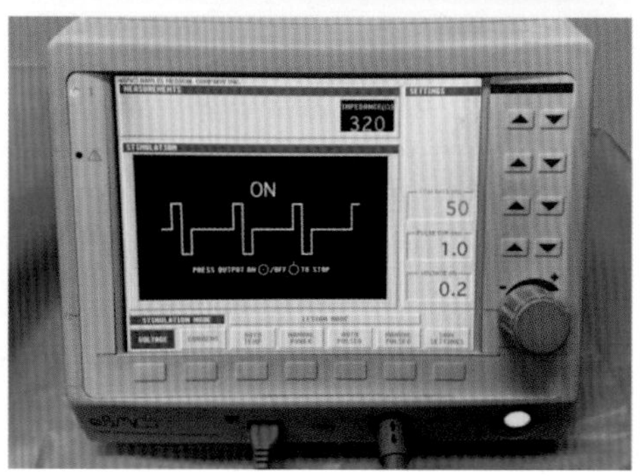

图 7-1-1 射频仪的组成

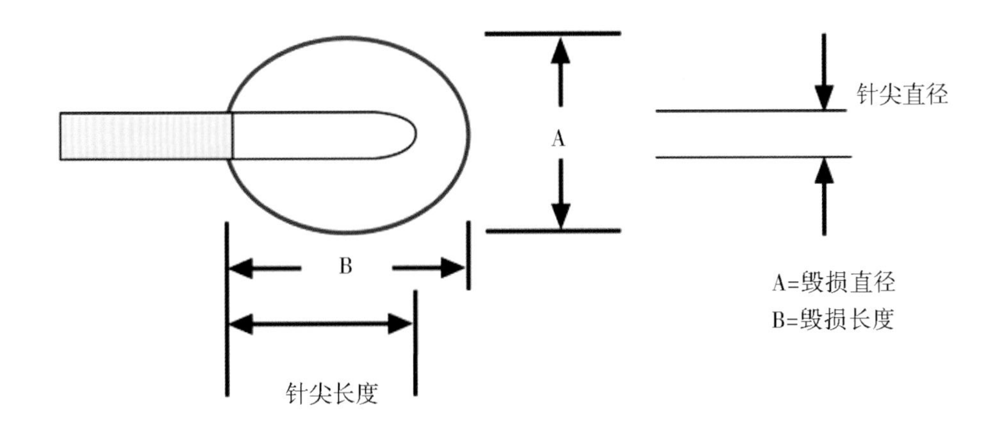

图 7-1-2　毁损球

一、刺激定位模式

根据频率不同分为高频刺激和低频刺激。高频刺激又称感觉刺激，常用参数为脉率 50 Hz、脉宽 1.0 ms、电压 0.1~0.6 V，可以复现原有疼痛，用于判断穿刺针是否准确到位；低频刺激又称运动刺激，常用参数为脉率 2 Hz、脉宽 0.1 ms、电压＞ 1.0 V，可以使邻近运动神经支配区域产生运动反射，用于判断射频热凝的安全性。

二、连续射频模式

连续射频可以通过加热在射频穿刺针裸露端周围形成一定的毁损区域，称之为毁损球（图 7-1-2）。

毁损球的大小与射频穿刺针裸露端的长短粗细、设定温度的高低及射频毁损持续的时间有关。一般来说，裸露端越长越粗，即裸露端表面积越大，毁损球越大；设定温度一般 70~75 ℃，1~2 min，痛觉纤维失去传入功能，在 50~90 ℃时，毁损球大小的增加与设定温度的升高成正比，超过 90 ℃，继续升温毁损球增大不明显；毁损时间在 90~100 s 时达到毁损球的最大体积，继续延长时间毁损球并不会相应增大。

三、脉冲射频模式

脉冲射频产生的场效应可以对神经功能起到调节作用，其适应证较射频热凝术更为广泛。该模式下由于相邻两个电脉冲之间存在一个较长时间的静息期，局部温度可以控制在 45 ℃以下，因此对周围组织不产生毁损效应。常用参数：脉率 1~2 Hz，脉宽 10~20 ms，温度 42 ℃，电压 80~100 V，治疗时间 600~900 s。

四、双极连续射频模式

同时使用两支相同型号的电极及穿刺针，当两个射频针裸露端接近至一定距离时，可以在两个穿刺针之间形成一个毁损带，此时的毁损范围大于单独两个射频针毁损范围之和（图 7-1-3、图 7-1-4）。本方法可用于治疗间盘源性腰痛和基底部宽大的椎间盘突出症。

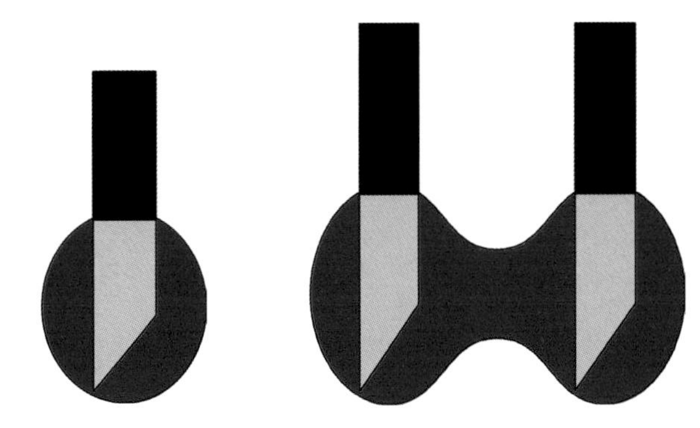

图 7-1-3　单极射频毁损区域

图 7-1-4　双极射频毁损区域

第二节 连续射频的临床应用

一、经圆孔上颌神经射频毁损

（一）适应证

单纯第Ⅱ支即上颌神经分布区的三叉神经痛。

（二）操作技术

（1）体位：仰卧位，头圈固定头于中立位。

（2）定点：标准侧位 C 臂透视定位，下颌切迹中点为进针点（图 7-2-1），目标点为“小辣椒”后上端。

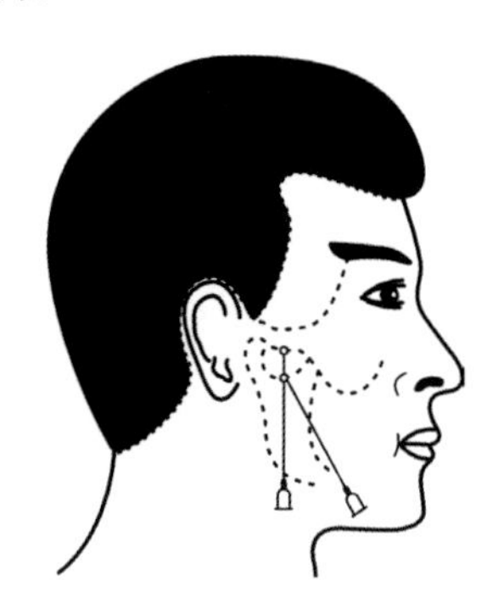

图 7-2-1 定位

（3）常规消毒铺巾。

（4）麻醉：0.5% 利多卡因局部浸润麻醉。

（5）穿刺：射频针经进针点垂直刺入皮肤后调整进针方向朝颞骨翼突外侧板前缘即小辣椒后缘的上端进针，首先达颞骨翼突外侧板，逐渐向前移动，滑过颞骨翼突外侧板前缘即进入翼腭窝，继续进针至出现异感（图 7-2-2A），正位透视针尖达患侧圆孔（图 7-2-2B），侧位达“小辣椒”上端（图 7-2-2C）。

（6）测试：高频刺激出现相应神经分布区的麻胀感。

（7）连续射频：射频参数为 70~75 ℃、100 s、2 次。

（8）结束：治疗完毕出针，用无菌敷料覆盖。

注：①进针点在下颌切迹内应尽量偏前，这样与翼腭窝形成的夹角比较小，穿刺容易成功。

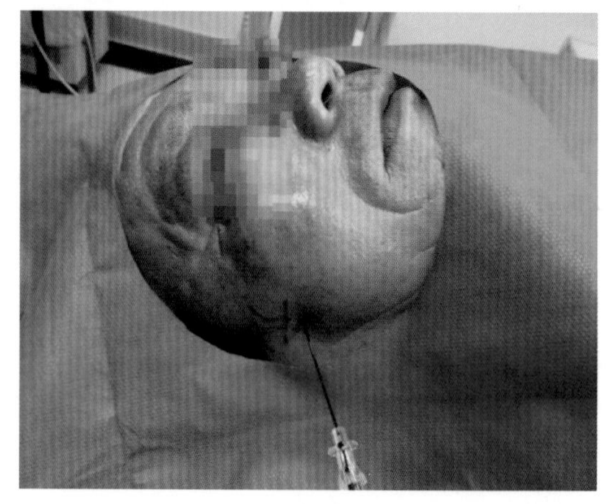

A. 术野图

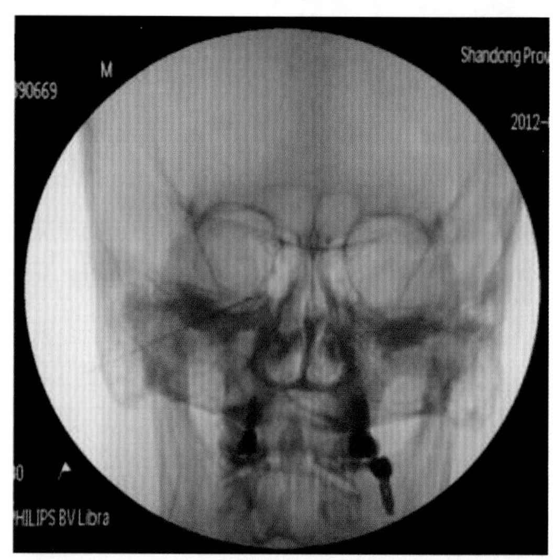

B. 穿刺到位正位图

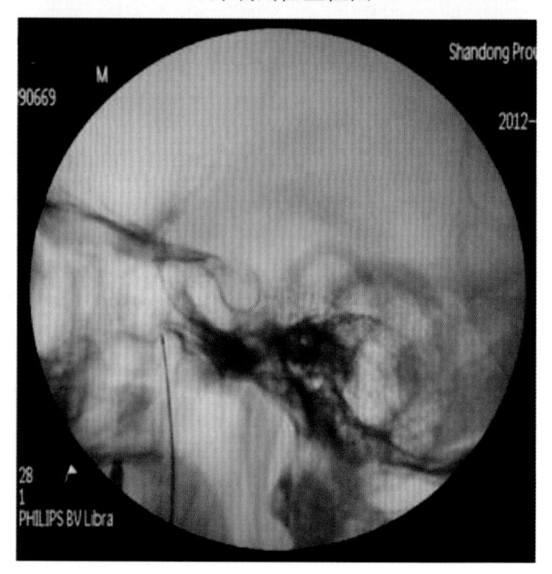

C. 穿刺到位侧位图

图 7-2-2 经圆孔上颌神经射频

②若担心局麻药影响射频疗效，可静脉注射 1~2 mg/kg 丙泊酚进行麻醉。

二、三叉神经节射频毁损

（一）适应证

单纯第Ⅲ支或第Ⅱ、Ⅲ支神经分布区的三叉神经痛。

（二）操作技术

（1）体位：仰卧位，用头圈固定头于中立位，双眼正视天花板。

（2）定点定向及投照辨认：首先根据解剖标志画线定点定向：经眶外缘的垂线与同侧口裂的水平线的交点即进针点；进针方向由经 2 条直线所做的垂直皮肤的 2 个平面的交线所决定（一条是经穿刺点向同侧直视的瞳孔所做的直线，另一条是经穿刺点向同侧颞骨的关节结节前缘所做的直线）（图 7-2-3）。然后经 C 臂透视显露卵圆孔：一般将 X 线发生器扫描线与穿刺方向平行，即向头端旋转约 30°，向健侧旋转约 20°，即可清楚地显露患侧卵圆孔（图 7-2-4）。卵圆孔的辨认：左右方向卵圆孔位于上颌窦外缘与下颌支前缘之间，上下方向卵圆孔位于下颌切迹与上牙根连线上（图 7-2-5）。

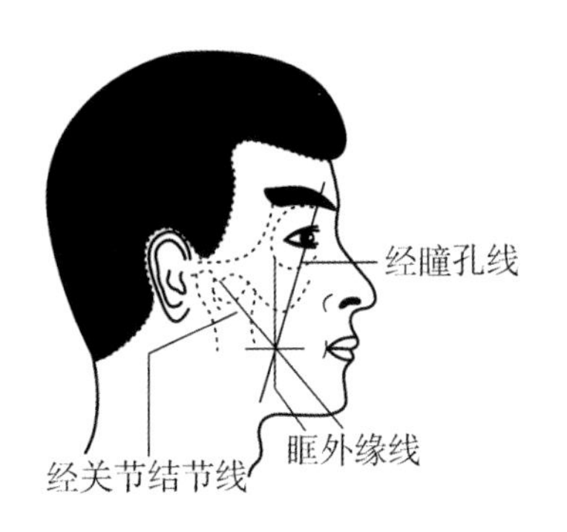

图 7-2-3　卵圆孔穿刺画线定位

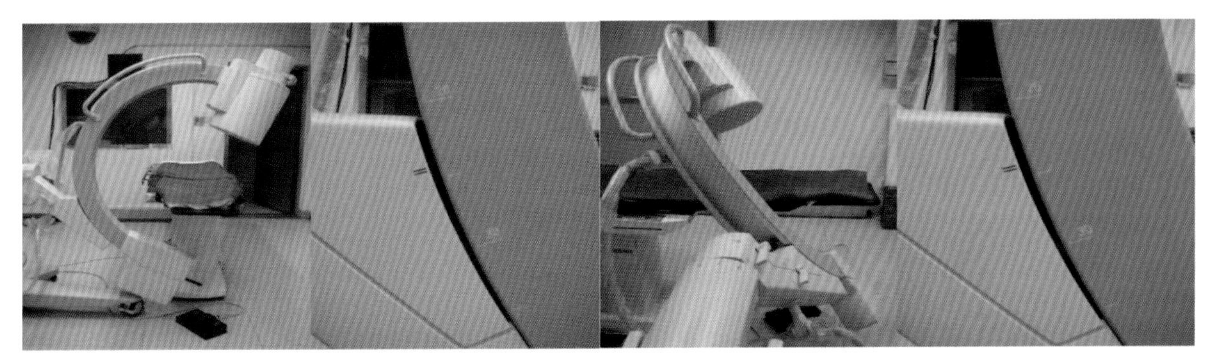
A. 左右旋转　B. 前后旋转

图 7-2-4　C 臂投照角度

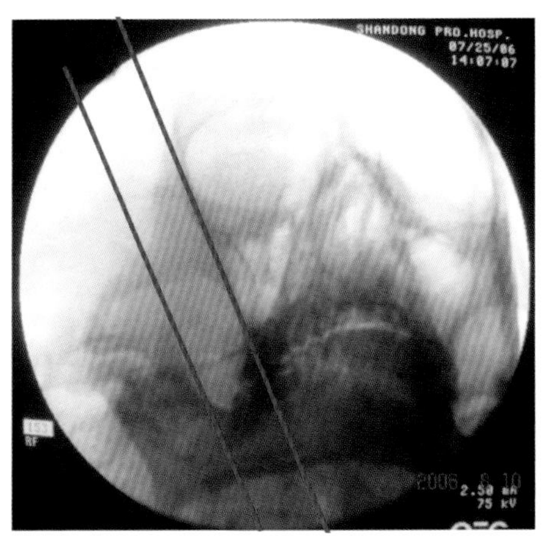

A. 左右方向

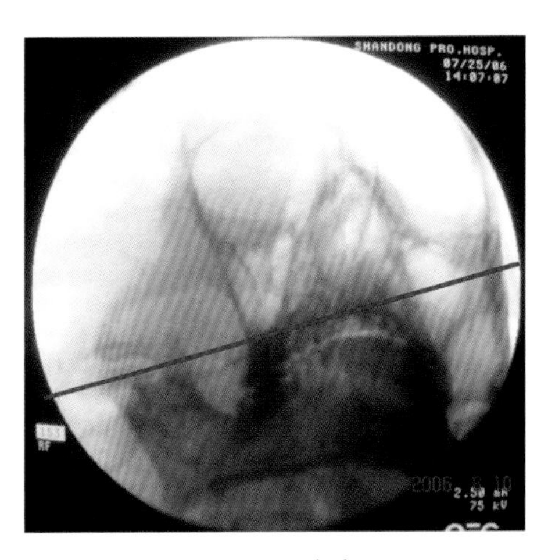

B. 上下方向

图 7-2-5　卵圆孔的辨认

（3）常规消毒铺巾。

（4）麻醉：0.5% 利多卡因局部浸润麻醉。

（5）穿刺：射频针经进针点垂直皮肤刺入后沿画线方向或沿射线方向进针，疼痛复现时轴位及侧位透视确定射频针的位置和深度（图 7-2-6）。穿刺熟练者直接按标记线穿刺可能一次成功，如果穿刺未到位，则根据穿刺针方向行轴位透视，多能显露卵圆孔，以此再进行调整，减少调针的盲目性和损伤。

（6）测试：高频刺激出现相应神经分布区的麻胀感，低频刺激出现咬肌收缩。

（7）连续射频：参数为 70~75 ℃，100 s，2 次。

（8）结束：治疗完毕出针，用无菌敷料覆盖。

注：①发生于第 Ⅰ 支即眼支的三叉神经痛不建议行射频热凝术，因第 Ⅰ 支毁损后有可能导致角膜的炎症、溃疡、穿孔，甚至失明。②若穿刺针刺入卵圆孔内或三叉神经节内时患者无疼痛复现，应慎重考虑诊断，不建议行连续射频热凝。

三、腰脊神经后内侧支射频毁损

腰骶部中轴性疼痛、没有明确压痛点时要考虑到脊神经后支卡压综合征的可能。诊断性注射有效但疗效不能巩固时可行连续射频毁损。

（一）适应证

腰脊神经后支卡压综合征。

（二）操作技术

（1）体位：俯卧位，腹下及双侧踝下垫枕。

（2）定点：目标椎体患侧横突与上关节突夹角处为靶点（图 7-2-7），靶点尾端 2 cm 为进针点。

（3）常规消毒铺巾。

（4）麻醉：0.5% 利多卡因局部浸润麻醉。

（5）穿刺：射频针经进针点垂直皮肤刺入后调整进针方向朝目标点进针，正位透视针尖位于患侧横突与上关节突夹角处，侧位针尖位于椎间孔后方（图 7-2-8）。

（6）测试：低频刺激无相应神经支配区运动反射。

（7）连续射频：射频参数为 70~75 ℃、100 s、2 次。

（8）结束：治疗完毕出针，用无菌敷料覆盖。

注：由于脊神经交叉分布，故脊神经后支射频应多支同时进行。

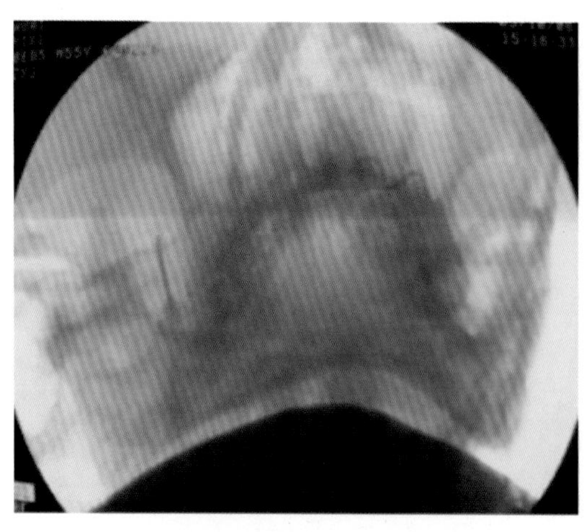

A. 穿刺到位正位图

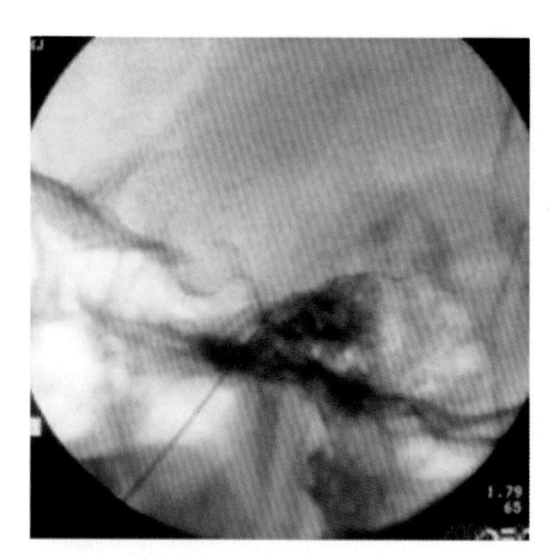

B. 穿刺到位侧位图

图 7-2-6 经卵圆孔半月神经节射频

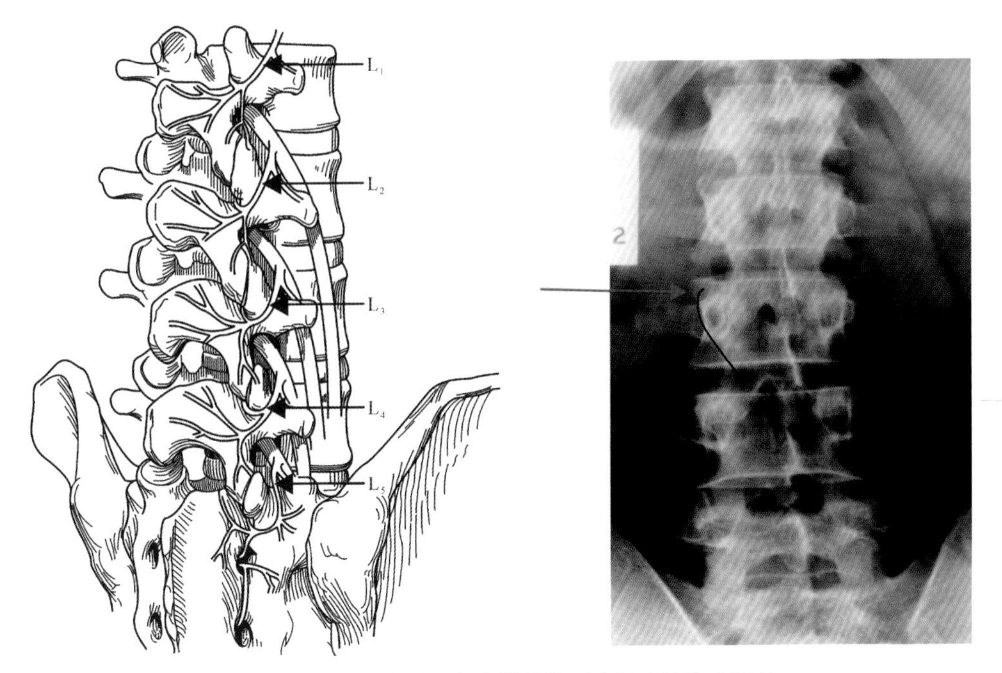

图 7-2-7　箭头所指为脊神经后内侧支的治疗靶点

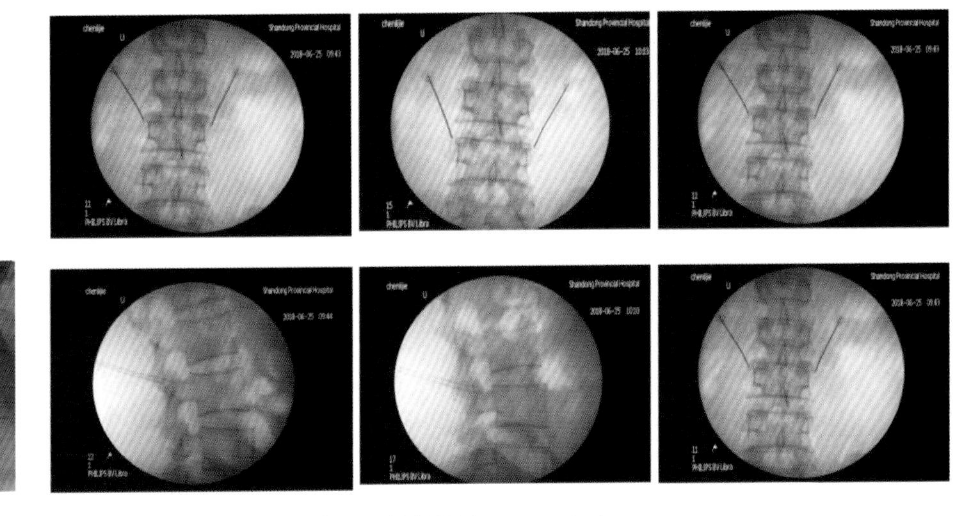

图 7-2-8　脊神经后支射频正、侧位图（L_3、L_4、L_5）

四、腰椎间盘靶点射频毁损

腰椎间盘突出症不是射频技术的最佳适应证，但是，随着射频技术的改进和完善及与其他技术的结合，用于椎间盘突出症的治疗取得了良好的临床效果。特别是在基层单位及没有脊柱内镜技术的单位，靶点射频 + 臭氧消融术是可供选择的一种治疗方法。根据突出物的大小，可行单靶点或多靶点治疗，甚至不同路径的多靶点消融（图 7-2-9）。下面以多路径多靶点立体消融术为例简介。

（1）体位：俯卧位，腹下及双侧踝下垫枕。

（2）定点：根据选择路径的不同及患者的体型，通过 C 臂进行皮肤定点。

（3）常规消毒铺巾。

（4）麻醉：0.5% 利多卡因局部浸润麻醉。

（5）穿刺：根据突出间隙、突出部位和大小可选择安全三角、关节内缘或椎板外切迹等不同路径穿刺。通过椎管腔时，可转动射频针将针尖斜面朝向外侧，使针尖顺利滑过上关节突内缘；针尖穿过黄韧带后，再将射频针旋转 180°，

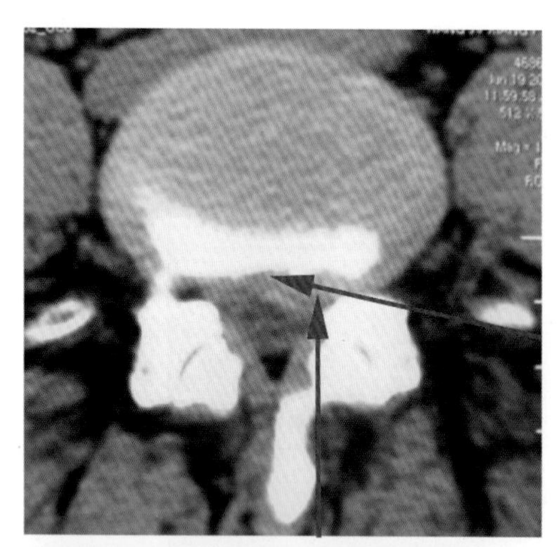

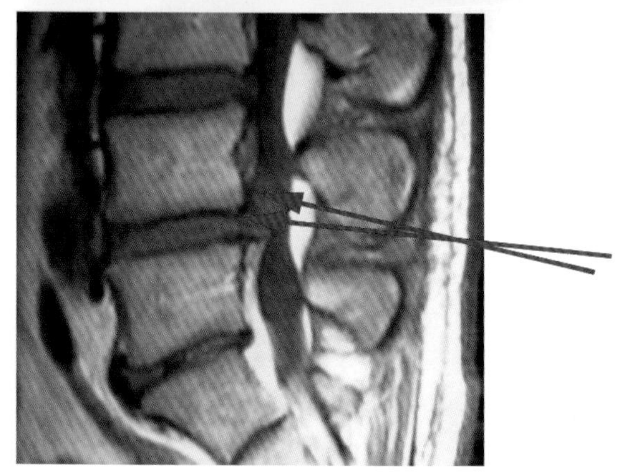

图 7-2-9 L_4/L_5 椎间盘突出（左Ⅰ～Ⅱ区，b 域，Ⅰ层）

使针尖斜面朝向内侧以避免继续进针时损伤硬膜囊（图 7-2-10）；继续进针遇阻力则提示针尖可能已经进入突出物内。

（6）测试：此时，注气、注水有明显阻力，注射 0.5~1 mL 造影剂可见造影剂在突出物内显影并进入椎间隙内，说明针尖位于突出物内（图 7-2-11）。然后行高频刺激和低频刺激。距离突出物后缘最近的低频测试时没有相应神经支配区内肌肉收缩处即射频热凝的靶点。

（7）射频热凝：一般连续射频热凝参数为 75 ~80 ℃、100 s，2 个循环。对于比较大的突出，可在不同水平不同部位行多层次多靶点消融。

（8）臭氧注射：注射 40 μg/mL 臭氧 5~10 mL。

（9）侧隐窝注射：将射频电极取出，接注射器，边加压边退针，出现阻力消失感时针尖已退出突出物，进入侧隐窝，注射消炎镇痛液 5~10 mL 后出针。

注：①若射频针突破黄韧带时出现强烈的神经激惹，多为遇到了下位行走根，可将射频针的穿刺方向向外上方移动 1 ~2 mm，多能避开该神经根。②射频热凝过程中若出现了相应神经分

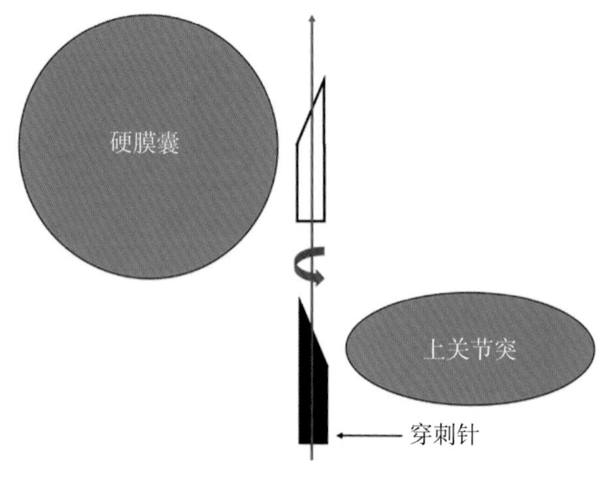

图 7-2-10 穿刺技巧示意

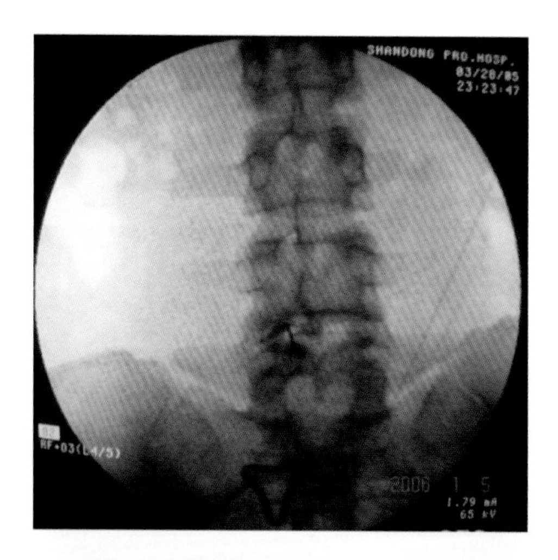

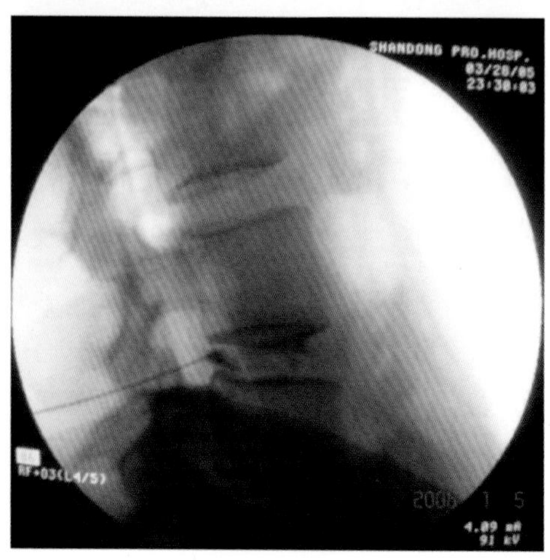

图 7-2-11 穿刺到位后注射造影剂并在椎间隙内显影

布区的温热感，治疗效果通常比较好；若患者出现了难以忍受的疼痛或灼热感，说明射频针的裸露端离神经根太近，必须立即停止加热并进针0.5~1 cm；若患者无温热感，说明裸露端离靶点较远，需重新调整。

五、双极连续射频治疗椎间盘源性腰痛

椎间盘源性腰痛（discogenic low back pain）被认为是椎间盘内高压致纤维环的内层和（或）中层撕裂，刺激局部产生炎症反应和窦椎神经侵入所致。MRI T_2WI 示病变椎间盘后缘高信号区（high intensity zone，HIZ）（图 7-2-12），临床表现为静坐不能（sitting intolerance）。椎间盘源性腰痛是双极连续射频的最佳适应证。

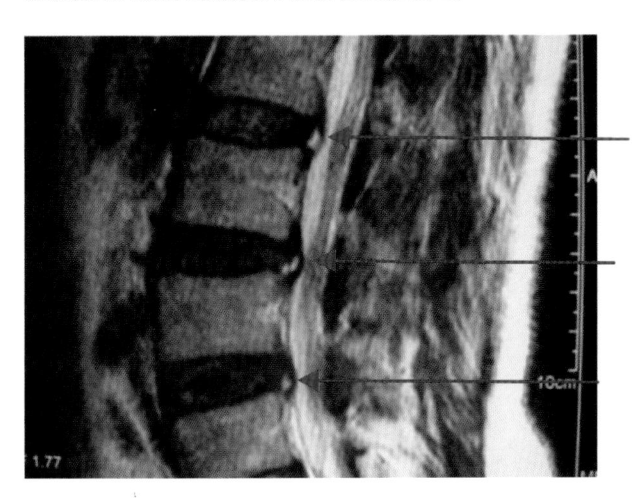

图 7-2-12　腰椎 MRI 示 HIZ

（1）体位：俯卧位，腹下及双侧踝下垫枕。

（2）定点：根据进路不同标记进皮点，如情况允许应尽量选择双侧隐窝进路以保证两电极平行；也可选择双侧安全三角进路（图 7-2-13）。

（3）常规消毒铺巾。

（4）麻醉：0.5% 利多卡因局部浸润麻醉。

（5）穿刺：两支射频穿刺针分别经进针点垂直皮肤刺入后，经双侧隐窝进路达病变椎间盘内（图 7-2-14）；或经双侧安全三角进路穿刺（图 7-2-15）。

（6）测试：此时，注气、注水有明显阻力，

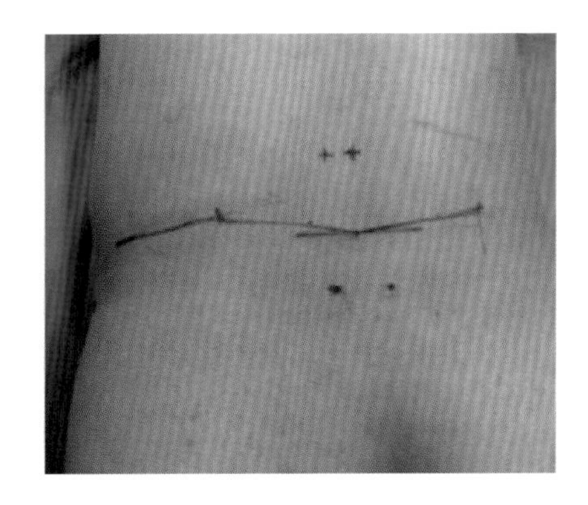

图 7-2-13　皮肤定点

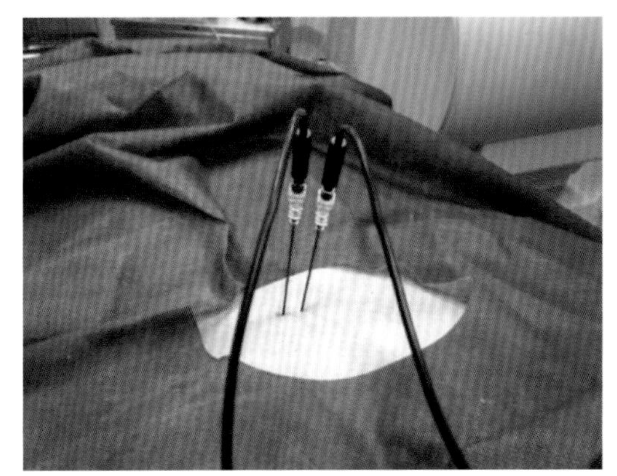

A. 术野图

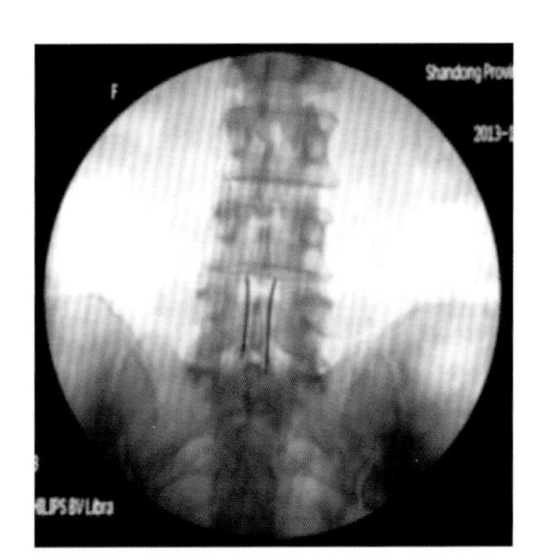

B. 穿刺到位正位图

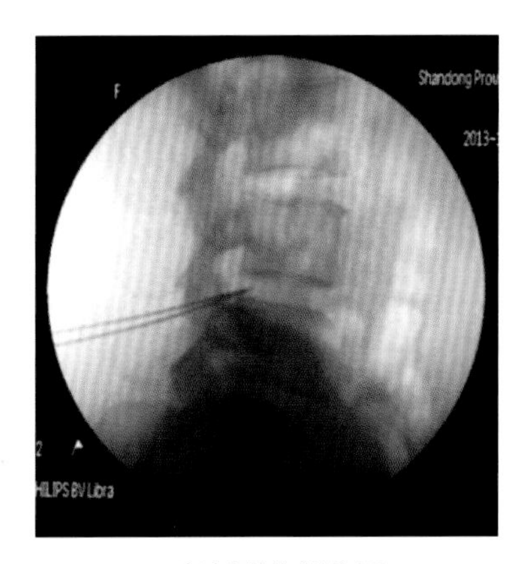

C. 穿刺到位侧位图

图 7-2-14　经双侧隐窝进路穿刺

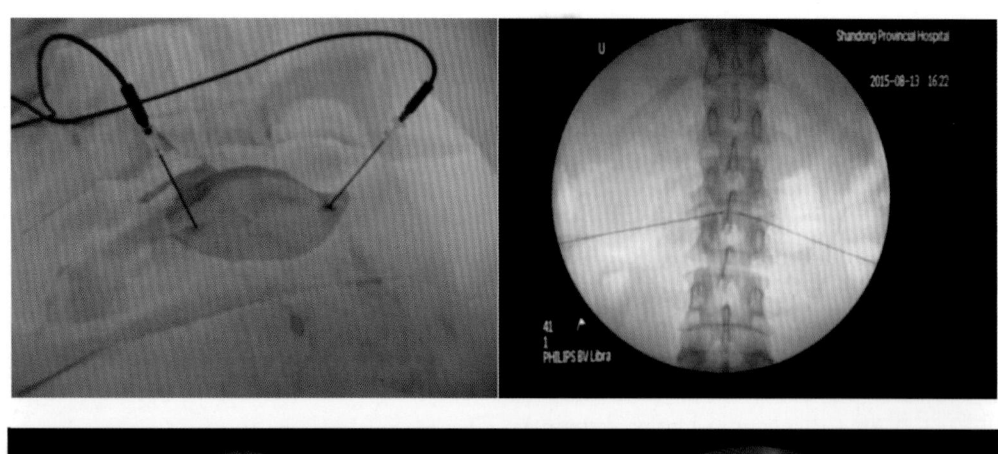

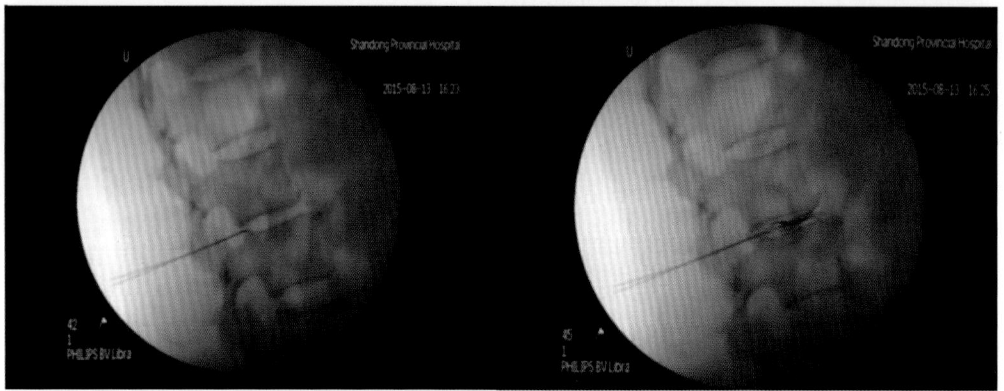

图 7-2-15 经安全三角进路穿刺

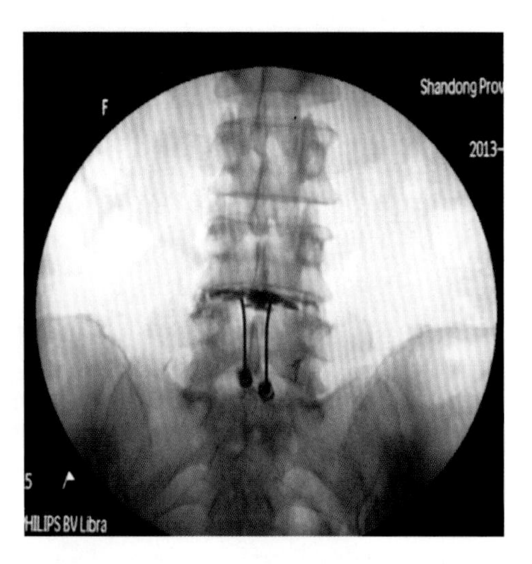

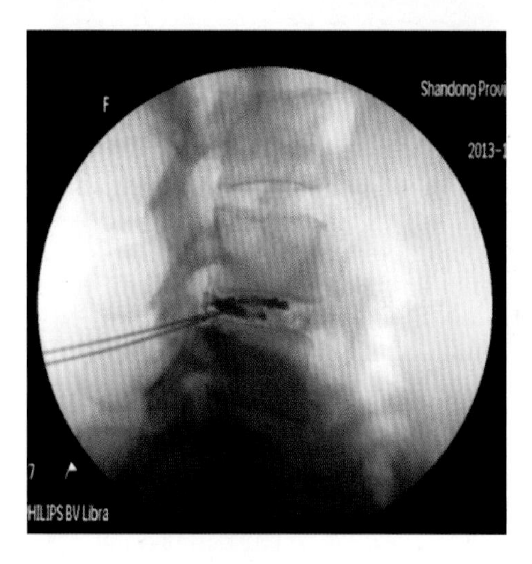

图 7-2-16 穿刺到位后注射造影剂并在椎间隙内显影

注射 0.5~1 mL 造影剂可见造影剂在椎间隙内分布（图 7-2-16）。然后行高频刺激和低频刺激，距离椎间盘后缘最近的低频测试时没有相应神经支配区内肌肉收缩处即双极射频热凝的目标位置。

（7）射频热凝：一般连续射频热凝参数为 75~80 ℃、100 s，2 个循环。

（8）出针，压迫片刻，用无菌贴膜覆盖。

第三节　脉冲射频的临床应用

一、脊神经节

（一）C_2 脊神经节脉冲射频

C_2 脊神经节位于寰枢外侧关节的后方（图 7-3-1）。C_2 脊神经节阻滞是治疗枕项部疼痛的常用方法；当阻滞有效但疗效维持时间短时可行脉冲射频。

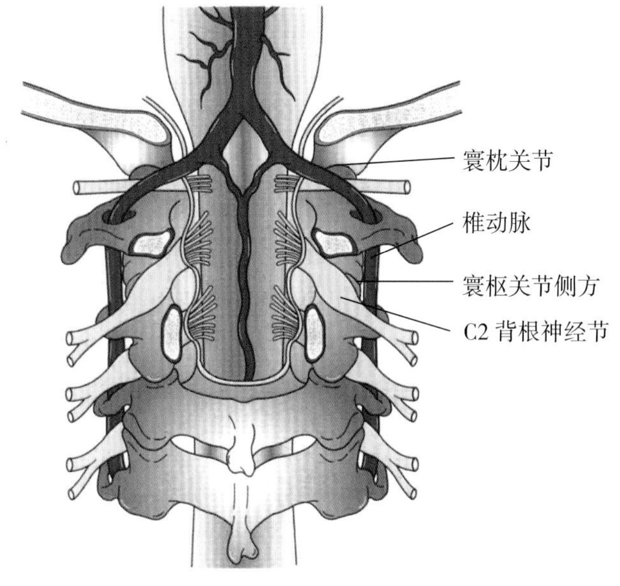

图 7-3-1　C_2 脊神经节的位置

1. 适应证　顽固枕项痛、颈源性头痛。

2. 操作技术

（1）体位：俯卧位，双手下垂于身体两侧，面部头圈固定。

（2）定点：前后位透视显示寰枢关节，寰枢外侧关节的中点为进针点。

（3）常规消毒铺巾。

（4）麻醉：0.5% 利多卡因局部浸润麻醉。

（5）穿刺：射频针经进针点垂直皮肤刺入，正侧位透视引导下，向寰枢外侧关节中点进针。当患者出现局部疼痛且正位透视显示针尖位于寰枢外侧关节中点，同时侧位显示针尖位于寰椎后弓与枢椎棘突之间、枢椎椎体后方，即穿刺到位（图 7-3-2）。

（6）测试：低频刺激不应出现相应神经分布区的运动反射。

（7）脉冲射频：一般脉冲射频参数为 42 ℃、600~900 s。

（8）结束：治疗完毕出针，用无菌敷料覆盖。

注：穿刺过程中应多次透视以确保穿刺针的目标是寰枢外侧关节的中点。不可向内穿刺以免进入椎管、损伤颈髓，也不可向外倾斜以免损伤椎动脉。

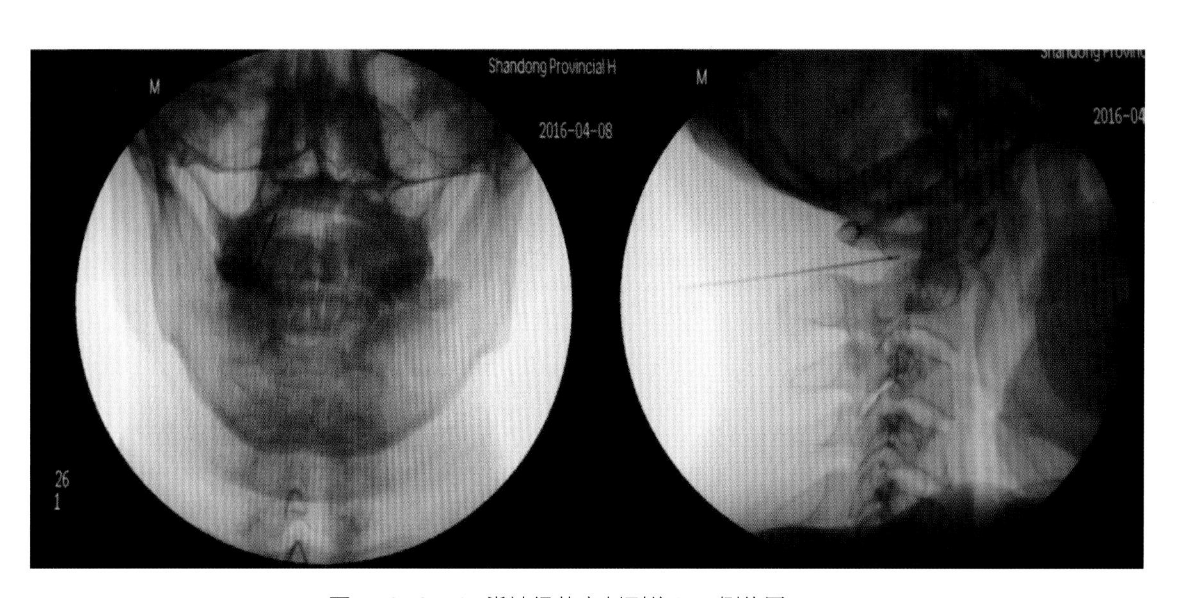

图 7-3-2　C_2 脊神经节穿刺到位正、侧位图

(二)胸脊神经节脉冲射频

1. 适应证 胸背部带状疱疹后神经痛(PHN)等神经病理性疼痛。

2. 操作技术

(1)体位:俯卧位,胸前垫枕。

(2)定点:首先通过正位X线透视确定病变节段,治疗范围应超过病变节段上下各一根肋间神经;然后画两条纵线,一条是后正中线,另一条是向患侧旁开4 cm的平行线。此平行线上相邻两条肋骨的中点为进针点,对应节段两个椎弓根的中点为目标点(图7-3-3)。

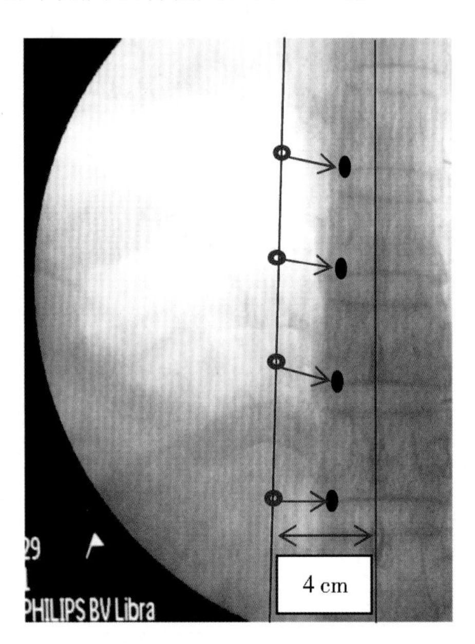

图7-3-3 胸脊神经节定位

(3)常规消毒铺巾。

(4)麻醉:0.5%利多卡因局部浸润麻醉。

(5)穿刺:射频穿刺针经进针点垂直皮肤刺入后调整进针方向朝目标点进针,直至正位透视针尖达相应间隙上下两个椎弓根之间,侧位裸露端基本全部位于相应椎间孔的上1/2(图7-3-4、图7-3-5)。

(6)测试:高频刺激和低频刺激出现相应肋间神经分布区的异感和运动反射说明穿刺针位置好。

(7)脉冲射频:一般脉冲射频参数为42 ℃、600~900 s(图7-3-6)。

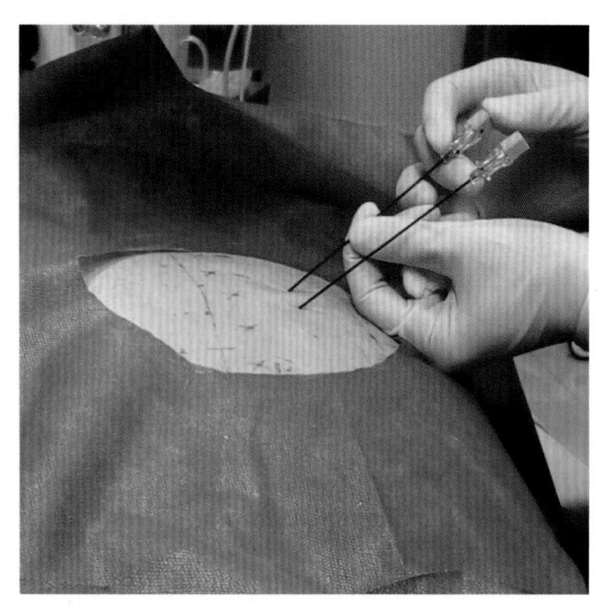

图7-3-4 胸脊神经节穿刺术野

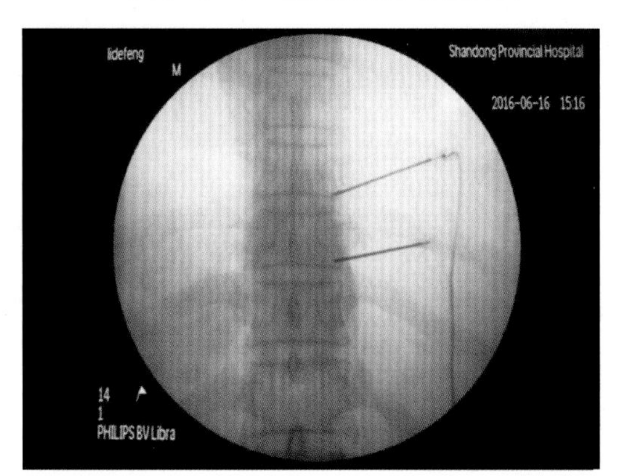

A. 正位图

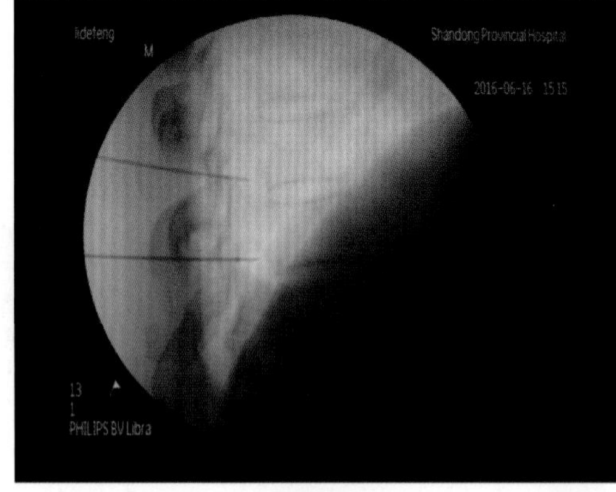

B. 侧位图

图7-3-5 胸脊神经节穿刺到位正、侧位像

(8)结束:治疗完毕出针,用无菌敷料覆盖。

注:①进针点距离后正中线不宜过大,以免损伤肺脏导致气胸。②射频穿刺针针尖原则上不能越过同侧椎弓根内缘的连线,以免进入椎管内损伤脊髓。

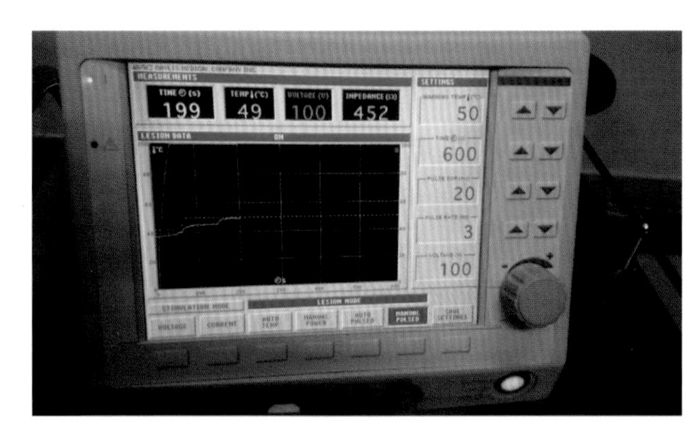

图 7-3-6　脉冲射频参数

（三）腰脊神经节脉冲射频

1. 适应证　腰椎管狭窄症、腰及下肢带状疱疹后神经痛等神经病理性疼痛。

2. 操作技术

（1）体位：俯卧位，腹下及双侧踝下垫枕。

（2）定点：通过正位 X 线透视确定进针点和目标点。治疗间隙患侧下位椎体横突上缘中外 1/3 交界处为进针点，双侧下位椎体上关节突尖部连线与患侧相邻两个椎弓根外缘连线的交点为目标点（图 7-3-7）。

（3）常规消毒铺巾。

（4）麻醉：0.5% 利多卡因局部浸润麻醉。

（5）穿刺：射频针经进针点垂直皮肤刺入后调整进针方向朝目标点进针，直至正位透视针尖达目标点，侧位裸露端基本全部位于相应椎间孔的上 1/3（图 7-3-8）。

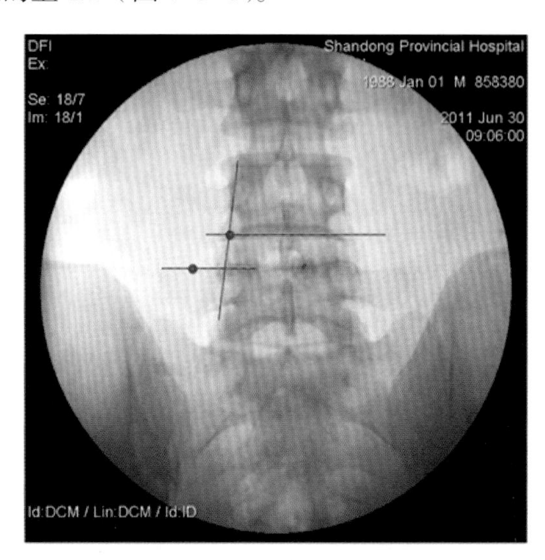

图 7-3-7　腰脊神经节定位

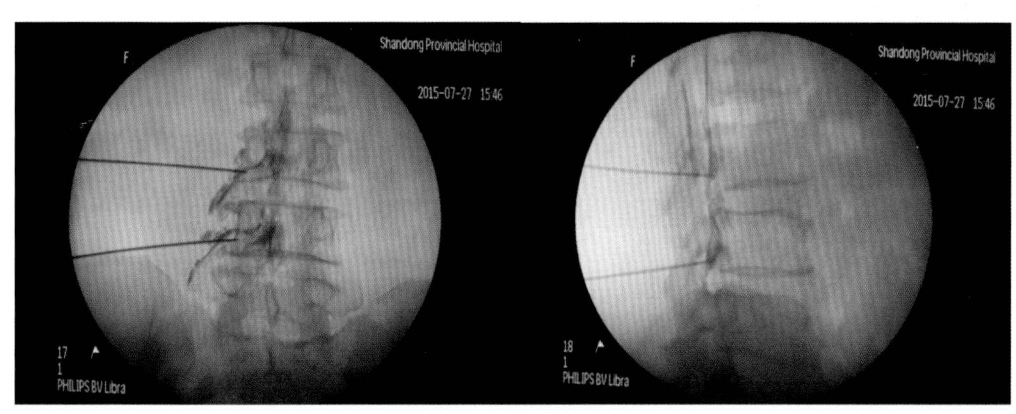

A. 同侧

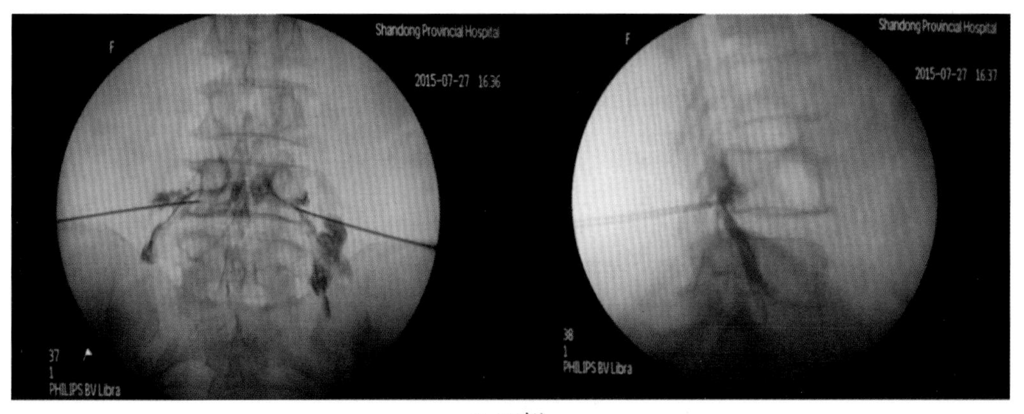

B. 双侧

图 7-3-8　腰脊神经节穿刺到位正、侧位图

（6）测试：高频刺激和低频刺激出现相应脊神经分布区的异感和运动反射说明穿刺针位置好。

（7）脉冲射频：一般脉冲射频参数为 42 ℃、600~900 s。

（8）结束：治疗完毕出针，用无菌敷料覆盖。

二、翼腭神经节脉冲射频

（一）适应证

非典型面痛、翼腭神经痛、丛集性头痛、面部带状疱疹后神经痛等。

（二）操作技术

（1）体位：仰卧位。

（2）定点：标椎侧位 C 臂透视定位，下颌切迹与颧弓下缘围成的半圆形的前 1/2 中点为进针点，目标点为“小辣椒”中部（图 7-3-9）。

（3）常规消毒铺巾。

（4）麻醉：0.5% 利多卡因局部浸润麻醉。

（5）穿刺：射频穿刺针经进针点垂直皮肤刺入后调整进针方向朝目标点进针（图 7-3-10），直至正位透视针尖达患侧中鼻甲，侧位达“小辣椒”中部（图 7-3-11）。

（6）测试：高频刺激出现相应神经分布区

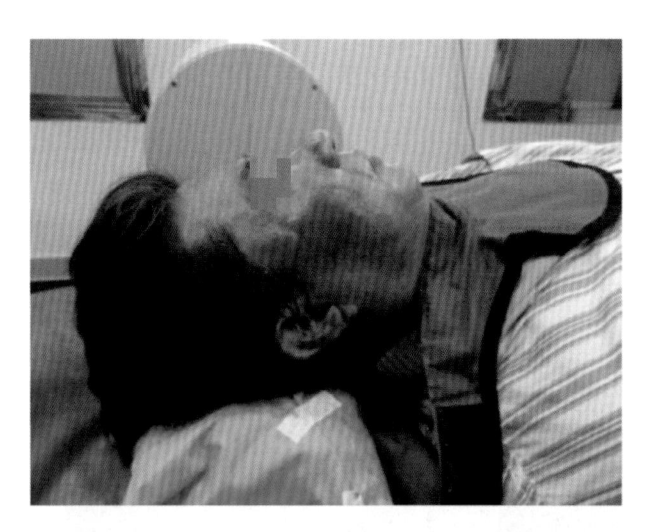

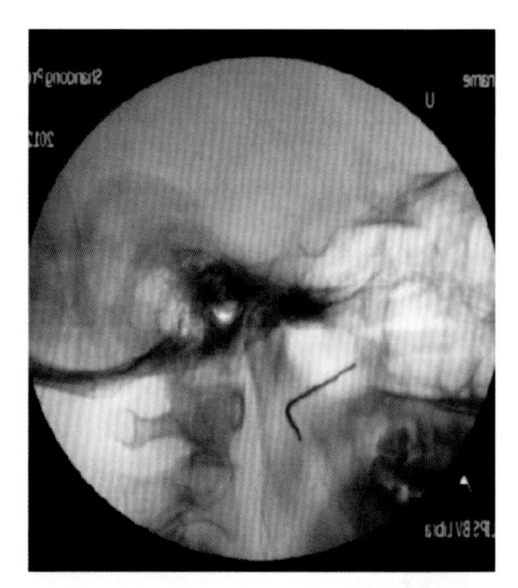

图 7-3-9 翼腭神经节脉冲射频定位

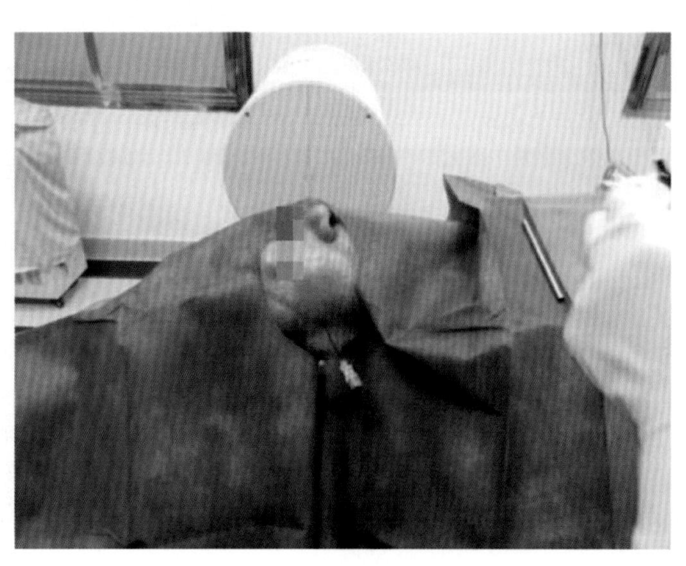

图 7-3-10 翼腭神经节穿刺术野

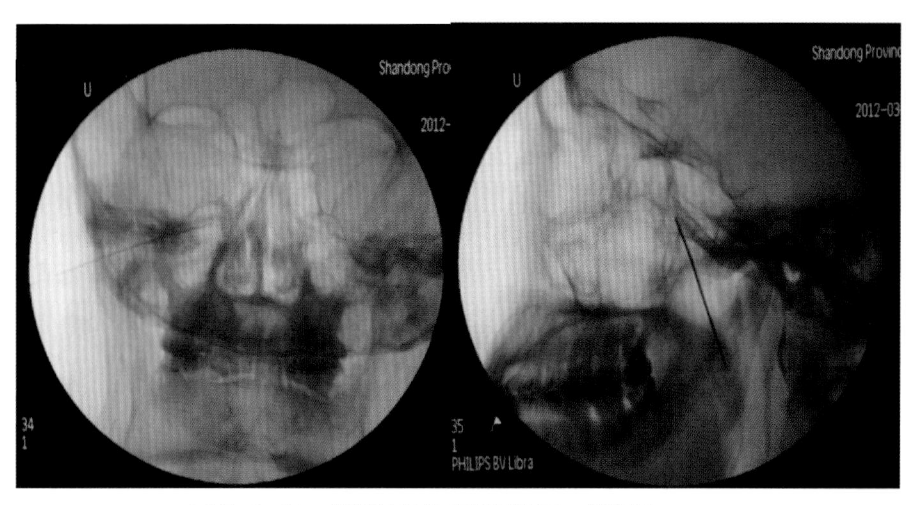

图 7-3-11 翼腭神经节穿刺到位正、侧位图

的麻胀感。

（7）脉冲射频：一般脉冲射频参数为 42 ℃、600~900 s。

（8）结束：治疗完毕出针，用无菌敷料覆盖。

三、奇神经节脉冲射频

奇神经节是骶交感神经节，位于骶尾关节的前方。奇神经节阻滞是治疗会阴痛的常用方法；当阻滞有效但疗效维持时间短时可行脉冲射频。

（一）适应证

会阴痛。

（二）操作技术

（1）体位：俯卧位。

（2）定点：正位后正中线和侧位骶尾关节间隙平分线的延长线与皮肤的交点为进针点。

（3）常规消毒铺巾。

（4）麻醉：0.5% 利多卡因局部浸润麻醉。

（5）穿刺：射频穿刺针经进针点垂直皮肤刺入，经骶尾韧带达骶尾关节前方，注气注水阻力消失示穿刺到位（图 7-3-12），正、侧位透视见图 7-3-13。

（6）造影：注射造影剂 1 mL 左右确认穿刺针位置（图 7-3-13）。

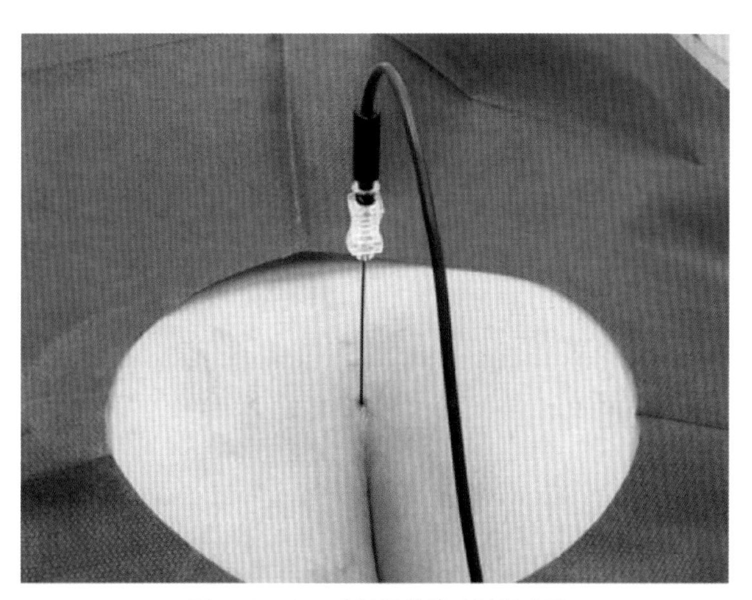

图 7-3-12 奇神经节脉冲射频术野

（7）测试：低频刺激不应出现相应神经分布区的运动反射。

（8）脉冲射频：一般脉冲射频参数为 42 ℃、600~900 s。

（9）结束：治疗完毕出针，用无菌敷料覆盖。

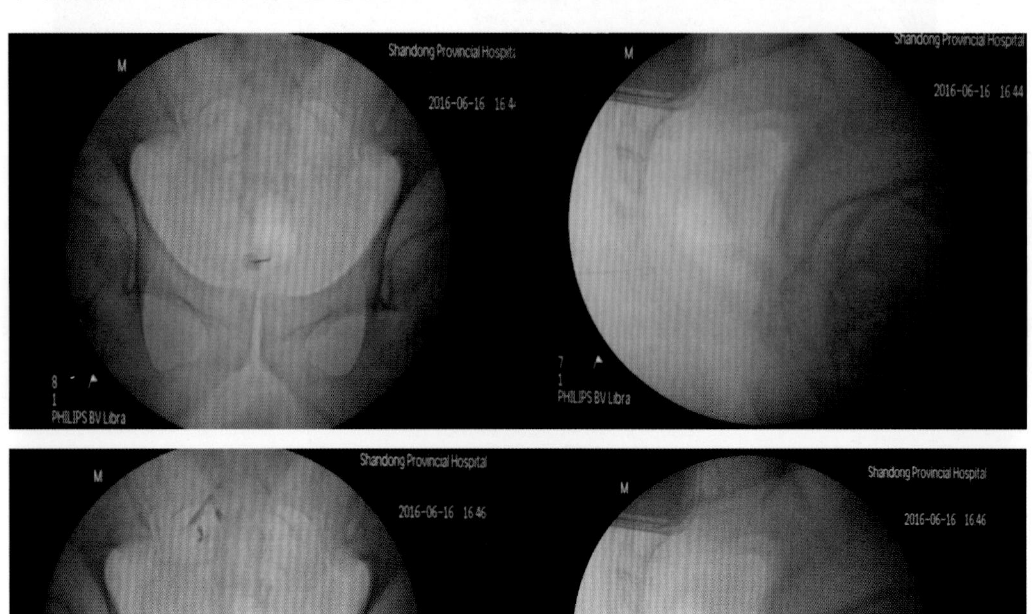

图 7-3-13 奇神经节穿刺到位及造影的正、侧位图

（赵学军 魏广福）

第八章
经皮椎间盘等离子消融术

椎间盘等离子消融术（intervertebral disc coblation）是利用低温射频电流消融突出髓核以达到间盘减压效果，同时以热凝作用使间盘变性固缩、解除神经压迫的一种治疗方法。

等离子刀头实际上是一单根双极射频电极（图 8-1）。利用射频电流（100 Hz）施加于生理盐水（NaCl），吸引大量 Na^+ 于电极周围，形成等离子颗粒区，并使其获得足够能量撞击组织细胞间的分子链（肽键）使其断裂而形成元素分子和低分子气体（如 O_2、H_2、CO_2 等）（图 8-2），这些气体从穿刺通道逸出，继之椎间盘内压降低，从而达到减压的目的，因此消融电极又称为等离子刀。此消融过程在 40℃下切断细胞分子连接，移除部分髓核形成孔道，称为冷融切技术。热凝过程以精确加温（70 ℃）技术使髓核内的

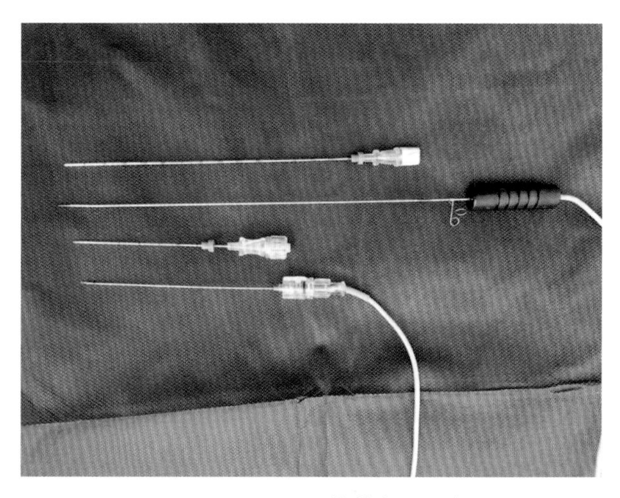

图 8-1　颈、腰椎等离子刀头

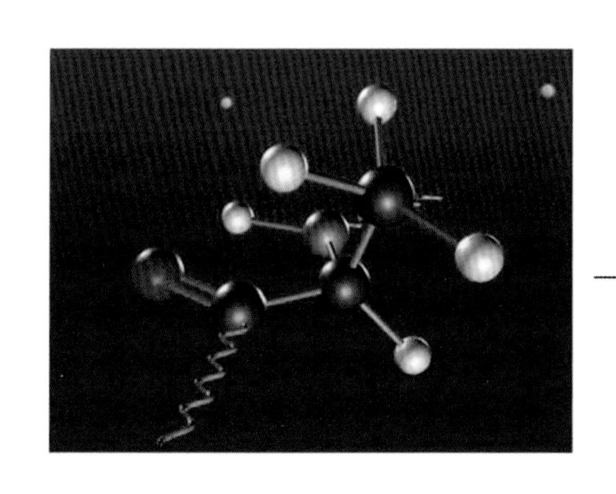

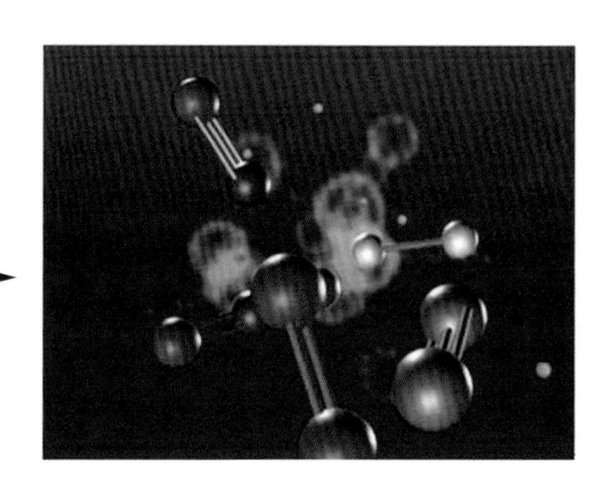

图 8-2　冷融切模式产生的等离子状态

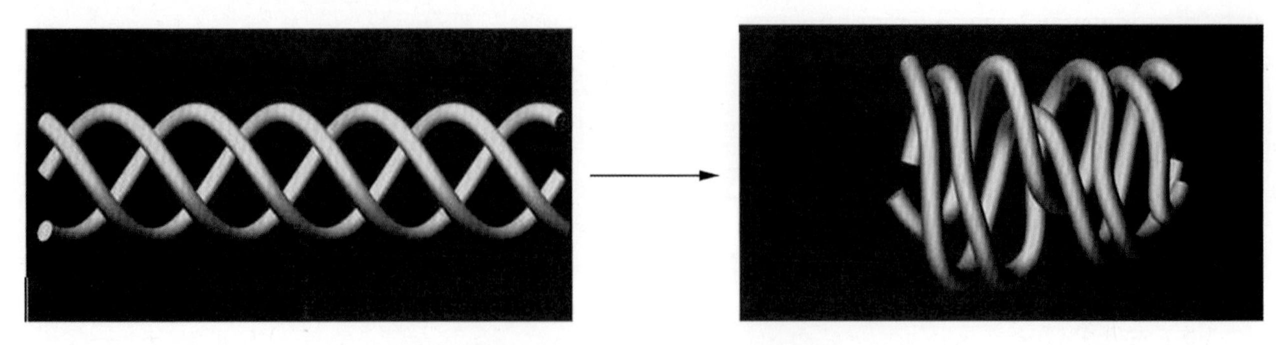

图 8-3 热凝固模式产生组织皱缩

胶原纤维气化、收缩和固化，热效应导致组织皱缩和止血作用，最终使椎间盘总体积缩小以达到治疗的目的（图 8-3）。

2011 年，可操纵（弯曲）经皮椎间盘减压器械 L-DISQ 在韩国问世，该器械通过旋转控制轮，将电极头端弯曲至所需角度，操纵头端，使其接近病变椎间盘的后部撕裂纤维环处（靶点），然后应用等离子消融突出的椎间盘达到减压目的（图 8-4）。该技术特别适用于椎间盘突出较大（突入椎管）者，因此扩大了原有椎间盘等离子消融术的适应证。

一、适应证和禁忌证

（一）适应证

（1）影像学检查示椎间盘膨出或“包容型”突出，髓核未脱出纤维环，且与临床表现相符的椎间盘突出症患者为最佳适应证；可弯曲等离子刀头不受该限制，可用于较大突出者。

（2）保守治疗 2 个月无效。

（3）椎间盘造影阳性、局麻药注入椎间盘有较满意的镇痛效果。

（4）椎间盘高度≥ 75%。

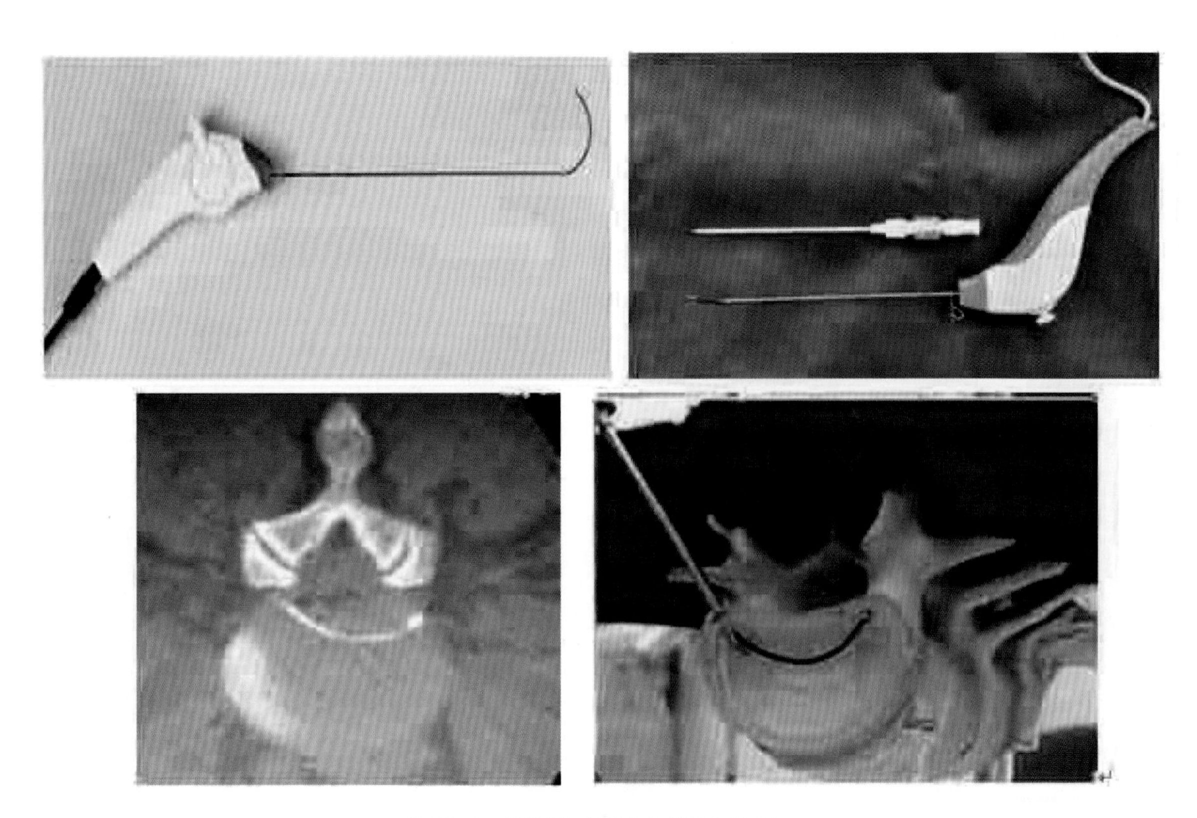

图 8-4 可操纵（弯曲）等离子刀头

（二）禁忌证

（1）椎间盘脱出或髓核游离。

（2）骨性椎管狭窄。

（3）椎间盘退变严重，椎体明显唇样增生或间盘钙化；脊柱不稳定。

（4）出现高位肌麻痹或马尾神经症状。

（5）合并脊柱骨折或肿瘤。

（6）出、凝血功能障碍。

（7）穿刺部位或全身感染。

（8）有精神疾患。

二、实施方法

（一）腰椎间盘等离子消融术

（1）体位、消毒铺巾及局麻：同其他微创操作。

（2）穿刺路径：常规选择安全三角入路，特殊情况下可选择椎板间入路。

（3）C臂X线机透视下定位拟穿刺椎间隙，确定进针点和穿刺方向。操作轻柔，进针至纤维环和髓核交界处，通过穿刺针置入刀头(图8–5)。

（4）确定深度：穿刺深度有近点和远点两个深度。两标记点之间即有效消融深度。近点：以刀头刚刚透过纤维环内层进入髓核为宜。正位透视见刀头位于同侧椎弓根内侧缘（图8–6），侧位透视见刀头位于椎间隙中后1/3~1/4处（图8–7）。远点：椎间盘对侧纤维环的内侧缘。正位透视见刀头位于中线或偏对侧，不可超过对侧关节柱内侧缘（图8–8），侧位透视见刀头位于椎间隙中点或前中1/3处（图8–9）。

（5）消融和热凝：连接等离子刀头与等离子体手术系统主机。消融能量设置为2挡（125 Vrms），持续25~30 s，热凝温度设定为70℃。先体外测试，在生理盐水中可见气化和火花（图8–10）；再体内测试，点踏热凝键观察患者反应，确定无神经激惹后行等离子消融。近点至远点进行消融（ablation）（图8–11），远点至近点进行热凝（coagulation）（图8–12），以5 mm/s的速度缓慢进退刀头。先注射生理盐水0.2 mL（如

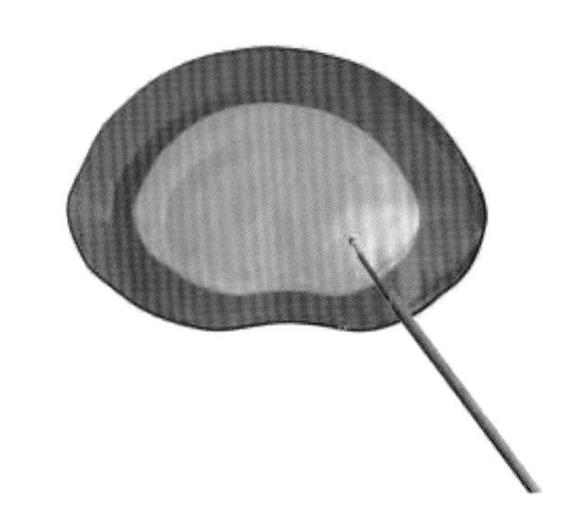

图8–5　腰椎间盘穿刺到位示意图

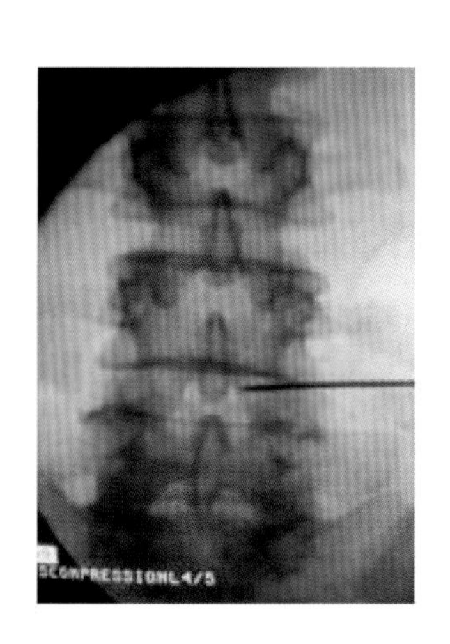

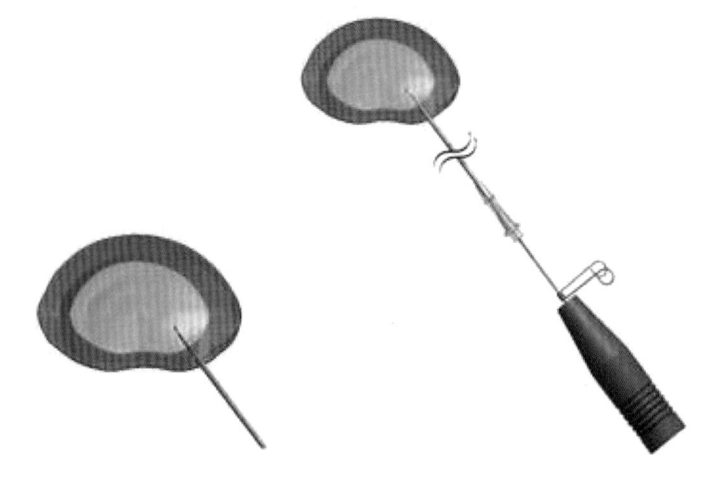

图8–6　等离子刀头近点正位图

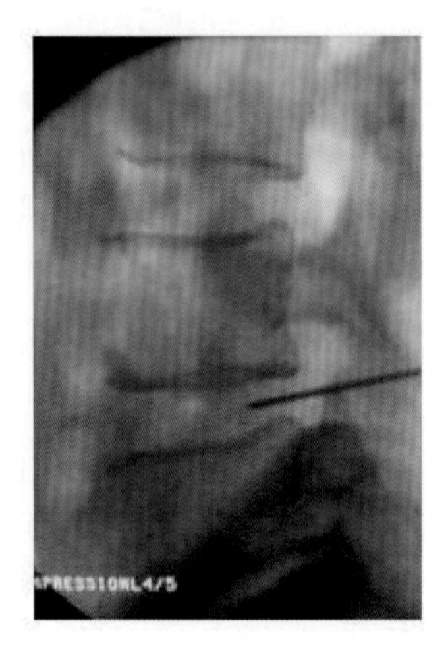

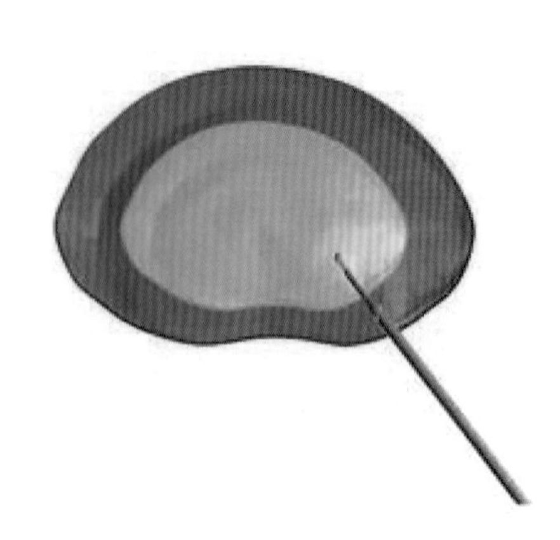

图 8-7 等离子刀头近点侧位图

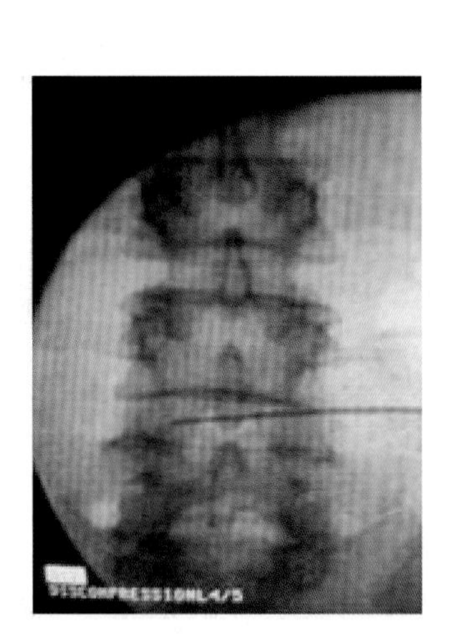

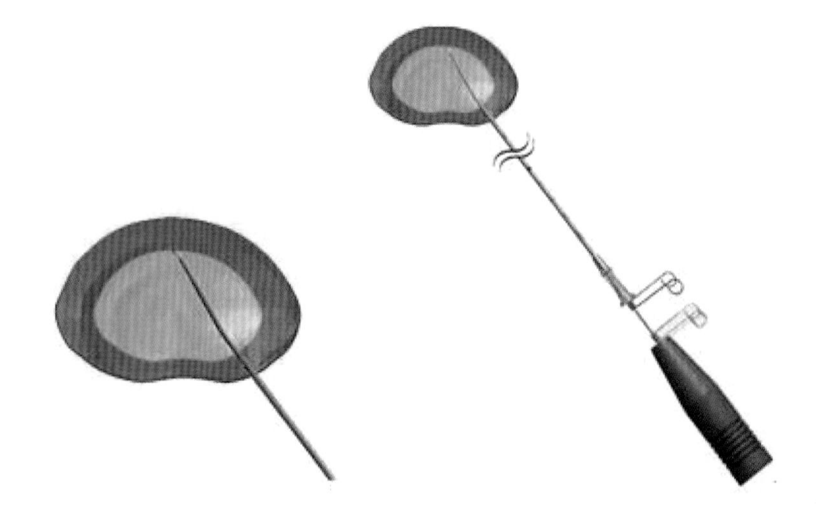

图 8-8 等离子刀头远点正位图

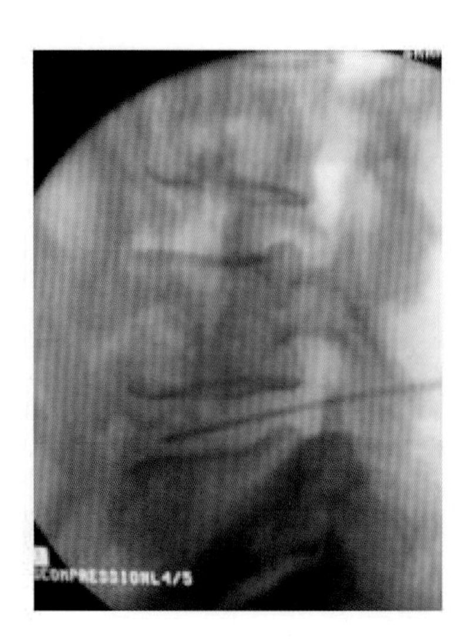

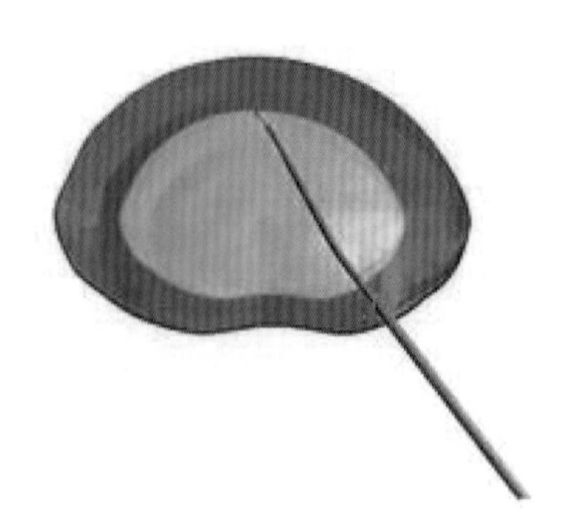

图 8-9 等离子刀头远点侧位图

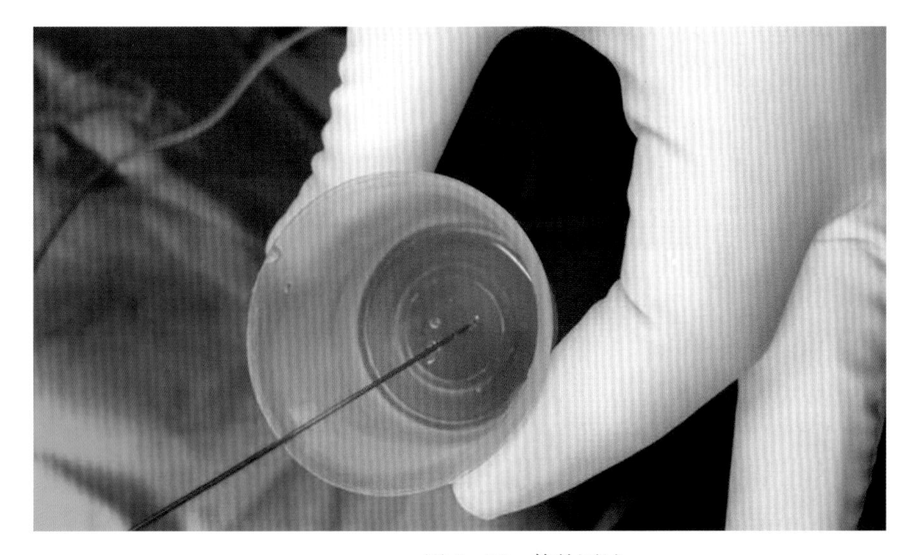

图 8-10　体外测试

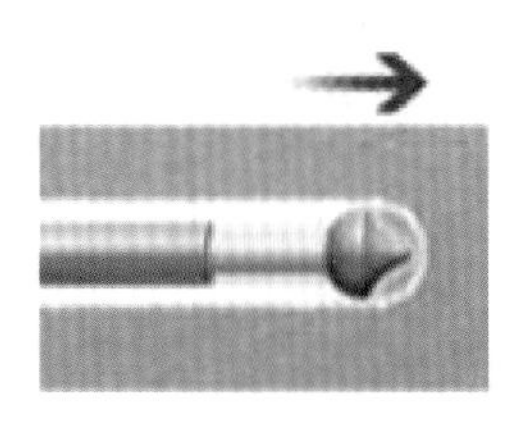
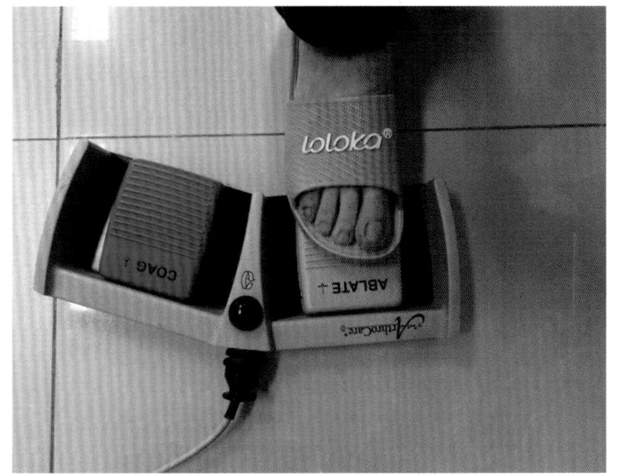
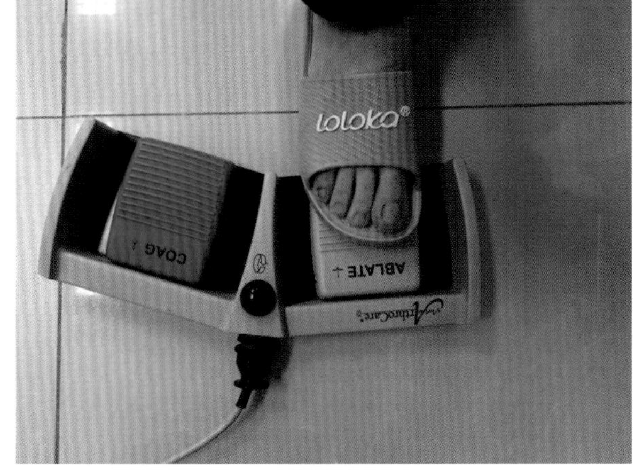

消融

图 8-11　踩踏消融键

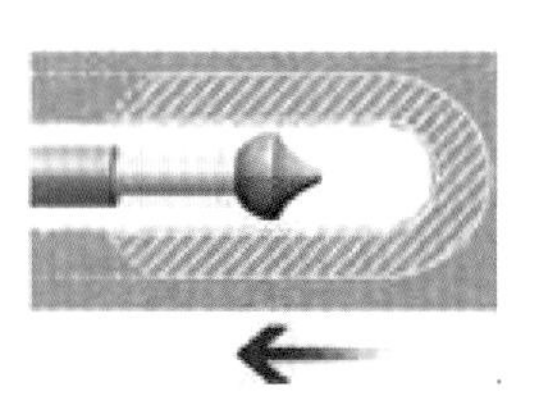
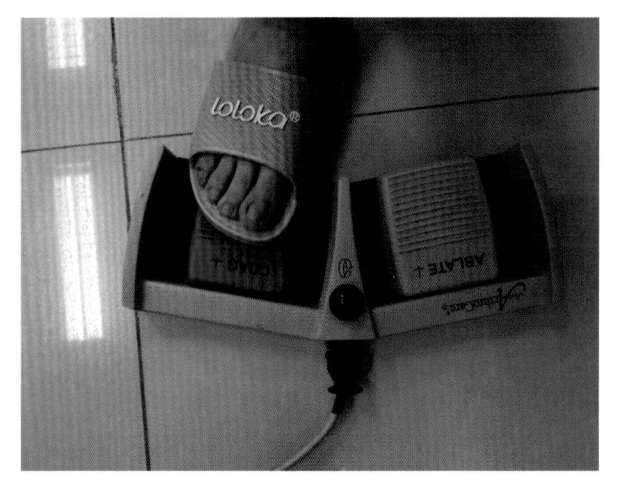

热凝

图 8-12　踩踏热凝键

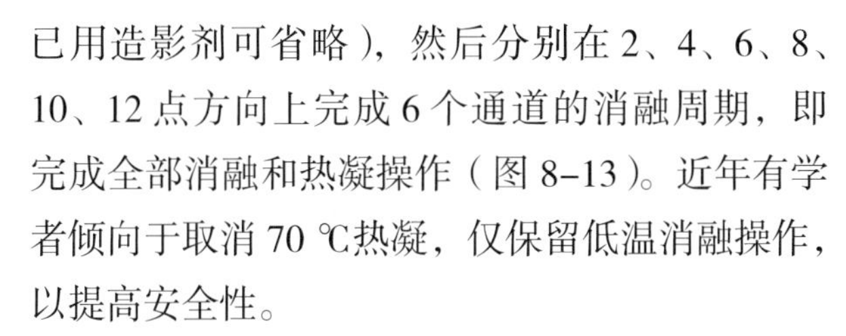

已用造影剂可省略），然后分别在 2、4、6、8、10、12 点方向上完成 6 个通道的消融周期，即完成全部消融和热凝操作（图 8-13）。近年有学者倾向于取消 70 ℃热凝，仅保留低温消融操作，以提高安全性。

（6）术后：操作完成后撤出刀头，拔除穿刺针，局部压迫止血 3 min，无菌敷贴覆盖穿刺点。观察 30 min 无异常送回病房。术后卧床休息 24 h，根据情况逐步下床活动。术后 3 个月内应避免负重及进行剧烈运动。半年内加强腰部的适应性康复训练。

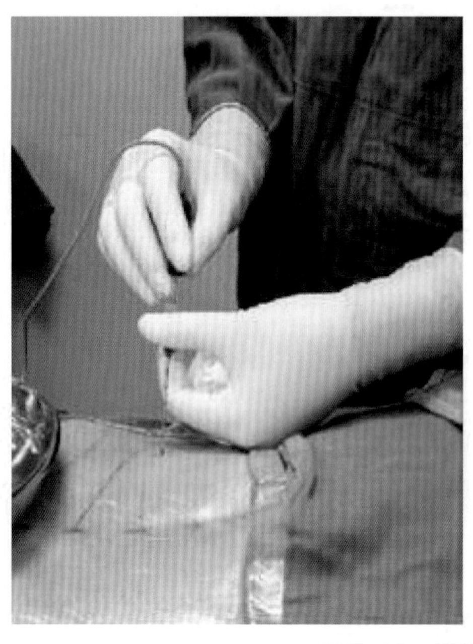

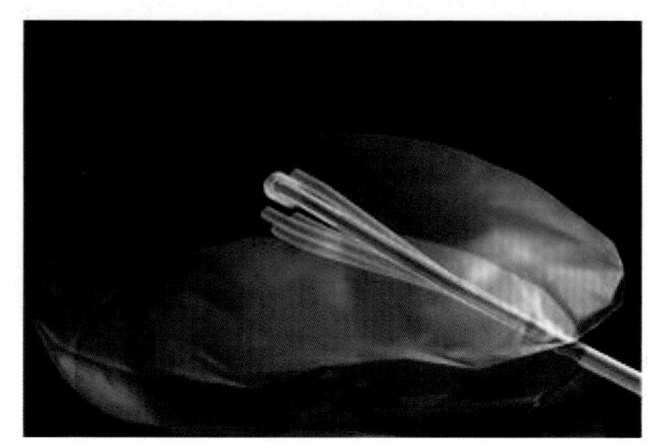

图 8-13 髓核内 6 个通道形成

（二）颈椎间盘等离子消融术

（1）体位：仰卧位，肩部垫薄枕使头颈稍后伸。

（2）常规消毒铺巾，麻醉同腰椎操作。

（3）穿刺要领：常规选择右侧气管旁入路（避免损伤食管）。C 臂 X 线机透视下定位椎间隙。于颈动脉鞘与气管间钝性分离颈前软组织，将手指固定于病变椎间隙上，取与躯干矢状面成 35°～45° 缓慢置入穿刺针直接进入椎间盘（图 8-14）。正位透视针尖位于椎间隙中点或稍偏患侧（图 8-15A），侧位透视针尖位于椎间隙中点或中后 1/3（图 8-15B）。

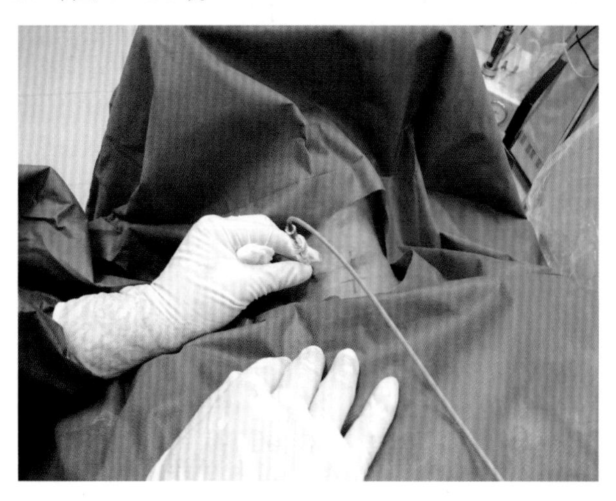

图 8-14 穿刺到位

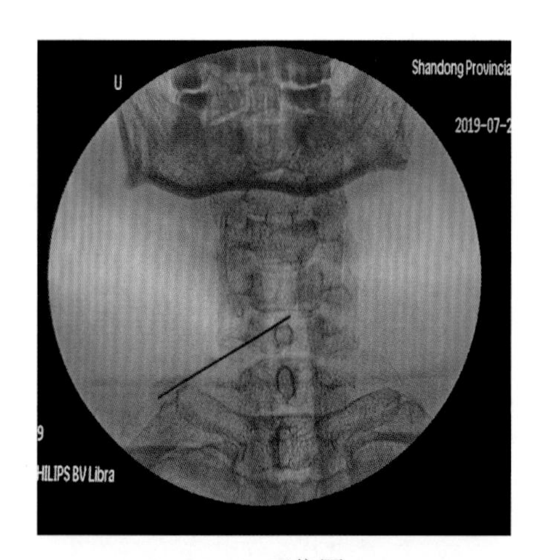

A. 正位图

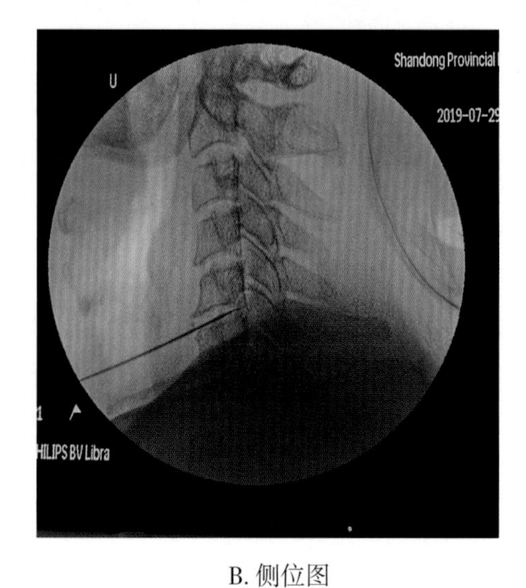

B. 侧位图

图 8-15 颈椎间盘穿刺到位 X 线透视图

（4）消融和热凝：穿刺到位后，透视下调整刀头深度，使刀头刚好露出穿刺针针尖，以防止工作时刀头与穿刺针针尖的接触。连接等离子刀头与等离子体手术系统主机。能量设为 2 挡（125 Vrms），体内外测试与操作流程同腰椎操作。但颈椎的消融和热凝是在椎间隙原位旋转刀头 180°，然后回旋 180°，分别脚踏消融键和热凝键（图 8-16）。但也有专家认为，颈椎只用消融键即可。

（5）术后：操作完成后撤出电极，拔除穿刺针，以无菌敷贴覆盖穿刺点。观察 30 min 无异常情况送回病房。术后活动时佩戴颈领 2~3 周。

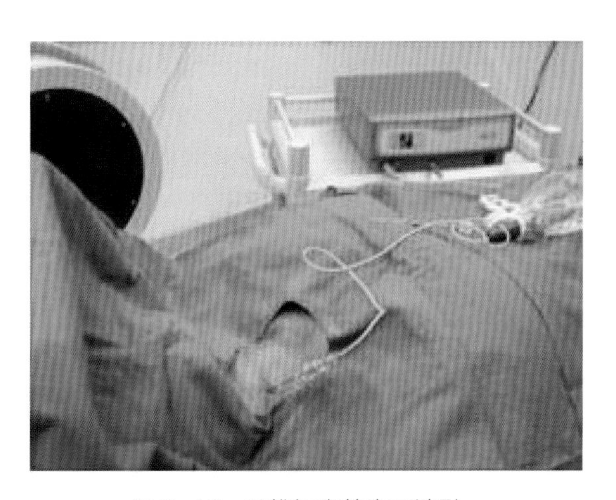

图 8-16　颈椎间盘等离子消融

（三）可操纵（弯曲）椎间盘等离子消融术

可操纵（弯曲）椎间盘等离子消融术的适应证在原有的基础上得到扩大。即使侵入椎管的较大突出，也可通过弯曲可调的刀头前端抵达靶点，进行治疗。操作流程与体内外测试和普通等离子消融术相似；不同的是，穿刺点位于健侧，当穿刺针进入纤维环内层后，抽出针芯放入电极，边进针边旋转控制轮，将电极头端弯曲至病变靶点。一般消融时间为腰椎 200~300 s（图 8-17），颈椎 120~150 s（图 8-18）。

三、并发症及其防治

1. 神经根损伤　反复穿刺、动作粗暴可能造成穿刺损伤，应避免。消融刀头和神经根距离较近，治疗过程中患者可突感剧烈疼痛或放电样麻木，应立即停止治疗，调整刀头方向或深度后方可继续治疗。如一旦发生神经根损伤，术后应给予积极的神经营养康复治疗。

2. 脊柱间盘炎　可由感染或非感染因素所致。表现为术后几天至一周左右脊柱疼痛加重。刀头位置不管是偏左右还是偏前后，其上下的位置应始终在椎间隙中央与椎间隙平行，以避免终板损伤导致终板炎。C_2/C_3 椎间盘穿刺有可能误

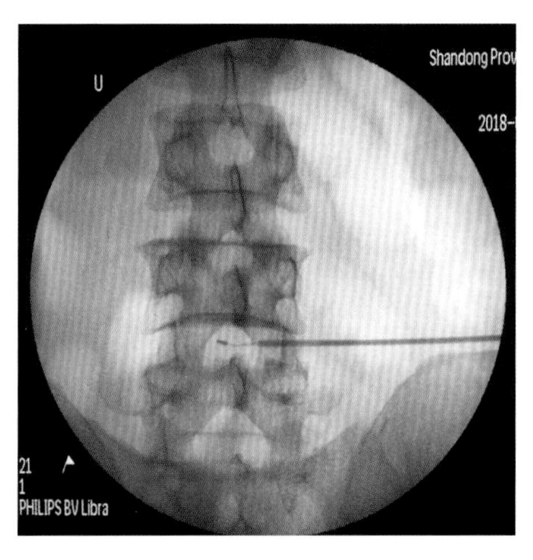

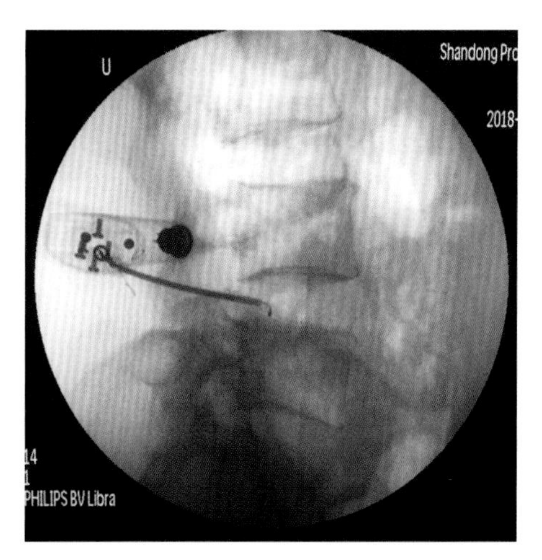

图 8-17　腰椎可弯曲等离子消融术

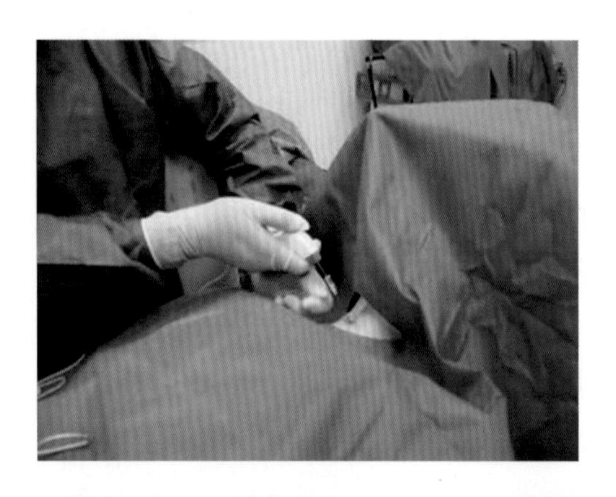

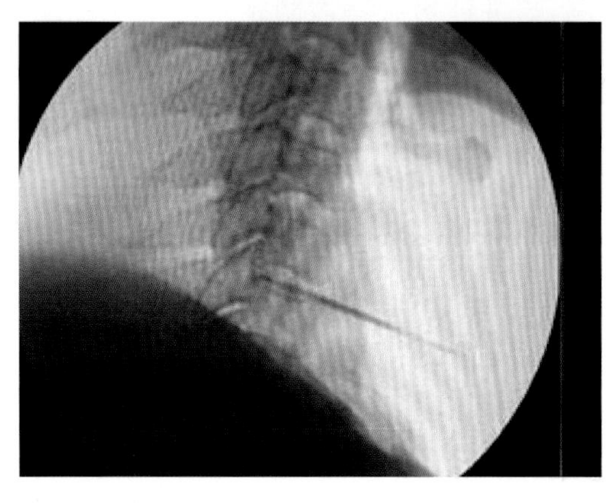

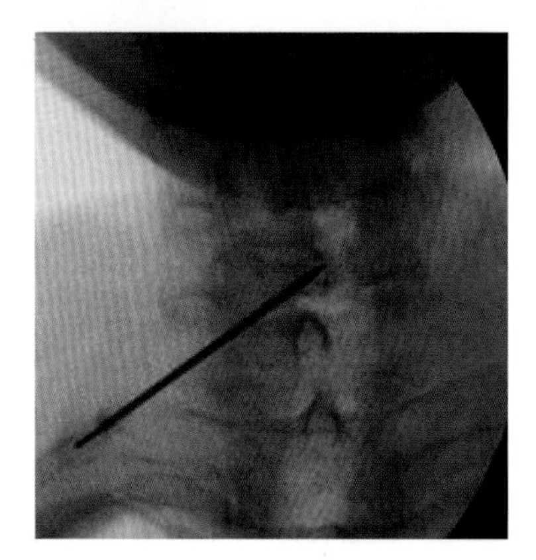

图 8-18 颈椎可弯曲等离子消融术

入咽腔，左侧穿刺有可能损伤食管和胸导管，一旦发生将导致严重感染。预防措施为严格无菌操作，熟悉解剖，精准穿刺。术后常规预防应用抗生素。一旦发生感染应采取制动、足量足疗程抗感染治疗等综合措施。必要时行病灶清除、冲洗治疗。

3. 出血或血肿 颈部血管丰富，除颈动、静脉外，面动脉、舌动脉，特别是甲状腺动脉如有损伤，可造成出血或血肿，甚至压迫气管。术中应避免粗暴操作，术后认真仔细观察，及时发现。出血量不多，可压迫止血，必要时应用止血药。如血肿压迫气管，应及时手术止血，解除压迫。

4. 脊髓损伤 少见。由穿刺针进针过深直接损伤脊髓或等离子热损伤所致。穿刺过程中掌握进针深度和速度、多次适时透视一般可避免该严重并发症的发生。

5. 刀头断裂滞留 避免粗暴操作。由于颈椎刀头前端环形结构纤细，操作时应规范流程，动作轻柔。

（王胜涛、杨聪娴、傅志俭）

第九章

激光疗法——经皮激光间盘减压术及椎间盘减压修复术

经皮激光间盘减压术（Percutaneus Laser Disc Decompression，PLDD）是利用激光的高能量局部生物效应，即燃烧、气化、变性和凝固的作用将部分髓核组织“切除掉”，从而达到减小病变椎间盘的内部压力，回缩突出的颈、腰椎间盘，解除其对脊髓和（或）神经的压迫，消除患者由于椎间盘突出而引起的上下肢疼痛、麻木及感觉和（或）运动功能障碍等临床症状（图 9-1）。

一、适应证

（1）临床症状、体征和影像学检查一致，即在侧别、水平和程度上一致明确诊断的颈、腰椎间盘突出症，经 3 个月正规保守治疗无效者。

（2）椎间隙高度 > 正常的 70%。

（3）伴有交感症状的膨出型或包容型颈、腰椎间盘突出症效果更佳。

二、禁忌证

（1）有严重脊髓受压致脊髓变性、水肿或出现马尾神经综合征者。

（2）有骨性椎管狭窄或脊柱不稳者。

（3）有出血倾向者。

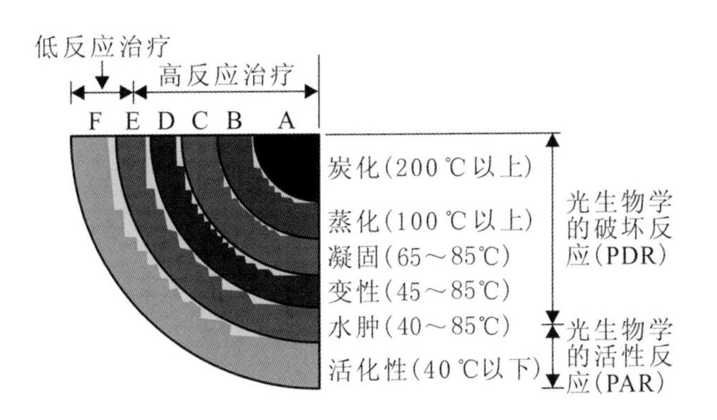

图 9-1　PLDD 治疗原理

（4）有感染倾向者。

（5）有严重心脑血管等疾病者。

（6）有精神障碍者。

（7）拒绝接受 PLDD 治疗者。

三、操作方法

（一）器械准备

（1）医用激光器。

（2）光导纤维 1 根，直径为 200~1 500 μm，双接口光纤（图 9-2）。

（3）16 G 或 18 G 长 15 cm 腰椎穿刺针或 18 G、22 G 长 10 cm 颈椎穿刺针 1 根。

（4）C 臂 X 射线机或 CT 等影像设备 1 台。

（5）Y 形三通管 1 个。

（6）观察镜 1 个，监视激光器发光。

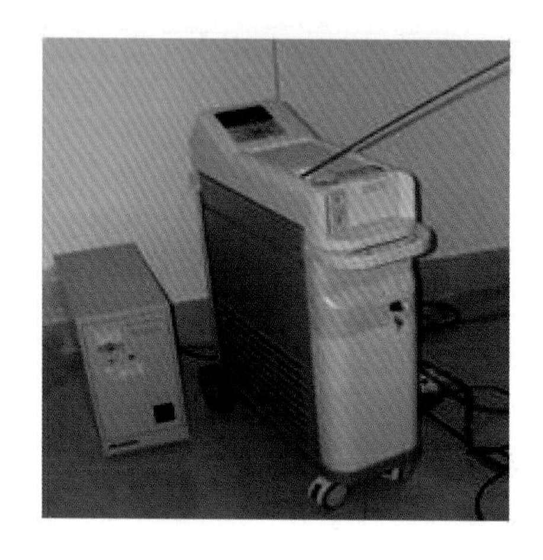

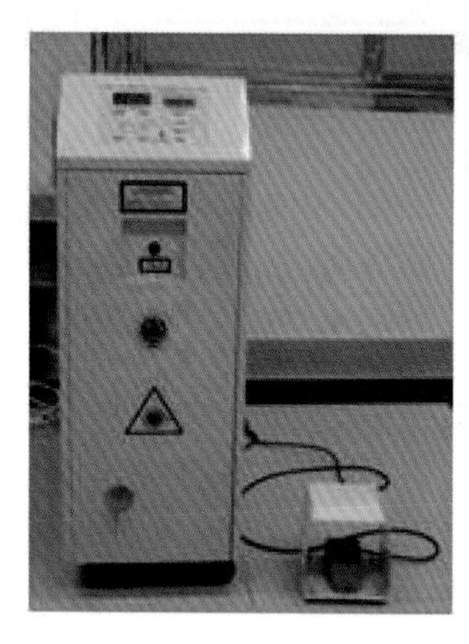

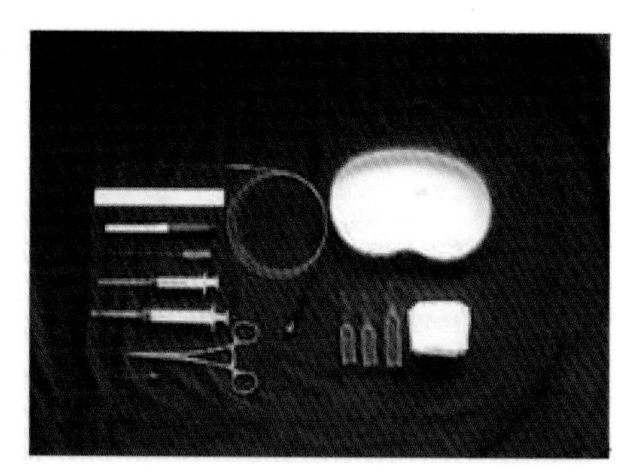

图 9-2 医用激光器和光导纤维

（二）术前准备

（1）仔细询问病史，进行详细的体格检查；完善血常规、肝肾功能、凝血功能、心电图等检查，了解患者重要脏器功能和全身情况。

（2）对患者及其亲属说明病情及 PLDD 的作用、不良反应、风险、转归等，让患者充分理解并在知情同意书上签字。

（3）术前 4~6 h 禁饮食。

（4）术前 2 h 开放静脉，预防性应用抗生素。

（5）对情绪紧张的患者，治疗前可给予适当的镇静剂。

（三）操作方法

1. 颈椎间盘 PLDD

（1）确定穿刺入路及进针点：颈椎间盘治疗采取病变椎间盘健侧前侧方入路，椎间隙健侧前侧方为进针点。

（2）进针穿刺：颈椎间盘周围结构复杂，穿刺较为危险，应熟悉颈部解剖和操作要领。患者采取仰卧位，肩部垫薄枕使头稍后伸。X 线定位病变间隙，皮肤常规消毒，铺无菌洞巾。在 0.5% 利多卡因局麻下，于颈部健侧用中、示指沿胸锁乳突肌内缘触及颈椎椎体侧前缘，用指腹将血管鞘推向外侧，穿刺针经皮肤从胸锁乳突肌及血管鞘内缘与甲状腺、气管及食管之间的安全间隙刺入病变椎间盘。X 线正位像显示穿刺针尖达患侧小关节内缘或椎间隙中点（图 9-3A），侧位像显示穿刺针尖位于椎间隙中后 1/3 交界处，上下居于椎间隙中点（图 9-3B）。

（3）激光治疗：确定针尖位置无误后，拔出针芯，插入光导纤维。光导纤维尖端超出穿刺针尖端 3~4 mm，其一端连接三通听筒管，另一端连接激光发射机。设定激光发射频率为 15 pps，能量为 800 mJ。颈椎间盘治疗时累计激

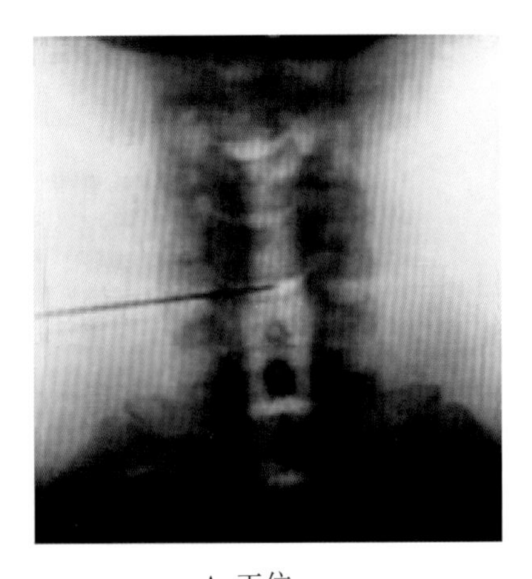
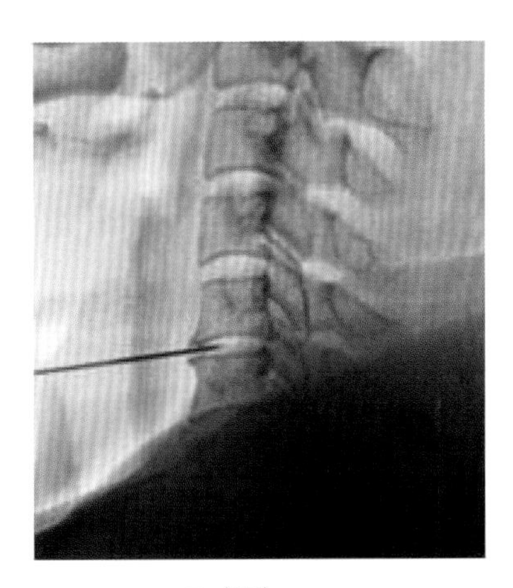
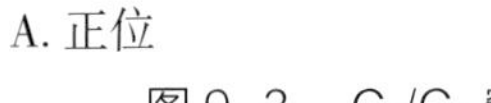

A. 正位　　B. 侧位

图 9-3　C_5/C_6 穿刺到位时 X 线表现

光能量可达 400 J 左右，具体数值应结合治疗过程中的各种征象而定，包括三通听筒管闻及气泡声的响度、穿刺针内及光导纤维上的水分（图 9-4）、光导纤维前端及抽出气体的焦煳味、患者的反应等。

（4）退针：激光治疗结束后，拔出激光穿刺针，指压穿刺部位 3~5 min，防止血肿形成。以小敷贴覆盖穿刺点，观察 15~20 min 患者无不适，生命体征平稳后送回病房。

（5）术后康复：术后常规给予脱水药物、神经营养药物等治疗。建议患者术后避免颈椎过度屈伸旋转活动，应用颈领保护。

2. 腰椎间盘 PLDD

（1）确定穿刺入路及进针点：L_4/L_5 椎间盘水平以上，采用安全三角入路；L_5/S_1 椎间盘的穿刺困难时可采取经小关节内缘侧隐窝入路穿刺。

（2）进针穿刺：患者侧卧位，患侧在上，腰椎屈曲；也可取俯卧位，腹部垫枕，以减少生理前凸对穿刺的不利影响。常规消毒铺巾，局麻下将穿刺针经患侧椎间孔安全三角或小关节内缘刺入间盘并调整至正确位置。穿刺到位时 X 线正位像显示穿刺针尖达病变椎间隙中点，侧位像显示针尖位于椎间隙中后 1/3 交界处（图 9-5）。

（3）激光治疗：确定针尖位置无误后，拔出针芯，插入光导纤维（光导纤维尖端超出穿刺针尖端 5~6 mm），连接三通听筒管和激光发射器。设定激光发射频率为 15 pps，功率为 800 mJ，腰椎间盘治疗时累计激光能量可达 800 J 左右。具体数值应结合治疗过程中的各种征象而定（同颈椎治疗过程）。

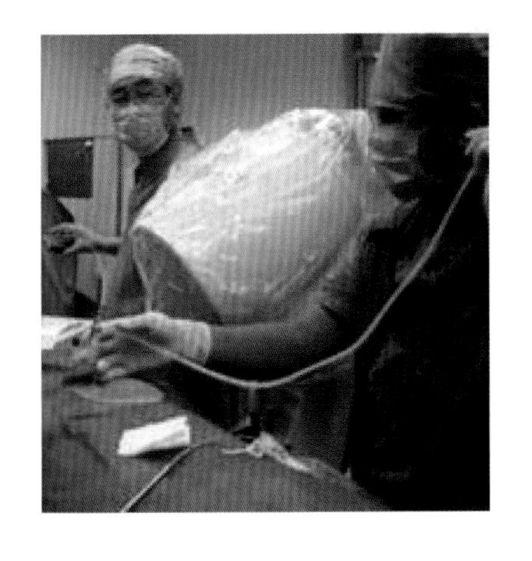
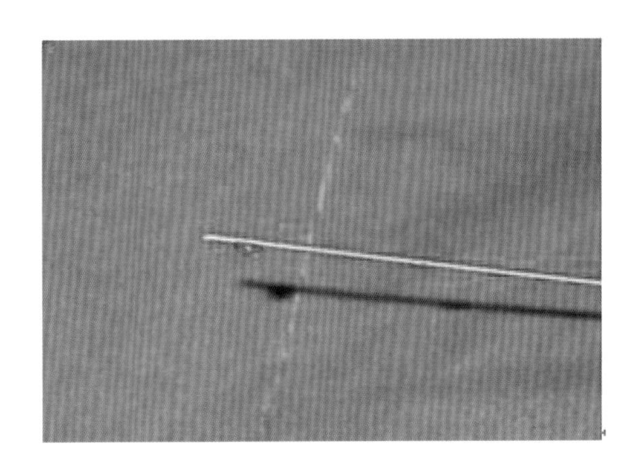

图 9-4　通过三通听气过水声和光导纤维上的凝结水

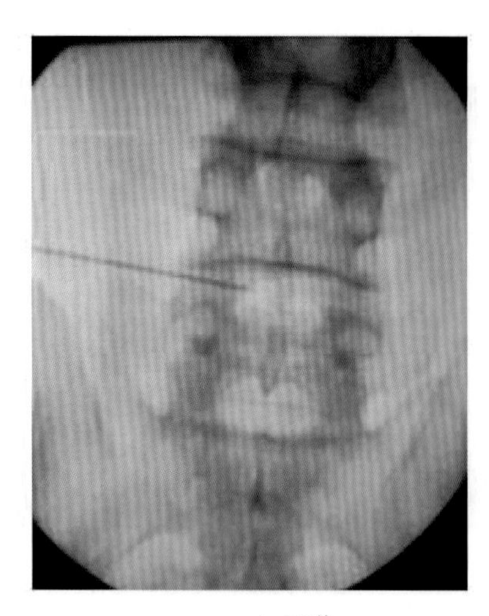

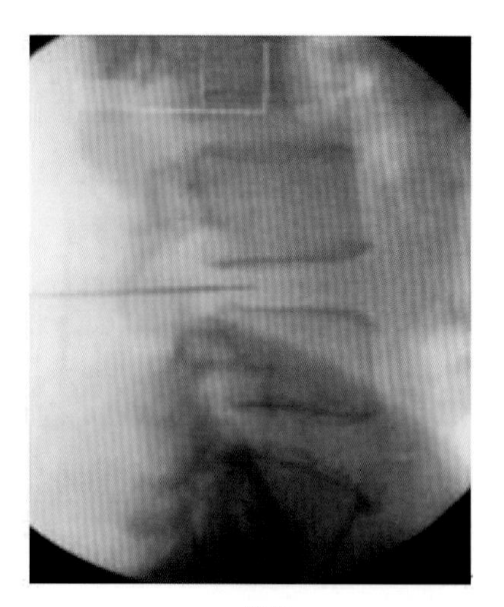

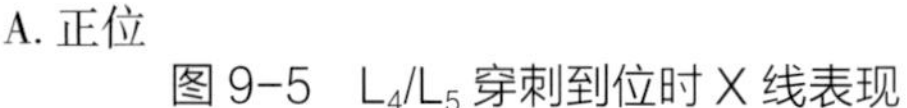

A. 正位　　B. 侧位

图 9-5 L_4/L_5 穿刺到位时 X 线表现

（4）退针：穿刺针退出间盘达侧隐窝或椎间孔时可注射消炎镇痛液 5~10 mL，以起到预防间盘炎及避免术后疼痛的作用。治疗结束后，拔出激光穿刺针，指压穿刺部位 3~5 min，防止出血，以小敷贴覆盖穿刺点。观察 15~20 min，患者无不适、生命体征平稳后送回病房。

（5）术后康复：术后不严格要求卧床，但建议多休息，避免腰椎的过度屈伸旋转，活动应循序渐进，应注意腰围保护；术后 3 d 常规给予抗生素、脱水药物、营养神经药物等，5~7 d 后可恢复轻体力劳动。

3. 椎间盘减压修复术　椎间盘减压修复术是俄罗斯专家在传统 PLDD 的基础上进一步完善提出的，由于激光能量减低、穿刺方法改进，不但可以在椎间隙内治疗，而且可以对突出物进行激光治疗，其适应证比传统 PLDD 更加广泛，不仅可用于较小的包容性椎间盘突出，对较大的椎间盘突出症也有较好的疗效。与 PLDD 的主要区别：①激光波长：椎间盘减压修复术采用的是波长 970 nm 的半导体激光，此波长的激光水吸收率最高。②激光能量：腰椎功率 3 W，颈椎功率 2 W（传统 Nd：YAG 激光功率 10 W 以上），避免了大范围内破坏椎间盘组织。③用钢导针穿刺：腰椎间盘使用具有弹性的钢导针穿刺可降低神经根损伤的概率。④弯头针：使用被特定弯曲的穿刺针增加了激光作用面积，可提高疗效、减少副作用。⑤注射生理盐水：激光辐射前向椎间盘注射生理盐水，不仅降低局部热量、减少激光的热损伤，生理盐水还可以作为媒介传导激光能量，使激光的生物学效应作用更广泛，能够明显减少激光所造成的热损伤。

（1）设备：①半导体激光设备。②与激光源相连接的光导纤维，一般腰椎使用 400 μm，颈椎使用 200 μm。③腰椎穿刺用长度为 300 mm、直径 0.9 mm 的弹性钢导针；外径为 1.6 mm 的直针；外径为 1.6 mm 的被特定弯曲的弯头针，这种针虽然有弯曲，但导针和光纤可自由通过。

（2）具体操作：颈椎间盘穿刺及腰椎间盘安全三角入路穿刺与前述 PLDD基本相同，腰椎小关节内侧缘入路穿刺操作较 PLDD复杂，现将腰椎小关节内侧缘入路操作简述如下。

1）在影像学引导下持弹性导针由患侧小关节内侧缘穿刺进针至椎间盘后缘（图 9-6），遂经导针置入直头针至椎间盘后 1/4 的位置。应特别注意，穿刺针的位置应尽可能平行于椎间隙（图 9-7、图 9-8）。

2）根据间盘体积经穿刺针向椎间盘内注射 0.5~2 mL 不等的生理盐水或高渗盐水（10% 生理盐水）。

3）然后经直头针置入光导纤维。直头针的

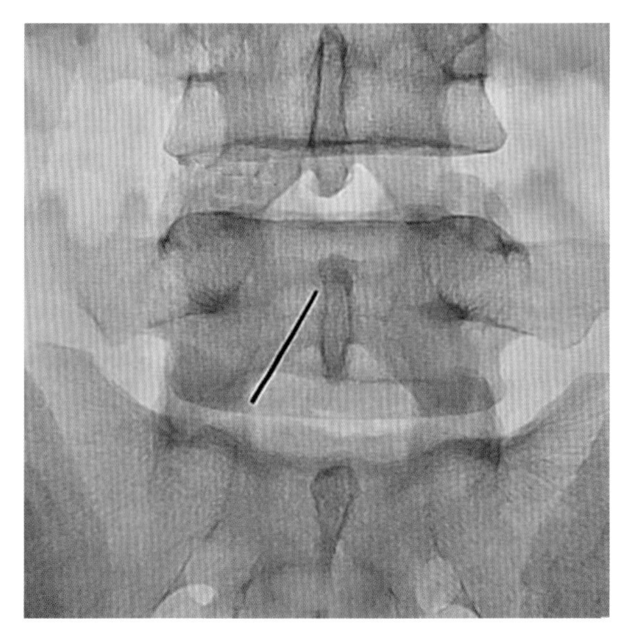

图 9-6　L_5/S_1 导针穿刺到位 X 线正位像

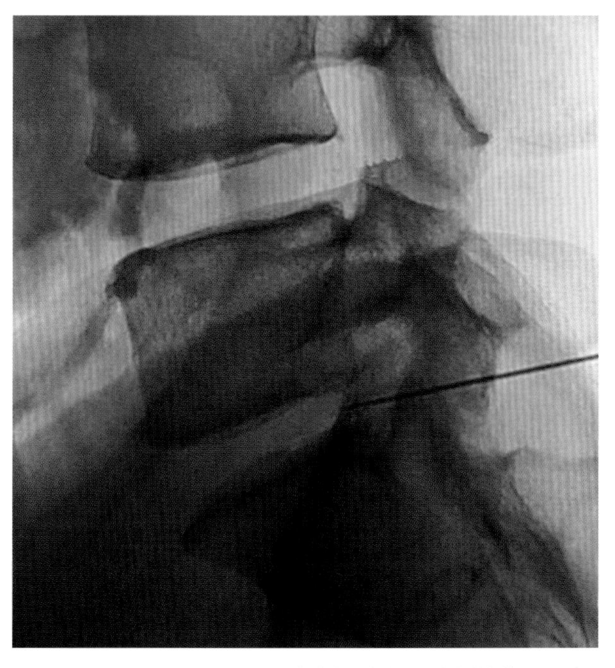

图 9-7　L_5/S_1 导针穿刺到位 X 线侧位像

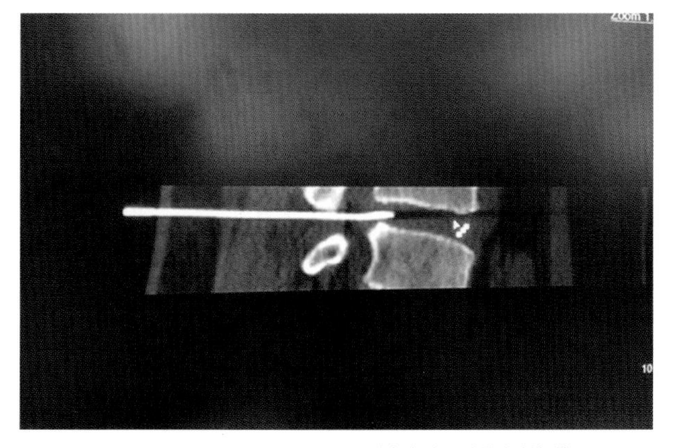

图 9-8　CT 下 L_5/S_1 导针穿刺到位侧位像

作用时间为 15~30 s，能量为 45~60 J。

4）沿直头针重新置入导针，拔出直头针，在明确导针的位置后沿导针置入弯头针，在影像学监视下再次明确弯头针的针尖位置，小心拔除导针。弯头针每个通道的作用时间为 5~15 s，能量为 15~45 J，形成新的通道（图 9-9）。

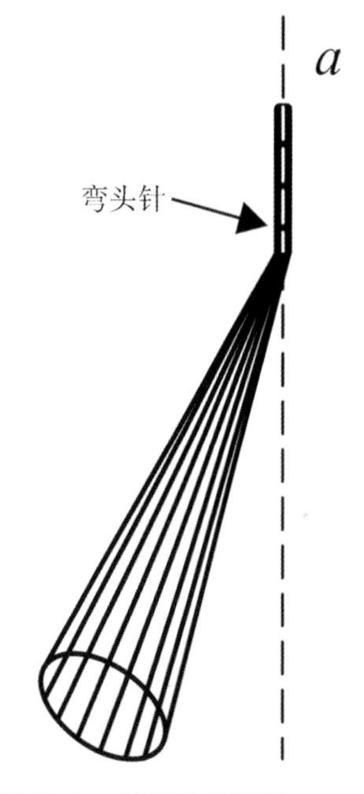

图 9-9　弯针作用示意

5）为建立下一个通道，将光导纤维退至穿刺针中几毫米再将穿刺针退至纤维环，旋转 90° 并重新穿刺向前至一定深度进行激光治疗。将所有上述操作再重复一遍，即形成新的通道。弯头针共形成 4 个通道，如此在多个方向进行重复操作（图 9-10、图 9-11）。

在激光活动区释放的激光能的总量，取决于髓核突出的大小及椎间隙的高度。大多数情况下，每个椎间盘的总能量不超过 600 J，但在髓核突出脱垂很大及疼痛较严重时，激光总量可以达到 900 J。

如果髓核突出 > 7 mm（8~15 mm）及有突出物钙化时，则弯头针可从间盘中退至突出物内，使其末端位于髓核突出中心，最好位于突出物的最后方（图 9-12）。

激光作用时间 10~40 s，能量为 30~120 J。进行激光治疗时要不断询问患者的感觉以确保安

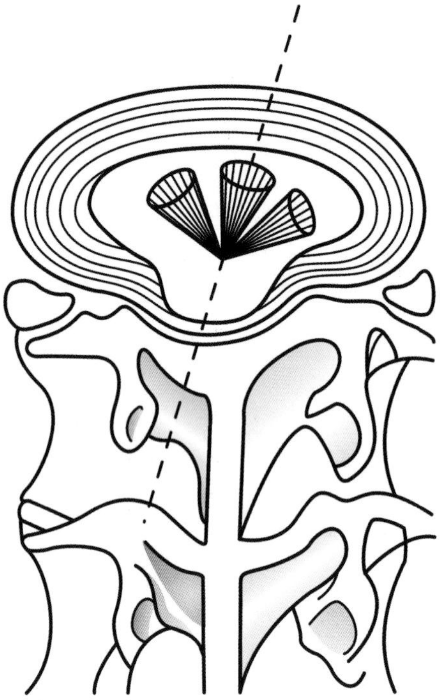

图 9-10 椎间盘多通道激光作用示意

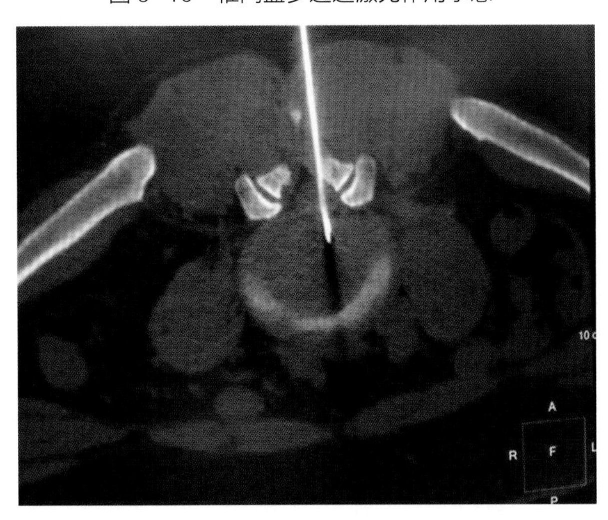

图 9-11 CT 引导下穿刺针盘内到位影像

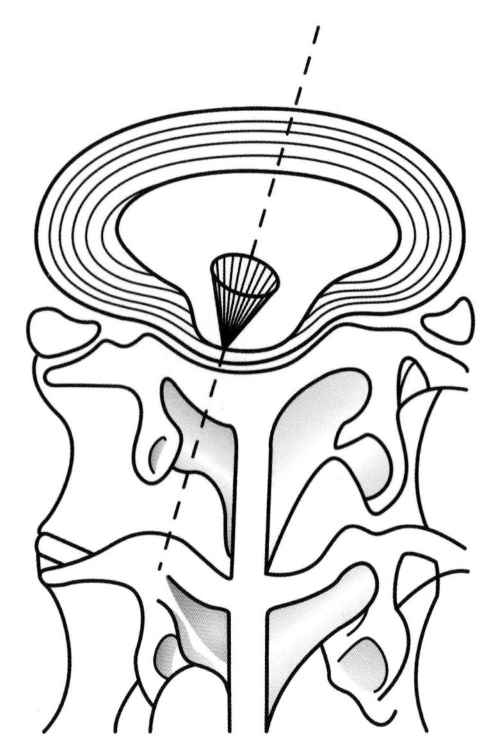

图 9-12 激光作用突出物示意

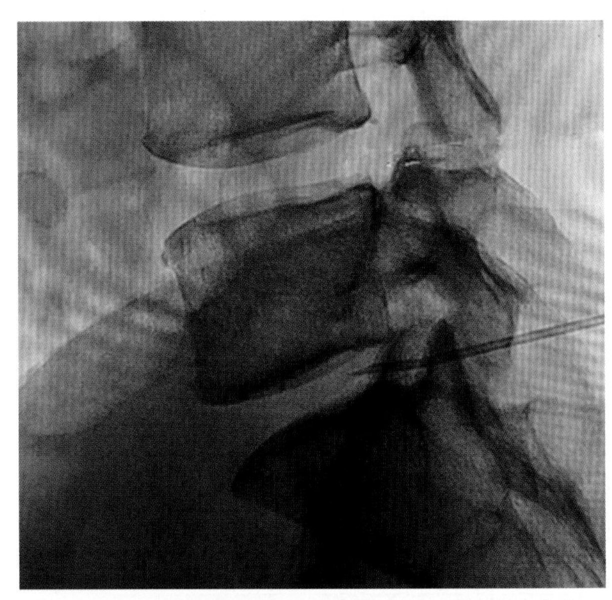

图 9-13 C 臂侧位像示 L_5/S_1 弯针位于髓核突出中心

全（图 9-13、图 9-14）。

（3）术后管理：

1）腰椎术后患者取俯卧位 2~3 h 后可改为左、右侧卧位，12 h 后可平卧位。需注意的是，患者翻身时应保持脊椎轴向转动。

2）术后 24 h 根据患者疼痛症状的缓解程度由主管医生决定是否下床。下床前要先平躺正确佩戴好腰围，轴线翻身为俯卧位，然后以双臂撑起、倒退的姿势下床，避免腰部直接受力；上床时，同样以俯卧上床翻身，解除腰围。以尽可能避免腰部受力为一切活动的原则。禁止使用脱水剂。

3）术后 1 周内禁止坐姿。严禁坐姿乘坐公共交通工具以免腰椎晃动；禁忌劳累，多休息、多卧床，可少许走动。

4）术后 1 个月可以适度坐位；绝对佩戴腰

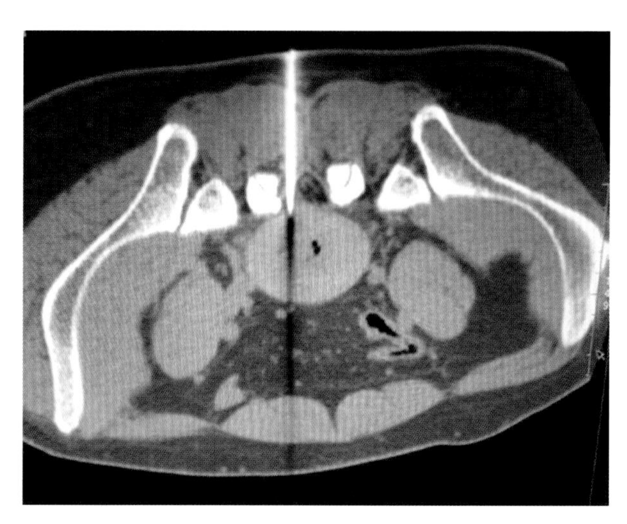

图 9-14　CT 示 L_5/S_1 弯针位于髓核突出中心

围，避免腰部负重。1 个月以后可以适当做腰背肌功能锻炼，比如缓慢游泳。

5）颈椎术后的患者仰卧位 2~3 h 后可左、右侧卧位，但要保持颈椎处于平直不弯曲受力的状态。严格要求下可 24 h 后正确佩戴颈托下床，2 周后间断佩戴颈托的情况下逐渐加强颈部肌肉的功能锻炼。

6）术后禁用脱水药物。可予以静脉或口服非甾体类抗炎镇痛药，对于患有糖尿病等有高风险感染因素的患者术后可予以 3~7 d 的抗生素治疗。

需要提及的是，中国与西方国家存在种族差异性，且低能量激光椎间盘减压修复术未在国内普遍开展，缺乏多中心、随机对照的临床循证证据。另外，关于椎间盘激光修复术的治疗相关基础机制研究仍然需要进一步探索。

（四）并发症及其防治

1. 椎体终板损伤与椎间盘炎　其主要原因是光导纤维位置太靠近终板或与终板不平行，多发生于 L_5/S_1 椎间盘穿刺中。一旦发生，多疼痛剧烈，应绝对卧床，并加强止痛药物和全身支持治疗，若确定有感染性疼痛时，给予抗生素预防感染，疗程较长时，可结合中医中药治疗和理疗。

2. 腰痛　PLDD 术后一过性腰痛发生率较高，原因不明，推测可能与气化过程中气体集聚过多，导致盘内压力增加有关；或气体进入椎管，刺激神经根和硬膜囊；或过度气化引起脊柱不稳及小关节综合征等。主要采取对症治疗。

3. 神经热损伤　发生率较低，主要与光导纤维位置接近神经根有关。重在预防。若怀疑神经热损伤时应给予糖皮质激素、维生素 B_{12}、高压氧及对症治疗，并加强功能锻炼。

4. 椎间盘感染　PLDD 为高温环境，细菌性感染概率极小。一旦出现盘内感染应绝对卧床，大剂量给予抗生素，并加强止痛药物和全身支持治疗。疗程较长时，可结合中医中药治疗和理疗。必要时也可内镜下冲洗引流或外科手术切除坏死组织。

5. 血管损伤　PLDD 引起血管损伤目前文献未见报道。椎旁血管损伤引起椎旁血肿多可自动吸收，大血管损伤后果凶险，应立即介入或外科手术止血。

（夏令杰　李海芹）

第十章

经皮椎间盘旋切减压术

经皮椎间盘旋切减压术是在C臂X线机监测下，利用旋切钻头高速旋转产生的旋切力及负压引力，把椎间盘髓核组织旋松、抽取并吸引移出体外（0.5~2 mL），从而降低椎间盘内压力的一种治疗技术。

经皮旋切减压术是一种机械性的微创技术，没有电、光、热的作用，旋切范围限定在旋芯顶端以内，减压作用确切、迅速。

旋切器（Dekompressor®）分颈椎和腰椎两种，均由穿刺针外套管和针芯两部分组成（图10–1）。旋切器由前端为螺旋状的旋芯和后方含有直流电源的手柄连接而成，手柄上有一电源开关，当打开电源开关时旋芯即恒速旋转，当关闭电源开关时旋芯则停止旋转（图10–2）。

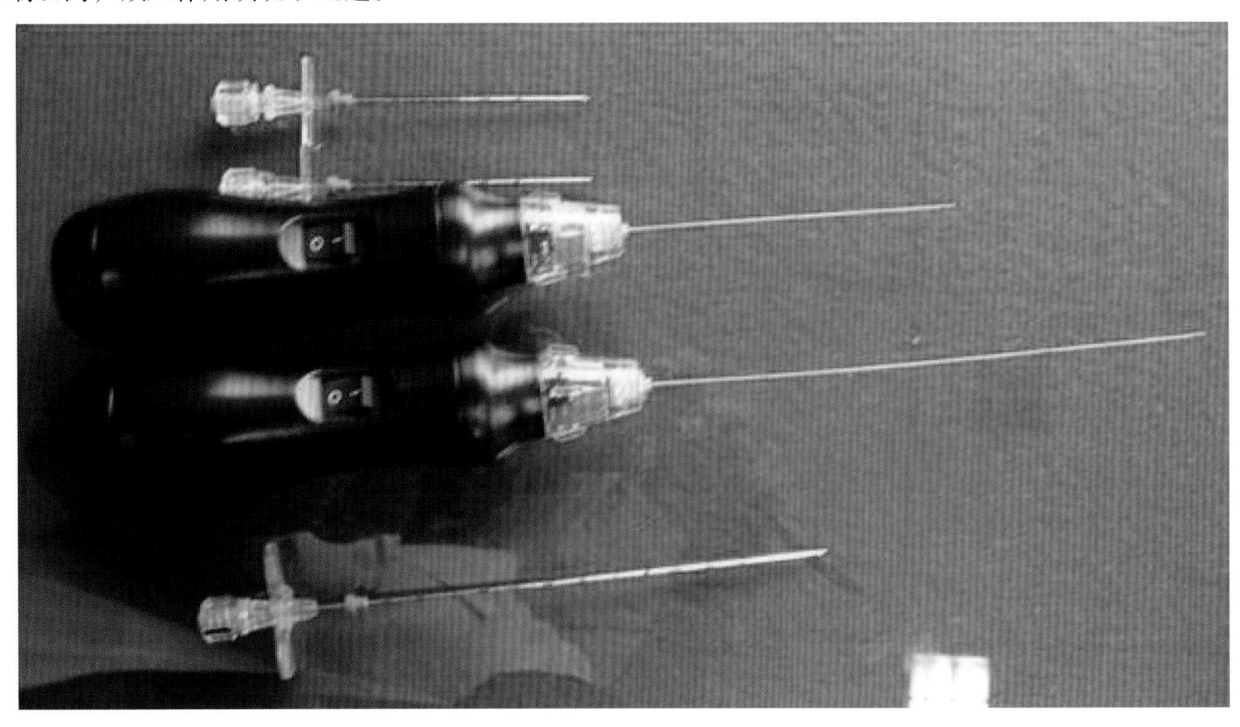

图10–1　颈椎和腰椎的穿刺针和旋切器

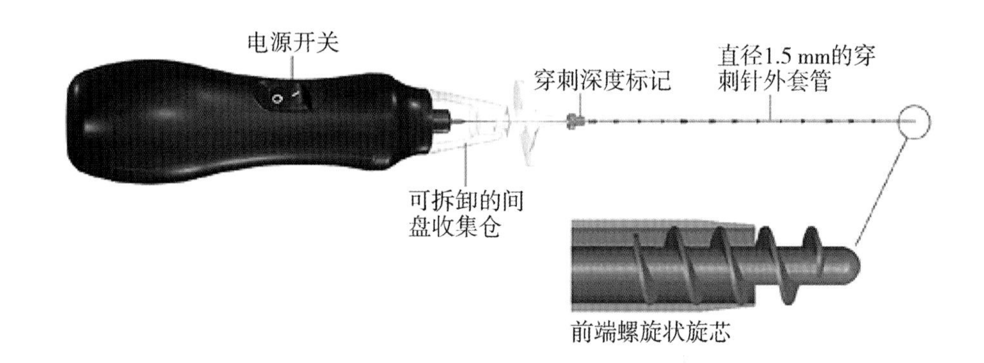

图 10-2　旋切器模式图

一、经皮颈椎间盘旋切减压术

（一）术前准备

经皮颈椎间盘旋切减压术的适应证和禁忌证及患者的术前准备同等离子消融减压术。

（二）操作步骤

（1）体位：仰卧位，肩部垫薄枕使头颈稍后伸。个别患者因根性症状较重，头颈部不能后伸时，可先行脱水和（或）颈部患侧侧隐窝注射消炎镇痛液，待椎管内无菌性炎症控制后再行旋切减压术。

（2）定点：因侧位椎间隙的走行有可能是倾斜的，故侧位透视对于确定穿刺点更有意义。侧位 C 臂 X 线机透视下，于颈部右侧沿病变椎间隙平分线画一直线，该线与右侧胸锁乳突肌前缘的交点即穿刺点（图 10-3、图 10-4）。

（3）常规消毒铺巾。

（4）麻醉：0.5% 利多卡因局部浸润麻醉。

（5）穿刺：为避免食管穿刺伤，常规选择右侧气管旁入路。术者站于患者右侧，左手中指从进针点向内下按压，轻柔地向外推移胸锁乳突肌及其深层的颈血管鞘、向内推移气管和食管；中指指尖触及颈椎的侧前方后，稍上下滑动即可触及一横行的隆起即椎间盘。术者右手持穿刺针，紧贴左手中指末节背侧，经进针点快速穿透

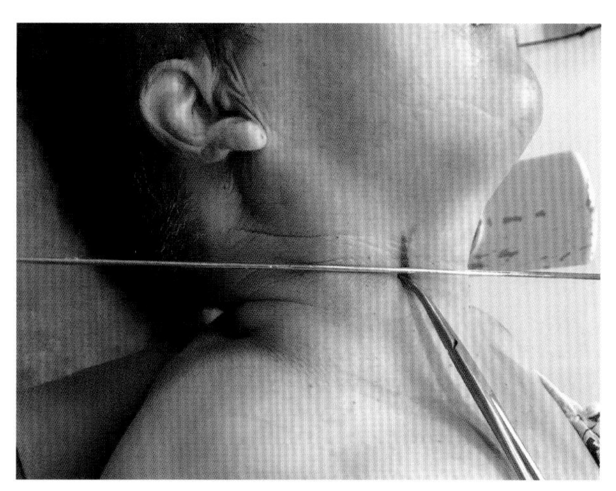

图 10-3　体表定点

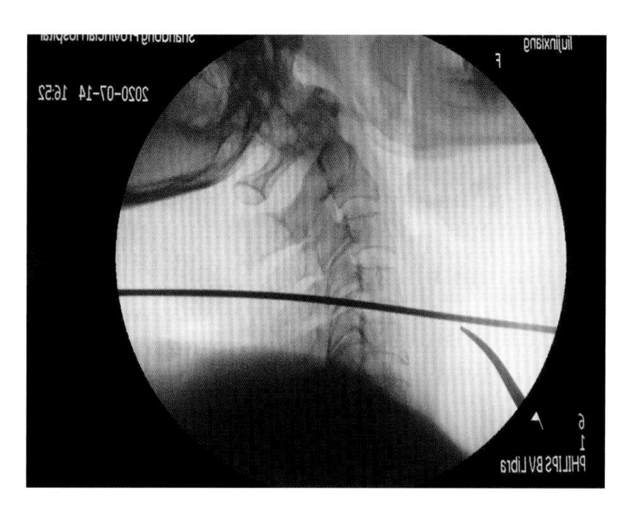

图 10-4　透视定点

皮肤后，由助手退出尖头锐针芯，换圆头钝针芯。在侧位 C 臂 X 线机持续曝光下，操作者将穿刺针针尖对准病变椎间隙前缘中点，沿椎间隙平分

线方向，与躯干矢状面成35°~45°缓慢推进穿刺针进入椎间盘，直达靶点。必要时在透视下调整针的方向、角度和深度直至达理想位置：正位像针尖位于患侧关节柱外缘与正中线之间，侧位像针尖位于椎间隙的后缘（远点）（图10-5、图10-6）。

（6）旋切：术者左手固定穿刺针，右手取出

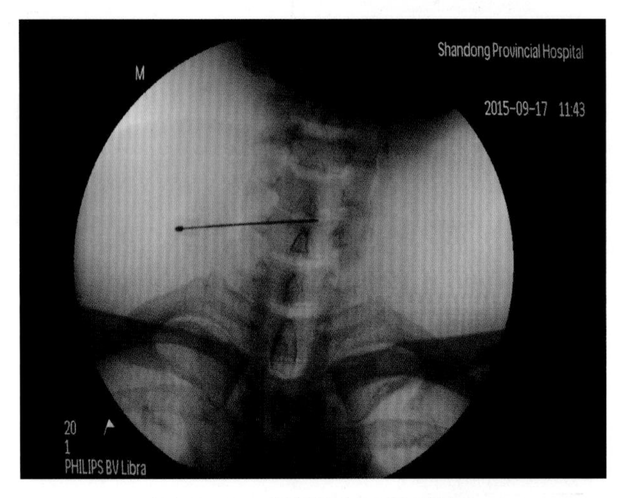

图10-5 穿刺针尖远点正位图

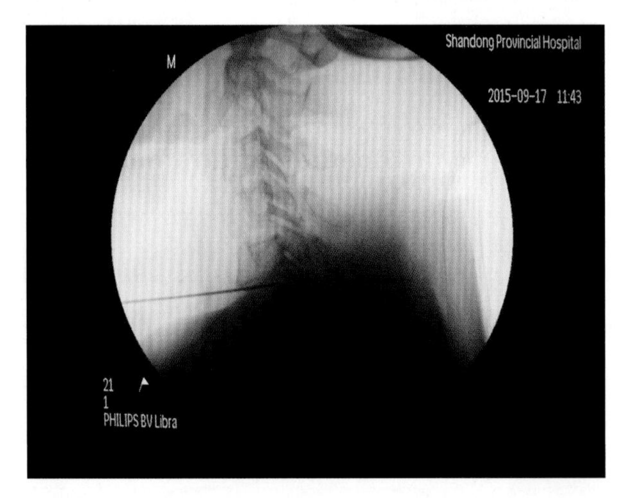

图10-6 穿刺针尖远点侧位图

针芯，插入旋切器的旋芯，并与针尾衔接处旋紧；打开手柄电源开关，以1 mm/s的速度缓慢边旋切边退针。退针至侧位椎间隙中后1/3~前后1/2交界处后停止（近点）（图10-7、图10-8），再在持续曝光下边旋切边进针至原深度（原则上旋切器的前端不可越过椎体后缘），完成一个通道的旋切（图10-9）。

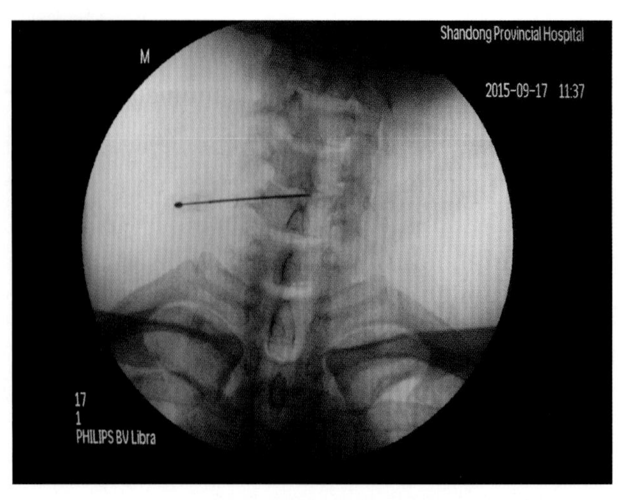

图10-7 穿刺针尖近点正位图

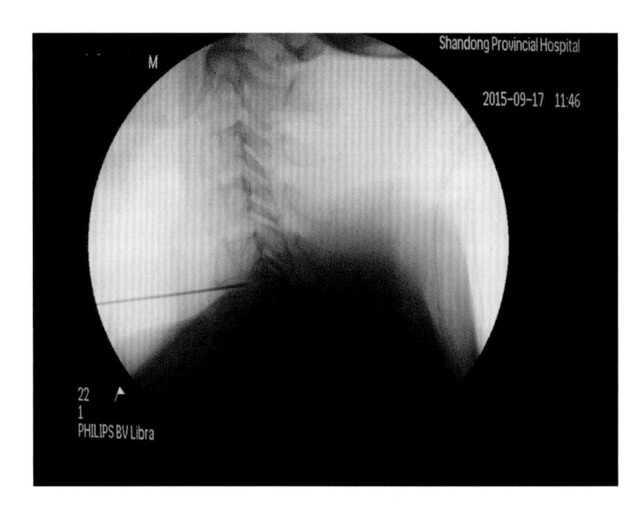

图10-8 穿刺针尖近点侧位图

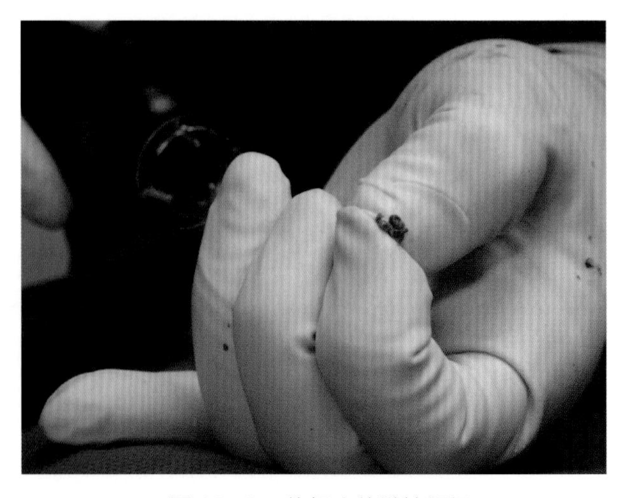

图10-9 旋切出的髓核组织

（三）注意事项

（1）穿刺和旋切过程中应密切观察患者反应，一旦患者出现疼痛、麻木、过电感等异常反应时应立即停止操作，查明原因并积极处理。

（2）旋切过程中，确保针在远点和近点之间直线移动并与软骨板保持平行，进退针均不能成角，以免穿刺针或旋芯折断。

（四）术后处理

（1）操作完成后撤出旋切器，拔除穿刺针，以无菌敷贴覆盖穿刺点。观察 30 min 无异常情况送回病房。

（2）20% 甘露醇 125 mL，静脉滴注，每日 2 次，3 d；地塞米松磷酸钠注射液 5 mg，静脉注射，每日 1 次，3 d。

（3）术后 3 d 以卧床休息为主，术后活动时佩戴颈领 2~3 周，术后 3 个月内避免剧烈运动和外伤。

二、经皮腰椎间盘旋切减压术

（一）术前准备

术前准备同经皮颈椎间盘旋切减压术。

（二）操作步骤

（1）体位：俯卧位，腹下及双侧踝下垫枕。

（2）定点：取安全三角入路定点。

（3）常规消毒铺巾。0.5% 利多卡因局部浸润麻醉。

（4）穿刺：穿刺针垂直皮肤刺入后调整进针方向与水平面成 45° 左右，向目标椎间隙进针，接近脊柱时宜减慢进针速度，以免损伤椎旁的血管和神经。穿刺针最好在侧位透视下经椎间隙后缘中点、与椎间隙平行刺入椎间盘达正位透视下对侧椎弓根内缘的连线，此处为旋切的远点（图 10-10、图 10-11），患侧椎弓根内缘的连线与穿刺针的交点为旋切的近点（图 10-12、图 10-13）。

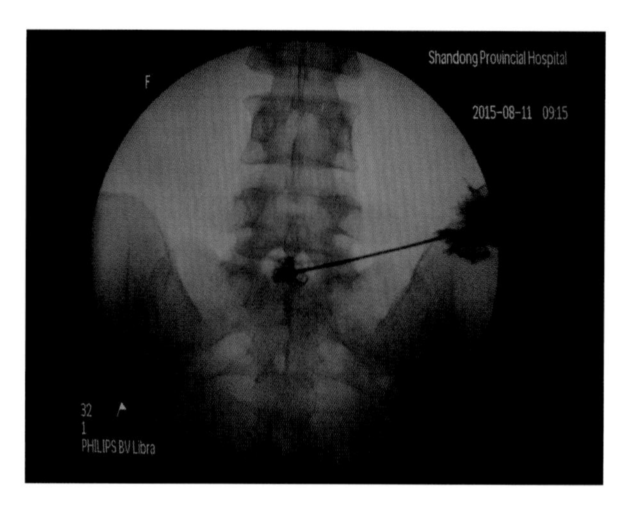

图 10-10　穿刺针尖远点正位图

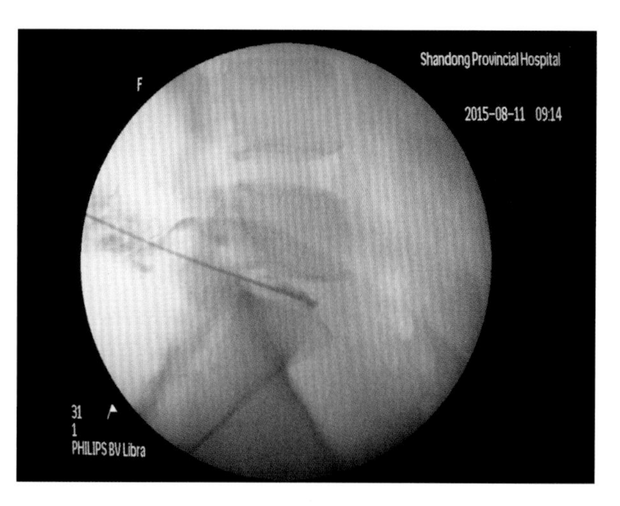

图 10-11　穿刺针尖远点侧位图

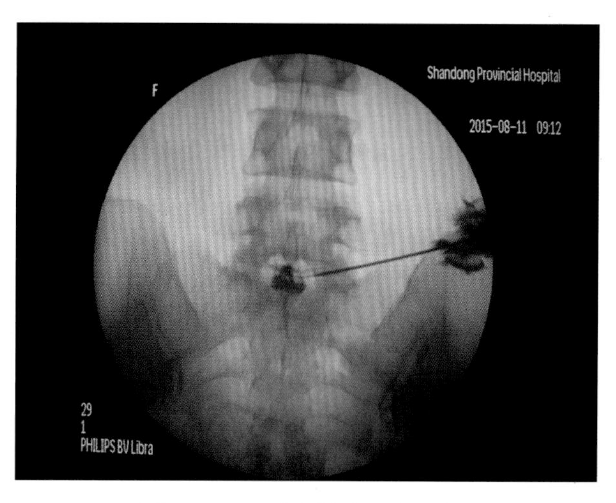

图 10-12　穿刺针尖近点正位图

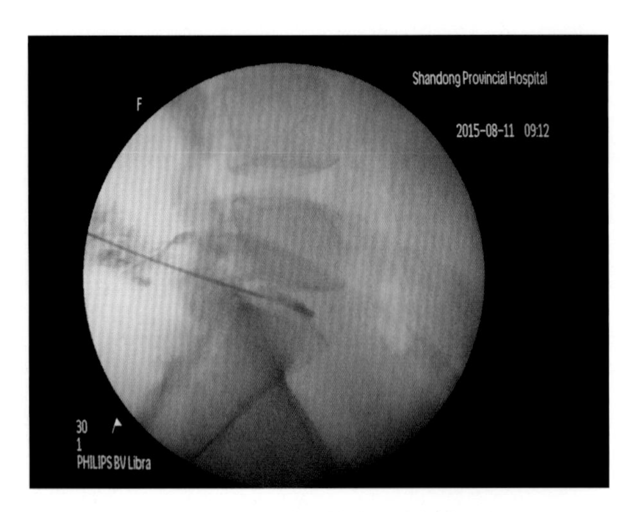

图 10-13 穿刺针尖近点侧位图

（5）旋切：同经皮颈椎间盘旋切减压术。

若突出间盘较大或一个通道切除髓核组织太少时，可左右调整进针方向，加做 1~2 个通道的旋切（图 10-14）。

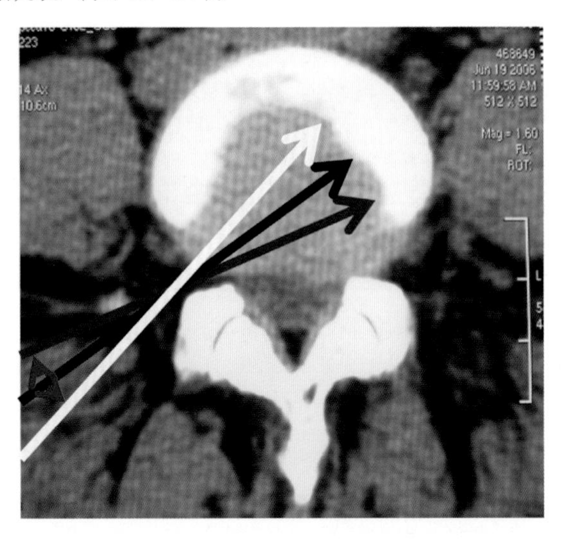

图 10-14 加做通道示意图

（三）术后处理

（1）操作完成后撤出旋切器，拔除穿刺针，局部压迫止血 3 min，以无菌敷贴覆盖穿刺点。观察 30 min 无异常情况送回病房。

（2）20% 甘露醇 125 mL，静脉滴注，每日 2 次，3 d；地塞米松磷酸钠注射液 5 mg，静脉注射，每日 1 次，3 d。

（3）术后 3 d 以卧床休息为主。术后 3 个月内避免负重、剧烈运动和外伤。3 个月后加强腰部的适应性康复训练。

三、并发症及其防治

除不会导致电损伤和热损伤外，旋切减压术的并发症及其防治同等离子消融术。

（赵学军）

第十一章 Disc-FX疗法

Disc-FX 疗法是在椎间孔镜与射频技术治疗腰椎间盘突出和纤维环撕裂的临床经验基础上而诞生的。在局部麻醉下，用 3 mm 直径套筒建立一个工作通道，通过工作通道直接钳取靶点髓核，解除对神经根的机械性压迫；通过低温刀头靶点消融和固化，使突出物固缩，消除对神经根的刺激或压迫；通过低温电凝使纤维环成形，裂隙闭合；同时持续生理盐水冲洗，使盘内残余髓核及炎症介质排出体外，消除炎性疼痛。

Disc-FX 系统配备有 Surgi-max（双极射频机）和可操控 Trigger-Flex（双极射频手术刀头）及相应配件（图 11-1）。

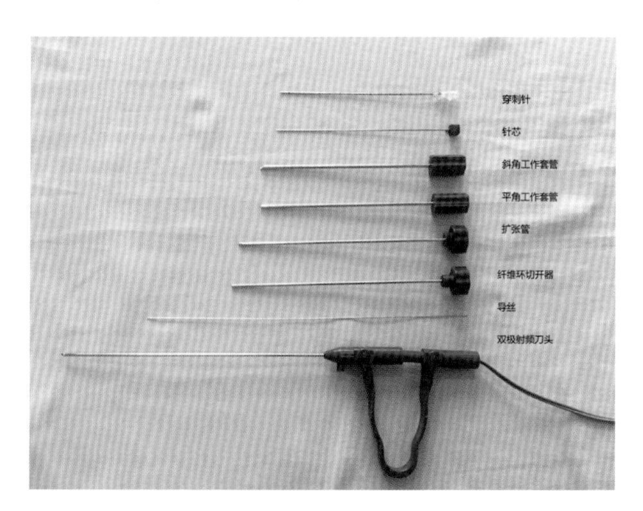

图 11-1　Disc-FX 系统组件

一、适应证

（1）椎间盘源性腰痛。

（2）椎间盘突出伴明显神经根压迫症状。

（3）至少经过 4 周时间的严格保守治疗无效或再度复发者。

二、禁忌证

（1）严重神经根管狭窄。

（2）椎间盘钙化。

（3）椎体滑脱 2 度以上。

（4）巨大椎间盘脱出伴肢体感觉运动障碍。

（5）穿刺部位皮肤感染或其他部位严重感染。

（6）有严重内科基础疾病不能耐受者。

（7）有精神疾患、不能配合操作者。

三、实施方法

（1）体位：俯卧位，腹下垫软枕（图 11-2）。

（2）C 臂 X 线透视下确定目标椎间盘，做皮肤标记线及皮肤穿刺点标记。

（3）术野常规消毒铺巾。

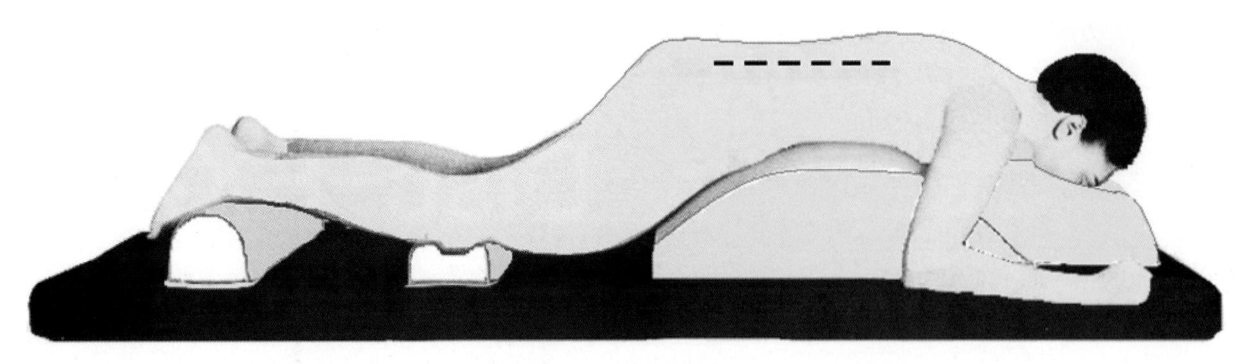

图 11-2 手术体位

（4）麻醉：0.5% 利多卡因穿刺点局部浸润麻醉至纤维环表面。

（5）穿刺路径：安全三角入路。

（6）穿刺方法：后正中线旁开 10~15 cm 为穿刺点，使用 16 G 15 cm 长双套穿刺针（内针实心，针尖圆钝伸出外套针尖 1 mm）与矢状位成 35°~40° 进针，在正位透视针尖位于患侧关节突关节内侧缘（图 11-3），侧位透视针尖位于椎间隙后 1/4~1/5 突出物靶点层面（图 11-4）。

（7）尖刀切开皮肤 0.2~0.3 cm，拔出针芯，置入导丝，导丝不可超出椎体 1/2（图 11-5）。

（8）拔出定位针，沿导丝方向置入锥形扩

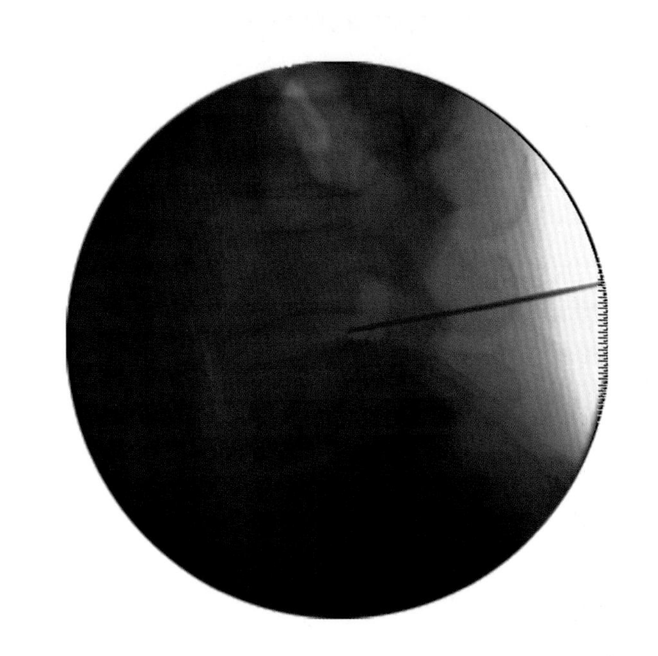

图 11-4 穿刺针针尖侧位像

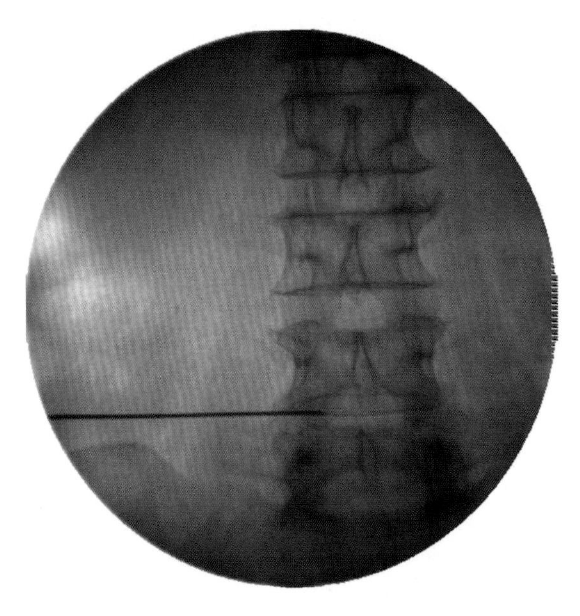

图 11-3 穿刺针针尖正位像

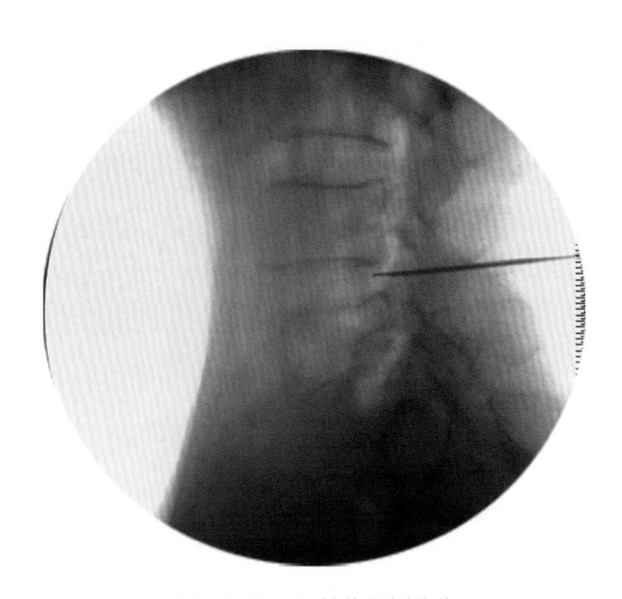

图 11-5 导丝位置侧位像

张管及工作套管，达到纤维环表面处，正位透视扩张管尖端位于患侧关节突关节内侧缘（图 11-6），侧位透视扩张管尖端位于椎体后缘突出物处（图 11-7）。

（9）拔出导丝及锥形扩张管，环锯切开纤维环表面，使工作套管到达突出物的基底部尽可能地靠近靶点髓核（图 11-8、图 11-9）。

（10）髓核钳夹取突出的髓核组织（图 11-10）。

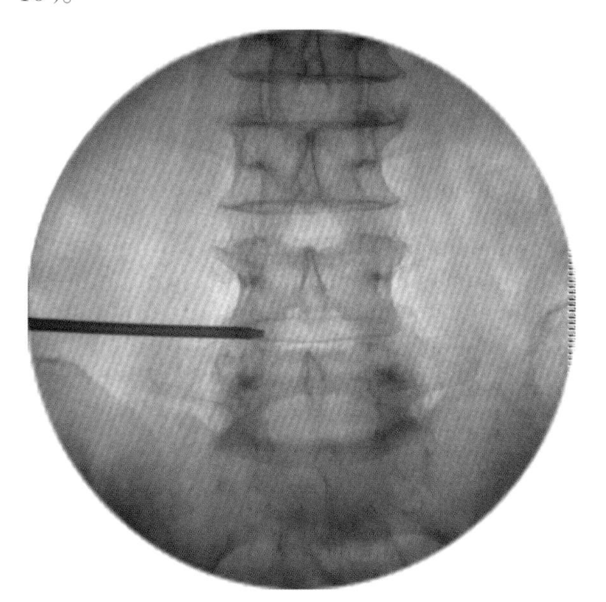

图 11-6　置入扩张管及工作套管正位像

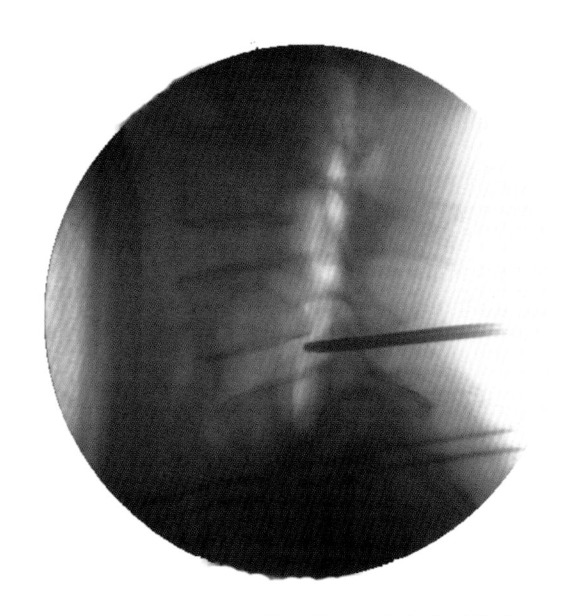

图 11-7　置入扩张管及工作套管侧位像

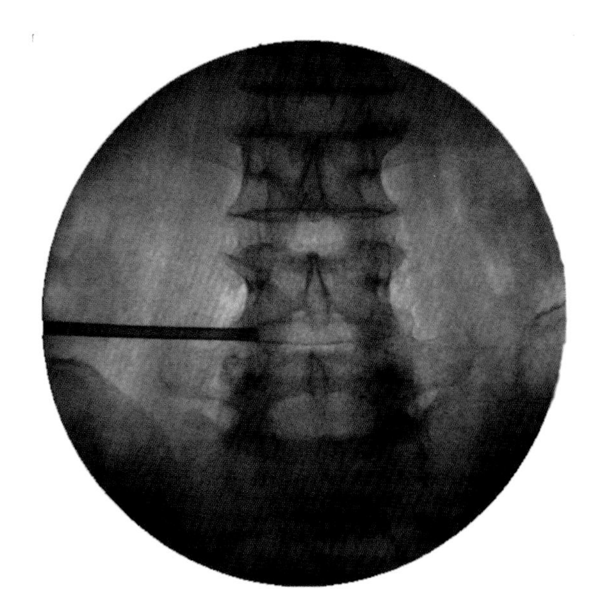

图 11-8　工作套管正位像

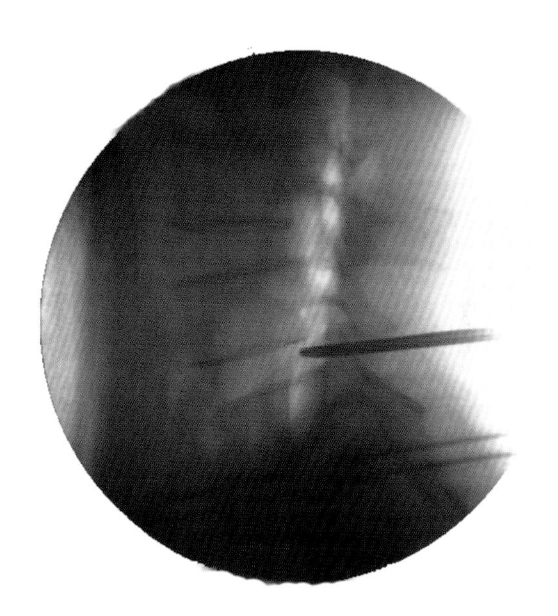

图 11-9　工作套管侧位像

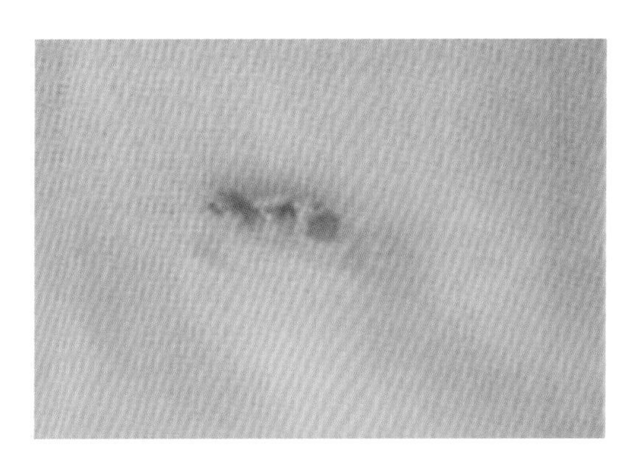

图 11-10　取出的髓核组织

（11）进行髓核消融及纤维环成形：连接 Trigger-Flex 与 Surgi-max 主机，体外测试，Trigger-Flex 及 Surgi-max 均正常工作，再将 Trigger-Flex 置入工作管，首先用双极 Turbo 模式消融椎间盘内部及嵌顿于纤维环裂隙的病变髓核、炎症组织、伤害性神经终末感受器，消融时观察患者有无神经激惹征，确定无激惹反应后再行消融，消融时 360° 旋转 Trigger-Flex，每个方向持续约 6 s，待双极 Turbo 模式消融完毕后调整双极 Hemo 模式，使纤维环皱缩，达到纤维环成形的目的（图 11-11、图 11-12）。

（12）生理盐水冲洗残余髓核组织：髓核消融及纤维环成形过程中连接注水管，进行残余髓核组织冲洗，直至冲洗液呈清亮无色。

（13）术后：操作完成后撤出刀头，拔除工作套管，局部压迫止血 5 min，以无菌敷贴覆盖穿刺点。观察 30 min 无异常送回病房。术后卧床休息 24~72 h，根据患者具体情况逐步下床增加活动。术后 1 个月内应避免负重及进行剧烈运动。3~6 个月内加强腰背肌及腹肌的康复训练。

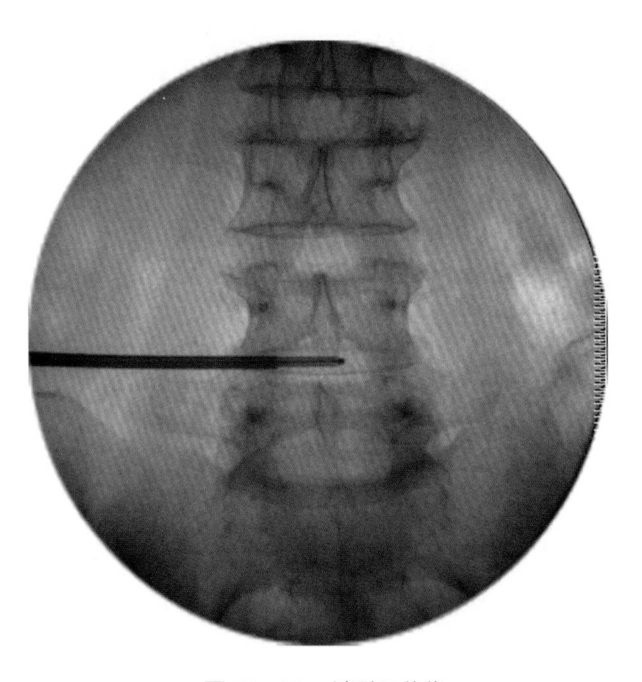

图 11-11 消融正位像

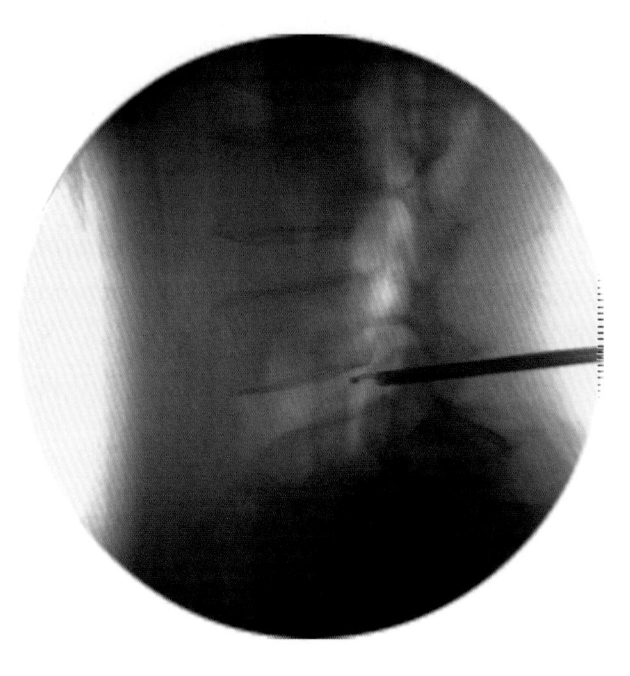

图 11-12 消融侧位像

四、并发症及其防治

Disc-FX 疗法的并发症及其防治与椎间孔技术类似，但由于该技术的应用是借助于影像学（C 臂 X 线机）的间接引导，而非椎间孔镜下的直接可视，所以各种并发症的发生概率应高于后者，操作时应更加谨慎。

（谭 锐 夏令杰）

第十二章
经皮脊柱内镜技术

随着对脊柱源性疼痛的深入认识和治疗水平的不断提升，人们一直在追求更加微创、更加安全的手段来解决临床问题。近 20 年来，经皮脊柱内镜技术获得了长足的进步，特别是不断改进的内镜系统、高清视频及多种内镜下工具的丰富和升级，使该技术不断完善并得到越来越多的关注。

第一节　经皮脊柱内镜下腰椎间盘切除术

经皮脊柱内镜下腰椎间盘切除术（percutaneous endoscopic lumbar discectomy，PELD）是利用微创技术放置腰椎工作通道和脊柱内镜，通过镜下可视系统完成椎间盘切除，进行神经根减压、纤维环成形、冲洗灌注等操作的一种微创手术。主要器械包括：①定位系统；②骨性扩孔系统；③内镜和工作套筒系统；④镜下工作系统。定位和扩孔系统将会是未来技术发展进步的关键点，也许扩孔工具不再只局限于环钻和骨钻两种，会有更多更安全的器械出现。根据穿刺入路的不同，分经椎间孔入路和经椎板间入路两种方法。

一、经椎间孔入路

该技术是利用椎间孔穿刺途径放置工作通道和脊柱内镜，通过镜下可视系统完成椎间盘切除等操作的一种微创手术，是脊柱内镜技术的经典入路，也因此并习惯于“椎间孔镜”之命名。

（一）适应证

各种腰椎间盘突出症，包括头侧或尾侧游离型椎间盘；对外科手术无法耐受或不愿接受者均为适应证，出现马尾综合征的患者慎用。

（二）禁忌证

（1）椎间盘游离至硬脊膜后方。

（2）脊柱骨折或肿瘤。

（3）出、凝血功能障碍。

（4）穿刺部位或全身感染。

（5）有精神疾患。

（三）实施方法

（1）完善术前检查（图 12-1-1、图 12-1-2、图 12-1-3）。

（2）体位：侧卧位，患侧在上，髂腰部垫枕，

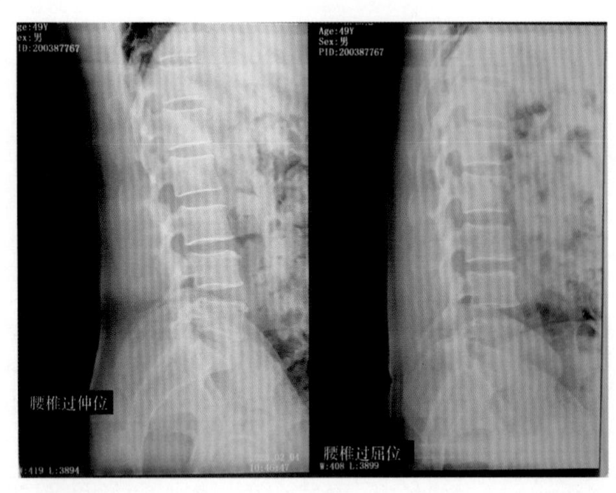

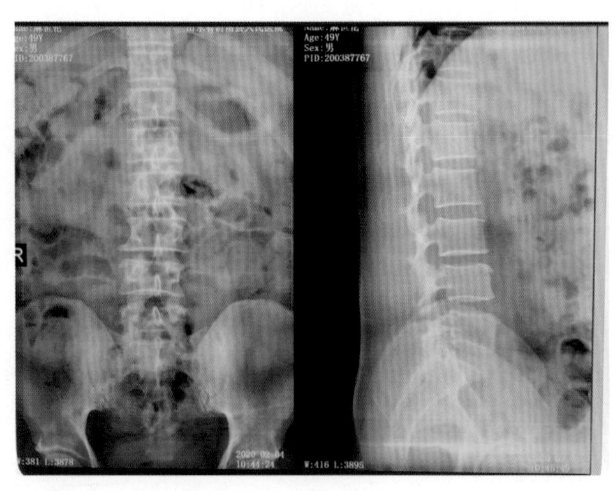

图 12-1-1 腰椎过伸、过屈位，正、侧位

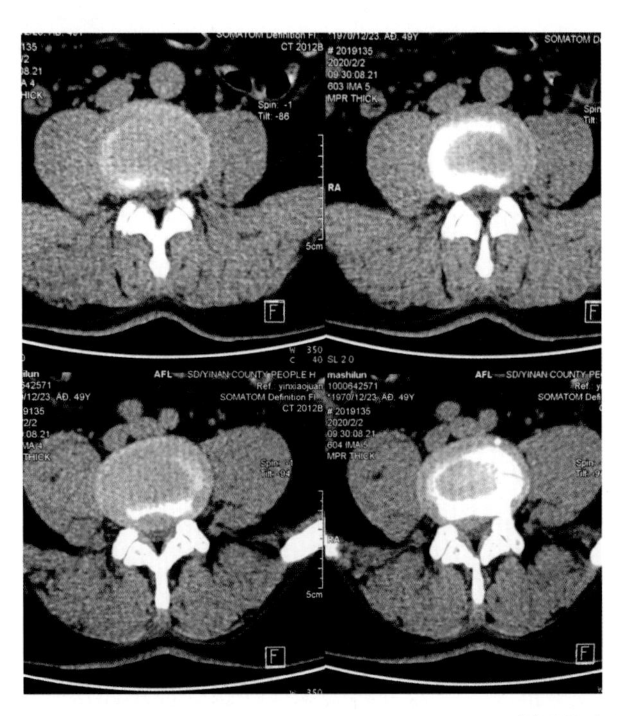

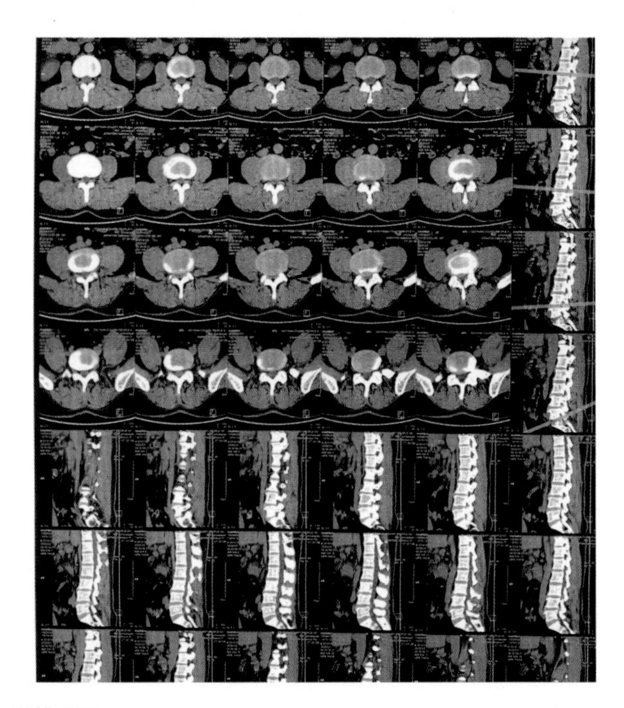

图 12-1-2 腰椎 CT

腋下垫托手架，骨盆两侧以骨盆固定架固定，双腿之间垫枕，使患者维持标准侧卧位并保持舒适状态。调整 C 臂机高度及投射角度，使目标椎间隙上下缘处于平行状态（图 12-1-4）。

（3）常规消毒铺巾，注意消毒范围尽量大，腹侧要达到腋前线。

（4）麻醉：局麻（2% 利多卡因 20 mL+0.75% 罗哌卡因 10 mL + 生理盐水 40 mL），穿刺部位逐层浸润麻醉，分三层完成，分别为皮肤皮下、深筋膜和上关节突及其周围，必要时增加椎间孔硬膜外麻醉。

（5）穿刺路径：在 C 臂机透视下确定病变椎间隙的体表投影，并做标记，取患者腰部水平面与垂直面交线（L_4/L_5 也可选取脊柱后正中线旁开 10 cm 左右连线）与髂嵴上 2 cm 垂线交点为进针点。实际操作中根据患者胖瘦做适度调整。在侧位上，穿刺针穿刺方向为：下位上关节突尖部与椎体后上缘的连线范围（图 12-1-5），此线并非绝对的穿刺线，可根据术前影像上下调整。

（6）椎间孔扩大：采用骨钻扩大椎间孔，

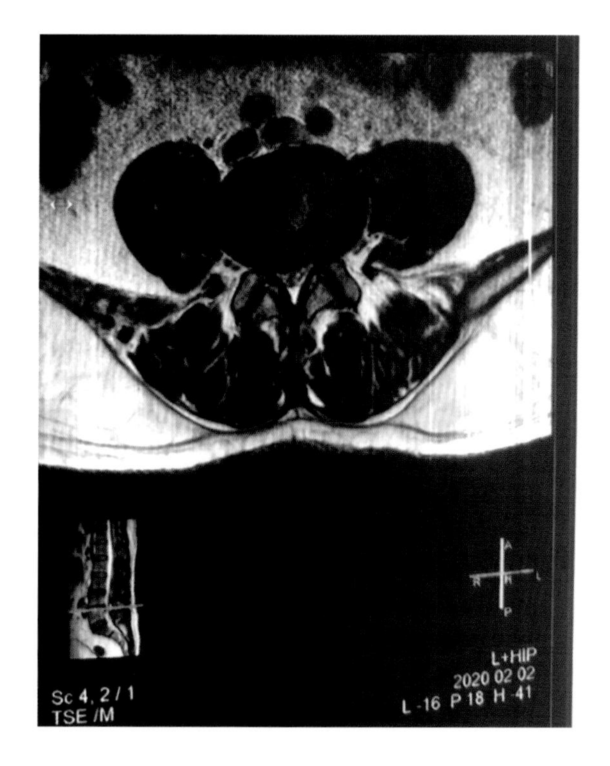

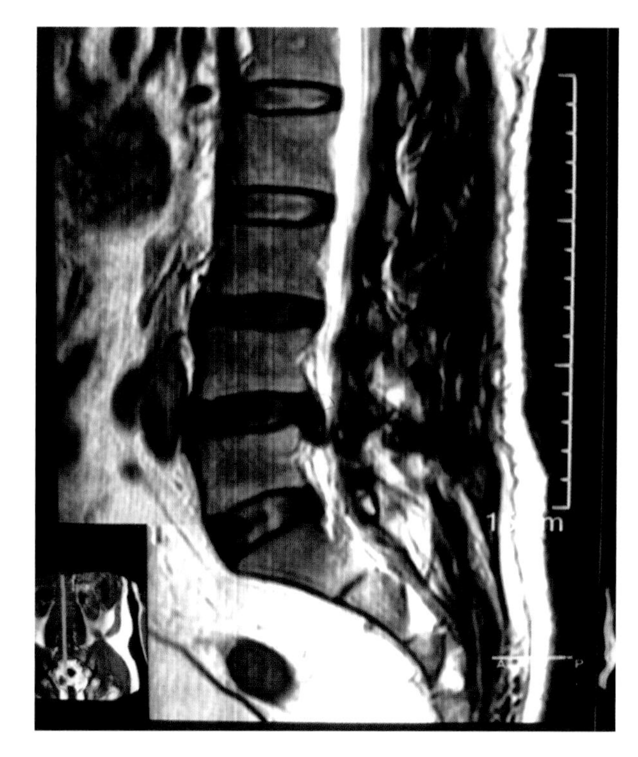

图 12-1-3　腰椎 MRI

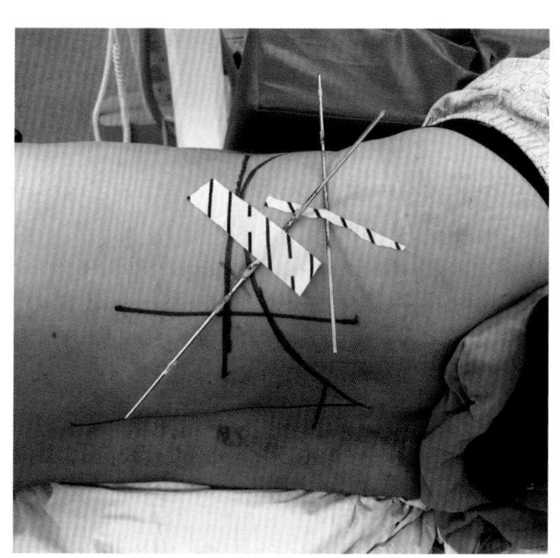

图 12-1-4　体位

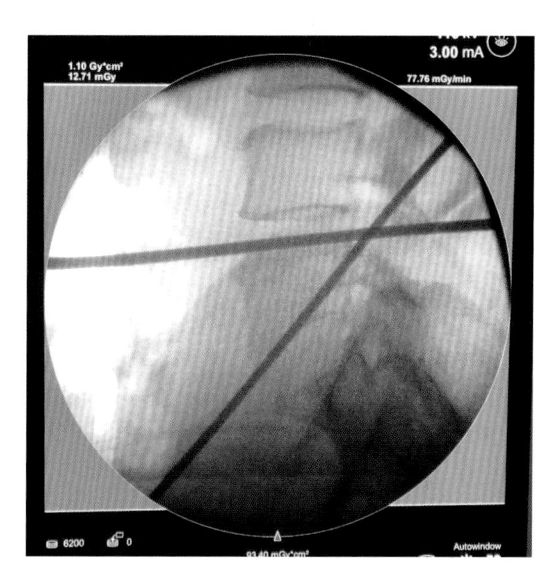

图 12-1-5　侧位上穿刺路径

穿刺针到达上关节突尖部（图 12-1-6）时，正位像显示针尖在上关节突外缘，置换导丝后，用尖刀切开皮肤皮下组织约 8 mm，首先行软组织扩张（图 12-1-7），注意深筋膜的扩张，建立软组织通路。①钉，沿套管将 2 mm 克氏针钉于上关节突，取出套管，置入调节器，根据需要沿调节器调节克氏针位置，后沿克氏针置入定位器；②穿，首先使用带有菱形尖的定位器 tomy1 穿过上关节突的尖部骨质（图 12-1-8、图 12-1-9）；③过，当穿透第二层骨皮质后，更换钝头的 tomy3 锤击经过椎间孔进入椎管内（该例患者神经根位置偏后，故使用 tomy1 直接经过椎间孔进入椎管），注意患者的反应，患者略感不适但不引起过重痛麻感；④扩，正位像示针尖达到椎

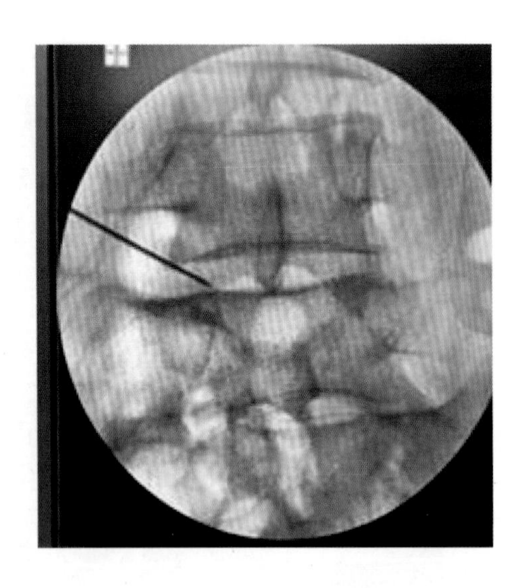
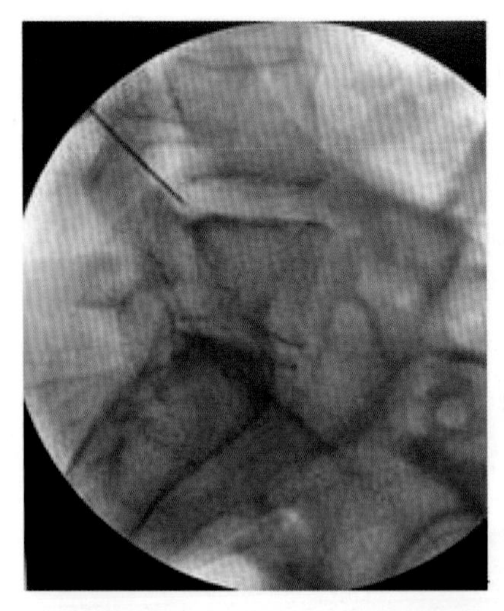

图 12-1-6 穿刺针位置

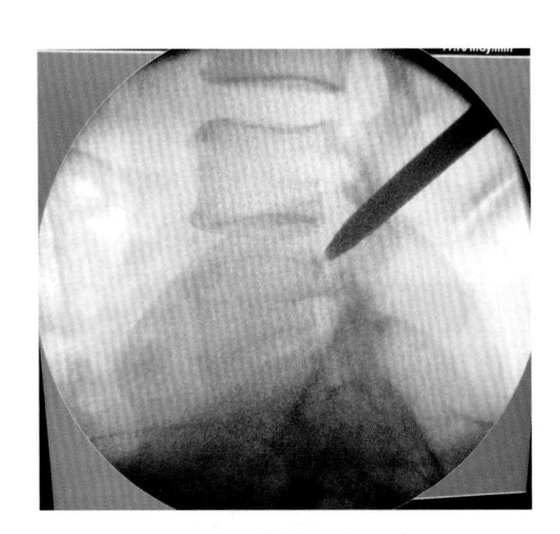

图 12-1-7 扩张软组织

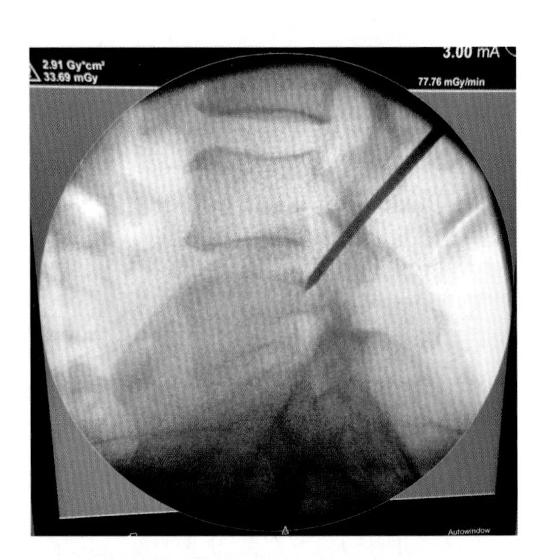

图 12-1-9 Tomy1 侧位位置

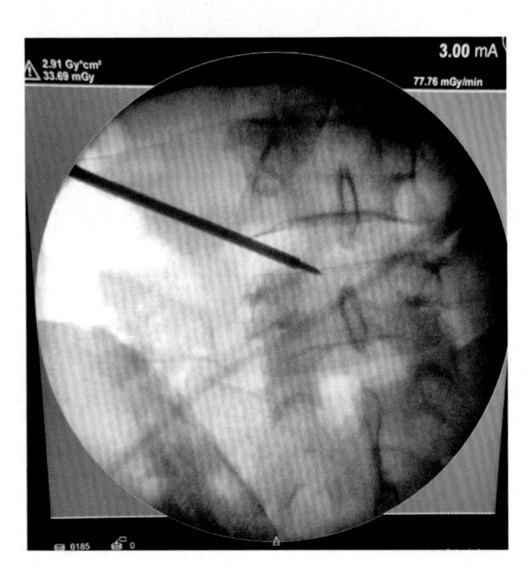

图 12-1-8 Tomy1 正位位置

弓根内侧缘连线，侧位像示针尖到达椎体后缘连线，置换导丝，依次用 4 mm、5 mm、6 mm、7 mm、8 mm 骨钻扩大椎间孔（图 12-1-10），其中 9 mm 骨钻专用于椎管狭窄症患者。

因侧位像穿刺点位于腰部水平面与垂直面交线，该穿刺点至上关节突尖部存在背侧倾斜角，沿该倾斜角紧贴上关节突腹侧缘进针至上述侧位位置时，根据解剖位置可知穿刺针针尖位于椎管侧隐窝，故无须进行正位透视。

（7）建立工作通道：沿导丝置入扩张导杆，沿导杆置入工作通道（图 12-1-11、图 12-1-12），注意置入时旋转置入，以不引起患者不适为准。初次置入不宜过深，在处理好椎间孔后，镜

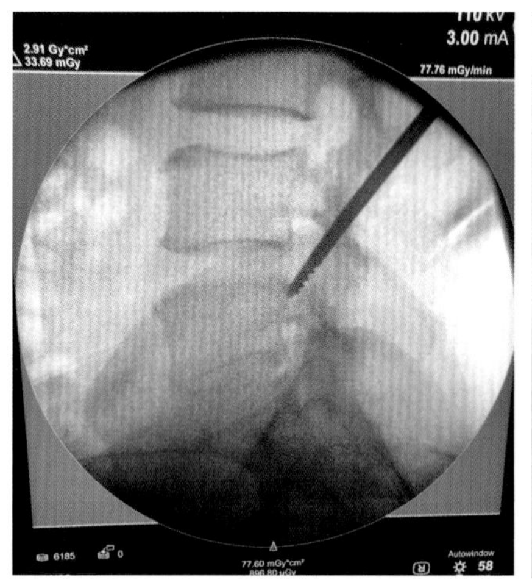

A . 4 mm 骨钻侧位位置

B. 4 mm 骨钻正位位置

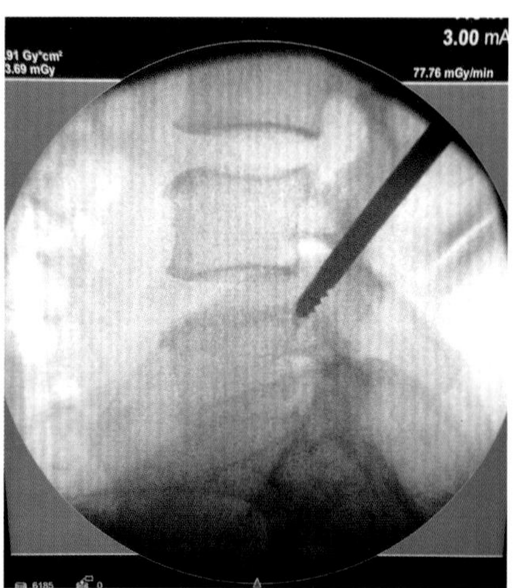

C. 6 mm 骨钻侧位位置

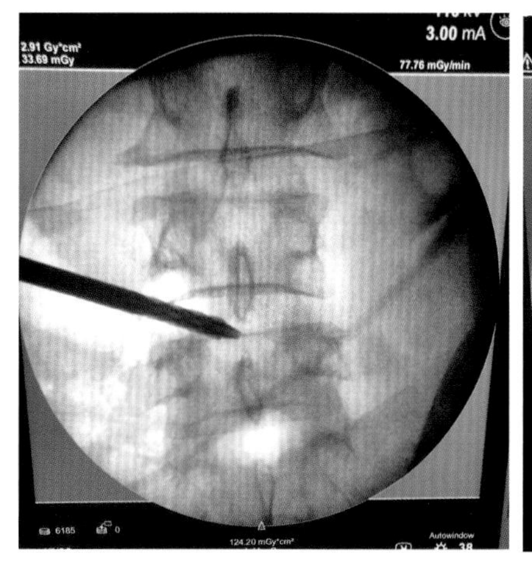

D. 6 mm 骨钻正位位置

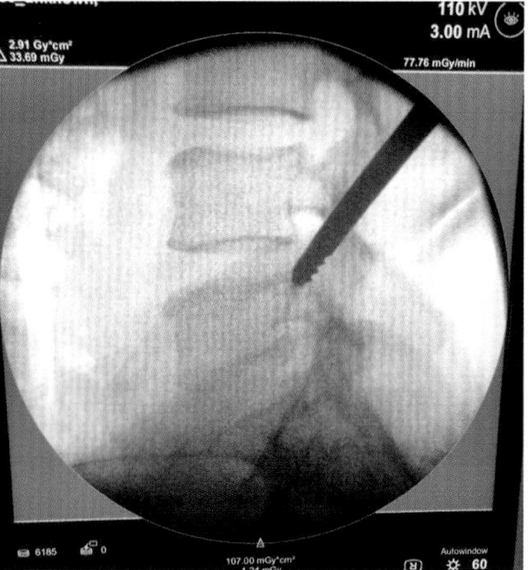

E. 7 mm 骨钻侧位位置

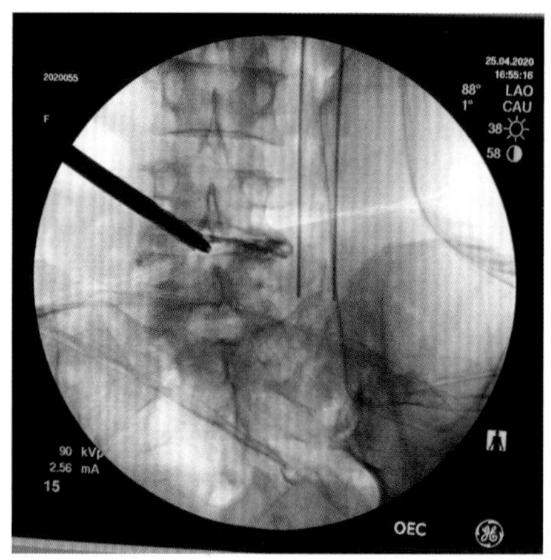

F. 7 mm 骨钻正位位置

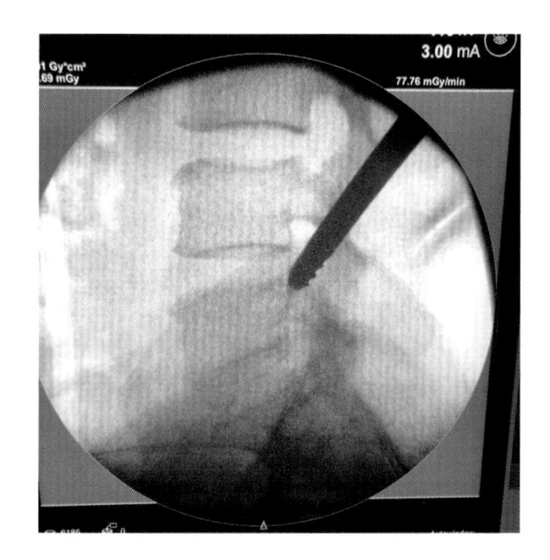

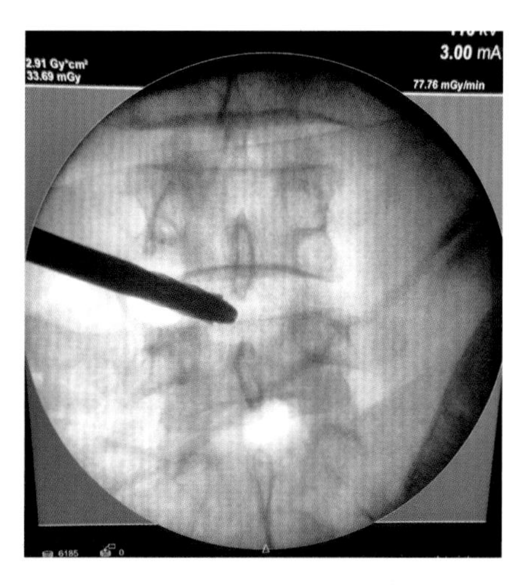

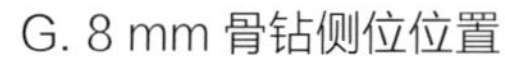

G. 8 mm 骨钻侧位位置

H. 8 mm 骨钻正位位置

图 12-1-10　用骨钻扩大椎间孔

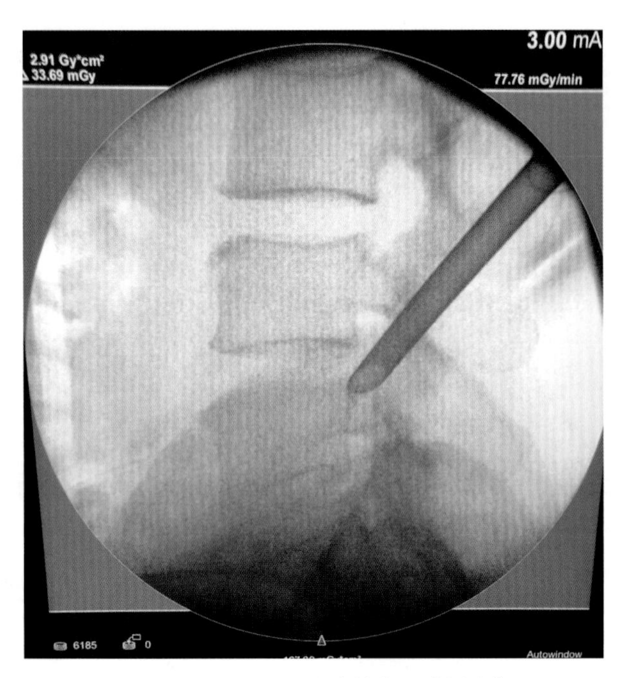

图 12-1-11 工作套管位置（侧位）

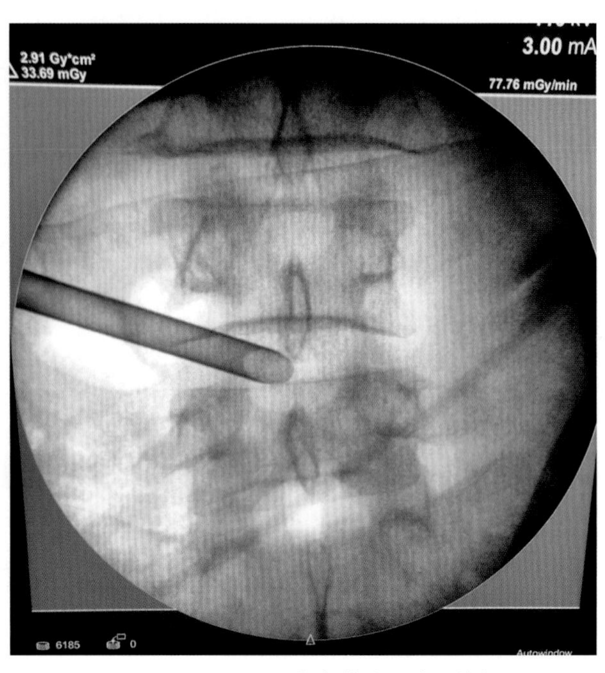

图 12-1-12 工作套管位置（正位）

下逐渐深入。工作通道置入后应可以适当移动，如呈固定状，则会影响手术。

（8）脊柱内镜置入：经工作通道置入 6.3 mm 内镜，连接 3 000 mL 生理盐水袋，出水管接入椎间孔镜入水口，盐水悬吊高度高于椎间孔镜入水口 1 m，经椎间孔镜内通道连续冲洗手术野，注意置入内镜过程中不要损伤镜头，应顺着通道置入，脊柱内镜的前端物镜较易擦伤，使视物不清。

（9）椎间孔成形：如有必要，使用动力磨钻沿黄韧带表面磨除上关节突的腹侧增生部分（图 12-1-13），向尾端打磨到椎弓根上缘。扩孔后工作套筒应该可以自如摆动，镜下可见镜头移动范围宽广。

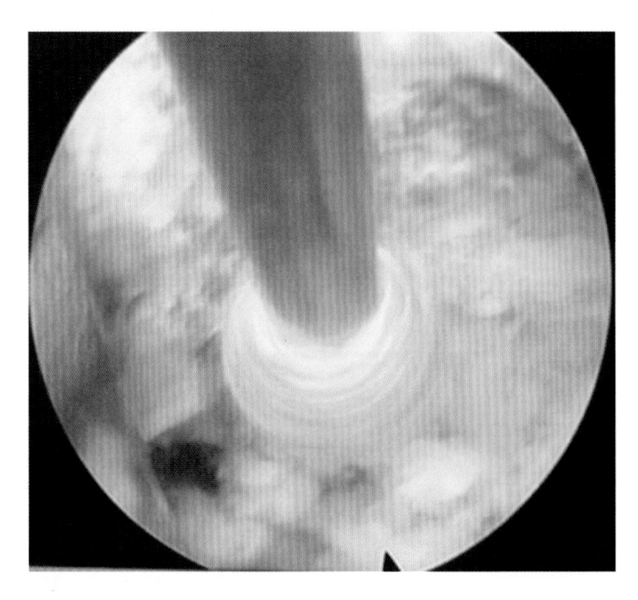

图 12-1-13 镜下磨钻进一步打磨关节突

（10）黄韧带成形：经过镜下冲洗可见上关节突及黄韧带，修整残余部分以方便显露行走神经根（图 12-1-14），椎间孔头端即所谓的盘黄间隙部分，其可向外侧延伸覆盖在出口根背侧，该部分黄韧带可保留，如需对出口根减压则可切除，直接显露出口根。

（11）纤维环成形：以椎体后缘为标准切除增生的纤维环显露神经根，向中线清理直到显露后纵韧带，向头尾端显露椎间盘上下缘，至此方可能显露部分行走神经根。

（12）椎间盘摘除：纤维环成形术后可见突出或脱出的髓核组织，用髓核钳摘除。纤维环和髓核组织互相粘连需要仔细鉴别，以免遗漏。手术结束时还需对椎间孔内的纤维环进行成形，并在该区域再次对椎间盘行盘内减压髓核摘除。

（13）后纵韧带成形：突出物可能包裹在后

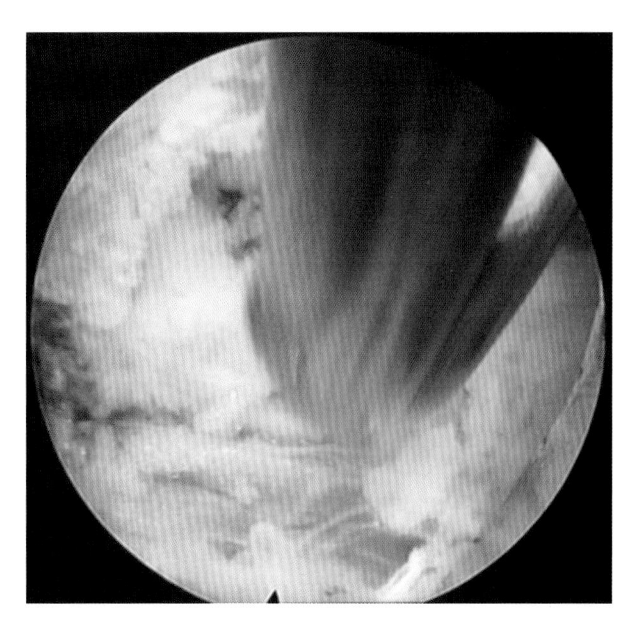

图 12-1-14　修整黄韧带

纵韧带的附带组织中与其粘连，容易遗漏，突出物可以位于后纵韧带的腹侧或背侧，后纵韧带一般年轻患者不予切除，但老年患者因其与突出物粘连不易分离则应尽量切除。

（14）结束：取出椎间孔镜，如果发生硬脊膜破裂则应慢慢取出，避免造成脑脊液压力变化，工作套筒随后取出，也可与内镜一同取出。伤口缝合一针。

（四）并发症及其防治

（1）刀片遗留入术区。切皮时未使用刀柄，切皮后未仔细检查，致术中遗留刀片（图 12-1-15）。

（2）定位导丝断裂（图 12-1-16）。

（3）骨环锯断裂（图 12-1-17）。

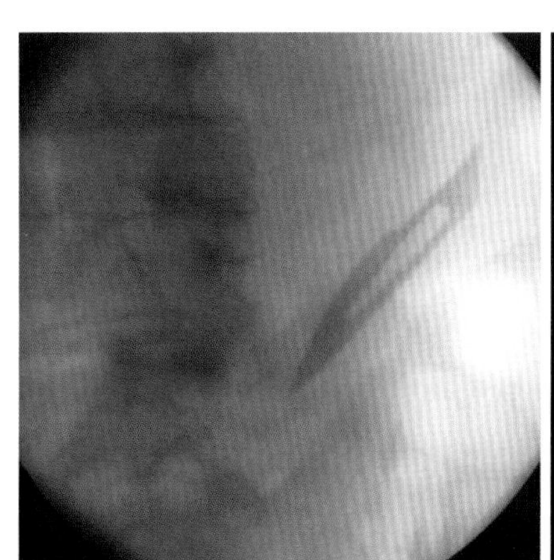

A. 刀片位置

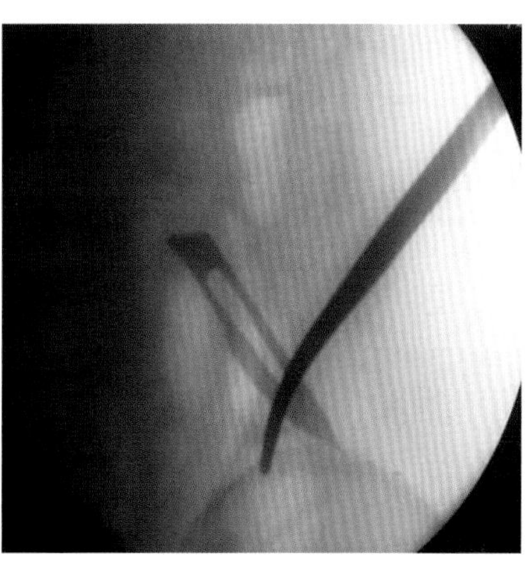

B. 透视下钳夹刀片

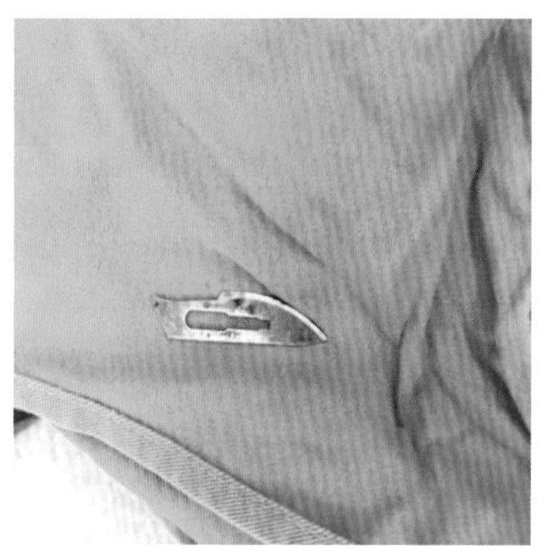

C. 取出的刀片

图 12-1-15　刀片遗留入术区

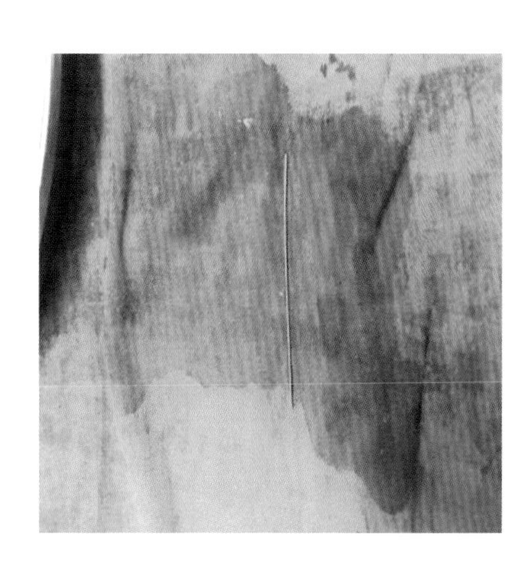

图 12-1-16　断裂的导丝

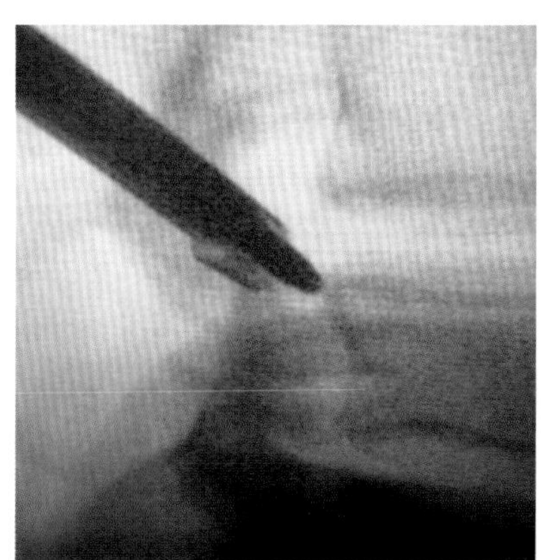

侧位图

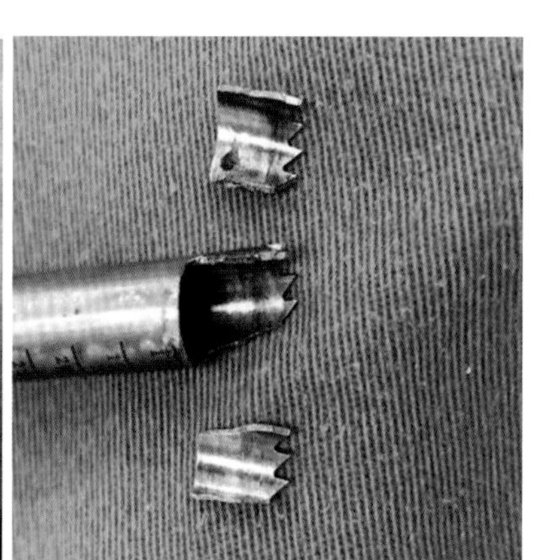

断裂的环锯

图 12-1-17 骨环锯断裂

（4）马尾神经损伤。

（5）神经纤维鞘切割伤、穿刺伤。

（6）类脊髓高压症。

（7）局麻药中毒。

（8）全脊髓麻醉。

（9）神经根水肿。

（10）髓核组织残留。

（11）术后血肿压迫。

（12）椎间盘感染：椎间隙感染是经皮内镜下椎间盘切除术的严重并发症，应当避免，患者通常术后出现严重疼痛，可选择 MRI 增强扫描明确诊断（图 12-1-18）。治疗措施包括卧床休息和静脉使用抗生素数周，如无明显改善，可再次行内镜下探查，行伤口冲洗和清创，经过这些处理，大多数患者会好转，受累节段常会发生关节融合。

（13）血管损害。

（14）腹膜穿孔和腹腔脏器损伤。

（15）复发性突出：伴有椎板炎的患者术后易复发。应合理选择此类患者的手术方式。

（16）短暂或永久性肌无力。

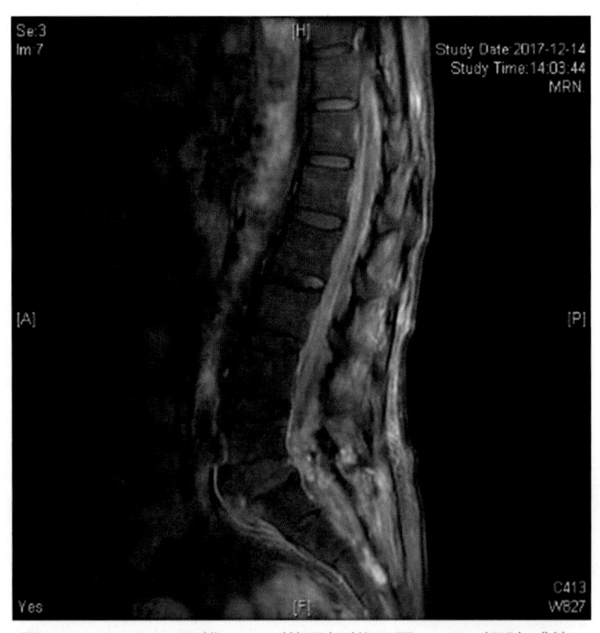

图 12-1-18 腰椎 MRI 增强扫描可见 L_5/S_1 间隙感染

（刘传圣）

二、经椎板间入路

经椎间孔穿刺入路的 PELD 手术是一种应用广泛的脊柱内镜技术，但仍存在一些技术上的不足，如在 L_5/S_1 椎间盘平面的操作，容易受高大髂嵴、肥大横突的阻挡；某些患者部分节段存在椎间孔狭窄等独特解剖特征而限制了其应用。解剖研究发现，L_5/S_1 椎板间隙是最大的间隙，此水平硬膜囊内仅为马尾神经，硬膜囊的宽度最窄，因此在 L_5/S_1 水平经椎板间入路，为手术操作带来相对较大空间，手术成功率和安全性得以提高。对 L_4/L_5 及以上节段，如果椎板间隙足够，也可采用此入路完成脊柱内镜手术。

（一）适应证和禁忌证

1. 适应证

（1）非极外侧型腰椎间盘突出症：突出间盘压迫神经导致腰痛或腰腿痛，症状、体征及影像学表现一致者。

（2）腰椎管狭窄症：由于黄韧带肥厚、关节突增生内聚及椎间盘突出导致中央椎管狭窄者。

（3）腰椎间盘中央型突出伴急性马尾神经损伤者。

2. 禁忌证

（1）影像学提示明显腰椎管骨性狭窄、椎间盘后缘骨化或节段性不稳者。

（2）腰椎间盘开放摘除术后复发者。

（3）椎间孔型及极外侧型腰椎间盘突出症者。

（4）合并感染、肿瘤、骨折等病理状态者。

（二）实施方法

1. 直接入路法　适用于中央偏侧型，突出物将硬膜囊推向健侧，使病变侧黄韧带与突出物紧邻的椎间盘突出症患者（图 12-1-19）。

（1）体位：俯卧位，腹下垫枕，使腰椎椎板间隙尽量扩大（图 12-1-20）。

（2）定位：椎间隙水平线与棘突后正中线交点及小关节内侧缘交点之间的中点为进针点

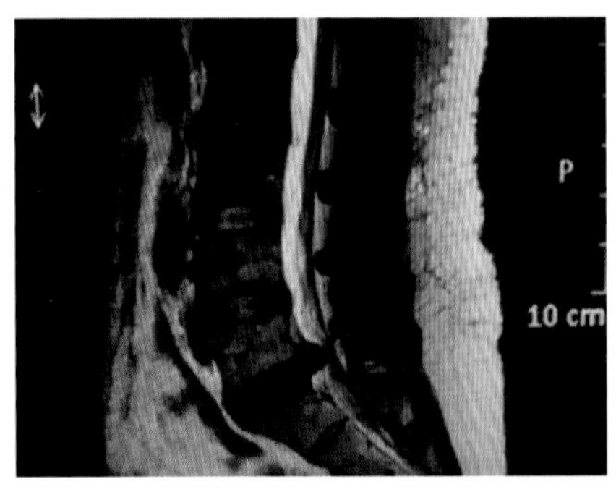

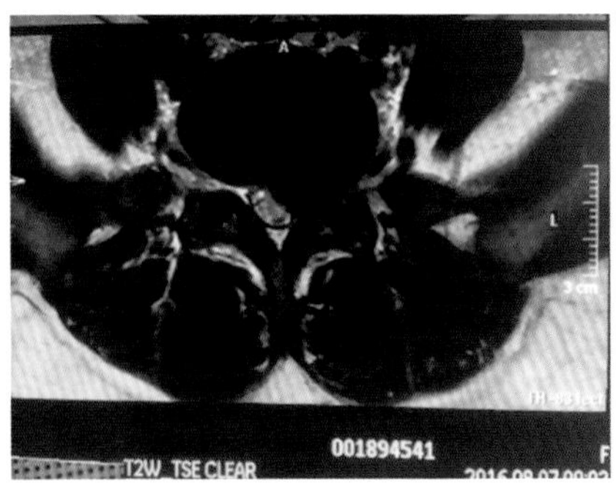

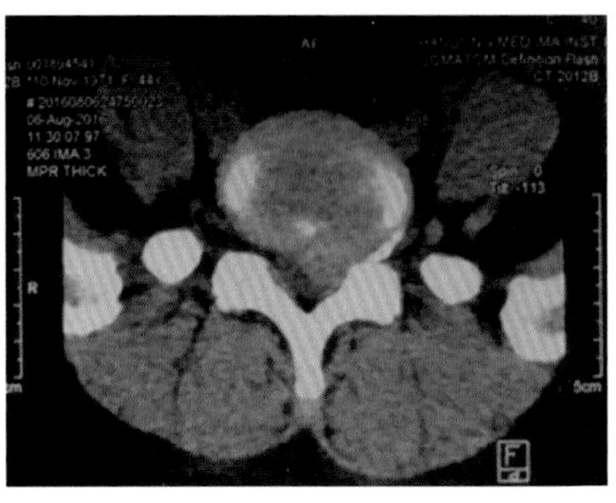

图 12-1-19　L_5/S_1 椎间盘中央偏侧型巨大突出（MRI 和 CT）

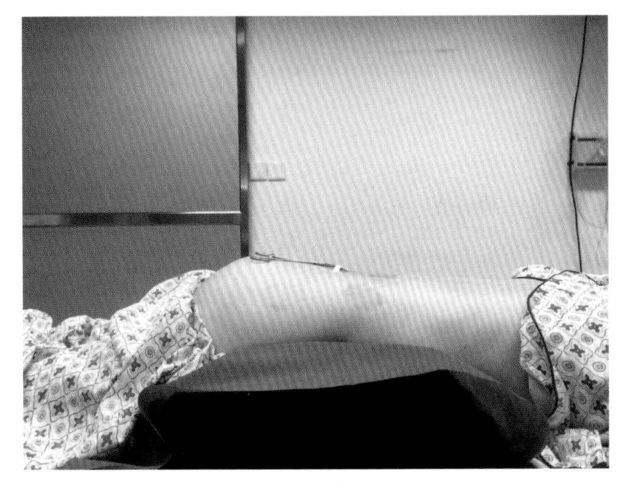

图 12-1-20　体位

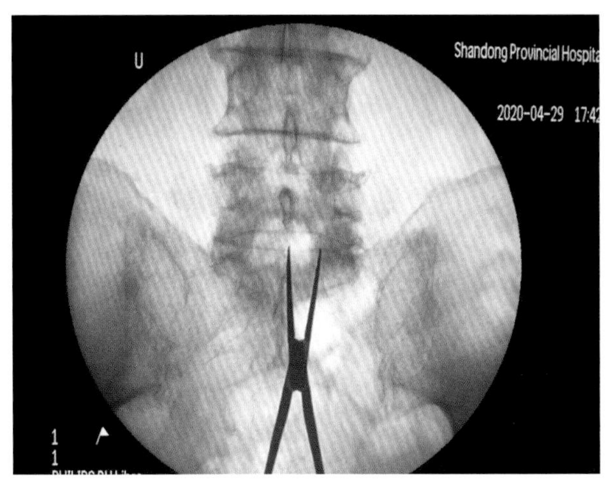

图 12-1-21　定位

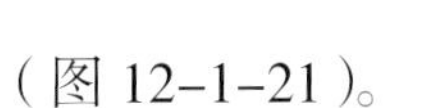

（图 12-1-21）。

（3）常规消毒铺巾，1% 利多卡因局部浸润麻醉。

（4）穿刺：正位显示穿刺针尖位于小关节内侧缘，侧位显示针尖位于椎间隙后缘（图 12-1-22）。

（5）造影：推注造影剂混合液（0.5 mL 美蓝 + 碘海醇 4.5 mL）1.0~1.5 mL。显示造影剂在椎间盘内分布并可复制症状，突出物显影（图 12-1-23）。

（6）逐级扩张：置入导丝，退出穿刺针；切皮，逐级扩张（图 12-1-24）。

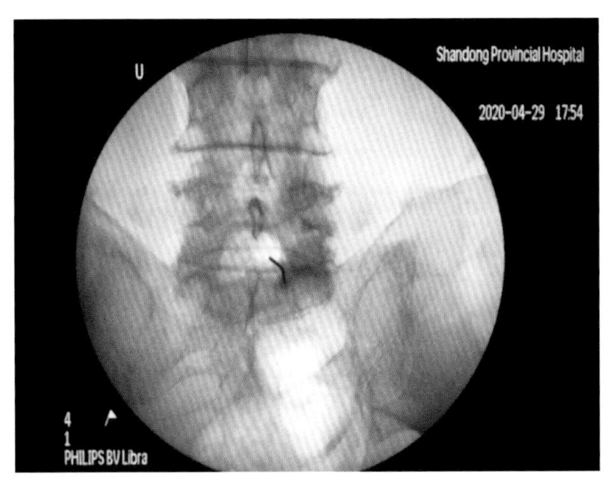

正位

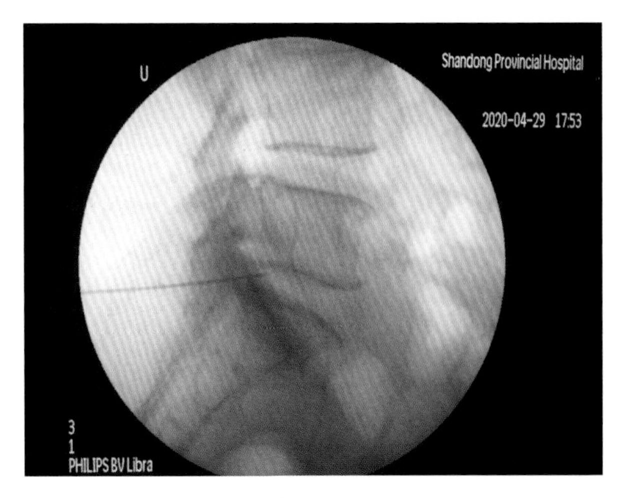

侧位

图 12-1-22　穿刺

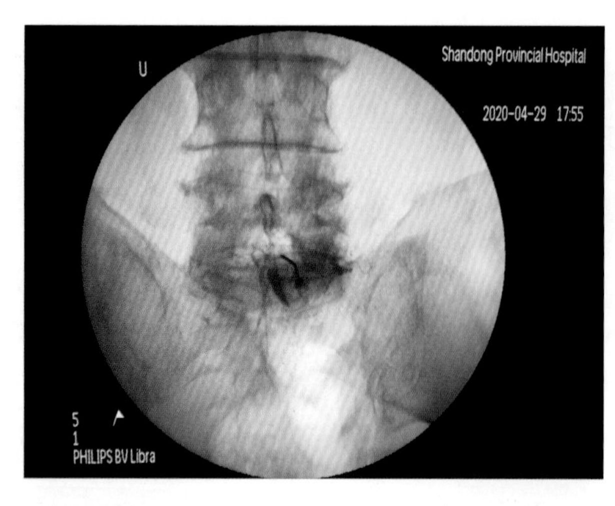

正位

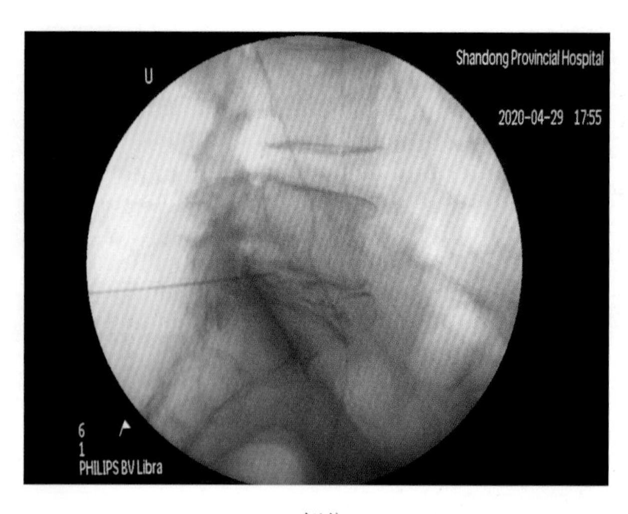

侧位

图 12-1-23 造影

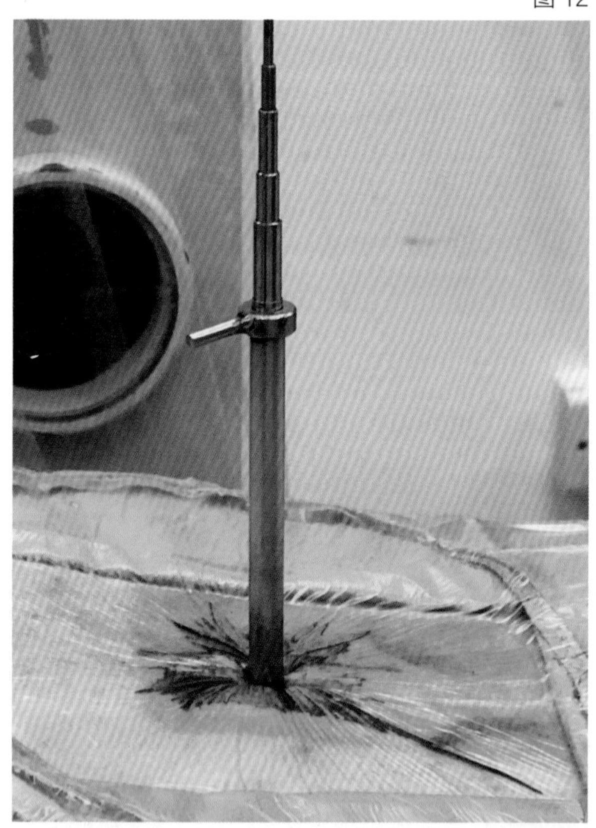

图 12-1-24 逐级扩张

（7）置入工作导管：X 线透视正位显示导管位于小关节内侧缘，侧位显示导管尖部位于椎间隙后缘（图 12-1-25）。

（8）连接内镜及影像系统，镜下摘除突出髓核，纤维环成形，检查硬膜囊神经根搏动及有无残留碎片(图 12-1-26)，退出内镜及工作导管。

（9）缝合皮肤，敷料包扎。

2. 间接入路法 适合于中央型巨大突出及下垂、上翘或游离于椎管内的椎间盘突出症患者，黄韧带肥厚、关节突增生内聚及椎间盘突出导致中央椎管狭窄者（图 12-1-27）。

（1）体位、定位（图 12-1-28）、消毒铺巾及逐层局麻同直接入路法。

（2）穿刺到达患侧关节突，X 线透视正位显示穿刺针尖位于小关节内侧缘，侧位显示针尖位于关节突关节后缘（图 12-1-29）。

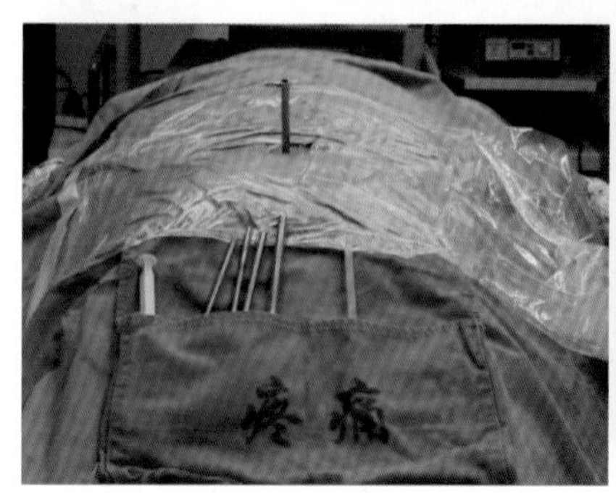

置入工作导管

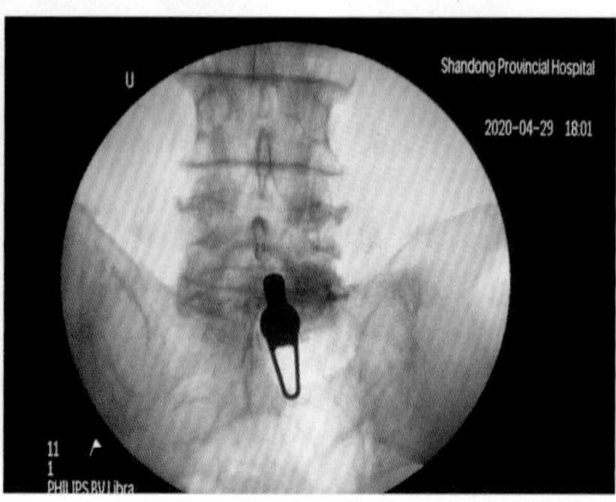

X 线正位

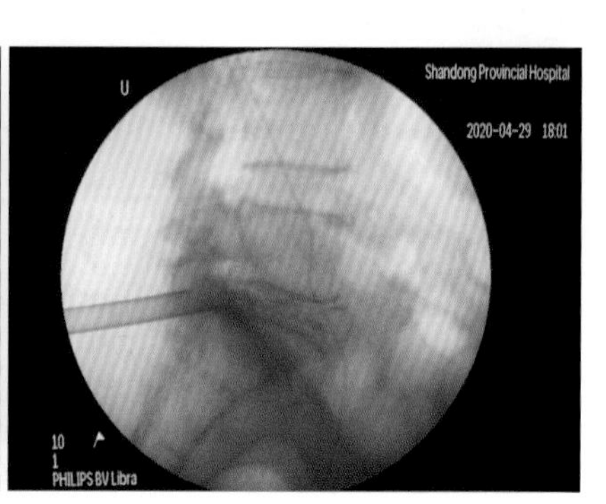

X 线侧位

图 12-1-25 置入工作导管及正侧位显示

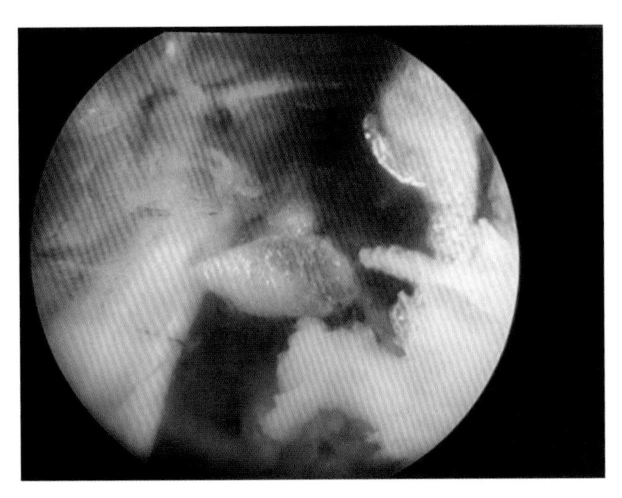

图 12-1-26　出镜前检查

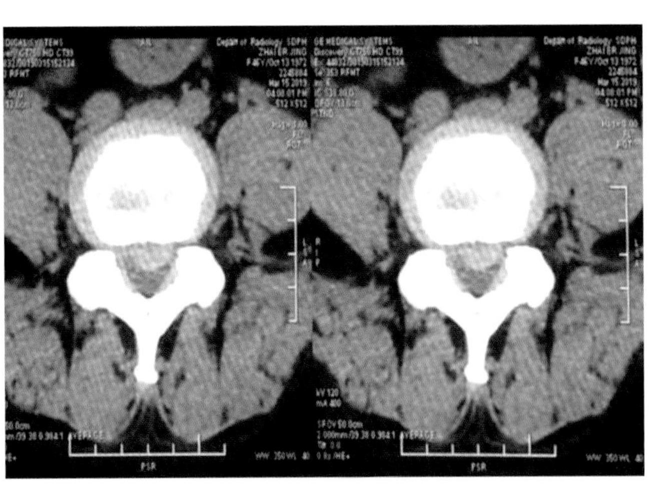

图 12-1-27　L_4/L_5 椎间盘中央型巨大突出

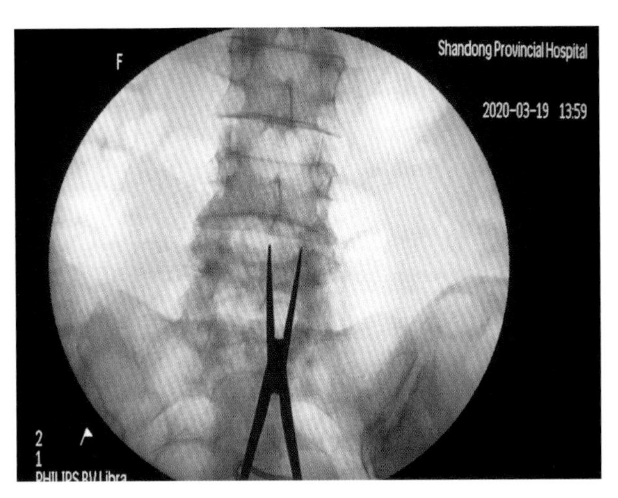

图 12-1-28　定位

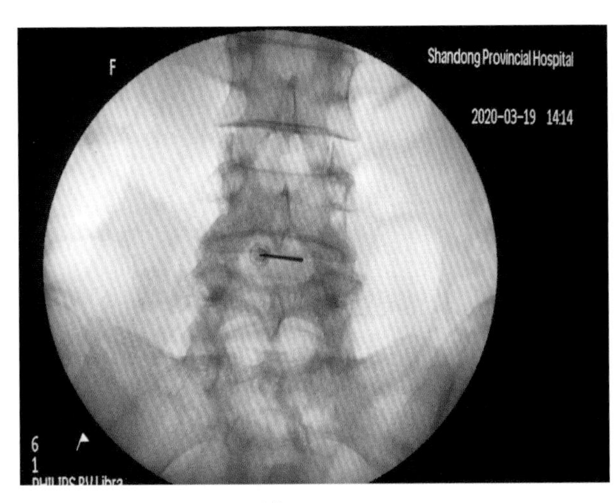

正位

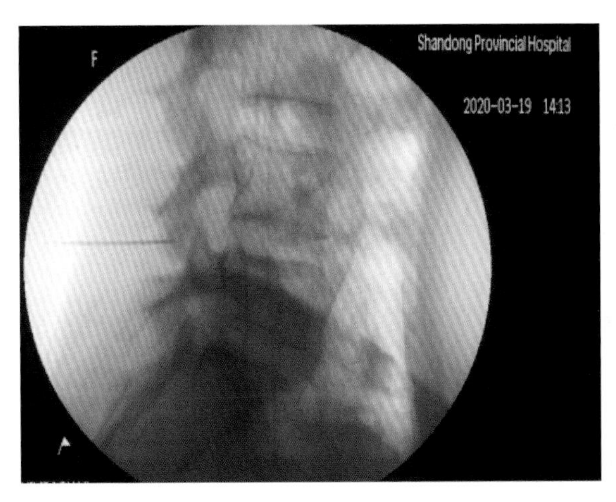

侧位

图 12-1-29　穿刺

（3）置入导丝，退出穿刺针；切皮，逐级扩张（图 12-1-30），置入工作导管；X 线透视正位显示导管尖部位于上位椎板与棘突内侧缘之间，侧位显示导管尖部位于椎板后缘（图 12-1-31）。

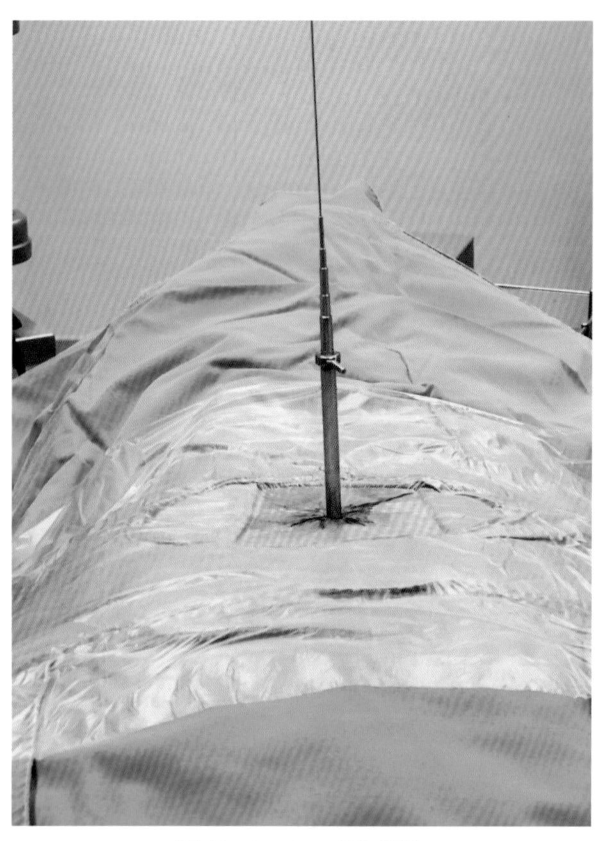

图 12-1-30　逐级扩张

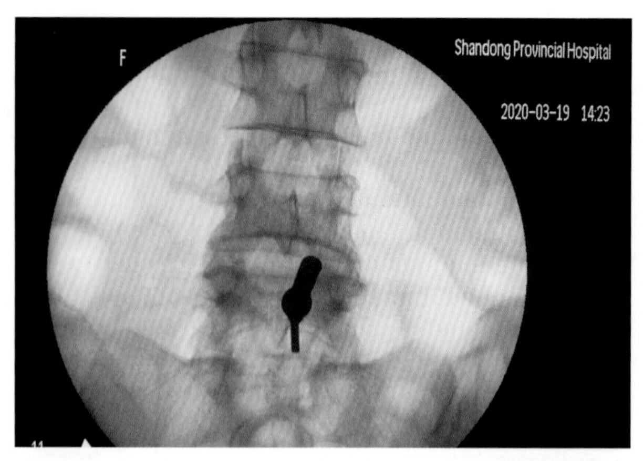

正位

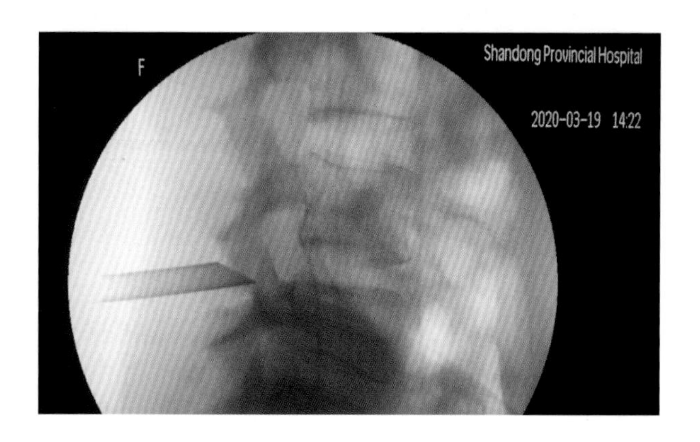

侧位

图 12-1-31　工作导管位置

（4）镜下打开黄韧带（图 12-1-32）。

（5）镜下视频。

间接入路法镜下视频

（三）并发症和注意事项

并发症与经椎间孔入路大致相同。经椎板间入路 PELD 技术可以有效避开髂嵴和肥大关节突的阻挡，尤其是间接入路法在内镜直视下突破黄韧带，通过旋转管道将硬膜囊、神经根隔离在工作套管之外，一般是比较安全的。但术前影像

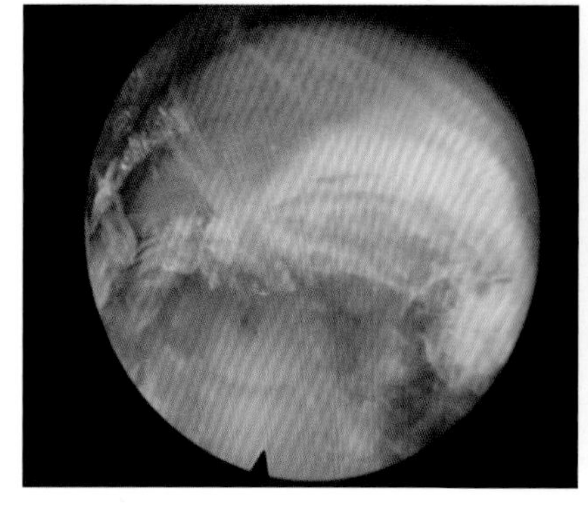

A

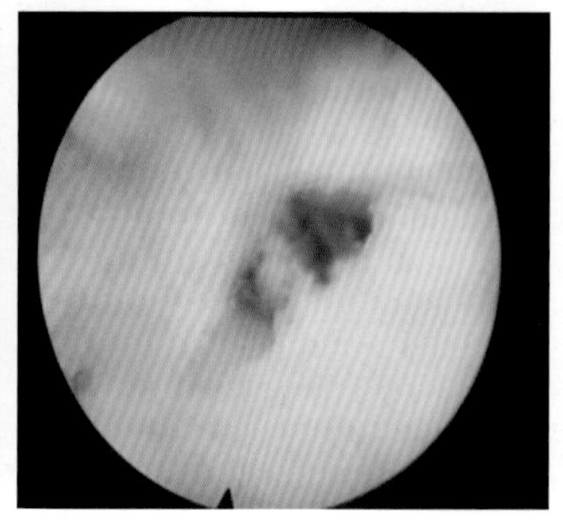

B

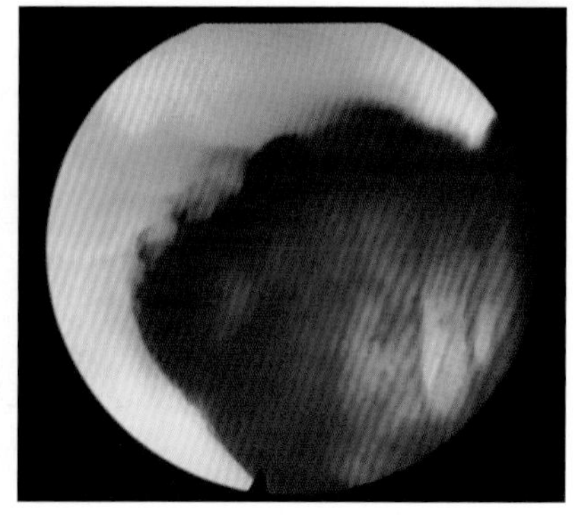

C

图 12-1-32　镜下打开黄韧带

检查如果硬膜囊和神经根恰好位于该穿刺路径上时，则硬膜囊和神经根损伤的概率可能增加，对此类患者应避免使用直接入路法。

（王胜涛）

第二节　经椎间孔入路腰椎管扩大成形术

腰椎管狭窄症是导致腰痛及腰腿痛等常见腰椎病的病因之一，按部位可分为中央型（主椎管）狭窄症、侧方型（侧隐窝）狭窄症及神经根管狭窄症三大类；按病因可分为先天发育性及后天继发性两种。间歇性跛行是本症的临床特征。经皮脊柱内镜手术治疗该病一般适用于非手术治疗无效、神经压迫症状较重者。

腰椎管狭窄症通常是由关节突增生、骨赘形成、椎间盘突出及黄韧带肥厚等诸因素中的一种或多种原因造成，经椎间孔入路椎管扩大成形术是利用脊柱微创手术系统通过在椎间孔安全三角区、椎间盘纤维环之外，彻底清除增生的关节突、骨赘，咬除增厚的黄韧带，抓取突出的椎间盘髓核组织来扩大椎管、解除对神经的压迫。常用的设备包括：射频刀头、椎间孔镜、镜下动力系统或镜下骨刀等。

一、适应证和禁忌证

（一）适应证

（1）单侧或双侧根性症状、单节段或双节段椎管狭窄症状、神经源性间歇性跛行。

（2）与临床症状相对应的影像学表现：神经根管狭窄、中央椎管狭窄和（或）混合性椎管狭窄、稳定的Ⅱ度以下退变性滑椎。

（3）经严格的保守治疗无效。

（二）禁忌证

（1）椎间不稳。

（2）有感染或出血倾向者。

（3）精神异常及交流困难者。

二、实施方法

明确诊断为腰椎管狭窄症。图 12–2–1 显示关节突增生（红箭头所示）、椎间盘突出（白色箭头所示）、黄韧带肥厚（蓝色箭头所示）；图 12–2–2 显示椎体后缘骨赘形成（红色箭头所示）。

下面以此患者为例，详细介绍操作中后壁、前壁、头侧及尾侧减压过程及步骤。

（1）术前半小时静脉滴注头孢唑林钠（2.0 g）或克林霉素（1.2 g）预防感染。

（2）患者左侧卧位，患侧（右侧）在上，健侧髂腰部垫高，髋膝关节屈曲，C 臂下定位责任间隙 L_2/L_3 椎间盘层面，最大化显露椎间孔（图

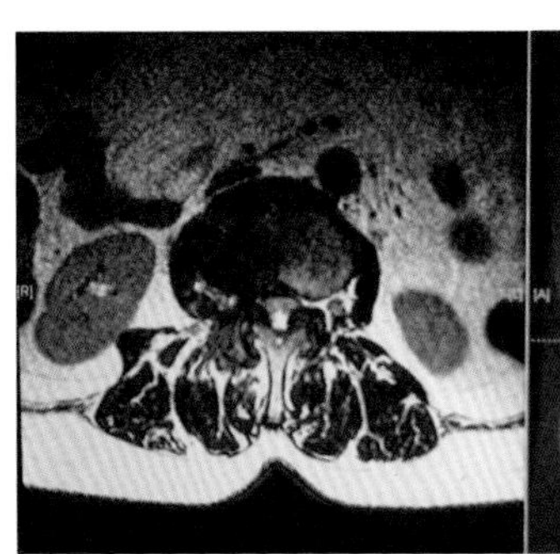
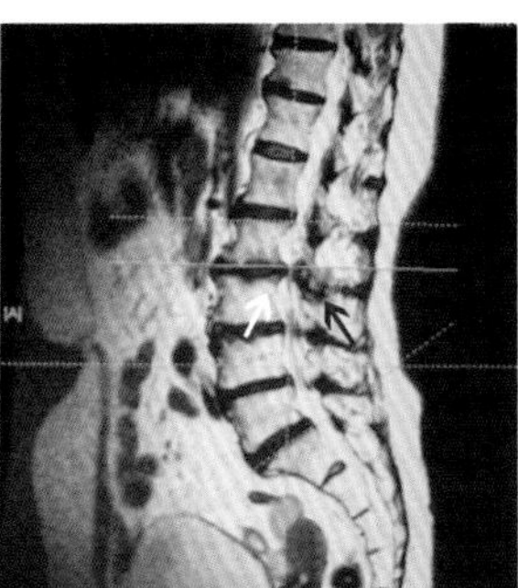

图 12–2–1　MRI 检查

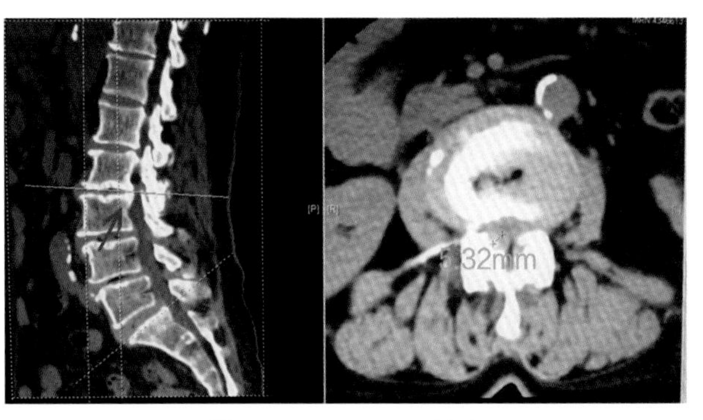

图 12–2–2　CT 检查

12-2-3）。

（3）C 臂下确定穿刺点（图 12-2-4），并标记于皮肤表面（图 12-2-5），消毒后，1% 利多卡因局部麻醉，用 18 G 套管针按椎间孔穿刺路径逐层注射局麻药，待抵至上关节突尖部，再次给予适量局麻药，调整穿刺针方向沿尖部滑下经安全三角区至椎体后缘，更换克氏针（图 12-2-

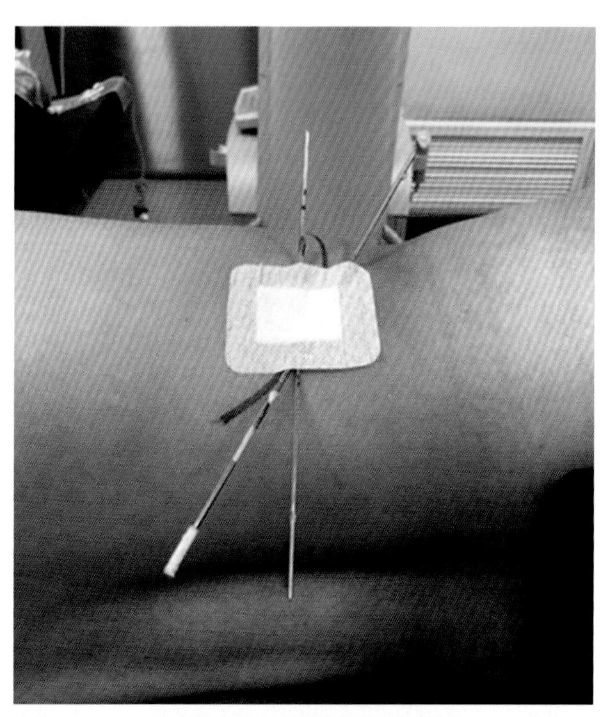

图 12-2-3 患者体位及固定

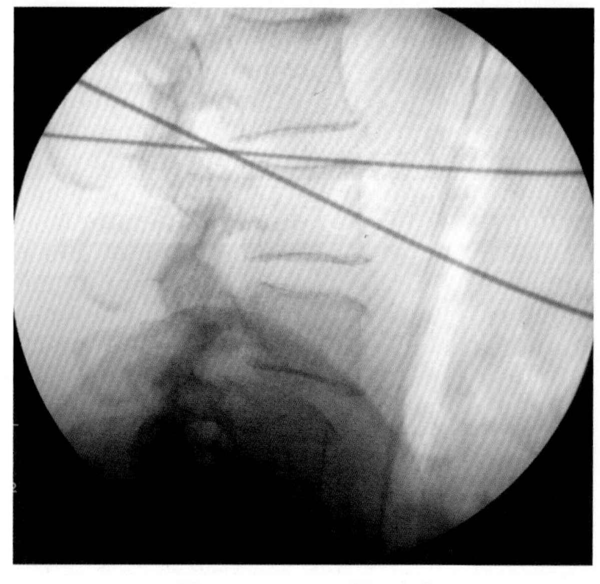

图 12-2-4 C 臂下定位

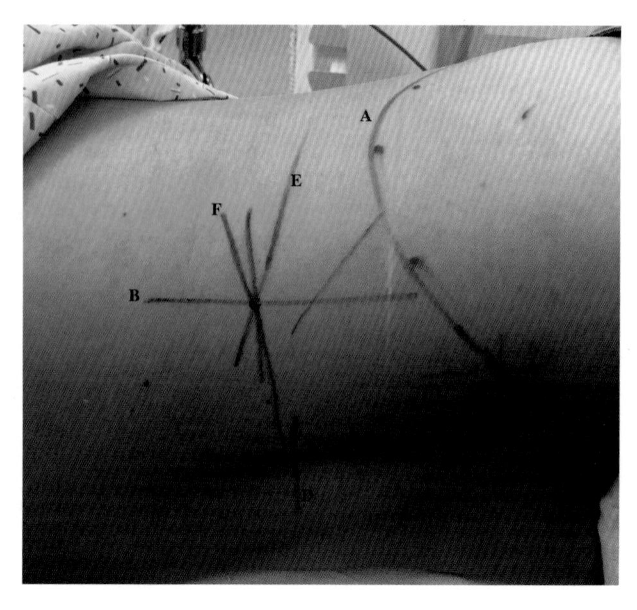

图 12-2-5 皮肤表面标记穿刺点

A 线为髂嵴；B 线为身体水平轴皮肤下压后与身体纵轴在皮肤的重合线；C 线为棘突连线；D 线为靶间盘所在切线；E 线为椎体后上缘与上关节突尖部的连线（放射线下定位）；F 线为 BE 交点和 CD 交点的连线；G 点即为穿刺点

6），套管由细到粗（5 级递增至 8 级）逐级扩张（图 12-2-7），建立工作通道，最后安置工作套管（侧位透视在椎间孔下部、椎间隙后缘，正位透视在患侧椎弓根内缘近棘突部）（图 12-2-8）。

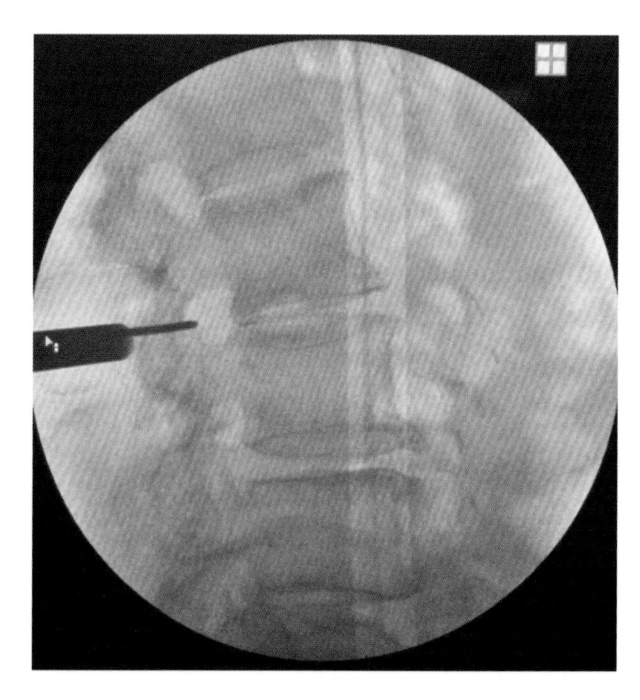

图 12-2-6 克氏针调整至上关节突尖部

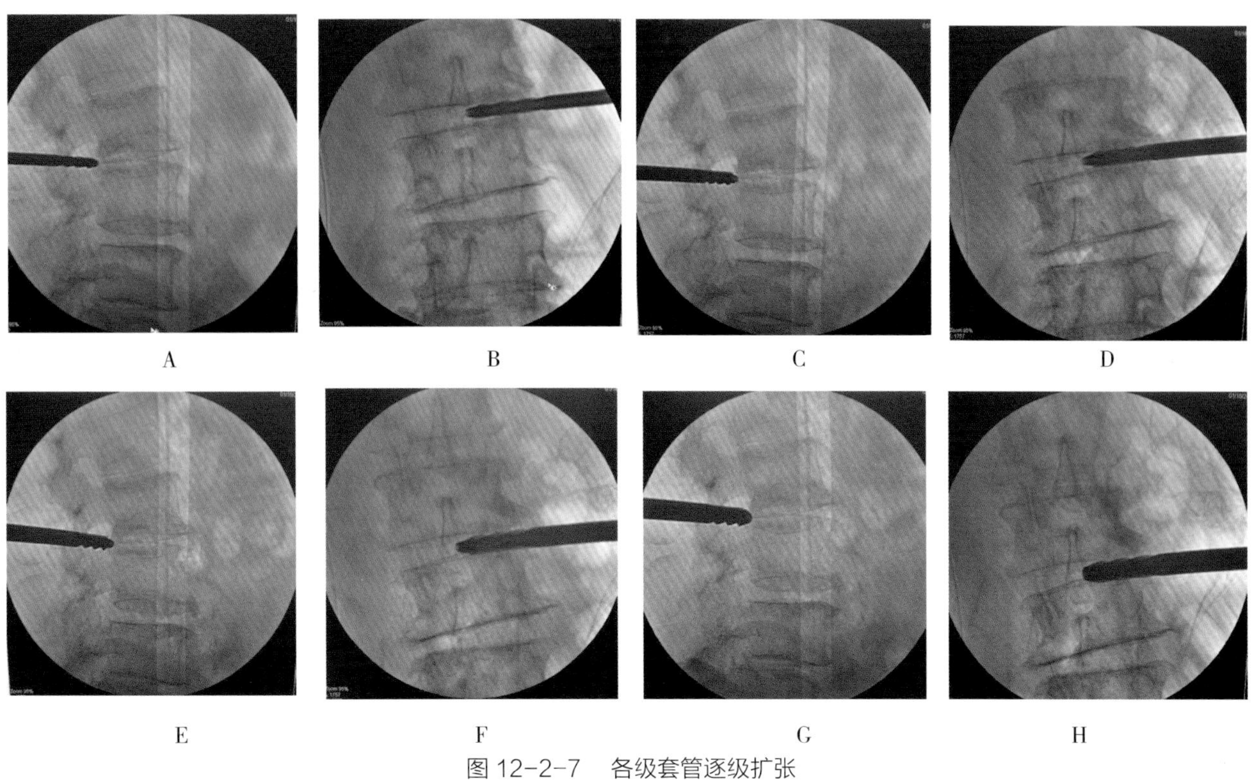

图 12-2-7　各级套管逐级扩张

A、B 为 5 级，C、D 为 6 级，E、F 为 7 级，G、H 为 8 级

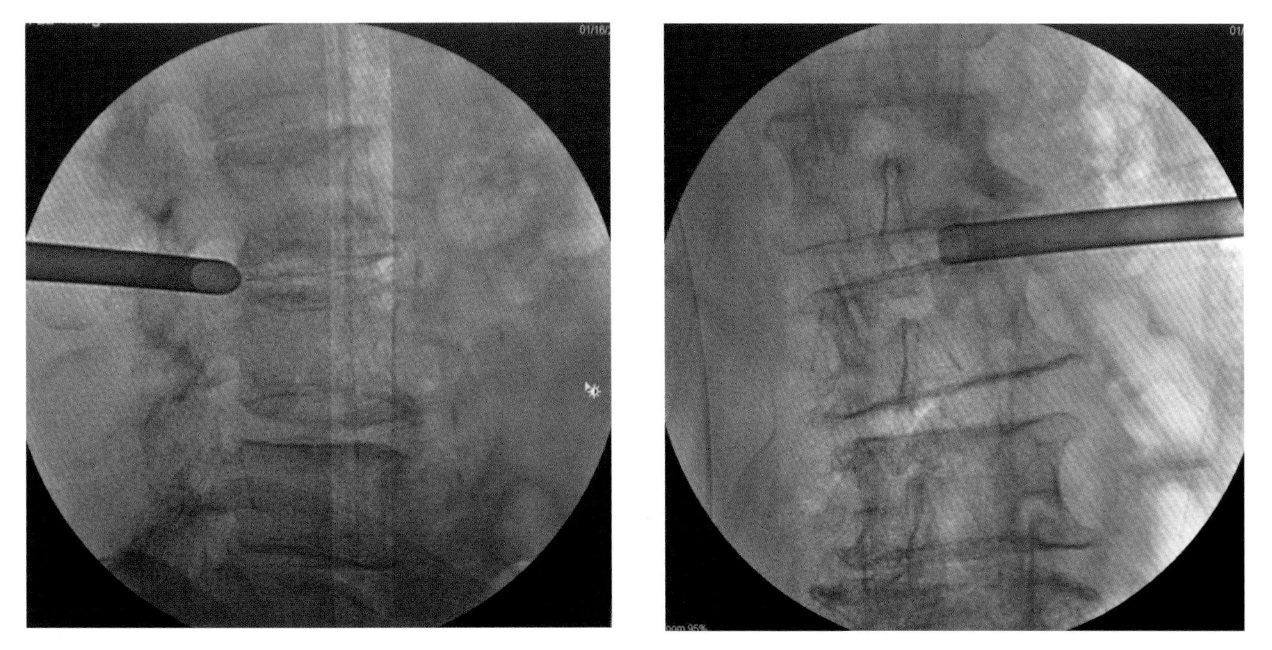

图 12-2-8　置入工作通道

侧位位于椎间孔下部，正位位于患侧椎弓根内接近棘突

（4）镜下操作：经工作套管放置内镜观察并辨认黄韧带、出口神经根、走行神经根、髓核、纤维环、后纵韧带、硬膜囊及椎间隙等组织结构。首先进行背侧后壁减压：尾端（图片左侧），通过磨钻 / 骨刀去除增生的上关节突尖部，直达椎弓根上切迹水平；头端（图片右侧），通过沿下关节突清理至出口根下缘，将肥厚的黄韧带、增生的关节突去除（图 12-2-9~ 图 12-2-14）。然后进行腹侧前壁减压：尾端（图片左侧）清理至椎弓根上切迹水平，头端（图片右侧）至出口根下缘，在下一位椎体后上缘与上一位椎体后下缘之间，清除突出的间盘髓核组织、磨除骨赘，侧

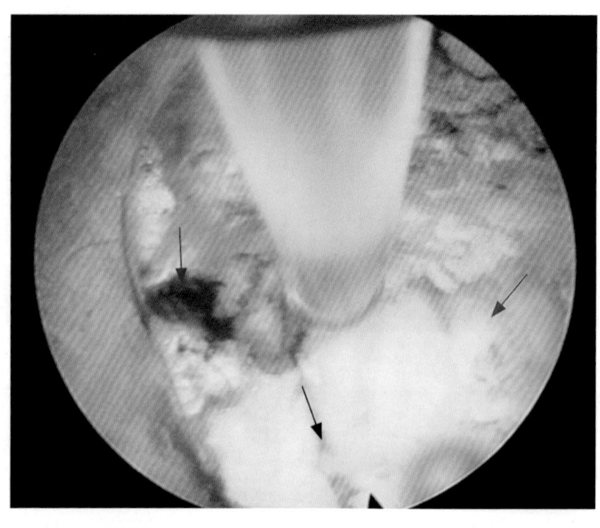

图 12-2-11 头端分离至黄韧带止点
走行根：蓝色箭头 硬膜囊：黑色箭头 黄韧带止点：红色箭头

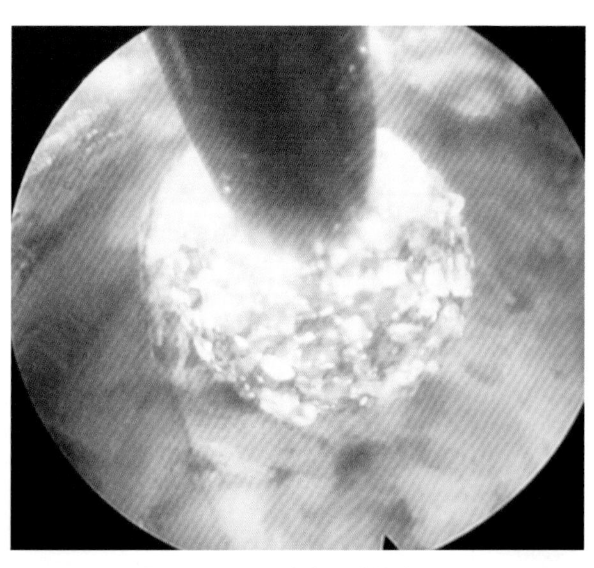

图 12-2-9 动力系统的应用

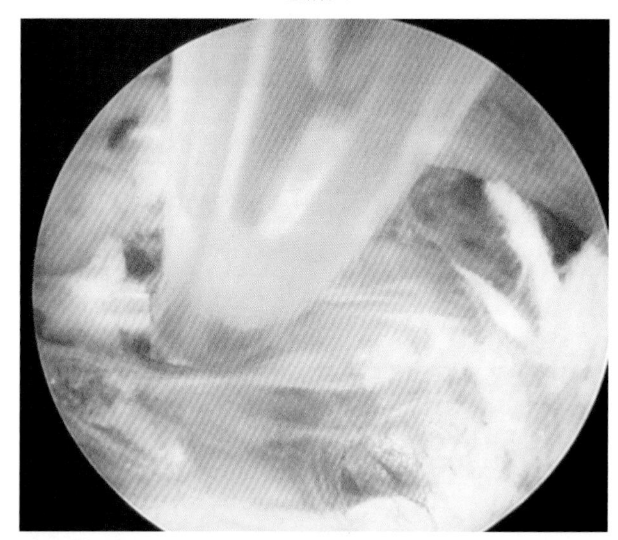

图 12-2-12 将头端肥厚的黄韧带摘除

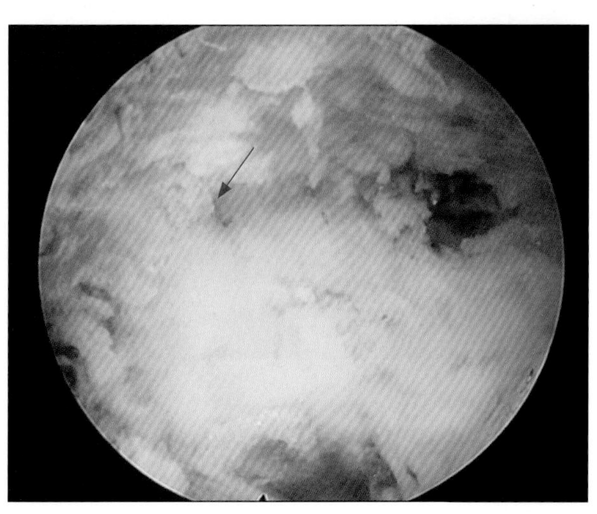

图 12-2-10 尾端清理至可见黄韧带止点（红色箭头），去除增生上关节突，至椎弓根上切迹水平，再去除肥厚的黄韧带

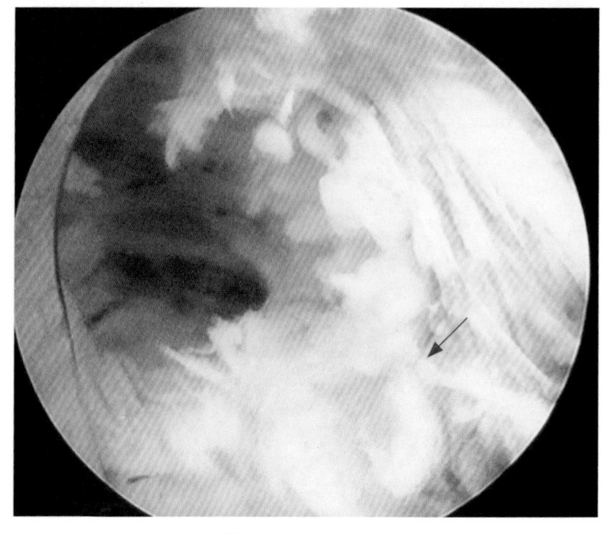

图 12-2-13 头端继续减压，至出口根下缘，进一步摘除肥厚的黄韧带（红色箭头）

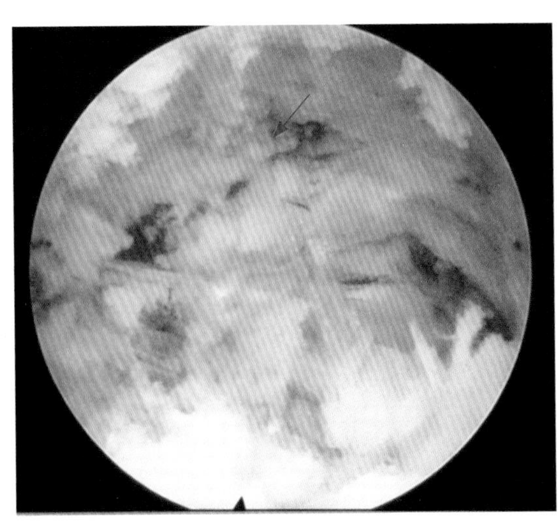

图 12-2-14 清理至可见对侧黄韧带（红色箭头）为止

隐窝扩大成形（图 12-2-15~ 图 12-2-22）。

（5）术后卧床休息 24 h，根据情况逐步下床活动，术后复查 MRI 及 CT（图 12-2-23、图 12-2-24）。术后 3 个月内应避免负重及进行剧烈运动。半年内加强腰部的适应性康复训练。

三、并发症及其防治

1. 神经损伤 穿刺针、扩张器、工作套管及刀头的近距离刺激或过度分离，引起神经损伤，导致术后感觉减退。遇到神经刺激症状后，立即

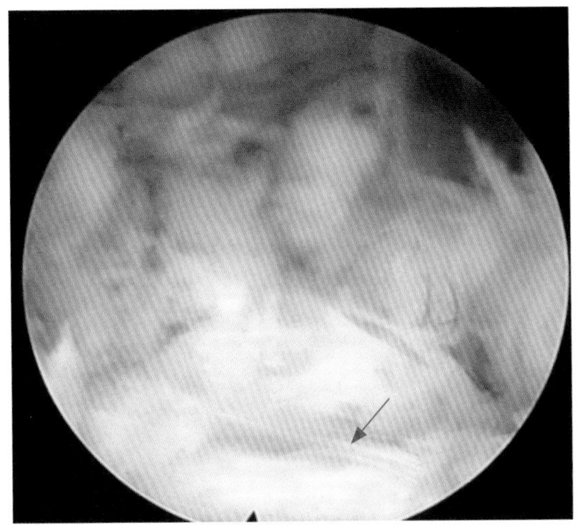

图 12-2-15 椎间盘水平层面（红色箭头）减压，再向头端、尾端进一步减压

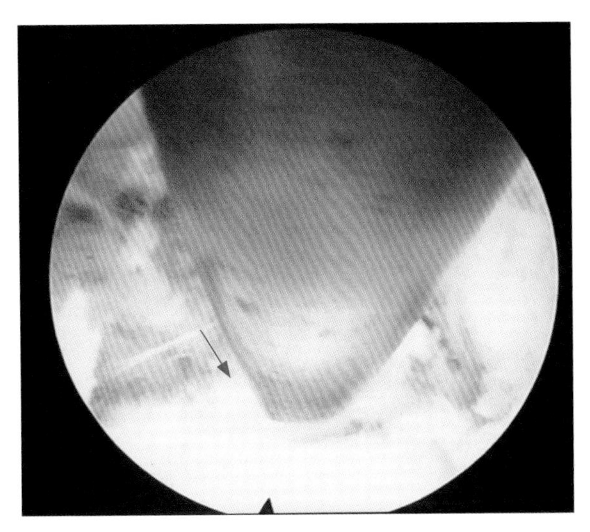

图 12-2-16 后纵韧带钙化（红色箭头），应用骨刀或动力系统切除

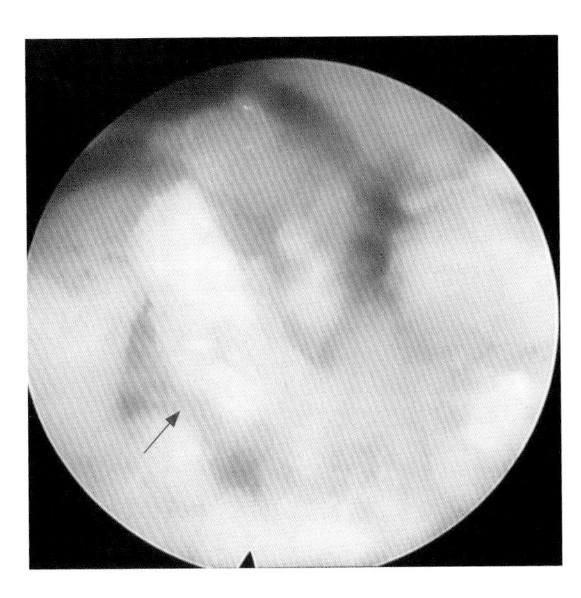

图 12-2-17 剔除增生的骨赘（红色箭头）

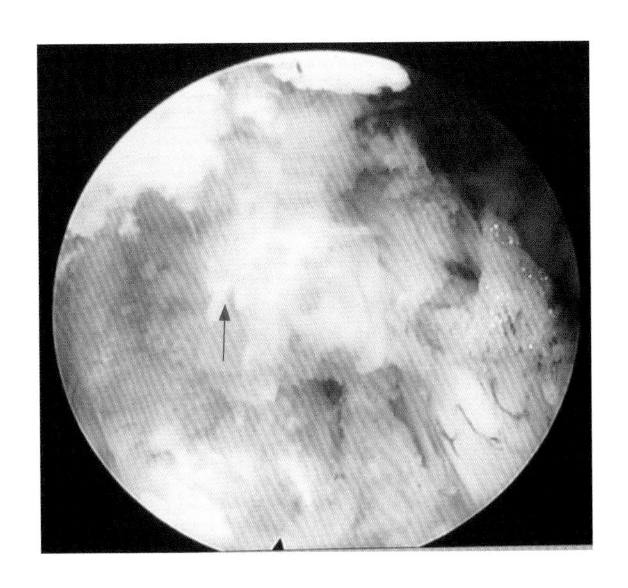

图 12-2-18 尾端可见侧隐窝内的突出物（红色箭头），予以摘除，扩大侧隐窝

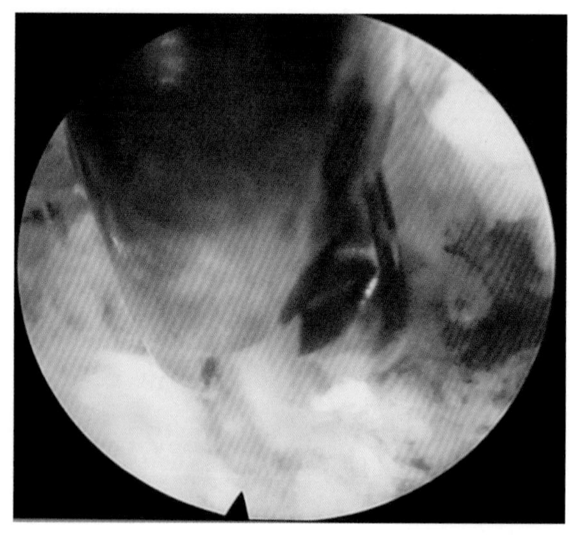

图 12-2-19 头端清理至出口根下缘，抓取突出物，减压出口根

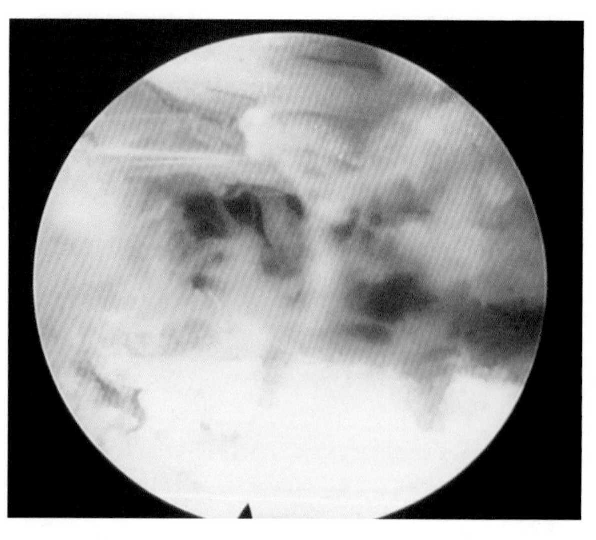

图 12-2-20 从头端到尾端探查硬膜外前间隙，空间正常，无残余骨赘等

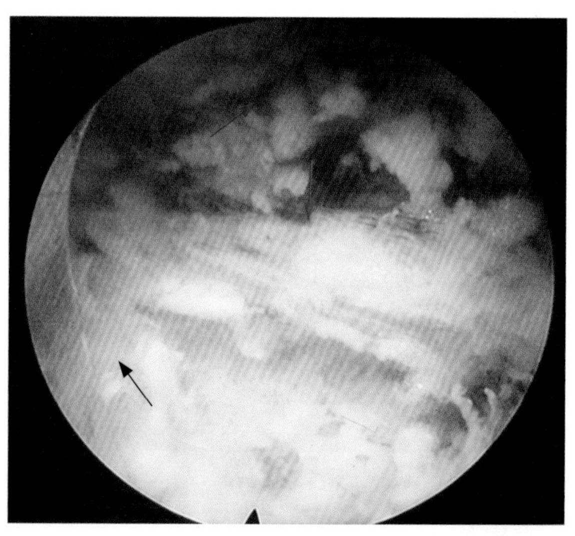

图 12-2-21 红色箭头为走行根，蓝色箭头为后壁，黑色箭头为侧隐窝，黄色箭头为椎间盘层面

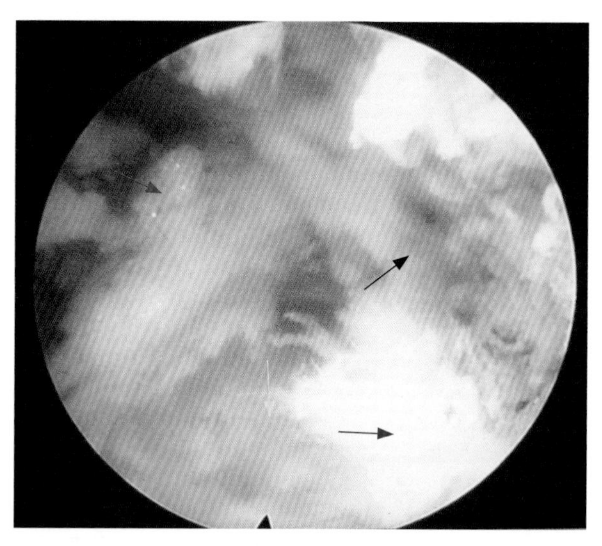

图 12-2-22 红色箭头为走行根，黑色箭头为出口根，蓝色箭头为后纵韧带，黄色箭头为椎体

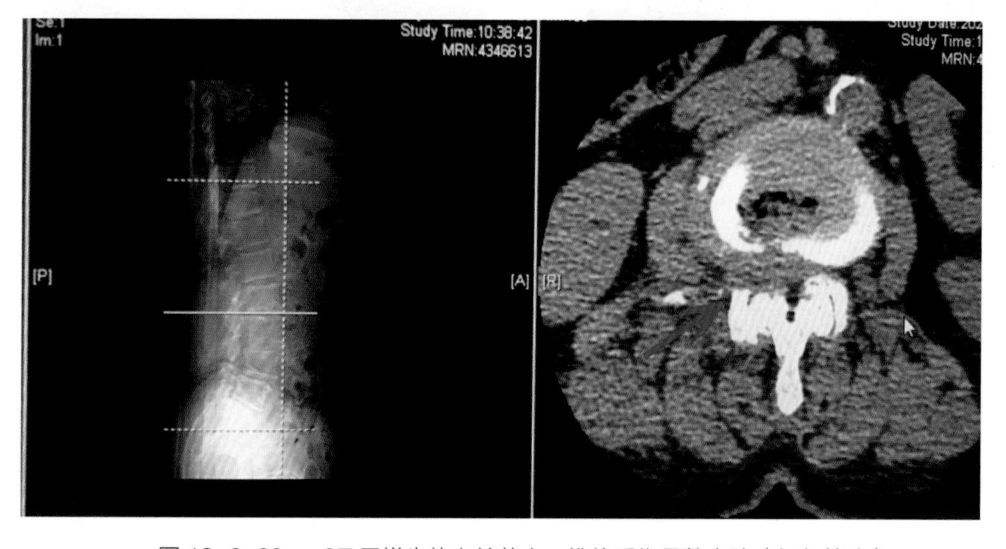

图 12-2-23 CT 示增生的上关节突、椎体后缘骨赘去除（红色箭头）

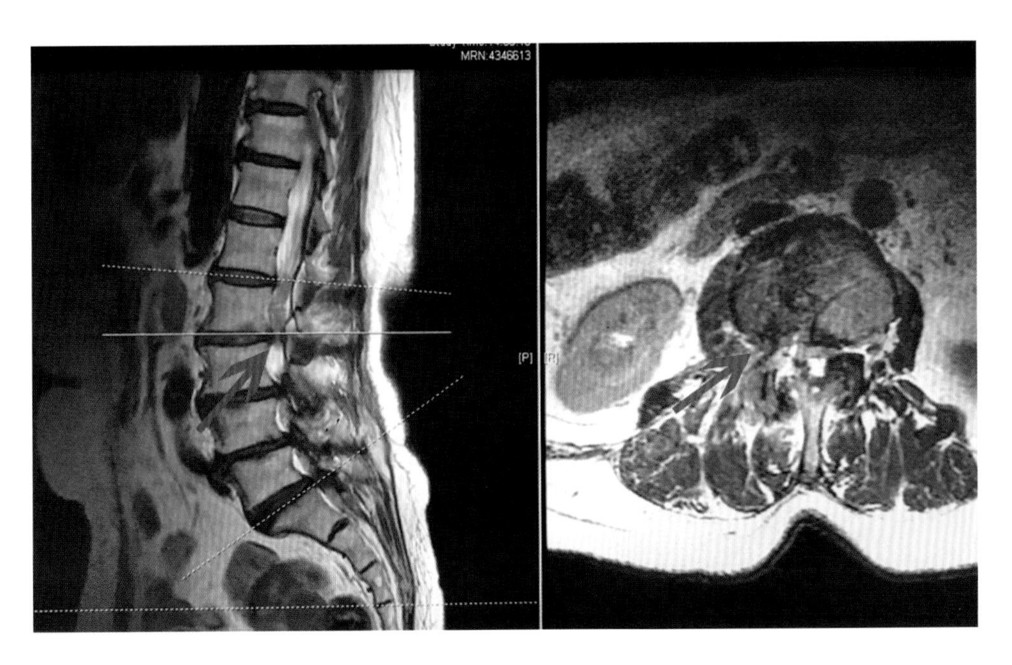

图 12-2-24　MRI 示突出的椎间盘髓核组织、肥厚的黄韧带去除（红色箭头）

停止操作，再次仔细辨认组织结构，给予甲强龙 80 mg 冲击治疗。

2. 硬脊膜撕裂　局部粘连、椎间盘钳直接损伤。术中患者可有背痛、下肢麻木、头痛等症状，术后头痛、眩晕等，小的撕裂无须特殊处理，需要卧床 48~72 h，大的撕裂需要开放缝合。

3. 血管损伤、血肿　发生率相对较低，应立即给予凝血酶原复合物稀释至 20 mL 对症处理。

4. 腹部脏器损伤　皮肤穿刺点旁开太过或者穿刺通路太垂直损伤腹膜，穿破肠腔，或者不慎将穿刺针或其他手术器械推至椎间盘前缘，损伤输尿管等。处理原则：宁背不腹，宁浅勿深，所有器械在进入椎间盘前应保持在椎体线后缘，以保护腹部脏器及避免腰部动脉损伤。

5. 感染　最常见的就是椎间盘炎，选择合适的抗生素并制动，开放清创或椎体融合。

6. 不完全减压或复发　遗留椎间盘碎片或残留的侧隐窝狭窄明显压迫神经根导致减压不完全，多见于椎体滑脱等。

（刘传圣）

第三节　经皮颈椎内镜技术

经皮颈椎内镜技术根据入路不同分为前路和后路。颈椎后路经皮内镜利用传统的钥匙孔（key hole）手术原理在椎板间隙外侧和关节突内侧交界处的“V”点开窗（图 12-3-1），主要用于摘除外侧型椎间盘突出和椎间孔狭窄的局部减压。颈椎前路经皮内镜通过内脏鞘和血管鞘之间穿刺，需经椎间盘置管到达后侧突出部位才能解除后侧的突出和压迫，因通过椎间盘操作会加速椎间盘退变，故其远期效果尚待研究。

由于颈椎毗邻脊髓、颈部血管、椎动脉、食管、气管等重要结构，颈椎椎间孔和椎板间隙狭小，经皮内镜工作套管难以经过自然间隙进入，

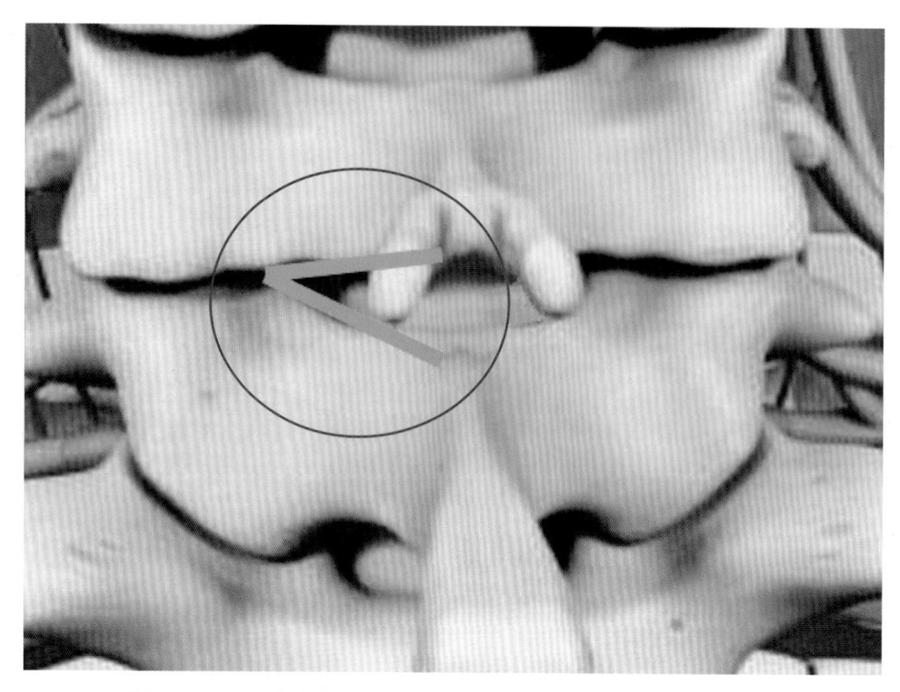

图 12-3-1 椎板间隙外侧和关节突内侧交界处的“V”点示意

而且颈脊髓为中枢神经，耐受性差，不能像在腰椎那样通过牵拉、推移形成操作空间，因此经皮颈椎内镜在穿刺置管、镜下操作各个环节均可能引起严重并发症，手术风险相对较大。

一、适应证和禁忌证

（一）适应证

（1）单节段或多节段的中央椎管狭窄或椎间盘突出引起的椎间孔狭窄，保守治疗无效。

（2）孤立型颈椎椎间孔狭窄。

（3）多节段颈椎椎间孔狭窄，无中央椎管狭窄。

（4）前路颈椎椎间盘摘除植骨融合内固定术或前路颈椎椎间盘置换术后持续根性放射症状者。

（二）禁忌证

（1）颈椎不稳定。

（2）塌陷的椎间盘空间 < 5 mm（前路禁忌）。

（3）既往行气管切开术者（前路禁忌）。

（4）既往行颈前部放疗者（前路禁忌）。

（5）出、凝血功能障碍。

（6）穿刺部位或全身感染。

（7）有精神疾患。

二、实施方法

（一）颈椎后路经皮内镜下颈椎椎间盘切除术

（1）体位：患者取俯卧位，头高脚低位，颈部稍屈曲。用宽胶带固定头部和双上肢（图 12-3-2）。

（2）常规消毒铺巾。

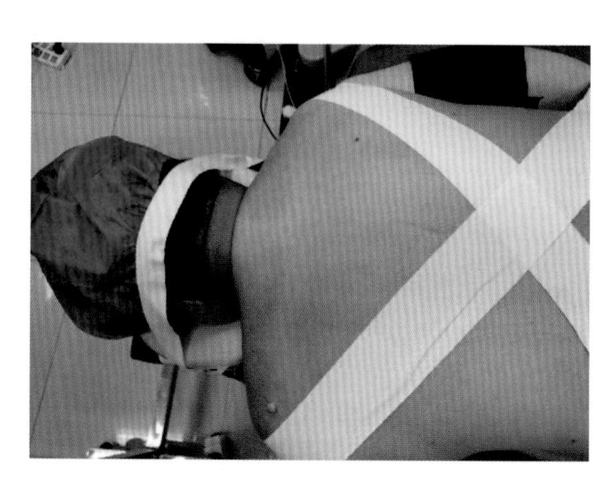

图 12-3-2 体位

（3）麻醉方式：全麻或局麻（局部浸润麻醉，必要时加超声引导下颈神经阻滞）。

（4）穿刺路径：常规选择椎板间入路。

（5）C臂X线机（或CT）透视辅助定位确定手术节段，取颈后中线症状侧旁开1.5 cm，置入注射器针头再次透视定位，置入穿刺针，适当调整针尖位置使正位像针尖位于上、下椎板交界及关节突关节内侧缘的“V”点，侧位像针尖正对责任椎间隙。（图12-3-3）

（6）拔出穿刺针针芯替换成导丝，于穿刺

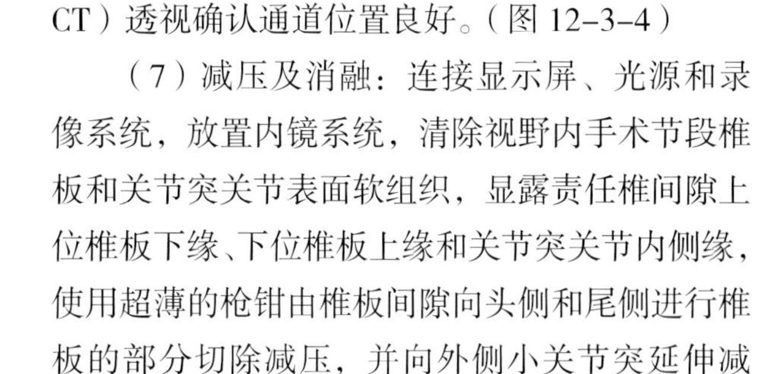

处取长约8 mm的纵向皮肤切口，逐级置入扩张套管，分离下方筋膜、肌肉等软组织，放置工作套管至小关节和椎板间连接处骨面，再次X线（或CT）透视确认通道位置良好。（图12-3-4）

（7）减压及消融：连接显示屏、光源和录像系统，放置内镜系统，清除视野内手术节段椎板和关节突关节表面软组织，显露责任椎间隙上位椎板下缘、下位椎板上缘和关节突关节内侧缘，使用超薄的枪钳由椎板间隙向头侧和尾侧进行椎板的部分切除减压，并向外侧小关节突延伸减

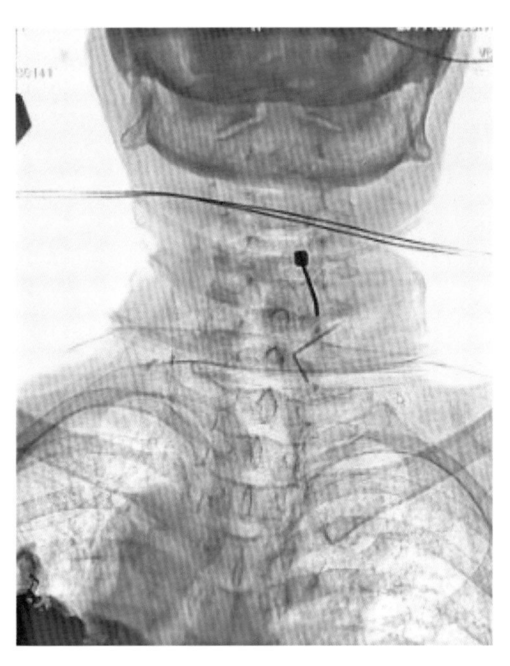

正位

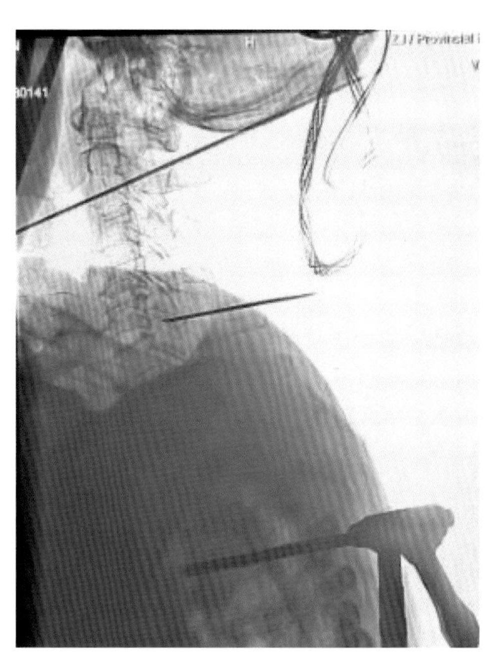

侧位

图12-3-3　穿刺位置

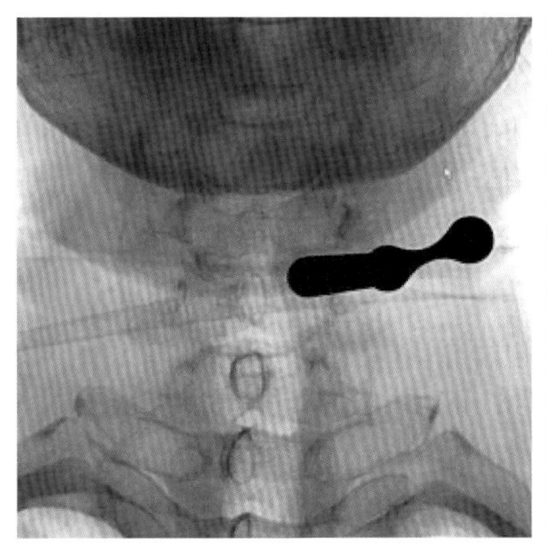

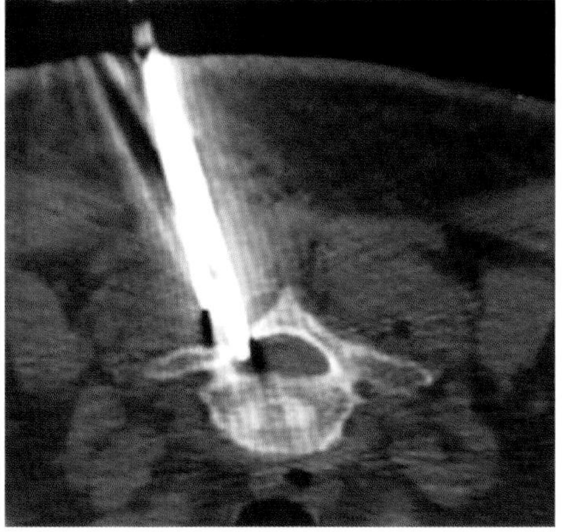

图12-3-4　颈椎后路“V”点安置工作套管

压，椎板外侧和关节突关节内 1/3 可用磨钻磨除或打磨变薄后用枪钳咬除。切除骨性结构充分减压，咬除部分黄韧带，识别硬膜囊、神经根等结构（图 12-3-5）。小心分离神经根，暴露椎间隙。应用髓核钳取出退变、突出的椎间盘组织，射频电极对纤维环破口进行消融成形，应用小的神经根探子探查神经根肩上和腋下，确定无椎间盘组织残留，神经根松弛，硬膜囊搏动良好（图 12-3-6）。

（8）椎间孔扩大成形：对合并颈椎间孔狭窄的患者，可以应用咬骨钳及磨钻行椎间孔扩大成形术（因椎间孔成形后形状类似钥匙孔，故称为颈椎后路钥匙孔术），直到神经根获得减压，应用神经根探子探查加以明确。用射频刀头进行消融以及彻底止血，取出内镜及通道，缝合切口（图 12-3-7）。

（9）术后：无菌敷贴覆盖切口。观察 30 min 无异常送回病房。术后卧床休息 24 h，根据情况逐步下床活动。术后常规使用脱水药物减轻神经水肿。术后 2 h 带颈托下地活动，颈托制动时间为 1 个月左右。术后 3 个月内应避免长时间低头、负重及进行剧烈运动。

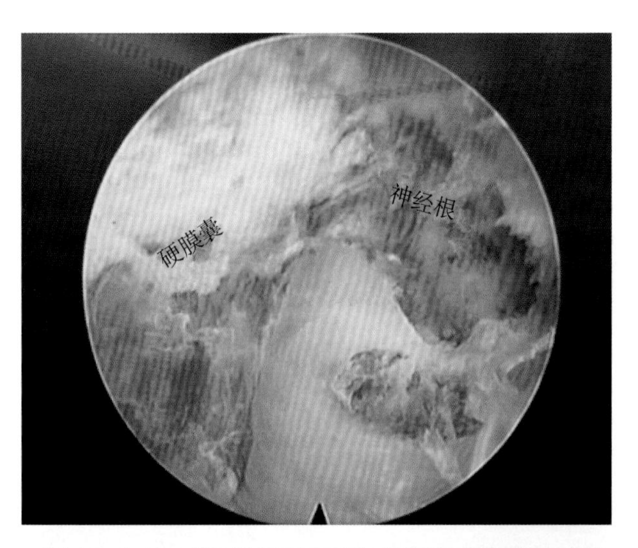

图 12-3-5 镜下椎板开窗后的硬膜囊和神经根分叉图

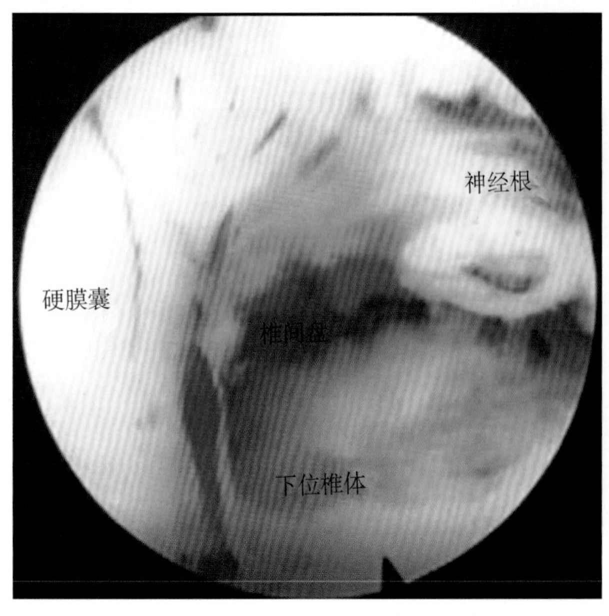

图 12-3-6 后路减压后镜下结构

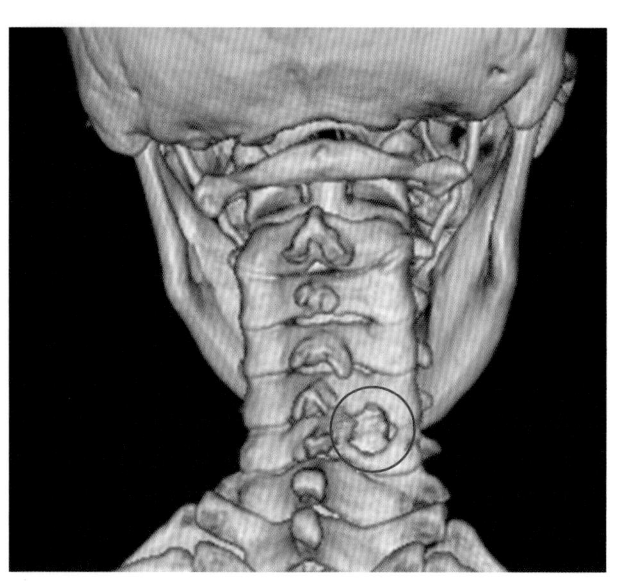
图 12-3-7 C_5/C_6 椎间盘减压手术后 CT 重建椎板见减压窗口

（二）颈椎前路经皮内镜下颈椎间盘切除术

（1）体位：患者全麻后取仰卧位，肩下垫软垫，以使颈部中立位为宜，双上肢可向下牵拉固定。经鼻插入内含金属丝的胃管，胃管插入深度约 15 cm，安置好神经电生理监测装置。

（2）常规消毒铺巾。

（3）穿刺要领：C 臂 X 线（或 CT）透视下经颈椎正、侧位像确定手术节段并标记，用手指在气管和胸锁乳突肌之间向椎体前面推压触及椎体表面，把喉和气管推向内侧、颈动脉推向外侧，在 C 臂机（或 CT）影像监视下将 18 G 穿刺针沿示指缘以 25° 穿入椎间隙中央，然后置入导丝，退出穿刺针，用 2.5 ~ 3.5 mm 扩张套管扩张皮肤，在 C 臂机（或 CT）透视引导下，将扩张器准确放置到椎间盘病变处，然后置入工作套管至椎间隙髓核突出位置进行髓核摘除（图 12-3-8、图 12-3-9）。

（4）减压及消融：连接内镜系统，镜下适

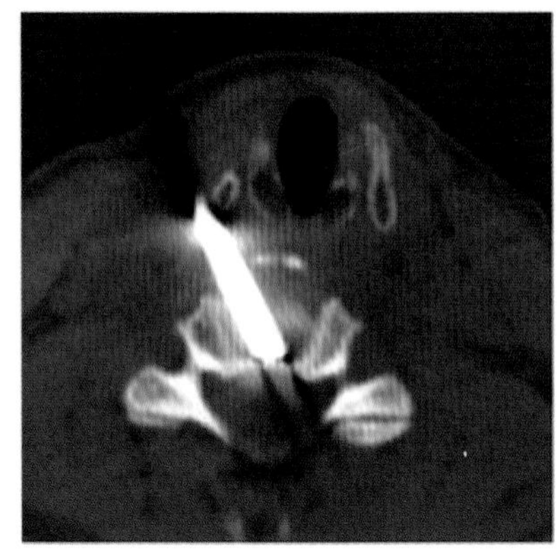
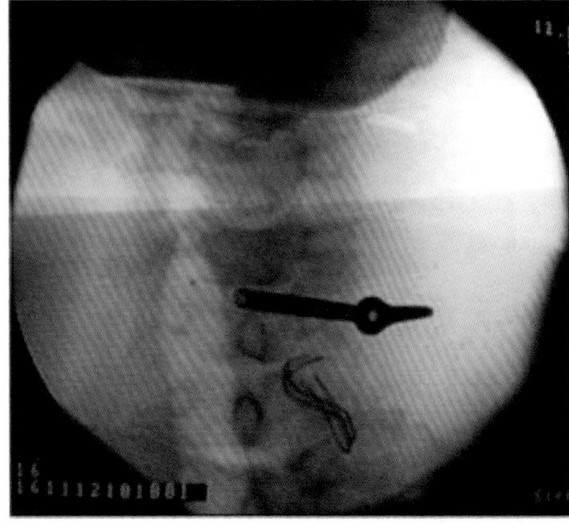
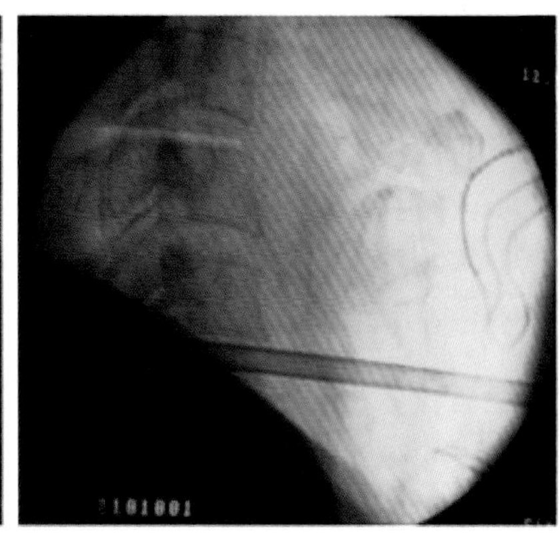

图 12-3-8　颈椎前路经皮内镜穿刺示意

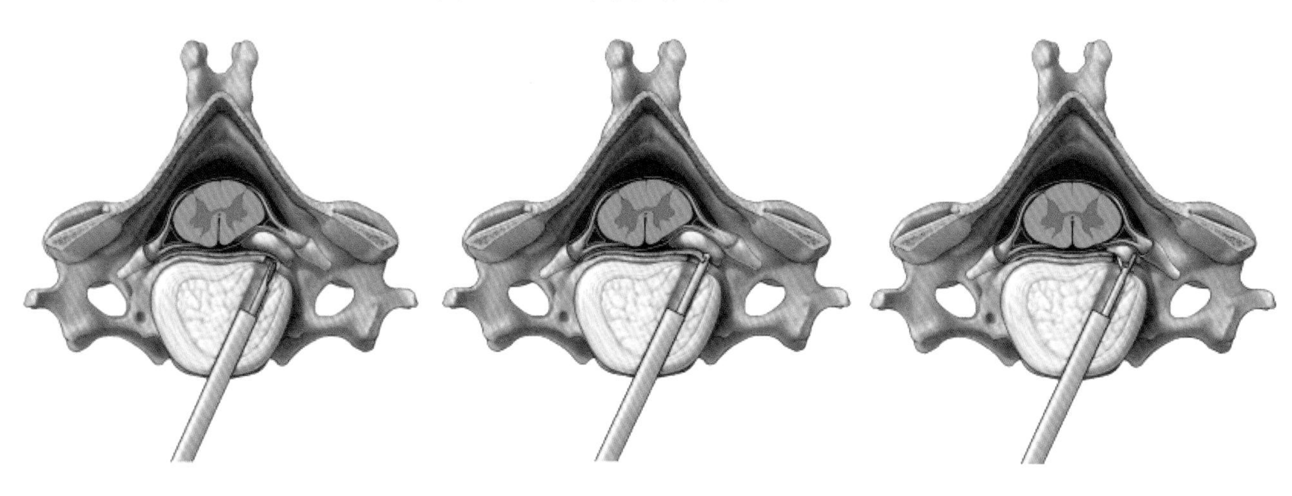

图 12-3-9　颈椎前路经皮内镜髓核摘除示意

当清除干扰视野的椎间盘组织后，可以观察到椎体后外侧的钩椎关节。C 臂机透视下再次确认已到达靶点后，使用神经探钩探查镜下周围结构，再使用特制的咬骨钳和镜下高速磨钻处理钩椎关节，处理过程中必须密切观测神经电生理系统的反应。待磨除钩椎关节后，可暴露位于其后方的神经根，使用双极电凝对出血部位进行止血，如出血量大、视野模糊，可暂停操作或短时间内增加水压寻找出血点对其电凝止血，对破损的纤维环进行温控热凝处理，神经根自主搏动，明显松弛的状态下考虑减压充分（图 12-3-10）。移除内镜系统，若切口周围颈部肿胀严重，可留置一皮下引流管。缝合切口，覆盖无菌敷料。

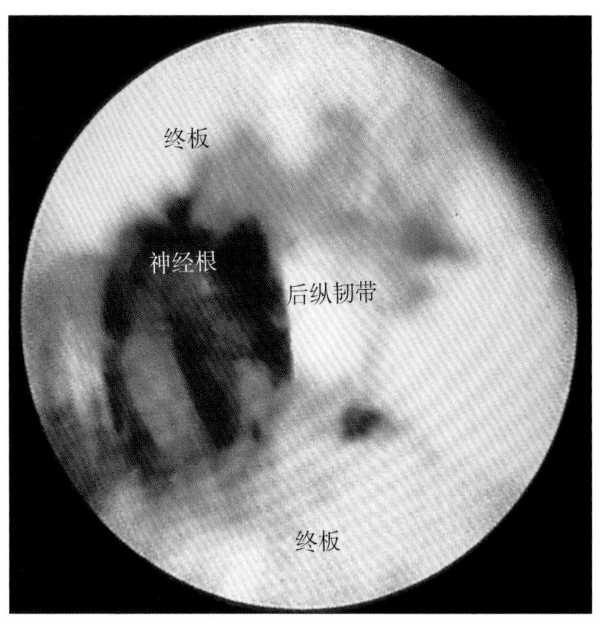

图 12-3-10　前路减压后镜下结构

（5）术后：观察 30 min 无异常情况送回病房。术后活动时常规佩戴颈托 4 周。

三、并发症及其防治

（一）血管损伤

（1）颈椎后路经皮内镜术中如果开窗过度也有损伤外侧椎动脉的可能。后路经皮内镜术中要精确控制开窗位置和范围，避免广泛切除关节突关节，确定颈椎椎弓根内缘有助于判断位置，切除关节突关节应 <50%，以免导致术后失稳。开窗后先清除外侧黄韧带显露硬膜囊外缘，沿其延续部显露神经根，以利于精确定位、避免迷失位置。

（2）颈椎前路经皮内镜穿刺和扩张置管可能损伤颈动脉、颈内静脉和迷走神经；还可能损伤甲状腺上、下动脉；摘除椎间孔内髓核、磨除关节突关节时可能发生椎动脉损伤。为防止椎动脉损伤，前路经皮内镜术中磨除关节突关节时可以留下薄层皮质骨，然后应用刮匙去除，严禁磨钻进入横突孔内，以免损伤椎动脉。摘除椎间孔内髓核组织时显露至神经根即可停止，不要向其外侧摘除。

（二）食管、气管、甲状腺及交感神经损伤

颈椎前路经皮内镜穿刺和扩张置管时容易发生食管损伤。发生食管损伤后首先需要修补，再行食管内镜或食管造影检查确认修补效果。交感神经链位于颈长肌前方，损伤后可出现霍纳（Horner）综合征。术前可进行气管推移训练，术中颈椎轻度过伸位，避免头颈部活动，用胶带向下牵拉肩关节。预防措施包括术中首先要用两指法推移内脏鞘和血管鞘，扪及椎体和椎间盘表面，示指和中指分别向内、外侧推开以保护食管和颈部血管，术中透视观察气管阴影可帮助确定气管、食管复合体偏离中线的位置；在两手指之间穿刺，最好接近椎间盘表面的中部进针，避免损伤颈长肌及其表面交感链。穿刺角度不宜太大，以免损伤对侧椎动脉等组织；避免使用环锯等锐性器械扩张，以免损伤周围血管包括小动脉和食管等，术中 X 线（或 CT）透视监视穿刺和置管位置。

（三）脊髓、神经根损伤及硬膜囊损伤

（1）后路经皮内镜穿刺置管时有进入椎板间隙损伤脊髓的风险，需要 X 线（或 CT）透视定位穿刺点及方向，穿刺、扩张和置管均要抵达椎板和关节突骨质，避免进入椎板间隙。开窗和减压过程中也有损伤神经的风险，在内镜下清晰显露“V”点后应用金刚砂磨钻磨除骨质，要牢固控制磨钻方向和深度，平移摆动磨钻磨除骨质，避免下压磨头，以免损伤神经，椎板磨薄后可用内镜下枪钳咬除。开窗后切除黄韧带外缘的韧带，显露硬膜囊外缘，沿硬膜囊外缘延续部显露神经根，探查、摘除脊髓外侧突出的髓核。选择合适的适应证，避免过度牵拉脊髓和神经。

（2）前路经皮内镜术中由于颈椎间盘较小，突破前部纤维环后，经椎间盘置管阻力小，需要在 X 线（或 CT）透视下控制置管深度，避免进入椎管内损伤脊髓。应用带螺纹的扩张管和工作套管通过旋转进入椎间隙，避免敲击和突然插入；旋转调整工作套管时也要控制深度及 X 线（或 CT）透视确认。在置管、调整时均需要及时透视监测，严格控制置管深度不要超过椎体后缘。

（四）术后头痛、血肿形成、终板炎及感染

颈椎距离头颅较近，水压增高容易使颅内压升高导致头痛。建议水压不宜太高，一般冲洗生理盐水放置在距术区约 80 cm 即可，尤其在硬膜囊撕裂时应注意降低水压并尽快结束手术。前路经皮内镜手术中的出血点可能被工作套管挤压，退出工作套管后可能再次出血导致血肿形成。退出工作套管时应细致止血，术野渗血时可安置细负压引流管。预防椎间盘炎和感染需要严格的器

械消毒，术中严格无菌操作。预防无菌性椎间盘炎要避免终板损伤，安置工作套管、器械操作及使用电凝时尽量避免损伤终板。

（五）减压不彻底、突出复发及再手术

后路椎间孔切开对“V”形椎间孔的内口狭窄减压效果更确切，而椎间孔平行的狭窄者因需要切除更多的关节突而要行融合手术。后路经皮内镜术中应仔细分离突出椎间盘与神经根周围的粘连，显露神经根后结合影像学突出位置在神经根和硬膜囊腹侧探查，摘除突出或游离的髓核组织。术中需要及时发现出血点并应用射频止血，以保持清晰的术野；椎管和椎间孔内持续渗血可用明胶海绵颗粒填塞止血。

（六）椎间盘退变加速

由于前路经皮内镜通过椎间盘操作会加速椎间盘退变，对于突出顶点位于脊髓外缘外侧的外侧型突出和椎间孔内的突出，一般优先选择后路经皮内镜。

（李　顺　茹　彬）

第四节　经皮脊柱内镜胸椎间盘摘除术

胸椎间盘突出症（thoracic disc herniation，TDH）在临床上较为少见，发病率约为百万分之一，占所有椎间盘突出症的0.25%~0.75%，平均发病年龄在43.5~55.7岁。该病早期可无临床症状，发病后呈进行性加重，以脊髓损害表现为主，具有较高致残率。按发生节段可分为上胸段（T_1~T_4）、中胸段（T_5~T_{10}）和下胸段（T_{11}~T_{12}）突出，可单节段或多节段发病。据文献报道，约75%的TDH发生在T_8节段以下，其中以T_{11}/T_{12}最为多见。临床表现缺乏特异性，可表现为胸背部疼痛和麻木感，可伴发下肢肌力减退、大小便功能障碍等。因突出节段、压迫位置不同可表现为上、下运动神经元混合性损害，或单纯上或下运动神经元损害表现。当临床症状不典型时，易与腰椎、上腹部等疾病混淆，容易误诊、漏诊，如不及时诊断会影响疗效。

诊断TDH时应同时了解是否存在胸椎管狭窄或合并胸椎黄韧带骨化等情况。尽早手术治疗是TDH的治疗关键，但其手术风险和难度均较高，术中对脊髓不牵拉和不挤压是手术成功的关键。近年来，随着经皮脊柱内镜的发展，已证实它可以用于腰椎间盘突出症、腰椎管狭窄症等的治疗，并取得良好的手术效果。随着经皮脊柱内镜技术的不断成熟，经皮脊柱内镜已逐渐被用于胸椎间盘突出症等疾病的治疗，并且证实取得了良好的效果。然而，目前这方面的研究多为案例报道，尚缺乏大样本的长期随访报道，因此手术具体疗效和并发症的发生率还需研究进一步证实。

一、适应证和禁忌证

（一）适应证

CT和MRI影像学显示中央型、旁中央型和外侧型胸椎间盘髓核突出，压迫神经，与临床表现相符。经保守治疗2个月效果不理想，且愿意接受经皮脊柱内镜手术。

（二）禁忌证

（1）脊柱骨折。

（2）手术节段脊柱不稳。

（3）脊柱肿瘤、结核等其他椎管疾病。

（4）存在出、凝血功能障碍及穿刺部位或全身感染等因素。

（5）有精神疾病等因素无法配合手术。

（6）不愿接受经皮脊柱内镜手术。

二、实施方法

（1）完善术前检查（图 12–4–1、图 12–4–2）。

（2）体位：侧卧位，患侧在上，髂腰部垫枕，骨盆两侧以骨盆固定带固定，双腿之间垫枕，使患者维持标准侧卧位并保持舒适状态。调整 C 臂机高度及投射角度，使目标椎体间隙上下缘处于平行状态（图 12–4–3）。

（3）常规消毒铺巾。

（4）定位：在 C 臂机透视下确定病变椎间隙的体表投影，避开肋骨及胸膜，测量旁开距离并做标记，取患者胸椎椎体后上角和同侧关节突尖端延长线与脊柱后正中线旁开 8 cm 垂线交点为进针点（图 12–4–4）。实际操作中根据患者胖瘦做适度调整。在侧位，穿刺针穿刺方向为上关节突尖部与下位椎体后上缘的连线范围（图 12–4–5），此线并非绝对的穿刺线，可根据术前影像上下调整。

（5）麻醉穿刺：采用 C 臂机定位皮肤进针点，采用 0.5% 利多卡因逐层麻醉：穿刺部位局麻 2 mL，浅筋膜 5~10 mL，深筋膜 5~10 mL，上关节突附近 10 mL，突破黄韧带进入硬膜外间隙

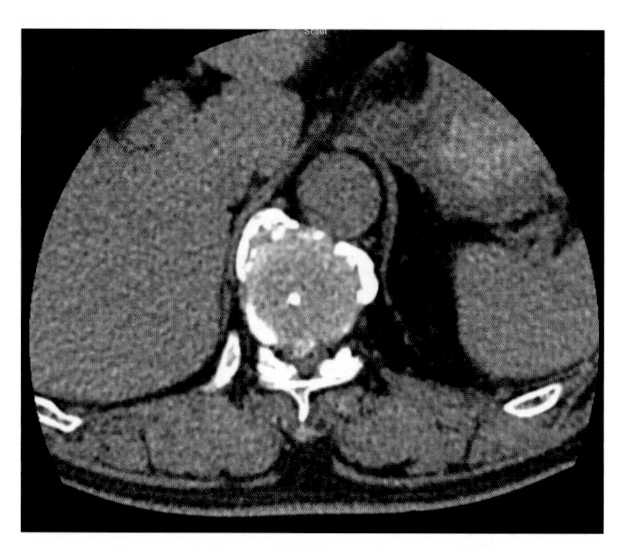

横断位

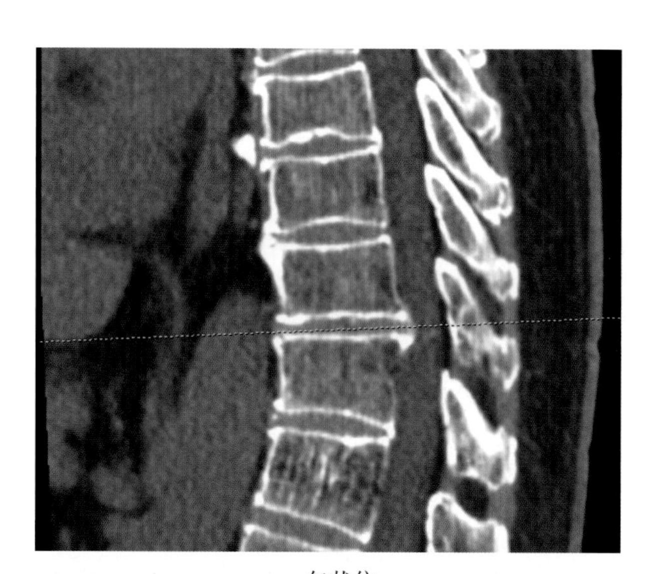

矢状位

图 12–4–1 胸椎 CT

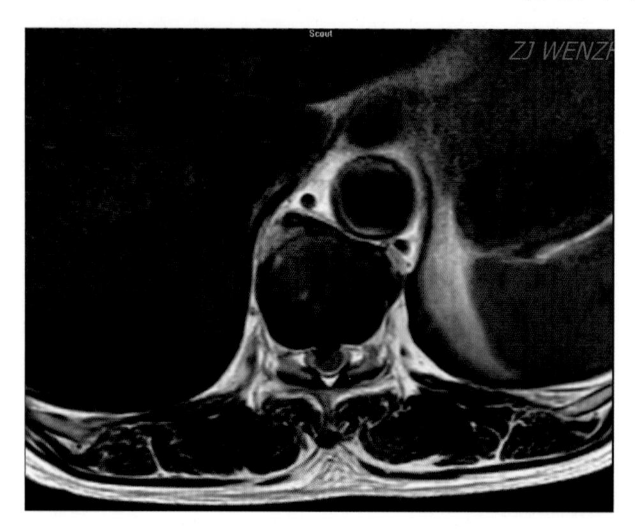

横断位

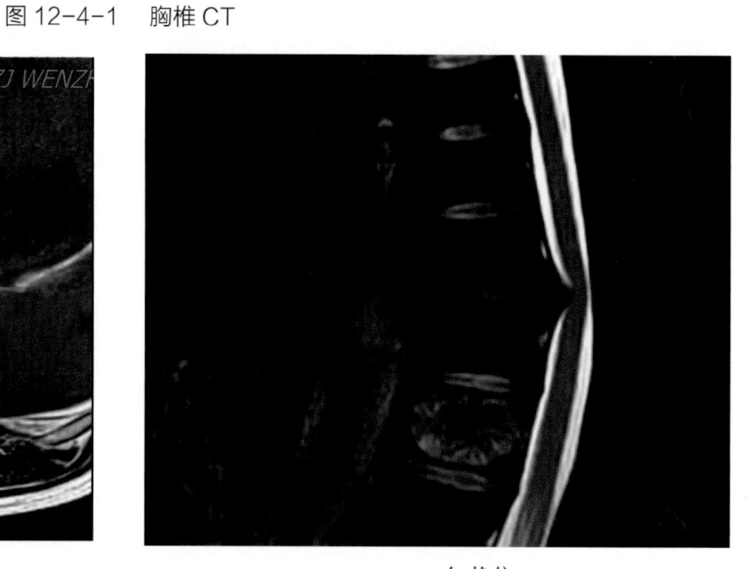

矢状位

图 12–4–2 胸椎 MRI

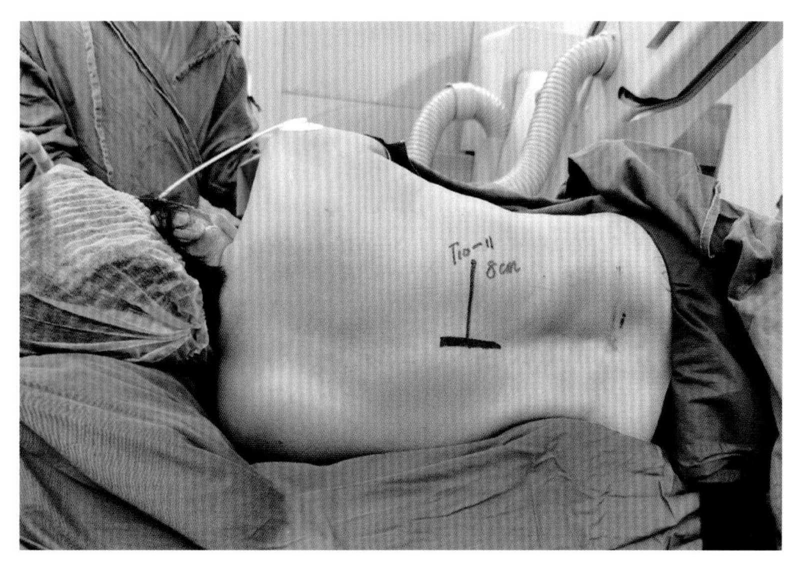

图 12-4-3　体位

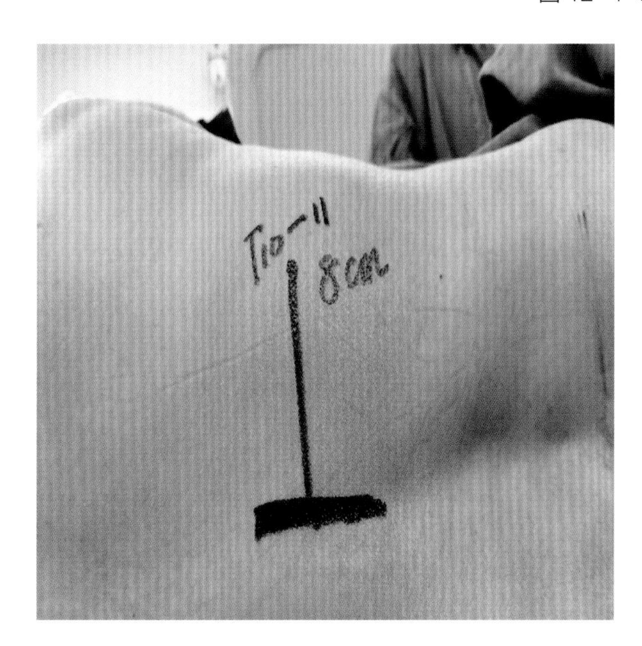

图 12-4-4　定位

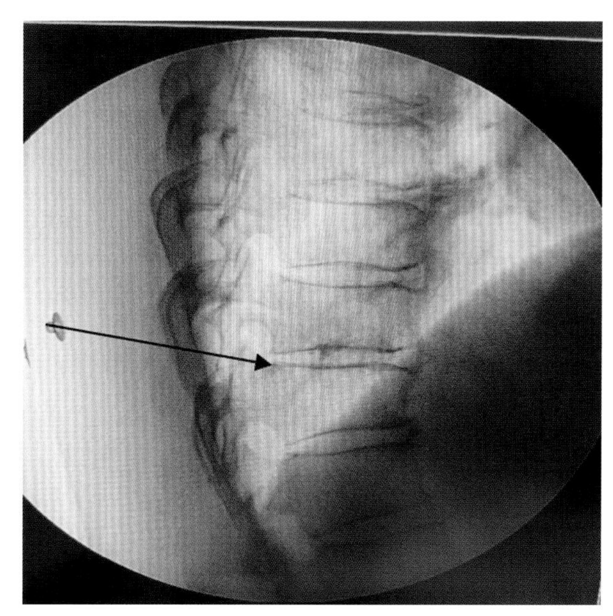

图 12-4-5　穿刺方向

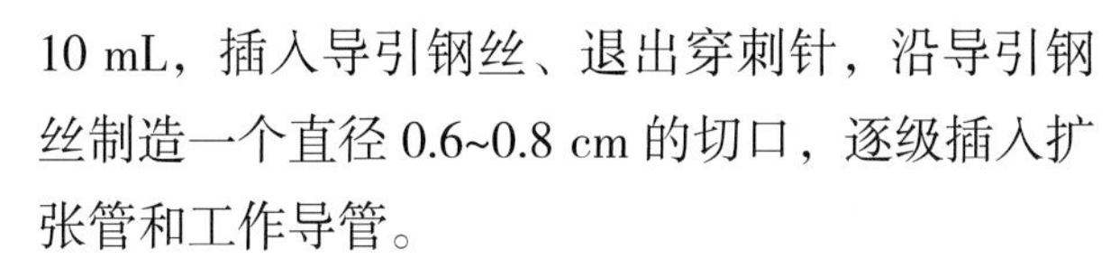

10 mL，插入导引钢丝、退出穿刺针，沿导引钢丝制造一个直径 0.6~0.8 cm 的切口，逐级插入扩张管和工作导管。

（6）退出导引钢丝和扩张管，插入导棒，沿工作导棒方向先后插入工作套管和内镜（图 12-4-6）。

（7）脊柱内镜置入：经工作通道置入内镜，连接 3 000 mL 生理盐水袋，出水管接入椎间孔镜入水口，盐水悬吊高度高于椎间孔镜入水口 1 m 以上。

（8）摘除突出髓核，对神经根和脊髓背腹侧进行充分减压（图 12-4-7）。减压结束后，医生可通过改变灌洗压力，如交替关闭或开放灌洗通道的方法来检查硬膜囊的活动度。

（9）手术完毕后，对术野进行灌洗和充分止血，退出内镜，缝合切口，并用无菌敷贴覆盖。观察 30 min 后无异常送回病房。术后卧床休息，可根据情况逐步下床活动。术后 3 个月至半年内应避免负重及进行剧烈运动。

术后胸椎 CT、术后 3 d MRI 及术后 3D CT 如图 12-4-8、图 12-4-9、图 12-4-10 所示。

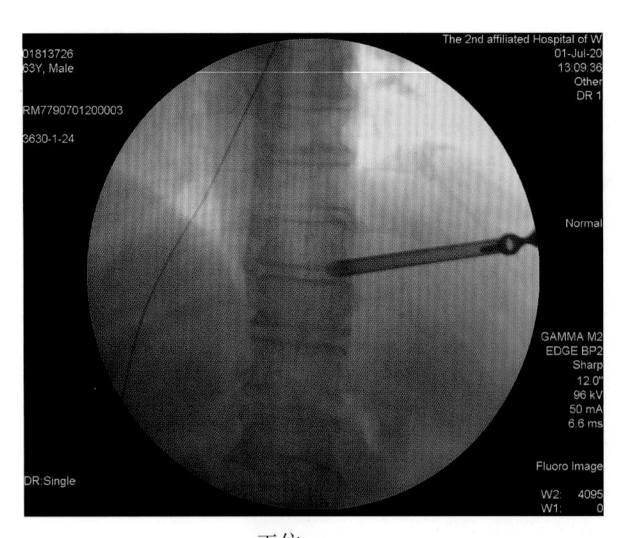

正位

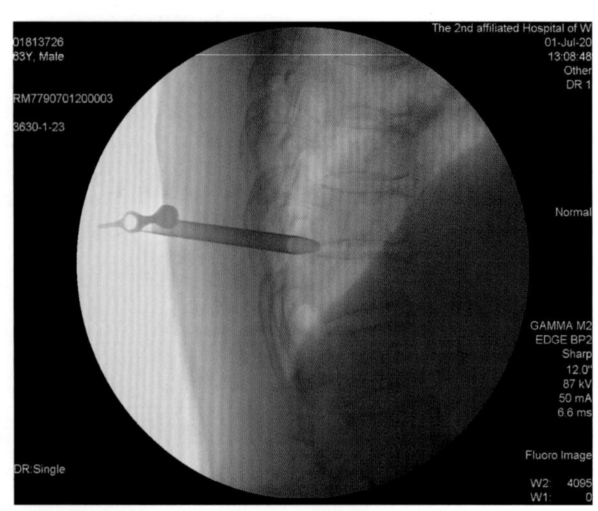

侧位

图 12-4-6 工作套管到达髓核突出区

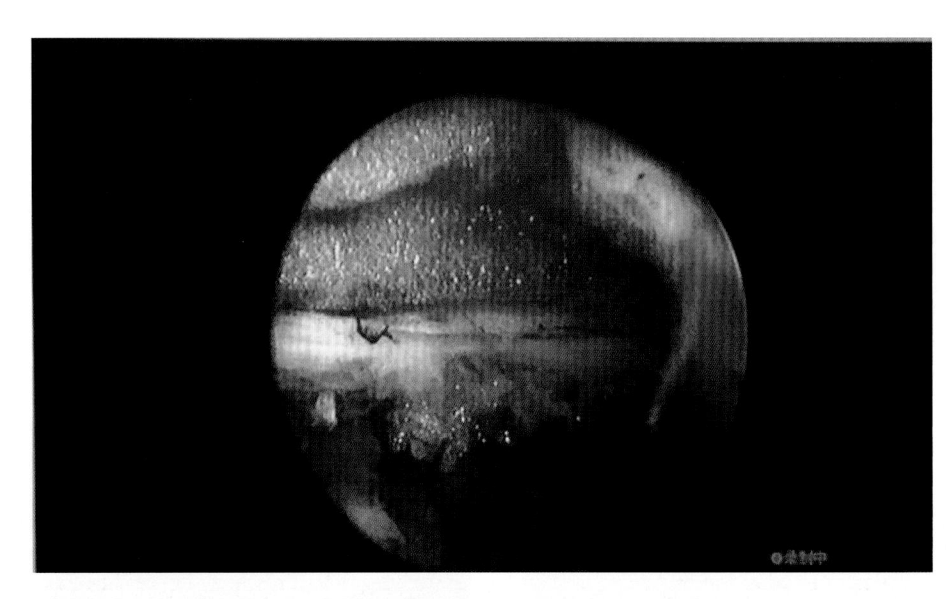

图 12-4-7 经皮脊柱内镜摘除椎间盘突出髓核术中镜下图

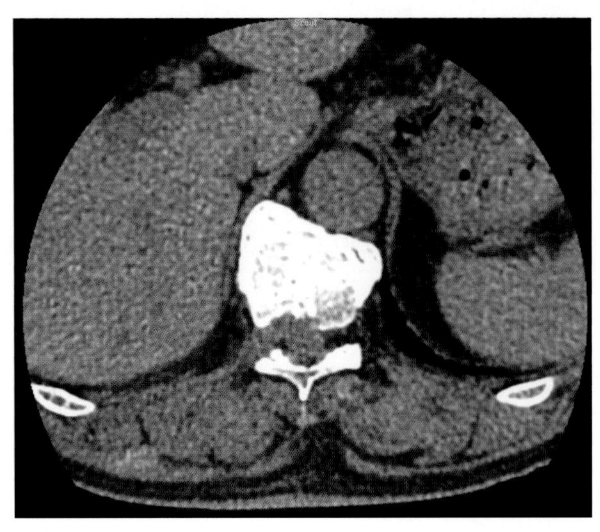

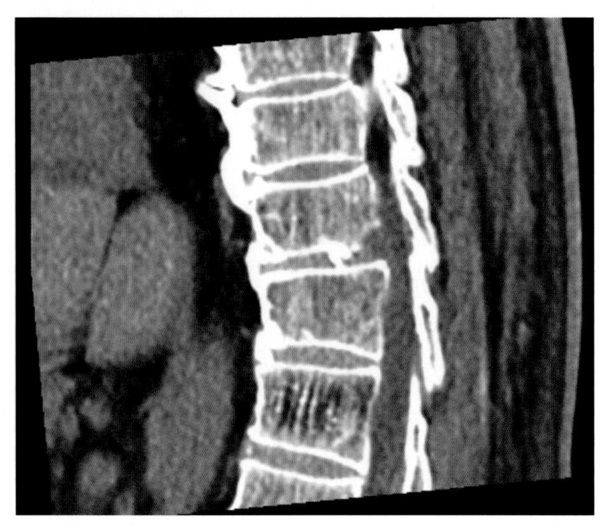

图 12-4-8 术后胸椎 CT

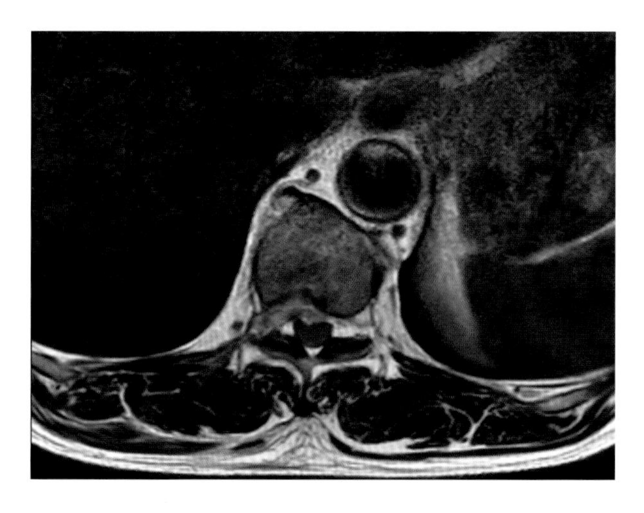

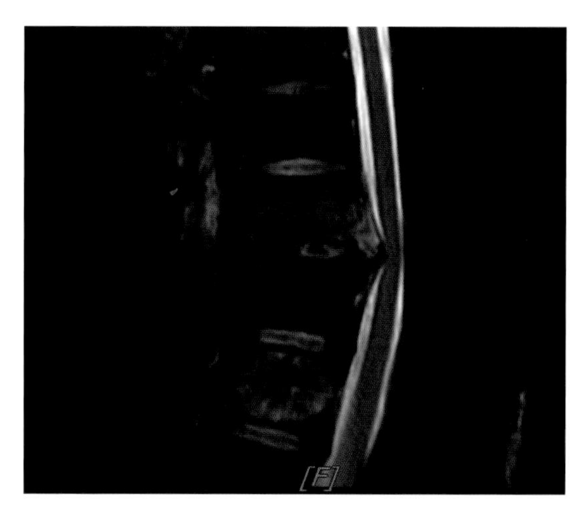

图 12-4-9　术后 3 d MRI

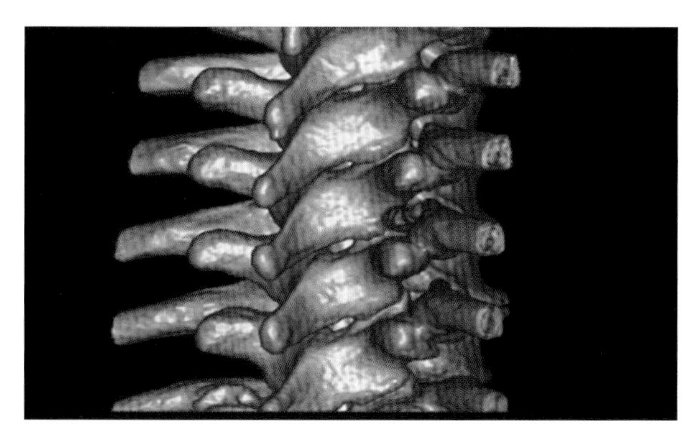

图 12-4-10　术后 3D CT 图，确定经皮脊柱内镜术后胸椎解剖学稳定性

三、并发症及其防治

1. 周围组织和脏器损伤　由于受到前部胸腔和后部肋骨等解剖结构的影响，后外侧操作空间有限，因此穿刺点比腰椎更靠近中线，一般旁开 8~9 cm。穿刺角度应更偏向腹侧，与椎间隙方向保持平行，以避开胸腔、肋骨等重要结构。

2. 神经根损伤　造成神经根损伤可能与以下因素有关。

（1）对解剖结构不熟悉、经验不足、反复穿刺、动作粗暴等。

（2）解剖和神经根变异。

（3）神经根张力过大、视野不清。

（4）二维空间下操作，脊神经根可能黏附在突出的椎间盘组织或纤维环上，可能连同髓核一起被钳夹。

（5）使用环锯时造成神经根损伤，患者可突感剧烈疼痛或放电样麻木，应立即停止手术。

一旦发生神经根损伤，术后应给予积极的神经营养及康复治疗。

3. 硬膜囊撕裂　TDH 多伴存胸椎黄韧带骨化等病变，导致胸椎管狭窄，使手术操作空间更小，术中如突出髓核与硬膜囊粘连或术中暴力操作，均有可能导致硬膜囊撕裂。

4. 出血和血肿　熟悉解剖，尽量镜下操作，避免粗暴操作。术后认真仔细观察，及时发现。出血量不多，可压迫止血，必要时应用止血药，疑有血肿时行影像学检查确诊，即时解除压迫。

5. 椎间感染　术后 2~5 周出现剧烈背部疼痛伴活动障碍，伴有红细胞沉降率、C 反应蛋白增高，MRI 检查显示椎间信号异常。为避免此并发症，术前、术后可预防性使用抗生素，最为重要的是术中应严格遵守无菌原则。

6. 脊髓挤压和损伤　较少见，但为严重并发症。胸椎椎间孔区域小，Kambin 安全三角区域安全性远低于腰椎间孔区域手术，工作套管进入该区难度系数大，需镜下采用髓核钳、神经拉钩、双极射频电极等，在使用射频电凝止血时尤其注意避免射频刀头直接接触硬脊膜造成脊髓热损伤。手术操作过程应谨慎、缓慢，避免对脊髓的挤压和损伤。

（占恭豪　吴彬彬　应炜阳）

第五节 硬膜外腔镜技术

硬膜外腔镜技术（epiduroscopy）是一项以微创的影像手段来进行诊断和治疗硬膜外疾患引起的腰腿痛的内镜操作技术。利用该技术，可以直接观察硬膜外腔的解剖结构和动态变化如硬膜、血管、结缔组织、神经、脂肪等，以及病理结构的改变如粘连、纤维变性、神经根压迫、瘢痕、肉芽肿及椎管狭窄等，这对于判断腰腿痛的原因或潜在病因非常重要，并可利用镜下工具进行针对性的治疗如松解粘连、冲洗炎性致痛物质、放置治疗仪器及靶向注射药物等。

一、适应证和禁忌证

（一）适应证

硬膜外腔镜技术的适应证是随着该项技术的不断更新和人们对其认识的不断丰富而发展变化的。主要适应证是慢性疼痛综合征。

（1）难治性腰痛或腰腿痛。

（2）与缺血性神经炎有关的硬膜外腔粘连。

（3）背部手术失败综合征。

（4）其他：如取标本活检；精确放置某些装置；实施靶向给药，包括甾体类药物、局麻药、透明质酸酶、可乐定及生理盐水等，均可通过硬膜外腔镜来实现。

（二）禁忌证

（1）凝血功能障碍（包括抗凝治疗，如小剂量肝素化、阿司匹林，停用1周后方可进行硬膜外腔镜检查）。

（2）穿刺部位及其周围有感染或肿瘤。

（3）青光眼和视网膜病变。

（4）尚未控制的高血压、心血管危象。

（5）脑血管占位病变、颅内压增高和神经病变。

（6）明显的膀胱功能障碍。

（7）骶管裂孔狭小或闭锁畸形。

（8）患者不接受硬膜外腔镜检查术。

此外，妊娠期、重要脏器功能衰竭及不能配合手术者均应视为禁忌。

二、操作技术和步骤

（1）患者取俯卧位，腹下垫枕。穿刺部位常规消毒，0.5% 利多卡因局麻。

（2）在骶管裂孔处做一个皮肤和皮下组织的小切口。

（3）用 17 G Tuohy 针经骶管裂孔切口处穿刺，直达骶管（图 12–5–1）。阻力消失感和侧位X线透视证实针位于骶管腔后（图 12–5–2），放置导引丝（图 12–5–3），正位X线透视证实导引丝向头端直行，置入扩张骶尾韧带的扩张管，不可过深，以免损伤马尾神经甚至脊髓（图 12–5–4）。退出扩张管，沿导引丝放置导引管（图 12–5–5）。

（4）经导引管注射造影剂（非离子型）

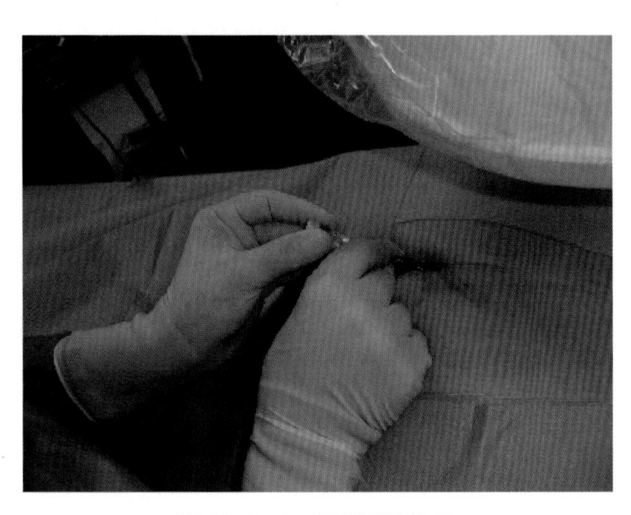

图 12–5–1 骶管裂孔穿刺

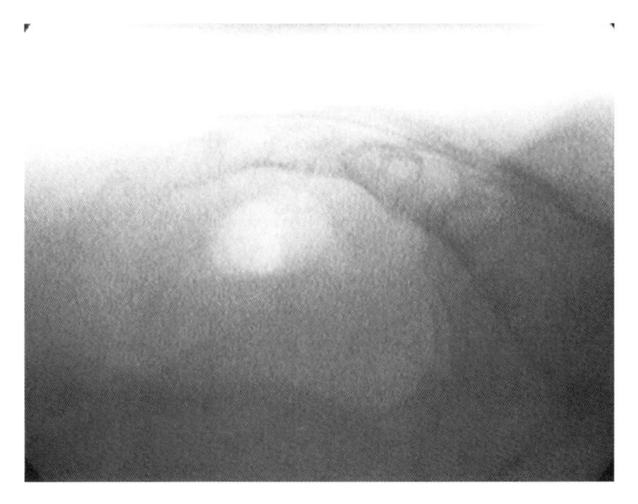

图 12-5-2　侧位 X 线透视证实针的位置

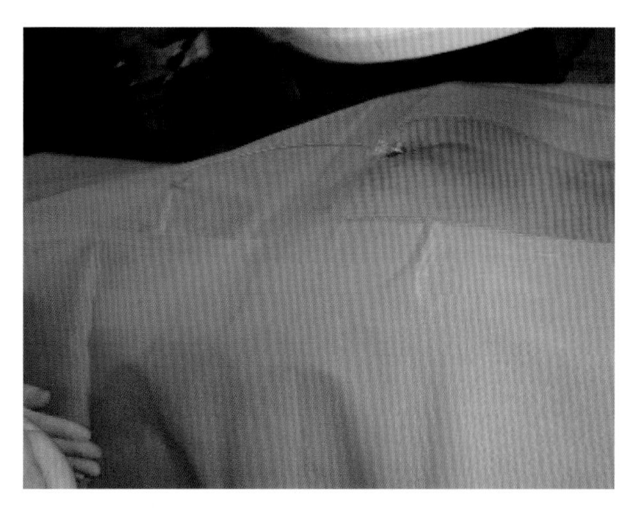

图 12-5-3　放置导引丝

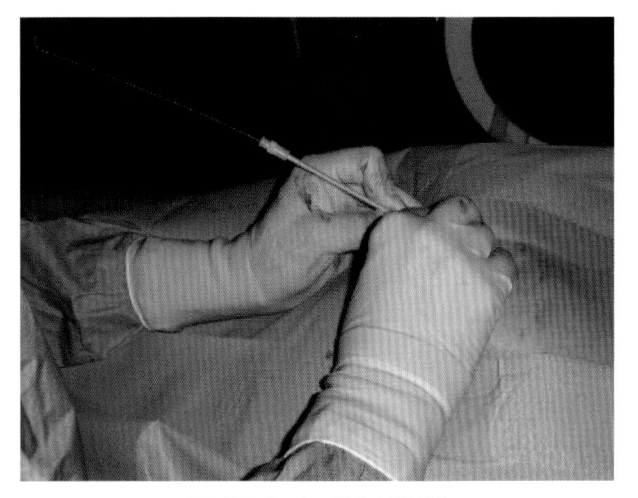

图 12-5-4　置入扩张管

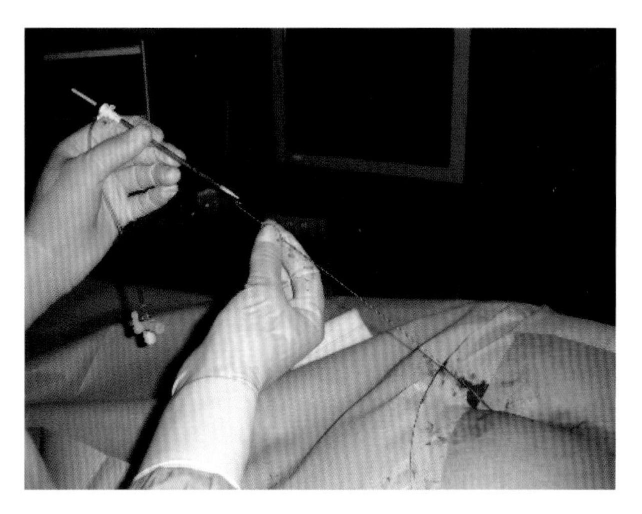

图 12-5-5　放置导引管

5~15 mL，观察造影剂在硬膜外腔的分布（图 12-5-6）。

（5）连接硬膜外腔镜光导纤维（图 12-5-7），调节硬膜外腔镜操作柄和焦距（图 12-5-8），连接加压生理盐水通道（图 12-5-9），经导引管放置硬膜外腔镜（图 12-5-10）。

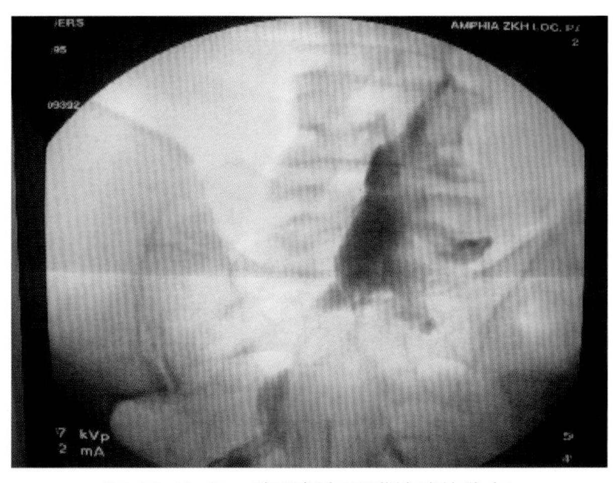

图 12-5-6　造影剂在硬膜外腔的分布

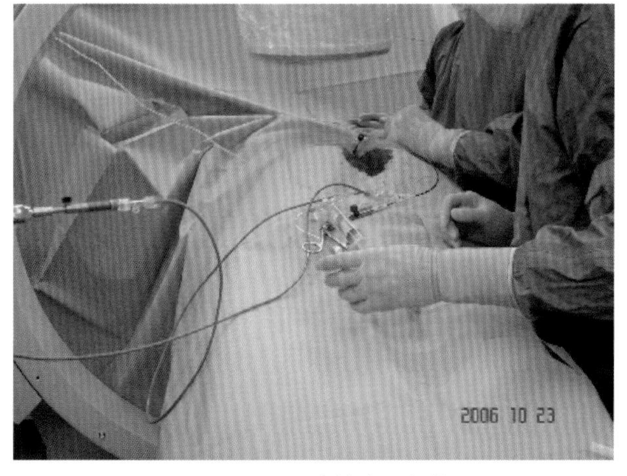

图 12-5-7　连接光导纤维

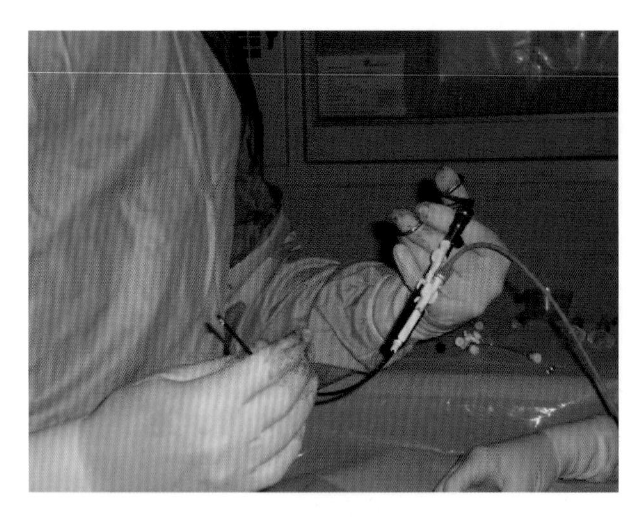

图 12-5-8 调节硬膜外腔镜

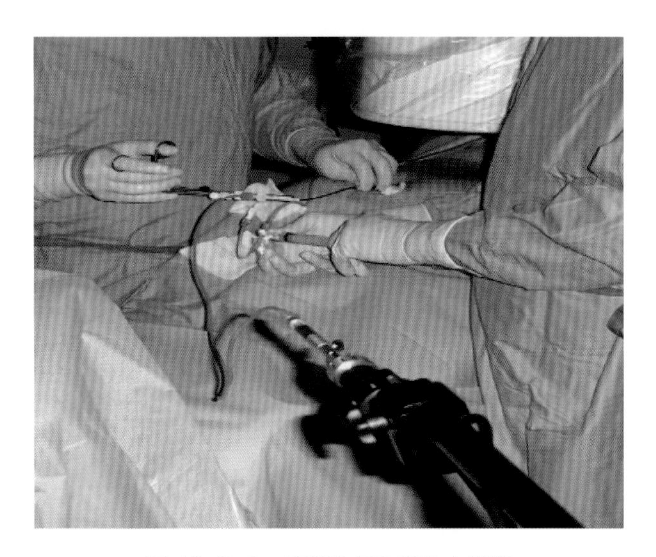

图 12-5-9 连接加压生理盐水通道

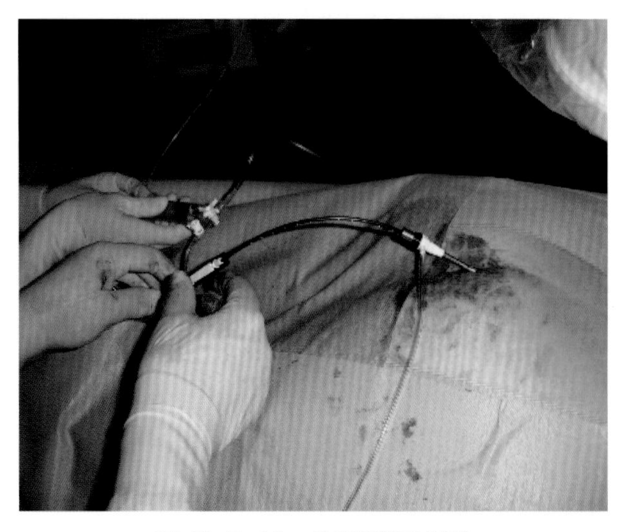

图 12-5-10 放置硬膜外腔镜

（6）操作过程中，应经常结合 C 臂 X 线透视和造影，确定硬膜外腔镜的位置和协助诊断。通过硬膜外腔镜，了解其结构和病理改变（图 12-5-11）。

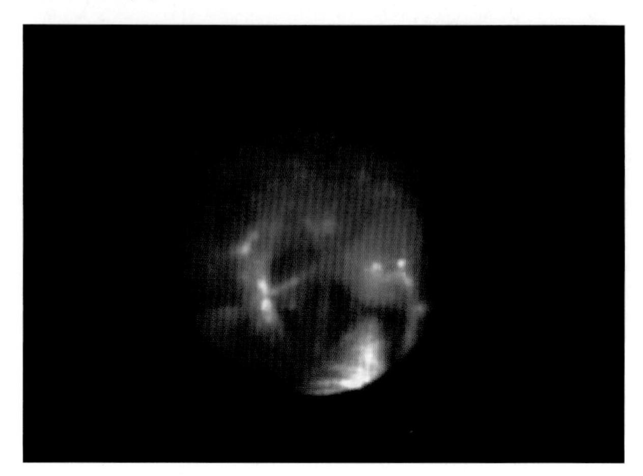

图 12-5-11 硬膜外腔粘连

全部操作应在硬膜外腔镜置入后的 45 min 内结束，以防止因静水压升高而可能发生的脊髓受压。退出硬膜外腔镜,用小敷贴覆盖穿刺切口。

（7）术后处理：术后严密观察，尤其注意神经系统变化。注意保持穿刺部位干燥清洁。术后 3 d 内可酌情应用非甾体消炎镇痛药或短效阿片制剂。术后 5 d 内禁止洗浴。

三、并发症及注意事项

常见并发症为颅内压升高，表现为头颈部疼痛。术中应尽可能保持硬膜外腔低流量灌注。一旦患者出现头颈部疼痛，应调整流量或终止操作。

其他的并发症还包括疼痛、一过性感觉障碍、轻瘫、麻痹、视觉缺失（失明）、其他视觉改变、腰穿后头痛、局部出血、感染和过敏反应等。局部疼痛往往是自限性的。严重头痛、感觉障碍和急性背痛须进行观察和评价。这些症状有可能是硬膜外血肿、脊髓缺血和颅内压升高的预兆，轻瘫和麻痹有可能是穿刺损伤、硬膜外血肿、颅内压升高、缺血或神经损伤的表现。视觉损伤甚至失明已有报道。

（傅志俭）

第十三章
鞘内药物输注系统植入术

植入式鞘内药物输注系统（implantable drug delivery systems，IDDS）可将阿片类或非阿片类药物通过皮下导管持续泵入蛛网膜下隙，阻断疼痛信号的传导或降低运动神经元的兴奋性，达到止痛和治疗痉挛目的。该方法可在不影响运动、感觉和交感神经功能的情况下产生明确的镇痛效果，以解决顽固性疼痛及癌痛。

鞘内用药因能够直接作用于脊髓、大脑中的多种离子通道和受体，故可有效地避免口服药物带来的首过效应，且没有血脑屏障，从而大大降低药量及不良反应发生率。如吗啡，鞘内剂量相当于口服剂量的1/300。目前应用于鞘内的阿片与非阿片类药物有：吗啡、氢吗啡酮、芬太尼、舒芬太尼、布比卡因、罗哌卡因、齐考诺肽、巴氯芬、可乐定等。

目前临床上应用的植入式鞘内镇痛装置主要有两种：一种为完全植入式输注泵系统（pump-catheter system），能够通过程控仪来调节各种输注模式，达到方便用药及个体化的要求。该设备便携性强，日常护理方便，但是其价格昂贵（图13-1）；另外一种是鞘内输注港系统（port-catheter system），其相当于一个体内中转站，利用外接自控镇痛泵（PCA）进行药物输注，其外置药盒容量较大，但体外携带输注泵影响行动，并且有潜在感染风险（图13-2）。

一、适应证

（1）预计生命超过3个月以上的癌痛患者。

（2）全身应用阿片类药物效果不佳或不良

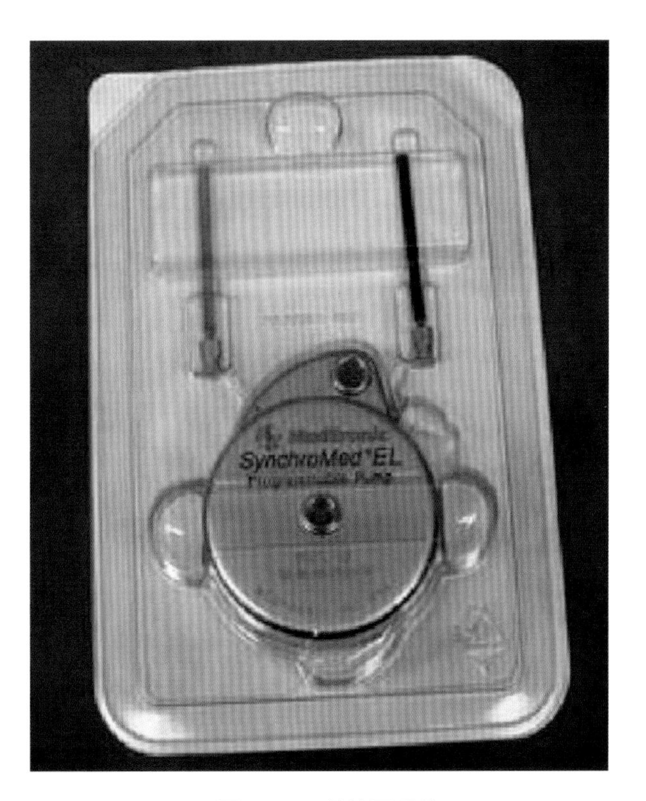

图13-1　输注泵系统

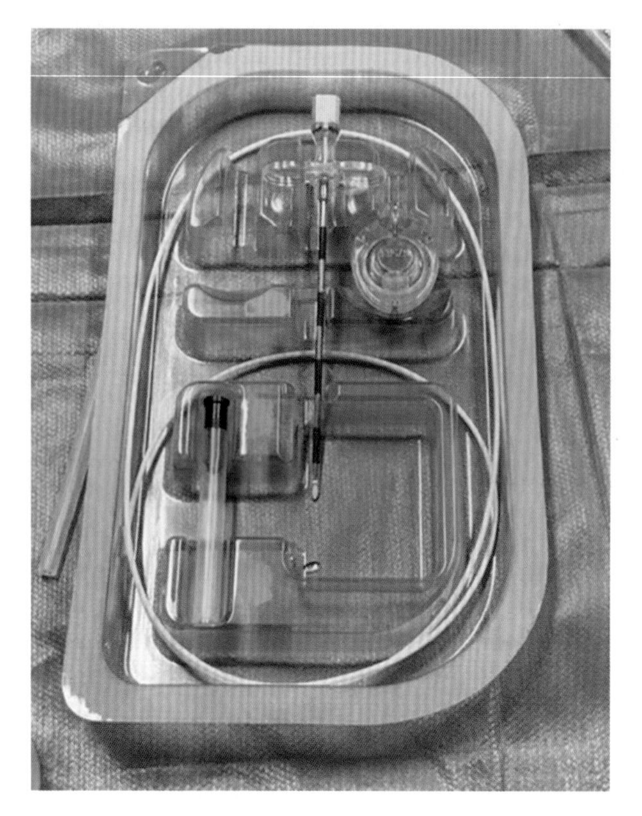

图 13-2 输注港系统

反应无法耐受的慢性顽固性疼痛患者。

二、禁忌证

（1）输注药物过敏或禁忌者。

（2）各种系统疾病导致重要脏器功能不全不能耐受手术操作者。

（3）神经系统病变导致脑脊液循环障碍或感染者。

（4）穿刺路径病变：穿刺部位感染，脊椎外伤、结核、畸形及肿瘤占位，脑脊膜膨出，脊柱强直，以及严重腰背痛患者。

（5）精神异常或不能配合治疗的小儿。

三、手术操作步骤

（1）患者开放静脉通道，常规生命体征监测。

（2）体位：取侧卧屈髋屈膝位，充分暴露椎间隙。

（3）体表标记：一般穿刺点定于 L_2/L_3 或 L_3/L_4 椎间隙棘突旁并用记号笔标记，特殊情况下（如肿瘤侵犯椎管，累及 L_2/L_3 以上间隙）可行高位穿刺。同时体表标记皮下隧道路线与输注泵（pump）或输注港（port）埋入位置（图 13-3）。pump 植入位置常为髂窝处（图 13-4），port 植入部位常为腋前线处肋弓前方的皮下（图 13-5）。

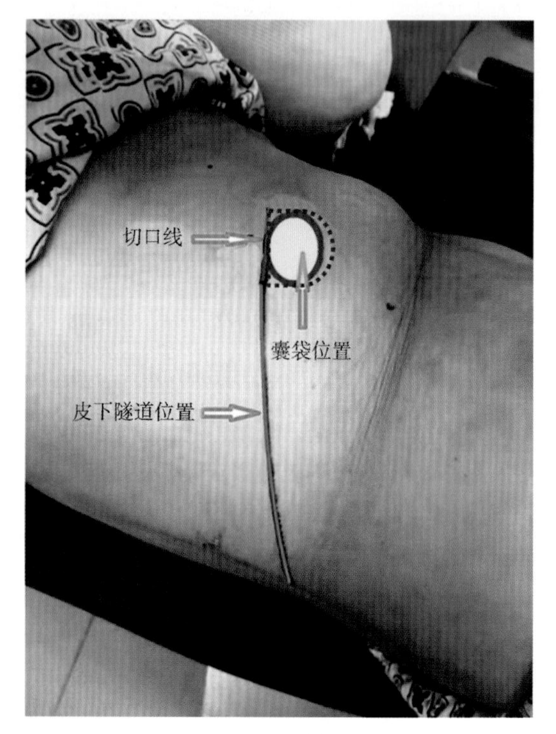

图 13-3 体表标记

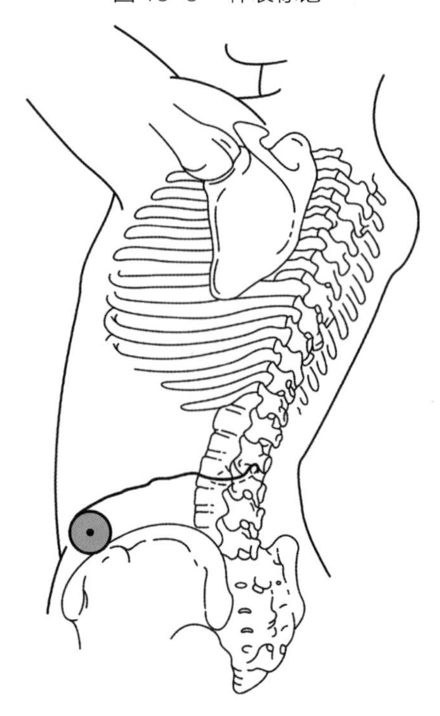

图 13-4 输注泵植入位置

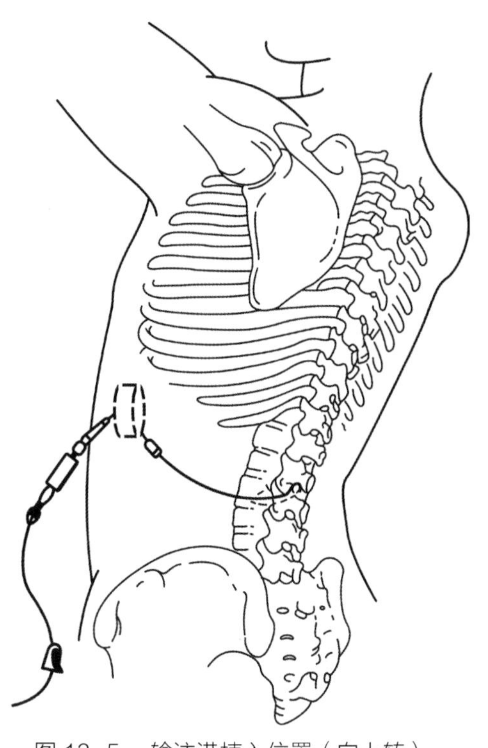

图 13-5　输注港植入位置（向上转）

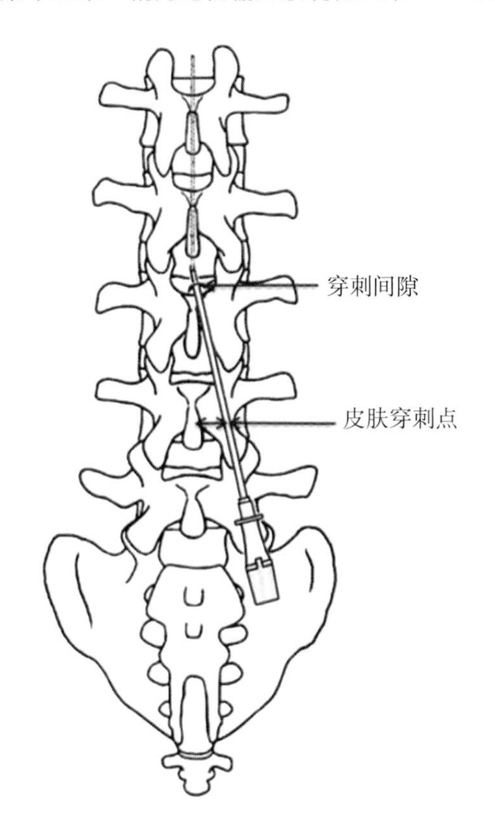

图 13-7　穿刺角度和方向

（4）穿刺：常规消毒铺巾，0.5% 利多卡因局麻后，以尖刀片纵行切开穿刺部位皮肤，务必切透皮下的纤维隔，以防置管时在此处打折。穿刺针与皮肤成 45°~60° 斜向头端穿刺（图 13-6、图 13-7、图 13-8），穿过皮肤及皮下、棘间韧带、黄韧带和硬脊膜，进入蛛网膜下隙，退出针芯见

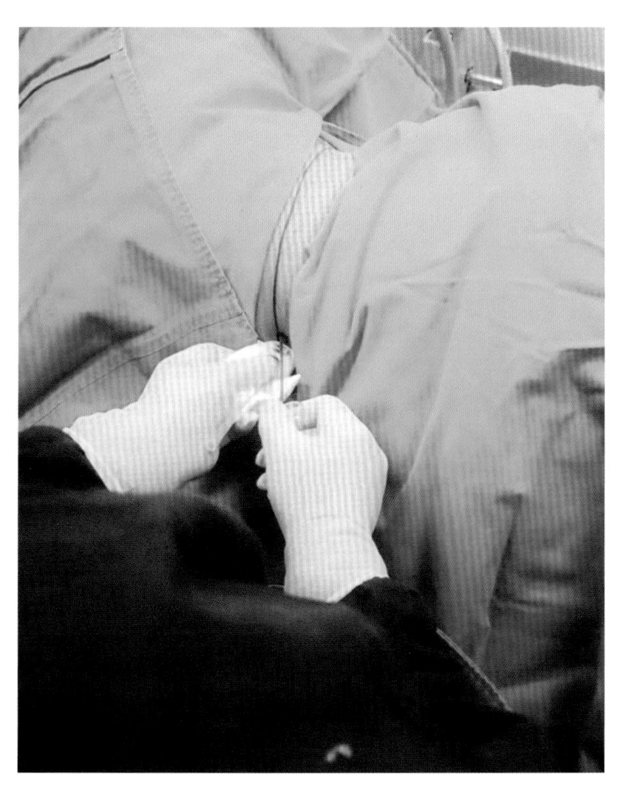

图 13-6　穿刺角度

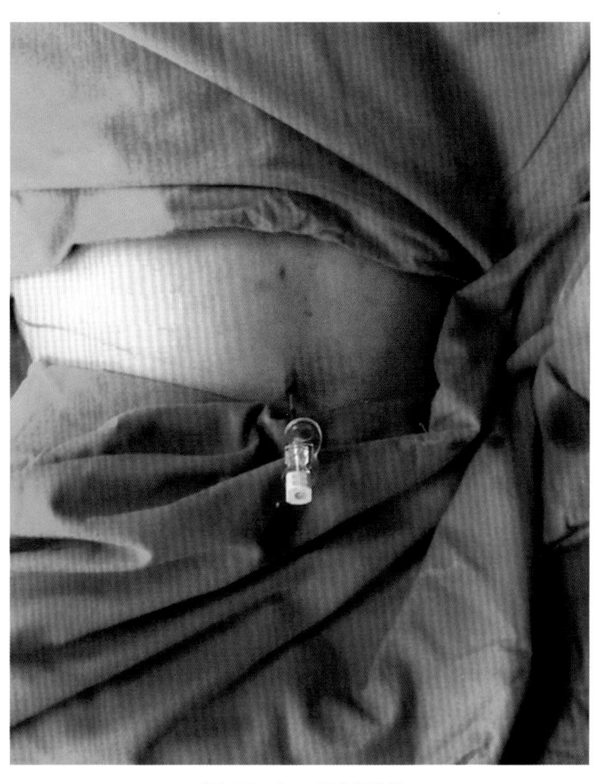

图 13-8　穿刺到位

有脑脊液滴出。可再进针 0.5 cm 以利于置管。

（5）置管：穿刺针勺状面朝向头端，拔出针芯后迅速向穿刺针内置入导管，避免脑脊液丢失过多（图 13-9）。注意导管应从导管的 0 刻度端置入，导管的另一端用血管钳夹闭防止脑脊液流出（图 13-10）。在 C 臂下观察导管是否通畅，有无打折及盘曲（图 13-11）。置管过程宜轻柔，如遇阻力不能强行置管，以免损伤脊髓。在 C 臂确定导管头端位置到达设定位置后（图 13-12、图 13-13），拔出穿刺针。用止血钳夹闭导管前端，防止脑脊液继续流失。

（6）准备皮下囊袋及通过皮下隧道：于标记的输注泵或输注港植入位置局麻后，切开皮肤及皮下组织，钝性分离皮瓣形成一直径约 5 cm 的袋状，大小以能恰好放入输注泵或输注港为宜（图 13-14）。局麻皮下隧道路径后，使用隧道针自穿刺位置经皮下穿行至囊袋处，将鞘内导管通过隧道针引出（图 13-15）。再次确定脑脊液流

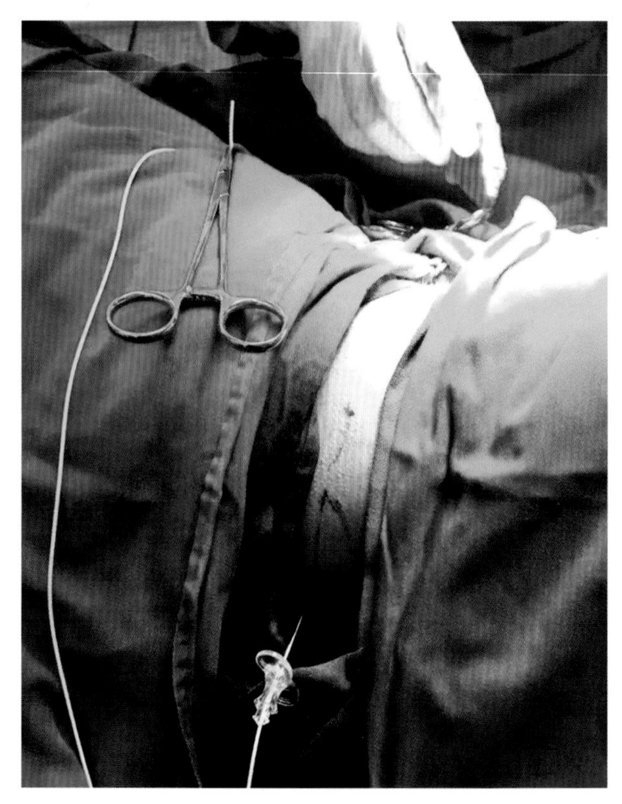

图 13-10 夹闭导管

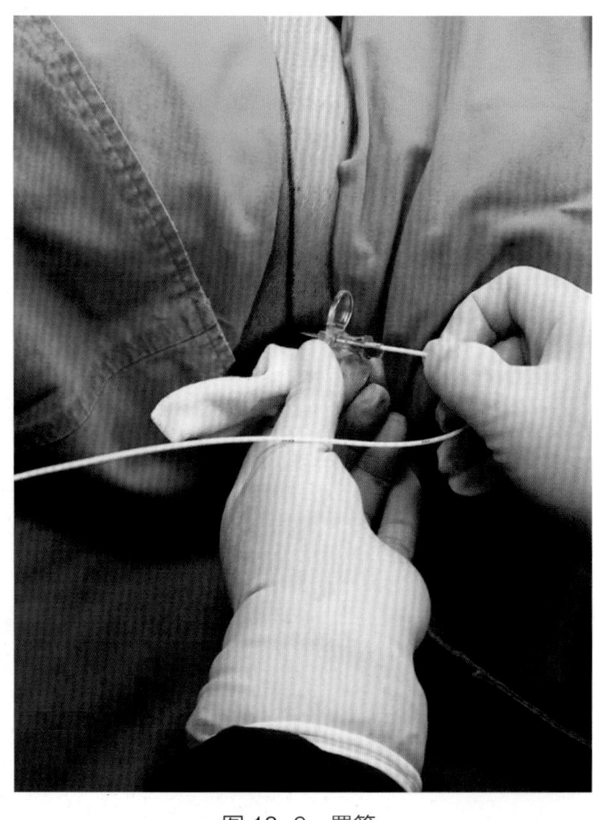

图 13-9 置管

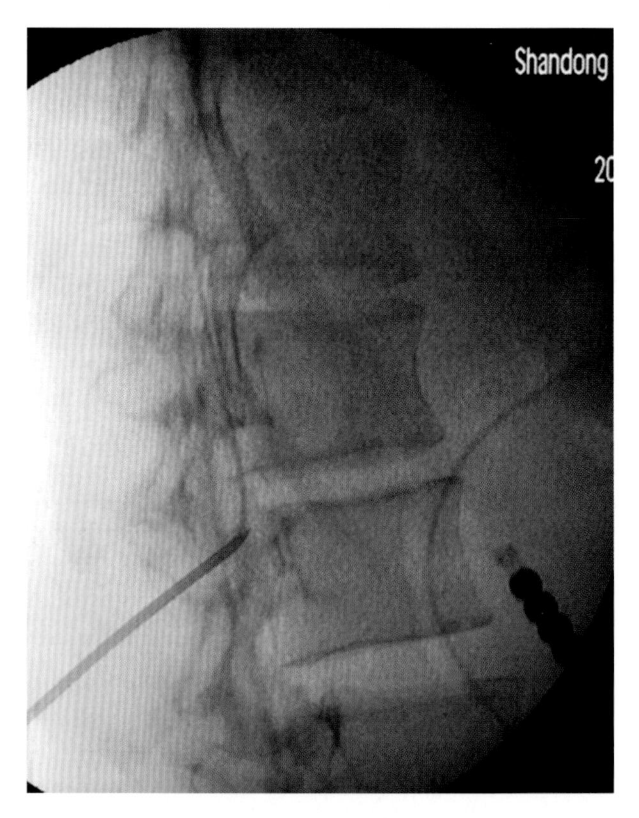

图 13-11 C 臂下观察导管走行

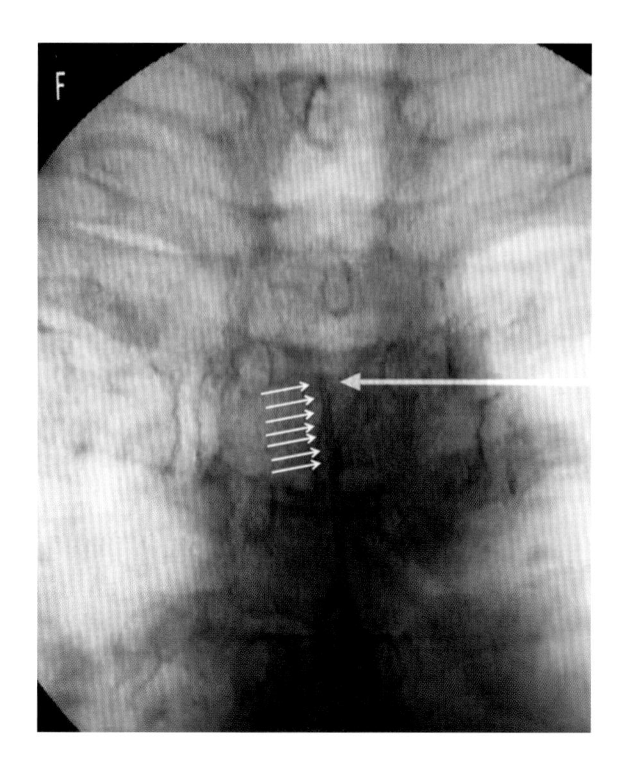

图 13-12　头端位置（正位）

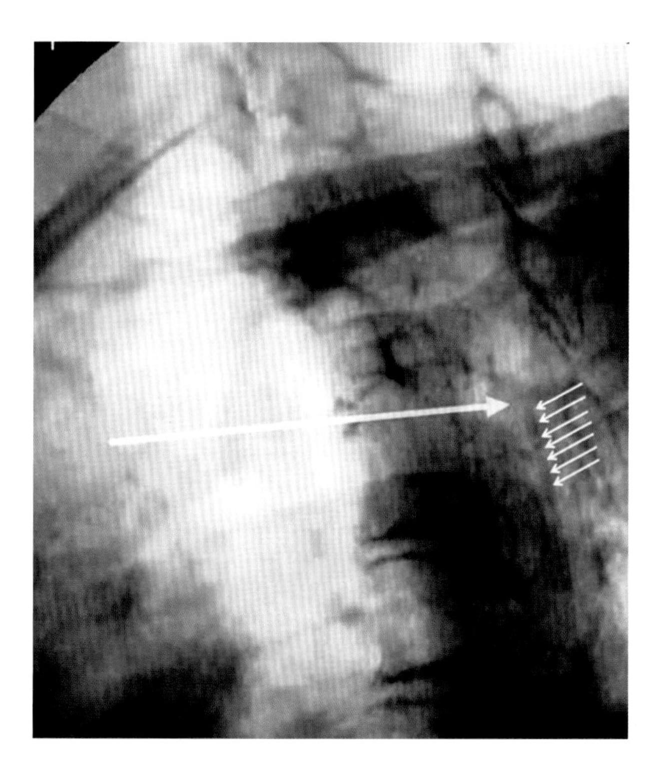

图 13-13　头端位置（侧位）

出通畅（图 13-16），再次 C 臂下确认导管无盘曲及打折等情况。

（7）连接输注泵（输注港），埋入囊袋并缝合切口：保留适当长度的导管便于连接操作，剪除多余导管，与输注泵（输注港）紧密连接（图 13-17）。将输注泵（输注港）埋入囊袋（图 13-18），通过蝶形针用生理盐水 2 mL 试注，观察确认导管与泵（输注港）连接处无渗漏（图 13-

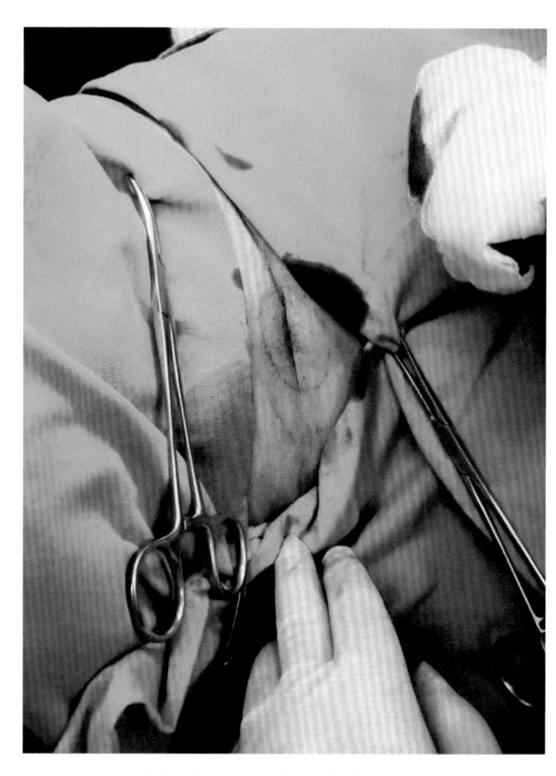

图 13-14　皮下囊袋切口

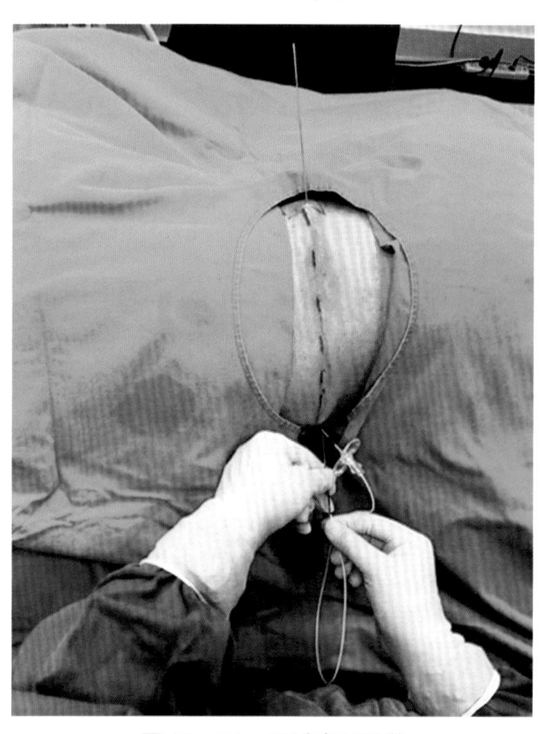

图 13-15　通过皮下隧道

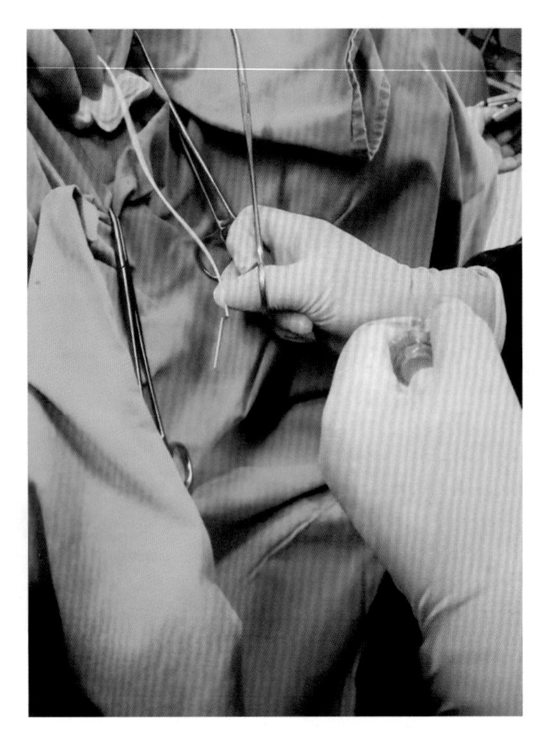

图 13-16 再次确定脑脊液流畅

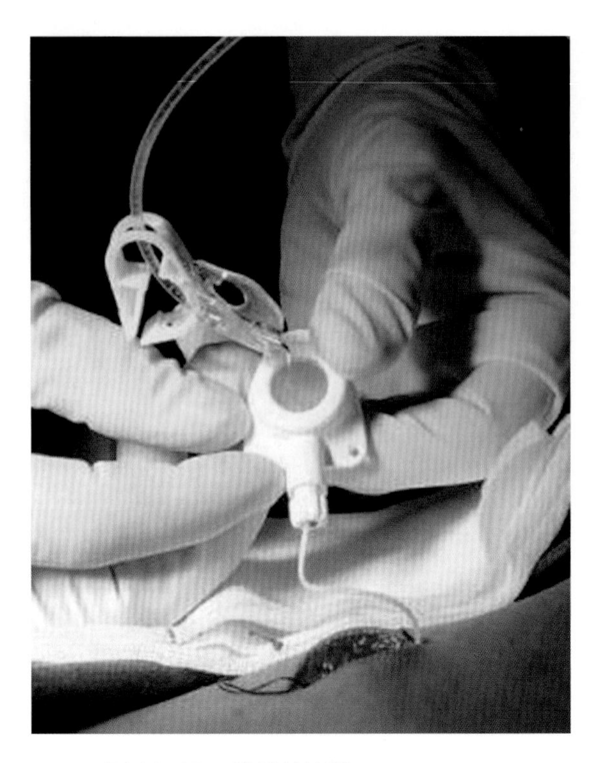

图 13-17 连接输注港

19)，然后将输注泵（输注港）固定，充分止血并缝合皮肤切口。最后使用蝶形针垂直插入输注泵或输注港硅胶隔膜，回抽可见清亮脑脊液，注液无阻力后，缓慢注入 0.9% 氯化钠注射液 20 mL，以补充丢失的脑脊液，预防术后低颅压头痛（图 13-20）。穿刺点局部消毒，刺入蝶形针，脑脊液回流通畅，封闭蝶形针末端（图 13-21、图 13-22），以无菌敷料覆盖。

（8）给药：首先一次性给予负荷量（试验量），一般给吗啡 0.2 ~0.5 mg。记录给药时间和患者疼痛复现的时间，计算 24 h 吗啡用量，配置患者自控镇痛泵后与蝶形针相连接，每 24 h 根据给药后患者疼痛缓解及不良反应情况进行调整，直至达到满意镇痛。

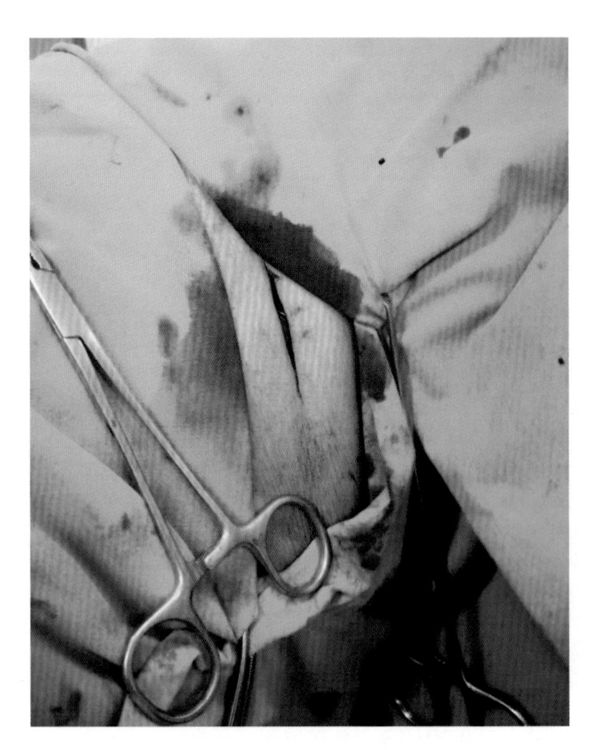

图 13-18 输注港埋入囊袋

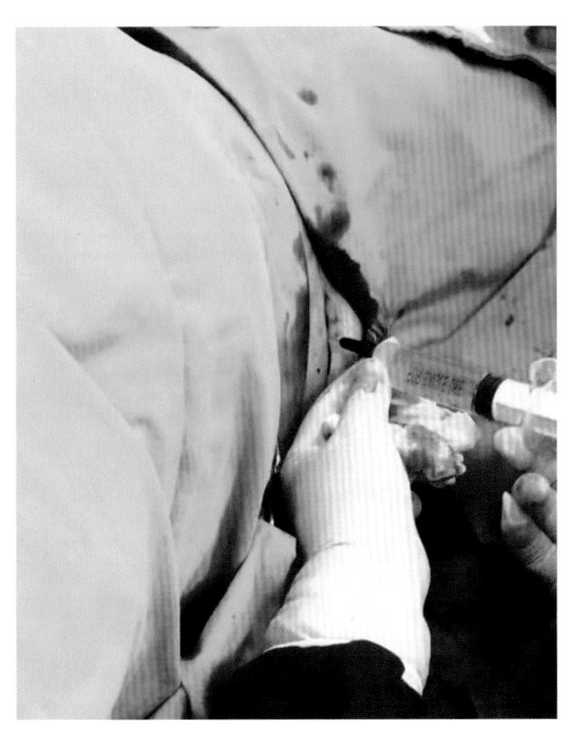

图 13-19　确认连接处无渗漏

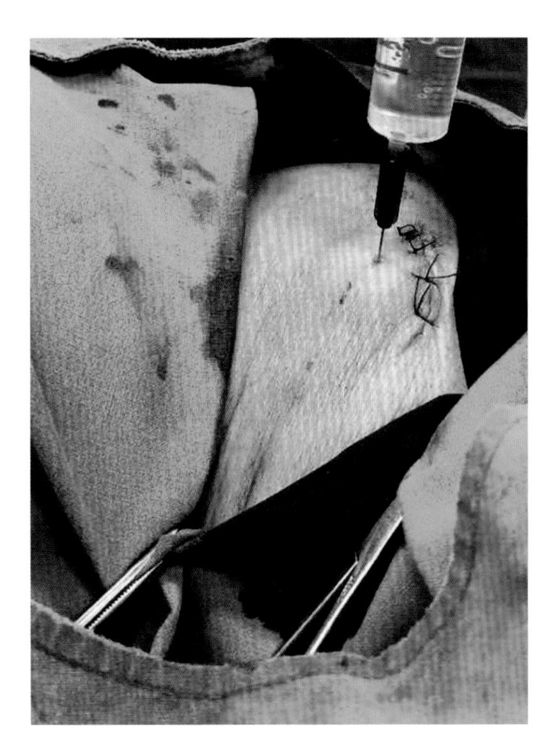

图 13-20　推注生理盐水

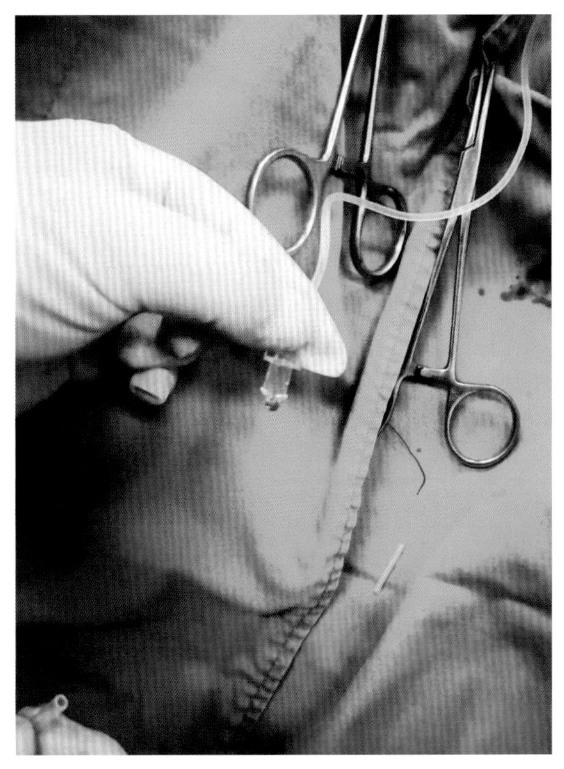

图 13-21　通过蝶形针验证

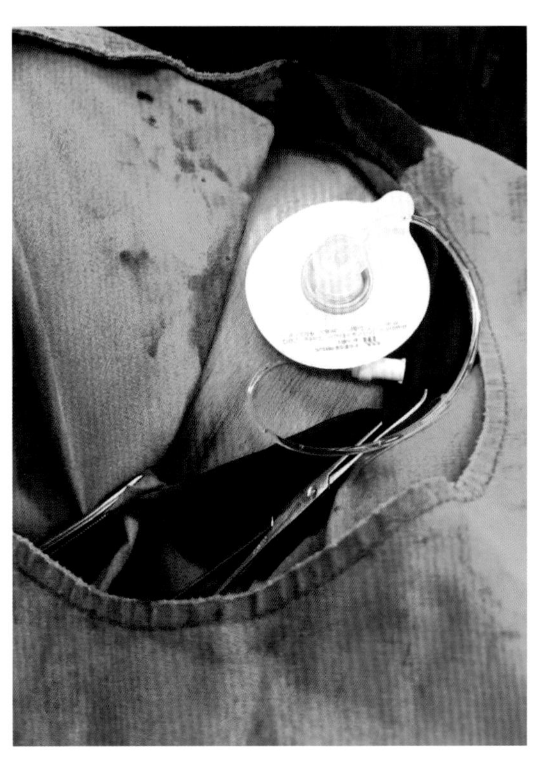

图 13-22　封闭蝶形针

四、不良反应及并发症

（一）围术期并发症

（1）出血：包括皮肤、软组织出血，甚至椎管内出血、蛛网膜下血肿，严重可压迫脊髓及周围神经引起肢体感觉或运动障碍，甚至截瘫。

（2）感染：皮肤或软组织感染，严重者可出现椎管内感染，甚至中枢神经系统感染、败血症。

（3）神经损伤：神经根及脊髓损伤，可造成肢体感觉、运动障碍，甚至瘫痪、尿潴留、大小便失禁等。

（4）低颅压综合征。

（5）药物过敏。

（6）因穿刺或置管困难有导致手术失败的可能。

（二）设备相关并发症

（1）组件故障、元件失效或运行程序错误，导致用药不足或过量。

（2）导管扭结、断线、漏液、破损，甚至导管断裂滞留体内。

（三）后期并发症

（1）长期鞘内用药或导管刺激可出现脑脊髓膜炎及白质脑病。

（2）长期用药致颅内压力升高，引起头痛、呕吐、抽搐、癫痫发作、蛛网膜下隙出血，严重时可引起脑疝，引起脑功能性障碍、昏迷，甚至呼吸、心搏停止。

（3）导管尖端炎性肿块、阻塞、移位或纤维化。

（4）囊袋积液、血肿、糜烂。

（5）排异反应。

（6）刀口愈合延迟或不愈合。

（谢珺田　阎　芳）

第十四章
神经刺激技术

第一节 脊髓电刺激

脊髓电刺激（spinal cord stimulation，SCS）是将电极植入椎管内，以脉冲电流刺激脊髓后柱以减轻或缓解症状的治疗方法。脊髓刺激器的整套系统包括刺激电极、延长导线和电脉冲发生器（图 14-1-1、图 14-1-2）。刺激电极植入硬膜外隙后，由电脉冲发生器发生电流，经延长导线到达电极，刺激脊髓神经达到治疗效果。电极有经皮穿刺电极和外科电极。刺激程序可有单列

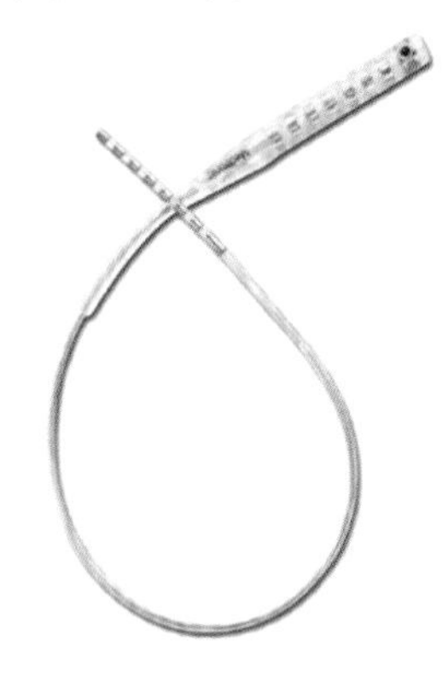

图 14-1-1 脊髓电刺激电极及延长导线

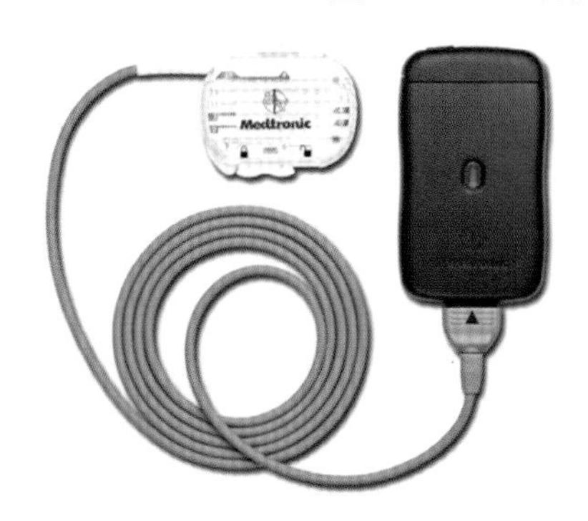

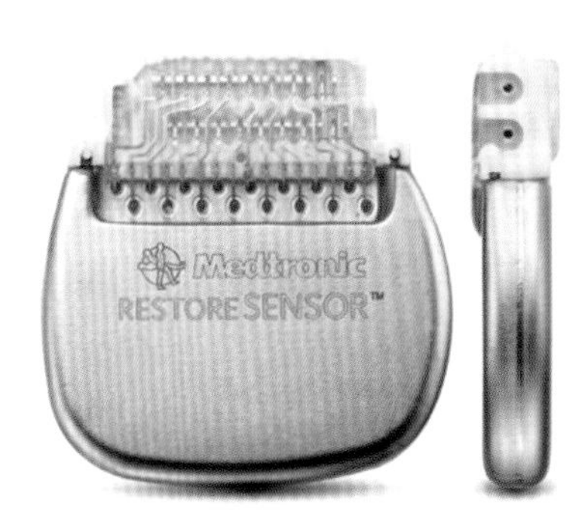

图 14-1-2 临时刺激器及电脉冲发生器

电极、双列电极及组合刺激和交替刺激等多种，多电极可增加电场的刺激范围，从而提高疗效。

刺激电极的触点可任意设置成正负极，任何正负电极间可形成回路，覆盖一定的刺激区域。电极触点位置决定刺激区域，脉宽决定刺激的范围，而频率决定了刺激的舒适度。因此，术中测试时，中间电极（如 3-4+）间的刺激范围尽量要覆盖疼痛区域，以减少电极移位造成的手术失败。调试时适当用低脉宽、低频率刺激，这样术后可以有更大的调节空间。

关于脊髓电刺激的作用机制有许多理论，包括门控机制的激活，脊髓丘脑通路的传导阻断，脊髓以上机制的激活，以及某些神经调质的激活或释放等。

一、适应证

（1）背部手术失败综合征（FBSS）。

（2）周围性神经病理性疼痛。

（3）带状疱疹后神经痛。

（4）难治性心绞痛。

（5）外周血管性疾病。

（6）复杂性区域疼痛综合征（CRPS）。

（7）脊髓损伤后疼痛。

（8）其他神经损伤性疼痛。

二、禁忌证

（1）凝血障碍。

（2）活动性感染。

（3）疼痛区域感觉麻木。

（4）心理评估后不支持。

（5）测试治疗失败者。

三、手术操作

（1）患者准备：术前应进行较为全面的健康宣教及心理评估。除一般术前检查外，要着重了解患者的椎管内情况，特别是拟定穿刺间隙及刺激电极走行方向是否通畅、相应脊髓节段有无病变等。

（2）患者采取俯卧位（图 14-1-3）、开放静脉、进行循环呼吸监测，常规消毒、铺巾。在 X 线透视下确定目标椎间隙，向尾端下一个椎间隙棘间旁开 0.5 cm 为穿刺进针点（图 14-1-4），并在皮肤上做出相应进针穿刺点标记（根据习惯可选择患侧或健侧）。

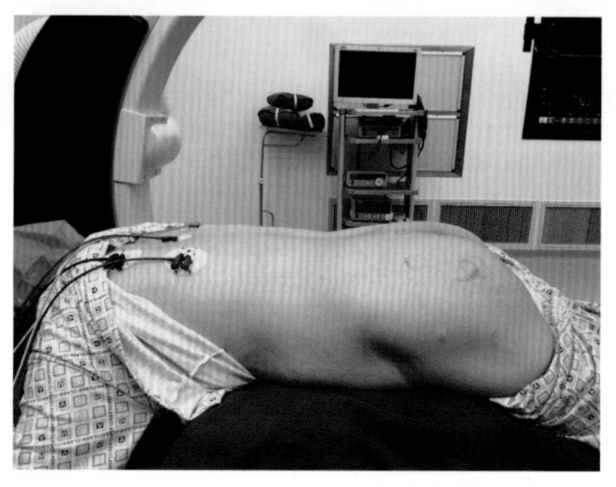

图 14-1-3 体位

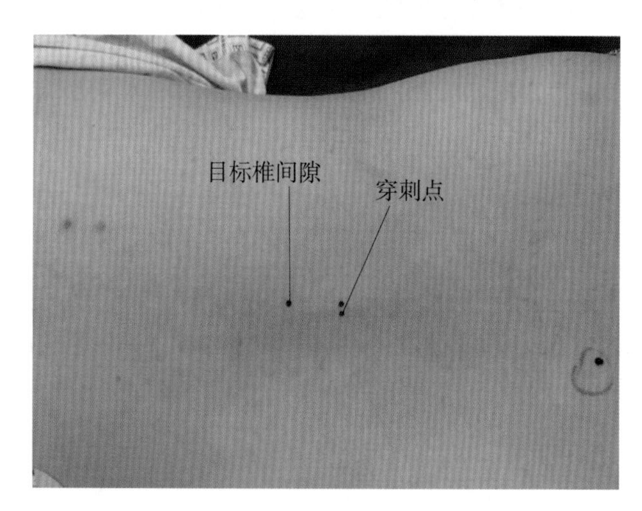

图 14-1-4 定点

（3）麻醉：1% 利多卡因充分麻醉穿刺区域。

（4）用 Tuohy 针从标记进针点由同侧向目标椎间隙中央穿刺，向头端进针，在透视下确认进针位置。穿刺针与皮肤平面倾斜角度小于 45°（图 14-1-5）。穿刺角度越小，置电极时越容易进入椎管内，但穿刺难度越大。如果患者疼痛范围较大，可选择使用两根电极，这时需要穿刺两

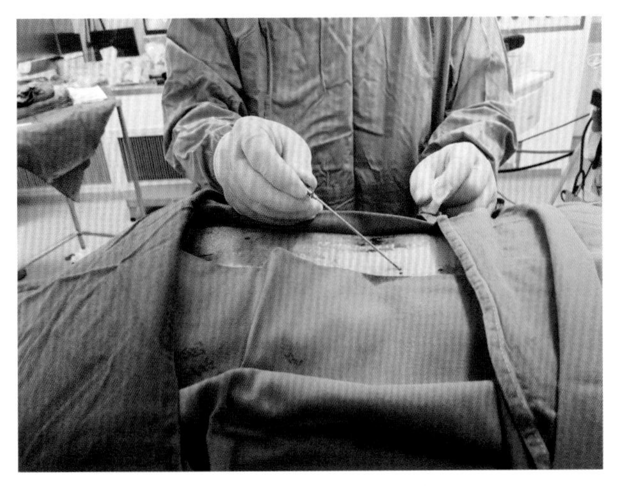

图 14-1-5 穿刺针角度

根 Tuohy 针，两根穿刺针可以平行或者相差一个节段。

（5）应用阻力消失法及 X 线透视确认穿刺针进入硬膜外隙（图 14-1-6）。硬膜外导丝进入硬膜外隙应该无阻力（图 14-1-7）。

（6）植入临时测试电极，调节电极尾端导引导丝的方向，在连续透视引导下植入电极，将电极置入患侧疼痛所属的脊髓背柱或脊髓入髓区域。正位透视电极位于中线偏患侧或脊髓入髓区域（图 14-1-8），侧位透视电极位于椎管内后缘（图 14-1-9）。电极植入的位置为与疼痛范

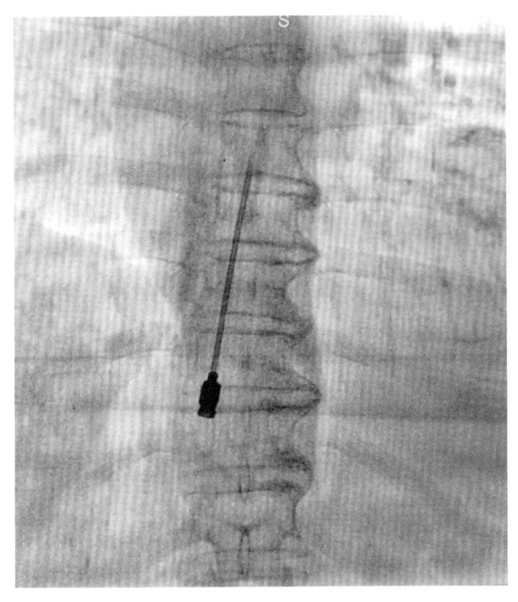

正位

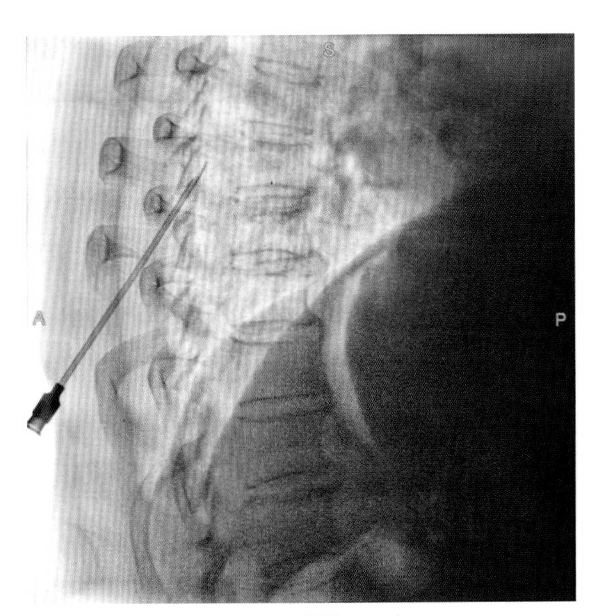

侧位

图 14-1-6 穿刺

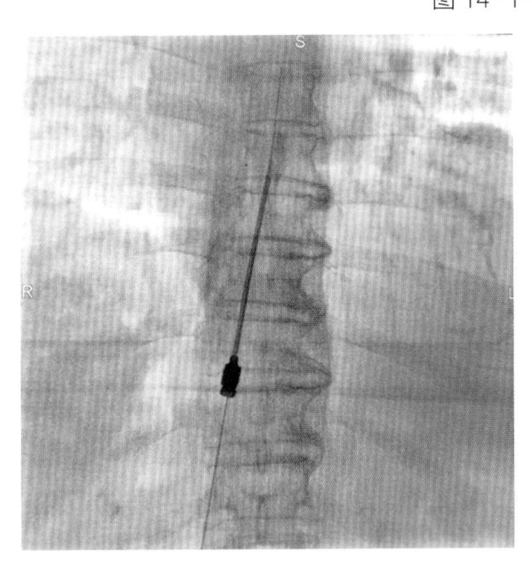

正位

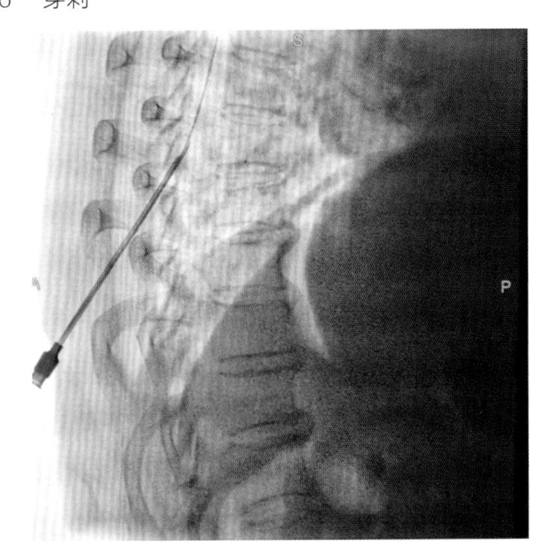

侧位

图 14-1-7 导丝进入硬膜外隙

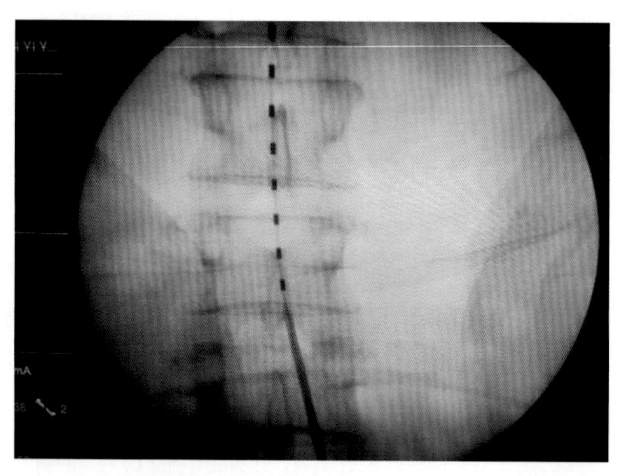

图 14-1-8 导入电极（正位）

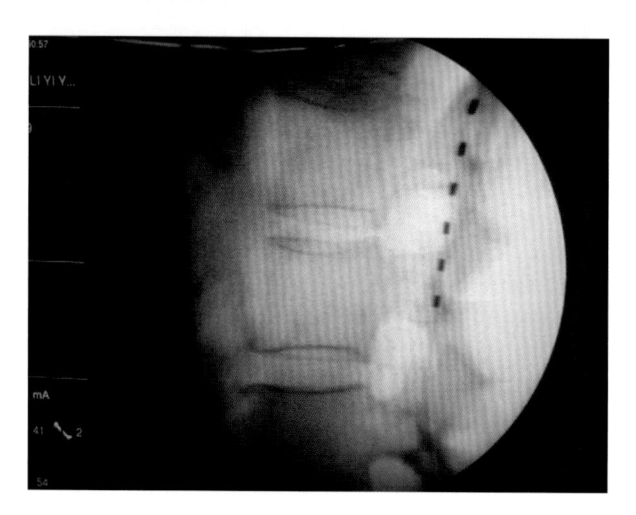

图 14-1-9 导入电极（侧位）

围相对应的脊髓节段，如下肢疼痛的电极置于 T_9~T_{11}，心绞痛的电极置于 T_1~T_2 脊柱中线或左侧，上肢疼痛的电极置于 C_3~C_5，头枕部疼痛的电极置于 C_1~C_2。单侧疼痛者，电极置于同侧；双侧疼痛者，可将两根电极并列置于两侧。

（7）电极植入成功后，将电极末端与体外延伸导线、体外刺激器连接（图 14-1-10）。

（8）进行测试，将电极设置为 3-4+，寻找患者整个疼痛区域全部出现异常感觉的电极参数，即刺激所产生的麻刺感能完全或基本覆盖患者主诉疼痛范围（图 14-1-11）。

（9）测试成功后，固定刺激电极，为了防止电极移位，可将电极下端固定在皮肤上（图 14-1-12）。准备 4~7 d 的连续体外测试。

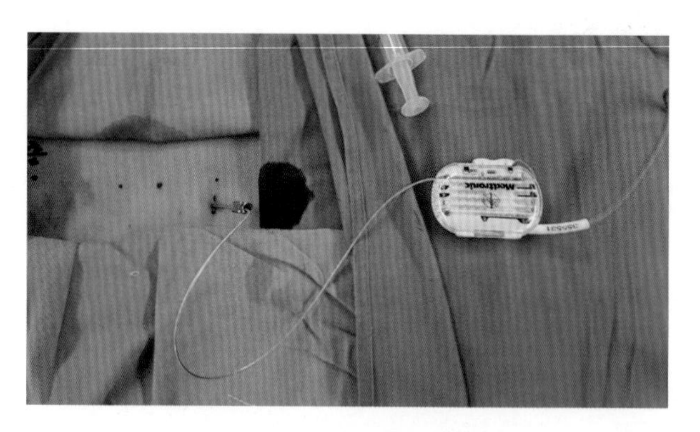

图 14-1-10 连接体外刺激器

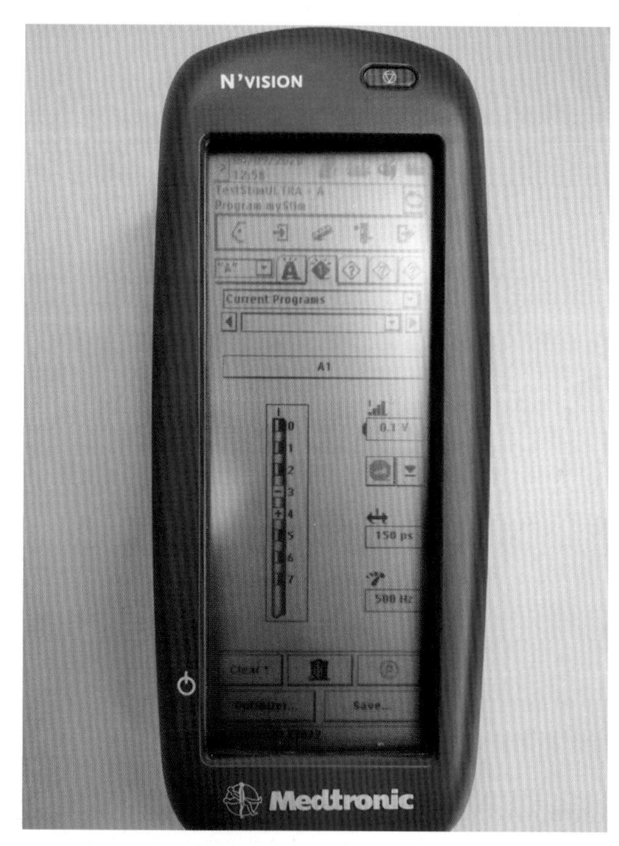

图 14-1-11 测试

（10）永久植入：经过 4~7 d 的连续体外测试，疼痛程度明显缓解（VAS 评分降低 50% 以上），生活质量明显提高，可考虑进行永久电极植入。刺激器一般埋于右前腹壁、肋缘下、髂后上棘下方或锁骨下方的皮下，通过延长导线经皮下隧道与电极相连。具体步骤：取出临时测试电极，重新消毒铺巾，用前述方法置入永久电极，

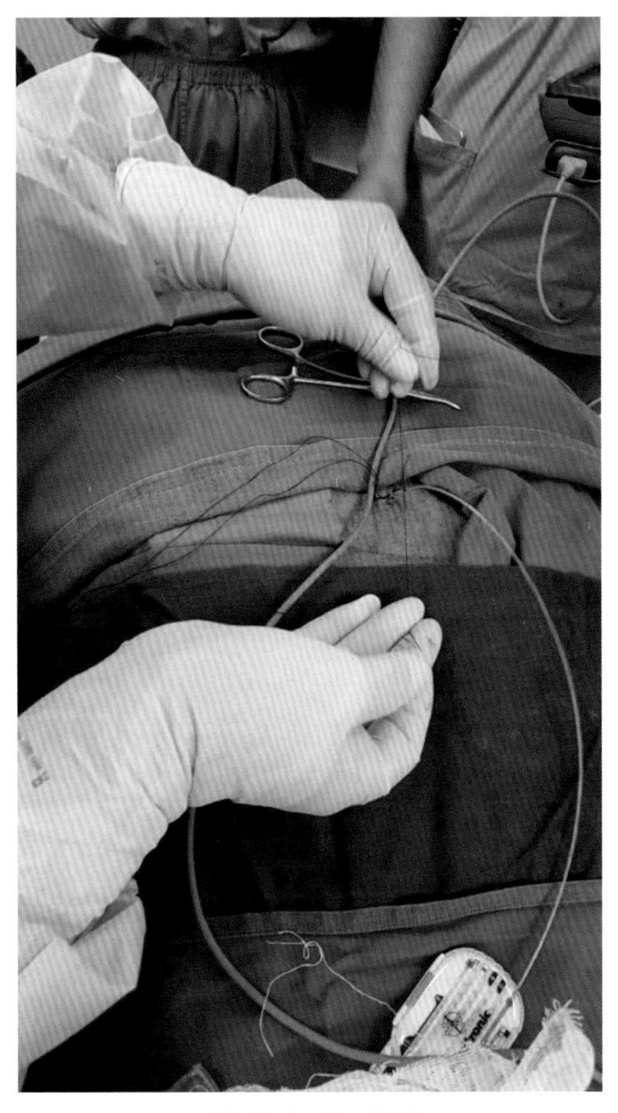

图 14-1-12　固定

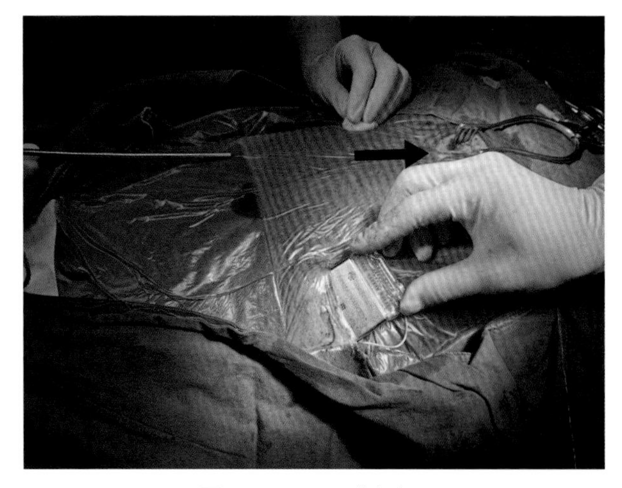

图 14-1-13　背部切口

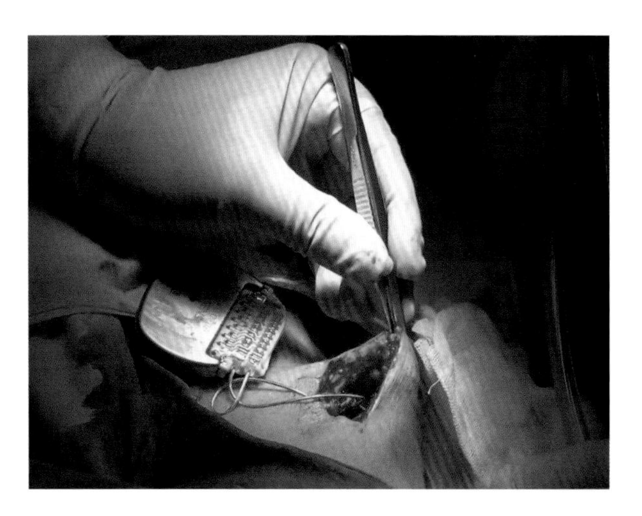

图 14-1-14　电脉冲发生器及皮下囊袋

背部切口并固定（图 14-1-13）。之后再呈侧卧，在左或右下腹做一 5 cm 长的切口，形成一皮下囊袋，此处安放电脉冲发生器（图 14-1-14、图 14-1-15）。将延长导线经皮下隧道与背部切口的电极导线相连（图 14-1-16、图 14-1-17），要预留一部分导线置于刺激器下方，以免活动时牵拉电极导致移位，缝合两处切口。开通脉冲发生器发送刺激。

电极的准确置入对 SCS 治疗成功至关重要，而刺激参数设置及随访更是不可忽视。当满意的电极位置及最佳刺激电压被选定后，脉宽越大，刺激覆盖的区域越大。频率越高，患者的舒适度越高。高频电刺激（10 kHz 以上）的临床应用，

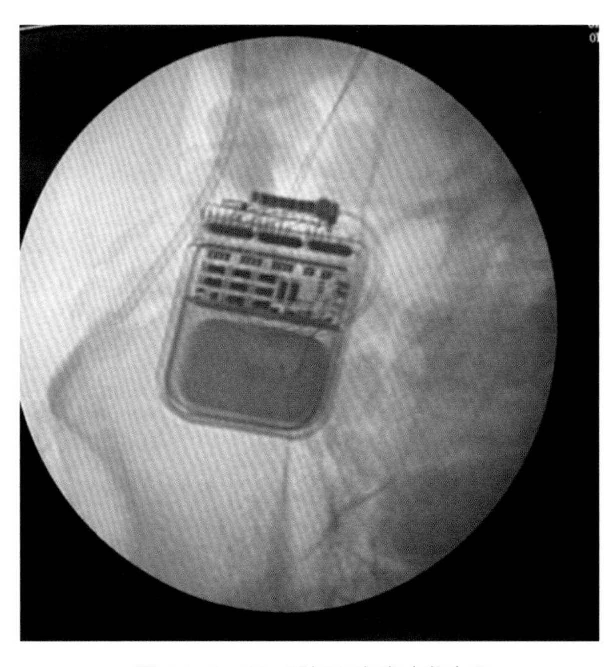

图 14-1-15　透视下电脉冲发生器

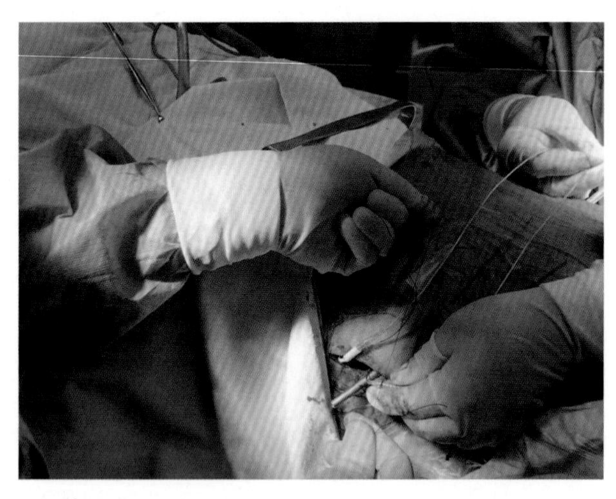

图 14-1-16 延长导线连接电极导线（切口处）

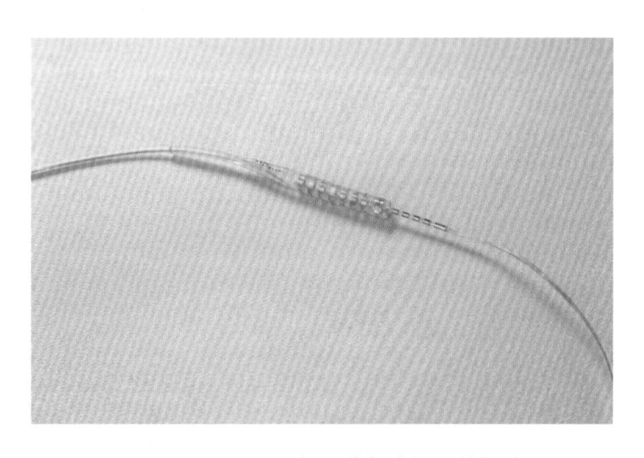

图 14-1-17 延长导线与电极导线相连

可以提高临床疗效和患者的满意度，但同时会更费电，需要容量更大的脉冲发生器或可充电的脉冲发生器。

四、并发症

1. 电极移位 在经皮的电极系统中更易发生，发生率 20%~30%，几毫米的电极移动即可导致手术失败。通常发生于植入后数天内。颈椎的活动度大，更易发生电极移位。

2. 脑脊液漏 电极一旦穿破硬脊膜后导致脑脊液外渗常引发头痛。一些顽固性的脑脊液漏可表现为头痛和脉冲发生器处的脑脊液聚集。预防方法之一是让患者使用张力腹带压迫脉冲发生器及导线所经过的路径 2~3 周，或行硬脊膜外隙自体血填充治疗。严重的患者应行手术探查并修补漏口。

3. 硬脊膜血肿 多见于外科电极植入术后，可造成继发性脊髓压迫损伤。

4. 神经根或脊髓损伤 与穿刺操作不当或解剖变异有关。

5. 感染 发生率约 5%，大多数为表浅的，对脉冲发生器或射频接收器有影响，但不必摘除整个系统。糖尿病患者感染率较高。感染可于植入后数天至数年内发生。对于顽固性感染，最终须摘除整个系统并给予抗生素静脉注射 6 周。

6. 晚期失败 North 和 Ohnmeiss 等人总结在最初 5 年内疼痛改善的平均数逐渐下降，近一半的患者在 2.1 年内镇痛效果下降。但有人认为 SCS 晚期失败并非技术问题。

第二节 周围神经电刺激

一、适应证

（1）范围局限于一个神经分布区的顽固性疼痛，如三叉神经痛、枕神经痛、坐骨神经痛、局限性带状疱疹后神经痛等。

（2）疼痛部位在感觉神经分布较丰富的皮肤区域。

二、禁忌证

（1）一般状况较差，存在严重的呼吸、循环功能障碍，以及有肝脏、肾脏或凝血功能衰竭而不能耐受手术者。

（2）手术部位或其附近存在感染灶、血管畸形及其他性质难以明确的病变者。

（3）疼痛的范围、性质和程度等经常变化

不定者。

三、手术操作

（一）枕神经电刺激

（1）患者取俯卧位，发际线与后正中线交点和枕外隆突连线的中点为穿刺进针点（图 14-2-1）。

（2）Ⅰ期手术植入测试刺激电极。1% 利多卡因局麻后，用 Tuohy 针从进针点向患侧平行发际线穿刺，置入测试电极（图 14-2-2）。术中刺激观察电流产生的麻木感范围是否符合术前计划，若测试满意即可固定穿刺电极（图 14-2-3），引出电极延长线连接体外刺激器。患者返回病房，测试 5~14 d 观察疗效。若疼痛 VAS 评分下降大于 50%，疗效超过 12 h，睡眠及日常活动得以改善，认为测试有效，可行Ⅱ期手术植入脉冲发生器。

（3）Ⅱ期手术植入脉冲发生器。局麻或全麻下经头皮、耳后、颈部至胸前区建立皮下隧道，连接刺激电极（图 14-2-4），在胸前区埋置脉冲发生器。

（二）眶上神经电刺激

（1）患者平卧，取眶外缘眉弓上方为穿刺进针点。常规消毒铺巾，1% 利多卡因局麻，垂直眶上神经方向，沿眶上缘将穿刺针贴骨面穿刺到眉弓内侧缘，置入电极（图 14-2-5、图 14-2-6）。术中刺激观察电流产生的麻木范围是否符合术前计划，若测试满意即可固定穿刺电极，引出电极延长线连接体外刺激器。

（2）经测试 5~14 d，患者满意，可植入永久电极及脉冲发生器。方法同枕神经电刺激手术操作。

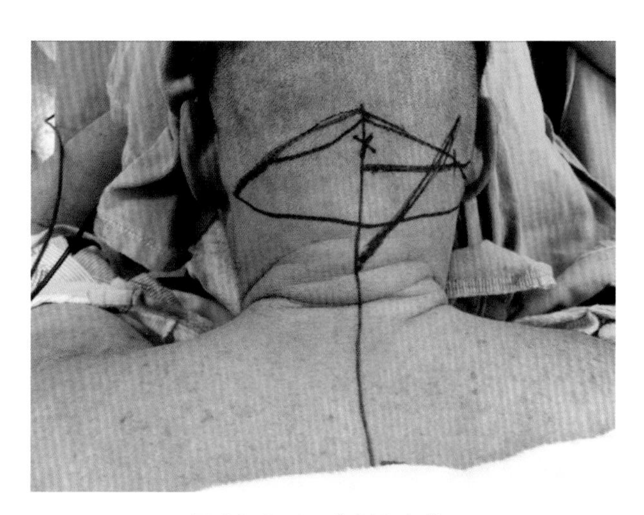

图 14-2-1 穿刺点定位

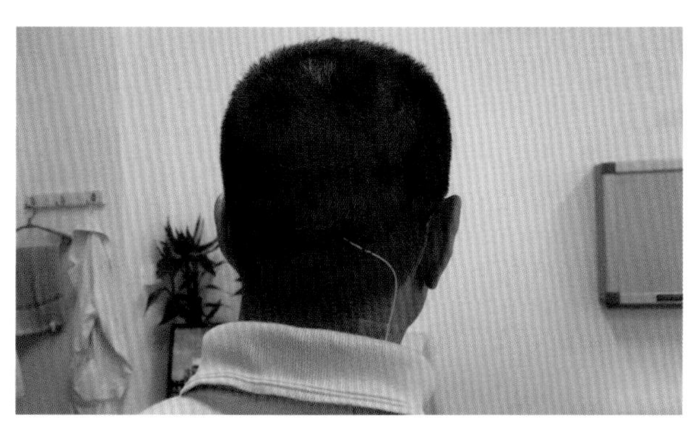

图 14-2-2 置入测试电极

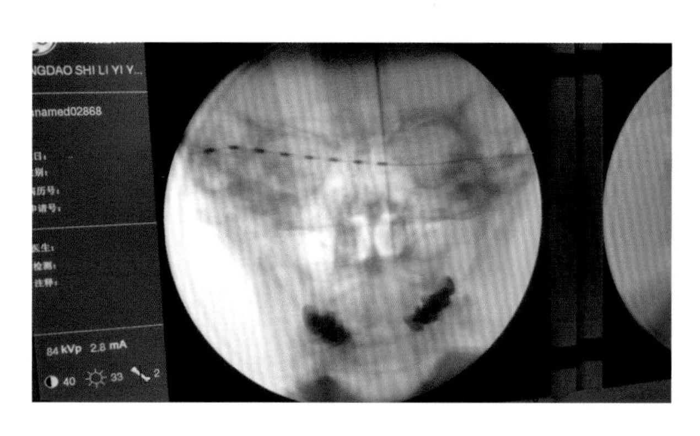

图 14-2-3 测试观察疗效

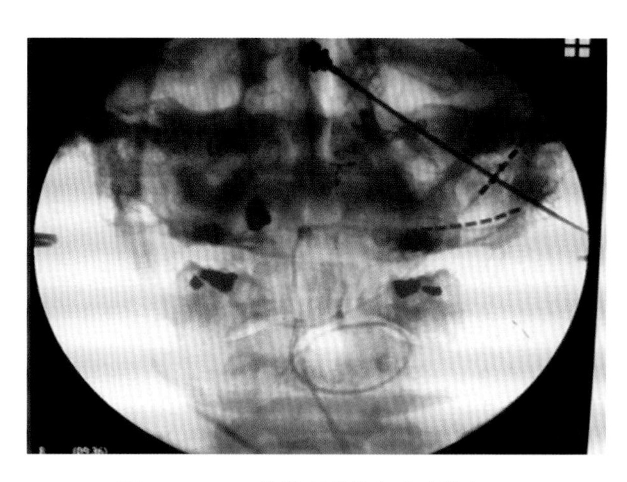

图 14-2-4 Ⅱ期手术植入脉冲发生器

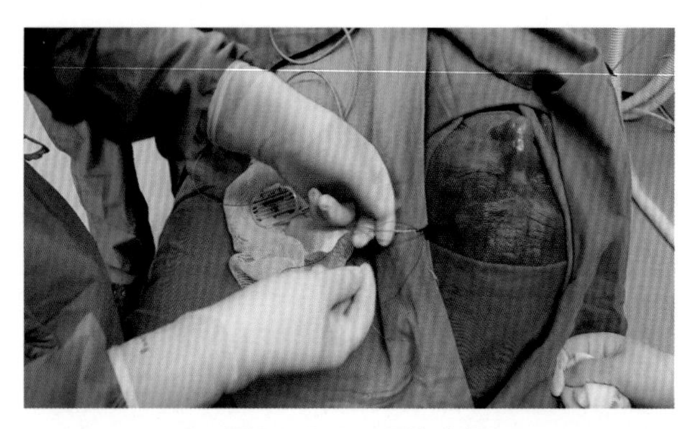

图 14-2-5 置入电极

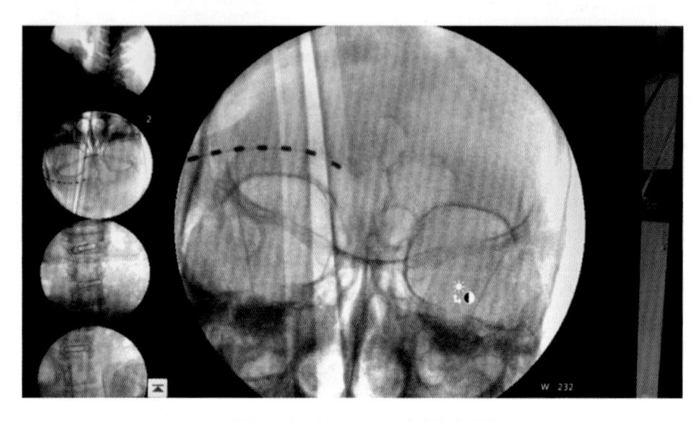

图 14-2-6 电极位置

四、并发症

（1）电极移位：是最常见的并发症，发生率为 33%。可以适当盘绕连接线形成减压环避免电极、连接线转折处张力过大，降低因患者活动牵拉而出现电极移位、连接线折断的风险。

（2）机械故障和排异反应。

（3）围手术期感染、神经损伤等。

（陈付强）

第十五章
经皮三叉神经节球囊压迫术

经皮三叉神经节球囊压迫术是治疗三叉神经痛的有效方法之一，与射频热凝术相比，球囊压迫术尤其适用于患有三叉神经第一支疼痛的患者。所用器械见图 15-1。

一、 适应证

（1）药物治疗效果不佳或不能耐受药物不良反应的原发性三叉神经痛。

（2）影像学检查不适宜或患者不愿意接受微血管减压术或其他微创治疗的三叉神经痛。

（3）已行微创或手术治疗术后复发的三叉神经痛患者。

（4）继发性三叉神经痛治疗原发病后疼痛仍然存在者也可以考虑该方法。

二、禁忌证

（1）不能耐受全身麻醉者。

（2）有严重心脑血管病史者。

（3）凝血功能显著异常者。

（4）穿刺部位感染或全身感染者。

（5）动脉瘤、血管畸形等血管性病变累及同侧颅中窝底、小脑脑桥角或穿刺路径，或者三叉神经鞘瘤或脑膜瘤累及同侧梅克尔（Meckel）

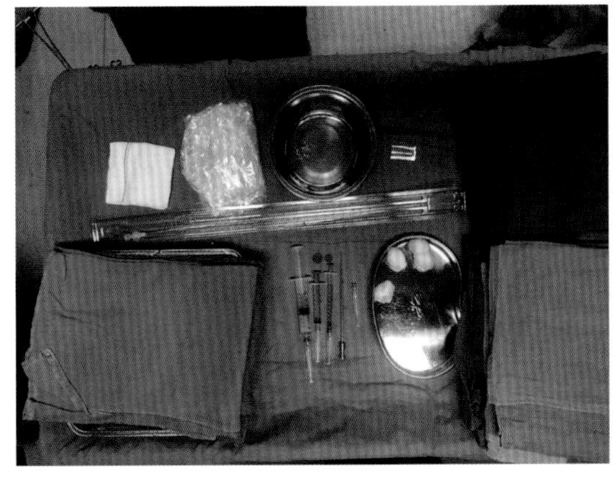

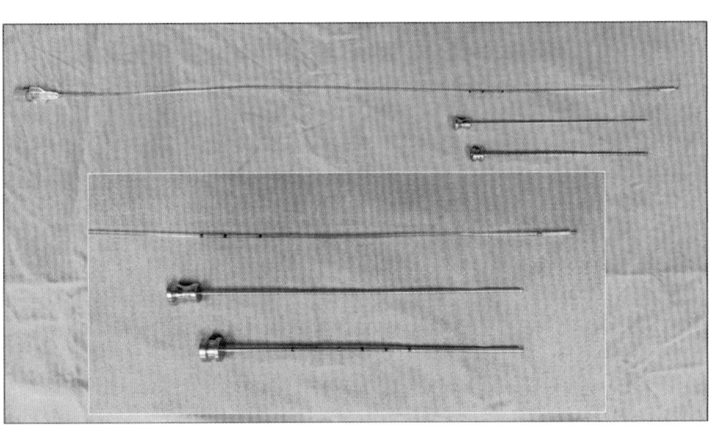

图 15-1　球囊压迫术器械套件

腔的患者。

三、操作方法

（1）体位：仰卧位，颈肩下垫薄枕使头颈略后伸，头圈固定。

（2）麻醉：气管插管全麻，术中生命体征监测。

（3）常规消毒铺巾。

（4）球囊导管准备：碘海醇 10 mL 与生理盐水 10 mL 混合，用 1 mL 空针外接三通与球囊导管相连，检查接头牢固性，用稀释的造影剂将球囊内的空气排净（图 15–2）。

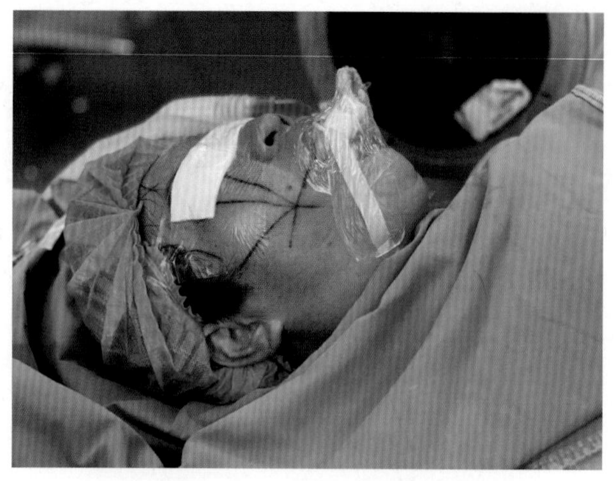

图 15–3 穿刺点及穿刺方向

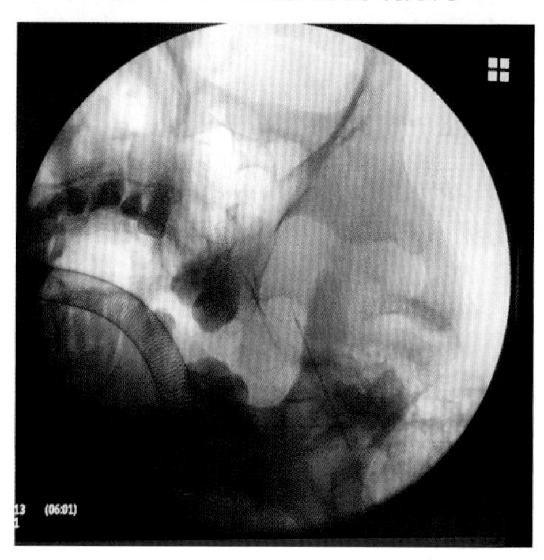

图 15–4 卵圆孔的影像定位

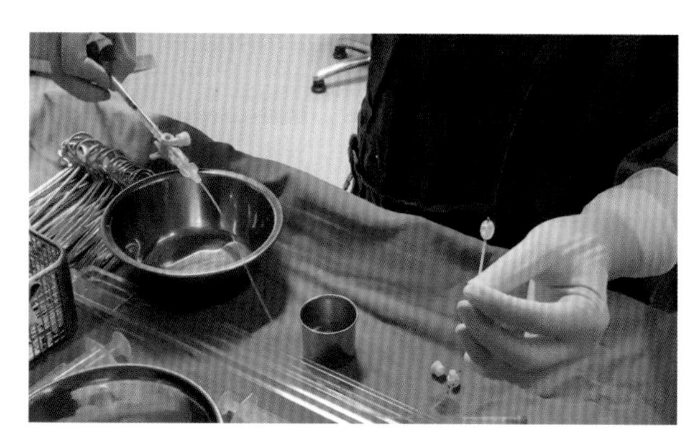

图 15–2 球囊连接与排气

球囊连接与排气

（5）穿刺点与穿刺方向：经眶外缘的垂直线与口裂的水平线的交点为穿刺点。经穿刺点向同侧直视的瞳孔做一直线，经穿刺点向同侧颧骨的关节结节做一直线，经两条直线垂直皮肤的平面的交线即穿刺方向（图 15–3）。

（6）C 臂 X 线机透视下暴露卵圆孔：通常 C 臂头尾侧倾斜 30°~45°、患侧倾斜 5°~15° 即可显露卵圆孔（图 15–4），个别可根据情况调整 C 臂。

（7）穿刺要领：粗针头破皮。带芯穿刺针经穿刺点进针，沿既定方向穿刺，轴位透视下调整方向至针尖到达卵圆孔（图 15–5），侧位透视见针尖位于颅底（图 15–6）。

穿刺进针

（8）球囊压迫：拔出穿刺针芯，将球囊导管沿穿刺针经卵圆孔放入 Meckel 腔内。不宜过深，以免刺破硬脑膜。以“鱼竿状”为佳（图 15–7）。导管到位后拔出导丝，连接三通及 1 mL 空针，确保连接处已排空空气。逐渐缓慢注入造影剂 0.5~1.0 mL，在注入期间侧位透视观察球囊形状，甚至显示出理想的“梨形”（图 15–8）。压迫时间 1~3 min。

（9）术中压迫有效的标志：①球囊呈“梨形”。“梨形”并非唯一的标准，“哑铃形”等形状也能有较好疗效（图 15–9）。当无法达到满意

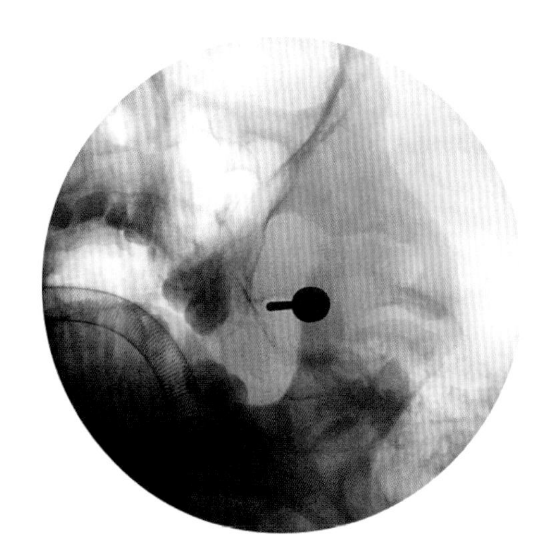

图 15-5　穿刺针到位（轴位）

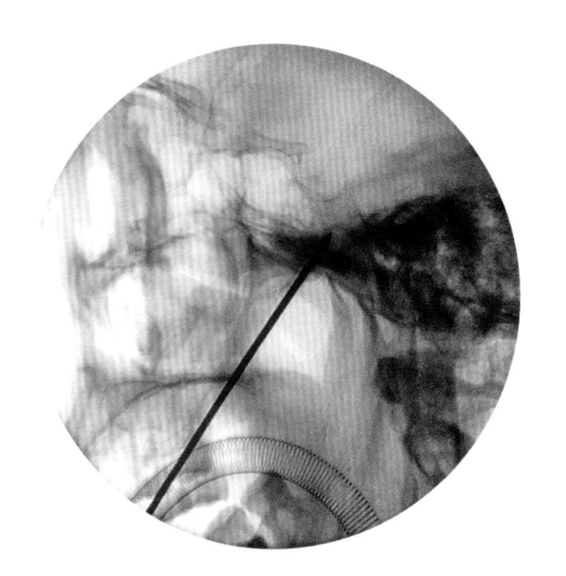

图 15-6　穿刺针到位（侧位）

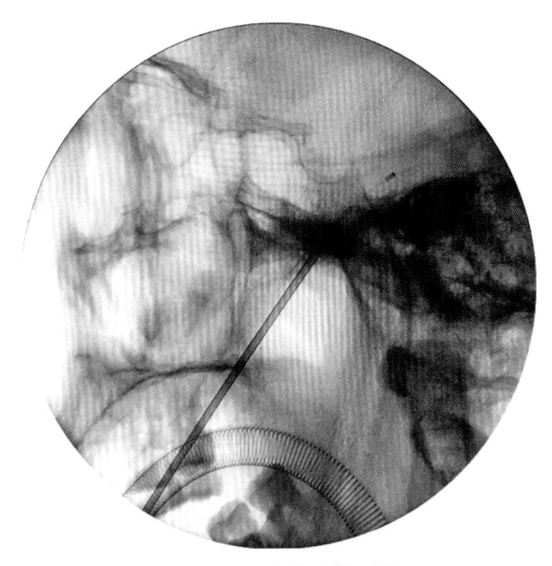

图 15-7　球囊导管到位

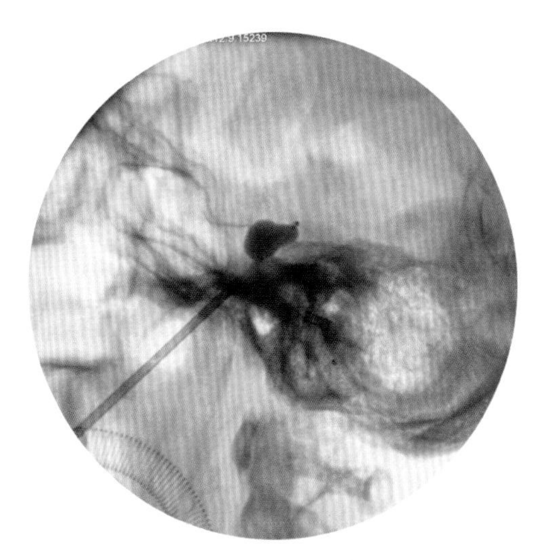

图 15-8　球囊压迫“梨形”

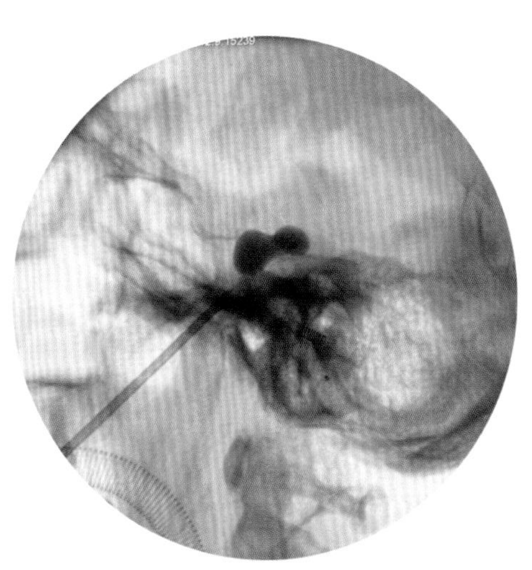

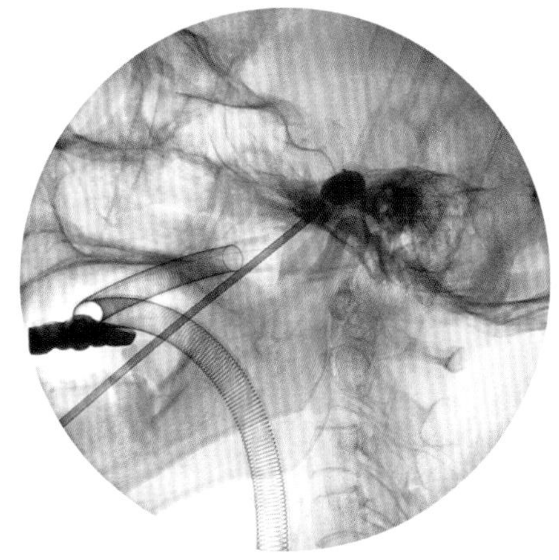

图 15-9　球囊压迫后的形状

形状时，可调整穿刺针及球囊导管位置。②球囊压迫时血压升高。

（10）术后：操作完成

球囊压迫

后将球囊造影剂抽出，拔除球囊导管及穿刺针，局部压迫止血 3 分钟，以无菌敷贴覆盖穿刺点。待患者麻醉苏醒后送回病房。

四、注意事项

（1）生命体征监测及控制（图 15–10）：①三叉神经抑制反应。穿刺针到达卵圆孔及球囊扩张时可诱发。临床表现为突然发生的窦性心律减慢，心率逐步减慢并终止为心脏停搏。此时应立即停止操作，并解除球囊压迫。给予阿托品后多可恢复，也可术前应用阿托品预防。②高血压反应。穿刺针到达卵圆孔及球囊扩张时可引发血压升高，这是压迫有效的标志之一。但是过高的血压可能会引起严重的心脑血管意外，应注意术中监测并及时降压处理。

（2）球囊排气：排气时应将球囊充起，检查是否漏液。当球囊排气困难时，可先用生理盐水排气，再用稀释的造影剂替代球囊内残留的生理盐水，以免球囊扩张时不显影。

（3）穿刺时应注意穿刺的方向和深度。偏鼻侧可能会进入口腔，偏颞侧可能会损伤脑膜中动脉。穿刺针到达卵圆孔即可，无须深入。球囊导管进入过深可能穿破硬脑膜，导致脑脊液漏。

五、并发症及其防治

1. 感觉减退或异常　表现为麻木感，多可忍受。随着时间延长，可逐渐改善。术后进食喝水不宜过热，食物质地不宜过硬，以防口腔黏膜损伤。

2. 咀嚼肌无力　术后可出现同侧颞肌和咬肌无力，多数在 3 个月内恢复。

3. 颜面部疱疹　术后患侧面部、口唇、口腔黏膜等处可出现单纯疱疹（图 15–11），注意保持患部清洁干燥，给予抗病毒药物外涂或口服，

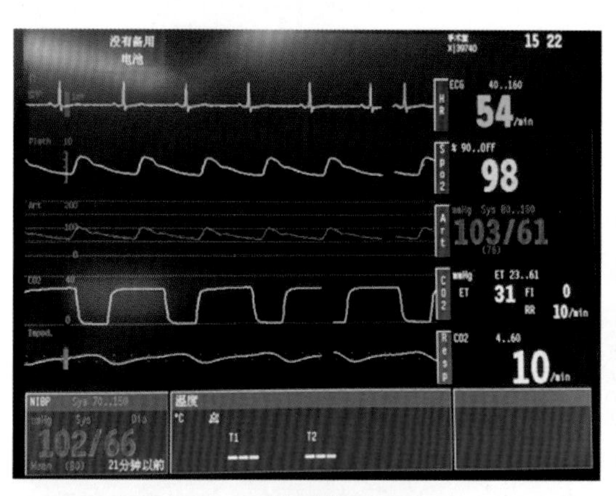

A. 穿刺前

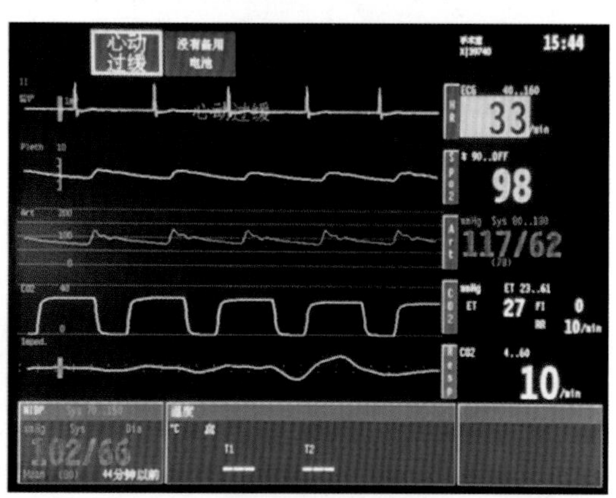

B. 穿刺针进孔

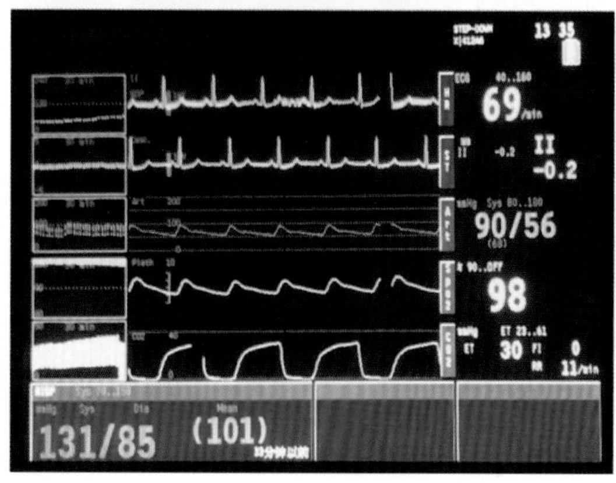

C. 球囊扩张前

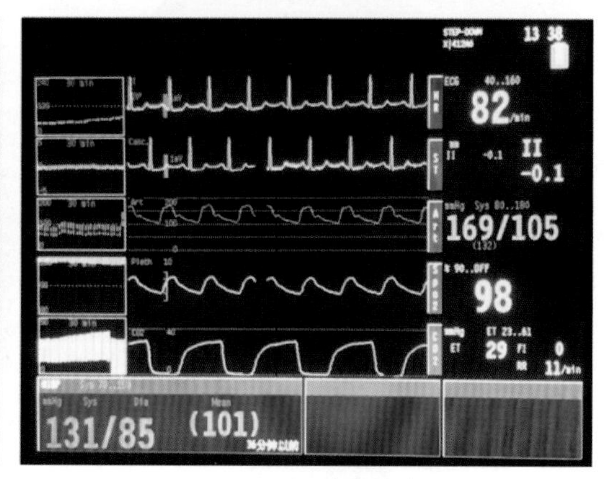

D. 球囊扩张后

图 15–10　三叉神经抑制反应及高血压反应

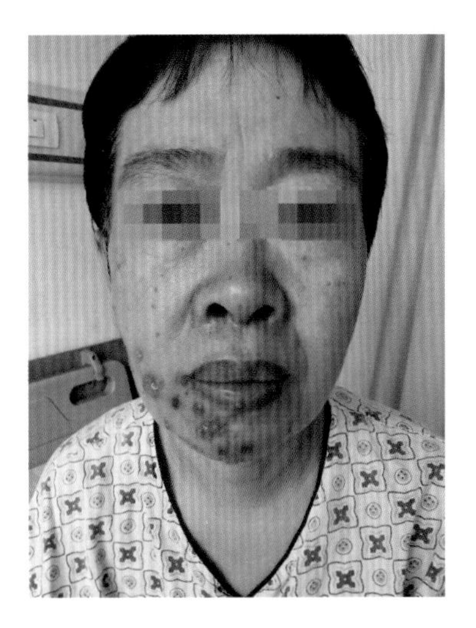

图 15-11　颜面部疱疹

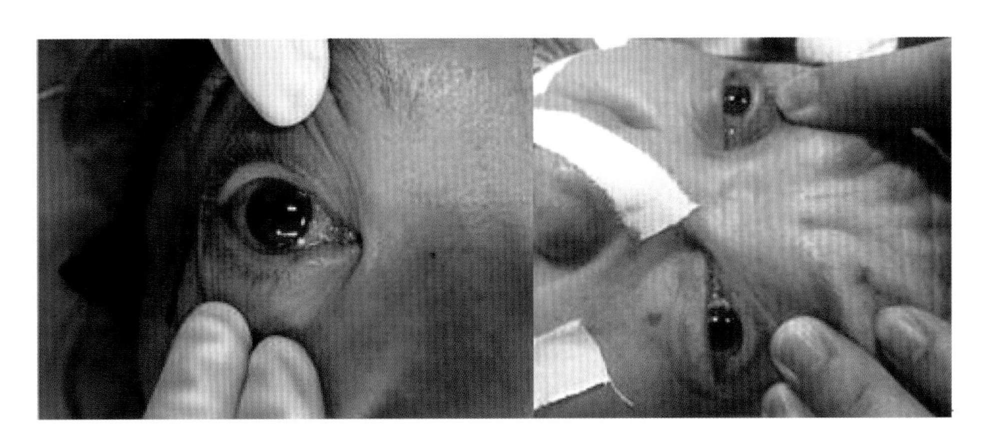

图 15-12　球结膜水肿

经皮半月节球囊压迫术

1 周后多可痊愈。

4. 眼部及视觉并发症　术后可出现球结膜充血水肿（图 15-12），伴或不伴流泪，这也是压迫成功的标志之一，一般不需特殊处理，严重者应用眼药水滴眼即可。复视、角膜感觉减退、角膜炎等并发症较少见，对症处理。

（孙 涛　陈 阳）

第十六章
经皮椎体成形术

经皮椎体成形术是在影像引导下将穿刺针经皮穿刺到病变椎体后，向椎体内注入骨水泥，以达到增强椎体强度和稳定性，防止塌陷，缓解腰背部疼痛，甚至部分恢复椎体高度的一种微创技术，包括经皮椎体成形术（percutaneous vertebroplasty，PVP）和经皮椎体后凸成形术（percutaneous kyphoplasty，PKP）。

所用器械见图 16-1。

一、适应证

（1）椎体肿瘤：包括椎体血管瘤、骨髓瘤、椎体原发及转移性恶性肿瘤、部分椎体良性肿瘤。

（2）新鲜椎体骨折。

（3）骨质疏松症椎体压缩骨折。

（4）椎体的其他病理性骨折：如甲状旁腺

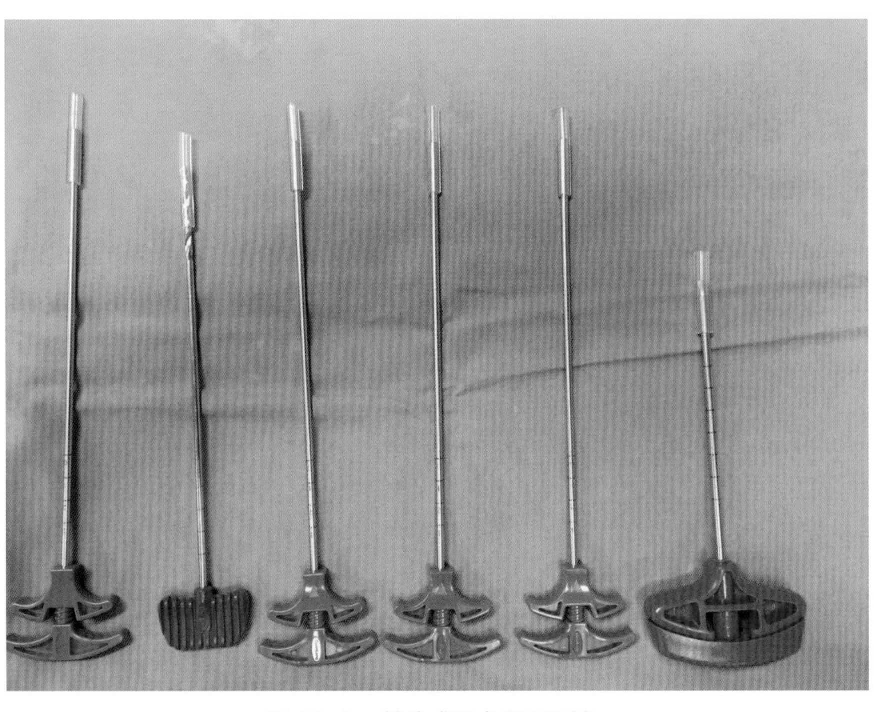

图 16-1　椎体成形术所用器械

功能亢进导致的病理性骨折。

二、禁忌证

（一）相对禁忌证

（1）椎体后壁破坏不完整者。

（2）成骨性肿瘤。

（3）椎体压缩 >75%。

（二）绝对禁忌证

（1）未纠正的有凝血障碍和出血倾向的患者。

（2）严重心肺疾病患者。

（3）穿刺局部或全身感染患者。

（4）对手术所需要的药品、物品过敏者。

（5）合并神经系统损伤的爆裂性骨折患者。

（6）无症状的稳定骨折者。

三、PVP 操作方法

（1）患者俯卧位，在正位透视下使两侧椎弓根对称显示。穿刺点标记：测量 CT 片上椎体后正中线和皮肤交点与椎弓根长轴延长线和皮肤交点的距离，就是穿刺点在 C 臂下能过椎弓根中点旁开后正中线的距离，进行标记（图 16–2）。常规消毒铺巾。

（2）用 0.5% 利多卡因向椎弓根方向做穿刺通道的全层浸润麻醉。

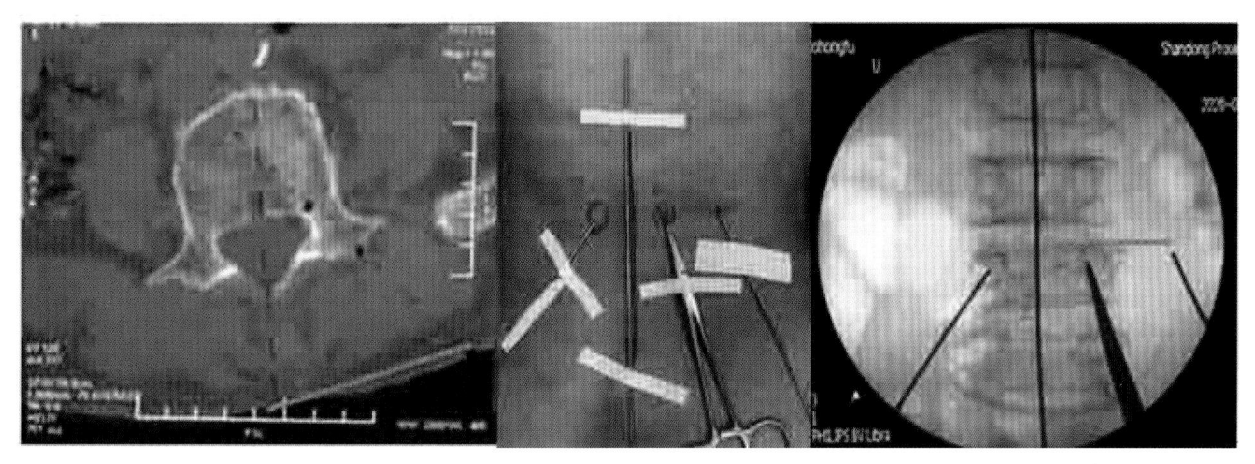

图 16–2 穿刺点标记

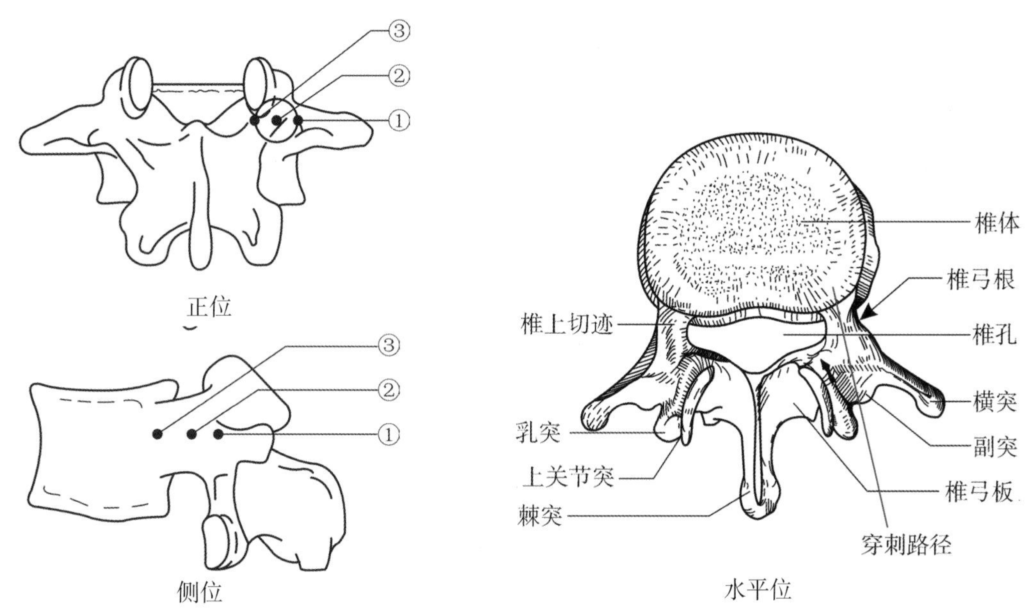

图 16–3 标准穿刺路径示意（正位、侧位和水平位）

（3）穿刺路径：经椎弓根的标准穿刺路径是从上关节突外下缘（图 16–3 ①），沿椎弓根方向（图 16–3 ②）前行，进入椎体后缘（图 16–3 ③）。即正位观是从椎弓根投影（类圆形）的 3 点位置向 9 点位置穿刺，而侧位观是从椎弓根后缘向前缘平行穿刺（图 16–4、图 16–5）。

穿刺过程中，每一次深入，均需正、侧位透视，每个定位点都一一对应。

上述正、侧位透视若不一致，意味着穿刺角度不对，须及时调整，以防进入椎管或穿出椎弓根外。

（4）在侧位透视下将穿刺针敲击推进至椎体前 1/3 交界处（图 16–6），此时正位可见穿刺针头端越过中线（图 16–7）。

（5）调制骨水泥，并抽入骨水泥注射器内；骨水泥在黏稠状态时在侧位透视下缓慢向椎体内注入（图 16–8），最后正位可见骨水泥在椎体内均匀弥散（图 16–9）。

（6）置入针芯将残留在穿刺针套管内的骨水泥推入椎体内，旋转穿刺针向后退，拔除穿刺针，局部加压 3~5 min 后用敷料包扎。行正、侧位透视可见骨水泥在椎体内均匀分布且无外渗（图 16–10）。

四、PKP 操作方法

（1）患者体位、消毒、局麻、穿刺同 PVP（图 16–11~ 图 16–14）。

（2）穿刺到位后，置入导针，拔除穿刺针管，

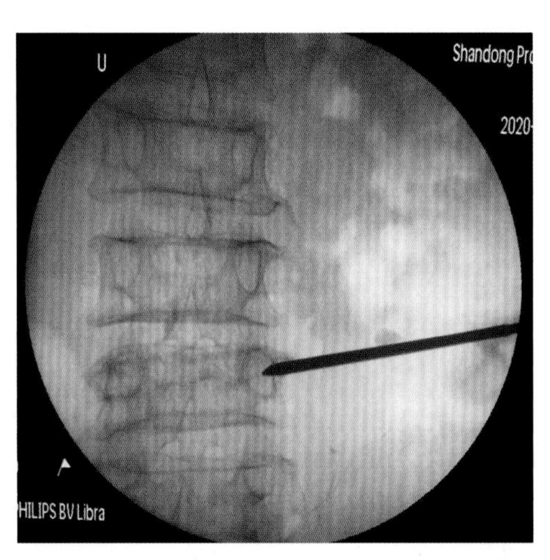

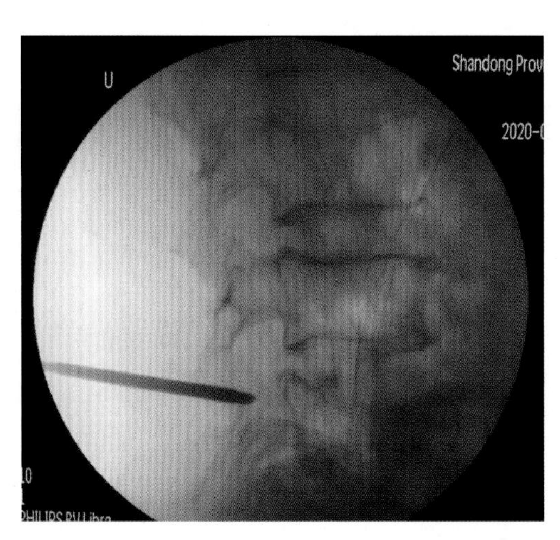

图 16–4 穿刺针进入椎弓根（1 位）

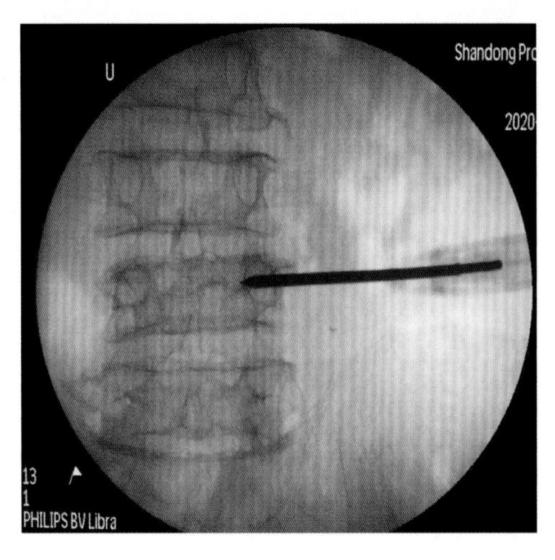

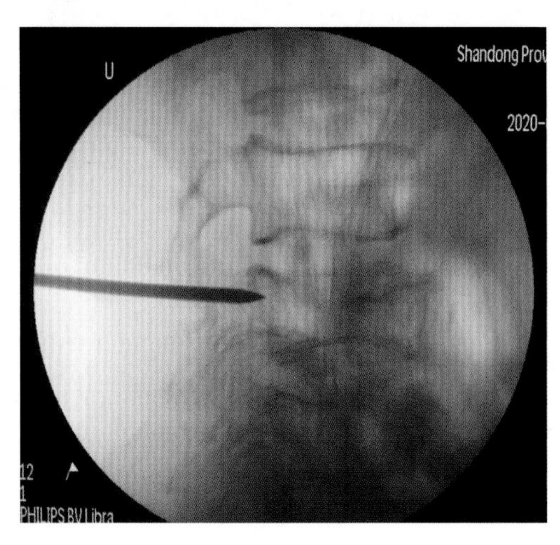

图 16–5 穿刺针进入椎弓根（3 位）

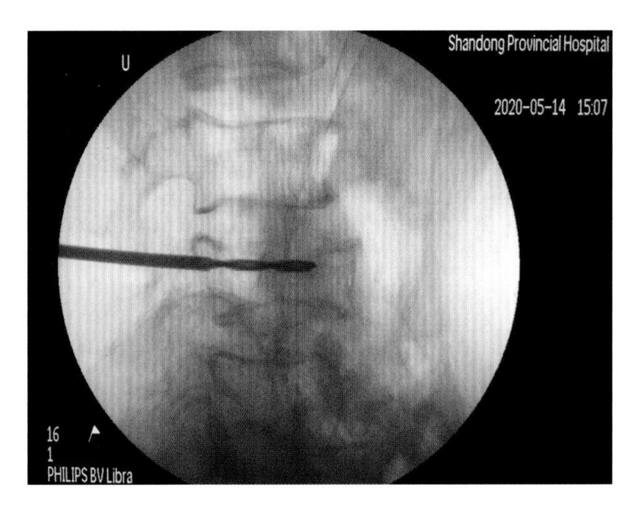

图 16-6　侧位穿刺针达椎体前 1/3 交界处

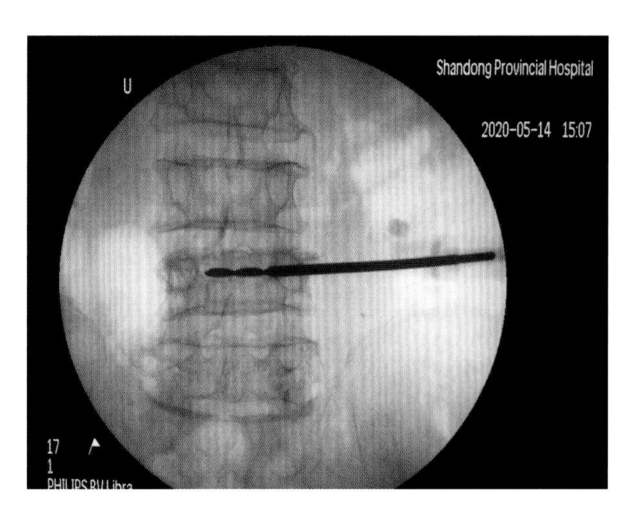

图 16-7　正位穿刺针头端越过中线

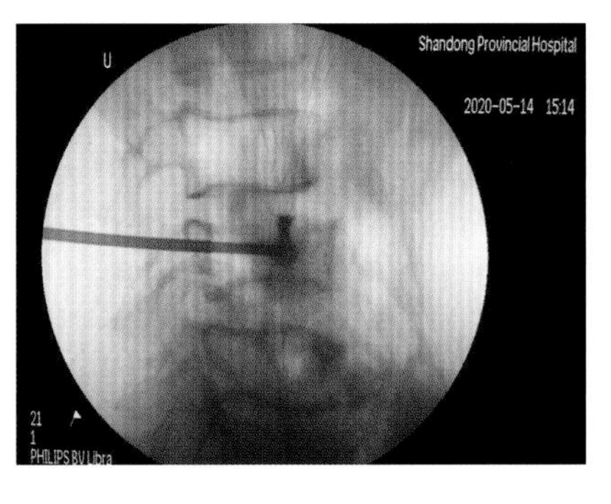
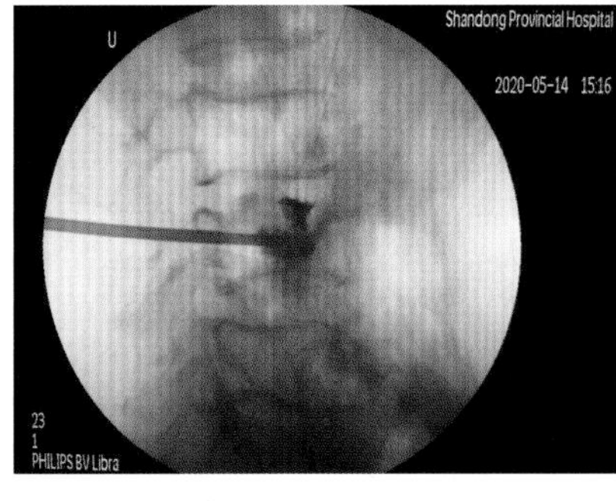
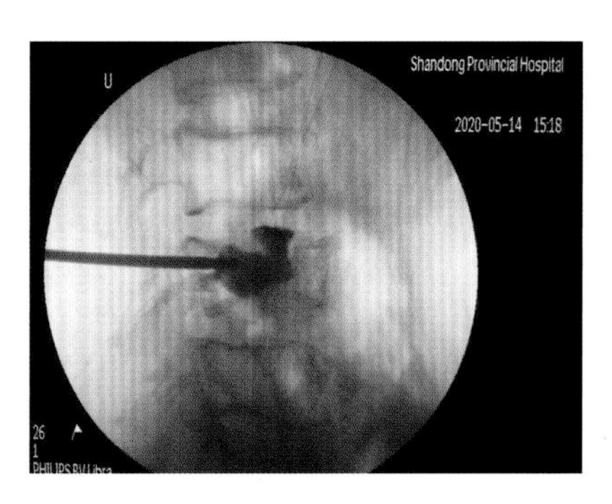
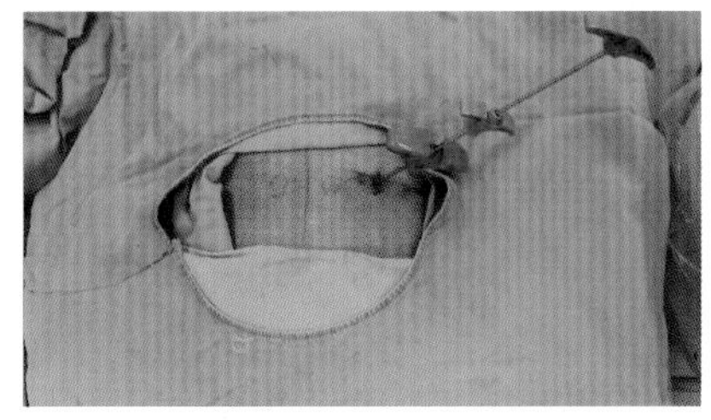
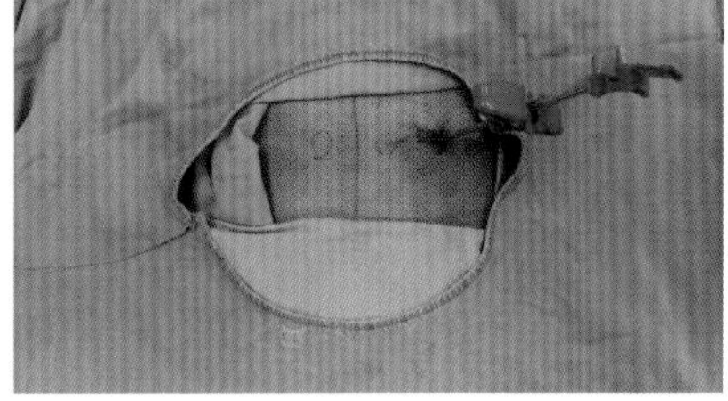
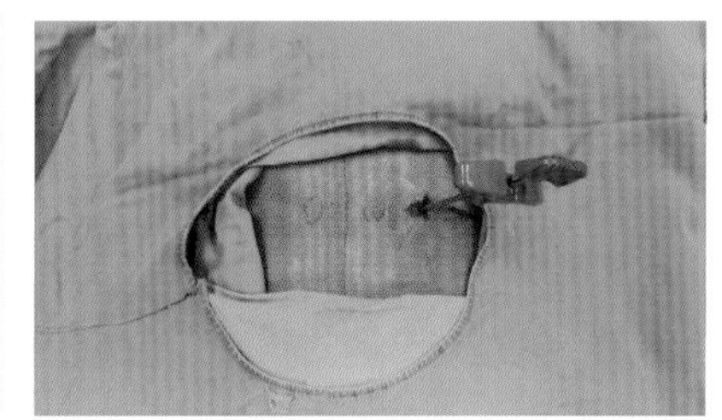

A　B　C

图 16-8　侧位透视下向椎体内注入骨水泥

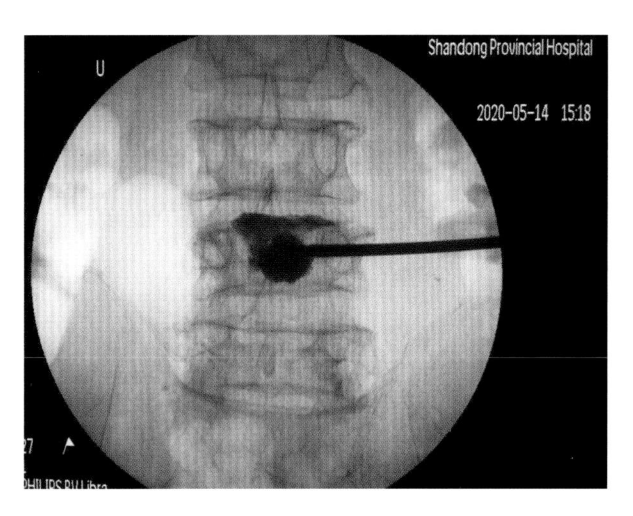

图 16-9　正位透视下显示骨水泥在椎体内均匀弥散

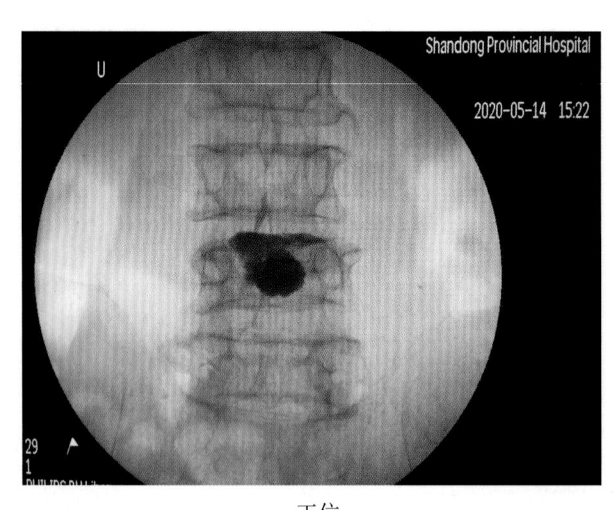

正位

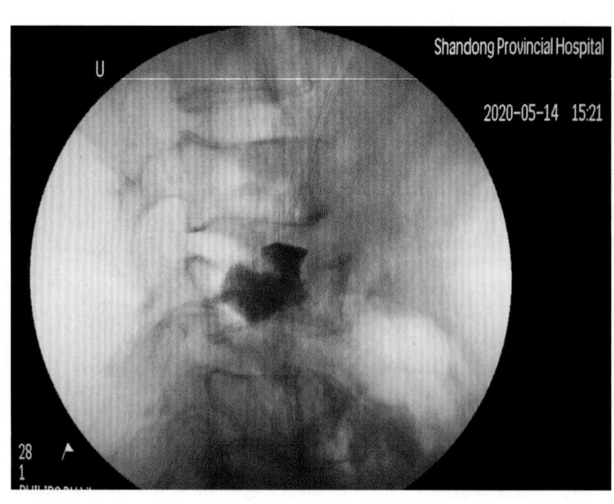

侧位

图 16-10 正、侧位透视见骨水泥分布

将工作套管连同扩张管一起置入，退出针芯，拔除导针和扩张管，将椎体钻置入工作套管，在X线透视下达到所需深度（图16-15~图16-20），

扳动带表加压器上的手柄，松开锁紧螺母，向后拉出活塞，吸入适量造影剂，向前推动活塞排净针管及软管内的空气，扳回锁紧螺母手柄，连接

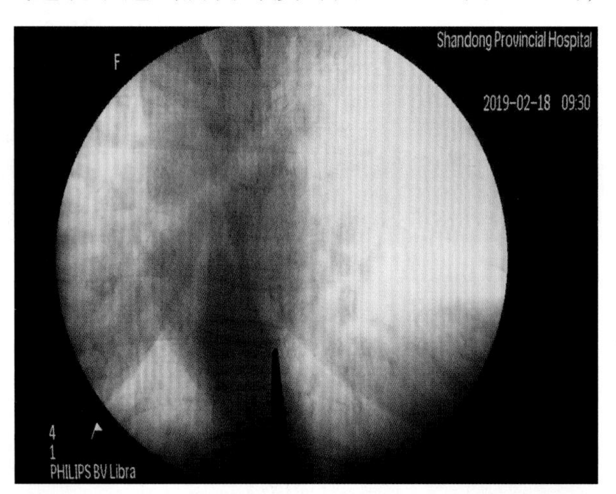

图 16-11 定位

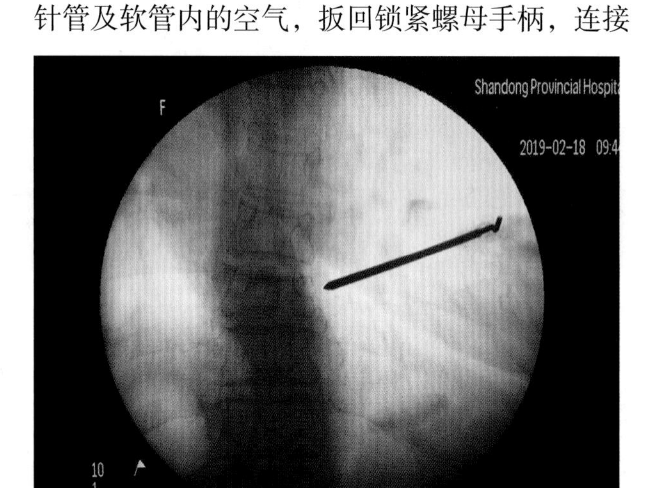

图 16-12 正位穿刺针抵椎弓根外上侧

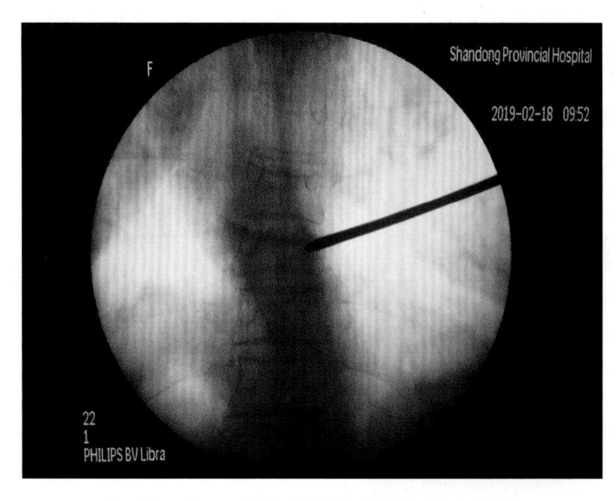

图 16-13 正位穿刺针抵椎弓根内侧缘

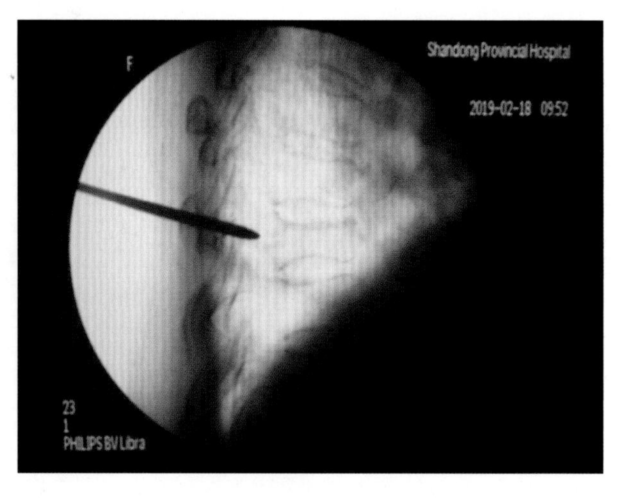

图 16-14 侧位穿刺针抵椎体后缘

球囊注射器和带表加压器；退出椎体钻，将球囊送入塌陷的椎体内，透视确认球囊全部伸出工作套管，可见球囊两端的标志环（图 16–21）。

（3）在 X 线透视下缓慢注入造影剂，使球囊扩张，将塌陷的椎体撑起，加压扩张，边扩张边透视（图 16–22）直到椎体接近原有高度。

（4）将球囊内的造影剂吸出，球囊完全回缩后，缓慢将球囊取出，在椎体内形成空腔；调配骨水泥呈稀粥状，使用注射器注入骨水泥注入器内，待骨水泥呈牙膏状时，在 X 线透视下沿工作套管缓慢推入椎体内，将椎体内空腔填充好（图 16–23）。每次椎体成形的骨水泥总量应控制在 30 mL 以内，且最多不要超过 6 个椎体。

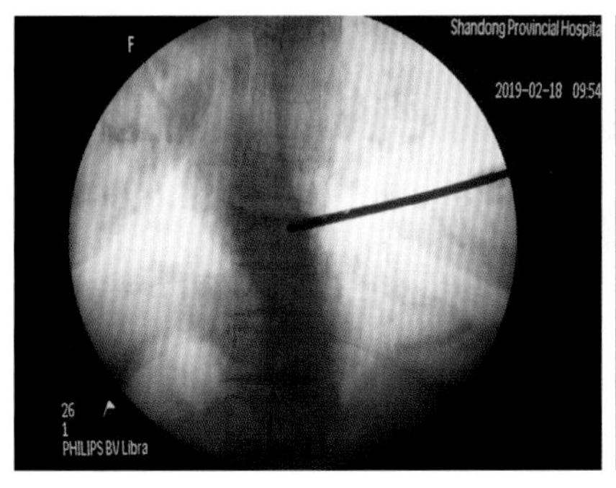

图 16–15 置入椎体钻

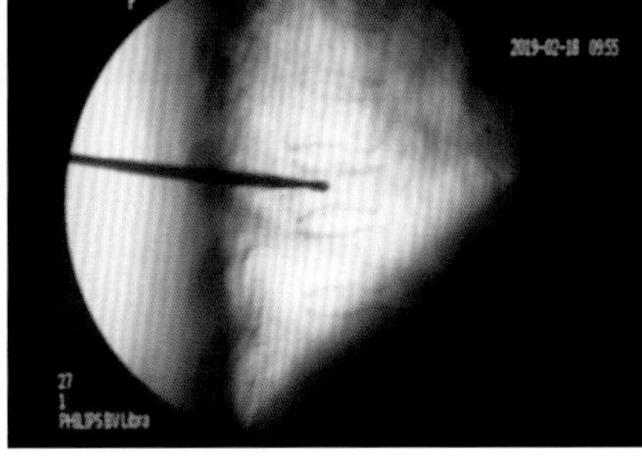

图 16–16 侧位椎体钻抵椎体后 1/3

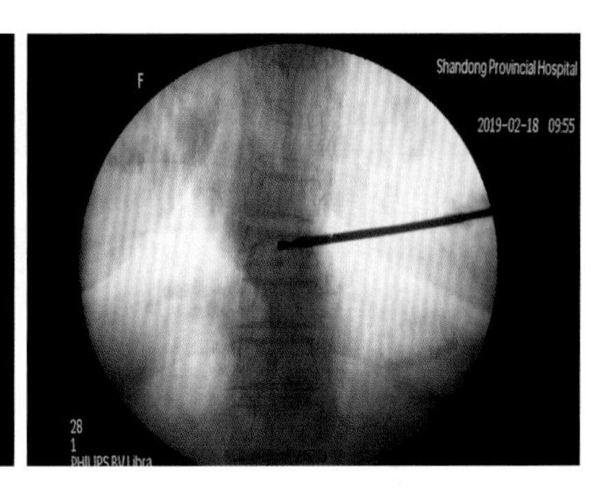

图 16–17 正位椎体钻抵椎体正中心

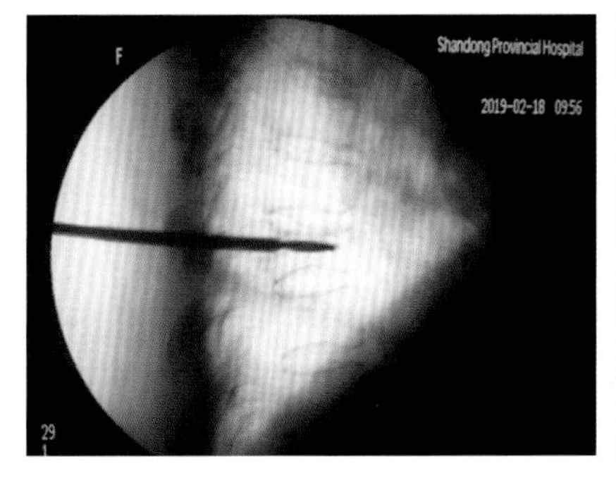

图 16–18 侧位椎体钻抵椎体前 1/3

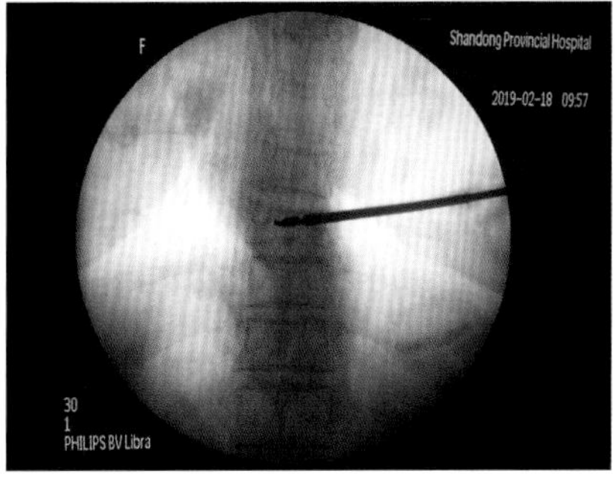

图 16–19 侧位椎体钻抵对侧椎弓根内侧缘

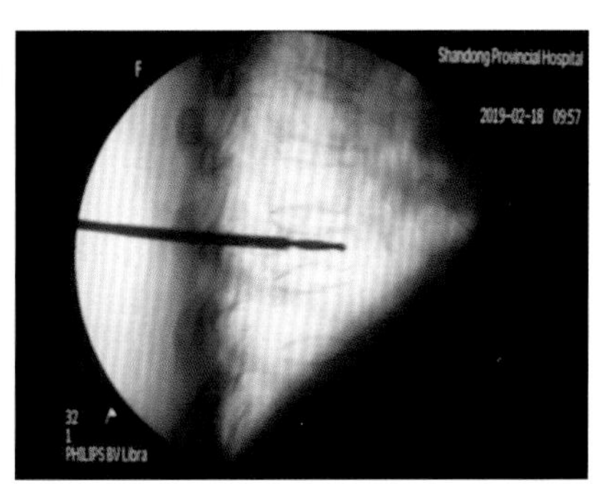

图 16–20 侧位椎体钻抵椎体前 1/5

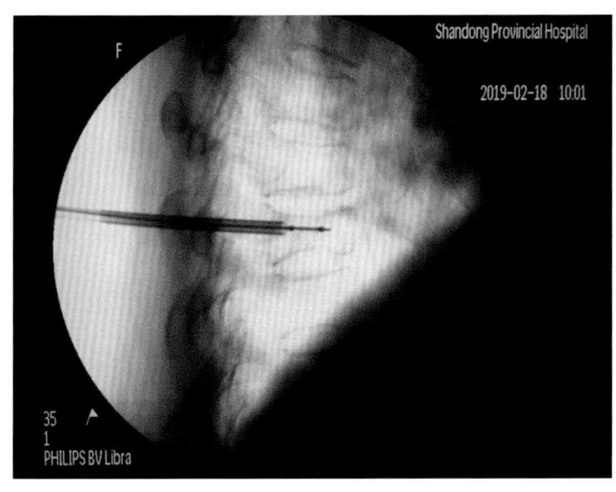

图 16–21 见球囊两端的标志环，伸出工作套管

（5）置入针芯，将残留在穿刺针套管内的骨水泥推入椎体内（图 16–24），旋转穿刺针向后退，拔除穿刺针。局部加压 3~5 min 后以敷料包扎。

五、并发症及注意事项

（1）椎体穿刺损伤血管致大出血。

（2）穿刺损伤神经，或骨水泥渗漏入椎管内，出现神经损害。

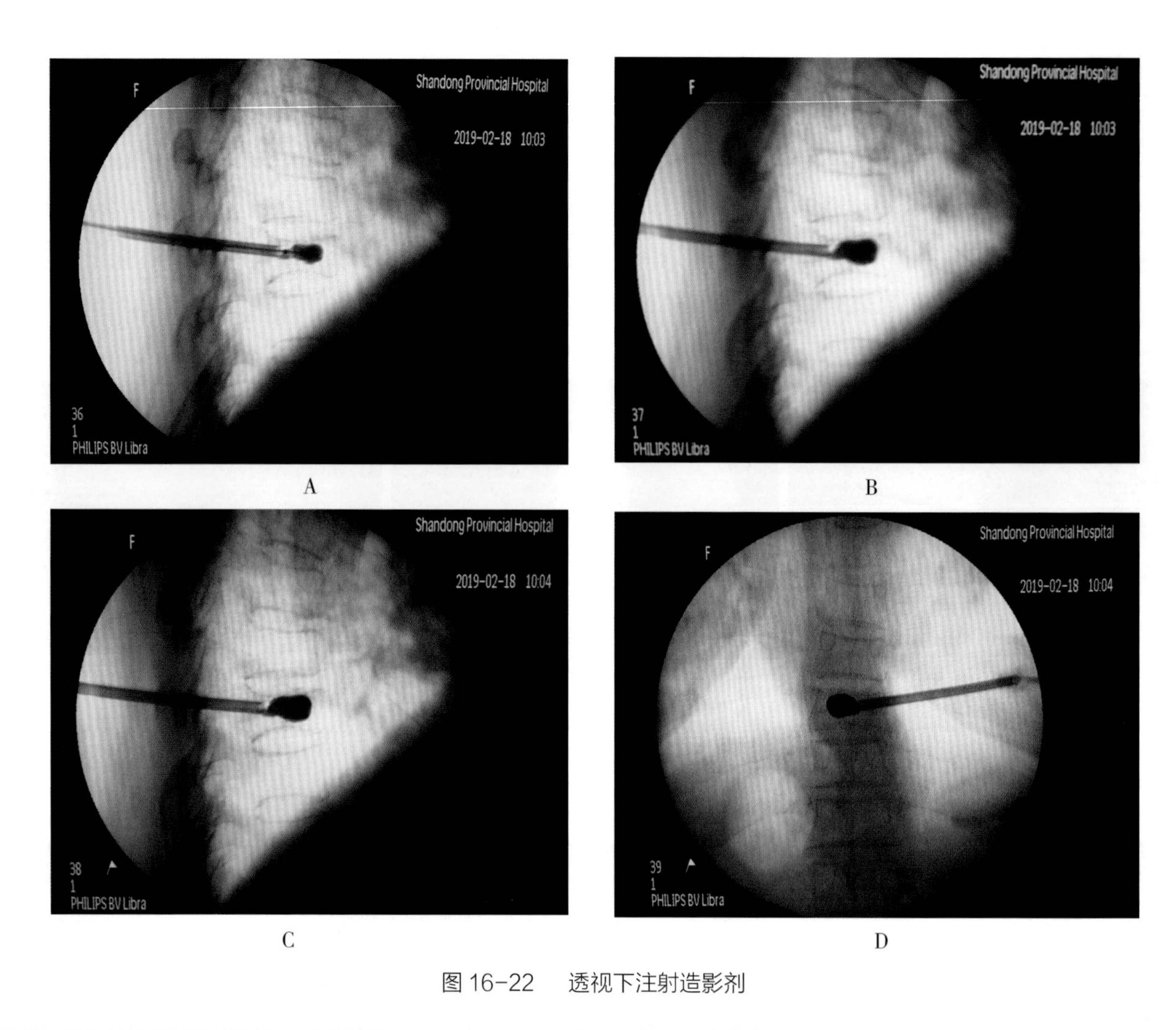

图 16-22 透视下注射造影剂

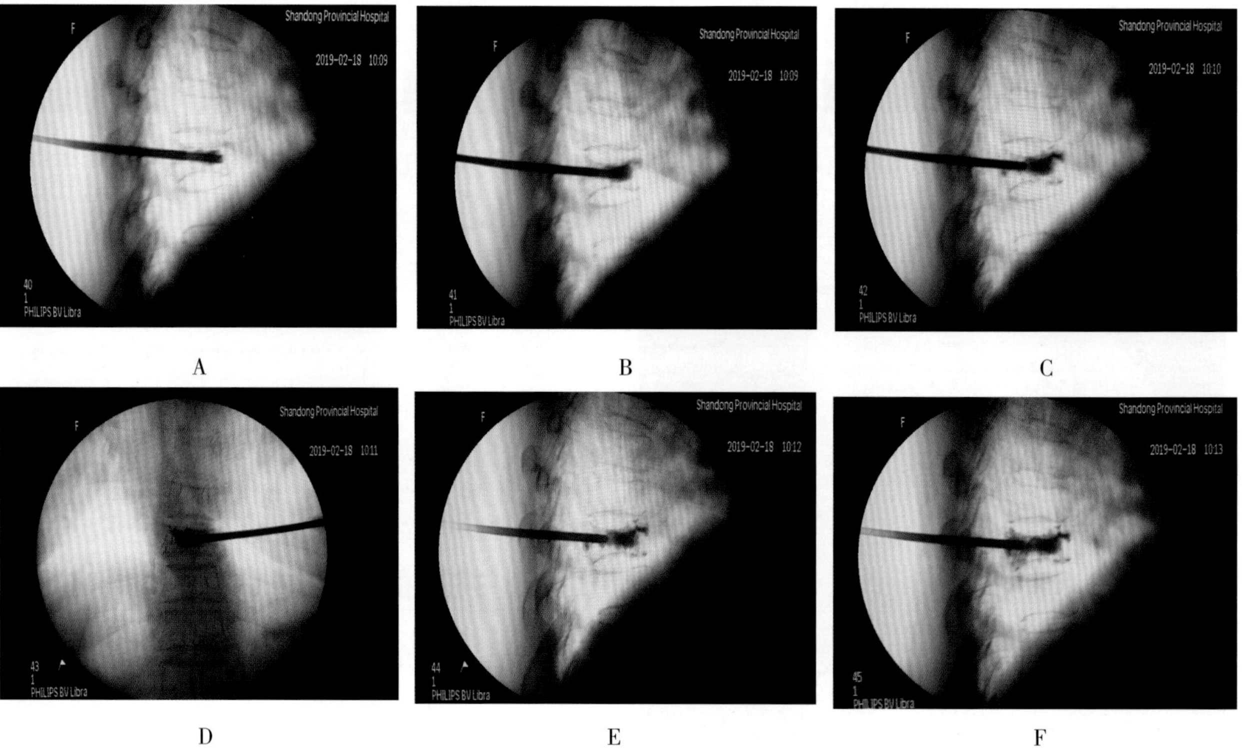

图 16-23 将骨水泥缓慢注入椎体腔内

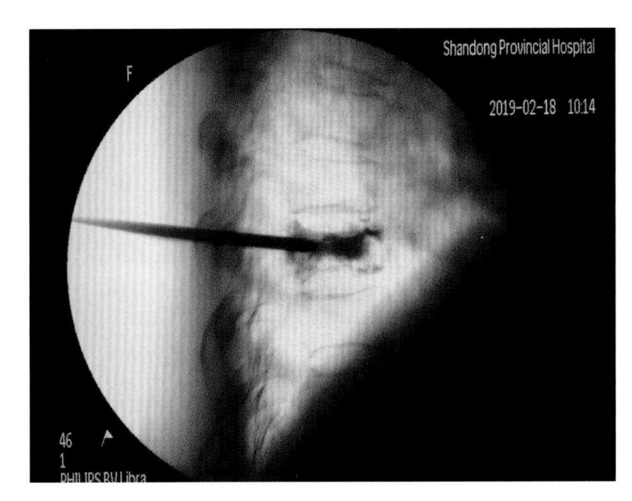

侧位

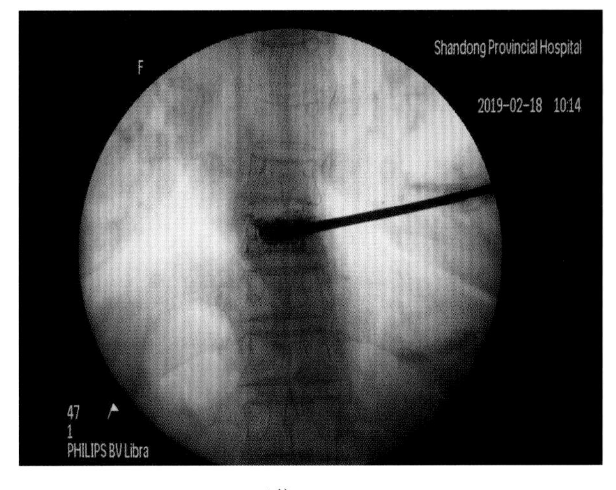

正位

图 16-24　置入穿刺针芯，退针

（3）肺动脉栓塞。

（4）气胸。

（5）椎体及椎间隙感染。

PVP 术中小剂量骨水泥即可恢复病变椎体的力学环境，单侧和双侧椎弓根穿刺强化椎体均能有效恢复压缩椎体的力学性能，在手术时尽量使骨水泥分布均匀即可，不必注入过量的骨水泥。大容量的骨水泥不仅容易引起渗漏的危险，还有可能造成邻近椎体的骨折。

（王胜涛）

参考文献

[1] 万学红，卢雪峰 . 诊断学 .9 版 . 北京：人民卫生出版社，2018.

[2] 柏树令，丁文龙 . 系统解剖学 .9 版 . 北京：人民卫生出版社，2018.

[3] 贾建平，陈生弟 . 神经病学 .9 版 . 北京：人民卫生出版社，2018.

[4] 孙虹，张罗 . 耳鼻咽喉头颈外科学 .9 版 . 北京：人民卫生出版社，2018.

[5] NETTER F H. 奈特人体解剖学彩色图谱 . 张卫光，译 .6 版 . 北京：人民卫生出版社，2015.

[6] 宋文阁，傅志俭 . 疼痛诊断治疗图解 . 郑州：河南医科大学出版社，2000.

[7] HOPPENFELD J D，HOPPENFELD S，HUTTON R. 骨科神经病学：神经定位诊断指南 . 李万里，陈其昕，陈维善，译 .2 版 . 北京：北京科学技术出版社，2019.

[8] 坂井建雄，桥本尚词 .3D 人体解剖图 . 唐晓燕，译 . 辽宁：辽宁科学技术出版社，2013.

[9] 胥少汀，葛宝丰，徐印坎 . 实用骨科学 . 北京：人民军医出版社，2012.

[10] 李石良，刘乃刚 . 大道至简——针刀疗法 . 中老年保健，2019，9：22–25.

[11] 朱汉章 . 小针刀疗法 . 北京：北京中医药出版社，1992：92–93.

[12] 宋文阁，李祥俊，王晓燕，等 . 小针刀疗法在疼痛治疗中的应用 . 潍坊医学院学报(麻醉学专辑)，1994，16（1）：53–54.

[13] 覃兴乐，李清锋，苏霞辉 . 颈椎病患者针刀治疗体位下的后侧安全入路 . 山东医药，2017，57（5）：56–58.

[14] 宋文阁，傅志俭，马玲，等 . 硬膜外腔侧隐窝穿刺的研究 . 中华麻醉学杂志，1998，18（4）：248–250.

[15] 胡有谷，吕成昱，陈伯华 . 腰椎间盘突出症的区域定位 . 中华骨科杂志，1998，18（1）：14–16.

[16] 郭长青 . 针刀医学 . 北京：中国中医药出版社，2017：136–142.

[17] WANG X S，SUN R F，JI Q，et al . A meta–analysis of interlaminar minimally invasive discectomy compared to conventional microdiscectomy for lumbar disk herniation. Clinneurolneurosurg，2014，127：149–157.

[18] SANDLER B I，SULYANDZIGA L N，CHUDNOVSKII V M，et al . Prospects for treatment of compression forms of discogenic lumbosacral radiculitis by means of puncture nonendoscopic laser operations. Vladivostok：Dalnauka Publ，2004.

[19] YUSUPOV V I，CHUDNOVSKII V M，BAGRATASHVILI

V N. Laser-induced hydrod- ynamics in water and biotissues nearby optical fiber tip. SCHULZ H, SIMÕES A, LOBOSCO R. Hydrodynamics : Advanced Topics. Rijeka : InTech, 2011.

[20] DEER T R, PHD SHM, POPE J E, et al. The Polyanalgesic Consensus Conference (PACC): Recommendations for trialing of intrathecal drug delivery infusion. Therapy. Neuromodulation, 2017, 20 (2): 133-154.

[21] LEE S C.Percutaneous intradiscal treatments for discogenic pain.Acta Anaesthesio Taiwan, 2012, 50 (1): 25-28.

[22] KLESSINGER S.The frequency of resurgery after percutaneous lumbar surgery using dekompressor in a ten-year period. Minimally Invasive Surgery, 2018 : 5286760.doi : 10.1155/2018/5286760.

[23] 宋文阁 . 疼痛微创治疗的应用体会和展望 . 中国疼痛医学杂志, 2013, 19 (11): 90-91.

[24] 贾明睿, 宋文阁 . 经皮旋切减压术治疗颈、腰椎间盘突出症 36 例总结 . 中国疼痛医学杂志, 2013, 19 (1): 26-28.

[25] NIELEN MMJ, SPRONK I, DAVIDS R, et al. Incidentie en prevalentie van gezondheidsproblemen in de Nederlandse huisartsenpraktijk in 2014 : NIVEL Zorgregistraties eerste lijn. Utrecht : NIVEL, 2015.

[26] SPIJKER-HUIGES A, GROENHOF F, WINTERS J C, et al.Radiating low back pain in general practice : incidence, prevalence, diagnosis, and long-term clinical course of illness.Scand J Prim Health Care, 2015, 33 (1) 27 - 32.

[27] SCHAAFSTRA A, SPINNEWIJN WEM, BONS S, et al.NHG-standaard lumbosacraal radiculair syndroom (tweede herziening) .Huisarts en Wetenschap, 2015, 58 (6): 308 - 320.

[28] RIGOARD P, DESAI M J, TAYLOR R S. Failed back surgery syndrome : What's in a name? a proposal to replace "FBSS" by "POPS" ···. Neurochirurgie, 2015, 61 (1): S16 - S21.

[29] AMIRDELFAN K, WEBSTER L, POREE L, et al. Treatment options for failed back surgery syndrome patients with refractory chronic pain : An evidence based approach. Spine, 2017, 42 (14): S41 - S52.

[30] BLOND S, MERTENS P, DAVID R, et al. From "mechanical" to "neuropathic" back pain concept in FBSS patients : A systematic review based on factors leading to the chronification of pain (part C) .Neurochirurgie, 2015, 61 (1): S45 - S56.

[31] RIGOARD P, BLOND S, DAVID R, et al. Pathophysiological characterisation of back pain generators in failed back surgery syndrome (part B) .Neurochirurgie, 2015 : 61 (1): S35 - S44.

[32] AL KAISY A, PANG D, DESAI M J, et al. Failed back surgery syndrome : Who has failed?. Neurochirurgie, 2015, 61 (1): S6 - S14.

[33] MERTENS P, BLOND S, DAVID R, et al. Anatomy, physiology and neurobiology of the nociception : a focus on low back pain (part A) .Neurochirurgie, 2015, 61 (1): S22 - S34.

[34] DESAI M J, NAVA A, RIGOARD P, et al. Optimal medical rehabilitation and behavioral management in the setting of failed back surgery syndrome. Neurochirurgie, 2015, 61 (1): S66 - S76.

[35] KIM J E, CHOI D J, PARK EJJ, et al. Biportal endoscopic spinal surgery for lumbar spinal stenosis. Asian Spine J, 2019, 13 (2): 334-342.

[36] LI X F, JIN L Y, LV Z D, et al. Endoscopic ventraldecompression for spinal stenosis with degenerative spondylolisthesis by partially removing posterosuperior margin underneath the slipping vertebral body : technical note and outcome evaluation. World Neurosurg, 2019, 126 : e517-e525.

[37] XIONG C, LI T, KANG H, et al. Early outcomes of 270-degree spinal canal decompression by using TESSYS-ISEE technique in patients with lumbar

spinal stenosis combined with disk herniation. Eur Spine J，2019，28（1）：78–86.

[38] LEE C H，CHOI M，RYU D S，et al. Efficacy and safety of full–endoscopic decompression via interlaminar approach for central or lateral recess spinal stenosis of the lumbar spine：a meta–analysis. Spine（Phila Pa 1976），2018，43（24）：1756–1764.

[39] HUDAK E M，PERRY M W. Outpatient minimally invasive spine surgery using endoscopy for the treatment of lumbar spinal stenosis among obese patients. J Orthop，2015，12（3）：156–159.

[40] AHN Y. Percutaneous endoscopic decompression for lumbar spinal stenosis. Expert Rev Med Devices，2014，11（6）：605–616.

[41] POLIKANDRIOTIS J A，HUDAK E M，PERRY M W. Minimally invasive surgery through endoscopic laminotomy and foraminotomy for the treatment of lumbar spinal stenosis. J Orthop，2013，10（1）：13–16.

[42] BIRKENMAIER C，KOMP M，LEU H F，et al. The current state of endoscopic disc surgery：review of controlled studies comparing full–endoscopic procedures for disc herniations to standard procedures. Pain Physician，2013，16（4）：335–344.

[43] IRWIN Z N，HILIBRAND A，GUSTAVEL M，et al. Variations in surgical decision making for degenerative spinal disorders. Part Ⅱ：Cervical spine. Spine（Phila Pa 1976），2005，30（19）：2214–2219.

[44] ANGEVINE P D，ARONS R R，MC CORMICK P C. National and regional rates and variation of cervical discectomy with and without anterior fusion，1990–1999.Spine，2003，28（9）：931–939.

[45] FRASER J F，HARTL R. Anterior approaches to fusion of the cervical spine：a metaanalysis of fusion rates . Neurosurg Spine，2007，6（4）：298–303.

[46] CHEN Y，CHEN D，WANG X，et al. Anterior corperectomy and fusion for severe ossification of posterior longitudinal ligament in the cervical spine. Int Orthop，2009，33（2）：447–482.

[47] RUETTEN S，KOMP M，MERK H，et al. A new full–endoscopic technique for cervical posterior foraminotomy in the treatment of lateral disc herniations using 6.9–mm endoscopes：Prospective 2–year results of 87 patients. Minimally Invasive Neurosurgery，2007，50（4）：219.

[48] RUETTEN S，KOMP M，MERK H，et al. Full–endoscopic cervical posterior foraminotomy for the operation of lateral disc herniations using 5.9–mm endoscopes：A prospective，randomized，controlled study.Spine，2008，33（9）：940–948.

[49] CHI H K，KIM K T，CHUNG C K，et al. Minimally invasive cervical foraminotomy and diskectomy for laterally located soft disk herniation. European spine journal，2015，24（12）：3005–3012.

[50] 刘东宁，易伟宏，谭杰，等 . 显微内镜颈椎髓核摘除术治疗单节段神经根型颈椎病的临床疗效 . 中国骨与关节杂志，2016，5（5）：339–343.

[51] BRANSFORD R，ZHANG F，BELLABARBA C，et al. Early experience treating thoracic disc herniations using a modified transfacet pedicle–sparing decompression and fusion. J Neurosurg Spine，2010，12（2）：221–231.

[52] IWASAKI M，AKINO M，HIDA K，et al. Clinical and radiographic characteristics of upper lumbar disc herniation：ten–year microsurgical experience. Neurol Med（Toyko），2011，51（6）：423–426.

[53] 王心洋，匡正达，王冠军，等 . 胸椎间盘突出症合并颈椎间盘突出 1 例 . 军事医学，2017，41（1）：79.

[54] 缪志和，李铭，冯大鹏，等 . 胸椎间盘突出症的手术治疗 . 临床骨科杂志，2010，13（3）：273–275.

[55] OPPENLANDER M E，CLARK J C，KALYVAS J，

et al. Surgical management and clinical outcomes of multiple-level symptomatic herniated thoracic discs. J Neurosurg Spine，2013，19（6）：774-783.

[56] ZHAO Y，WANG Y，XIAO S，et al. Transthoracic approach for the treatment of calcified giant herniated thoracic discs. Eur Spine J，2013，22（11）：2466-2473.

[57] 李开华，陈刚，夏建龙，等. 后路胸椎椎间融合术治疗胸椎间盘突出症. 中国骨与关节损伤杂志，2016，31（1）：69-70.

[58] 高振甫，董胜利，李洪珂，等. 后外侧入路和前外侧入路椎管减压椎间融合内固定术治疗胸椎间盘突出症随机对照研究. 颈腰痛杂志，2019，40（1）：112-114.

[59] 王睿娴，田心毅，占恭豪，等. 经皮脊柱内镜下椎间盘切除术治疗腰椎间盘突出症 1 年疗效随访研究. 中国疼痛医学杂志，2019，25（8）：603-607.

[60] WU B，ZHAN G H，TIAN X Y，et al. Comparison of transforaminal percutaneous endoscopic lumbar discectomy with and without foraminoplasty for lumbar disc herniation：A 2-year follow-up. Pain Res Manag，2019：6924941. doi：10.1155/2019/6924941.

[61] WU B，ZHANG S，LIAN Q，et al. Lumbar scoliosis combined lumbar spinal stenosis and herniation diagnosed patient was treated with "U" route transforaminal percutaneous endoscopic lumbar discectomy. Case Rep Orthop，2017，7439016. doi：10.1155/2017/7439016.

[62] WU B B，HUANG X X，WANG P F，et al. Thoracic disc herniation at T7-8 in a 41-year-old woman with a 16-year course was treated with percutaneous endoscopic thoracic discectomy：A case report. Journal of Case Reports in Medical Science，2017，2（1）：21-26.

[63] 刘越，徐宝山，吉宁，等. 经皮椎间孔镜技术治疗胸椎间盘突出症的初步体会. 天津医药，2017，45（2）：121-124.

[64] 王宏，马学晓. 脊柱内窥镜微创技术治疗胸椎间盘突出症的应用解剖及临床研究. 青岛：青岛大学，2018.

[65] KASLIWAL M K，DEUTSCH H. Minimally invasive retropleural approach for central thoracic disc herniation. Minim Invasive Neurosurg，2011，54（4）：167-171.

[66] 国家卫生健康委. 癌症疼痛诊疗规范（2018 年版）. 临床肿瘤学杂志，2018，23（10）：937-944.

[67] KONRAD P E，HUFFMAN J M，STEARNS L M，et al. Intrathecal drug delivery systems（IDDS）：The implantable systems performance registry（ISPR）. Neuromodulation，2016，19：848 - 856.

[68] SHAH R，BAQAI-STERN A，GULATI A .Managing intrathecal drug delivery（ITDD）in cancer patients. Curr Pain Headache Rep，2015，19（6）：20.

[69] DEER T R，PRAGER J，LEVY R，et al. Polyanalgesic Consensus Conference—2012：recommendations on trialing for intrathecal（intraspinal）drug delivery：report of an interdisciplinary expert panel. Neuromodulation，2012，15（5）：420-435.

[70] 章沿锋，杨旖欣，冯智英. 鞘内药物输注系统植入术适应证和药物选择的进展. 中国疼痛医学杂志，2018，24（10）：723-728.